Depression
抑郁症与临床疾病
in Medical Illness

哈佛医学院附属布莱根妇女医院
诊疗指南

U0194001

Arthur J. Barsky
［美］阿瑟·J.巴尔斯基

David A. Silbersweig
［美］戴维·A.希尔伯斯威格

———— 著

杨海龙 须怀沙 滕昌军 ———— 译

张宁 ————审校

科学技术文献出版社
SCIENTIFIC AND TECHNICAL DOCUMENTATION PRESS
·北京·

图书在版编目（CIP）数据

抑郁症与临床疾病：哈佛医学院附属布莱根妇女医院诊疗指南 /（美）阿瑟·J.巴尔斯基（Arthur J. Barsky），（美）戴维·A.希尔伯斯威格（David A. Silbersweig）著；杨海龙，须怀沙，滕昌军译. — 北京：科学技术文献出版社，2022.3

书名原文：Depression in Medical Illness

ISBN 978-7-5189-8974-4

Ⅰ.①抑… Ⅱ.①阿…②戴…③杨…④须…⑤滕… Ⅲ.①抑郁症—关系—疾病—研究 Ⅳ.① R749.4 ② R441

中国版本图书馆 CIP 数据核字（2022）第 039027 号

著作权合同登记号　图字：01-2022-0968

抑郁症与临床疾病：哈佛医学院附属布莱根妇女医院诊疗指南

责任编辑：彭 玉 付 研	责任出版：张志平	责任校对：文 浩
筹划出版：银杏树下	出版统筹：吴兴元	营销推广：ONEBOOK
装帧制造：墨白空间·李 易		

出 版 者	科学技术文献出版社
地　　址	北京市复兴路 15 号　邮编 100038
编 务 部	（010）58882938，58882087（传真）
发 行 部	（010）58882868，58882870（传真）
邮 购 部	（010）58882873
销 售 部	（010）64010019
官 方 网 址	www.stdp.com.cn
发 行 者	科学技术文献出版社发行 全国各地新华书店经销
印 刷 者	雅迪云印（天津）科技有限公司
版　　次	2022 年 3 月第 1 版　2022 年 3 月第 1 次印刷
开　　本	889×1194　1/16
字　　数	554 千
印　　张	27.5
书　　号	ISBN 978-7-5189-8974-4
定　　价	148.00 元

"致我们的患者。"

译者名单

主　译

杨海龙　　须怀沙　　滕昌军

审　校

张　宁

译　者（按姓氏笔画排序）

马紫娟　　王　雨　　王　强　　王　慧　　王驰悦　　尹　程　　卢　馨

汤思语　　李金阳　　李蒙蒙　　吴　云　　宋睿泽　　张　敏　　陈　旻

周　萍　　胡明慧　　徐华桢　　韩　洋　　葛未央　　詹佛子

编委会

维维安·埃克
咨询和心理健康服务精神科医生
哈佛大学
精神病学讲师
哈佛医学院
波士顿，马萨诸塞州

马克·爱尔达夫
认知和行为神经病学部
神经病学和精神病学科
布莱根妇女医院
脑科学中心
哈佛大学
神经病学助理教授
哈佛医学院
波士顿，马萨诸塞州

简·爱泼斯坦
精神科
波士顿退伍军人医疗保健系统
精神病学助理教授
哈佛医学院
波士顿，马萨诸塞州

简·厄尔布
布莱根抑郁中心医学主任
精神科
布莱根妇女医院
精神病学助理教授
哈佛医学院
波士顿，马萨诸塞州

约翰·弗罗森
布莱根妇女福克纳医院精神科主任
社区精神病学副主席
布莱根妇女医院
精神病学副教授
哈佛医学院
波士顿，马萨诸塞州

迈克尔·加齐亚诺
老年医学部主任
医学部
布莱根妇女医院
医学教授
哈佛医学院
波士顿，马萨诸塞州

戴维·吉特林
临床项目副主席
医学精神部主任
布莱根妇女福克纳医院
精神病学助理教授
哈佛医学院
波士顿，马萨诸塞州

希拉里·戈德堡
肺医学科
布莱根妇女医院
助理教授
哈佛医学院
波士顿，马萨诸塞州

约翰·格里马尔迪
传染病单元精神病咨询医生
精神科
布莱根妇女医院
精神病学讲师
哈佛医学院
波士顿，马萨诸塞州

弗洛琳娜·哈伊莫维奇
生殖内分泌和不孕症精神科主任
精神科
布莱根妇女福克纳医院
精神病学助理教授
哈佛医学院
波士顿，马萨诸塞州

杰西卡·哈德
神经精神病学部
精神科
布莱根妇女医院
精神病学讲师
哈佛医学院
波士顿，马萨诸塞州

霍华德·哈特利
心脏病学部
医学部
布莱根妇女医院
医学副教授
哈佛医学院
波士顿，马萨诸塞州

罗伯特·贾米森
疼痛管理中心
布莱根妇女医院
麻醉精神科教授
哈佛医学院
波士顿，马萨诸塞州

哈丁·约菲
精神病学研究副主席
妇女心理健康部主任
布莱根妇女医院
达纳·法伯癌症研究所心理-肿瘤研究主任
精神病学副教授
哈佛医学院
波士顿，马萨诸塞州

因德尔·卡拉
精神科主治医生
艾伯特·爱因斯坦医疗保健网
费城，宾夕法尼亚州

杰弗里·卡茨
骨科及关节炎预后研究中心主任
布莱根妇女医院
医学及整形外科教授
哈佛医学院
波士顿，马萨诸塞州

马修·金
内分泌、糖尿病、高血压部临床主任
布莱根妇女医院
医学讲师
哈佛医学院
波士顿，马萨诸塞州

梅根·科沃杰伊
精神病学讲师
布莱根妇女医院
哈佛医学院
波士顿，马萨诸塞州

乔舒亚·科尔奇内克
克罗恩病及结肠炎中心主任
医学系
布莱根妇女医院
医学助理教授
哈佛医学院
波士顿，马萨诸塞州

戴维·克罗尔
精神病副主任医师
精神科
布莱根妇女医院
精神病学讲师
哈佛医学院
波士顿，马萨诸塞州

凯蒂·拉洛恩
精神病学助理教授
凯斯西储大学
麦德龙健康医疗中心
克利夫兰，俄亥俄州

乔舒雅·利奥
精神咨询服务部
贝斯以色列女执事医疗中心
精神病学讲师
哈佛医学院
波士顿，马萨诸塞州

苏珊·马茨凯
医学部

布莱根妇女医院
医学讲师
哈佛医学院
波士顿，马萨诸塞州

埃莱尼·马内塔
精神病学助理
波士顿儿童医院
精神病学讲师
哈佛大学医学院
波士顿，马萨诸塞州

林赛·梅里尔
普莱亚维斯塔精神健康服务部
洛杉矶，加利福尼亚州

弗里蒙塔·迈耶
心理社会肿瘤科姑息治疗服务部
达纳·法伯癌症研究所
布莱根妇女医院
精神病学助理教授
哈佛医学院
波士顿，马萨诸塞州

劳拉·米勒
妇女精神健康医学主任
小爱德华·海因斯退伍军人管理医院
精神病学教授
芝加哥洛约拉大学斯特里奇医学院
梅伍德，伊利诺斯州

帕梅拉·米尔斯基
会诊联络精神病学医学主任
班纳大学图森医学中心
精神病学助理教授
亚利桑那大学医学院
图森，亚利桑那州

莱纳·米塔尔
生殖精神病学咨询服务主任
布莱根妇女医院
精神病学讲师
哈佛医学院
波士顿，马萨诸塞州

劳拉·莫里西
临床社会工作者
脑/心理医学中心，精神科
布莱根妇女医院
波士顿，马萨诸塞州

迈克尔·穆夫森
精神科
布莱根妇女医院
精神病学助理教授
哈佛医学院

波士顿，马萨诸塞州

奥利维亚·奥克雷克
精神医学部
布莱根妇女医院
精神病学副教授
哈佛医学院
波士顿，马萨诸塞州

梅甘·奥泽
精神病学和认知行为部主任
精神科
精神病学讲师
哈佛医学院
波士顿，马萨诸塞州

贾亚·帕德马纳班
精神科
贝斯以色列女执事医疗中心
精神病学讲师
哈佛医学院
波士顿，马萨诸塞州

伊丽莎·帕克
精神病学助理教授
莱恩伯格综合癌症中心
北卡罗来纳大学教堂山分校
教堂山，北卡罗来纳州

戴维·佩雷斯
神经精神病学助理教授
马萨诸塞州总医院
神经病学讲师
哈佛医学院
波士顿，马萨诸塞州

约翰·皮特
心理社会肿瘤科姑息治疗服务部
达纳·法伯癌症研究所
精神科
布莱根妇女医院
精神病学副教授
哈佛医学院
波士顿，马萨诸塞州

斯图尔特·波利亚克
进阶初级保健护理主任，南亨廷顿
布莱根妇女医院
医学讲师
哈佛医学院
波士顿，马萨诸塞州

什里娅·拉吉
神经精神病学部
精神科
布莱根妇女医院

精神病学讲师
哈佛医学院
波士顿，马萨诸塞州

奥得拉·罗伯逊·梅多斯
妇产科
布莱根妇女医院
妇产科讲师
哈佛医学院
波士顿，马萨诸塞州

阿图罗·萨韦德拉
皮肤科临床事务部副主席
马萨诸塞州总医院
皮肤病学副教授
哈佛医学院
波士顿，马萨诸塞州

劳拉·萨法尔
神经精神病学部主任
精神科
布莱根妇女医院
精神病学讲师
哈佛医学院
波士顿，马萨诸塞州

保罗·萨克斯
传染病科临床主任
医学部
布莱根妇女医院
医学教授
哈佛医学院
波士顿，马萨诸塞州

娜奥米·施梅尔策
急诊科和精神病科主任
布莱根妇女福克纳医院精神科
哈佛医学院
波士顿，马萨诸塞州

塞哈尔·沙赫
医学精神科助理主任
布莱根妇女医院
精神病学讲师
哈佛医学院
波士顿，马萨诸塞州

萨姆塔·夏尔马
会诊联络精神病学部
波士顿退伍军人医疗保健系统
精神病学讲师
哈佛医学院
波士顿，马萨诸塞州

戴维·希尔伯斯威格
精神科主任

神经科学研究所联合主任

布莱根妇女医院

斯坦利·科伯精神病学教授

哈佛医学院学术院长（合作医疗）

哈佛医学院

波士顿，马萨诸塞州

阿丽尔·斯坦福

阿尔克梅斯临床医学部主任

波士顿，马萨诸塞州

埃米莉·斯特恩

功能和分子神经影像学主任

放射学和精神病学功能神经影像学实验室主任

布莱根妇女医院

放射学副教授

哈佛医学院

波士顿，马萨诸塞州

约翰·沙利文

神经精神病学部

精神科

布莱根妇女医院

精神病学讲师

哈佛医学院

波士顿，马萨诸塞州

查尔斯·瑟伯

健康系统精神病学讲师

密歇根大学

安阿伯，密歇根州

铃木让二

成瘾精神病学部主任

布莱根妇女医院

精神病学讲师

哈佛医学院

波士顿，马萨诸塞州

阿杰伊·瓦桑

疼痛医学学会副主席

麻醉科

匹兹堡大学医学院

匹兹堡，宾夕法尼亚州

约翰·温克尔曼

睡眠障碍临床研究项目主任

马萨诸塞州总医院

精神病学副教授

哈佛医学院

波士顿，马萨诸塞州

戴维·沃尔夫

抑郁症中心研究主任

布莱根妇女医院

精神病学讲师

哈佛医学院

波士顿，马萨诸塞州

蕾切尔·扬

肿瘤内科

达纳·法伯癌症研究所

医学讲师

哈佛医学院

波士顿，马萨诸塞州

前言

随着知识的扩展和理解的深化，我们开始意识到，抑郁症和主要的躯体疾病这些之前被认为相互独立的病症实际上密切相关，它们之间的联系远比我们以前所了解的更为紧密和广泛。我们开始看到躯体疾病怎样跨越身体影响大脑，而抑郁症等大脑疾病又是如何影响身体。抑郁症会影响许多躯体疾病的发生、症状、病程和预后，反之，共病躯体疾病也会影响抑郁症的发生、症状、病程和预后。对这一方面认识的提高应该归功于更科学的研究方法、更精细的临床观察和更确切的临床诊断。

抑郁症和躯体疾病密不可分，我们必须以一体化的视角去真正理解、诊断和治疗它们，因此，完成一部相关内容参考书的时机已经到来。本书的架构和内容正是基于这一前提。自始至终，笔者强调的不仅是对现有经验性证据的批判性提炼和平衡性总结，而且同样重要的是对这些证据积极地进行汇总、阐述和分析。全书章节由美国哈佛医学院附属布莱根妇女医院精神科的成员撰写，包括已经转而就职于其他机构的几位成员。在讨论特定躯体疾病的章节中，具有该领域特长的精神病学专家与其他知名的布莱根医疗专家等都加入了探讨。由此，希望这些章节不仅能对精神专科医生和心理专业人员有所帮助，还能为广大范围的临床医生提供参考。

抑郁症和躯体疾病之间的关系是十分复杂的，它们本身就具有多因素性，而且它们之间的相互关系是双向的。躯体疾病可能直接通过大脑的病理生理作用导致抑郁症，也可能间接通过心理和情绪对于压力、躯体疼痛和疾病致残的反应引发抑郁症，抑郁症甚至可由治疗躯体疾病的药物所导致。相反，抑郁症也能通过生物学或行为机制导致甚至加重躯体疾病，抗抑郁药物和抑郁症的躯体治疗也可能通过全身性影响使躯体疾病恶化。最后，抑郁症和躯体疾病可能共病，因为它们可能来源于同样的潜在病理生理过程（例如炎症）或由相同的神经行为性危险因素（例如酗酒）引起。

本书由五部分组成。前两章为理解抑郁症提供了一个概念性的知识框架。在第1章中，笔者澄清了"抑郁症"一词的使用，因为它既可以从分类上代指一种诊断性疾病，又可以从维度上代指一个谱系，包括情感的、认知的、行为的和躯体的综合征。本书中更多关注抑郁症和焦虑症在临床、流行病学和神经生物学方面的交叉。第2章继续讨论抑郁症的神经生物学机制，着眼于系统、细胞、分子、遗传和表观遗传水平，包括对该病的神经回路和神经生化的了解，以及来自结构及功能神经影像学方面的成果。

在第二部分，第3章和第4章讨论了抑郁症诊断和治疗的一般原则。此处，以及整本书中，都强调了诊断精确性、筛查、早期干预、基于测量的护理、个性化治疗和协作护理的重要性。关于诊断的讨论包括：边界问题（例如焦虑）、临床访谈、筛查和评分量表的使用、自杀评估以及诊断中的特殊跨文化和种族问题。第4章讨论了治疗的一般性方法以及对于共病躯体疾病的抑郁症的治疗方法。此外，还讨论了药物疗法和最新的躯体疗法，以及对躯体疾病治疗有效的心理疗法。

第三部分则详尽、全面和批判性地阐述了与其他障碍共病（包括睡眠障碍和物质使用障碍）的抑郁症的相关内容，主要侧重阐述共病躯体疾病的抑郁症患者的特殊性。第三部分的每个章节都以相同的格式展开叙述：流行病学、病理生理学、临床表现、病因和发病史、评估与鉴别诊断，以及治疗。对于某些超越认知经验的情况，本书将会讨论在这种情况下的局限性，并根据已知的知识框架提出指导方针。我们特别关注躯体疾病和抑郁症的现象学，共病躯体疾病的抑郁症未治疗和治疗的进程，抑郁症对躯体疾病进程的影响，以及躯体疾病对抑郁症进程的影响。这些章节主要阐述共病躯体疾病的抑郁症的评估和治疗：躯体疾病和抑郁症的病理生理学关系是什么？当抑郁症与某种躯体疾病相关时，它的治疗反应性或难治性如何？用于治疗躯体疾病的药物是否存在抑郁副作用？抗抑郁药对躯体疾病有什么影响？

第四部分主要讨论特殊患者群体以及护理环境的重要性。这个部分解答了关于患有抑郁症的共病躯体疾病的儿童及老人相关的特定性问题。这个部分的最后几章讨论了在提供抑郁症护理的环境中出现的特定问题，包括：手术患者的护理、门诊医疗中的协作护理、急诊科和住院部抑郁患者的护理。

最后，本书以对未来的展望作为结语。人类正朝着深入了解抑郁症和躯体疾病发生发展的共同路径以及与其相关的神经生理学和病理生理学过程迈进。多模式生物标志物的研发将有利于开展靶向治疗和制定更加精确化、个性化的治疗方案。期待未来能将抑郁症护理整合进一般医疗护理的框架中，以提高抑郁症诊断的准确性，有利于对抑郁症更早地识别和干预。在有关抑郁症患者的理解和护理方面，人类正在进入一个充满希望的时代。

阿瑟 · 巴尔斯基

戴维 · 希尔波斯威格

于波士顿，马萨诸塞州

目录

第一部分

基本概念

第 1 章

抑郁症和躯体疾病之间的联系

梅利莎·布伊
Melissa Bui

迈克尔·穆夫森
Michael Mufson

戴维·吉特林
David Gitlin

周萍 译

引言

医学漫长而复杂的历史映射出人类历史的进程。实际上，医学史上的里程碑事件在脱离文化背景的条件下会让人难以理解。当前贯穿医学史的还原论思潮，在识别、定义疾病和指导特殊的、高度发展的疾病治疗中发挥着重要作用。然而，这可能会在评估和管理方面产生人为边界，导致医生对患者的护理断层，甚至变差。一种更现代的方法在更大范围的临床和实践的背景下重新定义了患者。这种转变证实了跨学科方法的价值，在这个方法中，以患者而不是疾病为治疗核心。这也是一种更好地去理解疾病机制的过渡方式，同时也便于更好地认识生理与心理健康的重叠部分。曾经的二元论认为这两个领域处于医学实践的相反两极，但不否认二者的互相影响，并且永远不能将二者完全分隔开。

本书聚焦于这个层面上，探索躯体疾病与最常见的精神疾病——抑郁症之间的联系。现在躯体疾病与抑郁症之间的关联似乎比以前所认识到的更为广泛和密切。这些关联或许被认为是巧合、因果关系或者共同潜在的病理机制的结果。这些联系正引领临床实践向一个新的、更为统一的方向发展。

在本章中，我们将回顾临床患者中抑郁障碍的鉴别诊断，包括医疗机构中对抑郁症的筛查和治疗的简要考虑，以及可在住院和门诊患者中实施分层和治疗的方案。之后，我们将更深入地研究抑郁症与躯体疾病之间的关系，回顾已知导致抑郁症的原因和治疗方法，并将抑郁作为情绪和生理障碍的最终共同途径来考察。最后，我们回顾了抑郁症和躯体疾病的协同效应，从功能状态、生活质量的下降，到自杀率和其他形式生理死亡率的上升。本章中不会重点讲述治疗，后面章节会有关于治疗的详细介绍。本章将重申早期干预和协同式照护的关键，因为这些治疗原则可以在医疗环境中实施，对于提升治疗效果意义重大。

从历史发展的角度出发，有助于我们更好地了解当前躯体疾病患者的抑郁症。这篇综述反映了人类应对"疯狂"的方法的自然演变。该领域早期的学者对于精神病理学做了丰富的描述，而后来的人提出了病因机制以及治疗模式。

历史背景

有记载表明抑郁症构成的历史是漫长且多样的。正如斯坦利·杰克逊（Stanley Jackson）在他的《忧郁与抑郁史》（*Melancholia and Depression*）中指出，对抑郁的描述可以追溯到两千多年前，但具有惊人的一致性。杰克逊叙述了过去多种多样的抑郁术语，包括感觉低落、不开心、沮丧、泄气、失望、灰心、忧郁、悲伤、抑郁、绝望。在杰克逊看来，抑郁深埋在人类的心中[1]。

"忧郁"这个词可以追溯到希腊和罗马时期的体液学说，那时希波克拉底提出"忧郁气质"与"黑胆汁"的过度产生有关[2]。这种对抑郁的身心相互作用的早期观察渗透在我们对于抑郁的概念化之中。

19世纪中期，格里森格（Griesinger）认为"忧郁期"为一些疾病的最初阶段，即"精神失常前期"，现在我们称之为精神病性抑郁症[3]和其他各种类型的重性抑郁症。他可能是提出抑郁症具有遗传倾向假设的第一人[3]。与此同时，法雷特（Falret）定义了"循环性精神病"或称之为双相情感障碍，并指出它具有高度遗传性[4]。19世纪80年代，埃米尔·克雷珀林（Emil Kraepelin）将"躁狂抑郁性精神病"解释为一类新的疾病，不同于早发性痴呆和布洛伊勒（Bleuler）精神分裂症，并指出这些都是同一病谱的一部分："对基础疾病进行分类基于对临床经验中个体的疾病状态进行整合，两类间不仅没有清楚的界限，它们在同一个病例中甚至可以相互替换"[5-8]。20世纪中期，卡尔·伦哈德（Karl Leonhard）在克雷珀林观点的基础上，提出了单相抑郁症和双相抑郁症的概念，即纯粹的精神病性忧郁症和纯粹的抑郁症[9]。他明确了5种"纯粹忧郁"的亚型，包括激越、疑病、自残、多疑和冷漠，再次阐述了抑郁障碍的不同表型。伦哈德还认为基因遗传因素是该类障碍的病因[10]。

20世纪70年代，阿克斯卡尔（Akiskal）和麦金尼（McKinney）解释了抑郁障碍的一元论假说[11]，其中包括与躯体疾病的相互作用。他们引入应激素质模型，其中遗传学、神经生物学的发展和人际关系因素三者相互作用影响着间脑强化中心，并基于遗传脆弱性将抑郁症概念化为"精神生物学最终的共同途径"[11]，强调生理应激源——包括躯体疾病——可能与抑郁症的产生直接关联。他们也提出包括慢性疾病在内的急性应激与慢性应激可能会导致抑郁。

1997年，随着对分子神经科学的进一步了解，迪曼（Duman）等提出了抑郁症是一种异质性疾病，可能是由多个神经递质或者代谢系统失调所致[12]。他们强调需要对抑郁症的生物学基础有更广的认识，包括生长因子、单胺氧化酶的遗传倾向、受体和蛋白质，并且提出了抑郁症的危险因素包括躯体疾病。他们同时强调应激素质模型对压力的反应和遗传易感性，此模型与我们对躯体疾病中抑郁的关注点密切相关。

现今肯德勒（Kendler）等[13]提出抑郁是"典型的多因素疾病"，受多种因素影响，包括易感基因、不良家庭环境、儿童期性虐待、父母早逝、个性敏感、早发性焦虑和行为障碍、创伤事件和重大负性事件、低社会支持、药物滥用、早期抑郁病史、低自尊和近期压力性生活事件。帕克（Parker）[14]提出："在抑郁症中，神经生物学过程产生强制性抑郁情绪成分，或可以经由具有焦虑、易怒、敌对、疲乏等特征的其他维度表现的神经生物学过程，部分地定义为情绪状态参数。"与抑郁症的单一范式截然不同，这里强调可以通过神经影像学定义其亚型，并最终得出更为具体的治疗方案。第2章中将重点讲述脑回路异常，这些异常正在改变人们对于躯体疾病中抑郁症的理解。

最后，尽管抑郁症因果关系理论采用了更为综合的神经生物学模型，但在抑郁症治疗发展史中仍然充满了争议。在精神分析时代，指导范式是弗洛伊德的《丧亲和忧郁》（*Mourning and Melancholia*）[15]，强调悲痛和丧亲时情感状态的缺失，此刻的情感世界变得"贫乏而空洞"，这不同于忧郁（抑郁）的自我缺失和无价值感。悲痛是患者对于失去了爱人的反应，而忧郁更多聚焦在自身的不足。

20世纪50年代初，比布林（Bibring）发现与悲痛相比，忧郁状态下表现出自尊降低，从而推广了上述观点。比布林是一名"自我心理学家"，他解释了低自尊（尤其是自我无助感）在抑郁症中的影响，这成为患者的另一个需要注意的地方[16]。阿龙·贝克（Aaron Beck）随后提出了这样的观点，即抑郁症产生的基础是早期的情感剥夺导致认知观念的改变，同时他描述了其中三元素——无望、无助和无价值感，驱动负性认知模式和想法的产生。贝克提出了认知行为疗法可作为有循证医学证据的抑郁症治疗方法[17]。

诊断考虑

● 抑郁症诊断面临的挑战

《精神障碍诊断与统计手册》（第五版）（DSM-5）中列出了目前对于抑郁障碍诊断的分类，目的在于"从严重性和长期性两个维度对抑郁障碍进行分类从而发现它的异质性"[18]。表1-1呈现了《精神障碍诊断与统计手册》（第五版）中各种抑郁障碍的诊断标准。

从历史的角度来看，医学的发展建立在客观可重复的实验以及对生理和异常解剖的测量上。然而，精神病学的诊断仍然依赖于对现象的描述和临床的判断[19]。患者或者医务人员可以识别出情绪变化或生理症状，如疲劳、精神运动迟滞、厌食和失眠，但这类疾病诊断的特异性存在许多挑战。与其他的医学领域不同，目前并没

表 1-1　《精神障碍诊断与统计手册》（第五版）抑郁症的诊断标准

诊断	诊断标准
抑郁发作	满足以下症状5条或5条以上，并持续至少2周（必须包含抑郁心境或快感缺失） 1.抑郁或易激惹心境 2.快感缺失：对多数活动兴趣或愉悦感降低 3.食欲降低或贪食 4.失眠或嗜睡 5.精神运动性激越或迟滞 6.精力缺乏 7.有罪感或无价值感 8.注意力难以集中或犹豫不决 9.自杀：有死亡或自杀的想法，或有实施自杀的具体计划
持续性抑郁障碍（心境恶劣）	满足以下症状3条或3条以上，并至少持续2年（必须包含抑郁心境） 1.抑郁或易激惹心境 2.食欲减退或贪食 3.失眠或嗜睡 4.精力缺乏 5.低自尊 6.注意力难以集中或犹豫不决 7.无望感
适应障碍伴发的抑郁心境	1.情绪或行为的改变发生在3个月内并有明确的一个或多个刺激源 2.症状表现为明显的痛苦与刺激的严重程度不成比例，导致痛苦或者主要的社会功能受损（如社交、工作、家庭） 3.临床表现不符合其他的精神障碍，也不是之前存在的精神障碍的恶化 4.症状不是正常的丧亲之痛 5.刺激源消失后6个月症状缓解 6.主要表现为抑郁心境、伤心或者无望感
继发于普通躯体疾病的抑郁症	1.持续一段时间的抑郁心境或快感缺失 2.症状是另一种躯体疾病直接影响的病理结果 3.症状不能用其他精神障碍更好地解释 4.症状不仅仅发生在谵妄期 5.导致痛苦或者损害主要的社会功能（如社交、工作、家庭）
双相情感障碍抑郁期	至少一次躁狂或轻躁狂发作，通常与以上所说的抑郁发作交替发生

经许可转载自美国精神医学协会：Diagnostic and statistical manual of mental disorders: DSM-5, 5th edition. Arlington, VA: American Psychiatric Association, 2013.

有生物学标志物或者影像学发现能用于明确诊断或排除抑郁障碍。因此，医务人员常借助筛查工具，随时间的推移来诊断和追踪抑郁症状。然而这些诊断工具并不能代替结构化的、经验丰富的临床评估[20]。疾病本身的波动性也会影响精神疾病诊断的可靠性。患者的临床表现可能因为生物学和环境因素在很短的时间里发生改变。如果没有明确的生物学标志物或者其他的客观指标，临床医生很难去区分"正常"和病理性烦躁。这个问题在不完全符合《精神障碍诊断与统计手册》（第五版）的诊断标准的患者中会尤为突出。在这个背景下，出现了从分类到精神疾病结构谱的维度方法的转变。

● 鉴别诊断

重性抑郁症

重性抑郁症（major depressive disorder，MDD）的特点日渐明显。多数表现出持续抑郁心境或对以前感到开心的事丧失兴趣。共同的心理特征包括有罪和无价值感、受损的决策能力、低动力、无助感和自杀意念或自杀行为。此外，典型的重性抑郁症包含了多种躯体不适，常常涉及自主神经系统症状。可能还存在食欲变化（厌食或贪食）、睡眠损害（失眠或嗜睡）、精神活动受干扰（激越或阻滞）、疲劳和注意力低下的问题。

尽管自主神经系统症状可能会使得医生过度关注躯

体症状而误诊，但大多数医务人员都能很好地识别重性抑郁症。然而，医务人员对其他类型抑郁障碍了解得并不是很多。他们可能会混淆或者模糊诊断，但是为了获得最佳的治疗方法和预后，识别出重性抑郁症非常重要。尽管重性抑郁症是最常见的被诊断和治疗的抑郁障碍，医生也必须能识别和治疗不完全符合《精神障碍诊断与统计手册》（第五版）诊断标准的抑郁障碍，包括持续的抑郁障碍（心境恶劣）、轻度抑郁症、适应障碍伴发的抑郁心境和由躯体疾病导致的继发性心境障碍。医生也需要识别出在严重精神疾病，如精神分裂症、双相情感障碍以及创伤后应激障碍中出现的抑郁症状。

持续性抑郁障碍（心境恶劣）

持续性抑郁障碍是第二大常见的抑郁障碍，专业医生可能经常遇到这类疾病的患者[21]。在美国约9.1%的人符合当前抑郁症的诊断标准，这部分人群中1/3以上的人存在持续性抑郁障碍[22]。重性抑郁症被广泛地研究并有循证医学依据的治疗方案，但是关于持续性抑郁障碍治疗的研究证据很少。这种差异可以部分归因于早期将心境恶劣分为"慢性抑郁"或"抑郁型人格障碍"，其本质状态上具有特征性，被认为仅有心理治疗对其有效[23]。然而，很多研究证实了抗抑郁药、认知行为疗法对治疗持续性心境障碍是有效的[21, 24-26]。

抑郁症伴焦虑症状

焦虑症状常常与抑郁症状伴发[27]，40%~60%的患者会有明显的焦虑症状。类似地，焦虑障碍与抑郁障碍的高共病率也是这个比例[28]，研究显示抑郁障碍与各种类型焦虑障碍共病率逐年攀升。因此，抑郁症和创伤后应激障碍的共病率很高，约为40%[29]。创伤性事件与抑郁症息息相关，这解释了两者之间的密切关联。惊恐障碍也被认为与抑郁症高度共病，同非惊恐障碍的患者相比，惊恐障碍患者患抑郁症的可能性要高出7倍[30]。

这种高共病率引起了许多研究者的兴趣，他们对抑郁症亚型（通常被称为焦虑型抑郁症）进行研究，探索焦虑型抑郁症是否是一种综合征，而不是焦虑症和抑郁症的共病。研究表明，有明显焦虑症状的患者可能有更严重的心境障碍[31]，他们的病程和预后常常会比不伴焦虑症状的患者糟糕很多，其中包括自杀风险升高[32]。临床医生需要评估抑郁症患者共病焦虑症的情况，考虑到焦虑症状的治疗可能会更成功。

在所有疾病的共病中，焦虑症和抑郁症的共病可能会对患者造成严重损害。焦虑症状可能表现为失眠、食欲减退和精神运动性激越，这些都可能干扰疾病的治疗和影响患者康复。焦虑症也可能影响患者做出艰难的治疗决策以及忍受令人不愉快的检查和过程，比如，焦虑症常会妨碍插管的患者脱离呼吸机。最后，与抑郁症一样，焦虑症可能会对病情直接产生有害的作用，比如，研究发现，创伤后应激障碍是心血管疾病的一个独立危险因素[33]。

适应障碍伴抑郁心境

当面对一个急性应激事件时，个体可能会有一些抑郁的症状，尤其是陷入抑郁心境者。确诊或经历一种疾病的发展对于很多人而言，都是一种特殊的应激经历。这些反应可能包括显著而持续的悲伤，这些表现的严重性似乎与实际情况的严重性不成比例，可能引起多领域的功能受损，包括社会、人际和职业方面。但是，在多数情况下这些症状并不足以达到重性抑郁症的诊断标准，更准确地来说，这些症状被诊断为伴轻度抑郁心境的适应障碍。

适应障碍伴抑郁心境本身具有自限性，多数在6个月内缓解。有针对性的心理治疗，如认知行为疗法能起到很好的效果，同时需要短期的药物治疗和密切的临床监控[34]。然而，多数临床医生对于这类患者常采用"观察等待"的方法，因为他们的抑郁症状可能独立于特定的针对性治疗而改善。虽然这些保守的方法可能适合某些情况，但是临床医生应该制定一个结构化的方案用于定期观察，如果患者的症状变得更糟糕，或者患者在基本状况好转的情况下没有伴随情绪的改善时，应该降低治疗的阈值。

复杂的悲伤和丧亲之痛

在老年人中，由于在生命后期丧失亲友的频率增加，悲伤是一个很常见的经历。据估计，70%以上的老年人在过去的两年中经历了严重的丧失亲友的痛苦[35]。悲伤同许多抑郁症状相关，包括伤心、快感降低、对平常活动的兴趣减低、社交减少、失眠、在工作和人际交往中难以集中注意力。

尽管悲伤是对亲友逝世的正常反应，具有典型的自限性，但是有些人可能会有更严重的反应。丧亲的老年人[36]中约10%会表现出复杂的悲伤或者持续的复杂性丧亲障碍。悲伤可能会持续一年甚至更长的时间。对去世的人不断怀恋、持续伤心、抱有遗憾，过度地关注与丧失相关的人或环境，这可能是不可抗拒的。还有一种倾向是对与去世的人相关的人和环境的回避。

躯体疾病本身也被很多人视为丧失，重大的丧失与身体状况的恶化、功能下降和死亡率升高有关[37]。身体健康状况恶化和完整性的缺失可能会带来许多与人际关系丧失有关的悲伤特质，以及感觉到丧失个人能力、独立性及对对自己生活的掌控力。因为人际关系丧失和躯体疾病更多发生在老年人中，所以复杂性悲伤更可能出现在这类人群中。然而，很难去区分病程中产生的典型悲伤和更为复杂的悲伤。当疾病带来的悲伤一直持续且逐渐加重时，合适的应对方法是和患者共同解决问题并商量治疗方案。处理复杂性悲伤的有效方法是认知疗法[38]。

继发于躯体疾病的心境障碍

对于某些患者来说，基础疾病并不会简单地导致抑郁症，但可以解释为其病理生理学原因，临床医生在诊断中应该考虑到躯体疾病产生的继发性心境障碍[39]。在这些案例中，抑郁症的病因可能与患者的病史、体检或化验结果相关。诊断需要考虑两点，一是患者的情绪症状不能用其他更合适的精神障碍来解释，二是患者的情绪症状不是仅仅出现在谵妄或痴呆状态中。引起抑郁症的躯体疾病有甲状腺功能减退症、胰腺癌、脑血管损伤。虽然药物治疗能在一定程度上改善情绪和自主神经症状，但是如果不对潜在的躯体疾病进行有效的治疗，抑郁症就无法痊愈。例如，库欣综合征伴随的抑郁症对抗抑郁药存在抵抗，但是使用类固醇抑制剂治疗是有效的[40]。

抑郁症共病精神分裂症或双相障碍

两种精神疾病的共病诊断并不罕见，对这类患者无论是诊断还是治疗都更加困难。诊治与精神分裂症或双相情感障碍共病的抑郁症尤其具有挑战性。精神分裂症患者在基线期的症状表现可能不明显或者未表现，这使得发现其中混合的抑郁症状尤为困难。然而，筛查工具，如阳性和阴性症状量表——抑郁分量表（Positive and Negative Syndrome Scale-Depression subscale，PANSS-D）或卡尔加里精神分裂症抑郁量表（Calgary Depression Scale for Schizophrenia，CDSS），有助于区分精神分裂症的阴性症状和抑郁症的症状[41-43]。

双相情感障碍的患者在抑郁阶段常表现出典型的抑郁症状。一份详细的精神病史对于评估过去的躁狂或轻躁狂的发作是很有必要的，比如使用心境障碍问卷（Mood Disorder Questionnaire，MDQ）[44]。在给双相情感障碍患者使用抗抑郁药之前需要慎重考虑，因为这些药物有可能诱发躁狂或混合状态，也可能导致快速循环型抑郁症或躁狂发作。

● 躯体疾病患者的抑郁症

抑郁症的识别

患有严重躯体疾病的患者可能表现出一系列的抑郁症状，却不符合正式的抑郁症诊断标准。这些症状包括悲伤、伤心、沮丧和兴趣缺乏。这些症状似乎更容易在刚面临自身死亡的患者身上出现（框1-1）。医务人员常会忽略这些感受，认为这些症状都是"自然"的反应，因此没有给予相应的治疗[45]。医务人员可能不会主动对这些不完全符合《精神障碍诊断与统计手册》（第五版）诊断标准的抑郁症患者进行诊断和治疗，他们会更倾向于采用"等待和观望"的方法，而不是同患者一起讨论所需的治疗。然而，躯体疾病患者的亚综合征抑郁症状

> **框1-1**
> **临床案例1：诊断中的挑战——近期诊断的患者**
>
> 病例：一名46岁的女性接受了抑郁症的评估。4个月前她被诊断为乳腺癌，接着进行了乳腺切除手术和放射治疗。在个人精神病史中值得注意的是，她在第二个孩子出生后曾经患中度抑郁症，用抗抑郁药治疗后效果明显。患者已经超过10年没有使用任何药物了，并称在确诊和治疗前应对得很好，但是情绪低落、乏力、失眠和食欲减退已经持续了2个月。在生病期间，患者丈夫和她渐渐疏远，没有好好地帮她照顾两个孩子，她已经不能再胜任房地产律师的工作。她近期经常对自己可能死亡的事实感到绝望，以及对自己没能成为好母亲和好妻子感到内疚。
>
> 挑战：此病例中的挑战是，鉴于患者的悲伤似乎与她最近诊断的癌症有关，癌症可被认为是她抑郁症产生的一种可识别原因，那么该不该使用抗抑郁药进行治疗？问题在于，如何划分病理性的情绪表现和正常的负性情绪之间的界限。
>
> 解决方案：诊断一种新的躯体疾病时的情绪影响以及接受和治疗该疾病的压力都会对抑郁症的发展有很大的影响。此外，躯体疾病本身也会直接导致抑郁障碍。评估和治疗抑郁症，关键在于识别重要的自主神经系统症状以及心境障碍个人史和家族史。这个患者的症状符合重度抑郁障碍的诊断标准，抑郁史增加了严重复发的可能性，强烈建议立即使用抗抑郁药同时联合心理治疗，两者综合起来效果会更好。

可能是治疗的异常反应，此外，治疗抑郁症也可以改善躯体症状[46]。

躯体疾病的患者也可能有《精神障碍诊断与统计手册》（第五版）中描述的那些典型抑郁障碍的症状（表1-1）。大多数临床医生对于重性抑郁症的临床表现是很熟悉的，然而不容易识别出持续性抑郁障碍、继发于躯体疾病的抑郁或者双相情感障碍的抑郁期。抑郁障碍广泛存在于多种精神疾病中，有的患者可能确诊已久（如双相情感障碍或者精神分裂症），有的患者可能刚刚确诊，有的甚至数十年也没被诊断出来。相反，临床医生可能会不假思索地将抑郁症状归结到患者固有的精神疾病上，如精神分裂症，而不去考虑抑郁症状的时间进程，这可能忽略了额外疗法对治疗的潜在益处。

辨别于躯体疾病

对于诊断躯体疾病患者的抑郁障碍，最常见的挑战之一是确定使用哪种诊断标准（框1-2）。抑郁障碍的症状包括自主神经症状（如动力不足、疲乏、失眠或嗜睡）、注意力下降、性功能障碍、食欲减退和精神运动性迟滞。然而，如果医生只把这些当成"常规的临床症

状"，患者就不会被诊断为抑郁症。患有癌症、充血性心力衰竭、慢性疼痛或其他疾病的患者常伴有睡眠紊乱、注意力不集中或疲乏的症状，但不确定这些自主神经症状能否被用于诊断这些患者的抑郁症。

框1-2
临床案例2：患有躯体疾病的抑郁症患者的初级治疗

病例： 一名57岁的男性，有2型糖尿病、高血压、慢性阻塞性肺疾病和关节炎病史，曾找他的家庭医生评估过多处不适。膝关节和肘关节的关节炎疼痛加重让他彻夜难眠。他每天都处于疲劳状态，失去了对以往爱好的兴趣，如修理他的古董汽车。他很少出门，除了去见预约的各位医生。虽然该患者从未谈及感到抑郁，但是他的家庭医生认为他的躯体不适可能有心理因素的影响，并推荐该患者找一个治疗师。

挑战： 这里强调了患有躯体疾病的抑郁症患者的初级治疗中的一个常见的现象。患者有多种躯体疾病，经常有一些非特异性的不适，包括多种自主神经症状。由于患者从来没有说有抑郁感受，这样的表现可能不会让他的家庭医生去考虑治疗抑郁症。

解决方案：《精神障碍诊断与统计手册》（第五版）中诊断抑郁症并不是一定要有抑郁心境，而这个患者兴趣缺失的表现足以诊断为抑郁症[39]。这些有潜在抑郁障碍的患者一般不会有明显的抑郁或自杀的感觉，除非是医生问到这些[47]。因此，患者健康问卷-9或其他有效的抑郁问卷应该作为所有门诊筛查抑郁的标准。如果筛查结果提示高抑郁风险，应该考虑抗抑郁治疗或转介给精神科医生或心理治疗师进行治疗。

凯尼格（Koenig）等发现，使用包容性方法（如不管抑郁症是因为躯体疾病还是心理因素，临床医生都将抑郁症状诊断为抑郁症）尽管存在特异性较差和容易过度诊断的缺陷，但能提高敏感性[48]。这种方法提供了最宽泛的诊断策略，从而能大大减少对有严重抑郁障碍的患者的漏诊。除此之外，还有两种方法可选择：排除法和替代法。排除法指不考虑可能由躯体疾病引起的症状（疲乏、体重减轻、注意力下降）。替代法指使用更有情感特征的症状来替代排除掉的症状，如流泪、易怒或者社交回避[45]。这两种方法可以狭义地定义患有躯体疾病人群的抑郁症。然而，由于对应当排除或替代哪些症状缺乏共识，这两种方法的有效性尚缺乏数据支持。凯尼格提出了"病因法"，用临床判断决定每一种自主神经症状是否归因于抑郁或者共病的躯体疾病。与其他的诊断方案相比，这一策略得出的结论是"重性和轻度抑郁的中度患病率（middle-range prevalence rate）与抑郁障碍高损害和抑郁症状的中等持续性有关"[48]。

在医疗场所筛查抑郁症

据统计，患有躯体疾病的人群中30%~50%共病抑郁障碍，因此系统筛查是非常重要的[47, 49]。超过50%的抑郁症患者仅在他们的初级保健医生那里接受了专门治疗，因此，在临床上识别和治疗抑郁症个体十分重要[50]。然而，在基础医疗和住院医疗中有效地筛查抑郁症的必要性并未被重视。根据患者存活年数，世界卫生组织将抑郁症列为致残及造成全球疾病总负担的主要原因[51]。一些存在抑郁症高发风险的患者群体需要做进一步的筛查，比如慢性疼痛或者其他的慢性、高死亡率疾病的患者。

在医学和精神病学领域，几个有循证依据的筛查工具被用于长时程识别和追踪抑郁症状。包括贝克抑郁量表（Beck Depression Inventory，BDI）和患者健康问卷-9（Patient Health Questionnaire-9，PHQ-9）[52, 53]。患者健康问卷-9的优势在于可以依据《精神障碍诊断与统计手册》（第五版）的抑郁症诊断标准具体地问患者一些问题，因此更加适用于抑郁症病因学筛查。患者健康问卷-9也可以用来筛查存在高风险抑郁症的患者。图1-1呈现了使用患者健康问卷-9筛选的危险因素将阳性（得分≥10）的个体分成两个治疗组，筛查出的双相高危因素阳性的患者被转介到精神科进行进一步的评估和治疗，没有高危因素并同意门诊治疗的患者可以在基层医疗单位接受抗抑郁治疗。

通过强调常规筛查、早期干预和跨机构服务与临床学科的联合诊疗，临床医生和精神科医生可以弥合患者与其所需的治疗之间的差距，将患者与最能满足患者所需的医疗资源联系起来，更好地为他们服务，为患者提供最佳的康复机会。

治疗躯体疾病伴发的抑郁症的重要性

抑郁症的治疗不仅对患者的心情和总体生活质量有影响，还可以提高患者对医疗护理的参与度，从而显著提升自身功能状态、临床预后甚至是预期寿命等指标。从长远来看，这些结果对患者的幸福感和医疗花费都有明显的影响。所以，尽早治疗抑郁症不仅能提升患者生活质量，而且能降低患者经济负担。

共病躯体疾病和抑郁症患者的治疗尤其具有挑战性。相比于非抑郁对照组，抑郁患者更容易忘记服药[54, 55]，更难保持健康的规律生活，如饮食、运动或者控制血糖[56]，更可能忘记去看医生或者等待过久才寻求治疗[57]。抑郁患者这些干扰治疗的行为可能就是其躯体疾病的发病率和死亡率升高的原因之一。

抑郁症患者常是医疗服务的高度使用者，他们常常表现出一些无法判断的或者医学无法解释的症状，所以医生不得不让他们做一些过多或不必要的实验室检查、影像学检查或者药物试验，这大大增加了不必要的医疗

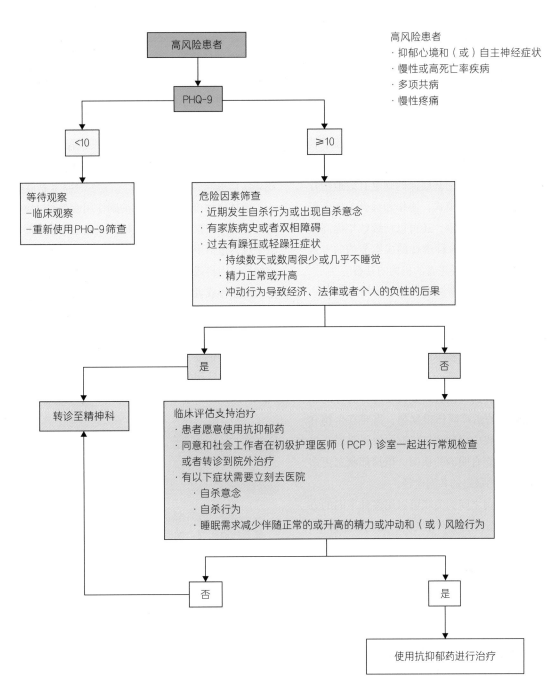

高风险患者

高风险患者
· 抑郁心境和（或）自主神经症状
· 慢性或高死亡率疾病
· 多项共病
· 慢性疼痛

PHQ-9

<10

≥10

等待观察
-临床观察
-重新使用PHQ-9筛查

危险因素筛查
· 近期发生自杀行为或出现自杀意念
· 有家族病史或者双相障碍
· 过去有躁狂或轻躁狂症状
　　· 持续数天或数周很少或几乎不睡觉
　　· 精力正常或升高
　　· 冲动行为导致经济、法律或者个人的负性的后果

是

否

转诊至精神科

临床评估支持治疗
· 患者愿意使用抗抑郁药
· 同意和社会工作者在初级护理医师（PCP）诊室一起进行常规检查
　或者转诊到院外治疗
· 有以下症状需要立刻去医院
　　· 自杀意念
　　· 自杀行为
　　· 睡眠需求减少伴随正常的或升高的精力或冲动和（或）风险行为

否

是

使用抗抑郁药进行治疗

图1-1 抑郁症高风险患者的管理规则

花费[58]。而抑郁症的治疗费用仅占这些附加费用的10%[46]。

与患有单一躯体疾病或者抑郁症的患者相比，抑郁症和躯体疾病共病的患者致残率更高[46]。与患有不伴抑郁症的慢性疾病患者相比，伴抑郁症的躯体疾病患者在多方面的健康和功能严重受损[59]。伴抑郁症的躯体疾病患者受损的功能包括生理功能变差、社会功能受损以及身体疼痛增加。伴抑郁症的患者容易体会到更多与医疗环境相关的主观痛苦，常报告2～3倍以上的临床症状[60]。

近期一系列对患有严重精神障碍的个体的预期寿命的研究预估，抑郁症患者预期寿命比平均寿命短7.2～10.6年[61]。死亡率的增加不单单是自杀造成的，很大程度上是死于

"自然"的原因，如心血管系统疾病[62]。例如，抑郁症和心脏病的死亡率之间存在密切的关联，心肌梗死后抑郁或者心力衰竭共病抑郁症的患者死亡率因为心血管问题或者其他原因而增加[63-65]。糖尿病共病抑郁症的患者死亡率也在增加，糖尿病共病轻度及以上抑郁症的患者死亡率增加了54%[66]。反过来说，治疗抑郁症能改善躯体疾病。例如，对患有帕金森病和抑郁症的患者进行抗抑郁治疗能显著促进认知和执行功能的改善[67]。我们将在第7章和第14章中就抑郁症对于心血管和内分泌的影响做进一步的讨论。

与仅有躯体疾病或者抑郁症的患者相比，同时患有

9

这两种疾病的患者的功能损害会更加严重。然而，对抑郁症进行有效的治疗，能促进受损功能和残疾的恢复[68]。此外，医保支出的各项费用也有所提高，包括临床费用、化验费用以及药物费用[69]。

医疗系统正在建立越来越多的合作和综合护理模式，从而更好地在基础保健中识别和治疗抑郁症。涵盖了精神病学、心理学、护理学和社会工作学等多学科的基层抑郁症治疗团队的发展能帮助基层保健师更有效地治疗抑郁症。作为一种治疗提供模式，协作和综合关怀不仅能改善患者的生理和心理健康，还可以持续数年提高效益[70]。在管理医疗的时代，这种潜在的成本节约的方式很可能会是成立协作管理这类患者的机构的基石。

● **关系：巧合、成因或二者共同的潜在机制**

慢性疾病往往是多因素的，由复杂的遗传易感性与环境因素相互作用。这种复杂性在癌症患者和糖尿病患者身上尤其常见，甚至在一些单因素疾病，如镰刀形红细胞贫血症患者身上也能见到。从无症状性贫血到急性疼痛综合征或脑卒中，这些患者需要接受各种各样的临床治疗[71]。精神疾病的治疗同样很复杂，需要在生物和环境的影响与个体自我应对和防御机制中取得平衡。虽然单次的抑郁发作可能有明确的病因，但抑郁状态更多地代表多种因素作用的最终的共同途径。

抑郁症和躯体疾病之间的关联可以用多种不同的方式概念化。这两种状态可能是不相关的，在这种条件下，两者的同时发生可能是巧合，也可能存在因果关系，这种因果关系可能是双向的。一方面，患病过程、药物治疗或非特异性的抑郁反应与生病本身带来的压力等临床状况都可能导致或促发抑郁。另一方面，抑郁症也可能通过其病理生理、抗抑郁药物或者抑郁行为导致躯体疾病。最后，抑郁症和躯体疾病也可能由共同的潜在机制（如压力、酒精中毒或者炎症）引起。

巧合

抑郁症和躯体疾病可能出现在同一个患者身上，并且两者之间没有病因学关联。它们共同独立发生在统计学基础上：由于抑郁症非常常见，它同躯体疾病一起发生的可能性很大。然而即使两个状态在病因上是无关的，一旦出现，它们之间也会产生相互作用，并引起如下所描述的临床关联。

抑郁症引起的躯体疾病

抑郁症引起或加重躯体疾病有三条途径。第一，作为抑郁症基础或伴随的病理生理改变可能导致躯体疾病。因此，抑郁症和下丘脑-垂体-肾上腺轴（hypothalamic-pituitary-adrenal axis，HPA axis）的失调及炎症有关，两者都有致病作用。第二，治疗抑郁症的药物可能会导致躯体疾病。例如，使用选择性5-羟色胺再摄取抑制剂

（selective serotonin reuptake inhibitor，SSRI），有引起出血和体重增加的风险；辅助治疗抑郁症的一些新一代抗精神病药，可能引起代谢综合征和糖尿病。第三，伴随抑郁症出现的一些不健康的行为可能引起或加重躯体疾病。例如，抑郁症患者不能够坚持服药和运动，更容易酗酒（在一些情况下作为自我药疗）和吸烟，这些行为是造成肝硬化和肺癌等严重躯体疾病的高危因素。

躯体疾病引起的抑郁症

躯体疾病可能因为治疗的副作用或者通过应激和相关的非特异性因素等病理生理机制引起或加重抑郁发作。举例来说，包括甲状腺疾病和库欣综合征的内分泌改变会导致抑郁。内科或者神经疾病也可能影响与情绪调节有关的大脑的循环或者分泌的化学物质，最终导致抑郁，如帕金森病（Parkinson disease，PD）、休克或者左侧前额皮质的损伤[72, 73]。内科疾病的处方药，如普萘洛尔或干扰素本身可能引起抑郁症[74]。同样，脑部放疗也可能导致抑郁。此外，严重或致残的躯体疾病应激可能引发精神性抑郁反应（框1-3）。

框1-3

临床案例3：心理应激对躯体疾病发展的影响

病例： 一名62岁的女性被送入急诊室，主诉急性胸痛和呼吸短促。她既往无心血管或肺部疾病。值得关注的是她丈夫前几天从屋顶上摔下来受了很严重的伤，并入院治疗。患者的精神病史包括惊恐障碍，但她否认近三年有惊恐发作。心电图提示轻度ST段抬高但是心肌酶谱呈阴性。她被送进医院时，超声心电图提示心尖运动减慢，心导管检查阴性。她被诊断患有应激性心肌病（Takotsubo cardiomyopathy），出现以泪洗面、烦躁不安的症状，并要求精神科会诊。

挑战： 这是一个介于心理应激与躯体疾病之间的病例，称为应激性心肌病，是一种可逆的心肌收缩力紊乱的疾病。这种疾病会在面临精神刺激的情况下发生，主要发作人群是绝经后的女性[76]。心电图提示ST段抬高及T波倒置，但是心肌酶仅轻度升高，心脏造影提示冠状动脉无梗阻。应激性心肌病的明确诊断通常依据心脏造影或超声心动图，显示心尖膨胀（即心尖运动减慢）和射血分数降低。没有单一的因素用于确诊应激性心肌病，然而有证据表明血浆中儿茶酚胺显著升高为该病的病理生理表现[77]。这种可逆的状况也可能是急性、短暂地暴露于高水平儿茶酚胺的反应，而慢性或反复暴露于高水平的应激激素也可能对抑郁和慢性疾病存在负性作用[75]。

解决方案： 虽然应激性心肌病患者最初可能存在明显的受损情况（射血分数15%～25%），但它是可逆的，通常在4～6周内可以完全康复。集中在心理社会应激源的治疗，包括认知行为治疗，可以有效降低继发心脏疾病的风险。

共同的潜在机制

在某些情况下，抑郁症和躯体疾病之间的关系的特点是单一、潜在的病理过程共同的结果。例如，压力不仅可以促进抑郁症的发展，也可能导致临床方面的疾病的产生和蔓延。观察的重点是应激的介导方式以及它对大脑和其他器官系统的影响。重点在下丘脑-垂体-甲状腺轴、细胞因子和炎症的作用与两个神经调节介质的相互作用。慢性或反复地暴露于高水平的应激激素会导致抑郁行为和慢性疾病的产生[75]。交感神经系统和皮质醇介导的儿茶酚胺和细胞因子间表现出病理生理联系，皮质醇是下丘脑-垂体-肾上腺轴释放的一系列激素前体[75]。众所周知，皮质醇可导致胰岛素抵抗，其他的下丘脑-垂体-肾上腺轴前体与皮下脂肪的重新分布有关，从而促进胰岛素抵抗。长期高水平的应激激素会增加罹患糖尿病和血管疾病的可能性[75]。

● 抑郁症的生物标志物

对抑郁症与躯体疾病之间关系的认识及对抑郁症生物学的分类的需求和理解，引发了对于其中潜在生物标志物的研究（表1-2）。尤其是抑郁症与神经介质和炎症功能之间的联系为这一领域的研究提供了新的思路。然而，抑郁症的异质性以及躯体疾病对于下丘脑-垂体-肾上腺轴和炎症的影响，使这方面研究复杂化。

表 1-2　抑郁症潜在的生物标志物

神经内泌试验
地塞米松抑制试验
催乳素对D-芬氟拉明的反应
促甲状腺素释放兴奋试验
炎症标志物
白细胞介素-6
C-反应蛋白
肿瘤坏死因子-α
白细胞介素-1α
中枢神经系统生长因子
脑源性神经营养因子
胶质细胞源性神经营养因子
胰岛素样生长因子
神经营养因子-3
神经生长因子
成纤维细胞生长因子-2

尽管如此，一些联系是值得注意的，这方面最好的研究是地塞米松抑制试验（dexamethasone suppression test，DST）。研究表明，重度抑郁患者更有可能受地塞米松抑制试验抑制的损害[78]。这种现象在患有越严重的抑郁症和精神病性抑郁的患者身上表现得越明显，并且可以用

于预测自杀风险[79-81]。这些患有更严重抑郁的患者，包括有自杀倾向的患者，在D-芬氟拉明刺激试验中表现出催乳素减弱反应，该刺激试验与高皮质醇血症以及5-羟色胺活性降低有关[82, 83]。

另有研究关注垂体-甲状腺轴在抑郁症中的神经内分泌功能。这个关系部分来源于对患有甲状腺功能减退的抑郁症患者的长期观察。多项研究表明促甲状腺激素（thyrotropin-stimulating hormone，TSH）对外源性促甲状腺激素释放激素（thyrotropin-releasing hormone，TRH）反应迟钝。然而，与其他神经内分泌实验类似，低敏感性和低特异性使得它不足以被用作生物标志物[84]。

最近，研究人员发现抑郁症可能具有炎症成分。炎症影响许多疾病的形成，包括克罗恩病、腹部疾病、哮喘和类风湿性关节炎。此外其他的一些慢性疾病也存在炎症成分，如动脉粥样硬化和糖尿病。最近的研究表明抑郁症和心血管疾病类似，也有升高的炎症标志物[85]。重性抑郁症患者血浆中白细胞介素-6（interleukin-6，IL-6）和肿瘤坏死因子-α（tumor necrosis factor-α，TNF-α）这两种炎性细胞因子前体升高[86]。与难治性抑郁症患者相比，对治疗有反应的抑郁症患者血浆中白细胞介素-6更低[87]。研究发现包括白细胞介素-1和C-反应蛋白在内的其他炎症标志物也与抑郁症存在关联[88]。

最后，越来越多的证据表明应激和脑倾向性之间的关联，生长因子在慢性应激（如抑郁症）环境中可能被抑制。众所周知，抗抑郁治疗会增加生长因子的生成以及提高神经可塑性[89]。中枢神经系统生长因子中被研究最多的是脑源性神经营养因子（brain-derived neurotrophic factor，BDNF）。多项研究和荟萃分析证实，重性抑郁症患者的脑源性神经营养因子降低，但这种情况经抗抑郁治疗可以逆转[89]。抑郁症也可能影响其他的生长因子，包括胶质细胞源性神经营养因子、胰岛素样生长因子、神经营养因子-3、神经生长因子和成纤维细胞生长因子-2[89]。有关基因、表观遗传学和影像学生物标志物的内容将在第2章中进行讨论。

总结

我们对于抑郁症和躯体疾病之间关系的认识正在过渡：从独立线程被重新定义为单一结构的一部分。这种状况下的诊断和治疗必须越来越多地考虑上述相互关系的不同排列。当这些相互关系的潜在机制被揭示，生物标志物也可能被证实，并且抑郁症作为一种躯体疾病的概念将得到更多认可，这对于患者乃至整个社会来说大有裨益。

1. Jackson SW. *Melancholia and Depression*. New Haven: Yale University Press; 1986: 1-4.

2. Jackson SW *Melancholia and Depression*. New Haven: Yale University Press; 1986: 5-7.

3. Griesinger W. *Mental Pathology and Therapeutics*. Robertson CL, Rutherford J, trans-eds. London: New Sydenham Society; 1867.

4. Falret JP. Memoire sur la folie circulaire,forme de maladie mentale caracterisee par la reproduction successive et regulaire de l'etat manique, de l'etat mealncoliique, e d'un intervalle lucide plus ou moins prolong. *Bulletin de l'Académie de Medicine*. 1854; 19: 382-415.

5. Kraepelin E. *Manic-Depressive Insanity and Paranoia*. Mary Barclay R, Robertson GM, trans-eds. Edinburgh: E & S Livingstone; 1921.

6. Kraepelin E. *Manic-Depressive Insanity and Paranoia*. Mary Barclay R, Robertson GM, trans-eds. Edinburgh: E & S Livingstone; 1921: 1-10.

7. Kraepelin E. *Manic-Depressive Insanity and Paranoia*. Mary Barclay R, Robertson GM, trans-eds. Edinburgh: E & S Livingstone; 1921: 70-74.

8. Kraepelin E. *Manic-Depressive Insanity and Paranoia*. Mary Barclay R, Robertson GM, trans-eds. Edinburgh: E & S Livingstone; 1921: 167-184.

9. Leonhard K. *Classification of Endogenous Psychosis and their Differential Etiology*. New York, NY: Springer-Verlag-Wien; 1999.

10. Leonhard K. *Classification of Endogenous Psychosis and their Differential Etiology*. New York, NY: Springer-Verlag-Wien; 1999: 250-329.

11. Akiskal H., McKinney W. Overview of recent research in depression. *Arch Gen Psychiatry*. 1975; 32(3): 285-305.

12. Duman R, Heninger G, Nestler EJ. A molecular and cellular theory of depression. *Arch Gen Psychiatry*. 1997; 54: 597-606.

13. Kendler K, Gardner C, Prescott C. Toward a comprehensive developmental model for major depression. *Amer J Psychiatry*. 2002; 59(7): 1133-1145.

14. Parker G. Classifying depression: Should paradigms lost be regained? *Amer J Psychiatry*. 2000; 157: 1195-1203.

15. Freud S. Mourning and melancholia. *The Standard Edition of the Complete Psychological Works of Sigmund Freud Volume XIV*. (1914-1916): 237-258.

16. Bibring E. The mechanism of depression. In: Greenacre P, ed. *Affective Disorders*. NY: IUP; 1953: 13-48.

17. Beck A. *Depression: Clinical,Experimental and Theoretical Aspects*. NY: Harper and Row; 1967.

18. Klein D. Classification of depressive disorders in DSM V: proposal for a two-dimension system. *J Abnormal Psychol*. 2008; 117(3): 552-560.

19. Kendler KS, Zachar P, Craver C. What kinds of things are psychiatric disorders? *Psychol Med*. 2011; 41(6): 1143-1150.

20. Koenig HG, Pappas P, Holsinger T, Bachar JR. Assessing diagnostic approaches to depression in medically ill older adults: how reliably can mental health professionals make judgments about the cause of symptoms? *J Am Geriatr Soc*. 1995; 43(5): 472-478.

21. Barrett JE, Williams JW Jr, Oxman TE, et al. Treatment of dysthymia and minor depression in primary care: a randomized trial in patients aged 18 to 59 years. *J Fam Pract*. 2001; 50(5): 405-412.

22. Centers for Disease Control and Prevention (CDC). Current depression among adults–United States, 2006 and 2008. *MMWRMorb Mortal Wkly Rep*. 2010; 59(38): 1229-1235. Available at http: // www.cdc.gov/mmwr/preview/mmwrhtml/mm5938a2.htm

23. Howland RH, Thase ME. Biological studies of dysthymia. *Biol Psychiatry*. 1991; 30(3): 283-304.

24. Markowitz JC. Psychotherapy for dysthymic disorder. *Psychiatr Clin North Am*. 1996; 19(1): 133-149.

25. Williams JW Jr, Barrett J, Oxman T, et al. Treatment of dysthymia and minor depression in primary care: A randomized controlled trial in older adults. *JAMA*. 2000; 284(12): 1519-1526.

26. Ravindran AV, Anisman H, Merali Z, et al. Treatment of primary dysthymia with group cognitive therapy and pharmacotherapy: clinical symptoms and functional impairments. *Am J Psychiatry*. 1999; 156(10): 1608-1617.

27. Regier DA, Burke JD, Burke KC. Comorbidity of affective and anxiety symptoms in the NIMH epidemiologic catchment area program. In: Maser JD, Cloninger CR, eds. *Comorbidity of Mood and Anxiety Disorders*. American Psychiatric Association; 113-122: 1990.

28. Zimmerman M, McDermut W, Mattia JI. Frequency of anxiety disorders in psychiatric outpatients with major depressive disorder. *Am J Psychiatry*. 2000; 157(8): 1337-1340.

29. Breslau N, Davis GC, Andreski P, et al. Traumatic events and post traumatic stress disorder in an urban population of young adults. *Arch Gen Psychiatry*. 1991; 48(3): 216-222.

30. Kessler RC, Stang PE, Wittchen HU, et al. Lifetime panic-depression comorbidity in the National Comorbidity Survey. *Archives of Gen Psychiatry*. 1998; 55(9): 801-808.

31. Fava M, Rush AJ, Alpert JE, et al. What clinical and symptom features and comorbid disorders characterize outpaitents with anxious major depressive disorder. *Can J Psychiatry*. 2006; 51(13): 823-835.

32. Fawcett J. Predictors of early suicide: identification and appropriate intervention. *J Clin Psychiatry*. 1988; 49(10 suppl): 7-8.

33. Edmondson D, Kronish IM, Shaffer JA, et al. Posttraumatic stress disorder and the risk of coronary heart disease: A meta-analytic review. *Am Heart J*. 2012; 166(5): 806-814.

34. Hameed U, Schwartz T, Malhotra K, West R, Bertone F. Antidepressant treatment in the primary care office: Outcomes for adjustment disorder versus major depression. *Ann Clin Psychiatry*. 2004; 17(2): 77-81.

35. Williams BR, Sawyer Baker P, Allman RM, et al. Bereavement among African American and white older adults. *J Aging and Health*. 2007; 19(2): 313-333.

36. Kersting A, Brahler E, Glaesmer J, et al. Prevalence of complicated grief in a representative population-based sample. *J Affective Disorders*. 2011; 131: 339-343.

37. Shear MK, Ghesquiere A, Glickman K. Bereavement and complicated grief. *Curr Psychiatry Rep*. 2013; 15: 406.

38. Jacobsen JC, Zhang B, Block SD, et al. Distinguishing symptoms of grief and depression in a cohort of advanced cancer patients. *Death Studies*. 2010; 34(3): 257-273.

39. DSM-5 American Psychiatric Association. *Diagnostic and Statistical Manual of Mental Disorders*. 5th ed. Washington, DC: American Psychiatric Association; 2013.

40. Sonino N, Fava GA. Psychiatric disorders associated with Cushing's syndrome. Epidemiology, pathophysiology and treatment. *CNS Drugs*. 2001; 15(5): 361-373.

41. El Yazaji M, Battas O, Agoub M, et al. Validity of the depressive dimension extracted from principal component analysis of the PANSS in drug-free patients with schizophrenia. *Schizophr Res*. 2002; 56(1-2): 121-127.

42. Kim SW, Kim SJ, Yoon BH, et al. Diagnostic validity of assessment scales for depression in patients with schizophrenia. *Psychiatry Research*. 2006; 144(1): 57-63.

43. Lako IM, Bruggeman R, Knegtering H, et al. A systematic review of instruments to measure depressive symptoms in patients with schizophrenia. *J Affect Disord*. 2012; 140(1): 38-47.

44. Hirschfeld RM, Williams JB, Spitzer RL, et al. Development and validation of a screening instrument for bipolar spectrum disorder: the Mood Disorder Questionnaire. *Am J Psychiatry*. 2000; 157: 1873-1875.

45. Endicott J. Measurement of depression in patients with cancer. *Cancer*. 1984; 53(10 Suppl): 2243-2249.

46. Katon W. Epidemiology and treatment of depression in patients with chronic medical illness. *Dialogues Clin Neurosci*. 2011; 13(1): 7-23.

47. Goldman LS, Nielsen NH, Champion HC. Awareness, diagnosis, and treatment of depression. *J Gen Intern Med*. 1999; 14(9): 569-580.

48. Koenig HG, George LK, Peterson BL, Pieper CF. Depression in medically ill hospitalized older adults: prevalence, characteristics, and course of symptoms according to six diagnostic schemes. *Am J Psychiatry*. 1997; 154(10): 1376-1383.

49. Robinson RG, Rama Krishnan KR. *Depression and the Medically ill. Neuropsychopharmacology: The Fifth Generation of Progress*. In: Davis KL, Charney D, Coyle JT, Nemeroff C, eds. Chapter 81. American College of Neuropsychopharmacology; 2002.

50. Kerr LK, Kerr LD. Screening tools for depression in primary care: The effects of culture, gender, and somatic symptoms on the detection of depression. *West J Med*. 2001; 175(5): 349-352.

51. Reddy MS. Depression: The disorder and the burden. *Indian J Psychol Med*. 2010; 32(1): 1-2.

52. Beck AT, Steer RA. Internal consistencies of the original and revised beck depression inventory. *J Clin Psychol*. 1984; 40(6): 1365-1367.

53. Kroenke K, Spitzer RL, Williams JB. The PHQ-9: validity of a brief depression severity measure. *J Gen Intern Med*. 2001; 16(9): 606-613.

54. Gehi A, Haas D, Pipkin S, Whooley MA. Depression and medication adherence in outpatients with coronary heart disease: findings from the Heart and Soul Study. *Arch Intern Med*. 2005; 165: 2508-2513.

55. DiMatteo MR, Lepper HS, Croghan TW. Depression is a risk factor for noncompliance with medical treatment: meta-analysis of the effects of anxiety and depression on patient adherence. *Arch Intern Med*. 2000; 160(14): 2101-2107.

56. Gonzalez JS, Safren SA, Cagliero E, et al. Depression, self-care, and medication adherence in type 2 diabetes. Relationships across the full range of symptom severity. *Diabetes Care*. 2007; 30(9): 2222-2227.

57. Ciechanowski P, Russo J, Katon W, et al. Influence of patient attachment style on self-care and outcomes in diabetes. *Psychosom Med*. 2004; 66: 720-728.

58. Simon GE, VonKorff M, Barlow W. Health care costs of primary care patients with recognized depression. *Arch Gen Psychiatry*. 1995; 52(10): 850-856.

59. Wells KB, Stewart A, Hays RD, et al. The functioning and well-being of depressed patients: results from the Medical Outcomes Study. *J Am Med Assoc*. 1989; 262: 914-919.

60. Katon W, Sullivan M, Walker E. Medical symptoms without identified pathology: relationship to psychiatric disorders, childhood and adult trauma, and personality traits. *Ann Intern med*. 2001; 134(9 Pt 2): 917-925.

61. Chang CK, Hayes RD, Perera G, et al. Life expectancy at birth for people with serious mental illness and other major disorders from a secondary mental health care case register in London. *PLoS ONE*. 2011; 6(5): e19590.

62. Newcomer JW, Hennekens CH. Severe mental illness and risk of cardiovascular disease. *JAMA*. 2007; 298(15): 1794-1796.

63. Van der Kooy K, van Hout H, Marwijk H, Marten H, Stehouwer C, Beekman A. Depression and the risk for cardiovascular diseases: systematic review and metaanalysis. *Int J Geriatr Psychiatry*. 2007; 22: 613-626.

64. van Melle JP, de Jonge P, Spijkerman TA, et al. Prognostic association of depression following myocardial infarction with mortality and cardiovascular events: a meta-analysis. *Psychosom Med*. 2004; 66(6): 814-822.

65. Junger J, Schellberg D, Muller-Tasch T, et al. Depression increasingly predicts mortality in the course of congestive heart failure. *Eur J Heart Fail*. 2005; 7(2): 261-267.

66. Zhang X, Norris SL, Gregg EW, Cheng YJ, Beckles G, Kahn HS. Depressive symptoms and mortality among persons with and without diabetes. *Am J Epidemiol*. 2005; 161(7): 652-660.

67. Dobkin RD, Troster AI, Rubino JT, et al. Neuropsychological outcomes after psychosocial intervention for depression in Parkinson's disease. *J Neuropsychiatry Clin Neurosci*. 2014; 26: 57-63.

68. Simon GE, Von Korff M, Lin E. Clinical and functional outcomes of depression treatment in patients with and without chronic medical illness. *Psychol Med*. 2005; 35(2): 271-279.

69. Katon W, Unutzer J, Fan MY, et al. Cost-effectiveness and net benefit of enhanced treatment of depression for older adults with diabetes and depression. *Diabetes Care*. 2006; 29: 265-270.

70. Katon WJ, Russo JE, Von Korff M, Lin EH, Ludman E, Cichanowski PS. Long-term effects on medical costs of improving depression outcomes in patients with depression and diabetes. *Diabetes Care.* 2008; 31: 1155-1159.

71. Barabási AL, Gulbahce N, Loscalzo J. Network medicine: a network-based approach to human disease. *Nat Rev Genet.* 2011; 12(1): 56-68.

72. Patton S. Long-term medical conditions and major depression in a Canadian population study at waves 1 and 2. *J Affect Disord.* 2001; 63: 35-41.

73. Aben I, Verhey F, Strik J, Lousberg R, Lodder J, Honig A. A comparative study into the one year cumulative incidence of depression after stroke and myocardial infarction. *J Neurol Neurosurg Psychiatry.* 2003; 74: 581-585.

74. Capuron L, Neurauter G, Musselman DL, et al. Interferon-alpha-induced changes in tryptophan metabolism: Relationship to depression and paroxetine treatment. *Biol Psychiatry.* 2003; 54: 906-914.

75. Champaneri S, Wand GS, Malhotra SS, Casagrande SS, Golden SH. Biological basis of depression in adults with diabetes. *Curr Diab Rep.* 2010; 10: 396-405.

76. Nef HM, Möllmann H, Akashi YJ, Hamm CW. Mechanisms of stress (Takotsubo) cardiomyopathy. *Nat Rev Cardiol.* 2010; 7(4): 187-193.

77. Szardien S, Möllmann H, Willmer M, Akashi YJ, Hamm CW, Nef HM. Mechanisms of stress (takotsubo) cardiomyopathy. *Heart Fail Clin.* 2013; 9(2): 197-205.

78. Rubin RT. Psychoendocrinology of major depression. *Eur Arch Psychiatry Neurol Sci.* 1989; 238: 259-267.

79. Gold PW, Chrousos GP. Organization of the Stress System and its dysregulation in melancholic and atypical depression. *Mol Psychiatry.* 2002; 7: 254–275.

80. Rush AJ, Giles DE, Schlesser MA, et al. The dexamethasone suppression test in patients with mood disorders. *J Clin Psychiatry.* 1996; 10: 471-485.

81. Coryell W, Schlesser MA. The dexamethasone suppression test and suicide prediction. *Am J Psych.* 2001; 158: 748-753.

82. Cleare AJ, Murray RM, O'Keane V. Reduced prolactin and cortisol responses to D-fenfluramine in depressed compared to healthy matched control subjects. *Neuropsychopharmacology.* 1996; 14: 349-354.

83. Lee BH, Kim YK. Potential peripheral biologic predictors of suicidal behavior in major depressive disorder. *Prog Neuropsychopharmacol Biol Psychiatry.* 2011; 35: 842-847.

84. Arana GW, Zarzar MN, Baker E. The effect of diagnostic methodology on the sensitivity of the TRH stimulation test for depression. *Biol Psychiatry.* 1990; 733-737.

85. Raison CL, Miller AH. Is Depression an inflammatory disorder? *Curr Psychiatry Rep.* 2011; 13: 467-475.

86. Dowlati Y, Herrmann N, Swardfager W, et al. A meta-analysis of cytokines in major depression. *Biol Psychiatry.* 2010; 67: 446-457.

87. Maes M, Bosmans E, De Jongh R, et al. Increased IL-6 and IL-1 receptor antagonist concentrations in major depression and treatment resistant depression. *Cytokine.* 1997; 9: 853-858.

88. Howren MB, Lamkin DM, Suls J. Associations of depression with C-reactive protein, IL-1, and IL-6: a meta-analysis. *Psychosom Med.* 2009; 71: 171-186.

89. Schmidt HD, Shelton RC, Duman RS. Functional biomarkers of depression: Diagnosis, treatment, and pathophysiology. *Neuropsychopharmacology.* 2011; 36: 2375-2394.

第 2 章

抑郁症的神经生物学机制：整合细胞–分子和遗传的系统综述

戴维·佩雷斯
David Perez

马克·爱尔达夫
Mark Eldaief

简·爱泼斯坦
Jane Epstein

戴维·希尔伯斯威格
David Silbersweig

埃米莉·斯特恩
Emily Stern

尹程 译

引言

抑郁症是一种常见且具有高度致残性的精神疾病，主要以情绪、认知和行为异常为特征。抑郁症患者经常出现快感缺失、抑郁情绪、自我评价消极、注意力难以集中、自杀意念、精神活动异常以及食欲和睡眠紊乱的症状。抑郁症是被研究最多的原发性精神疾病之一，其神经生物学机制越来越为人所知。这些研究是制定更具针对性的治疗策略的先决条件，并有助于在躯体疾病的背景下理解这种疾病。

在本章中，我们首先概述了与情绪障碍有关的神经回路，以便对抑郁症患者的大脑和行为之间的联系进行系统层面的概念化介绍[1]。接着，讨论抑郁症患者体内的人体结构、神经化学和功能性神经影像学结果以及死后的脑部异常。此外，我们还对抑郁症相关的神经内分泌、炎症、神经递质、细胞–分子和表观遗传紊乱进行了综述，以全面、多层次地了解抑郁症。在框 2-1 中讨论了常见的焦虑和抑郁的临床和神经生物学交集。还应该指出的是，本章所讨论的神经回路与在本书其他部分所讨论的医学和神经疾病的相关的情绪症状的脑区分布是一致的。在本章中，除非另有说明，"抑郁"（depression）一词等同于重性抑郁障碍（major depressive disorder）的用法，尽管这种同义使用与越来越强调单维度、症状导向的传统诊断方法相关。

情绪障碍相关脑回路概述

● 前额叶-纹状体-丘脑-大脑皮质回路

人类大脑的前额皮质位于初级运动皮质前部，在许多复杂的情感、认知和行为功能（和功能障碍）中起着关键的作用，并在情绪障碍神经生物学中扮演重要作用。从结构的角度来看，前额皮质由五个不同的前额叶-皮质下回路组成。这五个不同的回路包括：① 初级运动皮质/前运动皮质/辅助运动皮质；② 动眼神经；③ 背外侧前额皮质（dorsolateral prefrontal cortex，dlPFC）；④ 前扣带回皮质（anterior cingulate cortex，ACC）；⑤ 眶额皮质（orbitofrontal cortex，OFC）[2]。这些区域都各自和尾状核-壳核（纹状体）有平行的连接，进而投射到苍白球和特定的丘脑核。来自离散丘脑核的传入连接投射回同一前额皮质区域。虽然这些皮质-皮质下-皮质回路具有不同的运动-认知-情感-行为功能，但这些回路的皮质下部分在这些不同功能的产生中发挥作用。

精神病学特别重要的三个非运动前额叶-皮质下回路，分别起源于前扣带回皮质、眶额皮质和背外侧前额皮

框 2-1
抑郁和焦虑的交互作用

　　抑郁症通常与焦虑共病，焦虑包括广泛性焦虑障碍、社交恐惧症、创伤后应激障碍和惊恐障碍等[185, 186]。从立体的角度来看，这种重叠可以被称为焦虑性抑郁症。高焦虑特质和神经质已被认为是抑郁症发展的危险因素[187]，且抑郁个体表现出更严重的恐惧学习[188]。从系统层面来看，神经影像学研究已经开始研究焦虑性抑郁个体与非焦虑性抑郁个体的大脑-行为关系。例如，在一项情绪冲突识别任务中，涉及对呈现不同情绪的面孔分类而忽略随之呈现的情感词，共病或不共病广泛性焦虑症的抑郁症患者的功能磁共振成像均表现为腹侧前扣带回和杏仁核激活以及连接受损；然而，仅患有抑郁症的个体外侧前额区域体积增加与任务表现呈正相关[189]。静息状态功能连接分析结果显示，与非焦虑性抑郁症个体相比，晚年焦虑性抑郁症患者后默认网络区域连接增加而前默认网络连接降低[190]。大量非焦虑性抑郁患者、混合性焦虑症患者和焦虑性抑郁患者的结构分析显示，与健康受试者相比，所有患者组的前扣带回吻部灰质体积均减少[191]。包括脑电图（electroencephalography，EEG）在内的电生理学研究已经被用于研究伴或不伴焦虑的抑郁症

患者的大脑差异[192]。例如，一项定量脑电图研究结果显示焦虑性抑郁症患者与单纯抑郁症患者相比右侧大脑半球激活存在差异[193]。从神经内分泌的角度来看，与混合性抑郁-双相情感障碍和健康受试者相比，伴有焦虑的抑郁症患者促肾上腺皮质激素（adrenocorticotropic hormone，ACTH）释放减少，同时在促肾上腺皮质激素释放激素（corticotropin releasing hormone，CRH）兴奋试验中皮质醇释放减少[194]。焦虑性抑郁症患者在地塞米松抑制试验中也表现出皮质醇抑制受损的情况[195]。早期遗传学研究表明，抑郁症和焦虑性抑郁症的神经生物学中存在一些相同或相关的神经化学和细胞-分子通路。例如，焦虑性抑郁患者使用抗抑郁药治疗效果较差与患者携带 5-羟色胺转运体连锁启动子区（serotonin-transporter-linked promotor region，5-HTTLPR）[196]的短等位基因有关。调节促肾上腺皮质激素释放激素系统和脑源性神经营养因子的基因也与焦虑性抑郁症患者的抗抑郁疗效有关[197, 198]。总之，抑郁症状和焦虑症状通常具有临床相关性，早期的神经生物学研究表明两者在神经回路、细胞-分子和遗传水平的关系值得进一步研究。

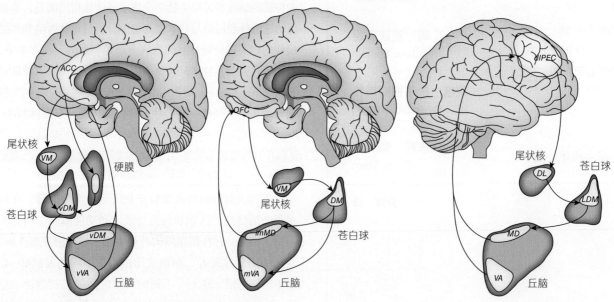

ACC: 前扣带回皮质	OFC: 眶额皮质	dlPFC: 背外侧前额皮质	VM: 腹内侧
vDM: 丘脑背内侧核腹侧部	vVA: 丘脑腹前核腹侧部	DM: 背内侧	imDM: 丘脑中背核内侧下段
mVA: 丘脑腹前核内侧部	DL: 背外侧	LDM: 外侧背内侧	MD: 背中部
VA: 腹前侧			

图2-1　前扣带回皮质、眶额皮质和背外侧前额叶-皮质下回路的图示

（经许可转载自 Perez D L, Catenaccio E, Epstein J: Confusion, hyperactive delirium, and secondary mania in right hemispheric strokes: A focused review of neuroanatomical correlates. *J Neurol Neurophysiol*, 2011: Special Issue 1.）

质（图2-1）[3]。前扣带回皮质是一个旁边缘皮质结构，它的皮质下连接与动机性行为、冲突监测、认知控制和情绪调节密切相关。前扣带回皮质可分为各个亚区，胼胝体

嘴部到膝部区域参与了情绪调节，而背侧区域参与了认知功能和情绪状态的行为表达[4, 5]。前扣带回皮质背侧区域一个重要的认知功能是参与认知管理——追求和调整目

标导向行为的能力。前扣带回皮质下连接包括伏隔核/腹内侧尾状核、腹侧苍白球、腹侧的大细胞中央区和腹侧丘脑前核。与前扣带回皮质下回路相关的缺陷综合征包括情绪综合征（冷漠、忧郁、无动性缄默症）和认知障碍（包括反应抑制不足、错误察觉和目标导向行为异常）。

眶额皮质-皮质下回路与社会适应、移情行为、基于奖励的决策、心理灵活性、反应抑制和情绪调节密切相关。与前扣带回皮质中描述的区域功能特异性相似，眶额皮质沿其前-后和内-外侧轴具有功能特异性。内侧眶额皮质主要与内脏运作情况下的行为反应有关，而更多的外侧区域介导更多的外部感官评价[6]。后侧眶额皮质对情绪调节尤为重要。眶额皮质-皮质下的连接包括腹内侧尾状核、苍白球背内侧以及大细胞背中部丘脑的前腹内侧和下内侧。菲尼亚斯·盖奇（Phineas Gage）在一次建筑事故中损伤了左前额内侧皮质后经历了典型的眶额皮质功能障碍相关的人格改变[7]：冲动、不受控制、不恰当的社会行为和心理僵化。

背外侧前额皮质-皮质下回路主要涉及注意力和高级认知执行功能。高级认知执行功能包括认知转换、组织、规划、认知控制和工作记忆的能力。认知转换与心理灵活性有关，并且包括在不同概念或运动计划之间转换的能力，或在相同或相关概念的不同方面之间转换的能力。工作记忆是对信息的在线维护和控制的记忆系统。背外侧前额皮质-皮质下回路由尾状核背外侧头部、背内侧苍白球外侧核和丘脑腹前核组成。该回路功能障碍与环境依赖综合征（包括利用和模仿行为）、组织和计划障碍、心理僵化和工作记忆缺陷有关。

综上所述，这些情感、认知和行为相关的前额-皮质下连接是闭合回路，患者这些皮质下的组成部分与健康大脑中皮质下不同回路不会重叠。皮质水平回路间的相互作用对于脑功能的整合至关重要（图2-2）[8]。背外侧前额皮质-前扣带回皮质与前扣带回皮质-眶额皮质之间存在相互连接。鉴于这些连接模式，背侧前扣带回皮质的前侧被认为是认知情绪加工的综合区域。

● 额叶-杏仁核回路

除了皮质-基底节-丘脑回路外，额叶-杏仁核连接对情绪的神经生物学机制也十分重要。杏仁核是位于颞叶内侧海马前部的杏仁状结构，是负责处理情绪加工和情感驱动记忆、基于恐惧的行为、唤醒和显著性判断的一个关键的脑区[9]。双侧杏仁核病变，典型案例见于双侧颞叶切除综合征（Kluver-Bucy syndrome），会导致丧失对潜在威胁的适当行为反应和任意的出于本能的奖励导向行为。杏仁核由离散的核团组成（图2-3）。外侧和基底核是接收感觉皮质、多模态脑区关联皮质、海马-内嗅皮质和调节前额叶区域信号传入的主要部位。中央核团是初级输出核团，与下丘脑、中脑导水管周围灰质和脑干其他部分的单胺类神经递质系统存在传出连接。杏仁核的主要传出道是终纹床核。杏仁核的传出连接模式能激活面对动机显著刺激的战斗或逃跑反应。杏仁核的冲动传出部分受前额皮质的调节，包括前扣带回皮质和眶额皮质在内的内侧前额皮质与杏仁核相互连接，并且对杏仁核功能的抑制性调节作用十分重要。扰乱前额向杏仁核的投射会导致杏仁核活动失调（自上而下的抑制受损），并随之增强情感症状和情绪反应。杏仁核还通过和丘脑内侧核的连接与前额-皮质下回路相互作用。

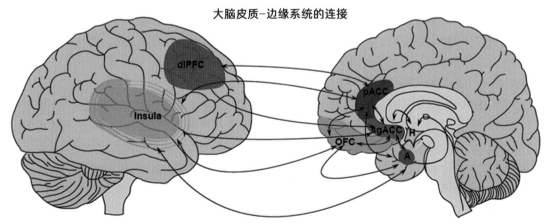

大脑皮质-边缘系统的连接

| dlPFC：背外侧前额皮质 | pACC：膝前部前扣带回皮质 | sgACC：膝下前扣带回皮质 | OFC：眶额皮质 |
| Insula：岛叶 | H：下丘脑 | A：杏仁核 | |

图2-2　额叶边缘神经回路的图示

（经许可转载自 Perez D L, Barsky A J, Daffner K, et al. Motor and somatosensory conversion disorder: a functional unawareness syndrome? *J Neuropsychiatry Clin Neurosci*, 2012, 24(2): 141-151. ）

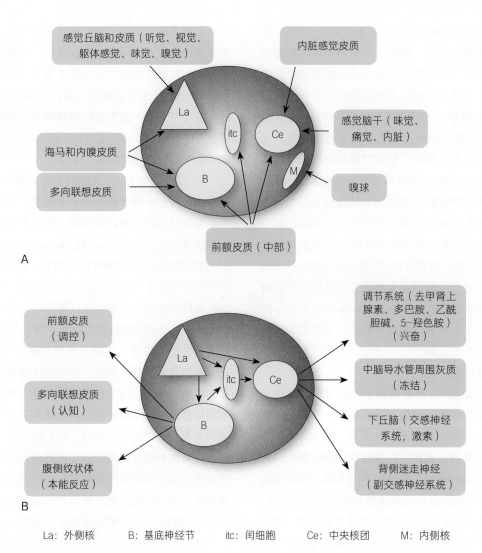

La: 外侧核　　　B: 基底神经节　　　itc: 闰细胞　　　Ce: 中央核团　　　M: 内侧核

A 部分: 杏仁核特定传入; **B** 部分: 杏仁核传出

图 2-3 杏仁核离散的核团

(经许可转载自 LeDoux J. The amygdala. *Curr Biol*, 2007, 17(20): R868-R874.)

● **涉及海马结构的回路**

海马和相关内嗅皮质及海马旁回位于颞叶内侧杏仁核的后部。海马是皮质-海马系统中的重要节点,与陈述性记忆形式有关,分为情景(经历)和语义(事实)两类[10]。该区域损伤常见于阿尔茨海默病(Alzheimer's disease, AD),会导致新信息编码缺陷。海马、海马旁回和新皮质相关区为该回路的三个关键组成部分。皮质区(包括腹内侧前额皮质、前扣带回和后扣带回、背外侧前额、后顶叶和颞叶皮质)向海马旁回发出传入神经投射,提供认知、情感、运动和感觉信息。海马旁回在该回路中是皮质信息传入的会聚点,在这里记忆中的单个元素通过认知-情感-知觉-行为域连接在一起,随后投射到海马上。海马-海马旁回及海马旁回-新皮质之间的相互连接使皮质可以储存这些绑定的信息。陈述性记忆回路涉及的其他区域包括穹隆、乳头体和丘脑前核(图2-4)。与杏仁核回路一样,前额-皮质下和大脑皮质-海马系统

回路都会聚于丘脑前部。值得注意的是,楔前叶与检索情景记忆有关[11],而颞下外侧叶与语义记忆的相关性更强。内隐记忆,如程序记忆,涉及运动相关皮质-皮质下回路和小脑。

● **岛叶回路**

除经典的额缘区外,岛叶已成为处理躯体和情绪反应的重要区域[12, 13]。岛叶位于外侧沟的内侧,其后侧接受来自丘脑的躯体信号传入。岛叶后部提供了躯体生理状态的内感受器。岛叶中部被认为是一个综合性的区域,其中来自前扣带回皮质、眶额皮质和杏仁核传入的情绪/动机信息影响感官信息处理。内脏-躯体、情感、动机信息整合会聚到岛叶前部(更多集中到右侧岛叶前部),与前扣带回皮质一并涉及情感意识[13]。有趣的是,大的纺锤形神经元细胞被岛叶和前扣带回皮质共享,称为冯·尹克努姆神经元(von Economo neuron),与社会情感认知相关[14]。

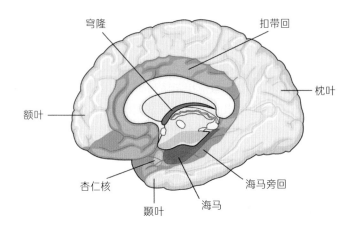

A

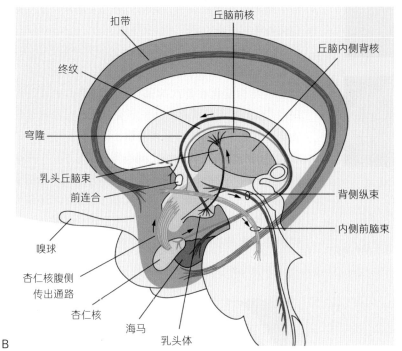

B

A：内侧脑视图显示了前额旁边缘皮质与内侧颞叶结构，包含了杏仁核和海马。B：边缘系统中包含的深层结构之间的联系。箭头表示各个神经束冲动传递的主要方向，但这些神经束通常是双向的。

图2-4　边缘系统及其深层结构

[A经许可转载自 Damasio A R, Van Hoesen G W. The limbic system and the localization of herpes simplex encephalitis. *J Neurol Neurosurg Psychiatry*. 1985; 48(4): 297-301]

（ B经许可转载自 Nieuwenhuys R, Voogd J, van Huijzen C. *The Human Central Nervous System: A Synopsis and Atlas*. 4th ed. Berlin: Springer Verlag, 2008. ）

● **默认模式网络**

默认模式网络（default mode network，DMN）的网络内和网络间连接障碍参与了情绪障碍的病理生物学机制（图2-5）[15]。这个网络分布广泛，包含了腹侧和背内侧前额皮质、后扣带回皮质/楔前叶、顶下小叶、侧颞皮质和海马在内的核心区域。当个体被允许以不受限制的方式思考时，这些区域被共同激活；而执行一系列认知要求很高的任务时，这些区域一并失活。此外，功能磁共振成像（functional magnetic resonance imaging，fMRI）分析显示，这些区域之间血氧水平依赖性（blood-oxygen-level-dependent，BOLD）信号中的低频振荡与该脑区相关，进一步强调了它们构成连贯网络的概念（见下文）。默认模式网络区域与健康个体社会和情感功能中起假设作用的区域重叠。例如，背内侧前额皮质似乎对自我参照处理和站在他人立场处理问题很重要。

抑郁症相关神经影像学异常

现代神经影像学方法已经能够检查人体的脑结构和功能。重要的是，这些技术揭示了包括抑郁症在内的一系列导致大脑功能紊乱的主要因素。下文从结构和功能角度讨论了神经成像技术如何描述抑郁症患者脑功能异常[16]。在讨论之前，我们先简要介绍相关的成像技术，然后通过回顾抑郁症患者的尸检结果以了解和验证神经影像学检查结果，并在上述神经解剖学背景下解释这些脑功能异常现象。

● **结构神经影像学技术与发现**

抑郁症研究中使用的结构成像技术包括计算机断层扫描（computed tomography，CT）、磁共振成像（magnetic resonance imaging，MRI）和弥散张量成像（diffusion tensor imaging，DTI）。脑部CT早在20世纪70年代就已普及，该技术基于辐射衰减的相关密度差异，通过利用电离辐射来区分身体组织。虽然CT扫描特别适用于急性出血

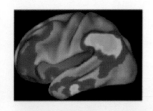
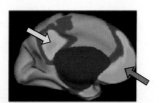

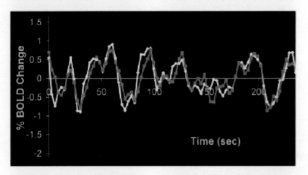

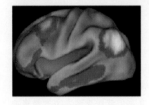
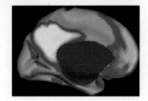

执行多重任务会导致大范围脑区的活动水平下降，包括背内侧前额皮质、后部扣带回皮质尾部/楔前叶（上二图）。这种分布网络可以通过捕获血氧水平依赖信号的低频振荡来理解（中一图）。当受试者被允许放松或自我反思时，受到多重任务抑制的区域会重新活跃起来（下二图）。

图2-5　默认模式网络

［经许可转载自 Raichle M E. Two views of brain function. *Trends Cogn Sci*, 2010, 14(4): 180-190.］

检测，但其空间分辨力有限，并且在描绘软组织的细微差异方面能力有限。磁共振成像是利用氢质子的物理特性在静态和动态应用磁场背景下来显示和区分脑组织。所以在空间分辨力上磁共振成像优于CT（图2-6）。磁共振成像的大脑外观取决于采集的参数，如回声时间（echo time，TE）和重复时间（time repetition，TR）。通常获得的磁共振成像序列包括T_1、T_2和液体抑制反转恢复（fluid attenuated inversion recovery，FLAIR）序列。在T_1序列中，白质呈白色，灰质结构如大脑皮质和脑干细胞核呈灰色。T_2序列显示灰白色分化的反转模式。基于液体抑制反转恢复的序列利用反转恢复脉冲序列阻断脑脊液信号，并辅助检测脑室周围异常。液体抑制反转恢复/T_2序列主要用于检测实质异常，而T_1序列提供更佳的解剖可视化结果（和局部萎缩特征）。精神病学一般采用高分辨率磁共振成像来量化神经成像结构研究。手动体积测量是结合手动追踪感兴趣区（regions of interest，ROI）与估计横截面体积计算的一种技术。虽然容易操作，但该技术高度依赖操作者并且十分耗时。基于体素

的形态测量（voxel-based morphometry，VBM）是一种将T_1加权图像分解成灰质或白质的离散体素的自动化技术。据此，体素统计参数图（statistical parametric mapping，SPM）技术被应用于队列研究来检测组间差异[17]。自动化技术也被用于测量皮质灰质厚度[18, 19]。除了比较体积差异外，脑回形态测量学方面的差异也可以用统计技术研究。

抑郁症的结构研究主要确定了额缘和前额-皮质下回路异常（图2-7）。抑郁症早期磁共振成像研究使用手动追踪技术识别出额叶体积减小、皮质下和脑室周围白质病变增多的情况[20, 21]。脑卒中后抑郁症（继发性抑郁症）患者病理研究表明，抑郁情绪与左前额叶病变之间存在特殊的关联[22]。

海马体积改变在关于抑郁症的研究中被广泛关注。与健康受试者相比，抑郁症患者海马体积减小[23]，并且这些结构变化在首次抑郁症发作的个体中就已经出现[24, 25]。虽然不是所有的体积研究都能通过横截面识别确定抑郁症患者的海马是否萎缩，但有研究表明抑郁症患病时间与海马体积减小之间有紧密关联[26]，一项研究海马体积减小的临床预测因素的荟萃分析结果也证实了这一结论[27]。一项为期3年的纵向基于体素的形态研究发现，慢性抑郁症患者表现出海马体积进行性缩小，而缓解期患者海马萎缩较少[28]。一项海马体积差异追踪研究

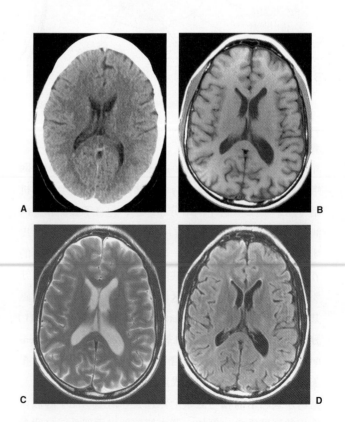

A：轴向非对比头部CT；B：磁共振成像T_1序列；C：磁共振成像T_2序列；D：液体抑制反转恢复序列。

图2-6　大脑计算机断层扫描和磁共振成像扫描

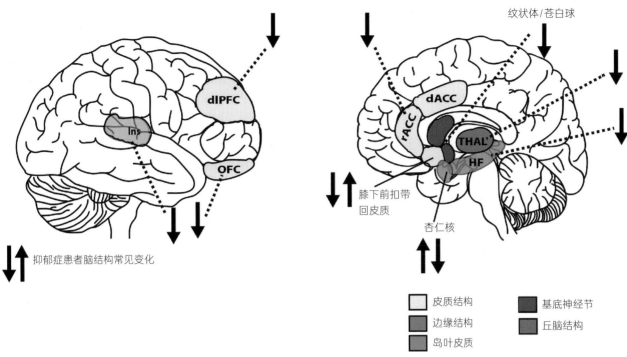

dIPFC：背外侧前额皮质   Ins：岛叶   rACC：吻侧前扣带回皮质   dACC：背侧前扣带回皮质
OFC：眶额皮质   THAL：丘脑   HF：海马结构

图 2-7 抑郁患者常见体积性神经影像学异常的图示
［经戴维·巴戈（David Vago）博士授权许可使用］

表明，一级亲属患重性抑郁症的无抑郁症个体与无抑郁症家族史的无抑郁症个体相比，前者双侧海马体积缩小且早年多经历逆境（如遭受虐待）[29]。这表明海马萎缩可能是抑郁症发病的一种潜在神经机制。

抑郁症患者杏仁核异常可能表现为一种体积变化的动态模式。利用基于磁共振成像的体积追踪技术研究后发现，与健康的受试者和复发性抑郁症患者相比，首发抑郁症患者表现为杏仁核体积增大[30]。针对一组近期发作抑郁症的女性队列研究发现，海马体积缩小的同时会伴有杏仁核体积增大[31]。一项纵向前瞻性研究发现，左侧杏仁核灰质密度随着病程进展会持续降低[28]。

除内侧颞叶异常外，前额-皮质下结构变化已在抑郁症中广泛表征。利用人工示踪方法发现青年和中年女性抑郁症患者左侧膝下前扣带回皮质的体积减小[32]，然而这一发现并没有得到重复验证[33, 34]。性别差异和病程可能是造成这种异质性的一部分原因。抑郁症男性患者与女性患者相比左侧膝下前扣带回皮质体积更小[35]，有 3 次及以上未经治疗的抑郁症病史的患者与病程较短的患者相比左侧膝下前扣带回皮质体积可能较小[36]。前扣带回皮质其他区域的结构改变包括前扣带回皮质吻侧灰质体积减小（基于体素的形态测量方法），前扣带回皮质吻侧体积与循环唾液皮质醇水平呈负相关[37]。类似于前扣带

回皮质，眶额皮质在抑郁症患者中也表现为体积减小[38]和可能存在性别差异[39]。在一项包含 226 名抑郁症和 144 名非抑郁症的老年人的大型队列研究中，使用半自动追踪方法发现抑郁症患者眶额皮质体积较小[40]，而且眶额皮质厚度也特征性减小[41]。值得注意的是，相较于后文将提到的特发性抑郁症，老年抑郁症可能存在不同的病理生理学机制，下文将对此进行讨论[42]。抑郁症患者的前额皮质回路中尾状核体积减小[43, 44]。荟萃分析结果显示抑郁症涉及吻侧/膝前部前扣带回皮质、背外侧前额皮质、背内侧前额皮质、眶额皮质、岛叶、纹状体、苍白球、丘脑和海马的广泛前额叶、边缘和皮质下体积减小[45-47]。除了这些区域性异常之外，抑郁症还可出现垂体和肾上腺肿大[48, 49]。其他涉及认知-情感加工的区域（如小脑）研究较少，仍需要深入研究[50]。

弥散张量成像使用 T_2 加权扫描，依赖于水分子随机运动的检测和量化。弥散张量成像基于脑内扩散受到物理屏障限制的原理，水分子（即轴突）的方向依赖性位移被称为各向异性[51]。各向异性部分量化了白质的微观结构完整性，各向异性分数（fractional anisotropy，FA）降低与组织结构的丧失（包括轴突变性、破坏和细胞结构的部分破坏或脱髓鞘）有关。

尽管到目前为止弥散张量成像在抑郁症研究中未能

得到充分应用，但仍有几项研究已经揭示了抑郁症患者的前额叶和纹状体白质的特征性异常[52, 53]。在一项包含231例抑郁症患者和261名健康受试者的荟萃分析中，我们观察到抑郁症患者双侧前额叶、右侧梭状回和右侧枕叶白质各向异性分数降低。涉及这些区域的纤维束包括膝下的纵裂纤维和胼胝体、右下纵束、右下额-枕束。亦有报道称与背外侧前额皮质相关的白质束受损[54]，包括丘脑内侧至背外侧前额皮质通路各向异性分数降低[55]。

尸检研究显示抑郁症患者与对照组相比额叶边缘细胞异常，这与体内磁共振成像结构研究发现一致。家族遗传性抑郁症患者表现出膝下前扣带回皮质区域胶质细胞计数减少[56]。与精神分裂症、双相情感障碍和非精神科患者对照组相比，混合家族性或非家族性抑郁症患者背侧（胼胝体上）前扣带回皮质区域中发现类似的胶质细胞密度和神经元体积减小[57]。除了胶质细胞异常，与对照组相比，自杀的抑郁症患者前扣带回皮质区VI层椎体神经元树突状细胞减少[58]。在对左侧前额皮质进行尸检分析时发现，与精神健康个体相比，抑郁症患者表现出吻侧眶额皮质厚度减少，神经元体积及神经元和胶质细胞密度减少[59]。此外，胶质细胞密度减少发生于眶额皮质尾部，而神经元体积、胶质细胞计数减少则见于背外侧前额皮质。这些发生于抑郁症患者的神经胶质和神经源性背外侧前额皮质异常也被其他研究者证实[60]。同时，左侧大脑半球杏仁核总胶质细胞和少突胶质细胞密度减少[61, 62]，海马，尤其是齿状回，神经元细胞计数异常也被证实[63]。

● **磁共振波谱及研究结果**

磁共振波谱（magnetic resonance spectroscopy，MRS）是一种测量给定区域脑组织不同代谢物均值的磁共振技术。磁共振波谱基于不同分子信号的磁共振特性进行定性和定量分析。这种技术将局部化学环境对特定核团的影响考虑在内。通常检测的代谢物包括：N-乙酰天门冬氨酸（N-acetyl aspartate，NAA）——神经元完整性的标志物；胆碱（choline，Cho）——细胞膜合成的指示剂；肌酸（creatine，Cr）——细胞能量代谢标志物。此外，谷氨酸相关代谢物（包括谷氨酸和谷氨酰胺）可以单独或作为复合物（称为Glx）进行定量分析。同时也可测量γ-氨基丁酸（gamma-amino butyric acid，GABA）[64]浓度。

磁共振波谱可检测出抑郁症患者谷氨酸、γ-氨基丁酸和胆碱浓度异常。与健康个体对照组相比，抑郁症患者的背侧/背侧前外侧和腹内侧前额皮质的Glx（谷氨酸/谷氨酰胺）浓度降低[65]。与此同时，在背内侧/背侧前额皮质中，γ-氨基丁酸水平也降低。研究同样发现，抑郁症会降低前扣带回皮质、杏仁核和海马的Glx的作用[64]。一项研究抑郁症患者谷氨酸磁共振波谱异常的荟萃分析发现，各项研究中前扣带回皮质中的Glx和谷氨酸浓度一

致降低[66]。除了兴奋性神经递质和抑制性神经递质异常之外，抑郁症与基底节区胆碱/肌酸增加有关[67]。这一发现提示可能存在神经胶质功能紊乱或细胞膜周转率增加。

● **功能性神经影像学技术与发现**

单光子发射计算机断层成像（single proton emission computed tomography，SPECT）、正电子发射断层成像（positron emission tomography，PET）和功能磁共振成像用于研究原发性和继发性抑郁症。单光子发射计算机断层成像检测伽马射线并测量局部脑血流量（regional cerebral blood flow，rCBF），从而间接测量神经元活动。通常注射的示踪剂包括[99m]Tc-六甲基丙二胺肟（[99m]Tc-HMPAO）和[99m]Tc-双半胱乙酯（[99m]Tc-ECD）。这些亲脂性示踪剂可穿过细胞膜并转化为亲水性化合物之后保留在细胞内。在注射后的最初几分钟内，它们的吸收与局部脑血流量成正比，随后的血流变化不再改变初始示踪剂分布[68]。单光子发射计算机断层成像示踪剂具有更长的半衰期，并且制造成本低于正电子发射断层成像中使用的示踪剂。单光子发射计算机断层成像的局限性包括会使受试者暴露于电离辐射中和空间分辨率相对有限，但随着技术进步，联合分析局部脑血流量图像和磁共振成像扫描结果使其空间分辨率相比CT得到了提高。

脑正电子发射断层成像检测对给定脑区发射180度的成对伽马射线，与单光子发射计算机断层成像相比提高了空间分辨率。常用的放射性核素有：碳-11、氮-13、氧-15、氟-18。氟-18半衰期最长，并且氟代脱氧葡萄糖（[18]F-FDG）是一种类似于葡萄糖-18的标志物，通常被用于标记区域脑代谢活动。正电子发射断层成像还可以利用抗体-放射性核素化合物来确定特定脑分子的分布，同时配体-放射性核素化合物可用于测量神经递质受体的分布。这些技术有助于研究者阐明抑郁症患者体内神经化学机制。

血氧水平依赖功能磁共振成像是一种非侵入性、无辐射的神经成像技术，它依赖于血红蛋白固有的磁特性来表示神经元活动情况。氧（反磁性）血红蛋白和脱氧（顺磁性）血红蛋白具有不同的磁性。局部脑活动与局部血管舒张和静脉氧合血红蛋白浓度增加有关。氧合血红蛋白的增加是由于神经对氧的需求增加，且血流的平行补偿性增加超过局部代谢需求，导致血氧水平依赖信号升高[69]。血氧水平依赖功能磁共振成像依赖于静脉血流量，而动脉自旋标记（arterial spin labeling，ASL）等方法提供了具有改善空间和时间分辨率潜力的脑血流动脉相位的测量方法（目前动脉自旋标记和血氧水平依赖信号相比，降低了信噪比）。功能磁共振成像提供高空间分辨率的脑图像，但鉴于其依赖于血流动力学反应，其时间分辨率相对较差（峰值在5～6秒）。功能磁共振成像对头部

运动和心肺伪影高度敏感，并且有某些金属植入物的个体不能参与基于磁共振的成像。磁共振成像环境噪声大且空间局限，因此有幽闭恐惧症的个体通常没有被纳入研究。

功能磁共振成像使用广泛的范式和非范式实验设计与分析技术来探究抑郁症的结构-功能关系。两种应用最广泛的模式包括任务型和静息状态神经影像学研究。任务型研究是一种"大脑应激测试"，通过任务表现来探测给定回路或一组回路的功能完整性。其中的例子包括利用工作记忆任务来检测背外侧前额皮质功能和情感上有价值的单词或面孔来表征前额情感加工过程。这些功能性神经成像方法可以比较目标患者群体（例如抑郁症患者）和健康个体（或其他相关对照群体，如同样经历过早期生活创伤的抑郁症患者群体与非抑郁症患者群体）以确定区域任务相关的脑激活差异。在静息状态的神经影像学研究中不存在任务或诱导。相反，受试者被指示允许他们发呆，从而测量血氧水平依赖信号中的低频振荡[70]。这种方法可用于探索神经网络内和跨神经网络的相关激活模式的功能连通性分析。虽然这些分析也可以用任务型成像来完成且实用价值很高，但其应用于静息状态使得我们可以对一组功能耦合区域默认模式网络进行特定研究。它在自然状态下的"心灵漫游"（和自我参照处理）中被激活，在复杂认知和情感任务中失活。

利用单光子发射计算机断层成像、正电子发射断层成像和功能磁共振成像的功能性神经影像学研究显示抑郁症患者前额皮质、基底节和内侧颞叶激活异常（图2-8）。研究者在1985年利用氟代脱氧葡萄糖正电子发射断层成像对抑郁症患者进行了最早的脑功能成像研究，并发现正电子发射断层成像左侧额叶皮质和双侧尾状区的葡萄糖代谢率降低[71]。通过其他使用了正电子发射断层成像或者单光子发射计算机断层成像的早期抑郁症研究，这种左前额叶的低激活状态被重复验证，并细化到左前内侧前额皮质部分[72, 73]。早期研究还将左侧背外侧前额皮质减少和纹状体的激活与抑郁症患者的精神运动减缓相关联[74, 75]。

杏仁核基线水平和在刺激下的活动增加是抑郁症的特征之一[76]。早期正电子发射断层成像研究发现，有家族抑郁症史的抑郁症患者左侧杏仁核活动增加，而在有家族抑郁症史的抑郁症缓解期的个体中也观察到这种杏仁核过度激活模式[77]。这表示增强的杏仁核活动是潜在的抑郁症神经特异性生物标志物。随后功能磁共振成像研究用带负面情绪的面孔和语言刺激抑郁症患者，发现杏仁核起始活动增强且激活时间延长（适应失败）[78, 79]。大量研究将杏仁核活动的增强与抑郁症患者信息处理的负性注意偏向联系在一起。现已证实悲伤的面部表情（与愉

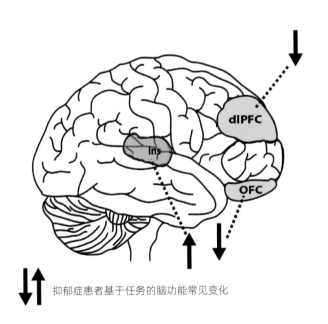

抑郁症患者基于任务的脑功能常见变化

皮质结构　　基底神经节
边缘结构　　丘脑结构
岛叶皮质

dlPFC：背外侧前额皮质　　　　　　Ins：岛叶　　　　　　　rACC：吻侧前扣带回皮质　　　　　dACC：背侧前扣带回皮质
OFC：眶额皮质　　　　　　　　　　THAL：丘脑　　　　　　　　　　　　　　　　　　　　　HF：海马结构

图2-8　在抑郁症患者中常见的异常功能性神经影像学表现
（经戴维·巴戈博士授权许可使用）

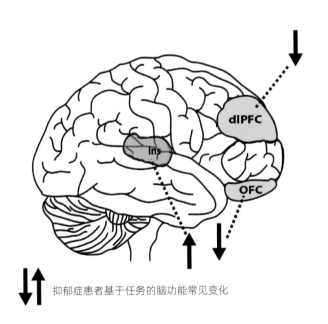

悦相比）可以特异性增强急性和缓解期抑郁症患者杏仁核活动[80]。重要的是，用选择性5-羟色胺再摄取抑制剂治疗后，受负性刺激而增强的杏仁核活动正常化[80, 81]。除了与抑郁症的负性注意偏向相关外，杏仁核代谢活动增强还与血浆皮质醇水平呈正相关[82]。这表明杏仁核活动增强可能与下丘脑-垂体-肾上腺轴功能增强有关。

前额皮质功能障碍在抑郁症神经生物学机制中也起着重要作用。膝下前扣带回皮质与负性情绪状态的调节有关[83]。有几项神经影像学研究发现，抑郁症可特征性增强膝下前扣带回皮质基线活动[84-87]，然而其他研究则称抑郁症会降低膝下活性[88]。功能磁共振成像发现，对于健康受试者来说，诱发悲伤情绪状态会增加膝下前扣带回皮质的血氧水平依赖活动[89, 90]。选择性5-羟色胺再摄取抑制剂、深脑刺激（deep brain stimulation，DBS）和前扣带回切开术的治疗反应与膝下前扣带回皮质预处理活性升高有关[84, 86, 91]。从现象上看，迈贝格（Mayberg）等认为可视抑郁症为"进入或无法脱离消极情绪状态的倾向"[92]。抑郁症的一个主要障碍可能不是经历烦躁情绪，而是无法摆脱消极情绪的状态，好像"陷入夹缝"。膝下前扣带回皮质功能障碍使患者不能有效地调节消极的情绪状态。除了膝下前扣带回皮质外，在抑郁症患者中也观察到膝前部前扣带回皮质活动增强[93, 94]。

除前扣带回皮质外，抑郁症患者的眶额皮质和背外侧前额皮质也存在功能障碍。眶额皮质损伤与抑郁风险增加有关，神经影像学研究发现抑郁严重程度与中部及后外侧眶额皮质活性呈负相关[95, 96]。正电子发射断层成像神经影像学结果显示，与静息状态的抑郁症患者和健康受试者相比，受到自传体回忆录式剧本诱导而感到悲伤的急性和缓解期抑郁症患者内侧眶额皮质显著失活[97]。考虑到存在眶额皮质到杏仁核的输出连接，眶额皮质活性受损可能抑制抑郁症患者杏仁核的输出（包括终纹床核的高度活动）。与此同时，抑郁症可能会使背外侧前额皮质出现侧向功能失调的激活模式。虽然没有得到一致认定，但已证实部分抑郁症患者会表现出左侧背外侧前额皮质活性降低而右侧背外侧前额皮质活性亢进[98]，左侧背外侧前额皮质活性降低与负性情绪判断相关，而右侧背外侧前额皮质活性亢进与注意缺陷相关。通过重复经颅磁刺激（transcranial magnetic stimulation，TMS）来调节背外侧前额皮质功能的方法已被用于治疗抑郁症，目标背外侧前额皮质位点和膝下前扣带回皮质内在反相关功能连接的程度可能与疗效相关[99]。这种大脑半球特异性的发现提出了一个有趣的新问题，即左侧/右侧大脑半球在抑郁症回路研究中的重要性，特别是基于卒中后抑郁症往往伴随左前额叶损伤。

从症状角度来看，腹侧纹状体/伏隔核的激活程度降低与快感缺失有关。这与这些区域在动机、奖励和强

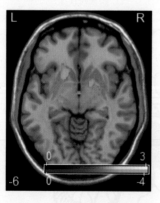

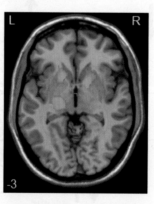

轴位大脑图像（A）和图表（B）显示抑郁症患者组与健康受试者对照组比较，抑郁症患者接受正向刺激后双侧腹侧纹状体的激活水平显著降低。激活程度降低与快感缺失或无法体验兴趣和快乐有关。

图2-9 轴位大脑示意图和平均血氧水平依赖响应度图表
[经许可转载自 Epstein J, Pan H, Kocsis J H, et al. Lack of ventral striatal response to positive stimuli in depressed versus normal subjects. *Am J Psychiatry*, 2006, 163(10): 1784-1790.]

化学习中的生理作用有关。利用功能磁共振成像研究发现，与健康受试者相比，抑郁症患者在表达积极情绪的词汇时双侧腹侧纹状体激活显著减少，这项研究也观察到缺乏快感与腹侧纹状体激活减少呈正相关（图2-9）[100]。同一患者队列在任务型的功能连通性分析中证实，情绪处理区域（包括腹侧纹状体）与语言、感觉运动和自参照（默认模式网络）处理所涉及的区域之间的功能性耦合增加（图2-10）[101]。认知和感觉运动功能与情感处理之间缺乏隔离，可能代表了抑郁症核心现象的系统层面的神经基础：情感障碍与感知、认知和行为的相互联系。可以通过带有情感效价的自传体提示和面部观察任务[102]以及金钱激励重现抑郁症患者腹侧纹状体/伏隔核激活减少的现象[103]。类似于先前已探讨过的杏仁核暂时活动异常现象，在认知、积极情绪评估任务中，伏隔核表现出血氧水平依赖激活持续时间缩短（习惯强化）现象[104]。

基于情绪任务的功能性神经影像学研究的荟萃分析对描述抑郁症的神经功能障碍模式有很高价值。一项功能磁共振成像荟萃分析结果显示，消极与积极刺激可以特征性增加杏仁核、背侧前扣带回皮质和岛叶活动（同时增加颞上部和中部以及中央前回的活动）。积极和消极刺激还可导致抑郁症患者右侧纹状体和小脑悬雍垂活动减少[105]。一项局限于抑郁症患者面部情绪处理的荟萃分析研究显示，负面情绪的面部处理会增加杏仁核、岛叶、膝下前扣带回皮质、扣带回中部、海马旁回及尾状核的活动。尤其值得注意的是，负面刺激会降低眶额皮质活动[106]。与之相对的是，积极情绪的面部处理则降低壳核、杏仁核、岛叶和海马旁回的活动。面部处理功能连接性分析表明，抑郁症会增强杏仁核-膝下前扣带回皮质连接，降低杏仁核与包括背侧前扣带回皮质、背外侧前额皮质、海马、海马旁回和岛叶在内的控制区域的功能耦合。

● 抑郁症患者静息状态网络的异常

对静息状态功能磁共振成像研究的兴趣增加帮助阐明了抑郁症导致功能连接性异常的原因。一些研究指出，与健康受试者对照组相比，抑郁症患者默认模式网络内以及特定皮质边缘结构的功能连接发生了改变。例如，格里奇斯（Greicius）等[107]采用独立成分分析（independent component analysis，ICA）证明了抑郁症患者的膝下前扣带回皮质、丘脑内侧和眶额皮质中默认模式网络功能连接显著增强，并且膝下前扣带回皮质连接增强与抑郁发作持续时间相关。其他课题组用基于种子点的方法发现膝下前扣带回皮质锚定的（包括岛叶和腹内侧/眶额皮质）皮质边缘回路内功能连接增加[108, 109]。另外，舍琳（Sheline）等在背侧前额皮质中发现了一个"背侧连接"，这与抑郁症患者默认模式网络、情感网络、认知网络的功能连接增强有关[110]。值得注意的是，尽管一直有报道称抑郁症患者的默认模式网络及其他皮质边缘结构中的功能连接存在异常，但不同研究间对于异常的方向性存在争议。运用图论指标，静息状态下功能磁共振成像数据指向抑郁症患者已经存在异常网络指标，包括区域同质化程度提高、节点中心性和连通度增加以及小世界网络属性降低[111, 112]。也有证据表明，成功的抑郁症治疗方式可以使抑郁症导致的异常连接模式正常化。健康受试者和抑郁症患者的安慰剂对照研究显示，选择性5-羟色胺再摄取抑制剂和氯胺酮可以纠正在抑郁症患者中发现的异常连接[113-115]。如前所述，经颅磁刺激的治疗效果与指向和膝下前扣带回皮质功能相关的背外侧前额皮质区域有关。靶向与膝下前扣带回皮质功能最负相关的背外侧前额皮质区域可产生最大的治疗增益[99]。利斯顿（Liston）等发现对背外侧前额皮质进行为期5周的经颅磁刺激治疗后，默认模式网络内相关性降低，并能在配对的健康受试者对照中观察到更类似的相关性[116]。有趣的是，在这项研究中，背外侧前额皮质刺激位点（中央执行网络的一个节点）间的反相关性在接受经颅磁刺激治疗后增强，表明网络间调制也可以在这种治疗方式中发挥作用。

● 治疗反应及有自杀倾向的神经影像学生物标志物

虽然神经影像学研究在描述抑郁症神经回路异常方面取得了重大进展，但研究者特别希望能够融合临床治疗与抑郁症精神神经影像学之间的神经回路生物标志物来预测治疗反应。迈贝格等利用氟代脱氧葡萄糖-正电子发射断层成像的早期研究结果指出，吻侧前扣带回皮质的基线代谢增强预示着对一组抗抑郁药联合使用的治疗反应较好，吻侧前扣带回皮质的基线代谢降低则预示着治疗反应较差[117]。结构和功能磁共振成像研究随后证实，可以通过膝下前扣带回皮质和膝前部前扣带回皮质、眶额皮质、背外侧前额皮质、尾状核和右侧颞叶顶叶区增加的灰质预测氟西汀治疗反应。使用抗抑郁药物治疗后，膝前侧前扣带回皮质激活增强表示抑郁症症状缓解会更快[118]。通过脑电图（增加θ）测量到吻侧前扣带回皮质过度激活也可以预测去甲替林的疗效[119]。除了治疗反应和前扣带回皮质结构功能之间的关联，预处理海马体积增大也与预后改善有关[120]。例如，在一项比较女性有疗效者与无疗效者的研究中发现右海马体积基线更高，这预测了氟西汀疗效[121]。同样，规定范围的抗抑郁药物的疗效可通过治疗前的双侧海马体/尾体积预测[122]。目前非药物治疗疗效的预测因子受到的关注较少，而认知行为疗法效果则可用情感话语范式通过功能磁共振成像观察膝下前扣带回皮质活动减弱和杏仁核活动增强来预测[123]。右前岛叶代谢活性被认为是一种潜在的治疗选择性生物

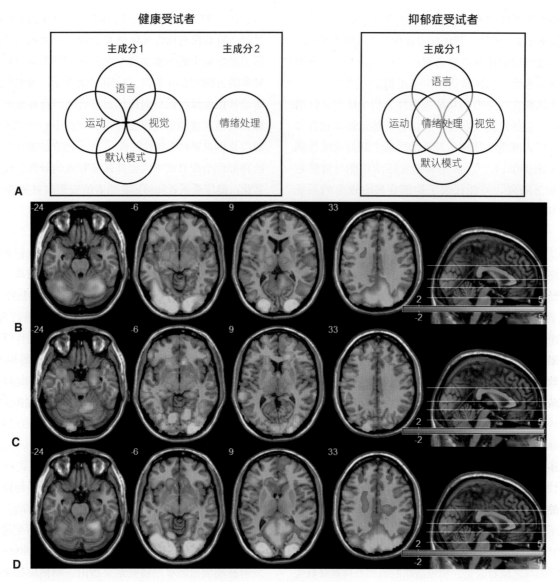

A：在功能磁共振成像主成分分析中，健康受试者和抑郁症受试者观看积极词汇的网络连接模式示意图。B和C：健康受试者的主成分1和主成分2，显示感觉–语言–运动处理区与情绪处理回路的功能连通性连接隔离。D：抑郁症受试患者的主成分1，显示了感觉–语言–运动处理区和情绪处理回路之间的连贯功能连接。

图2-10　受试者网络连接模式示意图和功能磁共振成像示意图

[经许可转载自 Epstein J, Perez D L, Ervin K, et al. Failure to segregate emotional processing from cognitive and sensorimotor processing in major depression. *Psychiatry Res,* 2011, 193(3): 144-150.]

标志物，有助于区分对认知行为疗法和选择性5-羟色胺再摄取抑制剂药物效应不同的患者[124]。

　　除了预测治疗反应的生物标志物，识别有自杀风险的个体也是一项艰难的临床挑战，未来可能会使用神经成像生物标志物来辅助这项工作。尽管该现象缺乏特异性[125]，但有研究发现与无自杀史的抑郁症患者相比，有既往自杀企图的患者前额叶活动减少[126]。一项针对缓解期抑郁症患者功能磁共振成像研究证实，在赌博任务的高风险决策中，左侧眶额皮质活动减少的个体有既往自杀企图[127]。体积示踪研究证实与对照组相比，抑郁自杀患者双侧眶额皮质体积减小，右侧杏仁核体积增加[128]。利用基于体素的形态测量和皮质厚度分析发现，自杀风险高的抑郁症患者双侧尾侧和吻侧前扣带回皮质、左背侧前扣带回皮质及背外侧前额皮质体积减小[129, 130]。利用弥散张量成像技术发现有自杀史的抑郁症患者皮质下白质中断[131]。总的来说，这些研究表明有自杀风险的抑郁症患者的调节性前额叶活动进一步减少。

● 老年抑郁症

　　晚年抑郁症（late-life depression，LLD）也被称为老年抑郁症，是一种包括神经系统、免疫系统和内分泌系统随年龄变化的异质性综合征[42, 132-134]。"血管性抑郁症假说"认为脑血管疾病是老年抑郁症状的诱发因素或病因[132-134]。在临床上，血管性抑郁症的特点是认知（执行）缺陷、处理速度减慢/精神发育迟缓、缺乏洞察力和残疾，但与抑郁症状程度不相称。从影像学上看，糖尿病、高脂血症、心脏病和高血压的脑血管 T_2/FLAIR 白质高信号与这种情况有关。一些研究已经将白质病变定位于前额皮质和颞叶，包括特定纤维束障碍（例如扣带束、钩束和上纵束）[135]。老年抑郁症及显著执行障碍症状与额叶顶叶功能减弱、不良的抗抑郁反应和较高的复发率有关[136, 137]。从机制上来看，额叶边缘连接断开，免疫失调（在炎症前提下，介导认知和情感过程区域的神经功能改变）[138]，以及脑血管低灌注在老年抑郁症的病理生理过程中发挥协同作用。

抑郁症细胞和分子生物学异常研究进展

● 单胺能神经传导异常

神经调节性单胺类神经递质系统（5-羟色胺、去甲肾上腺素、多巴胺）一直被认为是抑郁症发病机制的关键。"单胺假说"认为抑郁症是由单胺类神经传递中的相对缺陷引起的。这一假说的依据是观测到增加突触间隙中有效单胺类药物具有抗抑郁作用（如通过抑制单胺再摄取或防止其酶降解）；而那些降低这种有效性的药物则会致抑郁（图2-11）。单胺能神经递质系统起源于脑干，通过皮质和皮质下灰质结构发出广泛的投射。此外，更多新证据强调了单胺类神经传递下游细胞内效应的重要性，特别是那些作用于第二信使系统、基因转录和蛋白翻译的神经传递过程。

5-羟色胺

中枢系统5-羟色胺在认知、情绪、冲动控制、昼夜节律和睡眠-觉醒周期调节以及疼痛调节等方面发挥着重要作用[139]。脱抑制型人格、不适当的社会行为以及额叶颞叶痴呆的冷漠症状都与5-羟色胺缺乏有关[140]，部分症状可用5-羟色胺能药物治疗。5-羟色胺能神经元位于中线脑干中缝核，包括向上脑干、大脑半球和基底节区提供传入信号的中缝背核［包括黑质和腹侧被盖区（ventral tegmental area，VTA）］（图2-12）。机体以色氨酸为原料，通过色氨酸羟化酶由L-色氨酸合成5-羟色氨酸，该5-羟色氨酸通过L-氨基酸脱羧酶转化为5-羟色胺。5-羟色胺储存在突触小泡中，释放到突触间隙后可通过突触前5-羟色胺转运体（serotonin transporter，SERT）蛋白或单胺氧化酶-A代谢介导激活。广泛应用的抗抑郁药5-羟色胺再摄取抑制剂主要通过结合突触前5-羟色胺转运蛋白发挥疗效。

目前有14种不同的5-羟色胺受体，其中许多受体在情绪调控中扮演着重要的角色。这些受体大致分为编号为1~7的"5-羟色胺"受体，其中5-HT1和5-HT2受体各有几种不同的受体亚型。除5-HT3外（这是离子门控配体通道），5-羟色胺受体全是G蛋白偶联受

体[141]。5-HT1可以是突触前型，也可以是突触后型，而其他受体亚型则均为突触后型。5-HT1A和5-HT1B受体可作为5-羟色胺能神经元的突触前自体受体，通过负反馈调节5-羟色胺的释放[142]。抗焦虑药物丁螺环酮被认为是选择性5-HT1A受体的部分激动剂[143]。相反，5-HT1B受体（以及5-HT1D受体）通常是抗偏头痛药物的靶标[141]。5-HT2受体通常介导兴奋性突触后反应，与5-HT1受体相比，5-HT2结合能力较弱[143]。许多"典型"和"非典型"抗精神病药物与5-HT2A受体以及5-HT6和5-HT7受体结合。

一些研究已经证实5-羟色胺传递在情绪调节中的重要性，而洛佩斯-米诺（Lopez-Munoz）和阿拉莫（Alamo）对此做了详细的总结[144]。色氨酸耗竭导致抑郁症患者抑郁症状复发，而在健康对照者身上不会发生[142]。许多关于5-羟色胺能传递的体内工作已利用正电子发射断层成像研究放射标记的配体结合[145]。然而，尽管这种技术使得神经元功能障碍模式与5-羟色胺能异常联系起来，但尚未阐明具体的操作方法。例如，现已在抑郁症患者的边缘和旁边缘脑区同时观察到5-HT1A受体结合能力减弱[146]和增强[147]。5-HT2A受体和5-羟色胺转运体的异常也具有不同的方向性。

多巴胺能神经传递与动机、体验快感、注意力集中和精神运动速度等功能有关[148, 149]。大部分多巴胺能神经元位于黑质致密部、腹侧被盖区和下丘脑弓状核（图2-13）。黑质纹状体通路由中脑黑质致密部到背侧纹状体的多巴胺能投射组成，与动机规划、目标执行和高阶认知功能密切相关。起源于腹侧被盖区的中脑边缘和中脑皮质通路在特发性精神疾病和神经精神疾病的病理生理学中起着重要作用。中脑皮质通路主要投射到前额叶（尤其是前扣带回皮质）和颞（包括嗅区）皮质，并介导包括工作记忆在内的注意和执行功能。从腹侧被盖区到腹侧纹状体（包括伏隔核）、杏仁核、终纹床核、海马和隔区的多巴胺能投射构成中脑边缘通路，并在奖赏处理、动机和享乐体验中发挥重要作用。多巴胺是在限制酪氨酸羟化酶活化速度的作用下通过酪氨酸和苯丙氨酸在突触前神经元中合成的。多巴胺受体是G蛋白偶联受体，分为两大类：D_1和D_2家族。D_1受体激活腺苷酸环化酶第二信使系统，D_2受体降低腺苷酸环化酶活性。一旦释放到突触间隙，多巴胺能经由突触前多巴胺转运体的再摄取而失活，或者通过单胺氧化酶（A和B）和儿茶酚-O-甲基转移酶（catechol-O-methyl transferase，COMT）进行酶代谢。基于正电子发射断层成像利用多巴胺能系统探针检测发现，与健康对照组相比，未经药物治疗且具有明显运动障碍的抑郁症患者双侧壳核D_2受体结合程度明显增高（多巴胺水平降低）[150]，而抑郁症患者服用

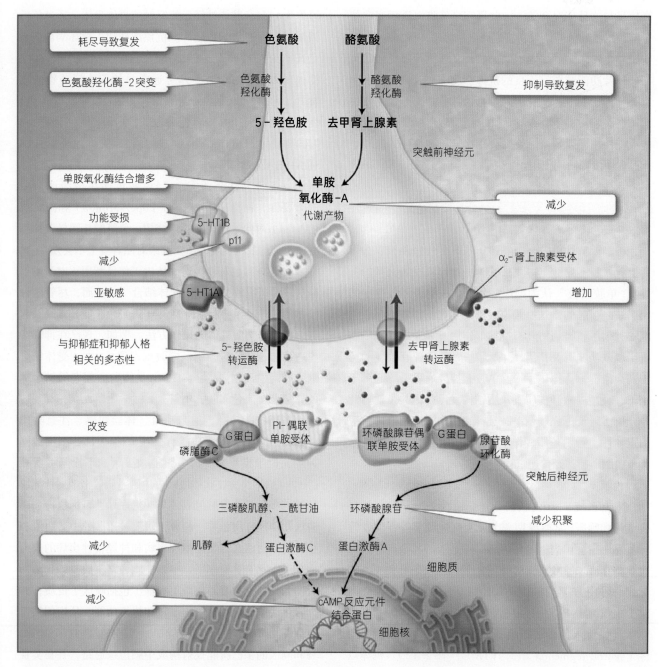

图 2-11　突触水平上单胺缺乏假说的示意图

单胺能神经传递是由突触前神经元释放的 5-羟色胺或去甲肾上腺素介导的。5-羟色胺由色氨酸羟化酶（TPH）以色氨酸为原料合成，去甲肾上腺素由酪氨酸羟化酶以酪氨酸为原料催化合成。单胺类神经递质被储存在突触小泡并被释放到突触间隙。神经递质突触功能的中断是通过再摄取转运体及 5-羟色胺作用于突触前 5-HT1A 和 5-HT1B 调节性自身受体，发挥负反馈调节作用，去甲肾上腺素作用于 α₂-去甲肾上腺素能受体。单胺氧化酶 A（MAO-A）在突触前代谢单胺类。蛋白 p11 作用于 5-HT1B 受体并增加该受体的功能。在突触后水平上，5-羟色胺和去甲肾上腺素都与 G 蛋白偶联受体结合：环磷酸腺苷（cAMP）偶联受体激活腺苷酸环化酶（AC）以合成 cAMP，而磷脂酰肌醇（PI）偶联受体激活磷脂酶 C（PLC）。PLC 生成三磷酸肌醇（IP3）和二酰甘油（DAG）。cAMP 激活蛋白激酶 A（PKA），而 IP3 和 DAG 激活蛋白激酶 C（PKC）。这两种蛋白激酶影响 cAMP 反应元件结合蛋白（CREB）。支持单胺类缺乏假说的发现包括：抑制酪氨酸羟化酶或消耗色氨酸与抑郁症的复发相关，影响脑特异性 *TPH-2* 基因突变频率增加，与 MAO-A 的特异性配体结合增加，5-HT1A 受体亚敏感，5-HT1B 受体功能障碍，p11 水平降低，与抑郁症相关的 5-羟色胺再摄取转运蛋白的多态性，G 蛋白对神经递质反应不足和尸检结果显示中脑的 cAMP、肌醇和 cAMP 反应元件结合蛋白水平降低。

［经许可转载自 Belmaker R H, Agam G. Major depressive disorder. *N Engl J Med,* 2008, 358(1): 55-68.］

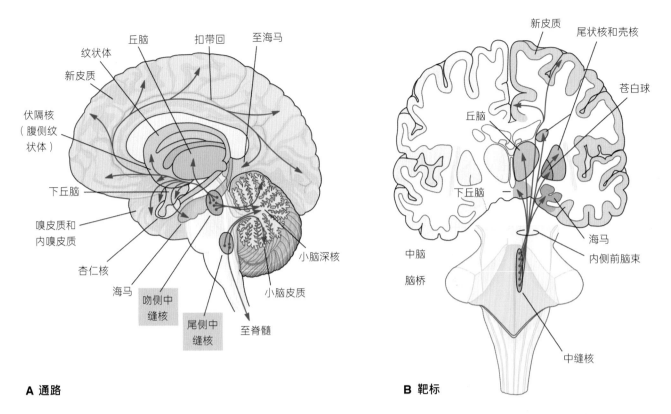

A 通路

B 靶标

5-羟色胺是在中缝核中合成的，这些神经元遍布整个神经轴。5-羟色胺能投射是单胺能系统中最庞大、最分散的一种。A: 中缝核及其传入联系的矢状位图。B: 中缝核5-羟色胺能神经元的冠状位图。

图 2-12　大脑中5-羟色胺能系统主要起源于脑干的中缝核

[经许可转载自 Heimer L. *The Human Brain and Spinal Cord.* 2nd ed. Berlin: Springer-Verlag, 1995.]

选择性5-羟色胺再摄取抑制剂后，背尾侧壳核D₂结合减少[151]。目前尚不清楚药物效果和其他混淆因素可在多大程度上解释这些不同的结果。

　　蓝斑-去甲肾上腺素系统与包括注意力、应激反应、疼痛调节、突触可塑性和唤醒等在内的功能密切相关[152, 153]。蓝斑是位于背外侧脑桥上的一簇含有去甲肾上腺素的神经元（图2-14）。这些神经元有广泛的投射到大脑皮质、海马、小脑和丘脑的传入神经。去甲肾上腺素和多巴胺一样，是由酪氨酸合成的。多巴胺在突触小泡内被多巴胺β-羟化酶转化为去甲肾上腺素。其失活可通过选择性去甲肾上腺素转运体或单胺氧化酶A和儿茶酚-O-甲基转移酶介导的代谢实现。与其他单胺类药物一样，去甲肾上腺素通过G蛋白偶联受体发挥作用；α₁和β受体主要位于突触后并发挥兴奋性作用；α₂受体位于突触前和突触后，并具有典型的抑制性效应。从神经回路的角度来看，前扣带回皮质、眶额皮质、中央杏仁核和下丘脑室旁核投射到蓝斑，提供了应激反应与去甲肾上腺素释放之间的关联证据。应激和专注网络之间的相互作用也可以通过去甲肾上腺素功能联系起来。

● **第二信使系统的作用及信号转导在抑郁症中的作用**

　　与单胺假说相矛盾的是增加单胺类突触可用性的药物不会立即导致抗抑郁效应。这表明它们的抗抑郁作用是通过改变下游单胺结合能力或改变脑可塑性来介导的（见下一部分）。因此，人们对这种疾病的发病机制的细胞内信号级联反应越来越感兴趣。具体而言，许多单胺能受体是G蛋白偶联的，受体结合后启动了第二信使分子的释放，如环磷酸腺苷（cAMP）、环磷酸鸟苷（cGMP）、二酰甘油和三磷酸肌醇。

　　环磷酸腺苷第二信使系统与抑郁症的病理生理学有关[154]。环磷酸腺苷激活蛋白激酶A，然后导致转录因子cAMP反应元件结合蛋白（cyclic-AMP-response-element-binding protein）磷酸化。cAMP反应元件结合蛋白磷酸化后会促进参与抗抑郁反应的几个基因转录[155]。此外，其中一种磷酸二酯酶PDE4可能介导环磷酸腺苷的抗抑郁作用，而抑郁症患者脑组织中PDE4水平降低[156]。

　　胞内钙结合蛋白p11会增加5-HT1B受体信号传导[157]。啮齿类动物在接受抗抑郁药物干预后，大脑中p11过度表达，并且抑郁动物模型中p11水平降低[158]。此外，利用选择性5-羟色胺再摄取抑制剂治疗成功的患者脑中p11表达上调，而在抑郁症患者死后大脑中p11表达下调[157]。

　　最后，蛋白激酶B/糖原合成酶激酶-3（Akt/GSK-3）信号通路也可能是单相抑郁症和双相抑郁症的发病机制

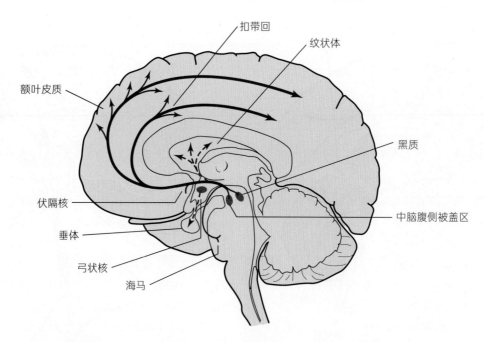

中枢神经系统的三个主要多巴胺能投射。①纹状体（或黑质纹状体）通路：黑质致密部投射到背侧纹状体（向上的虚线箭头）。这是帕金森病中退化的途径。②腹侧背盖区投射到腹侧纹状体（伏隔核）、嗅球、杏仁核、海马、眶内侧前额叶和扣带回（实心箭头）。术语"中脑伏隔"和"中脑皮质"有时被用来描述腹侧被盖区投射的成分。③下丘脑的弓状核经由下丘脑的结节漏斗通路投射，多巴胺被递送到前垂体（向下的虚线箭头）。

图2-13　中枢神经系统的多巴胺能投射通路

（经许可转载自 Nestler E, Hyman S, Malenka R. *Molecular Psychopharmacology: A Foundation For Clinical Neuroscience.* 2nd ed. New York: McGraw-Hill Education, 2009.）

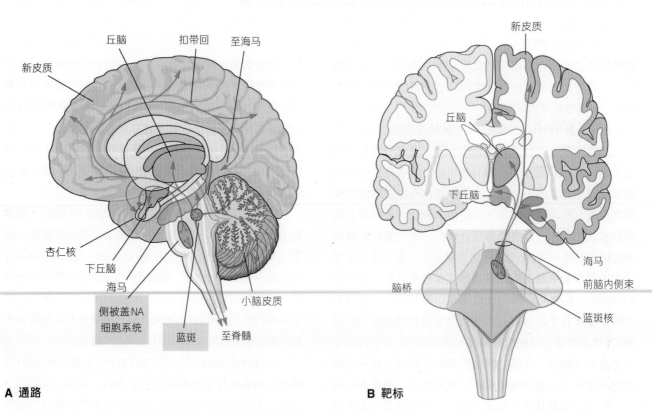

A 通路　　　　　　　　　　　　　　　　　　**B 靶标**

A：来自蓝斑和侧被盖细胞系统传入去甲肾上腺素投射的矢状位图。B：来自蓝斑的主要传入投射的冠状位图。

图2-14　蓝斑-去甲肾上腺素系统参与了唤醒、注意力和应激等功能的调节

（经许可转载自 Heimer L. *The Human Brain and Spinal Cord.* 2nd ed. Berlin, SpringerVerlag, 1995.）

之一。AKt和GSK-3是参与糖原合成的丝氨酸、苏氨酸激酶，AKt/GSK-3信号受多巴胺和5-羟色胺受体结合调控[159]。单相抑郁症和双相抑郁症患者死后脑组织中GSK-3活性水平较高[160]。锂是GSK-3的有效抑制剂，这可能是其具有抗抑郁、抗躁狂作用的原因[161]。

● 抑郁症患者神经可塑性的改变

越来越多的人认为抑郁症是一种神经可塑性障碍。如上文所述，大量研究表明，抑郁时神经元和树突密度以及突触数减少，突触强度下降，尤其是在边缘区（如海马）。这与先前观察到的海马体积减小的结果一致。事实上，许多抗抑郁药物促进了海马神经形成，这是成年人大脑中神经干细胞的重要来源。

脑源性神经营养因子是影响神经可塑性的重要介质。脑源性神经营养因子在发育过程中促进神经元生长，并影响树突复杂性和树突棘密度[160]。脑源性神经营养因子在选择性5-羟色胺再摄取抑制剂治疗成功的患者中表达增加，对自杀的抑郁症患者尸检后发现脑源性神经营养因子表达降低[162]。神经影像学研究发现脑源性神经营养因子基因多态性位点（Val66Met）携带者海马体积减小[163]。

脑源性神经营养因子的另一个关键作用是增加突触可塑性。突触可塑性是指改变特定突触连接相对强度的可能性（例如，通过增加突触后受体的表达或通过突触发生）。突触可塑性对于学习和记忆至关重要。突触可塑性的重要例子是长时程增强（long-term potentiation, LTP）和长时程抑制（long-term depression, LTD），这两种现象往往依赖于N-甲基-D-天冬氨酸（NMDA）和α-氨基-3-羟基-5-甲基-4-异噁唑丙酸（AMPA）受体的谷氨酸能传递。

最近发现氯胺酮是一种离子型N-甲基-D-天冬氨酸受体拮抗剂，它能诱导快速抗抑郁效应启动（给药后数小时观察到，持续2周）。这一发现激发了人们对谷氨酸神经传递和突触可塑性在抑郁症中的作用的兴趣。氯胺酮在与N-甲基-D-天冬氨酸受体结合后可诱导多种下游信号级联反应，包括激活哺乳动物的西罗莫司靶点（mTOR）通路（受脑源性神经营养因子刺激）及抑制GSK-3通路[160,164]。

● 抑郁症患者神经激素和炎症分子的变化

人们早已认识到环境应激，特别是慢性/严重的环境应激会产生心理冲击，使人容易产生抑郁表型[165]。近几十年来，应激诱发情绪障碍的分子生物学机制受到越来越多的关注，并在人类和动物模型中进行了广泛探索。例如，慢性应激会损伤啮齿类动物树突分支，并导致边缘和侧皮质锥体神经元萎缩[160]。在人类身上，前面提到的海马体积减小也与慢性应激暴露有关。造成这些形态

学改变的一个重要原因是应激会持续减少脑源性神经营养因子的表达。此外，脑源性神经营养因子的表达与神经激素和神经蛋白的表达之间似乎有着广泛的相互作用。

就神经激素信号而言，压力是下丘脑-垂体-肾上腺轴的一个强有力的激活剂，并且有充分的证据表明下丘脑-垂体-肾上腺轴在抑郁症中被过度激活（图2-15）。下丘脑-垂体-肾上腺轴作为一种稳态神经内分泌回路存在，除了其他一些功能外，还通过分泌皮质醇等糖皮质激素来响应环境和内源性应激。促肾上腺皮质激素释放激素由下丘脑室旁核释放，刺激垂体前叶细胞释放促肾上腺皮质激素，促肾上腺皮质激素受体分泌皮质醇等糖皮质激素。促肾上腺皮质激素释放激素和促肾上腺皮质激素的过度分泌受到负反馈调节，皮质醇刺激下丘脑和垂体前叶的糖皮质激素受体（glucocorticoid receptor, GR），使它们减少促肾上腺皮质激素释放激素和促肾上腺皮质激素的分泌。

过量使用糖皮质激素会导致啮齿动物海马亚区萎缩[157]。与正常对照组相比，抑郁症患者脑脊液中促肾上腺皮质激素释放激素水平升高，边缘脑区促肾上腺皮质激素释放激素mRNA表达增加，脑脊液、尿液和血浆皮质醇水平升高，在促肾上腺皮质激素激发反应下，皮质醇分泌增加[142,166,167]。此外，有幼年创伤史的成年人促肾上腺皮质激素释放激素水平也有所提高。截至2008年，促肾上腺皮质激素释放激素受体拮抗剂的临床试验未在治疗抑郁症方面获得成功[147]。

重要的是，抑郁症患者也不能通过用皮质醇刺激糖皮质激素受体来降低促肾上腺皮质激素释放激素和促肾上腺皮质激素的分泌。这导致了地塞米松抑制和地塞米松-促肾上腺皮质激素释放激素试验的出现[167]。使用合成糖皮质激素地塞米松后，多达50%的抑郁症患者无法抑制皮质醇的产生，表明糖皮质激素受体水平受损。事实上，有越来越多的数据支持抑郁症患者存在糖皮质激素功能障碍的结论[167]，然而地塞米松试验缺乏特异性，其临床应用受到限制。

炎性细胞因子对下丘脑-垂体-肾上腺轴有密切的调节作用，佩斯（Pace）和米勒（Miller）认为糖皮质激素功能障碍通过增强的炎症信号通路介导[166]。研究发现抑郁症患者白细胞介素-1和白细胞介素-6及肿瘤坏死因子-α水平升高。此外，在试验环境中抑郁症患者对应激诱导的炎症反应（例如，通过进行心算或强迫公开演讲）比健康对照组高[166]。最终，炎症信号通路的致病作用在临床观察中得到了证实。用干扰素-α（interferon-α，INF-α）治疗的患者（例如肝炎患者）通常会出现抑郁相关不良反应。同时，炎性上调被认为是抑郁症与心血管疾病之间一种重要的共病机制[168]。

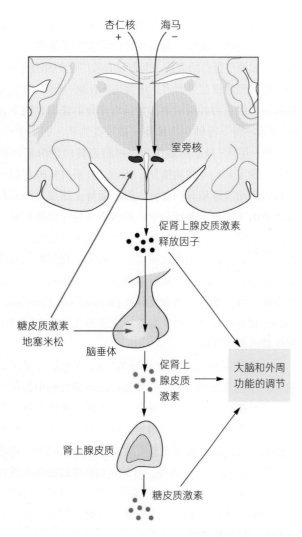

杏仁核　海马
+　　　−

室旁核

促肾上腺皮质激素
释放因子

糖皮质激素
地塞米松

脑垂体

促肾上
腺皮质
激素

大脑和外周
功能的调节

肾上腺皮质

糖皮质激素

下丘脑室旁核内的神经元合成并释放促肾上腺皮质激素释放因子，它是这级联反应中的关键调节激素。促肾上腺皮质激素释放因子的分泌遵循昼夜节律，应激的影响叠加于昼夜节律。杏仁核的兴奋性纤维传递有关应激，激活促肾上腺皮质激素释放因子的分泌和生物合成的信号，抑制性纤维从海马传出。促肾上腺皮质激素释放因子进入垂体门脉系统，刺激垂体前叶促肾上腺皮质激素细胞。这些细胞合成并释放促肾上腺皮质激素，促肾上腺皮质激素进入全身循环并最终刺激肾上腺皮质释放糖皮质激素。人类主要的糖皮质激素是皮质醇。皮质醇和地塞米松等合成糖皮质激素分别在垂体和下丘脑水平抑制促肾上腺皮质激素和促肾上腺皮质激素释放因子的进一步释放。

图 2-15　下丘脑-垂体-肾上腺轴

（经许可转载自 Nestler E J, Hyman S E, Malenka R J. *Molecular Psychopharmacology: A Foundation For Clinical Neuroscience*. 2nd ed. New York: McGraw-Hill Education, 2009.）

遗传和表观遗传因素

针对双胞胎的研究表明抑郁症的遗传率为 40% ~ 50%[169]，到目前为止，抑郁症的遗传学原理尚难以完全阐明。抑郁症是一种不符合简单孟德尔遗传学学说的多基因疾病，与抑郁症相关的遗传机制暗示存在复杂的基因-环境相互作用；个体的基因组成可能在不利环境（社会心理）下导致抑郁症的易感性增加。抑郁症基因的研究

方法包括候选基因的关联研究、具有明显抑郁症家族史的家系遗传连锁研究和全基因组关联研究。

抑郁症的关联研究主要集中在单胺能候选基因上[169]。5-羟色胺转运体基因（*5-HTT* 基因）启动子区多态性与抑郁症之间存在着有趣的相互作用，5-羟色胺转运体启动子区多态性与抑郁症相关神经回路激活模式之间存在关联。5-羟色胺转运体基因启动子活性由 5' 调控区的序列元件修饰，称为 5-羟色胺转运体基因连锁多态区（5-HTT gene-linked polymorphic region，5-HTTLPR）。5-羟色胺转运体基因连锁多态区的短"s"等位基因会导致 5-羟色胺转运体 mRNA 的转录水平降低，长"l"等位基因则相反。一项具有前瞻性的纵向研究表明，与长等位基因纯合子的个体相比，在 20 岁出头经历应激生活事件之后，拥有一到两个短等位基因的个体表现出更多的抑郁症状和自杀倾向[170]。虽然效应可能不大，但 5-羟色胺转运体基因连锁多态区短等位基因与压力（特别是儿童期虐待）后抑郁风险增加之间的关联已在荟萃分析中被证实[171]。随后的基因神经成像研究表明，携带短等位基因基因型的个体杏仁核、前扣带回皮质和丘脑对基于应激的情感探针响应增强[172, 173]。也有研究称这些受试者的吻侧前扣带回皮质-杏仁核功能连接性降低[174]。短等位基因携带者前额皮质（包括前扣带回皮质和背外侧前额皮质）、杏仁核和海马的灰质体积减小[175, 176]。与 5-羟色胺转运体基因连锁多态区短等位基因具有功能和结构联系的区域与抑郁症神经生物学相关大脑区域重叠。

关于抑郁症的全基因组关联研究尚未得出稳定可重复的结论[177, 178]。对 9230 例抑郁症患者和 9519 名健康对照者进行的荟萃分析未能找出任何与抑郁症相关的单核苷酸多态性位点。这表明，到目前为止，全基因组的关联研究进展不足，抑郁症的遗传学可能包括多种遗传多态性（每种基因多态性效应不明显），且具有复杂的基因-环境相互作用。

对抑郁症表观遗传机制的研究在阐明环境因素影响表型表达的机制方面现在尚处于起步阶段，具有很大的应用前景。表观遗传学是研究由其他因素引起的基因活性的遗传变化，而不是单纯研究核苷酸序列的变化。虽然基因组序列定义了给定个体潜在遗传序列，但表观基因组描述了该序列中存在哪些基因的实际表达（以及基因表达的程度）[179]。DNA 甲基化是可能影响基因表达的几种表观遗传修饰之一。在一项有关早期经历对后继表观遗传学方面影响的开拓性动物研究中，经历高频率舔舐和梳理行为（阳性环境）的幼年大鼠糖皮质激素受体转录因子结合位点的甲基化水平降低[180]。人类大脑尸检研究显示，与未遭受虐待的自杀个体和非自杀对照个体

相比，有童年受虐待史的自杀个体神经特异性糖皮质激素受体甲基化程度增加，且糖皮质激素受体mRNA水平降低[181]。一项针对经历严重创伤个体的研究发现，在有童年创伤的人中，FK 506结合蛋白5基因（应激激素系统的一个重要调节因子）的去甲基化程度增加，可能与压力相关的精神疾病发病风险增加有关[182]。作为潜在表观遗传影响的另一个例子是母亲产前焦虑水平升高与其后代6~9岁时眶额皮质、背外侧前额皮质、腹外侧前额皮质和内侧颞叶灰质减少有关[183]。一项类似的研究发现，怀孕期间母亲高度焦虑与子代青春期白天皮质醇产物水平升高并持续有关。这种下丘脑－垂体－肾上腺轴紊乱与女性青春期抑郁症状有关[184]。

特发性抑郁症与继发性抑郁症在医学和神经疾病中的交集

传统精神疾病中的抑郁症被称为原发性或特发性抑郁症，与继发于神经系统疾病或其他躯体疾病的抑郁症（即继发性抑郁症）有共同的临床和神经生物学特征。此外，虽然抑郁症有时可能是个人在新的医学或神经系统状况下所经历的心理－社会压力的结果，但医学和神经疾病也可能破坏特发性抑郁症所涉及的同一脑回路。正如本书的其他部分所讨论的，机体对毒性的代谢紊乱、传染病、自身免疫和炎症性疾病、心血管疾病、内分泌疾病和神经系统疾病（如脑血管病、脱髓鞘病、痴呆和癫痫）等，都与抑郁症有关。因此，本章讨论的大脑－行为关系与躯体疾病中抑郁症的病理生物学高度相关。

抑郁症的神经生物学研究

抑郁症是一种复杂的神经精神障碍，发病率很高。虽然抑郁症的神经生物学基础尚不清楚，但是为了更好地理解导致抑郁表型的遗传、分子、突触和系统水平的大脑机制，已经提供了有希望的研究途径。抑郁症研究的一个基本挑战是建立一个生物学模型，在概念上整合分子和系统水平的功能障碍。这方面一个可能的障碍是目前抑郁症已经被概念化为一种单一的疾病。抑郁症表型的某些特征很可能与特定的分子和回路偏差有关。正如本章前面提到的，快感缺失的症状可能主要源于多巴胺介导的腹侧被盖区向纹状体腹侧奖赏回路的功能障碍。针对症状特异性的、多层次的临床和转化研究方法将促进未来在抑郁症的神经生物学理解上的进步，同时有助于新疗法的发展和新的生物标志物产生，有助于指导治疗的选择和改善预后。

参考文献

1. Perez DL, Ortiz-Terán L, Silbersweig DA. Neuroimaging in psychiatry: The clinical-radiographic correlate. In: Fogel BS, Greenberg DB, eds. *Psychiatric Care Of The Medical Patient*. Oxford University Press; 2015.

2. Alexander GE, DeLong MR, Strick PL. Parallel organization of functionally segregated circuits linking basal ganglia and cortex. *Annu Rev Neurosci*. 1986; 9: 357-381.

3. Cummings JL. Frontal-subcortical circuits and human behavior. *Arch Neurol*. 1993; 50: 873-880.

4. Devinsky O, Morrell MJ, Vogt BA. Contributions of anterior cingulate cortex to behaviour. *Brain*. 1995; 118(Pt 1): 279-306.

5. Etkin A, Egner T, Kalisch R. Emotional processing in anterior cingulate and medial prefrontal cortex. *Trends Cogn Sci*. 2011; 15: 85-93.

6. Ongur D, Price JL. The organization of networks within the orbital and medial prefrontal cortex of rats, monkeys and humans. *Cereb Cortex*. 2000; 10: 206-219.

7. Damasio H, Grabowski T, Frank R, Galaburda AM, Damasio AR. The return of Phineas Gage: clues about the brain from the skull of a famous patient. *Science*. 1994; 264: 1102-1105.

8. Perez DL, Barsky AJ, Daffner K, Silbersweig DA. Motor and somatosensory conversion disorder: a functional unawareness syndrome? *J Neuropsychiatry Clin Neurosci*. 2012; 24: 141-151.

9. LeDoux J. The amygdala. *Curr Biol*. 2007; 17: R86R-R874.

10. Eichenbaum H. A cortical-hippocampal system for declarative memory. *Nat Rev Neurosci*. 2000; 1: 41-50.

11. Cavanna AE, Trimble MR. The precuneus: a review of its functional anatomy and behavioural correlates. *Brain*. 2006; 129: 564-583.

12. Craig AD. How do you feel? Interoception: the sense of the physiological condition of the body. *Nat Rev Neurosci*. 2002; 3: 655-666.

13. Craig AD. How do you feel-now? The anterior insula and human awareness. *Nat Rev Neurosci*. 2009; 10: 59-70.

14. Allman JM, Tetreault NA, Hakeem AY, et al. The von Economo neurons in the frontoinsular and anterior cingulate cortex. *Ann N Y Acad Sci*. 2011; 1225: 59-71.

15. Raichle ME. Two views of brain function. *Trends Cogn Sci*. 2010; 14: 180-190.

16. Perez DL, Murray ED, Price BH. Depression and psychosis in neurological practice. In: Daroff RB, Jankovic J, Mazziotta JC, Pomeroy SL, eds. *Neurology in Clinical Practice*. 7th ed. Philadelphia: Elsevier; 2015.

17. Ashburner J, Friston KJ. Voxel-based morphometry-the methods. *Neuroimage*. 2000; 11: 805-821.

18. Fischl B, Dale AM. Measuring the thickness of the human cerebral cortex from magnetic resonance images. *Proc Natl Acad Sci U S A*. 2000; 97: 11050-11055.

19. Chung MK, Robbins S, Evans AC. Unified statistical approach to cortical thickness analysis. *Inf Process Med Imaging*. 2005; 19: 627-638.

20. Coffey CE, Wilkinson WE, Weiner RD, et al. Quantitative *cerebral* anatomy in depression. A controlled magnetic resonance imaging study. *Arch Gen Psychiatry*. 1993; 50: 7-16.

21. Soares JC, Mann JJ. The anatomy of mood disorders-review of structural neuroimaging studies. *Biol Psychiatry*. 1997; 41: 86-

106.

22. Robinson RG. Neuropsychiatric consequences of stroke. *Annu Rev Med*. 1997; 48: 217-229.

23. Bremner JD, Narayan M, Anderson ER, Staib LH, Miller HL, Charney DS. Hippocampal volume reduction in major depression. *Am J Psychiatry*. 2000; 157: 115-118.

24. Frodl T, Meisenzahl EM, Zetzsche T, et al. Hippocampal changes in patients with a first episode of major depression. *Am J Psychiatry*. 2002; 159: 1112-1118.

25. Zou K, Deng W, Li T, et al. Changes of brain morphometry in first-episode, drug-naive, non-late-life adult patients with major depression: an optimized voxel-based morphometry study. *Biol Psychiatry*. 2010; 67: 186-188.

26. Sheline YI, Sanghavi M, Mintun MA, Gado MH. Depression duration but not age predicts hippocampal volume loss in medically healthy women with recurrent major depression. *J Neurosci*. 1999; 19: 5034-5043.

27. McKinnon MC, Yucel K, Nazarov A, MacQueen GM. A meta-analysis examining clinical predictors of hippocampal volume in patients with major depressive disorder. *J Psychiatry Neurosci*. 2009; 34: 41-54.

28. Frodl TS, Koutsouleris N, Bottlender R, et al. Depression-related variation in brain morphology over 3 years: effects of stress? *Arch Gen Psychiatry*. 2008; 65: 1156-1165.

29. Carballedo A, Lisiecka D, Fagan A, et al. Early life adversity is associated with brain changes in subjects at family risk for depression. *World J Biol Psychiatry*. 2012; 13: 569-578.

30. Frodl T, Meisenzahl EM, Zetzsche T, et al. Larger amygdala volumes in first depressive episode as compared to recurrent major depression and healthy control subjects. *Biol Psychiatry*. 2003; 53: 338-344.

31. Lange C, Irle E. Enlarged amygdala volume and reduced hippocampal volume in young women with major depression. *Psychol Med*. 2004; 34: 1059-1064.

32. Botteron KN, Raichle ME, Drevets WC, Heath AC, Todd RD. Volumetric reduction in left subgenual prefrontal cortex in early onset depression. *Biol Psychiatry*. 2002; 51: 342-344.

33. Brambilla P, Nicoletti MA, Harenski K, et al. Anatomical MRI study of subgenual prefrontal cortex in bipolar and unipolar subjects. *Neuropsychopharmacology*. 2002; 27: 792-799.

34. Pizzagalli DA, Oakes TR, Fox AS, et al. Functional but not structural subgenual prefrontal cortex abnormalities in melancholia. *Mol Psychiatry*. 2004; 9: 325, 93-405.

35. Hastings RS, Parsey RV, Oquendo MA, Arango V, Mann JJ. Volumetric analysis of the prefrontal cortex, amygdala, and hippocampus in major depression. *Neuropsychopharmacology*. 2004; 29: 952-959.

36. Yucel K, McKinnon MC, Chahal R, et al. Anterior cingulate volumes in never-treated patients with major depressive disorder. *Neuropsychopharmacology*. 2008; 33: 3157-3163.

37. Treadway MT, Grant MM, Ding Z, Hollon SD, Gore JC, Shelton RC. Early adverse events, HPA activity and rostral anterior cingulate volume in MDD. *PLoS One*. 2009; 4: e4887.

38. Bremner JD, Vythilingam M, Vermetten E, et al. Reduced volume of orbitofrontal cortex in major depression. *Biol Psychiatry*.

2002; 51: 273-279.

39. Lacerda AL, Keshavan MS, Hardan AY, et al. Anatomic evaluation of the orbitofrontal cortex in major depressive disorder. *Biol Psychiatry*. 2004; 55: 353-358.

40. Taylor WD, Macfall JR, Payne ME, et al. Orbitofrontal cortex volume in late life depression: influence of hyperintense lesions and genetic polymorphisms. *Psychol Med*. 2007; 37: 1763-1773.

41. van Eijndhoven P, van Wingen G, Katzenbauer M, et al. Paralimbic cortical thickness in first-episode depression: Evidence for trait-related differences in mood regulation. *Am J Psychiatry* 2013; 170: 1477-1486.

42. Taylor WD, Aizenstein HJ, Alexopoulos GS. The vascular depression hypothesis: mechanisms linking vascular disease with depression. *Mol Psychiatry* .2013; 18: 963-974.

43. Krishnan KR, McDonald WM, Escalona PR, et al. Magnetic resonance imaging of the caudate nuclei in depression. Preliminary observations. *Arch Gen Psychiatry*. 1992; 49: 553-557.

44. Parashos IA, Tupler LA, Blitchington T, Krishnan KR. Magnetic resonance morphometry in patients with major depression. *Psychiatry Res*. 1998; 84: 7-15.

45. Bora E, Fornito A, Pantelis C, Yucel M. Gray matter abnormalities in Major Depressive Disorder: a meta-analysis of voxel based morphometry studies. *J Affect Disord*. 2012; 138: 9-18.

46. Bora E, Harrison BJ, Davey CG, Yucel M, Pantelis C. Meta-analysis of volumetric abnormalities in cortico-striatal-pallidal-thalamic circuits in major depressive disorder. *Psychol Med*. 2012; 42: 671-681.

47. Kempton MJ, Salvador Z, Munafo MR, et al. Structural neuroimaging studies in major depressive disorder. Meta-analysis and comparison with bipolar disorder. *Arch Gen Psychiatry*. 2011; 68: 675-690.

48. Krishnan KR, Doraiswamy PM, Lurie SN, et al. Pituitary size in depression. *J Clin Endocrinol Metab*. 1991; 72: 256-259.

49. Rubin RT, Phillips JJ, Sadow TF, McCracken JT. Adrenal gland volume in major depression. Increase during the depressive episode and decrease with successful treatment. *Arch Gen Psychiatry*. 1995; 52: 213-218.

50. Shah SA, Doraiswamy PM, Husain MM, et al. Posterior fossa abnormalities in major depression: a controlled magnetic resonance imaging study. *Acta Psychiatr Scand*. 1992; 85: 474-479.

51. Beaulieu C. The basis of anisotropic water diffusion in the nervous system-a technical review. *NMR Biomed*. 2002; 15: 435-455.

52. Li L, Ma N, Li Z, et al. Prefrontal white matter abnormalities in young adult with major depressive disorder: a diffusion tensor imaging study. *Brain Res*. 2007; 1168: 124-128.

53. Kieseppa T, Eerola M, Mantyla R, et al. Major depressive disorder and white matter abnormalities: a diffusion tensor imaging study with tract-based spatial statistics. *J Affect Disord*. 120: 240-244.

54. Blood AJ, Iosifescu DV, Makris N, et al. Microstructural abnormalities in subcortical reward circuitry of subjects with major depressive disorder. *PLoS One*. 2010; 5: e13945.

55. Osoba A, Hanggi J, Li M, et al. Disease severity is correlated

to tract specific changes of fractional anisotropy in MD and CM thalamus-a DTI study in major depressive disorder. *J Affect Disord*. 2013; 149: 116-128.

56. Ongur D, Drevets WC, Price JL. Glial reduction in the subgenual prefrontal cortex in mood disorders. *Proc Natl Acad Sci U S A*. 1998; 95: 13290-13295.

57. Cotter D, Mackay D, Landau S, Kerwin R, Everall I. Reduced glial cell density and neuronal size in the anterior cingulate cortex in major depressive disorder. *Arch Gen Psychiatry*. 2001; 58: 545-553.

58. Hercher C, Canetti L, Turecki G, Mechawar N. Anterior cingulate pyramidal neurons display altered dendritic branching in depressed suicides. *J Psychiatr Res*. 2010; 44: 286-293.

59. Rajkowska G, Miguel-Hidalgo JJ, Wei J, et al. Morphometric evidence for neuronal and glial prefrontal cell pathology in major depression. *Biol Psychiatry*. 1999; 45: 1085-1098.

60. Cotter D, Mackay D, Chana G, Beasley C, Landau S, Everall IP. Reduced neuronal size and glial cell density in area 9 of the dorsolateral prefrontal cortex in subjects with major depressive disorder. *Cereb Cortex*. 2002; 12: 386-394.

61. Bowley MP, Drevets WC, Ongur D, Price JL. Low glial numbers in the amygdala in major depressive disorder. *Biol Psychiatry*. 2002; 52: 404-412.

62. Hamidi M, Drevets WC, Price JL. Glial reduction in amygdala in major depressive disorder is due to oligodendrocytes. *Biol Psychiatry*. 2004; 55: 563-569.

63. Boldrini M, Santiago AN, Hen R, et al. Hippocampal granule neuron number and dentate gyrus volume in antidepressant-treated and untreated major depression. *Neuropsychopharmacology*. 2013; 38: 1068 1077.

64. Yuksel C, Ongur D. Magnetic resonance spectroscopy studies of glutamate-related abnormalities in mood disorders. *Biol Psychiatry*. 2010; 68: 785-794.

65. Hasler G, van der Veen JW, Tumonis T, Meyers N, Shen J, Drevets WC. Reduced prefrontal glutamate/glutamine and gamma-aminobutyric acid levels in major depression determined using proton magnetic resonance spectroscopy. *Arch Gen Psychiatry*. 2007; 64: 193-200.

66. Luykx JJ, Laban KG, van den Heuvel MP, et al. Region and state specific glutamate downregulation in major depressive disorder: a meta-analysis of (1)H-MRS findings. *Neurosci Biobehav Rev*. 2012; 36: 198-205.

67. Yildiz-Yesiloglu A, Ankerst DP. Review of 1H magnetic resonance spectroscopy findings in major depressive disorder: a meta-analysis. *Psychiatry Res*. 2006; 147: 1-25.

68. Farid K, Caillat-Vigneron N, Sibon I. Is brain SPECT useful in degenerative dementia diagnosis? *J Comput Assist Tomogr*. 35: 1-3.

69. Logothetis NK, Pauls J, Augath M, Trinath T, Oeltermann A. Neurophysiological investigation of the basis of the fMRI signal. *Nature*. 2001; 412: 150-157.

70. Zhang D, Raichle ME. Disease and the brain's dark energy. *Nat Rev Neurol*. 2010; 6: 15-28.

71. Baxter LR Jr., Phelps ME, Mazziotta JC, et al. Cerebral metabolic rates for glucose in mood disorders. Studies with positron emission tomography and fluorodeoxyglucose F 18. *Arch Gen Psychiatry*. 1985; 42: 441-447.

72. Dolan RJ, Bench CJ, Brown RG, Scott LC, Friston KJ, Frackowiak RS. Regional cerebral blood flow abnormalities in depressed patients with cognitive impairment. *J Neurol Neurosurg Psychiatry*. 1992; 55: 768-773.

73. Thomas P, Vaiva G, Samaille E, et al. Cerebral blood flow in major depression and dysthymia. *J Affect Disord*. 1993; 29: 235-242.

74. Bench CJ, Friston KJ, Brown RG, Frackowiak RS, Dolan RJ. Regional cerebral blood flow in depression measured by positron emission tomography: the relationship with clinical dimensions. *Psychol Med*. 1993; 23: 579-590.

75. Hickie I, Ward P, Scott E, et al. Neo-striatal rCBF correlates of psychomotor slowing in patients with major depression. *Psychiatry Res*. 1999; 92: 75-81.

76. Drevets WC. Neuroimaging abnormalities in the amygdala in mood disorders. *Ann N Y Acad Sci*. 2003; 985: 420-444.

77. Drevets WC, Videen TO, Price JL, Preskorn SH, Carmichael ST, Raichle ME. A functional anatomical study of unipolar depression. *J Neurosci*. 1992; 12: 3628-3641.

78. Sheline YI, Barch DM, Donnelly JM, Ollinger JM, Snyder AZ, Mintun MA. Increased amygdala response to masked emotional faces in depressed subjects resolves with antidepressant treatment: an fMRI study. *Biol Psychiatry*. 2001; 50: 651-658.

79. Siegle GJ, Steinhauer SR, Thase ME, Stenger VA, Carter CS. Can't shake that feeling: event-related fMRI assessment of sustained amygdala activity in response to emotional information in depressed individuals. *Biol Psychiatry*. 2002; 51: 693-707.

80. Victor TA, Furey ML, Fromm SJ, Ohman A, Drevets WC. Relationship between amygdala responses to masked faces and mood state and treatment in major depressive disorder. *Arch Gen Psychiatry*. 2010; 67: 1128-1138.

81. Arnone D, McKie S, Elliott R, et al. Increased amygdala responses to sad but not fearful faces in major depression: relation to mood state and pharmacological treatment. *Am J Psychiatry*. 2012; 169: 841-50.

82. Drevets WC, Price JL, Bardgett ME, Reich T, Todd RD, Raichle ME. Glucose metabolism in the amygdala in depression: relationship to diagnostic subtype and plasma cortisol levels. *Pharmacol Biochem Behav*. 2002; 71: 431-447.

83. Hamani C, Mayberg H, Stone S, Laxton A, Haber S, Lozano AM. The subcallosal cingulate gyrus in the context of major depression. *Biol Psychiatry*. 2011; 69: 301-318.

84. Dougherty DD, Weiss AP, Cosgrove GR, et al. Cerebral metabolic correlates as potential predictors of response to anterior cingulotomy for treatment of major depression. *J Neurosurg*. 2003; 99: 1010-1017.

85. Konarski JZ, Kennedy SH, Segal ZV, et al. Predictors of nonresponse to cognitive behavioural therapy or venlafaxine using glucose metabolism in major depressive disorder. *J Psychiatry Neurosci*. 2009; 34: 175-180.

86. Mayberg HS, Lozano AM, Voon V, et al. Deep brain stimulation for treatment-resistant depression. *Neuron*. 2005; 45: 651-660.

87. Gotlib IH, Sivers H, Gabrieli JD, et al. Subgenual anterior cingulate activation to valenced emotional stimuli in major

depression. *Neuroreport*. 2005; 16: 1731-1734.

88. Drevets WC, Price JL, Simpson JR Jr., et al. Subgenual prefrontal cortex abnormalities in mood disorders. *Nature*. 1997; 386: 824-827.

89. Liotti M, Mayberg HS, Brannan SK, McGinnis S, Jerabek P, Fox PT. Differential limbic-cortical correlates of sadness and anxiety in healthy subjects: implications for affective disorders. *Biol Psychiatry*. 2000; 48: 30-42.

90. Mayberg HS, Liotti M, Brannan SK, et al. Reciprocal limbic-cortical function and negative mood: converging PET findings in depression and normal sadness. *Am J Psychiatry*. 1999; 156: 675-682.

91. Mayberg HS, Brannan SK, Tekell JL, et al. Regional metabolic effects of fluoxetine in major depression: serial changes and relationship to clinical response. *Biol Psychiatry*. 2000; 48: 830-843.

92. Holtzheimer PE, Mayberg HS. Stuck in a rut: rethinking depression and its treatment. *Trends Neurosci*. 2011; 34: 1-9.

93. Kennedy SH, Evans KR, Kruger S, et al. Changes in regional brain glucose metabolism measured with positron emission tomography after paroxetine treatment of major depression. *Am J Psychiatry*. 2001; 158: 899-905.

94. Sacher J, Neumann J, Funfstuck T, Soliman A, Villringer A, Schroeter ML. Mapping the depressed brain: a meta-analysis of structural and functional alterations in major depressive disorder. *J Affect Disord*. 2012; 140: 142-148.

95. Drevets WC. Orbitofrontal cortex function and structure in depression. *Ann N Y Acad Sci*. 2007; 1121: 499-527.

96. Price JL, Drevets WC. Neurocircuitry of mood disorders. *Neuropsychopharmacology*. 2010; 35: 192-216.

97. Liotti M, Mayberg HS, McGinnis S, Brannan SL, Jerabek P. Unmasking disease-specific cerebral blood flow abnormalities: mood challenge in patients with remitted unipolar depression. *Am J Psychiatry*. 2002; 159: 1830-1840.

98. Grimm S, Beck J, Schuepbach D, et al. Imbalance between left and right dorsolateral prefrontal cortex in major depression is linked to negative emotional judgment: an fMRI study in severe major depressive disorder. *Biol Psychiatry*. 2008; 63: 369-376.

99. Fox MD, Buckner RL, White MP, Greicius MD, Pascual-Leone A. Efficacy of transcranial magnetic stimulation targets for depression is related to intrinsic functional connectivity with the subgenual cingulate. *Biol Psychiatry*. 2012; 72: 595-603.

100. Epstein J, Pan H, Kocsis JH, et al. Lack of ventral striatal response to positive stimuli in depressed versus normal subjects. *Am J Psychiatry*. 2006; 163: 1784-1790.

101. Epstein J, Perez DL, Ervin K, et al. Failure to segregate emotional processing from cognitive and sensorimotor processing in major depression. *Psychiatry Res*. 2011; 193: 144-150.

102. Keedwell PA, Andrew C, Williams SC, Brammer MJ, Phillips ML. The neural correlates of anhedonia in major depressive disorder. *Biol Psychiatry*. 2005; 58: 843-853.

103. Pizzagalli DA, Holmes AJ, Dillon DG, et al. Reduced caudate and nucleus accumbens response to rewards in unmedicated individuals with major depressive disorder. *Am J Psychiatry*. 2009; 166: 702-710.

104. Heller AS, Johnstone T, Shackman AJ, et al. Reduced capacity to sustain positive emotion in major depression reflects diminished maintenance of fronto-striatal brain activation. *Proc Natl Acad Sci U S A*. 2009; 106: 22445-22450.

105. Hamilton JP, Etkin A, Furman DJ, Lemus MG, Johnson RF, Gotlib IH. Functional neuroimaging of major depressive disorder: a meta-analysis and new integration of base line activation and neural response data. *Am J Psychiatry*. 2012; 169: 693-703.

106. Stuhrmann A, Suslow T, Dannlowski U. Facial emotion processing in major depression: a systematic review of neuroimaging findings. *Biol Mood Anxiety Disord*. 2011; 1: 10.

107. Greicius MD, Flores BH, Menon V, et al. Resting-state functional connectivity in major depression: abnormally increased contributions from subgenual cingulate cortex and thalamus. *Biol Psychiatry*. 2007; 62: 429-437.

108. Avery JA, Drevets WC, Moseman SE, Bodurka J, Barcalow JC, Simmons WK. Major depressive disorder is associated with abnormal interoceptive activity and functional connectivity in the insula. *Biol Psychiatry*. 2014; 76: 258-266.

109. Connolly CG, Wu J, Ho TC, et al. Resting-state functional connectivity of subgenual anterior cingulate cortex in depressed adolescents. *Biol Psychiatry* 2013; 74: 898-907.

110. Sheline YI, Price JL, Yan Z, Mintun MA. Resting-state functional MRI in depression unmasks increased connectivity between networks via the dorsal nexus. *Proc Natl Acad Sci U S A*. 2010; 107: 11020-11025.

111. Jin C, Gao C, Chen C, et al. A preliminary study of the dysregulation of the resting networks in first-episode medication-naive adolescent depression. *Neurosci Lett*. 2011; 503: 105-109.

112. Wu QZ, Li DM, Kuang WH, et al. Abnormal regional spontaneous neural activity in treatment-refractory depression revealed by resting-state fMRI. *Hum Brain Mapp*. 2011; 32: 1290-1299.

113. McCabe C, Mishor Z. Antidepressant medications reduce subcortical-cortical resting-state functional connectivity in healthy volunteers. *Neuroimage*. 2011; 57: 1317-1323.

114. Posner J, Hellerstein DJ, Gat I, et al. Antidepressants normalize the default mode network in patients with dysthymia. *JAMA Psychiatry*. 2013; 70: 373-382.

115. Scheidegger M, Walter M, Lehmann M, et al. Ketamine decreases resting state functional network connectivity in healthy subjects: implications for antidepressant drug action. *PLoS One*. 2012; 7: e44799.

116. Liston C, Chen AC, Zebley BD, et al. Default mode network mechanisms of transcranial magnetic stimulation in depression. *Biol Psychiatry* 2014; 76: 517-526.

117. Mayberg HS, Brannan SK, Mahurin RK, et al. Cingulate function in depression: a potential predictor of treatment response. *Neuroreport*. 1997; 8: 1057-1061.

118. Chen CH, Ridler K, Suckling J, et al. Brain imaging correlates of depressive symptom severity and predictors of symptom improvement after antidepressant treatment. *Biol Psychiatry*. 2007; 62: 407-414.

119. Pizzagalli D, Pascual-Marqui RD, Nitschke JB, et al. Anterior cingulate activity as a predictor of degree of treatment response

in major depression: evidence from brain electrical tomography analysis. *Am J Psychiatry*. 2001; 158: 405-415.

120. MacQueen GM. Magnetic resonance imaging and prediction of outcome in patients with major depressive disorder. *J Psychiatry Neurosci*. 2009; 34: 343-349.

121. Vakili K, Pillay SS, Lafer B, et al. Hippocampal volume in primary unipolar major depression: a magnetic resonance imaging study. *Biol Psychiatry*. 2000; 47: 1087-1090.

122. MacQueen GM, Yucel K, Taylor VH, Macdonald K, Joffe R. Posterior hippocampal volumes are associated with remission rates in patients with major depressive disorder. *Biol Psychiatry*. 2008; 64: 880-883.

123. Siegle GJ, Carter CS, Thase ME. Use of fMRI to predict recovery from unipolar depression with cognitive behavior therapy. *Am J Psychiatry*. 2006; 163: 735-738.

124. McGrath CL, Kelley ME, Holtzheimer PE, et al. Toward a neuroimaging treatment selection biomarker for major depressive disorder. *JAMA psychiatry*. 2013; 70: 821-829.

125. Jollant F, Lawrence NS, Giampietro V, et al. Orbitofrontal cortex response to angry faces in men with histories of suicide attempts. *Am J Psychiatry*. 2008; 165: 740-748.

126. Desmyter S, van Heeringen C, Audenaert K. Structural and functional neuroimaging studies of the suicidal brain. *Prog Neuropsychopharmacol Biol Psychiatry*. 35: 796-808.

127. Jollant F, Lawrence NS, Olie E, et al. Decreased activation of lateral orbitofrontal cortex during risky choices under uncertainty is associated with disadvantageous decision-making and suicidal behavior. *Neuroimage*. 2010; 51: 1275-1281.

128. Monkul ES, Hatch JP, Nicoletti MA, et al. Fronto-limbic brain structures in suicidal and non-suicidal female patients with major depressive disorder. *Mol Psychiatry*. 2007; 12: 360-366.

129. Wagner G, Schultz CC, Koch K, Schachtzabel C, Sauer H, Schlosser RG. Prefrontal cortical thickness in depressed patients with high-risk for suicidal behavior. *J Psychiatr Res*. 46: 1449-1455.

130. Wagner G, Koch K, Schachtzabel C, Schultz CC, Sauer H, Schlosser RG. Structural brain alterations in patients with major depressive disorder and high risk for suicide: evidence for a distinct neurobiological entity? *Neuroimage*. 54: 1607-1614.

131. Jia Z, Huang X, Wu Q, et al. High-field magnetic resonance imaging of suicidality in patients with major depressive disorder. *Am J Psychiatry*. 2010; 167: 1381-1390.

132. Alexopoulos GS. Depression in the elderly. *Lancet*. 2005; 365: 1961-1970.

133. Alexopoulos GS, Meyers BS, Young RC, Campbell S, Silbersweig D, Charlson M. 'Vascular depression' hypothesis. *Arch Gen Psychiatry*. 1997; 54: 915-922.

134. Alexopoulos GS, Meyers BS, Young RC, Kakuma T, Silbersweig D, Charlson M. Clinically defined vascular depression. *Am J Psychiatry*. 1997; 154: 562-565.

135. Sheline YI, Price JL, Vaishnavi SN, et al. Regional white matter hyperintensity burden in automated segmentation distinguishes late-life depressed subjects from comparison subjects matched for vascular risk factors. *Am J Psychiatry*. 2008; 165: 524-532.

136. Alexopoulos GS, Meyers BS, Young RC, et al. Executive dysfunction and long-term outcomes of geriatric depression. *Arch Gen Psychiatry*. 2000; 57: 285-290.

137. Kalayam B, Alexopoulos GS. Prefrontal dysfunction and treatment response in geriatric depression. *Arch Gen Psychiatry*. 1999; 56: 713-718.

138. Harrison NA, Brydon L, Walker C, Gray MA, Steptoe A, Critchley HD. Inflammation causes mood changes through alterations in subgenual cingulate activity and mesolimbic connectivity. *Biol Psychiatry*. 2009; 66: 407-414.

139. Benarroch EE. Serotonergic modulation of basal ganglia circuits: complexity and therapeutic opportunities. *Neurology*. 2009; 73: 880-886.

140. Huey ED, Putnam KT, Grafman J. A systematic review of neurotransmitter deficits and treatments in frontotemporal dementia. *Neurology*. 2006; 66: 17-22.

141. Wang C, Jiang Y, Ma J, et al. Structural basis for molecular recognition at serotonin receptors. *Science*. 2013; 340: 610-614.

142. Belmaker RH, Agam G. Major depressive disorder. *N Engl J Med*. 2008; 358: 55-68.

143. Meltzer HY, Roth BL. Lorcaserin and pimavanserin: emerging selectivity of serotonin receptor subtype-targeted drugs. *J Clin Invest*. 2013; 123: 4986-4991.

144. Lopez-Munoz F, Alamo C. Monoaminergic neurotransmission: the history of the discovery of antidepressants from 1950s until today. *Curr Pharm Des*. 2009; 15: 1563-1586.

145. Savitz JB, Drevets WC. Neuroreceptor imaging in depression. *Neurobiol Dis*. 2013; 52: 49-65.

146. Drevets WC, Thase ME, Moses-Kolko EL, et al. Serotoni1-1A receptor imaging in recurrent depression: replication and literature review. *Nucl Med Biol*. 2007; 34: 865-877.

147. Parsey RV, Ogden RT, Miller JM, et al. Higher serotonin 1A binding in a second major depression cohort: modeling and reference region considerations. *Biol Psychiatry*. 2010; 68: 170-178.

148. Dunlop BW, Nemeroff CB. The role of dopamine in the pathophysiology of depression. *Arch Gen Psychiatry*. 2007; 64: 327-337.

149. Cools R. Role of dopamine in the motivational and cognitive control of behavior. *Neuroscientist*. 2008; 14: 381-395.

150. Meyer JH, McNeely HE, Sagrati S, et al. Elevated putamen D2 receptor binding potential in major depression with motor retardation: an [11C]raclopride positron emission tomography study. *Am J Psychiatry*. 2006; 163: 1594-1602.

151. Montgomery AJ, Stokes P, Kitamura Y, Grasby PM. Extrastriatal D2 and striatal D2 receptors in depressive illness: pilot PET studies using [11C]FLB 457 and [11C]raclopride. *J Affect Disord*. 2007; 101: 113-122.

152. Benarroch EE. The locus ceruleus norepinephrine system: functional organization and potential clinical significance. *Neurology*. 2009; 73: 1699-1704.

153. Sara SJ. The locus coeruleus and noradrenergic modulation of cognition. *Nat Rev Neurosci*. 2009; 10: 211-223.

154. Carlezon WA Jr., Duman RS, Nestler EJ. The many faces of CREB. *Trends Neurosci*. 2005; 28: 436-445.

155. Niciu MJ, Ionescu DF, Mathews DC, Richards EM, Zarate CA Jr.

Second messenger/signal transduction pathways in major mood disorders: moving from membrane to mechanism of action, part I: major depressive disorder. *CNS Spectr*. 2013; 18: 231-241.

156. Fujita M, Hines CS, Zoghbi SS, et al. Downregulation of brain phosphodiesterase type IV measured with 11C-(R)-rolipram positron emission tomography in major depressive disorder. *Biol Psychiatry*. 2012; 72: 548-554.

157. Krishnan V, Nestler EJ. The molecular neurobiology of depression. *Nature*. 2008; 455: 894-902.

158. Svenningsson P, Chergui K, Rachleff I, et al. Alterations in 5-HT1B receptor function by p11 in depression-like states. *Science*. 2006; 311: 77-80.

159. Beaulieu JM. A role for Akt and glycogen synthase kinase-3 as integrators of dopamine and serotonin neurotransmission in mental health. *J Psychiatry Neurosci*. 2012; 37: 7-16.

160. Duman RS, Aghajanian GK. Synaptic dysfunction in depression: potential therapeutic targets. *Science*. 2012; 338: 68-72.

161. Okamoto H, Voleti B, Banasr M, et al. Wnt2 expression and signaling is increased by different classes of antidepressant treatments. *Biol Psychiatry*. 2010; 68: 521-527.

162. Karege F, Vaudan G, Schwald M, Perroud N, La Harpe R. Neurotrophin levels in postmortem brains of suicide victims and the effects of antemortem diagnosis and psychotropic drugs. *Brain Res Mol Brain Res*. 2005; 136: 29-37.

163. Szeszko PR, Lipsky R, Mentschel C, et al. Brain-derived neurotrophic factor val66met polymorphism and volume of the hippocampal formation. *Mol Psychiatry*. 2005; 10: 631-636.

164. Kavalali ET, Monteggia LM. Synaptic mechanisms underlying rapid antidepressant action of ketamine. *Am J Psychiatry*. 2012; 169: 1150-1156.

165. McEwen BS, Morrison JH. The brain on stress: vulnerability and plasticity of the prefrontal cortex over the life course. *Neuron*. 2013; 79: 16-29.

166. Pace TW, Miller AH. Cytokines and glucocorticoid receptor signaling. Relevance to major depression. *Ann N Y Acad Sci*. 2009; 1179: 86-105.

167. Pariante CM, Miller AH. Glucocorticoid receptors in major depression: relevance to pathophysiology and treatment. *Biol Psychiatry*. 2001; 49: 391-404.

168. Gleason OC, Pierce AM, Walker AE, Warnock JK. The two-way relationship between medical illness and late-life depression. *Psychiatr Clin North Am*. 2013; 36: 533-544.

169. Levinson DF. The genetics of depression: a review. *Biol Psychiatry*. 2006; 60: 84-92.

170. Caspi A, Sugden K, Moffitt TE, et al. Influence of life stress on depression: moderation by a polymorphism in the 5-HTT gene. *Science*. 2003; 301: 386-389.

171. Karg K, Burmeister M, Shedden K, Sen S. The serotonin transporter promoter variant (5-HTTLPR), stress, and depression meta-analysis revisited: evidence of genetic moderation. *Arch Gen Psychiatry*. 2011; 68: 444-454.

172. Hariri AR, Mattay VS, Tessitore A, et al. Serotonin transporter genetic variation and the response of the human amygdala. *Science*. 2002; 297: 400-403.

173. Drabant EM, Ramel W, Edge MD, et al. Neural mechanisms underlying 5-HTTLPR-related sensitivity to acute stress. *Am J Psychiatry*. 2012; 169: 397-405.

174. Pezawas L, Meyer-Lindenberg A, Drabant EM, et al. 5-HTTLPR polymorphism impacts human cingulate-amygdala interactions: a genetic susceptibility mechanism for depression. *Nat Neurosci*. 2005; 8: 828-834.

175. Frodl T, Koutsouleris N, Bottlender R, et al. Reduced gray matter brain volumes are associated with variants of the serotonin transporter gene in major depression. *Mol Psychiatry*. 2008; 13: 1093-1101.

176. Selvaraj S, Godlewska BR, Norbury R, et al. Decreased regional gray matter volume in S' allele carriers of the 5-HTTLPR triallelic polymorphism. *Mol Psychiatry*. 2011; 16: 471, 2-3.

177. Lewis CM, Ng MY, Butler AW, et al. Genome-wide association study of major recurrent depression in the U.K. population. *Am J Psychiatry*. 2010; 167: 949-957.

178. Wray NR, Pergadia ML, Blackwood DH, et al. Genome-wide association study of major depressive disorder: new results, meta-analysis, and lessons learned. *Mol Psychiatry*. 2012; 17: 36-48.

179. Booij L, Wang D, Levesque ML, Tremblay RE, Szyf M. Looking beyond the DNA sequence: the relevance of DNA methylation processes for the stress-diathesis model of depression. *Philos Trans R Soc Lond B Biol Sci*. 2013; 368: 20120251.

180. Weaver IC, Cervoni N, Champagne FA, et al. Epigenetic programming by maternal behavior. *Nat Neurosci*. 2004; 7: 847-854.

181. McGowan PO, Sasaki A, D'Alessio AC, et al. Epigenetic regulation of the glucocorticoid receptor in human brain associates with childhood abuse. *Nat Neurosci*. 2009; 12: 342-348.

182. Klengel T, Mehta D, Anacker C, et al. Allele-specific FKBP5 DNA demethylation mediates gene-childhood trauma interactions. *Nat Neurosci*. 2013; 16: 33-41.

183. Buss C, Davis EP, Muftuler LT, Head K, Sandman CA. High pregnancy anxiety during mid-gestation is associated with decreased gray matter density in 6-9-year-old children. *Psychoneuroendocrinology*. 2010; 35: 141-153.

184. Van den Bergh BR, Van Calster B, Smits T, Van Huffel S, Lagae L. Antenatal maternal anxiety is related to HPA-axis dysregulation and self-reported depressive symptoms in adolescence: a prospective study on the fetal origins of depressed mood. *Neuropsychopharmacology*. 2008; 33: 536-545.

185. Fava M, Rankin MA, Wright EC, et al. Anxiety disorders in major depression. *Compr Psychiatry*. 2000; 41: 97-102.

186. Ionescu DF, Niciu MJ, Mathews DC, Richards EM, Zarate CA Jr. Neurobiology of anxious depression: a review. *Depress Anxiety*. 2013; 30: 374-385.

187. Sandi C, Richter-Levin G. From high anxiety trait to depression: a neurocognitive hypothesis. *Trends Neurosci*. 2009; 32: 312-320.

188. Nissen C, Holz J, Blechert J, et al. Learning as a model for neural plasticity in major depression. *Biol Psychiatry*. 2010; 68: 544-552.

189. Etkin A, Schatzberg AF. Common abnormalities and disorder-specific compensation during implicit regulation of emotional processing in generalized anxiety and major depressive disorders. *Am J Psychiatry*. 2011; 168: 968-978.

190. Andreescu C, Wu M, Butters MA, Figurski J, Reynolds CF 3rd, Aizenstein HJ. The default mode network in late-life anxious depression. *Am J Geriatr Psychiatry*. 2011; 19: 980-983.

191. van Tol MJ, van der Wee NJ, van den Heuvel OA, et al. Regional brain volume in depression and anxiety disorders. *Arch Gen Psychiatry* 2010; 67: 1002-1011.

192. Manna CB, Tenke CE, Gates NA, et al. EEG hemispheric asymmetries during cognitive tasks in depressed patients with high versus low trait anxiety. *Clin EEG Neurosci*. 2010; 41: 196-202.

193. Bruder GE, Fong R, Tenke CE, et al. Regional brain asymmetries in major depression with or without an anxiety disorder: a quantitative electroencephalographic study. *Biol Psychiatry*. 1997; 41: 939-948.

194. Meller WH, Kathol RG, Samuelson SD, et al. CRH challenge test in anxious depression. *Biol Psychiatry*. 1995; 37: 376-382.

195. Rao ML, Vartzopoulos D, Fels K. Thyroid function in anxious and depressed patients. *Pharmacopsychiatry*. 1989; 22: 66-70.

196. Baffa A, Hohoff C, Baune BT, et al. Norepinephrine and serotonin transporter genes: impact on treatment response in depression. *Neuropsychobiology*. 2010; 62: 121-31.

197. Binder EB, Owens MJ, Liu W, et al. Association of polymorphisms in genes regulating the corticotropin-releasing factor system with antidepressant treatment response. *Arch Gen Psychiatry*. 2010; 67: 369-379.

198. Domschke K, Lawford B, Laje G, et al. Brain-derived neurotrophic factor (BDNF) gene: no major impact on antidepressant treatment response. *Int J Neuropsychopharmacol*. 2010; 13: 93-101.

第二部分

躯体疾病患者的抑郁症评估与治疗

第 3 章

躯体疾病患者的抑郁评估与治疗

戴维·沃尔夫
David Wolfe

简·厄尔布
Jane Erb

贾拉姆·比斯瓦斯
Jhilam Biswas

滕昌军 译

引言

与大多数临床症状（medical complaint）一样，抑郁情绪就其本身而言是一种症状，而不是一项诊断。相对而言，抑郁是一个非特异性的临床症状，它可以出现在任何临床表现中，从重性精神病到正常的应激或失落反应。仅在精神障碍中，抑郁障碍的诊断需要考虑多方面因素，它要求通过全面的病史采集、精神检查和化验来进一步找出潜在的病因（或者至少排除可能与之混淆的病因）（图3-1）。情绪障碍的评估相对于其他疾病而言面临着额外的挑战，尤其是在抑郁症中处于核心地位的自主神经症状——比如疲劳、乏力、失眠、食欲不振、体重下降和疼痛——而躯体疾病也通常会导致这些症状。患有严重躯体疾病的患者具有以情绪不安、食欲不振、失眠、疲劳和发热为特征的全身性炎症反应所引起的低动力状态，这种状态称作"疾病反应"，这些"疾病反应"是抑郁障碍评估中的干扰因素[1]。同样，谵妄也能够表现出显著的情绪症状，患者出现焦躁不安的情绪，这种症状在低动力亚型（hypoactive subtype）的谵妄中尤其常见。许多常用的治疗手段，如应用类固醇或者干扰素-α，也会产生情绪低落的副作用，这也增加了评估的复杂性。病因不同，推荐的治疗方案相差较大，所以正确的诊断非常重要。

在本章中，我们将回顾在躯体疾病中筛查和诊断抑郁障碍的方法。我们先从熟悉的领域开始：表现为情绪低落的常见且主要的精神疾病以及它们对患者的影响。然后，我们来讨论临床会谈方法、可用的筛查工具、谵妄在该人群中的潜在混淆作用和自杀风险的评估。最后，我们回顾在抑郁评估中需要考虑的文化和种族因素。

抑郁情绪在什么时候成为一种障碍？

同焦虑一样，情绪低落是人们面对生活中应激的一种常见而又典型的反应。比如在丧亲的情况下，一定程度的抑郁是正常的，甚至是具有适应性的，在临床上也不会引起关注。但对于患有躯体疾病的患者，这种现象具有一些特殊性，所有的患者都面临着一些压力、情绪低落或负担。躯体痛苦、功能障碍、住院、频繁的医患沟通、社会隔离、对未来的担忧、对照料者的依赖和经济负担，这些仅仅是与疾病相关的一些例子。在这些情景下，患者多多少少会有一些失落感，所以，我们怎么样才能知道抑郁在什么时候需要临床干预呢？《精神障碍诊断与统计手册》提出：当患者极度痛苦或者在社会、职业

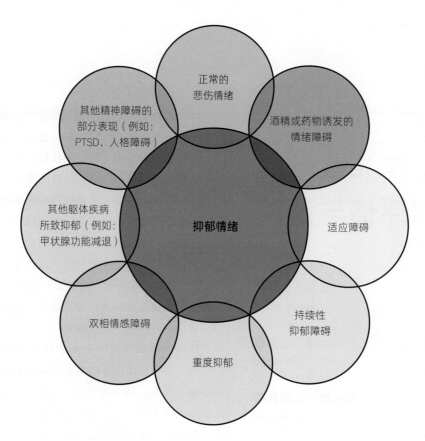

图 3-1 引发抑郁症的潜在原因

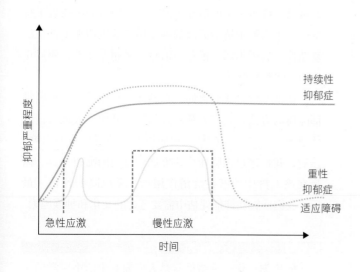

图 3-2 适应障碍常发生在应激事件之后，并且可呈慢性病程，而重性抑郁症和慢性病程可能伴有诱发因素，其临床表现通常以更加严重的情绪症状为主

或其他重要的领域出现明显的功能受损时，才能达到情绪障碍的诊断标准[2]。也就是说，即便是《精神障碍诊断与统计手册》的作者也认同：正常的悲伤和疾病可以同时存在，但最终还是需要临床诊断标准。对源于应激事件（社会性或疾病性）的抑郁超越了临床意义，被诊断为伴有抑郁情绪的适应障碍（adjustment disorder）时说明已经超出了简单的悲伤或正常反应。根据《精神障碍诊断与统计手册》（第五版），适应障碍普遍存在于医疗机构中，在住院患者中患病率高达 50%。适应障碍的关键特

征是存在与抑郁有明确因果关系的应激事件，该事件引起的抑郁表现已经超出应激处境，并且（或者）引起了功能损害。图 3-2 对比了伴有抑郁情绪的典型适应障碍的病程与重度抑郁的病程。伴有抑郁情绪的适应障碍常见于躯体疾病患者被告知需要新的诊治、疾病复发或者加重、需要新的治疗方案（如吸氧或化疗）时。需要注意的是，如果患者本身患有潜在的精神疾病，那么疾病症状的恶化就不能用来诊断适应性障碍，即便这种恶化与应激事件相关。因此，在诊断时认真采集病史尤为重要。

包括抑郁障碍的诊断

适应障碍的诊断不足以达到抑郁所引发的严重损害，或者说是抑郁与应激事件之间并没有明确关系，这样就扩大了诊断的范围（图3-3）。我们的首要任务是排除直接由躯体疾病所致的抑郁，并保证患者得到充分的治疗。[在《精神障碍诊断与统计手册》（第五版）中，"躯体疾病所致情绪障碍"的规范诊断被更改为"由其他躯体疾病所致"，反映了原发性抑郁障碍是躯体疾病的概念。] 由其他躯体疾病的病理生理学所致的情绪障碍的案例贯穿本书，并且可见于各种各样的疾病。抑郁情绪的最初评估包括排除药物或酒精所致情绪障碍和常见躯体

疾病所引起的精力下降和疲劳感，如贫血和甲状腺功能异常。举一个相对常见的案例，甲状腺功能减退患者可以表现出明显的抑郁或易怒、冷漠、乏力、快感缺失和缺乏动机。然而，临床上抑郁症患者中甲状腺功能减退者不到4%，但是亚临床甲状腺功能减退者可达到40%，对于这一情况的识别很重要[3]。由其他躯体疾病所致抑郁的诊断也包括能引起情绪低落的药物副作用，能够引发抑郁的常见药物包括异烟肼、泼尼松和干扰素。

一旦由适应障碍、药物使用障碍和躯体疾病所致抑郁症状被排除后，在接下来的诊断中需要着重考虑是否为重性抑郁症。重性抑郁症的特点是至少两周绝大部分

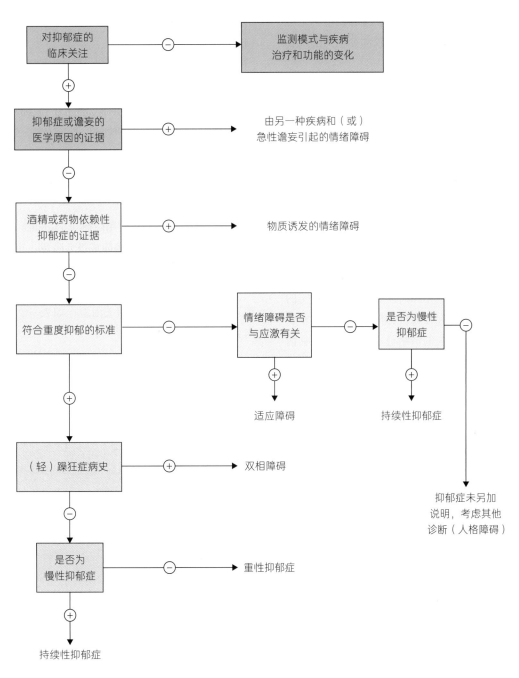

图3-3 评估躯体疾病患者抑郁症的诊断路径

45

时间存在抑郁情绪，引起明显的痛苦，并伴随着至少四种其他症状。在九个诊断标准中有四项（体重变化、睡眠障碍、精神运动性阻滞或者激惹、疲劳感）在急性和慢性躯体疾病中非常常见，这使得抑郁障碍在躯体疾病中的诊断更加复杂。在这种情况下，根据认知和情感症状（在活动中愉快感降低，出现无价值感、内疚、无助感、无望感、注意力不集中和自杀想法）进行诊断更加可靠。重要的是，重性抑郁症可能出现在一个或多个应激事件之后，起初与适应障碍相似。它也可能在没有明确诱因的情况下出现或者发生在生活应激事件的开端。尽管适应障碍通常接受支持性心理治疗效果较好，但是重性抑郁症却需要药物治疗或者多种治疗模式相结合，包括认知行为疗法。在一些重性抑郁症病例中，精神病性症状（典型的是情绪一致性、负性妄想和幻听）也可能出现，这提示我们在治疗过程中不仅需要抗抑郁药物还需要抗精神病药物。

尽管重性抑郁症被认为是间歇性的，以间断的正常情绪为特征，但更多地表现为慢性形式。在临床上出现2年或者更久的抑郁，临床医生需要考虑做出持续性抑郁症的诊断（是心境恶劣障碍和慢性重性抑郁症相结合的形式，因而取代了症状严重程度的优先诊断标准）。这些患者通常报告抑郁症状开始于儿童期或开始于成年早期，并伴随着慢性情绪紊乱。早发型持续性抑郁症与共病人格障碍和药物滥用有关。

评估一个在重性抑郁发作中的患者，重要的是其是否存在双相障碍易感素质（bipolar diathesis），而不是患病时间的长短。具有潜在双相障碍易感素质或是真实的双相情感障碍的患者，都存在在抗抑郁药物治疗中发展为躁狂的风险，在没有适当的情绪稳定剂时可能面临情绪障碍的恶化[4, 5]。因此，筛查躁狂或轻躁狂病史很重要，同样重要的是要识别出那些有可能发展为双相情感障碍但尚未表现出躁狂症状的个体（表3-1）。遗憾的是，在

临床上双相情感障碍的抑郁阶段不能与抑郁障碍（单相）区别。尽管询问躁狂或轻躁狂的病史是第一步就要做的事情，但在众多的双相抑郁患者中，纵然利用结构式诊断询问仍不能辨别躁狂或轻躁狂发作的病史[6]。急性期的重性抑郁症患者可能在回忆过去的躁狂或轻躁狂阶段存在困难，所以通过患者的家人或朋友来收集相关信息通常很有用。

表 3-1　双相障碍易感素质的潜在指标

双相情感障碍家族史
抑郁症首发年龄小（年龄小于25岁）*
多次抑郁症发作史
抑郁症发作病程较短
精神错乱或病态内疚
情绪不稳定
精神运动迟缓、铅样瘫痪、嗜睡、过量饮食

*原文为 "> age 25"，但根据表述应为年龄小于25岁。——译者注
[经许可转载自 Michell P B, Goodwin G M, et al. Diagnostic guidelines for bipolar depression: a probabilistic approach. *Bipolar Disord*, 2008; 10(1 Pt 2): 144–152.]

除了这些主要的情绪障碍，许多精神疾病也会表现出一些抑郁症状，如创伤后应激障碍（posttraumatic stress disorder，PTSD）、物质使用障碍（substance use disorder，SUD）、焦虑障碍、人格障碍或进食障碍。牢记多种诊断可以共存，仅仅是一个单独的抑郁症可能不能充分解释临床表现。在不能做出明确诊断的情况下，可以使用一种系统性的方法来排除相关因素，如表3-2总结相关的内容。

躯体疾病患者的临床访谈

由于环境和转诊患者的因素，对急性躯体疾病患者

表 3-2　抑郁症的综合评估

干扰因素及影响因素列表		
躯体疾病因素	精神病学因素	基本因素
睡眠障碍（例如不宁腿、周期性腿动、睡眠呼吸暂停）	双相风险	饮食
	精神病性症状	运动
甲状腺疾病	酒精及药物使用（可考虑尿液毒素筛查）	参与令人愉悦的活动，包括社交
维生素 B_{12} 或叶酸缺乏		使命感
认知障碍（例如痴呆）	创伤史	稳定/安全的生活环境（例如，无家庭暴力）
谵妄	强迫症	充足的光线（例如，日常出行）
	进食障碍	

的精神病学访谈会面临着各种各样的问题。对于住院或者急诊科的患者来说，狭小的空间、有限的隐私、嘈杂的环境、干扰因素以及不可预期的时间限制都能影响访谈的质量。对于初级保健机构或其他专科门诊医生同样如此，在这些地方，精神健康可能不是主要被关注的问题。在对患者或医疗服务提供者没有任何提示的情况下，咨询难以在这些场所进行，因此，访谈非常需要一种灵活有效的方法。由于评估和管理的时间相对较短，与传统精神病学门诊相比，理想的做法是快速建立融洽的关系和解决"临床"问题，比如最早阶段的安全评估。从这个角度来看，假设评估过程有可能随时被打断，这些操作能够帮助临床医生在患者必须离开去接受化验或离开检查室之前聚焦既往史和检查中的重要因素。

对于初诊患者来说，他们可能从未看过精神科或心理科医生。医生需要注意牢记很多患者看的是常规的门诊（或者是转诊过来的），他们可能不会主动寻求精神治疗，一定程度上他们也没有意识到被转诊的原因。这种情况尤其适用于住院患者，这些患者会被认为是因为常规检查而表现出抑郁，对手术或治疗产生精神"逃避"。因此，许多患者对精神访谈和思考调查结果会被如何使用而感到焦虑。有些人可能对精神疾病有误解或感觉难堪，甚至因为精神科医生认为他们需要心理健康服务而表现出敌对情绪。建立一种舒适、有效的融洽关系是如此重要，因此，我们将回顾应对这些问题的一些策略。

询问患者是否意识到转诊的原因并解释任何可能存在的误会，从而在一开始建立治疗联盟。这个过程也帮助医生了解患者对自己的疾病、情绪及社会交往的认识。针对一个不情愿接受抑郁症诊断的患者，提供一些关于抑郁症对其躯体疾病的影响和同时解决两个疾病的好处的健康教育（宣教）也是有帮助的。对于慢性抑郁症患者，尤其是具有健康问题或社会性应激源的患者，他们可能不会将他们的情绪低落、相关功能的损害看作是异常的，或者是需要进行治疗的。确实，他们可能从家人、朋友，甚至是医务工作者那里得到一些信息，认为抑郁在他们当时的处境中出现是"正常的"、适当的，并且是可预见的。在这些情况下，可以把最初的访谈看作是对"做什么能够有帮助"而进行的一个评估，比如改善睡眠、增加精力或提高动机，而不是给予一个诊断。

对于那些从未见过精神科临床医生，也没有自己寻求过评估的患者来说，他们对访谈产生焦虑是很常见的。患者经常担忧他们会"被分析"或者以某种方式"被欺骗"来讨论他们的隐私。这些担忧可能源自他们的家人或朋友曾经去精神卫生保健所获得的积极或消极的经历。那些将要接受手术或入职体检的患者可能对透露他们的抑郁症或其他精神疾病的存在持尤其谨慎的态度。因此，

经常会有患者在精神访谈结束后寻求一些心理安慰，他们会问："我没有疯，对吧？"

一个有用的方法就是从询问患者既往史开始，询问一些令其舒适、熟悉的信息：他们的躯体疾病。大多数患者有非常多的经验来讨论他们的躯体症状。对于许多人来说，他们对讨论的肺部疾病或糖尿病非常熟悉，但他们很少甚至从来没有提起过有关情绪的问题。以一种共情的方式来表达或反馈一些关于躯体疾病的基本知识，不仅有助于建立治疗联盟，而且还传达了医生在患者护理中想要同时认识和解决躯体及精神问题的意图。这种方式可以减轻患者认为医生不能理解躯体疾病或者精神治疗将妨碍躯体治疗所带来的恐惧。

除了增加访谈的舒适度，以躯体疾病史开始也给予患者一种时间进程感，有助于了解疾病的相对严重性，这对于确定情绪症状与时间的关系很重要。通过询问躯体疾病的状况来转向询问更多的"精神方面"的问题。比如，有人会问"你的精神是怎么支撑你来经历这些事情的？"或"这些事都影响到你的活动或情绪了吗？"。在此基础上，可以询问更具体的问题来评估患者的绝望感、无助感以及自责的想法。再者，对患者躯体疾病的早期认识能够帮助概念化这些抑郁症的认知特征，例如，患者是得知自己身处疾病晚期还是由于家庭负担所产生的自责感才导致出现抑郁症状的？探索负性认知也有助于认识非特异性症状的性质，比如在抑郁症和许多全身性疾病中都普遍存在的疲劳感。由于上述提到的潜在的时间限制，在访谈中尽早筛选自杀想法也要非常谨慎，以保证有充足的把握来解决任何紧急的安全问题。

与在精神病学访谈中回顾躯体疾病病史一致，应着重考虑患者的功能障碍、社会环境和保健资源的纵向过程。社会隔绝和经济困难通常伴随着疾病的发展而加重，比如会随着抑郁程度而加重。对于一些处于复发和痊愈过程的疾病，询问更多过去出现的情绪症状的细节，不论是否能够做出诊断，这些细节都可能是当前失调的成因。通过了解躯体疾病或精神疾病家族史，不仅可以了解患者的遗传风险，而且还可以根据家族遗传进行诊断，也有助于识别患者从他们亲属的经验中获得的先入为主的观念。

抑郁症筛查

由于医疗会面的时间限制，使用筛查工具来检测潜在的抑郁症患者并将之整合到临床工作流程中具有重要的价值。尽管现在有很多有效的工具，但是最常见的还是患者健康问卷-9。这份有9个项目的自评问卷评估了抑郁症症状的有无及其频率、抑郁症的认知和抑郁症的躯体症状以及自杀想法。尽管对患者健康问卷-9用于住院患者有效

性褒贬不一，但它在门诊中却非常有效[7-11]；并且多种语言版本的患者健康问卷-9均被证实有效，包括汉语、泰语、西班牙语、法语、斯瓦希里语和英语[12-17]。患者健康问卷-9得分范围是0~27分，超过20分表示有严重抑郁。10分通常是重度抑郁的临界值，使用这个临界值可以达到约88%的敏感性和特异性[18]。然而，最近一项有效性研究的荟萃分析却指出8~11分具有较为相似的敏感性和特异性[19, 20]。

只有2个项目版本的患者健康问卷-2仅仅被用来筛查前两个星期的抑郁情绪和快感缺失。患者健康问卷-2用于初始筛查很理想。在初级保健和妇产科患者中，患者健康问卷-2评分为3分或以上的患者在抑郁识别中有83%的敏感性和92%的特异性[21]。患者健康问卷-2结果为阳性者，应该进一步完成完整版的患者健康问卷-9评估。需要重视的是患者健康问卷-9（和患者健康问卷-2）不能够区分抑郁原因，如双相情感障碍、适应障碍、丧亲以及治疗或者是药物所致的情绪障碍。所有筛查工具用于临床诊断是重要的，但决不能仅仅根据分数来决定接下来的治疗。阳性分数需要进一步的诊断及确认，评估患者的反应来确保正确的解释，避免误诊，这一点至关重要。

抑郁评估量表

尽管筛查工具（患者健康问卷-9）的分数与抑郁严重性呈正相关，并且可以证明抑郁症状的改变，但是却不能精确地追踪症状随着时间的变化。为了监测抑郁的严重性和患者对治疗干预的反应，我们需要更加详细的评估量表，应包括附加症状和严重程度的测查，而不仅仅是统计发作频率。目前存在很多量表，其中最常见的是汉密尔顿抑郁量表（Hamilton Depression Rating Scale，HDRS）和蒙哥马利-艾森贝格抑郁评定量表（Montgomery-Asberg Depression Rating Scale，MADRS），它们主要用于抗抑郁药物治疗效果试验结果评价[22, 23]。两个量表都需要经过训练的专业人员实施，它们可以对抑郁症状的严重程度进行利克特量表法的评估，如睡眠障碍、负性思维和自杀意念。

汉密尔顿抑郁量表有17个项目（附加的4项可被评估但不计入总分），8分以下为"正常"，超过24分常被认为是"严重"[24]。当前对抑郁症的药物疗效临床试验通常要求患者有相对较高的汉密尔顿抑郁量表评分（22分或更高），这类患者才能纳入研究。蒙哥马利-艾森贝格抑郁评定量表评分是0~60分，低于7分通常被认为是"正常"，30分及30分以上被定义为严重抑郁[25]。抗抑郁研究的准入标准是蒙哥马利-艾森贝格抑郁评定量表得分在30分及以上。从有效性和对变化的敏感性角度

来说汉密尔顿抑郁量表和蒙哥马利-艾森贝格抑郁评定量表具有可比性，蒙哥马利-艾森贝格抑郁评定量表比汉密尔顿抑郁量表少7个项目，评估起来更快捷[26]。尽管这些量表通常在研究中使用，但它们的临床价值在于识别对抗抑郁药物治疗有效的患者（与疗效实验中的被试相似）。理论上，这种严重性评估可以减少轻度患者不必要的抗抑郁治疗（和相关的不良反应）。通过重复测量，汉密尔顿抑郁量表和蒙哥马利-艾森贝格抑郁评定量表也能够很好地评估症状随时间的变化和治疗反应（或失败），并就一些需要额外关注和干预的具体症状提供指导。当分数低于临界值（汉密尔顿抑郁量表是7分）时就定义为痊愈，通常治疗反应被定义为总基线分数下降50%。

自评抑郁问卷不需要占用医务人员的时间和对施测人员进行训练，因此在日常的临床实践中有明显的优势。然而，与所有的仪器一样，如果对评估结果没有仔细检查和辨析，患者可能过低或过高评估自己的症状。在所有自评量表中，贝克抑郁自评量表最常用，它有21条项目，用来评估抑郁负性认知和自主神经症状[27]。尽管在常规的精神科实践中，贝克抑郁自评量表分数对追踪治疗反应有用，但躯体疾病所致的症状（如疲劳感）可引起对躯体因子分的错误评估而因此夸大了抑郁严重性[28]。16项抑郁症状快速问卷（16-item Quick Inventory of Depressive Symptomatology，QIDS）也是一种可用的自评问卷，被验证有效后广泛用于抑郁症的序贯治疗研究（STAR*D）中[29]。16项抑郁症状快速问卷与汉密尔顿抑郁量表具有良好的相关性，对症状改变具有同样的敏感性[30]。医院焦虑抑郁量表（Hospital Anxiety and Depression Scale，HADS）是专门为住院患者设计的量表，用来评估焦虑和抑郁状态，尽管它会被躯体疾病所导致的症状混淆。医院焦虑抑郁量表在检测抑郁症中有0.8的灵敏度（超过8分），这似乎是一个合理的筛查工具，尽管这个量表在抑郁的诊断和追踪方面效用相对较低[31, 32]。

评估自杀风险

自杀和自杀意图可以说是抑郁症最明显也是最不幸的后果。研究报告发现在患有威胁生命的躯体疾病的患者中，具有显著临床自杀意图者大约占7%，当共病重性抑郁症时这个数值可达到25%[33]。不管可能的诊断是什么，识别并评估自杀风险非常重要，因为及时的干预确实能够挽救生命。对于所有报告抑郁的患者（或者筛查可能抑郁的患者），都应该直接询问其是否有自杀想法、计划和行为。具有明显自杀风险的患者需要直接送至急救部门，在那里精神科医生可对其进行安全评估，如果有必要的话，可以将患者收入精神科病房进行治疗。

对许多临床医生来说，询问自杀问题会引起患者焦虑，这可能是因为（错误地）认为这样的讨论会增加风险，也可能是由于没有把握应对有自杀意图的患者。一项使用模拟抑郁症患者的研究表明，只有36%的患者在临床医生的评估中被调查了自杀风险[34]。研究发现具有学术背景或者有抑郁病史的临床医生更有可能询问自杀，而性别、临床专业（家庭医生和内科医生）和对治疗抑郁症的信心与询问自杀的可能性没有关系。与伴有抑郁情绪的适应障碍相比，报告重性抑郁症症状的模拟患者更可能被询问有关自杀的问题，与特别要求服用抗抑郁药物的患者一样。笔者推测由于缺乏管理自杀患者的经验而产生的恐惧可能会使临床医生不愿意询问关于自杀的问题。拥有一套清晰的系统来发现和应对自杀意图，可提高临床医生和患者的舒适程度。

临床医生可以先问患者是否曾经希望自己已经死去。如果得到肯定，那么接下来就应该提出关于自杀的具体想法的问题，包括患者是否想到了自杀的方法，是否开始制订计划或做准备，是否为自杀收集诸如药物等物品，是否开始安排后事，是否打算按照自己的想法去行动。一般说来，患者在从自杀想法到自杀行为这条路上走得越远，就越值得关注。了解阻碍患者采取进一步的行为的原因，也有助于对自杀风险进行分级。对于没有明显自杀意图的患者来说，询问过去的自杀意图和自杀行为也是重要的，因为过去拥有自杀意图和行为暗示着未来自杀风险较高。

对于想要寻求一个能够对自杀评估更加结构化的临床医生来说，哥伦比亚自杀严重性评估量表（Columbia Suicide Severity Rating Scale，C-SSRS）[35]是一个有效的筛查工具。它在世界范围内和各种环境中通用，包括基层医疗、家庭医疗和行为健康组织，也被神职人员、收容所、学校、监狱和军队使用。哥伦比亚自杀严重性评估量表具有良好的特异性和敏感性，在成人和儿童中均得到验证，并且有多种语言版本。尽管量表实施人员需要接受培训，但并不要求进行具体的心理卫生或其他临床训练。当患者自杀风险筛查呈阳性时，测验实施者会被提示通知有经验的临床医生对患者进行详尽的评估。这个量表之所以特别有用是因为它可区别出广泛自杀意图和相关行为，并可以对自杀风险进行量化。此外，一个自评的、计算机化的版本正在临床试验中进行评估[36]。

在常规护理中，评估自杀风险不仅对有精神疾病或精神病史的患者非常重要，对患有严重躯体疾病的患者进行自杀风险的评估也同样重要。躯体疾病是自杀的一个独立危险因素，尽管两者之间的关系是复杂和微妙的。其他自杀危险因素包括单身、失业和男性。拥有枪支以及酗酒和药物滥用也会增加自杀意图和自杀行为的风险。

不是所有的躯体疾病都会增加自杀风险，但从以往经验来看，癌症和艾滋病会增加自杀风险，尤其是刚刚确诊之后。在一项对帕金森病患者的大型纵向研究中发现，他们的自杀率实际上是一般人群的1/11。此外，与其他疾病不同，自杀的帕金森病患者与一般群体的社会概况相同，但已婚人士比未婚人士更容易自杀[37]。同样，在慢性肺部疾病中已婚患者更有可能自杀[38]。这两项研究的作者假设对配偶的依赖和对加重配偶负担的担忧可能促进了自杀行为。因此，通常认为单身的人有更高的自杀风险的观点并不一定适用于所有疾病。

诊断共病的时机也是需要考虑的问题。在重大躯体疾病确诊之后自杀风险达到最高，随着治疗的开始和推进，自杀风险逐渐降低。年龄也是一个影响自杀的因素，患有重大躯体疾病的年轻患者比老年患者更有可能采取自杀行为。一项针对65岁以上人群的自杀研究发现，患有三种及以上疾病的患者自杀的风险增加了3倍[39]。

把躯体疾病作为自杀的危险因素的深入研究很有必要。但是，这类研究是困难的，因为对慢性疾病、晚期疾病、躯体损伤、残疾以及疼痛还没有形成标准化的、一致的定义。此外，设计良好的控制组也非常困难，因为自然死亡不可避免地会受到躯体疾病的影响。大多数研究将机动车事故受害者作为对照组，但通常会出现分组错误，因为其中一部分人最终也自杀了。尽管如此，在自杀风险的评估和预防中，躯体疾病仍没有得到它应有的重视。英国智库Demos的一项研究质疑了自杀仅仅是一个心理健康问题的观点。该项研究对各种来源的数据进行仔细研究后发现，在4390例自杀案例中，有10%的人"正经历着某种形式的严重躯体疾病"[40]。

通过自杀结束生命的人在生命的最后一个月曾去看过他们的初级保健医生（45%）或心理健康医生（19%）[4]。大多数研究并没有报告这些最后的会面中讨论的内容。仅有少数研究发现在最后一次会面中提及了自杀，并且当这样的讨论被记录下来的时候，大多数患者都会否认有自杀的想法。史密斯（Smith）等以退伍军人健康管理局中具有抑郁症病史又死于自杀的患者为对象探索自杀风险评估的质量[5]。尽管大多数患者在过去一年里进行过一些自杀风险评估，但许多人在最后一次就诊时没有进行评估，尤其是那些去看非精神科医生的患者。相比于最后一次会面，患者更可能在过去一年某个时间透露出他们的自杀想法。这暗示了一生之中的自杀意图可能比当前的自杀意图有更好的预测性，并强调了在躯体疾病和抑郁的情况下对自杀意图和行为进行反复的、持续的自杀评估和监控的重要性。需要牢记的是，对当前自杀意图的否认并不能排除未来可能发生的自杀风险。

谵妄状态下的抑郁症评估

谵妄是一种以注意力受损、思维混乱、意识水平波动为特点的急性精神状态变化，是躯体疾病常见且严重的并发症。虽然谵妄主要发生于住院患者中，报道的患病率为14%～56%，但门诊患者中也可能出现谵妄，尤其在老年患者中[41,42]。

谵妄可以表现出多种精神疾病症状：幻觉、睡眠障碍、情感改变、认知紊乱和显著激越。然而，谵妄最常见的亚型表现为活动减退、沉默寡言、缺乏互动和"糊涂"。在这些患者中，情感反应迟钝或者冷淡者通常会被错误地诊断为抑郁症。这方面的内容在第22章中会详细论述，在这里仅回顾主要的观点。

鉴别抑郁症和低动力谵妄依赖于对认知变化的仔细评估，并确定是否有相关的疾病，如新出现的感染或药物所致。典型的低动力型谵妄患者不会出现抑郁情绪，但可能表现出精力下降、焦虑、注意力集中困难和睡眠障碍。测试注意力——比如让患者倒背一年的月份以及直接询问患者的情绪——通常足以区分抑郁和低动力型谵妄。值得注意的是，视幻觉常见于谵妄而很少见于抑郁症。典型的谵妄状态会在数小时内出现波动，而抑郁则相对稳定。

偶尔会有一些严重抑郁症患者因为认知困难而被误认为是"假性痴呆"。但这些通常反映的是精力和情感的缺乏，而不是真正的功能障碍。两种情况严重时都可能出现幻听，但谵妄更容易出现幻听。在一些案例中对两者进行区分比较困难，尤其是有明确精神病史或有多种并发症、长期住院的患者。此外，在相对罕见的情况下，谵妄状态的患者会出现流泪，并表现出包括自杀意图在内的一些抑郁的迹象。在不确定情况的时候，脑电图是有用的，它可排除癫痫放电活动而表现出谵妄状态下的弥漫性慢波。一个没有谵妄或其他神经疾病的抑郁症患者，脑电图是正常的。

谵妄和抑郁症可以同时出现，一旦同时出现，在处理激越、睡眠紊乱和精神痛苦时要首先考虑治疗引起谵妄的病因。在这个阶段加用抗抑郁药物最终可能会加重病情，所以处理好谵妄后才能加用抗抑郁药物。

评估抑郁症背景中的焦虑

焦虑在抑郁症中非常常见，可表现为心理紧张或躯体症状，尽管也可能反映了另一种共病的紊乱。实际上，对抑郁评估量表（如汉密尔顿抑郁量表）的回顾揭示了两者在症状上的重叠，其中有一些针对焦虑的条目，如激越、"精神性"焦虑、"躯体性"焦虑和疑病症。这些特征也出现在相应的焦虑评估量表中。仔细地评估焦虑症状的时间进程可有助于区别这两种诊断：焦虑症状出现在抑郁之前还是仅由躯体症状引起的（如严重的疼痛或呼吸困难）？在某些情况下，焦虑实际上可能预示或加重抑郁，尤其是对于那些正遭受强烈的躯体或社会应激的患者来说。幸运的是，一线抗抑郁药通常也能抗焦虑和惊恐，然而如果有证据诊断出原发性焦虑症，可以采用更加有针对性的治疗。

抑郁症评估中的文化和种族问题

本部分内容讨论共病躯体疾病的抑郁症患者的文化差异，将文化定义为一个共享的信仰体系以及特定民族的一套规范和价值观。尽管文化多样性是美国的一个显著特征，但是不同种族人群之间享有的健康保健资源并不平等。即使他们正在接受躯体疾病的治疗，也难以被诊断出共病抑郁症。许多传统背景的拉丁裔美国人、非裔美国人、亚裔美国人很少寻求专业的精神健康的诊疗，大多数人是由于躯体症状而不是明显的精神问题去基层保健机构的[43]。

患者的病耻感可以解释为什么少数种族人群可能更倾向于找内科医生而不是精神科医生来看心理疾病。尽管研究很少，但现有研究仍显示少数群体（包括美国原住民、非裔美国人、亚裔美国人、拉丁裔美国人和中东裔美国人）的精神疾病病耻感比美国白种人更加强烈［美国卫生与人类服务部（DHHS），2001］[44-46]。与欧洲文化中更加重视价值自主、独立、个性化和未来导向相比，这些群体往往更加重视集体主义以及相互依赖的社会网络[47,48]。对于少数种族患者，有经验的医生在采集病史或进行抑郁评估之前可能首先会通过闲聊来建立融洽的关系。通常，基础保健医生起着关键性作用，他们通过教育和讨论常见精神疾病的错误概念、无知和偏见来帮助患者正视自己所遭受的心理健康问题。

在许多亚洲文化中，一个人的成功或失败会反映到家庭上。如在菲律宾文化中，个人的精神疾病会被认为是家庭的精神疾病[49]。因此，抑郁症可能成为家庭耻辱的来源，并使照料者难以提供帮助。在拉丁美洲文化中，女子气概和男子气概是重要的传统价值观[50]。女子气概指的是女性具有道德、自我牺牲、自尊且隐忍的理想属性；而男子气概指的是强壮、能够保卫家庭的特性。这些文化价值观使得人们因为害怕表现出软弱或无能，从而很难坦诚地讨论精神疾病[45]。

不同的社会对抑郁有不同的心理学理解。令人虚弱的抑郁症症状可能不会被认为是一种疾病或先于躯体疾病存在的一个症状。抑郁症症状可能被认为是对生活应激事件的情绪反应，而不是需要药物治疗或可能产生后遗症的疾病。因此，很少看见急切求医的患者或寻求帮助的照料者[51]。尽管这样会减少病耻感，但是可能会耽误有效的治疗方案。

　　了解患者的文化背景有助于临床医生与患者建立治疗联盟，使患者能够更加精确地表达他们的精神状态，并且增加治疗的依从性。讨论文化背景的关键点包括对患者的传统观念、价值观、信仰以及家庭关系的探索，也包括对种族和贫困对他们的行为产生什么影响的探索，还包括对语言、表达方式和沟通风格在不同文化群体中的差异的理解。同时，临床医生必须认识到个人职业价值观可能会与不同文化背景的患者的情感需求产生冲突或者需要对其进行协调[52]。

　　《精神障碍诊断与统计手册》（第四版）附表1中的文化表述首次尝试在诊断和实践中定义文化的细微差异。它指出了4个文化敏感性区域：患者与其文化身份的关系，当前疾病的意义和疾病的经历，心理社会支持，以及日常功能。这种表述在《精神障碍诊断与统计手册》（第五版）中得到了修订和更新。表3-3是《精神障碍诊断与统计手册》模型的改编，描述了如何以文化为重点引出对患者的访谈，并形成患者对自己所患疾病的理解。

　　对少数种族群体或特殊文化背景的患者进行抑郁评估时，经常需要考虑常用的抑郁筛查工具的有效性。接下来我们重点讨论患者健康问卷和流调用抑郁自评量表，它们的文化有效性已经被检验。

　　自评的患者健康问卷-9是在初级医疗机构使用的一个基于《精神障碍诊断与统计手册》标准的抑郁筛查工具[53]。它在少数种族人群中也具有良好的有效性和实用性。因此，它通常被认为是一个检测不同种族人群抑郁症的合适的筛查工具。患者健康问卷-9已经用于初级医疗机构中的人群，包括华裔、拉丁裔、非裔和非拉丁裔的白种人患者，并具有良好的可靠性、敏感性和特异性[54]。患者健康问卷-9的西班牙语版在综合医院住院患者[55]和初级医疗机构门诊患者中已被证实有令人满意的效度[56]。

　　然而，患者健康问卷-9个别项目在不同种族之间的认可度仍存在明显的差异。相比其他种族人群，拉丁裔抑郁症患者更可能认可快感缺失，而华裔抑郁症患者则更可能认可精神运动能力异常和睡眠障碍，他们不太可能认可食欲问题[54]。黄（Wong）等[57]发现在亚裔人群研究中患者健康问卷-9最佳临界值往往更低，这可能表明亚裔患者倾向于总体上认同较少的项目。

　　流调用抑郁自评量表（Center for Epidemiological Studies Depression Scale，CES-D）是另外一个筛查工具，已在不同文化背景和种族人群中得到广泛的应用和验证[58]。西班牙语版本的流调用抑郁自评量表在检测抑郁症方面被证实具有很好的灵敏度和有效性[56, 59, 60]。中文

表 3-3　基于文化对疾病的理解

了解患者关注的文化敏感性方法	要问的问题
探索患者及其社交网络对问题的定义	1.今天你做了什么事？ 2.有时人们会以不同的方式向家人和朋友描述他们的问题。你会如何告诉他们你发生了什么事？
探索对原因的文化认知	1.为什么你认为这会发生在你身上？ 2.什么可能导致你的问题？ 3.你的家人或朋友会认为你发生了什么事？
探索患者的压力源和支持	1.是什么让你的生活更美好？ 2.当你有困难时谁来帮助你？ 3.你生活中是否有困难让你感到有压力？
探索患者的应对技巧和求助行为	1.你有哪些处理问题的方法？ 2.你有没有做一些基于你的特定背景的事情应对？ 3.过去有没有阻碍你获得帮助的事？ 4.你有没有因为自己的问题看过传统的治疗师？
探索患者在何种程度上认同他们的文化以及这对他们的决定的重要性	1.对你来说，你的文化对你来说最重要的部分是什么？ 2.什么类型的互动会让你感到舒服？ 3.你的文化或身份是否让事情变得更困难？
帮助澄清医生和患者之间的不同期望	1.有时医生和患者沟通不畅，因为他们有不同的文化背景或对治疗有不同的期望。你是否为此担心过，医护工作者可以做些什么来更好地照顾你？

版流调用抑郁自评量表也显示出令人满意的测量性能[61]，并被广泛用于抑郁症症状评估以及不同种族人群之间的比较。

对流调用抑郁自评量表中个别项目的认可在不同种族群体中也存在差异。一些研究者发现非裔美国人在"人们不友好"和"人们不喜欢我"这两个项目中的评分比白种人高，并且与整体抑郁症状相匹配，同时也表明排除这两个项目后流调用抑郁自评量表具有更高的效度[62]。一项以老年社区居住的非裔美国人为样本的流调用抑郁自评量表因素分析研究发现四个因子（抑郁/健康水平、积极情绪、人际关系和社会幸福感）与最初的结构不同[63]。这个结果被后来研究进一步证实[64]。中文版流调用抑郁自评量表研究揭示了情感因子和健康水平因子之间的重叠，反映了抑郁症在中国文化中的体验和表达[61]。

最近一项流调用抑郁自评量表荟萃分析研究比较了非裔美国人、美洲印第安人、亚裔美国人、白种人和西班牙裔美国人[65]之间的差异并证实了流调用抑郁自评量表最初的四因子结构[58]。然而，金（Kim）等在未进行项目分类情况下的一项探索性因素分析发现种族群体之间存在较大的变异[65]。两个额外因素（堕落和悲伤）出现在非裔美国人群中，一个额外因素（疏远）出现在亚裔人群中，还有一个额外的因素（成见）出现在白种人群中。

在少数种族人群中筛查抑郁症，患者健康问卷-9和流调用抑郁自评量表是较好的选择。贝克抑郁自评量表在预测力和有效性方面存在限制[66-68]。

结论

在躯体疾病中，抑郁情绪是一个常见但非特异性症状，这就需要进行全面的躯体和精神评估。虽然仅有沮丧通常不需要临床干预，但躯体疾病导致的心理、社会和功能应激而产生的适应障碍在这类人群中确实普遍存在。在这些应激源存在的情况下，其或多或少都可能出现抑郁症，并且和躯体疾病有着一些相似的症状，这就使得诊断变得较为复杂。一些标准化的工具可以检测抑郁症并进行严重程度评定，而认知检查和基本医学检查通常足以排除非精神病学原因引起的抑郁情绪。然而，无论原因是什么，都需要仔细监控抑郁症患者的自杀想法、计划和行为。最后，考虑文化背景和种族差异可以帮助临床医生提高筛查效率，避免误诊，并更加深入地了解支持患者战胜疾病的最佳方法。

参考文献

1. Dantzer R, O'Connor JC, Freund GG, Johnson RW, Kelley KW. From inflammation to sickness and depression: when the immune system subjugates the brain. *Nat Rev Neurosci*. 2008; 9(1): 46-56.

2. American Psychiatric Association. *DSM-5 Task Force. Diagnostic and Statistical Manual of Mental Disorders: DSM-5*. 5th ed. American Psychiatric Association

3. Wolkowitz OM, Rothschild AJ. Psychoneuroendocrinology: The Scientific Basis of Clinical Practice. 1st ed. Washington, DC: American Psychiatric Pub; 2003.

4. Luoma JB, Martin CE, Pearson JL. Contact with mental health and primary care providers before suicide: a review of the evidence. *Am J Psychiatry*. 2002; 159(6): 909-916.

5. Smith EG, Kim HM, Ganoczy D, Stano C, Pfeiffer PN, Valenstein M. Suicide risk assessment received prior to suicide death by Veterans Health Administration patients with a history of depression. *J Clin Psychiatry*. 2013; 74(3): 226-232.

6. Tsuang MT, Winokur G, Crowe RR. Morbidity risks of schizophrenia and affective disorders among first degree relatives of patients with schizophrenia, mania, depression and surgical conditions. *Br J Psychiatry*. 1980; 137: 497-504.

7. Watnick S, Wang PL, Demadura T, Ganzini L. Validation of 2 depression screening tools in dialysis patients. *Am J Kidney Dis*. 2005; 46(5): 919-924.

8. Fann JR, Bombardier CH, Dikmen S, et al. Validity of the Patient Health Questionnaire-9 in assessing depression following traumatic brain injury. *J Head Trauma Rehabil*. 2005; 20(6): 501-511.

9. Martin A, Rief W, Klaiberg A, Braehler E. Validity of the Brief Patient Health Questionnaire Mood Scale (PHQ-9) in the general population. *Gen Hosp Psychiatry*. 2006; 28(1): 71-77.

10. van Steenbergen-Weijenburg KM, de Vroege L, Ploeger RR, et al. Validation of the PHQ-9 as a screening instrument for depression in diabetes patients in specialized outpatient clinics. *BMC Health Serv Res*. 2010; 10: 235.

11. Rentsch D, Dumont P, Borgacci S, et al. Prevalence and treatment of depression in a hospital department of internal medicine. *Gen Hosp Psychiatry*. 2007; 29(1): 25-31.

12. Chen S, Fang Y, Chiu H, Fan H, Jin T, Conwell Y. Validation of the nine-item Patient Health Questionnaire to screen for major depression in a Chinese primary care population. *Asia-Pac Psychiatry*. 2013; 5(2): 61-68.

13. Lotrakul M, Sumrithe S, Saipanish R. Reliability and validity of the Thai version of the PHQ-9. *BMC psychiatry*. 2008; 8: 46.

14. Arthurs E, Steele RJ, Hudson M, Baron M, Thombs BD, Canadian Scleroderma Research G. Are scores on English and French versions of the PHQ-9 comparable? An assessment of differential item functioning. *PLoS One*. 2012; 7(12): e52028.

15. Rogers KD, Young A, Lovell K, Campbell M, Scott PR, Kendal S. The British Sign Language versions of the Patient Health Questionnaire, the Generalized Anxiety Disorder 7-item Scale, and the Work and Social Adjustment Scale. *J Deaf Stud Deaf Educ*. 2013; 18(1): 110-122.

16. Omoro SA, Fann JR, Weymuller EA, Macharia IM, Yueh B. Swahili translation and validation of the Patient Health Questionnaire-9 depression scale in the Kenyan head and neck cancer patient population. *Int J Psychiatry Med*. 2006; 36(3): 367-

381.

17. Merz EL, Malcarne VL, Roesch SC, Riley N, Sadler GR. A multigroup confirmatory factor analysis of the Patient Health Questionnaire-9 among English-and Spanish-speaking Latinas. *Cultur Divers Ethnic Minor Psychol*. 2011; 17(3): 309-316.

18. Kroenke K, Spitzer RL, Williams JB. The PHQ-9: validity of a brief depression severity measure. *J Gen Intern Med*. 2001; 16(9): 606-613.

19. Arroll B, Goodyear-Smith F, Crengle S, et al. Validation of PHQ-2 and PHQ-9 to screen for major depression in the primary care population. *Ann Fam Med*. 2010; 8(4): 348-353.

20. Manea L, Gilbody S, McMillan D. Optimal cut-off score for diagnosing depression with the Patient Health Questionnaire (PHQ-9): a meta-analysis. *CMAJ*. 2012; 184(3): E19E-E196.

21. Kroenke K, Spitzer RL, Williams JB. The Patient Health Questionnaire-2: validity of a two-item depression screener. *Med Care*. 2003; 41(11): 1284-1292.

22. Hamilton M. A rating scale for depression. *J Neurol Neurosurg Psychiatry*. 1960; 23: 56-62.

23. Montgomery SA, Asberg M. A new depression scale designed to be sensitive to change. *Br J Psychiatry*. 1979; 134: 382-389.

24. Zimmerman M, Martinez JH, Young D, Chelminski I, Dalrymple K. Severity classification on the Hamilton depression rating scale. *J Affect Disord*. 2013; 150: 384-388.

25. Muller MJ, Himmerich H, Kienzle B, Szegedi A. Differentiating moderate and severe depression using the Montgomery-Asberg depression rating scale (MADRS). *J Affect Disord*. 2003; 77(3): 255-260.

26. Khan A, Khan SR, Shankles EB, Polissar NL. Relative sensitivity of the Montgomery Asberg Depression Rating Scale, the Hamilton Depression rating scale and the Clinical Global Impressions rating scale in antidepressant clinical trials. *Int Clin Psychopharmacol*. 2002; 17(6): 281-285.

27. Beck AT, Ward CH, Mendelson M, Mock J, Erbaugh J. An inventory for measuring depression. *Arch Gen Psychiatry*. 1961; 4: 561-571.

28. Farmer A, Chubb H, Jones I, Hillier J, Smith A, Borysiewicz L. Screening for psychiatric morbidity in subjects presenting with chronic fatigue syndrome. *Br J Psychiatry*. 1996; 168(3): 354-358.

29. Trivedi MH, Rush AJ, Ibrahim HM, et al. The Inventory of Depressive Symptomatology, Clinician Rating (IDS-C) and Self-Report (IDS-SR), and the Quick Inventory of Depressive Symptomatology, Clinician Rating (QIDS-C) and Self-Report (QIDS-SR) in public sector patients with mood disorders: a psychometric evaluation. *Psychol Med*. 2004; 34(1): 73-82.

30. Rush AJ, Trivedi MH, Ibrahim HM, et al. The 16-Item Quick Inventory of Depressive Symptomatology (QIDS), clinician rating (QIDS-C), and self-report (QIDS-SR): a psychometric evaluation in patients with chronic major depression. *Biol Psychiatry*. 2003; 54(5): 573-583.

31. Bjelland I, Dahl AA, Haug TT, Neckelmann D. The validity of the Hospital Anxiety and Depression Scale. An updated literature reviews. *J Psychosom Res*. 2002; 52(2): 69-77.

32. Spinhoven P, Ormel J, Sloekers PP, Kempen GI, Speckens AE, Van Hemert AM. A validation study of the Hospital Anxiety and Depression Scale (HADS) in different groups of Dutch subjects. *Psychol Med*. 1997; 27(2): 363-370.

33. Kishi Y, Robinson RG, Kosier JT. Suicidal ideation among patients with acute life-threatening physical illness: patients with stroke, traumatic brain injury, myocardial infarction, and spinal cord injury. *Psychosomatics*. 2001; 42(5): 382-390.

34. Feldman MD, Franks P, Duberstein PR, Vannoy S, Epstein R, Kravitz RL. Let's not talk about it: Suicide inquiry in primary care. *Ann Fam Med*. 2007; 5: 412-418.

35. Posner K, Brown GK, Stanley B, et al. The Columbia-Suicide Severity Rating Scale: initial validity and internal consistency findings from three multisite studies with adolescents and adults. *Am J Psychiatry*. 2011; 168(12): 1266-1277.

36. Mundt JC, Greist JH, Gelenberg AJ, Katzelnick DJ, Jefferson JW, Modell JG. Feasibility and validation of a computer-automated Columbia-Suicide Severity Rating Scale using interactive voice response technology. *J Psychiatr Res*. 2010; 44(16): 1224-1228.

37. Myslobodsky M, Lalonde FM, Hicks L. Are patients with Parkinson's disease suicidal? *J Geriatr Psychiatry Neurol*. 2001; 14(3): 120-4.

38. Quan H, Arboleda-Florez J, Fick GH, Stuart HL, Love EJ. Association between physical illness and suicide among the elderly. *Soc Psychiatry Psychiatr Epidemiol*. 2002; 37(4): 190-197.

39. Juurlink DN, Herrmann N, Szalai JP, Kopp A, Redelmeier DA. Medical illness and the risk of suicide in the elderly. *Arch Intern Med*. 2004; 164(11): 1179-1184.

40. Bazalgette L, Bradley W, Ousbey J, *The Truth About Suicide*. London, UK; 2011. http://www.demos.co.uk/files/Suicide_-_web.pdf?1314370102

41. Inouye SK. The dilemma of delirium: clinical and research controversies regarding diagnosis and evaluation of delirium in hospitalized elderly medical patients. *Am J Med*. 1994; 97(3): 278-288.

42. McCusker J, Cole M, Abrahamowicz M, Primeau F, Belzile E. Delirium predicts 12-month mortality. *Arch Intern Med*. 2002; 162(4): 457-463.

43. Hails K, Brill CD, Chang T, Yeung A, Fava M, Trinh NH. *Curr Psychiatry Rep*. 2012; 14(4): 336-44.

44. Yang LH, Kleinman A, Link BG, Phelan JC, Lee S, Good B. Culture and stigma: adding moral experience to stigma theory. *Soc Sci Med*. 2007; 64: 1524-1535.

45. Abdullah T, Brown TL. Mental illness stigma and ethnocultural beliefs, values, and norms: an integrative review. *Clin Psychol Rev*. 2011; 31(6): 934-948.

46. U.S. Department of Health and Human Services. *Mental health: Culture, race, and ethnicity—A supplement to Mental health: A report of the Surgeon General*. U.S. Department of Health and Human Services, Substance Abuse and Mental Health Services Administration, Center for Mental Health Services, Rockville; 2001.

47. Hughes Halbert C, Barg FK, Weathers B, et al. Differences in cultural beliefs and values among African American and European American men with prostate cancer. *Cancer Control*. 2007; 14(3): 277-284.

48. Mizelle ND. Counseling White Americans. In: Marini MA, Stebnicki, eds. *The Professional Counselor's Desk Reference*. New York, NY: Springer Publishing Company; 2009: 247-254.

49. Sanchez F, Gaw A. Mental health care of Filipino Americans. *Psychiatr Serv*. 2007; 58(6): 810-815.

50. Andrés-Hyman RC, Ortiz J, Añez LM, Paris M, Davidson L. Culture and clinical practice: recommendations for working with Puerto Ricans and other Latinas(os) in the United States. *Professional Psychology: Res Practice*. 2006; 37(6): 694-701.

51. Karasz A. Cultural differences in conceptual models of depression. *Soc Sci Med*. 2005; 60: 1625-1635

52. Saldana D.. *Cultural Competency: A Practical Guide for Mental Health Service Providers*. Austin, TX. Hogg Foundation for Mental Health, University of Texas at Austin; 2001

53. Kroenke K, Spitzer RL, Williams JB. The PHQ-9: validity of a brief depression severity measure. *J Gen Intern Med*. 2001; 16(9): 606-613.

54. Huang FY, Chung H, Kroenke K, Delucchi KL, Spitzer RL. Using the patient health questionnaire-9 to measure depression among racially and ethnically diverse primary care patients. *J Gen. Intern. Med*. 2006; 21(6): 547-552.

55. Diez-Quevedo C, Rangil T, Sanchez-Planell L, Kroenke K, Spitzer RL. Validation and utility of the patient health questionnaire in diagnosing mental disorders in 1003 general hospital Spanish inpatients. *Psychosom Med*. 2001; 63(4): 679-686.

56. Reuland DS, Cherrington A, Watkins GS, Bradford DW, Blanco RA, Gaynes BN. Diagnostic accuracy of Spanish language depression-screening instruments. *Ann Fam Med*. 7: 455-462.

57. Wong R, Wu R, Guo C, Lam JK, Snowden LR. Culturally sensitive depression assessment for Chinese American Immigrants: development of a comprehensive measure and a screening scale using an item response approach. *Asian Am J Psychol*. 2012; 3; 230-253.

58. Radloff LS. The CES-D Scale: A self-report depression scale for research in the general population. *App Psychol Measurement*. 1977; 1: 385-401.

59. Ruiz-Grosso P, Loret de Mola C, Vega-Dienstmaier JM, et al. Validation of the Spanish Center for Epidemiological Studies Depression and Zung Self-Rating Depression Scales: A Comparative Validation Study. *PLoS ONE*. 2012; 7(10): e45413.

60. Roberts RE. Reliability of the CES-D scale in different ethnic contexts. *Psychiatry Res*. 1980; 2: 125-134.

61. Ying YW., Depressive symptomatology among Chinese Americans as Measured by the CES-D. *J Clin Psychol*. 1988; 44: 739-746.

62. Cole SR, Kawachi I, Maller SJ, Berkman LF. Test of item-response bias in the CES-D scale: Experience from the New Haven EPESE study. *J Clin Epidemiol*. 2000; 53 285-289.

63. Long Foley K, Reed PS, Mutran EJDeVellis RF. Measurement adequacy of the CES-D among a sample of older African Americans. *Psychiatry Res*. 2002; 109: 61-69.

64. Williams CD, Taylor TR, Makambi K, et al. CES-D four-factor structure is confirmed, but not invariant, in a large cohort of African American women. *Psychiatry Res*. 2007; 150: 173-180.

65. Kim G, Decoster J, Huang CH, Chiriboga DA. Race/ethnicity and the factor structure of the Center for Epidemiologic Studies Depression Scale: a meta-analysis. *Culture Divers Ethnic Minor Psychol*. 2011; 17(4): 381-396.

66. Azocar F, Areán P, Miranda J, Munoz RF. Differential item functioning in a Spanish translation of the Beck Depression Inventory. *J Clin Psychol*. 2001; 57: 355-365.

67. Leentjens AF, Verhey FR, Luijckx GJ, Troost J. The validity of the Beck Depression Inventory as a screening and diagnostic instrument for depression in patients with Parkinson's disease. *Mov Disord*. 2000; 15: 1221-1224.

68. Zheng YP, Wei LA, Goa LG, Zhang GC, Wong CG. Applicability of the Chinese Beck Depression Inventory. *Compr Psychiatry*. 1988; 29(5): 484-489.

第 4 章

治疗的
一般注意事项

简·厄尔布
Jane Erb

戴维·克罗尔
David Kroll

阿丽尔·斯坦福
Arielle Stanford

梅甘·奥泽
Megan Oser

贾拉姆·比斯瓦斯
Jhilam Biswas

吴云 译

引言

对抑郁症患者进行鉴别诊断并确定其抑郁症的亚型之后（第3章），下一步就是根据患者抑郁症所对应的阶段制订一个循证干预的治疗计划。此时，告知患者各种干预方式的优势和副作用并让患者自主选择，可以让患者参与到治疗计划的制订中，提高患者的依从性，提升疗效[1]。干预时机也很重要，例如，重性抑郁症患者通常不能够全身心地投入到认知行为疗法（cognitive behavioral therapy，CBT）中，但如果患者处在病情较轻或开始康复的阶段，认知行为疗法就能很好地发挥作用。

就治疗目标而言，以症状的完全缓解和心理功能的最大恢复为目标能够改善治疗效果。与治疗后症状完全缓解的患者相比，那些还存在残余阈下症状的患者可能会表现出更严重的病程，并且其复发率也会是前者的3倍[2]。

获得症状的完全缓解和心理功能的最大恢复不仅能够改善患者的心理健康预后，对一些共病的躯体疾病可能也有积极作用。例如：

- 脑卒中后患上抑郁症的患者更可能死于脑卒中并发症[3]。
- 糖尿病共病抑郁症的患者，其血糖控制得越差，就更有可能患上糖尿病并发症[4]。
- 与患心肌梗死或其他心脏疾病但不共病抑郁症的患者相比，未经治疗的共病抑郁症的患者心律失常的可能性更大（第7章）。

在花费方面，躯体疾病共病抑郁症的患者，其护理的费用是那些患有同样的慢性病但不共病抑郁症的患者的2倍[5]。值得注意的是，在这些增加的花费中，只有一小部分（大约1%）被用于精神保健，而间接的花费则相当高，包括那些由于不能工作而损失的收入以及雇人照料所花的费用。共病抑郁症的患者还付出了比金钱更严重的代价，他们的生活质量更差，自杀风险更高[6, 7]。抑郁症得到有效治疗可以降低总体的护理费用。例如，对患抑郁症或心境恶劣障碍的老年人来说，采用一种综合的抑郁护理模式（第23章）会比采用非综合的护理模式减少至少50%的抑郁症状[8]并降低总体的护理费用[8]。

总而言之，治疗抑郁症至症状完全缓解，并且将复发的风险降至最低，不仅对患者和其家属有益，还能够降低护理费用，减轻抑郁症导致的其他社会负担。本章将介绍一些方法，旨在接近共病躯体疾病的抑郁症患者并鼓励他们积极配合治疗，注意该类患者与普通抑郁症患者在治疗上的细微差别，以及对治疗进展的评估。

接近患者

接近患者是成功治疗的第一步，关键点如框4-1所示。

● 在共情和动员治疗之间取得平衡

对患者的痛苦、绝望、无助和无望感表达真正的理解和认同至关重要。共情抑郁症患者是一个挑战，要让患者感到被理解，还要通过转移话题、调整谈话的方向等温和的方式来防止患者把注意力集中在自己的抑郁情绪上，以避免强化患者的无望感、戒备心。因此，目标的制定非常重要，既要真诚地共情患者的绝望感，同时也要觉察患者追求改变、改善自己的心情和重新融入生活的渴望，以增强患者改变的动力。良好的目标需在两者之间取得平衡。西方的治疗也是以疾病为中心和以问题为导向的。虽然了解患者心理疾病背后的认知、行为、心理和神经过程很有价值，但是抑郁症患者本身可能已经很疲累、消极、缺乏活力，了解的过程可能会加剧患者的这种情况。因此，临床医生需要找到一种方法来避免加剧患者的消极和被动情绪，同时也要避免激起患者的病耻感，避免让患者感到自己因为患抑郁症或者轻视了自身抑郁程度而自责。正如本章后面讨论的，治疗的关键在于通过培养患者的自我照护意识，适时地对患者进行循证心理治疗，从而不断提高患者参与治疗的积极性。要采用被广泛认可的干预方式，同时找准患者寄希望的方面，抓住其渴望改变的心理，才能让心理治疗发挥更大、更持久的作用。

框 4-1

接近患者的关键点

充分评估
在适当的时机进行适当的治疗
以症状的完全缓解和心理功能的最大恢复为治疗目标
在共情的同时激发患者的治疗动机
解决抑郁症的病耻感和负面标签问题
治疗依从性普遍不高，但要尽可能提高患者的治疗依从性
支持和教导患者的照顾者
减少临床医生的职业倦怠
与患者时刻保持联系

动机性面谈（motivational interviewing，MI）很适合正在变得越来越消沉、缺乏动机、无望无助、直接被压垮的患者[9]。它一方面可以对患者的痛苦和消极表达

共情，同时帮助患者解决想要变好却又无能为力的矛盾（通常与被压垮的感觉有关）；另一方面可以鼓励患者积极地参与到抑郁症的治疗中来。动机性面谈可以在这两方面之间取得很好的平衡。

● 解决抑郁症的负面标签问题

尽管抑郁症受到了越来越多的重视，但人们给心理疾病贴上的负面标签仍然是一个潜伏在患者生活中的致命因素，即使是那些已经寻求帮助的患者依然会受其影响。有时，患者的家人或一些对患者来说很重要的人会不自觉地传递给患者一些对抑郁症的错误观念，导致患者治疗的依从性变差。所以，在一开始就倾听并解决这些对抑郁症的偏见和负面印象有益于患者后续进行稳定的治疗。由其他医疗工作者领导的帮持计划是一种有效且越来越可行的方式，它可以削弱患者对抑郁症的病耻感。这些计划包括"支持群体"（support groups）、"伙伴计划"（buddy programs）等，每个都有正规的训练流程。

● 关注治疗依从性

抑郁症伴随的耗竭感和无望感可能会减弱患者的治疗依从性，使患者不能够积极地定时复诊、按时进行心理和药物治疗。此外，服用多种药物和做心理治疗的开销也可能使患者减小服药剂量或者不完全按照处方接受治疗[10]。另外，社会普遍要求治疗快速起效，一旦患者觉得治疗没有立即产生效果，就可能要求终止治疗。所以，治疗依从性不高已经成为一种普遍现象，而不是个例[11]。

对于是否需要药物治疗以及如何服用药物、克服药物副作用这些问题，临床医生从一开始就应该坦诚地与患者讨论，告诉患者漏服一些药是正常的，并且不加批判地强调治疗依从性的重要性以及不依从的后果。有条件的话，还可以让患者的家人和其他对其很重要的人参与到这些讨论中，主动关注他们所关心的问题、他们的信仰体系和对疾病的理解。教育和支持那些和患者关系密切的人可以改善患者预后[12, 13]。

● 支持和教导患者的照顾者

照顾一个患抑郁症的亲戚或朋友是一件很困难和很有压力的事情，并且照顾者自己经常也会变得抑郁，出现过度饮酒、睡眠不足、运动和社交活动减少等情况。照顾者的这些情况会反过来给患者造成不良影响[13]。护工、家人和朋友可能也无法理解为什么患者不能够像他们一样控制自己的感受和行为，不能够就这样"摆脱它，跳出来"。因此，临床医生要适当地与照顾者保持联系，找到一种方式让他们参与到患者的治疗中，并且要让照顾者们对自己悲伤和痛苦的情绪信号保持警惕，适时建议他们接受治疗。

● 临床医生职业倦怠的预防

同样的，临床医生面对抑郁症患者进行工作时，也必须时刻对自己的反应保持警惕，假如一个患者在接受治疗后没有反应、没有变好，临床医生可能会感到无望甚至愤怒。和抑郁症患者打交道往往要消耗很多心理能量，很容易使人耗竭，特别是对那些无法很好地平衡工作和生活的临床医生来说，这项工作是有风险的。对共病躯体疾病的抑郁症患者进行治疗时，风险又会增加，因为治疗的阻力更大，患者还需要承受实际存在的肉体痛苦，死亡率也更高。因此，考虑到临床医生所面临的巨大压力，建立一个团队护理体系是一个很好的选择，这样就可以为临床医生提供支持，分担临床责任，帮助临床医生缓解从业压力（第23章）。

● 与整个医疗团队保持联系

考虑到共病躯体疾病的抑郁症患者遭受副作用、并发症以及药物相互作用的风险更高，所有参与其治疗的临床医生都应该保持密切联系。理想情况下，所有治疗都应该记录在一个共享的电子病历中。但即使这种方法切实可行，一些临床医生出于保护患者隐私的考虑也会避免在共享的病历中进行记录。幸运的是，先进的信息系统可以提高安全性。临床医生只需将与临床治疗最相关的细节记录在案，而具体的流程则不必出现。

● 对多元文化群体的治疗

在美国主要的几个少数种族人群中，抑郁症是使人丧失行为能力的主要原因，也是一般疾病患者最容易出现却未能被诊断的共病之一。很多研究一致表明，非欧裔血统的人群更倾向于向初级保健医生而不是心理学专家咨询抑郁症，并且他们对抗抑郁治疗的依从性更差。在寻求治疗的美籍华裔中，抑郁症的患病率大约为20%[14-16]，而在城市医疗中心寻求治疗的拉美裔（Hispanic）人群中，抑郁症的患病率大约是22%[17]。有趣的是，移民到美国的时间长短似乎是一个显著的影响因素。相对而言，初来乍到的移民患心理疾病的风险更低。与祖国家人和朋友保持联系似乎是他们保持健康优势的重要原因；但随着时间的推移，漂泊异乡、收入微薄和少数民族身份带来的其他压力会增加他们的孤独感，上述优势也会逐渐消失[18]。墨西哥裔美国人、波多黎各人和非裔美国人的抑郁症复发率和疾病迁延程度均高于白种人人群，并且在所有的少数种族群体中，这些群体得到的抑郁症治疗最不充分[19]。这些群体的抑郁症患者之所以病程更长，更易复发，可能与缺乏治疗途径有关。由于这些患者接受的治疗大多都是初级保健或者紧急情况处理，对不同文化背景的人群来说，在初级保健中采取新型的抑郁症治疗方式很有价值。

抑郁症的生物心理社会模型并不一定适用于所有的少数种族人群。用医学方法来处理对慢性、强烈的情绪压力和情感淡漠产生的心理反应，在他们看来可能是陌生的[20]。契约面谈协议（Engagement Interview Protocol，EIP）是一种帮助美籍华裔接受心理治疗，并将他们的世界观纳入精神评估的方式[15]。这种面谈方式可以让临床医生了解患者自身对疾病的看法，把患者对病史的自述纳入考量。因为初级保健的面谈有许多时间限制，契约面谈协议直接列了一个问题清单来获取有关患者发展、移民、教育、工作历史、当前社会环境和压力源的数据。契约面谈协议还通过提问的方式让患者叙述其在移民国内的人际关系、精神信仰、婚姻状况以及与其他家庭成员或文化社群成员的关联。例如：契约面谈协议通过"你喜欢住在这个国家吗？"这样的问题让患者讲述自己的故事，从而透露出与文化和移民相关的应激源的重要信息。契约面谈协议中的其他问题，例如："你怎么看待自己的问题？""关于这个问题你最担心什么？""你认为你应该接受什么样的治疗？"等，有助于患者对抑郁症形成概念[15]。

医生在告知患者抑郁症诊断结果的时候应该保持敏感，因为这些患者对抑郁症的生物-心理-社会学机制不太熟悉，可能会为自己患有抑郁症感到羞愧。临床医生可以直接询问患者这个诊断对其意味着什么，用患者的语言来描述疾病，如压力、紧张、焦虑、感到被压垮、疲惫等。医生应该澄清患者对诊断标签的误解，用患者可理解的语言来解释抑郁症的生物学机制，同时让患者充分表达自己对诊断和预后的担忧，并安慰患者，消除患者的疑虑[21]。

确诊后，临床医生的下一个重点是按照抑郁症治疗的标准流程来进行治疗。那些采用抑郁症护理管理人（Depression Care Manager，DCM）来跟进患者护理情况的协同护理中心，为抑郁症的标准化护理提供了很大帮助（第23章）。然而，虽然协同护理对各个社会经济阶层患者的治疗状况均有所改善，但它还不能消除不同种族或民族患者间的疗效差异[22]。一项针对非裔美国人抑郁症的临床研究显示，把"文化定制"（cultural tailoring）融入协同护理模式是非常有益的。所谓"文化定制"，是一种以少数种族人群患者为中心的护理方式，它可以为患者提供契合患者文化背景的心理教育和支持性咨询。上述研究和其他的一些研究共同表明，加入文化定制以后，这些少数民族患者对他们的抑郁症护理管理人反应更加积极，觉得抑郁症护理管理人能给予自己更多的帮助和支持。此外，这些患者对心理治疗的依从性也得到提升[23, 24]。

在少数种族人群中，抗抑郁药的服用依从性是一个大问题，尤其是当患者对服用药物存在矛盾情绪时。有研究表明动机性面谈有助于改善拉丁裔患者对抗抑郁药的依从性[25,26]。抗抑郁药的动机增强疗法（Motivational Enhancement Therapy for Antidepressants，META）以及其他类似的技术可以用来激励患者，共情患者的矛盾心理，解决患者对药物治疗的顾虑，找出患者拒绝服药的原因，让患者制定自己的生活规则。这类动机疗法能够促进患者坚持治疗并增加患者对临床医生的信任，改善患者的症状、行为功能和生活质量[25]。目前，尽管已有一些研究在文化敏感的抑郁症治疗上显示出积极的效果，但针对各个少数种族而言，相关的研究还十分匮乏。协同护理模式的出现为这些技术的进一步研发提供了很大的支持，但要做的工作还有很多。表4-1总结了一些致力于解决抑郁症治疗中文化障碍的新型治疗模式[15,17,23,24,26,27]。

干预

● 基础知识

对共病躯体疾病的抑郁症患者来说，基本生活方式的评估也是治疗的一个组成部分，因为生活方式会影响治疗反应[28]，而这些患者的生活方式常常会被打乱。生活方式包括睡眠、日照、营养需求和体力活动几个方面。

睡眠

失眠和嗜睡在抑郁症中极为常见。与一般人群相比，躯体疾病患者的睡眠更容易受到干扰[29]，包括疼痛在内的身体症状会影响患者的睡眠质量，服用的药物也可能会影响睡眠。对老年患者而言，睡眠问题常与躯体疾病共病及认知功能减退有关[30,31]；而对非老年患者而言，睡眠问题则通常与慢性疾病有关，如肥胖症[32]、高血压[33]、心血管疾病[34]、高胆固醇血症[35]、糖尿病[36]。异常的睡眠时间（过短或过长）可能与更高的死亡率相关[37]，尽管这两者的关联还存在争议，且相关机制仍缺乏研究[38]，但不管怎样，照料共病躯体疾病的抑郁症患者毫无疑问需要加入对其睡眠问题的管理。

临床医生需要仔细调查患者的睡眠史，考虑患者是否存在睡眠障碍（在第18章中讨论），并分析可能的医学因素，包括服用的药物、原发性睡眠障碍，以及可能导致失眠的精神疾病和躯体疾病。其次，分析可能导致睡眠不佳的因素和行为。一些最重要的可调节因素包括摄入酒精或咖啡因、吸烟、噪音和光污染。许多常用的抗抑郁药会对睡眠结构造成危害，最终抑制深度的、能够恢复精力的非快速眼动（non-rapid eye movement，NREM）睡眠期和快速眼动（rapid eye movement，REM）睡眠期。临床医生可以采取一些易于实施的睡眠卫生干预措施（框4-2）和特定的行为疗法，如睡眠限制、认知行为疗法和结构化的放松训练，来改善患者的睡眠状

表4-1 针对不同文化背景的抑郁症门诊患者所选择的治疗工具

治疗类型	干预措施	研究的人群	目标	结果
协同抑郁症护理管理人计划	多学科团队跟进治疗和监测症状，同时鼓励药物治疗和心理治疗的依从性	多种族人群	推广和治疗	减少了因受教育水平不同造成的治疗差异，但对因种族不同造成的治疗差异没有改善
加入文化定制的协同护理模式	多学科团队，文化/语言敏感的纵向随访治疗方法	美籍非洲裔	推广和治疗	积极的治疗体验。与改善程度和标准的协同护理相类似
契约面谈协议	将患者对疾病的看法整合为精神障碍评估的半结构化治疗工具	为华裔开发	准确的评估和评价工具	在一小时内促进患者参与治疗和改善治疗依从性
抗抑郁药的动机增强疗法	动机性面谈，针对文化背景导致的治疗忧虑	拉丁裔	减少患者矛盾心理和增加药物治疗的依从性	增加患者服药的持续性和获得症状缓解的可能性
远程同步医学翻译	当临床医生说话时，请一个翻译者远程进行翻译以保护患者隐私	说西班牙语和汉语的人群	去除实时交流的语言障碍	被诊断为抑郁症的可能性更大
以文化为中心的精神科会诊模式	有三个咨询师和一个接受过文化培训、向初级保健医生报告的精神科医生	美籍亚裔和拉丁裔城市居民	关注文化和语言的心理教育	患者们希望这种文化敏感的项目出现在初级保健医生诊断中，研究结果仍在追踪
文化敏感的远程协同治疗	通过视频会议或电话进行的文化敏感的协同治疗	美籍华裔	让有文化背景的精神科医生进行远程专业化管理	仍在追踪治疗效果，但已证实护理的可获得性得到改善

况[39]。如果这些措施无效或难以实施，可以考虑对患者的睡眠问题进行药物干预。

困的时候再上床
如果在20分钟内无法入睡就下床，直到有困意的时候再上床
每天早上固定时间起床
白天不睡
减少环境噪音，降低卧室亮度，保持舒适的温度
床只用于睡觉和性生活；不在床上看电视、吃东西，上床后不使用有背光功能的设备，如电子阅读器、智能手机或者 iPad
睡前几小时不抽烟、不做运动，傍晚开始不再食用含咖啡因的食品
睡前做一些放松训练（例如，渐进式肌肉放松）

苯二氮䓬类药物治疗失眠

使用苯二氮䓬类药物首先要考虑的是此类药物所带来的呼吸抑制风险。对于患肺部疾病、睡眠呼吸暂停或使用慢性阿片类药物而导致呼吸功能已经受损的患者，使用苯二氮䓬类药物应更为谨慎。对于老年患者，使用苯二氮䓬类药物可能会增加认知功能减退和跌倒的风险[40]。

死亡率的增加与苯二氮䓬类药物和苯二氮䓬类受体激动剂的使用相关[39, 41]，但这种关联仍存在争议并且两者不一定存在因果关系。话虽如此，考虑到这类催眠药和死亡率之间可能存在因果关系，临床医生在给共病躯体疾病的患者开催眠药或其他镇静剂时仍需保持慎重。

非苯二氮䓬类的催眠药

非苯二氮䓬类的催眠药，如唑吡坦、扎来普隆和艾司佐匹克隆，与苯二氮䓬类药物相比抑制呼吸的可能性较低[42]。然而，与苯二氮䓬类药物相似的是，此类催眠药仍然存在改变患者精神状态的风险。唑吡坦已被证明与睡眠问题和跌倒有关，因此使用这些药物仍需特别谨慎[43]。

镇静类抗抑郁药治疗失眠

在治疗患有严重睡眠问题的抑郁症患者时，具有镇静特性的米氮平是一个很好的选择，只要患者不会过分在意体重的增加。小剂量的曲唑酮也经常被用于帮助睡眠。服用曲唑酮和三环类抗抑郁药最常见的问题是跌倒风险增加。老年患者使用曲唑酮和选择性5-羟色胺再摄取抑制剂伴随的跌倒风险与使用三环类抗抑郁药相近，甚至还更高[44]。曲唑酮引起的QTc间期延长通常是轻微的，而且相关临床报告仅出现在曲唑酮用药过量的情况下[45]。

抗精神障碍药物治疗失眠

无论患者是否患有精神障碍，使用抗精神障碍药物（特别是喹硫平）来治疗失眠已经十分常见。然而，即使以低剂量使用，这些药物也存在着影响代谢和导致运动障碍的风险[46]。考虑到这些副作用，以及这类药物会增加老年患者心源性猝死的风险，临床医生在对共病躯体疾病的抑郁症患者使用抗精神障碍药物来治疗失眠时需格外谨慎[47]。抗精神障碍药物应该在其他药物治疗明确无效或者患者存在其他病症迹象（如精神障碍症状）时才考虑使用。

抗组胺药治疗失眠

许多患者是在因睡眠问题来就医之前就尝试过苯海拉明等抗组胺药，因为这些是大多数非处方睡眠辅助剂的关键成分。然而，它们的抗胆碱能特性增加了患者发生意识混乱和其他全身抗胆碱能不良反应的风险（如尿潴留、便秘、口干、视力模糊及意识混乱），这在老年群体和中枢神经系统受损的患者中格外明显[48]。

褪黑素与雷美替胺

褪黑素可能是治疗睡眠问题的理想选择，因为它几乎不存在毒性。但它对老年人或患有躯体疾病的患者作用不大[49]。有限的数据显示，褪黑素受体激动剂雷美替胺对各个年龄段的成年人的失眠治疗均有效，且不引起特别的不良反应[50]。有趣的是，褪黑素似乎有助于逆转β受体阻滞剂导致的睡眠障碍[51]。这类药物治疗入睡困难疗效显著，但对睡眠维持作用不大。

光照

无论是自然光照还是人工光照，都有助于治疗季节性的情感障碍[52]。然而，光照对非季节性的抑郁症患者的疗效仍存在争议[53, 54]。但是把增加光照（如早晨散步或其他需要外出的日间运动）作为综合治疗计划的一部分几乎没有任何风险。对于那些睡眠周期紊乱，每天大部分时间都待在室内，或者是更倾向于自然治疗模式的患者来说，光照疗法可能特别有效。

如果使用人工光源，很重要的一点是要引导患者到声誉好的经销商处购买灯箱，并且要根据指导和说明来使用灯箱。通常情况下，患者应在醒来后不久使用灯箱（模拟晨光的自然照射），每天使用时间不超过45分钟。虽然指南曾建议患者使用至少10 000勒克斯（明视觉环境中测量）的高"剂量"光照，但最近有研究表明低"剂量"也同样有效[55]。这些设备的价格适中，而且不太可能引起副作用。光照治疗主要的风险是引起具有双相特质的患者失眠和躁狂发作[56]。另外，虽然至今还没有发现人工光照会对患者的眼部或视力造成影响，但仍建

议患者定期进行眼科检查[53]。

营养

良好的营养可以改善抑郁症的预后，但肥胖是抑郁症的高危险因素[57]。与摄入营养丰富饮食（如"地中海饮食"、天然饮食）的人相比，常吃高加工食物和甜食的人患抑郁症的风险更高[58-60]。在抑郁症患者中，营养摄入越丰富的人，其整体社会功能评估（global assessment of functioning，GAF）的得分越高[47,61]。但是，营养状况与患抑郁症之间是否存在因果关系并没有被完全证实。这其中可能存在的机制包括食物因素和脑源性神经营养因子的相关性[62]，以及与抑郁症有独立因果关系的几种特定营养缺乏症。

对营养不良的抑郁症患者进行综合干预可能要考虑到以下特定营养需求。

鱼油

虽然鱼油对于双相抑郁症的疗效证据更明显，但它也可以作为抑郁症传统治疗的辅助手段。当鱼油内二十碳五烯酸（eicosapentaenoic acid, EPA）与二十二碳六烯酸（docosahexaenoic acid, DHA）的比例超过60%时，对治疗最有帮助[63]。典型的每日治疗剂量要求EPA+DHA为1000～4000毫克。

维生素D

维生素D的缺乏与抑郁症相关，但还没有足够的证据证明对缺乏维生素D的抑郁症患者给予补充可以改善预后[64,65]。在最近发表的一项小型的安慰剂对照随机试验中，36位基线期维生素D水平缺乏的严重抑郁症患者被随机分入对照组和试验组，结果显示每周补充50 000单位维生素D_3的试验组在贝克抑郁自评量表中测量到的抑郁情况有明显改善[66]。考虑到风险较低、对改善情绪的潜在益处、补充缺乏的维生素的其他医学益处，应酌情给患者补充维生素D。

叶酸

缺乏叶酸的人更容易患抑郁症[67]，且低叶酸血症与抑郁症的治疗耐药性相关[68]。怀孕、酗酒和胃肠功能紊乱时，容易发生叶酸缺乏。叶酸最终可以调节单胺类神经递质的合成，如5-羟色胺、去甲肾上腺素和多巴胺。一些抗惊厥类的情绪稳定剂，如拉莫三嗪和丙戊酸，会干扰叶酸转化为L-甲基叶酸（叶酸的生物活性代谢物）。有研究发现，5-甲基四氢叶酸（5-methyltetrahydrofolate，5-MTHF）还原酶（将叶酸转化为L-甲基叶酸）的基因突变与重性抑郁症以及其他一些神经精神疾病有关[69]。基于还原酶突变的研究结果，且考虑到一些研究显示过量补充叶酸（合成叶酸）与一些癌症的风险增加有关，补充L-甲基叶酸是比较理想的选择[70]。此外，有研究表明服用叶酸更适合作为女性抑郁症患者的辅助治疗

方式[71]。

重金属

几乎没有证据表明补充硒或铬等重金属可以改善抑郁症的预后[72,73]，但是对于一些饮食缺乏营养的患者，重视并解决营养问题，如实行食物援助计划，可以起到积极作用[74]。

体力活动与放松

抑郁症与低水平的体力活动存在关联[75]，但体力活动究竟能在何种程度上提高抑郁症治疗效果仍存在争议[76,77]。体力活动除了对包括睡眠问题在内的一些健康问题能够起到明确的改善作用之外，似乎也能从某种程度上改善抑郁症的治疗效果[78]。当然，正式的体力活动治疗方案必须考虑到患者身体的实际情况。

放松训练可能也是有益的，但很少有单独针对放松训练的疗效开展的研究，大多数证明其疗效的研究都是在心理治疗的基础上结合放松训练和（或）体力活动进行的[79]。放松反应是一种意识放松的状态，与压力的生理指标（如心率和耗氧量）的下降有关。放松反应可以通过精神上的放松、深呼吸、集中注意力等方式进行[80]，这种方式是无风险的，并且已被证明对抑郁以及其他一些医学症状有积极作用[81]，但是其治疗抑郁症的疗效仍有待证明[82]。

● 心理治疗

循证心理治疗是共病躯体疾病的抑郁症患者治疗的重要组成部分。许多共病躯体疾病的患者更倾向于做心理治疗，而不是在他们已有的药物治疗方案中增加精神药物[83]。抑郁症患者更容易有不健康的生活习惯，缺乏良好的自我照料，这可能会加重自身的躯体疾病或增加患其他躯体疾病的风险[84]。对那些共病躯体疾病的患者而言，心理治疗也可以特别针对可能导致其身体状况恶化的问题行为（如远离社交、吸烟、久坐的生活方式、对药物和治疗依从性差）。

抑郁症与躯体疾病共病通常伴随着更严重的心理、认知和身体损伤[85]，对这类患者进行心理治疗更复杂，疗效更不明显，需要长时间适应。尽管抑郁症和躯体疾病之间存在复杂的相互作用，但有几种形式的结构性心理治疗，在治疗抑郁症和其相关的不良行为方面（如依从性差）是有效的[85,86]。这几种心理治疗包括人际心理治疗、认知行为疗法和正念疗法[87-90]。

人际心理治疗

人际心理治疗（interpersonal psychotherapy，IPT）被研究、应用于初级保健的抑郁症患者的治疗[91]，以及共病冠心病[92]、艾滋病[93]和乳腺癌[87,94]患者的抑郁症治疗。人际心理治疗关注患者的人际压力、面临的改变和困境[87]，因为这些通常都是抑郁症的起因或维持因素。人

际环境中消极或压力性的变化会导致抑郁，如爱人去世、与身边重要的人起冲突、事业的改变、婚姻及其他关系的开始或结束及患躯体疾病[95]。随后，抑郁症状又会进一步损害人际功能，导致更多消极的生活事件。例如，治疗相关的需求可能会使患者的社交减少，从而导致人际关系渐渐丧失。此外，躯体疾病也可能带来工作上的变化，如工作能力或效率下降[87]。

人际心理治疗有两个关键原则。首先，抑郁症是一种疾病，这第一个原则定义了要解决的问题并消除患者对患抑郁症的自责倾向。第二个原则是抑郁情绪与生活事件、所处情境有关。人际心理治疗强调情绪和令人痛苦的生活事件之间的联系，无论该事件发生在患者患抑郁症之前还是之后[96]。人际心理治疗尤其注重四个核心问题领域，即悲伤、角色冲突、角色转变和人际交往障碍[87]。

人际心理治疗是一种有时间限制的心理治疗，包括三个阶段，典型的治疗在8～20次。

初始阶段（第1～3次治疗）涉及抑郁严重程度、导致患者抑郁的人际交往问题、患者的人际关系史和关系模式、建立和维持亲密关系的能力以及当前的人际关系的评估（是为了将抑郁症视为一种疾病而不是患者的内在缺陷）[95]。在诊断抑郁症时，人际心理治疗师会使用量表测量患者的症状严重程度，如贝克抑郁自评量表-2（本章末尾提供的附加测量信息）[97]。治疗的初始阶段，治疗师也会进一步厘清四个问题领域（悲伤、角色冲突、角色转变、人际交往障碍）与抑郁症之间的关系。

在第二阶段的治疗中，人际心理治疗师会清晰、明确地向患者描述抑郁症的人际心理治疗模型，并对个案进行概念化[95]。人际心理治疗师要与患者建立一种合作的伙伴关系，同时也要对治疗保持放松和支持的态度。治疗期间会回顾上周发生的事件。当患者描述他在人际关系中获得的成功或是展现社交技巧时，治疗师要像啦啦队队长一样，鼓励患者，强化患者融入社会的技能。而当患者诉说其在人际交往中的一些坏结果或是错过的机会时，治疗师应给予同情，与患者一起分析是什么出了问题，并帮助患者发现新的人际选择，陪他们演练新的人际场景。人际心理治疗中常见的人际交往技巧包括表达需求和愿望，促进愤怒的有效表达，以及承担社会风险。然后患者在治疗中和治疗外的场景尝试这些新的选择或技能。因此，随着时间的推移，抑郁患者就能发展出一套新的、具有适应性的人际交往技能[95]。

在治疗的最后阶段（最后3次治疗），治疗师会回顾患者取得的成就以突出患者的能力，并和患者讨论结束治疗意味着又一次的角色转变，既有消极又有积极的方面[95]。

为具体解决共病躯体疾病患者的需求，人际心理治疗做了一些调整。这些调整包括将每次的会谈时间减少到45分钟，如果患者因病不能面谈则考虑使用电话会议。心理教育不仅要针对抑郁症还要涉及躯体疾病，把谈话内容归结到四个人际问题领域[98]。例如，在心理教育部分，治疗师会告知患者他们患有两种疾病，从而让患者能够适应"患两种疾病的患者"这个角色。

人际心理治疗可以单独进行或与药物治疗联合进行[99-101]。因为联合治疗的效果比较好，所以建议在药物治疗的同时提供人际心理治疗[95]。尽管人际心理治疗与药物治疗能够起到同样的作用，但人际心理治疗需要花更长的时间。人际心理治疗培训资源可以在国际人际心理治疗协会的网站（www.interpersonalpsychotherapy.org）中找到。

认知行为疗法

认知行为疗法被研究并应用于抑郁症的初级保健[102]，以及共病糖尿病[103, 104]、艾滋病[105]、心血管疾病[106]、慢性阻塞性肺疾病[107, 108]、帕金森病[109]、多发性硬化[110, 111]、炎性肠病[112, 113]、类风湿性关节炎[114]、终末期肾病[115, 116]和癌症[117, 118]的抑郁症患者的治疗中。行为激活和认知重构是认知行为疗法治疗抑郁症的关键。

行为激活通过两种方式来改善患者的情绪，其一是激励患者参与活动，使患者多接触偶发事件；其二是减少患者的某些使其抑郁情绪持续的行为，如回避行为[88, 89]。主要行为目标包括减少抑郁行为的强化和增加融入社会行为的强化[90]。特别是对共病躯体疾病的抑郁症患者而言，行为激活可以通过活动安排、问题解决和优先级排列等方法使患者发展出以方法为导向的非抑郁的行为，从而提高患者对生活的掌控感[89, 119]。这些结构化的激活方法以社会支持、情绪表达和压力管理为目标[120]。例如，发展社交技能、逐步适应社交情景和减少社交焦虑等策略，可以增加社会强化，减少消极影响。

治疗开始时，除了建立强有力的治疗联盟外，治疗师还要和患者讨论抑郁症的作用和治疗原理。每周自我监控是系统地增加非抑郁活动的第一步。对日常活动和情绪的自我监控能够起到很多作用：① 突出当前的日常活动；② 发现潜在的活动目标；③ 评估患者基线期状况。下一部分治疗的目标在于发现患者在生活中各个方面的价值。构建一个活动层级，让患者给基于价值导向的新活动从"最容易"到"最困难"来打分，并从易到难去完成。治疗师和患者要仔细商讨每周活动的频率和持续时间。在下一次会谈中，治疗师会和患者一起回顾其上周参与活动的情况，并探讨其在行为激活中所遇到的阻碍或问题[88]。

在认知行为疗法中，认知疗法部分的目的在于发现和挑战那些使抑郁症发生、维持的负性思维[121]。治疗师首先指导患者利用一些技术进行结构化学习，然后根据这一学习经历通过经验判断患者存在哪些适应不良的情况及自动产生的抑郁思维。这些技术包括：心理教育、用苏格拉底式提问来引导患者发现问题、角色扮演、揭示核心信念的箭头向下技术（downward arrow technique）和行为实验[121]。之后，治疗师会采用认知重建技术质疑患者的信念，并帮助患者建立对日常情境而言更现实的认知。此外，行为实验被用来彻底检验患者的那些没有帮助的、僵化的信念。这些具有挑战性的策略应实时使用（每日或每周），以帮助患者建立可替代的、更现实的想法和信念，改善患者情绪。通常情况下，患者需要经过8次治疗才能充分了解认知模型和掌握技能，而抑郁情绪的显著缓解也常发生在这一阶段。下一阶段的治疗（第9~16次治疗）着重改善功能失调的核心信念和学习防止复发的相关技能[121]。

问题解决疗法（problem-solving therapy，PST）虽然与常规的认知行为疗法有些不同，但它起源于认知行为疗法且被认为是认知行为疗法的一种类型。问题解决疗法包括训练患者采取适应性的解决问题的态度（如倡导积极的问题取向观念）和技能（如利用合理的问题解决方式，减少冲动和回避行为）[122]。问题解决疗法是一种着眼于当下的短期疗法，治疗次数为6~16次，每次持续1小时。很多实践研究证明，当问题解决疗法的治疗过程包括训练患者的问题取向观念和布置家庭作业时，其对抑郁症有显著改善效果[123]。问题解决疗法已被证明是一种很有前景的治疗方式，能够有效治疗共病躯体疾病患者的心理困扰和抑郁症[123, 124]，包括共病癌症[125, 126]、心脏病[127]、糖尿病[128, 129]的抑郁症患者。

问题解决疗法教患者将当前生活中的困难看作一些可以被解决的难题[130]，将大问题分解成小问题，并为每一个小问题制定具体的解决步骤，此过程类似于通过行为激活来让患者产生变化[131]。问题解决疗法教患者识别自己的情绪，看到情绪背后反映的问题，并抑制患者面对问题产生自发、冲动的反应。另外，问题解决疗法教患者在面对问题时使用一些合理的问题解决技术（表4-2）[120]。问题解决疗法模型将问题解决技术定义为：定义问题，找出解决方案，并验证其有效性的能力。一个人问题解决能力越强，其遭受的心理痛苦越少，抑郁情绪越少。

将问题解决疗法模型应用于医疗中，意味着患者可以将自己的病情当作持续存在的压力来对待；问题解决技术可以帮助患者在面临持续的医疗压力时，降低感受到过度痛苦的可能性。

表4-2 理性解决问题的技巧

定义问题
- 收集有关问题的事实
- 清楚地描述这些事实
- 区分问题中哪些是事实，哪些是自己的假设
- 确定是什么使这种情况成为问题，找到问题的来源和关键
- 制定切实可行的解决问题的目标

生成备选方案
- 列出解决问题的备选方案
- 先不要对备选方案做决定性的判断
- 在生成潜在的解决方案时，考虑每个方案的大致策略和具体方法

决策
- 评估每个备选方案达到预期目标的可能性，并根据其对个人或社会可能产生的长期或短期结果进行打分和排序
- 根据以上打分和排序的结果选择最优的备选方案

实施解决方案、验证执行结果
- 实施选择的解决方案或计划
- 监控实施方案的结果
- 将实际结果与预测结果进行比较
- 如果对结果满意，则自我鼓励；如果对结果不满意，再循环进行上述过程

基于正念的疗法

基于正念的疗法致力于教会抑郁症患者一些正念的技能，使他们能够更好地与自己当下的体验和所处的环境相连。这里，正念被定义为一种不加评价地观察自己当下内在体验（如身体感觉、情绪和想法）的技能[131]。在基于正念的治疗中，大多数学习是经验性的，其过程包括先学习基本的正念练习，例如正念呼吸、身体扫描和正念运动，之后将正念以一种更复杂的方式应用于自己的情绪、想法、自我意识和人际交往过程中。

这里讨论的前两种正念疗法——正念减压疗法（mindfulness-based stress reduction，MBSR）和正念认知疗法（mindfulness-based cognitive therapy，MBCT）——需要使用正式的正念冥想（如静坐冥想）。而后两种疗法——情绪调节法和接纳与承诺疗法（acceptance and commitment therapy，ACT）——虽然涉及正念技能训练，但通常不需要患者静坐冥想练习。由乔恩·卡巴特·津恩（Jon Kabat-Zinn）开发的正念减压疗法[131]是一种团体治疗方法，致力于改善慢性病患者的心理困扰、抑郁、焦虑症状。正念减压疗法最初是为慢性疼痛患者开发的；随后，其对抑郁症的疗效也逐渐在共病各种躯体疾病的患者中进行了测试，如癌症、心力衰竭和类风湿关节炎患者[90, 132]。一项纳入了六个研究的荟萃分析发现，正念减压疗法治疗共病各种躯体疾病的患者的效果虽然显著，

但效应量却很小（Hedges g=0.26）[90]，并且正念减压疗法可能需要被整合到认知行为疗法治疗中才能发挥最大功效。然而，在治疗那些没有共病其他躯体疾病但患有易复发和难治性抑郁症的患者时，正念疗法似乎比单独的认知行为疗法或心理教育更有用[133]。正念认知疗法是正念减压疗法的一种形式，也是一种团体治疗方式。正念认知疗法包括了正念技能训练（即静坐正念冥想）和认知疗法练习，以提高患者对抑郁观念的认识和对抑郁思维模式与行为、情绪关系的认识。正念认知疗法帮助患者形成一种不同的思维模式，使患者在感觉快被抑郁压垮时可以更好地去处理那些抑郁的想法和情绪[134, 135]。正念认知疗法可以显著改善共病以下躯体疾病的患者的抑郁症状：艾滋病[135]、血管疾病[136]、癌症[137]、创伤性脑损伤[138]以及脑卒中[139]。

基于其他的正念形式行为疗法在治疗共病躯体疾病的抑郁症方面也很有前景，其中一种是源自正念认知疗法[114]和正念减压疗法的正念和情绪调节干预。这种疗法通过正念冥想训练，致力于改善患者的情绪调节能力和对各种情感经历的觉察能力与接受度[133]。正念和情绪调节干预已用于治疗类风湿关节炎患者，教患者调节由压力性生活事件导致的负性情绪，并鼓励患者主动参与有积极影响的交流（如社会参与）。针对共病躯体疾病的患者，该疗法做了一些调整，比如将冥想时长减少至10分钟。除了正念冥想成分之外，该疗法的其他治疗元素都是基于认知行为疗法的，包括明确自己的情绪、接受和重塑负面想法、通过做一些愉快的事来产生积极情绪以及加强社会关系。

接纳与承诺疗法也在很大程度上依赖于正念和接纳，此外还包括其他的一些核心成分，如基于价值观的行为改变和行为激活[140]。在治疗抑郁症方面，接纳与承诺疗法有一些证据基础。很多经验支持接纳与承诺疗法对治疗慢性疼痛有效，并且一些证据表明接纳与承诺疗法能够改善糖尿病、癫痫、肥胖、肠易激综合征患者的心理功能和躯体症状，促进健康行为。这两种基于正念的认知行为疗法都主要强调，患者需要学会在感受到负面情绪时，从不同角度去理解这些消极的想法和感受，从而改变情绪对自己产生的影响[133, 140]。

心理治疗的共同特征

上述提到的这三种心理治疗类型（人际心理治疗、认知行为疗法和基于正念的疗法）都能够有效治疗共病躯体疾病的抑郁症，其治疗要素、原则和目标也很类似。它们的目标都是使面临医疗负担的共病患者保持有效和有益的社会关系和人际关系，同时学习新的方法来应对抑郁症状。此外，它们都是结构化的、短期的（≤20次治疗）治疗方式，依赖于多种元素并着眼于当下，设计

灵活以适应共病的情况。所有的治疗方式都有可遵循的日程安排和具体步骤，并提供可学习的技能和对抑郁症状变化的持续评估。

需要注意的是，对共病躯体疾病的抑郁症患者，一般不建议单独采用以洞察力为导向的治疗方法或非指导性的支持性心理治疗。有部分研究表明，上述两种治疗对共病躯体疾病的抑郁症患者疗效较差[82, 103]。支持、表达、阐述、领悟等方法都是有价值的，但它们本身并不能有效治疗共病躯体疾病的抑郁症。相反，它们应该作为上述循证治疗的一部分来辅助治疗。但也有经验表明，对于共病艾滋病的抑郁症患者，群体支持性心理治疗和心理教育取得了与认知行为疗法相类似的治疗效果[141]。总之，当共病躯体疾病的抑郁症患者前来寻求治疗时，临床医生应该向其推荐循证心理治疗方法，并将这些方法作为一线治疗方案。

● **药物干预**

在使用药物治疗共病躯体疾病的抑郁症时，需要考虑到共病的疾病、患者年龄和药物间相互作用等方面，需要遵循以下几点基本方针。

常规注意事项

首先，医生应谨慎地做出抑郁症诊断，并评估患者正在服用的药物、躯体疾病的情况和是否存在药物滥用的情况。抑郁症的假阳性诊断十分常见，甚至比假阴性的诊断更常见，特别是在繁忙的初级保健实践阶段，抑郁症的标准化评估、再评估和评定量表的使用通常不规范[142]。在考虑药物治疗时，区分双相抑郁症和单相抑郁症尤为重要（第3章），因为从治疗指南上来看，双相抑郁症与单相抑郁症的治疗有本质上的区别。

单相抑郁症的循证治疗指南[143-145]要求从使用新型的抗抑郁药开始，如选择性5-羟色胺再摄取抑制剂、5-羟色胺和去甲肾上腺素再摄取抑制剂、米氮平或安非他酮。大多数证据表明这些药物应用于一般人群时疗效大致相同[146]，另有证据显示5-羟色胺和去甲肾上腺素再摄取抑制剂在诱导症状缓解方面比选择性5-羟色胺再摄取抑制剂更有效，特别是对于重性抑郁症[147]。症状缓解通常被定义为患者健康问卷-9抑郁症筛查量表的总分<5，或者是患者的症状几乎消失且行为功能恢复到峰值水平。

首先，临床医生需要找出两三种副作用可以被患者接受的药物，将可供选择的药物及其相应的副作用告知患者。虽然许多患者会要求临床医生为他们选择"最好"的药物，但临床医生需要告诉患者没有一种药物是完美的，所有的药物都有副作用，且疗效类似（目前有越来越多的证据表明共病严重焦虑的抑郁症患者预后更差，且更难以忍受药物的副作用）[148]。当患者接受这些基础知识教育后，往往更容易积极地参与决定自己的药

物治疗方案。

一旦患者确定使用某种药物，通常最谨慎的做法是用可能的最低剂量作为最开始的几次服药剂量，以评估患者对药物的敏感性。否则，临床医生将面临患者出现药物不良反应并坚持不再服药的风险。当患者表现出可以耐受药物的副作用时，临床医生可以在患者耐受的前提下，加大剂量以达到治疗反应所需的最低阈值。当患者共病严重焦虑时，从低剂量开始并逐渐升高剂量显得尤为重要，因为这类患者对抗抑郁类药物的副作用更敏感。追踪患者服药后的反应、副作用、用药依从性，并不断鼓励患者与临床医生合作、坚持用药，是非常关键的。如果坚持同一治疗剂量4~6周后患者依然没有治疗反应或仅有部分反应，则应考虑换药或增加药物剂量。一般来说，如果患者无治疗反应，临床医生应更换抗抑郁药；如果患者有部分反应，则应考虑增加一种抗抑郁药辅助治疗。如果患者一直缺乏治疗反应，临床医生应回顾其病史以确保没有疏漏，重新评估患者的依从性，然后修改治疗方案，包括考虑其他的躯体疗法、心理疗法，甚至补充替代药。当患者达到完全缓解或接近完全缓解和最佳功能恢复时，应继续治疗以防止复发，并根据患者的病史，考虑是否需要维持治疗。

补充替代药

替代药物仍然深受那些抗拒抗抑郁处方药的抑郁症患者的青睐。这些替代药物可能难以管理，因为人们对此类药的最佳剂量、药理学机制、安全概况以及作用规律的了解仍然不够，但它们依然可以作为抑郁症治疗方案的一部分。

贯叶连翘（St. John's wort）和S-腺苷甲硫氨酸（S-adenosyl methionine，SAM-e）对轻度抑郁症的治疗有潜在益处[149-151]，但支持其疗效的证据仍然有限。贯叶连翘似乎对轻度抑郁症的疗效更好[150, 151]，而S-腺苷甲硫氨酸似乎更适合作为对选择性5-羟色胺再摄取抑制剂单药治疗无反应患者的辅助治疗[152]。

贯叶连翘可诱导细胞色素P450酶CYP3A，从而影响其他药物的代谢，包括降低激素避孕药和抗逆转录病毒药物的血清水平。考虑到5-羟色胺综合征的风险，贯叶连翘也不应该与常规的抗抑郁药联用[153]。S-腺苷甲硫氨酸可能会对具有潜在双相情感障碍的患者产生不良影响，如影响睡眠或使其躁狂[154]。S-腺苷甲硫氨酸在与传统的抗抑郁药联用时，也有引起5-羟色胺综合征的风险[155]。

● 为共病躯体疾病的抑郁症患者选择合适的药物

常规注意事项

在先前的抑郁发作中，若患者对某一种特定的药物反应良好且能耐受，那么一般来说患者再次使用该药仍

然会反应良好。如果没有这种参照，很多医生会采用患者的一级亲属反应良好的抗抑郁药，虽然这种做法的有效性还未被证实。对于无法坚持每日服药的患者，不应使用半衰期短的抗抑郁药，如帕罗西汀或文拉法辛，因为漏服药时容易导致停药综合征，可以给这类患者使用半衰期较长的氟西汀。在选择抗抑郁药时还要考虑其他一些重要的因素，特别是患者共病严重的躯体疾病或正在服用其他药物。这些将在下文讨论（表4-3）。

考虑目标症状

某些药物不仅能改善抑郁情绪，而且对其他一些症状也有帮助，这些症状可能是抑郁症的一部分。例如，对于主诉失眠的患者，米氮平、曲唑酮或三环类抗抑郁药（tricyclic antidepressant，TCA）可能都是很好的选择[156]，对于厌食或体重过轻的患者，米氮平可能是最佳选择。三环类抗抑郁药、5-羟色胺和去甲肾上腺素再摄取抑制剂（如度洛西汀和文拉法辛）能够有效治疗神经病理性疼痛[157]。安非他酮有助于治疗疲劳、注意力不集中或希望戒烟的患者[158]。安非他酮或5-羟色胺和去甲肾上腺素再摄取抑制剂有助于治疗慢性腹泻患者。

考虑其他疾病的情况和副作用

心律失常

QT间期延长一直是尖端扭转型室性心动过速和其他潜在的危及生命的室性心律失常的征兆[159]。可能除了去甲替林外，三环类抗抑郁药都与QTc间期延长有关[160]，新型抗抑郁药可能也存在这种风险。美国食品药品监督管理局顾问警告：QT间期延长与西酞普兰的用量有关，建议60岁以下的患者每日剂量不超过40毫克；60岁以上的患者，以及服用抑制细胞色素P450 2C19药物的患者，每日剂量不超过20毫克[161]。大数据分析表明，西酞普兰、艾司西酞普兰和阿米替林与QTc间期的延长有关，而氟西汀、舍曲林、帕罗西汀、文拉法辛、度洛西汀、米氮平、安非他酮、去甲替林等则与其无关[162]。对于有心律失常风险的患者、正在服用延长QTc间期药物（如美沙酮）的患者、有先天性QTc间期延长的患者，以及正在服用抑制P450 2C19（如奥美拉唑）药物的患者，临床医生应该谨慎地避免使用西酞普兰、艾司西酞普兰和三环类抗抑郁药。因为这类药物会提高西酞普兰的血清水平，见下文药物相互作用。

出血风险增加

选择性5-羟色胺再摄取抑制剂与5-羟色胺和去甲肾上腺素再摄取抑制剂会增加患者出血的风险[90]，可表现为淤点、胃肠出血、淤斑、紫癜、鼻出血、脑卒中和术后出血[163, 164]。出血风险增加的可能原因是药物干扰了血小板的分泌反应和血小板聚集。患者在围手术期服用选择性5-羟色胺再摄取抑制剂可能会增加再入院、死亡

表 4-3　常用的抗抑郁药

通用名称	商品名称和剂型	剂量	疗效	不良反应	P450
氟西汀（SSRI） 阻断 5HT2c，高剂量下阻断 NE 再摄取 通用	Prozac 10 mg 绿色/绿色胶囊 10 mg 绿色刻痕片剂 20 mg 绿色/奶油色胶囊 40 mg 绿色/橙色胶囊 20 mg/5 mL 口服溶液 Prozac 每周 90 mg 绿色/透明肠溶胶囊，可见白色颗粒 Sarafem 10 mg 紫色 20 mg 紫色/粉红胶囊	每天早上 10～20 mg 最多服用 60 mg 每日一次 偶尔剂量超过 90 mg Prozac 每周稳定服用，次 20 mg	• 对典型的抑郁症、焦虑症、进食障碍和强迫症非常有效（与所有 SSRIs 一样） • 过量服药也相对安全（与所有 SSRIs 一样） • 半衰期长，对依从性差的患者较好（中断效应小） • 研究皆表明没有显著的致畸作用 • Sarafem 批准用于经前焦虑障碍	• 可能引起激越（与所有 SSRIs 一样） • 可能导致失眠或加重下肢不宁（与所有 SSRIs 一样） • 可能导致静坐不能（与所有 SSRIs 一样） • 性的副作用（与所有 SSRIs 一样） • 长半衰期使换新药的过程更复杂，延长副作用 • 可能引起轻微的体重增加（与所有 SSRIs 一样） • 对血液水平起作用（与所有非 TCA 一样） • 认知"模糊"（与所有 SSRIs 一样） • 药物相互作用	• 强效 2D6 抑制剂 • 通过 2D6 代谢
舍曲林（SSRI） 也是温和的 DRI 和轻度的 α₁ 拮抗剂 通用	Zoloft 刻痕片： 25 mg 绿色 50 mg 淡蓝色 100 mg 浅黄色	每天早上 25～50 mg （食物帮助药物吸收，反胃感增加） 最多服用 200 mg	• 第二大数据研究验证可在怀孕期间服用的药物 • 哺乳中氟西汀含量相对较低，因此是哺乳期的首选药物	• 停药效应 • 常见腹泻	• 2D6、2C 适度抑制剂 • 通过多种 P450 酶代谢
帕罗西汀（SSRI） 轻度抗胆碱能作用（类似于地昔帕明） 剂量 >40 mg，有减弱 NE 再摄取抑制作用 抑制氧化亚氮合成酶 通用	Paxil 片剂： 10 mg 黄色 20 mg 粉红刻痕 30 mg 蓝色 40 mg 绿色 250 mL 瓶装中 10 mg/5 mL Paxil CR 12.5 mg 黄色 25 mg 粉红 37.5 mg 蓝色	10 mg（通常在临睡前） 最多服用 60 mg	• 相对镇静，减少激活 • 减少腹泻和恶心 • 抑制氧化亚氮合成酶（增大阳痿概率）	• 停药效应，可能是 SSRIs 中影响最恶劣的——胆碱能反弹 • 药物相互作用 • SSRIs 中最易引起体重增加的药物 • 比其他 SSRIs 更容易引起口干，便秘等（抗胆碱能）	• 最强效的 2D6 抑制剂 • 通过 2D6 代谢

续表

通用名称	商品名称和剂型	剂量	疗效	不良反应	P450
氟伏沙明（SSRI）中度 α_1 拮抗剂 通用控释（CR）	Luvox 规格： 25 mg 白色 50 mg 黄色刻痕 100 mg 桃红色刻痕	每天临睡前 25～50 mg 最多服用 300 mg	· 虽然仅被批准用于强迫症，但对于焦虑和抑郁谱系障碍可能与任何SSRI一样有效 · 作为 α_1 阻断剂，比舍曲林更有效	· 通常需要一日服用两次 · 可能会导致腹泻 · 药物相互作用	强效 3A4、1A2、2C19 抑制剂
西酞普兰（SSRI）R－对映体具有轻度的抗组胺活性 通用	Celexa 规格： 10 mg 米色 20 mg 粉红刻痕 40 mg 白色刻痕 口服溶液：10 mg／5 mL	每天临睡前 10～20 mg 最多服用 60 mg	· 药物相互作用最少	· 停药效应 · QTc间期延长：避免摄入多于 40 mg（老年人最多服用 20 mg），与QTc情况和其他会导致QTc延长的药物相匹配	高剂量时是弱 2D6 抑制剂 通过 2C19 代谢
艾司西酞普兰（SSRI）	Lexapro 口服溶液：1 mg／mL 圆形白色片剂： 5 mg 无刻痕 10 mg 刻痕 20 mg 刻痕	每天临睡前，5～10 mg，一周内加到 20 mg	· 西酞普兰的S–对映体（行业赞助的研究表明，艾司西酞普兰与西酞普兰相比，疗效更好、起效更快）	· 停药效应 · 虽然美国食品药品监督管理局没有实施限制，但风险可能与西酞普兰的reQTc同期类似（Castro et al 2012）	很弱的 2D6 抑制剂 通过 2C19 代谢
文拉法辛 低剂量时作为SRI；剂量 >200 mg 时作为 NRI 所有形式通用	Effexor 25 mg、37.5 mg、50 mg、75 mg、100 mg 粉色片剂 Effexor ER 37.5 mg 灰色／桃色胶囊 75 mg 桃色胶囊 150 mg 红色胶囊	每天早上 37.5 mg 常释（IR）或缓释（ER）	· 治疗重性抑郁症可能比SSRIs更有效 · 无药物相互作用 · 可改善焦虑，更高剂量可改善专注力／注意力 · 体重增加比SSRIs少 · 在绝经后女性的治疗中可能比SSRIs更有效（与其他非SSRI抗抑郁药一样）	· 用药剂量超过 200 mg 每日可能会导致心动过速与高血压 · 停药效应 · IR形式需要分剂量 · 性副作用 · 恶心	没有显著的抑制作用 通过 2D6 代谢 较小程度上通过 3A4 代谢
去甲文拉法辛 NRI>SRI 通用	Pristiq 50 mg 粉红色方形片剂 100 mg 红棕色方形片剂	开始服用 50 mg 最多服用 100 mg	· 除了能治疗抑郁症，有证据表明围绝经期能使用 · 血清水平不受 2D6 基因多态性影响	· 与文拉法辛相同	通过没有显著的抑制作用 微量 3A4 代谢

通用名称	商品名称和剂型	剂量	疗效	不良反应	P450
度洛西汀 对所有剂量来说,SRI 都略大于 NRI	*Cymbalta*, 20 mg 绿色胶囊 30 mg 白色/蓝色胶囊 60 mg 绿色/蓝色	开始服用 20 mg,每日两次,最多服用 30 mg,每日两次(或单次剂量 60 mg,每日一次)	· 治疗重性抑郁症可能比 SSRIs 更有效 · 被批准用于治疗疼痛 · 在初始给药时可增加 5HT 和 NE(高剂量可增加 DA)	· 恶心、口干、头晕、便秘 · 2004 年上市 · 虽然临床上大不可能出现显著的 BP/P 升高,但还是建议谨慎监管 · 避免非控制性急性闭角型青光眼 · 可能增加肝转氨酶;应避免饮酒 · 在酸性介质中水解为萘酚,胃排空延迟的患者应避免服用,不要挤压、咀嚼或与液体混合	· 2D6 适度抑制剂 · 通过 2D6 和 1A2 代谢 · 与蛋白高度结合
安非他酮 DRI, NRI 所有形式通用	*Wellbutrin* 常释剂 75 mg 橙色片剂 100 mg 红色片剂 *Wellbutrin* 缓释剂 100 mg 蓝色片剂 150 mg 紫色片剂 *Zyban* (*wellbutrin* 缓释剂) 150 mg 紫色片剂 *Wellbutrin* 迟释剂 150 mg 白色片剂 300 mg,白色片剂	每天早上 100 mg 缓释剂或每天早上 75 mg 常释剂,最多服用 450 mg,开始时使用 150 mg,每日一次到 300 mg	· *Wellbutrin* 被批准用于治疗抑郁症,而 *Zyban* 被批准用于戒烟 · 可改善注意缺陷多动障碍和下肢不宁 · 最刺激的抗抑郁药 · 性副作用风险极低 · 最不可能诱发快速循环/混合状态 · 不会导致体重增加 · 非常有用的增强剂(虽然要小心药物相互作用)	· 常释剂每日两次或每日三次,剂量应超过 200 mg · 会导致癫痫发作风险增加,所以在癫痫和进食障碍的患者中被禁用(尽管缓释剂可能更安全) · 可能加剧焦虑,特别是惊恐 · 药物相互作用	· 2D6 适度抑制剂 · 通过 2B6 代谢 · (不是 2D6)为活性代谢物
米氮平 5HT2 和 5HT3 拮抗剂 抗组胺剂 α_2 阻断剂 (释放 5HT 和 NE 的阻断剂) 通用	*Remeron* 15 mg 黄色刻痕片剂 30 mg 橙色刻痕片剂 45 mg 白色无刻痕片剂	每天临睡前 15 mg,最多服用 60 mg	· 轻微恶心或腹泻 · 可造成轻微兴奋 · 可改善睡眠 · 刺激食欲(对体重较轻的老年人或躯体疾病患者来说,是很好的选择) · 无药物相互作用 · 性副作用可能较少 · 无心脏毒性 · 过量服用安全	· 镇静作用太强 · 体重增加 · 少数患者可能会出现可逆性粒细胞缺乏症(1.1‰)	· 没有显著的抑制作用 · 通过 2D6 和 1A2 代谢

等不良事件的风险[165]，因此是否应该在围手术期使用选择性5-羟色胺再摄取抑制剂与5-羟色胺和去甲肾上腺素再摄取抑制剂仍有待讨论。对于正在使用非甾体抗炎药、阿司匹林或抗凝剂的患者，以及有胃肠道出血史的患者，使用选择性5-羟色胺再摄取抑制剂与5-羟色胺和去甲肾上腺素再摄取抑制剂会增加上消化道出血风险。但是，选择性5-羟色胺再摄取抑制剂或5-羟色胺和去甲肾上腺素再摄取抑制剂与抗血小板药物联用所致的出血风险并不高于单独使用抗血小板药物[166]。因此，对有出血风险的患者使用选择性5-羟色胺再摄取抑制剂与5-羟色胺和去甲肾上腺素再摄取抑制剂需格外慎重，必要时可以加入质子泵抑制剂[167]。

骨质疏松性骨折风险增加

抑郁症患者本身就伴有更高的骨折风险，因为通常抑郁症患者的身体活动会减少，且跌倒、营养不良以及吸烟的可能性更大。除此之外，高龄、共病躯体疾病和复杂的药物治疗方案还会带来的额外的风险。然而，在控制了这些潜在的混杂因素后，选择性5-羟色胺再摄取抑制剂、5-羟色胺和去甲肾上腺素再摄取抑制剂与三环类抗抑郁药仍然会使患者的骨折风险增加近2倍[168]。这种风险可能与药物的剂量无关，似乎在治疗的第一年风险最大[168]。尽管还未达成共识，医生在面对高危人群，如骨量减少、骨质疏松症以及正在接受慢性类固醇治疗的患者时，仍然需要考虑到骨折风险。针对此风险，临床医生应建议患者优化钙摄入量，保证25羟基维生素D的水平。

体重增加与代谢风险

临床医生在考虑药物的严重副作用时，需要将体重增加纳入。虽然对于一些疾病，如恶性肿瘤或免疫功能障碍，药物导致的体重增加是治疗性的，但对于许多患重大躯体疾病的患者来说，体重增加会加重他们的病情。

与体重增加有关的抗抑郁药包括米氮平、三环类抗抑郁药（尤其是阿米替林）和单胺氧化酶抑制剂（monoamine-oxidase inhibitor，MAOI）（尤其是苯乙肼）[169]。选择性5-羟色胺再摄取抑制剂与5-羟色胺和去甲肾上腺素再摄取抑制剂在短期内会导致体重减轻，但从长期来看，患者的体重可能会有适度增加[170]。尤其需要注意的是帕罗西汀与体重增加的长期风险相关[169]。这其中的机制包括抗组胺作用、阻断突触后5HT2c受体和（或）激活5-羟色胺神经通路从而导致多巴胺能神经传递受抑制（该神经传递有减少脂肪储存的作用）。治疗的反应程度与体重增加无关。这种体重增加并非是抑郁症相关体重减轻的恢复，之前没有体重减轻症状的患者服用抗抑郁药也有可能会体重增加。临床医生需尽量避免给那些特别在意体重增加的患者或有代谢综合征风险的患者开这类抗精

神障碍药物。安非他酮与体重减轻有关[171]，而奈法唑酮是现有的抗抑郁药中对体重影响最小的一种。拉莫三嗪、三碘甲状腺原氨酸和丁螺环酮则是对体重没有影响的辅助治疗药物。

抗胆碱能相关风险

口干、视力模糊、便秘和麻痹性肠梗阻是精神药物的抗胆碱能性质带来的主要不良反应。除了帕罗西汀，三环类抗抑郁药，特别是阿米替林，也具有很强的抗胆碱能特性。在三环类抗抑郁药中，地昔帕明是抗胆碱能作用最小的。临床医生在治疗共病闭角型青光眼和前列腺肥大的抑郁症患者时应避免使用这些药物，对于正在服用其他会产生类似影响药物的患者也需格外谨慎。同时，临床医生还需考虑口腔干燥症引起的龋齿、牙周炎的长期风险，这两者都会加重与心血管疾病相关的炎症[172]并造成其他系统性的影响。

跌倒风险

抗抑郁药会增加跌倒的风险，是由镇静、失眠、夜尿症、体位反射受损、反应时间增加、直立性低血压、心律失常或传导障碍和运动障碍等造成的[173]。三环类抗抑郁药（极小可能性为去甲替林）与直立性低血压和跌倒风险的增加有关，而最终由α₁阻断剂介导。越来越多的证据表明，在登记注册的研究中，尤其是选择性5-羟色胺再摄取抑制剂常与跌倒风险的增加有关，甚至是密切相关，虽然这种相关需要在随机对照试验中确认[174-176]。临床医生应该告诉患者和他们的家人重视这一风险，强调使用夜灯的重要性，并且在改变姿势时要小心，避免突然移动。脱水和心血管储备的减少都有可能增加跌倒风险。

低钠血症

抗抑郁药引起的抗利尿激素分泌异常综合征（syndrome of inappropriate secretion of antidiuretic hormone，SIADH）中的低钠血症在老年人尤其是女性中极其常见，并且容易在治疗的前几周发生[177]。选择性5-羟色胺再摄取抑制剂比三环类抗抑郁药和单胺氧化酶抑制剂[44]具有更高的致低钠血症的风险。轻度的低钠血症可能是无症状的，也可能伴随虚弱、疲劳、头痛或食欲不振等症状，很容易被误解为抑郁症恶化。更重要的是，部分患者的这些症状被认为是药物的副作用，而不是被误解为抑郁症的恶化，因为增加抗抑郁药剂量会进一步降低钠水平，可能导致谵妄、癫痫发作甚至死亡。

肾脏疾病

肾功能下降会影响药物的代谢动力[178]。尿毒症通常会增加胃碱度、增加抗酸剂的使用或增加呕吐，而这些情况都会减少药物的吸收。或者，在脱水的情况下，血清浓度可能会增加。低白蛋白血症增加酸性药物的游离、

生物可利用的水平，而增加糖蛋白会减少碱性药物的游离分数。肾脏疾病不仅会影响需要肾脏代谢的药物的清除，而且损害了负责这些药物代谢的肝细胞色素P450的氧化途径。通过水解或还原清除的药物通常不会迅速代谢，从而导致人体内生物活性代谢物水平增加。临床医生应该根据情况调整那些需要肾脏代谢的药物的剂量，如锂盐、加巴喷丁、普瑞巴林和托吡酯。记住，对于老年群体来说，血清肌酐是一个很差的肾功能指标，因为这个群体肌肉质量的贡献量普遍减少[178]。

肝病

肝衰竭患者的肝血流量通常会减少，从而增加了所有由肝脏代谢的药物的清除时间。器质性疾病会特别损害代谢的氧化途径（第一阶段），但不影响诸如葡萄糖醛酸化（第二阶段）的结合途径。治疗肝硬化等肝病患者可以使用通过第二阶段机制代谢的药物，如劳拉西泮、替马西泮和奥沙西泮。锂盐、加巴喷丁和普瑞巴林等药物对肝病患者来说是最安全的，因为它们的代谢过程是由肾脏专门处理的。假如患者有中度至重度肝损害的情况，所有抗抑郁类的药物都需要在剂量上做出调整。记住，肝功能检查结果并不是肝脏疾病的可靠指标。

考虑患者正在服用的其他药物

非水溶性药物不能被肾脏清除，所以必须首先由肝脏转化为更极化的水溶性化合物。被称为细胞色素P450系统的氧化途径能够代谢环境毒素和更多亲脂性药物。几种常用的抗抑郁药，包括氟西汀、帕罗西汀和安非他酮，都是2D6同工酶的抑制剂，其中氟西汀和帕罗西汀都是非常强的抑制剂。如许多抗抑郁药、抗艾滋病药物和β受体阻滞剂这些药物优先被2D6同工酶代谢，并且血清水平有所提升。三环类抗抑郁药物如阿米替林可能增加到毒性水平。由于5-羟色胺综合征的风险，用单胺氧化酶抑制剂联合任何选择性5-羟色胺再摄取抑制剂都是不安全的，联合使用任何具有P450抑制作用的抗抑郁药与同一种酶代谢的另一种抗抑郁药时，必须保持谨慎（表4-3）。

考虑衰老的影响

虽然衰老对药物吸收的影响尚不清楚，但何种药物更适用于老年人群已经非常明确。随着年龄的增长，人体内脂肪的储存量随着肌肉质量的减少而增加，因此亲脂性药物在老年人（和超重的人群）中应用得更广泛。由于大多数精神药物是高度亲脂性的，这会导致药物的清除时间较长，并且见效更慢，因为只有脂肪储存量达到饱和才能够获得平衡。最终的结果是血清水平更低、半衰期更长。对于诸如锂盐的水溶性药物，可能会造成较高的血清浓度，因为衰老会使人体内的水储备量降低。对于与蛋白质高度结合的药物，游离药物水平会随着白蛋白水平的下降而增加。这意味着未结合的生物活性药物和更多的中枢神经系统渗透药物（如丙戊酸钠）游离药物水平会更高。

药物代谢也受衰老过程的影响[179]。衰老会使去甲基化过程受损，并且乙酰化和葡萄糖醛酸化过程也会受到中等程度的损害。虽然肝脏疾病影响P450系统，细胞色素系统相对来说不易受到衰老的影响，但是同工酶2D6还是会受到中毒损伤。然而，由于老年患者肝脏循环能力下降，而肝脏代谢药物半衰期较长，因此对于老年患者，临床医生需降低肝脏代谢药物的剂量。肾功能从30岁开始每年下降约1%，因此，肾排泄药物，如锂盐、加巴喷丁、普瑞巴林和托吡酯等的服用剂量也应根据患者的年龄做出相应调整[179]。

随着身体的衰老，人体内的受体水平也会发生改变，从而影响药物的效用。例如，围绝经期女性雌激素水平下降，5-羟色胺受体出现下调，女性绝经后对含血清素的抗抑郁药的敏感性很可能因此下降（第8章）。

● 其他躯体疗法

非药物的躯体治疗可以成为共病躯体疾病的抑郁症患者的主要治疗方式。电休克疗法（electroconvulsive therapy，ECT）已有超过75年的历史了。最近，使用电场或磁场非侵入性地刺激大脑的躯体治疗新方式正在开发中。这些疗法透过头皮，通过刺激迷走神经或直接在脑内植入电极（深部脑刺激）来进行，如经颅磁刺激（transcranial magnetic stimulation，TMS）、磁惊厥疗法（magnetic seizure therapy，MST）和经颅直流电流刺激（transcranial direct current stimulation，tDCS）。这些疗法非常适用于共病躯体疾病的患者，因为它们可以避免药物间相互作用和全身性的副作用。表4-4对这些躯体疗法进行了比较。

电休克疗法

电休克疗法一直是精神病学中最有效的抗抑郁治疗方式。对于伴或不伴精神障碍性特征的抑郁症患者，这都是最快速的治疗方法[180]，而且，对于躯体疾病患者来说，共病抑郁症使其发病率和死亡率都有所增加，因此像电休克这种快速的疗法就显得至关重要。电休克疗法治疗的缓解率高达80%～90%，对单相和双相障碍的抑郁症患者疗效相当[181]，对双相抑郁障碍患者起效会更快[182]。电休克疗法治疗精神性抑郁症更有效，尤其是伴心境协调妄想的抑郁症患者[183]，与共病其他精神障碍的抑郁症相比，电休克疗法治疗原发性抑郁症更有效[184, 185]。对于具有药物耐受性的抑郁症患者来说，电休克疗法如其他抗抑郁药治疗一样缓解率较低[184, 186]。过去30年的创新改进了电休克疗法的管理，提高了电休克疗法的安全性和有效性，降低了电休克疗法的副作用，使其更安全、更有效，具有更大可能性去挽救生命。右侧单侧电休克

表 4-4　各躯体疗法的比较

	FDA是否批准用于抑郁症	刺激方式	是否诱发癫痫	特点
ECT	是	电	是	疗效不匹配，副作用显著，新的治疗方式 改善疗效和耐受性
VNS	是（在成人治疗中作为辅助手段）	电	否	长期治疗，不是急性治疗手段
rTMS	是	磁	否	无侵害性、聚焦于病灶 副作用最小，无须麻醉
MST	否	磁	是	保留了ECT治疗的疗效潜力 局灶性刺激 比ECT造成的认知副作用小
DBS	否	电	否	能精准定位目标环路，与磁场或局部聚焦的ECT相比到达的脑结构更深
tDCS	否	电	否	无侵害性、便携、便宜 副作用少

FDA：美国食品药品监督管理局；ECT：电休克疗法；VNS：迷走神经刺激疗法（vagus nerve stimulation）；rTMS：重复性颅磁刺激（repetitive transcranial magnetic stimulation）；MST：磁癫痫治疗；DBS：深部脑刺激（deep brain stimulation）；tDCS：经颅直流电流刺激（即直流极化）。

疗法治疗比双侧治疗后的医疗生活质量更好[187]。

电休克疗法作为首选治疗方案，它可用于：① 当有（精神上或躯体上）快速起效的迫切需要时；② 当其他治疗方案与电休克疗法相比具有更高的风险时；③ 患者之前对电休克疗法的反应更好时；④ 患者偏好电休克疗法治疗时。对于大多数患者来说，电休克疗法都是二线的备选治疗方案，建议在下列情况下使用：① 患者对其他治疗方案缺乏足够的反应或具有不耐受表现；② 患者病情恶化到满足电休克疗法主要适应证标准的程度。

禁忌证与高危情况

许多共病躯体疾病的抑郁症患者年龄较大，尽管电休克疗法没有年龄限制，但随着年龄的增加，风险也会增加[188]。然而，使用电休克疗法治疗的老年患者死亡率要低于使用其他治疗方式的死亡率[189]，而且在接受电休克疗法治疗的人群中，老年患者占较大比例[190]。针对高龄患者，电休克疗法技术的确发生了改变，因为电休克疗法治疗中麻醉剂的使用会随着衰老带来的药物耐受性和代谢方面的变化而改变，并且随着年龄的增长，休克诱发所需达到的阈值也会增大。

虽然电休克疗法没有"绝对"禁忌证，但对于患有心脏病、肺部疾病或脑疾病的患者，还是会进行谨慎的专科会诊。占位性颅内病变是电休克疗法的相对禁忌证，因为电休克疗法会增加颅内压。然而，也有研究结果称对有脑损害并缓慢恶化的抑郁症患者来说，电休克疗法依然是安全的[191]。对于近期发生过心肌梗死的患者，电休克疗法对交感神经和副交感神经系统的影响风险会增加，这种风险取决于当时梗死的程度、愈合程度和当前的心血管状态。其他高危状态包括：不稳定性心绞痛、低代偿性充血性心力衰竭、严重瓣膜性心脏病、不稳定的血管动脉瘤或畸形、近期脑梗死、严重肺功能障碍和其他增加的麻醉风险。

高血压患者需在治疗前保持血压稳定，并在每次治疗前接受常规降压药物治疗。冠心病患者在接受电休克疗法之前需服用抗心绞痛药物，并且在电休克疗法治疗过程中考虑使用急性交感神经药物以避免周围型心绞痛。心脏起搏器和植入式除颤器可以降低电休克疗法引起病理性心律失常的心脏病风险。糖尿病和哮喘患者需要在电休克疗法治疗前、治疗中和治疗后接受特殊管理。目前，电休克疗法已经安全地应用于有脑手术、脑深部刺激器、心脏起搏器、植入除颤器和迷走神经刺激器病史的患者中。

副作用

电休克疗法的副作用与全身麻醉和肌肉麻痹发作时的生理效应有关。交感神经和副交感神经放电通常会在心率、节律和血压上产生瞬态良性扰动。这些扰动可能与心律失常或心脏缺血有关，但不会留下显著的后遗症[192]。此时可能需要进行药物预防[180, 193, 194]。更常见的、轻微的全身性副作用包括头痛、肌肉疼痛和恶心。

遗忘症是电休克疗法最常见的副作用。记忆障碍在治疗过程中会增加，但一旦电休克疗法停止，记忆障碍又会逐渐消退。个别时候，电休克疗法可能还会带来记忆功能的改善，尤其是对于存在抑郁症伴随认知损伤或明显的假性痴呆的患者。在存在脑病或放置双侧电极的患者中，电休克疗法伴随的遗忘效应更为显著，持续时间更长。

记忆损伤分为两种类型。最突出的是逆行性遗忘，即难以回忆在电休克疗法治疗前掌握的信息。越是最近发生的记忆，遗忘越是明显，比如电休克疗法治疗前的几个月。逆行性遗忘通常遗忘的是与个体无关的一些客观的信息[195]，并且这种遗忘在电休克疗法之后就会逐渐消退[196]。

电休克疗法也可能会导致顺行性遗忘，即难以保留新掌握的信息。顺行性遗忘在电休克疗法治疗的过程中最为严重，并且通常在电休克疗法停用后的数天至数周好转。这种遗忘的可能性、严重性和持续性受到电休克疗法类型的影响，包括电极放置的位置（双侧大于右侧单侧）和给药[197-199]。药物与右侧单侧电休克疗法联合治疗似乎与单独进行双侧电休克疗法治疗一样有效，且带来的认知上的副作用更小[200]。延长治疗间歇期或改变ECT的类型可以减少电休克疗法过程中造成的遗忘症。目前，有新的研究正致力于评估记忆增强认知疗法是否可以减少遗忘效应[201]。

诱发癫痫后，患者经常会出现10分钟到1小时以上的混乱期。间歇性谵妄却远没有那么常见，主要发生在先前有过脑损伤的患者中[191]。诱发癫痫不会引起脑结构的改变[202, 203]。

电休克疗法的死亡风险很低，与其他麻醉程序相似[180, 193]。电休克疗法致死最常见的原因是心血管代偿失调。其他原因包括持续呼吸暂停、癫痫状态持续和脑疝（例如，未确诊的脑肿瘤）。

迷走神经电刺激

迷走神经电刺激（vagus nerve stimulation，VNS）经过美国食品药品监督管理局（Food and Drug Administration，FDA）批准，是针对慢性或复发的抗药性抑郁症的辅助治疗手段。它通过植入一个脉冲发生器到患者的左胸壁利用电刺激左颈迷走神经。迷走神经电刺激是否比单独的药物治疗具有更好的疗效，这一点仍然存在争议[204-208]。在第一个开放标签研究中[205]，附加迷走神经电刺激治疗的反应率是40%。随着时间的推移，患者的反应率不变，缓解率升高，并且患者的功能也随之出现显著的改善[206]。

一项随机对照的多中心试验比较了辅助迷走神经电刺激与对照治疗在抑郁症中的应用，两者在疗效上没有显著差异[207]。然而，试验再次证明了治疗持续时间越长，改善和缓解效果越显著。这些结果表明，迷走神经电刺激比单纯的药物治疗具有更好的疗效[208]。此外，一项研究还报告了医院就诊人数、门诊就诊人数和精神药物使用人数有所下降[209]，这对于共病躯体疾病的患者来说非常重要。

安全性和耐受性

迷走神经电刺激一般耐受性良好。最常见的副作用有声音改变、呼吸困难和颈部疼痛[208]。手术植入刺激器导致感染、声带麻痹、心动过缓或心脏停搏的风险较低[208]。与电休克疗法相比，迷走神经电刺激没有神经认知方面的副作用[210]，随着抑郁症的改善，迷走神经电刺激甚至可以改善部分神经认知功能的损伤[210]。

禁忌证

迷走神经电刺激在接受过双侧或左侧颈迷走神经切断术或各种透热疗法的患者中被禁止使用。由于迷走神经电刺激可以改善心力衰竭患者的心脏功能[211]，改善迷走神经张力（抑郁症患者心脏病预后的一个已知预测指标）[212]，迷走神经电刺激可能对共病心脏病的抑郁症患者尤其有用。

经颅磁刺激

重复经颅磁刺激（repetitive transcranial magnetic stimulation，rTMS）采用磁脉冲的非侵入性脑刺激诱导大脑皮质的神经元去极化[213]。不同于电休克疗法，重复经颅磁刺激既不需要麻醉，也不会诱发癫痫，并可在门诊环境下进行。重复经颅磁刺激在临床上不会产生明显的认知副作用，因此它是认知损伤患者的最佳选择。重复经颅磁刺激通常每次持续40分钟，每天重复进行，每周5天，持续4～6周。研究表明，每次治疗采用更高的强度、更多的脉冲，抑郁症的治疗效果会更好[214]。年轻患者对重复经颅磁刺激的反应往往更好[215, 216]。

许多研究表明，重复经颅磁刺激可以用于治疗重性抑郁症[217-221]。2008年，刺激左背外侧前额叶的高频重复经颅磁刺激经过美国食品药品监督管理局批准用于治疗重性抑郁症。在一项重要的试验中，抑郁症患者的症状在治疗第4周出现改善，其反应率约为24%，缓解率为14%[222]。对患者进行随访发现，缓解率高达58%[223]。三年后，84%的抑郁症复发患者能够通过重复经颅磁刺激辅助治疗实现缓解[224]。前期治疗失败少、病程短和不共病焦虑障碍对经颅磁刺激反应率具有重要预测作用[223]。

在非精神障碍患者中，经颅磁刺激的抗抑郁作用可能与电休克疗法的治疗作用相当[223, 225, 226]，但这种比较仍然没有达到真正的双盲。尽管许多安慰剂对照试验揭示了重复经颅磁刺激的疗效和使用安慰剂之间的显著差异，但只有最近几项研究报告了实质的反应率[219, 220]。这可能是由于早期试验的持续时间很短（两周或更少）。最近使用较长治疗时间的研究更令人鼓舞[227]。

禁忌证

除了患者有癫痫发作史，以及刺激线圈附近的头部存在金属之外，重复经颅磁刺激没有其他医学禁忌证。

副作用

重复经颅磁刺激对共病躯体疾病的抑郁症患者有很大的全身性的副作用和认知副作用。头痛和头皮疼痛是重复经颅磁刺激的主要副作用，患者在每次治疗后会立即出现一些反应。患者可能会感觉到刺激部位有敲击的感觉，刺激线圈下，对浅表神经和肌肉的刺激会导致眨眼或下颚紧咬。刺激水平过度时，重复经颅磁刺激有可能引起癫痫发作。遵循出版的安全指南所示的剂量和医疗监测可以确保安全[228, 229]。

磁惊厥疗法

磁惊厥疗法是一种使用大剂量经颅磁刺激诱导治疗癫痫发作的实验性治疗。磁惊厥治疗也需要麻醉，但相较于电休克疗法，磁惊厥治疗能够更好地控制电流和刺激的部位。因此，磁惊厥治疗可以针对抑郁症相关的特定脑区，同时尽量避免电流散布至大脑中负责认知的区域，造成认知损伤的副作用[230-232]。磁惊厥治疗诱发的癫痫持续时间短，发作时脑电图振幅更低，发作后抑制较少，定向恢复更快[233]。磁惊厥治疗在注意力、逆行性遗忘和类别流畅性方面的评估更优。初步研究显示磁惊厥治疗和右单侧电休克疗法（RUL ECT）疗效相当[234, 235]，在双相抑郁症患者中的反应一致[236]。由于磁惊厥治疗具有与电休克疗法相当的疗效，而造成的认知副作用较少，并经由动物研究表明，磁惊厥治疗具有更小的心脏抑制作用。因此，磁惊厥治疗对于不能接受电休克疗法治疗所导致的遗忘效应的患者以及患心脏病的患者可能更加合适[237]。

深部脑刺激

深部脑刺激（deep brain stimulation, DBS）长期刺激靶向脑区，与损伤性治疗不同，被认为是完全可逆的。深部脑刺激已成功地用于治疗难治性神经系统疾病，并且正在被研究用于治疗包括抑郁症在内的精神障碍。到目前为止，深部脑刺激没有已知的全身性副作用，并能改善认知能力[238]。世界上约有100名抑郁症患者已经接受了深部脑刺激治疗。

研究确定了深部脑刺激作用于多个皮质下靶区域[239, 240]。这些靶区域的选择基于抑郁症患者的情绪加工功能失调的脑成像研究的结果[241-244]和与抑郁症状有关的奖赏回路[240, 245]。所有的开放标签研究都有50%以上的患者反应率。然而，在深部脑刺激的多中心研究中，反应率并不理想[246]。为了完善深部脑刺激这种聚焦于靶点的、非侵害性的抑郁症治疗方法，后续研究可以致力于提高深部脑刺激的安全性、有效性，并找到最合适的靶点。

经颅直流电刺激

经颅直流电刺激（transcranial direct current stimulation, tDCS）是一种经实验证明无创的对大脑皮质进行电刺激的方法，可以增强脑卒中患者[247]和抑郁症患者[248-251]的语言流畅性，改善词汇记忆。最近很多双盲随机安慰剂对照试验研究了经颅直流电刺激治疗抑郁症的疗效，然而研究结果并不一致[252-257]。深部脑刺激的最佳刺激靶点尚未确定[254, 256, 257]。克诺特科娃（Knotkova）和同事发现它减轻了艾滋病阳性患者的抑郁症状[258]，有一个案例报告研究发现，经颅直流电刺激改善了脑卒中后患者的认知状况和抑郁症状[259]。经颅直流电刺激成本低，安全性良好，因此相较于一些更具侵害性和成本更高的治疗手段，更具优势[260]。

预后

● **基于评估的护理**

基于评估的护理（measurement-based care, MBC）是指系统地收集和记录治疗进程和治疗结果的数据，以指导治疗方案的选择和调整。这有利于提供最佳的心理保健[262, 263]并且比单纯的药物治疗效果更好[264]。在基于评估的护理中使用的问卷可以调动患者参与治疗的积极性，帮助患者去追踪他们自己的治疗进展和治疗目标的完成情况。对治疗进展和治疗结果的监测为临床医生提供了系统的反馈机制[265]，并且这种做法也已被证明可以改善治疗效果[262]。作为结构化的反馈环路，基于评估的护理能够持续地监测心理和（或）药物干预的有效性，在基于评估的护理的帮助下，临床医生如果观察不到充分的治疗进展，则可以考虑调整治疗方案[266]。例如，基于评估的护理可以有效促进治疗的改变，增加其他服务或干预；或者相反，在患者功能改善后逐渐减少相应的护理。一个包含了14个初级保健站点的大型随机对照试验评估了基于评估的护理对抑郁症、糖尿病或冠心病患者或共病的患者的协同护理。与常规护理相比，护理管理干预显著改善了对抑郁症和躯体疾病的控制。此外，干预组的患者更可能开始接受抗抑郁药物治疗，接受对这些药物的调整，并且报告了更好的生活质量，对自身得到的护理也更满意[267]。

基于评估的护理对治疗结果的持续关注也有助于评估患者群体治疗的进展。这使得医疗保健系统能够不断改进临床流程，并监测临床医生个人和管理人员的表现。付款者[262]和其他外部利益相关者也可以观看基于评估的护理的系统性能演示。

基于评估的护理通常用于评估抑郁症状、服药依从性和药物副作用[263]。还有一种不常用但是也很重要的评估指标，可以从症状以外的角度来评估治疗的进展和结果，即患者的功能和生活质量。相较于临床医生的判断或患者自己提供的信息，标准化的抑郁症状评定量表所提供的评价更为敏感和准确[263]。不同于临床医生可能仅仅问患者"感觉如何？"或者"自从上次见面以来，你注意到你的情绪有了什么样的变化？"，有效的症状评估为治疗决策和治疗计划提供了更精确的基础[263, 267]。治疗开始时基于评估的护理对患者的抑郁症情况进行系统的评估，提供患者在基线期的抑郁严重程度，用于衡量治疗过程中抑郁情况的变化，评估治疗进展。此外，还可以比较患者基线期与其他患者组的抑郁严重程度，以预测患者所需的治疗时长和患者的治疗依从性[262]。

抑郁自评量表

症状、治疗反应和结果

正如第3章所讨论的，患者健康问卷-9是使用最广泛的自我报告抑郁量表之一[268]。它包括了9个主要的抑郁症的症状域，并评估患者在过去2周内困扰于该症状的次数[263]。它提供了《精神障碍诊断与统计手册》（第五版）的抑郁症诊断标准，也提供了反映抑郁症症状严重程度的连续评分[14]。患者健康问卷-9对随时间发生的变化[269]以及治疗效果[270, 271]很敏感。在一系列的医疗环境（包括初级保健和专业护理）中设置抑郁症筛查是很有效的[272]。抑郁症状快速问卷（QIDS-SR）是另一种测量重性抑郁症的9个领域情况的自评工具[273]。该量表可以用于评估随着时间的推移，患者症状严重程度的变化。贝克抑郁自评量表-2也是一种自评量表，用于测量抑郁的思维和态度以及抑郁症的躯体症状，并且对随时间推移发生的变化很敏感[97, 274]。

自评量表在药物测量中的应用

副作用与服药依从性

简易药物调查表（brief medication questionnaire，BMQ）提供了对医疗方案的依从性的评估以及可能的不依从原因的评估[263, 275, 276]。广泛使用的服药依从性问卷（medication adherence questionnaire，MAQ）也称为Morisky 4，由4个项目组成，并已在广泛的医疗条件下得到验证[276]。

生活质量和功能自评量表

患者的生活质量和生活功能可能会随着抑郁症治疗起效而有所改善，但这种改善其实有些是独立于抑郁症状的改善的。因此，它们也是重要的结果变量。医疗结果量表（简短形式的一般健康调查）是项行之有效且广泛使用的与健康相关的生活质量指标。有36项、12项、8项题目版本。该问卷的所有版本均评估了8个与健康相关的生活质量领域：身体功能、身体健康问题所造成的角色限制、身体疼痛、一般健康认知、活力、社会功能、情绪问题所造成的角色限制、心理健康问题所造成的角色限制[277]。简短形式的医疗结果量表（medical outcomes scale-short form，MOS-SF）的一个优势是针对不同的人群制定了不同的标准。一个潜在有用的功能指标是功能失调指数（disruption of functioning index，DFI），由疼痛残疾指数（pain disability index）改编而来[278, 279]。该量表包括7个项目，用于评估患者在生活上被某一具体的问题（例如，抑郁症或躯体疾病）所困扰的程度。

计划评估与决策点

基于评估的护理应包括已建立的临床就诊时间表，对抑郁症状、药物副作用和药物依从性的定期测量和监测，以及治疗算法的使用。对于药物反应，临床医生应该在每次改变治疗方案后的最初6周每2周测量一次。6周后，应该每3周测量一次，直到患者病情缓解或者治疗方案发生改变。患者病情得到缓解后，可以每3个月对患者进行评估[263]。在治疗算法的关键决策点准备了一个时间表，用于评估患者对治疗反应、副作用的耐受性以及功能[263]，临床医生需在关键决策点时（第2周、第4周、第6周、第9周和第12周）使用评估表做出治疗决策。治疗算法包括部分反应和无反应的选项[263, 280, 281]。这种对治疗进展的连续和定期的评估是认知行为疗法治疗抑郁症中固有的。为了评估心理治疗的整体进展，可以与患者合作，制定可测量的治疗目标（例如，治疗的中期目标可定为抑郁症症状减少50%），并监测治疗过程和结果，第一个月2周一次，之后至少每月一次，并根据实际情况做出相应调整[282]。

结论

有效地治疗躯体疾病患者共病的抑郁症对改善这类人群的总体健康是非常重要的。抑郁症的治疗也是降低医疗费用的关键。虽然现在依然需要更多的研究来实现更好的靶向性和更快的治疗速度，但是有效的治疗也依赖于全面的临床评估（第3章）和仔细的治疗进展评估以及护理提供（第23章）。而在这个过程中，让患者及其亲友，乃至整个医疗团队都积极参与到治疗中来至关重要。

参考文献

1.　Kwana BM, Dimidijiana S, Rizvib SL. Treatment preference, engagement, and clinical improvement in pharmacotherapy versus psychotherapy for depression. *Behav Res Ther*. 2010; 48(8): 799-804.

2.　Judd LL, Paulus MJ, Schettler PJ, et al. Does incomplete recovery from first lifetime major depressive episode herald a chronic course of illness? *Am J Psychiat*. 2000; 157: 1501-1504.

3.　Ramasubbu R, Patten SB. Effect of depression on stroke

morbidity and mortality. *Can J Psychiatry*. 2003; 48: 250-257.

4. Lustman PJ, Anderson RJ, Freedland KE, de Groot M, Carney RM, Clouse RE. Depression and poor glycemic control: a metanalytic review of the literature. *Diabetes Care*. 2000; 23: 934-942.

5. Unutzer J, Schoenbaum M, Katon WJ, et al. Healthcare costs associated with depression in medically ill fee-for-service medicare participants. *J of Am Geriatr Soc*. 2009; 57(3): 506-510.

6. Center for Disease Control (CDC) and Prevention Weekly Morbidity and Mortality Report. May 3, 2013. http: //www.cdc.gov/mmwr/pdf/wk/mm6217.pdf

7. CDC Promotes Public Health Approach to Address Depression Among Older Adults. http: //www.cdc.gov/aging/pdf/CIB_mental_health.pdf

8. Unutzer J, Katon WJ, Fan MY, et al. Long-term cost effects of collaborative care for late-life depression. *Am J Manag Care*. 2008; 14: 95-100.

9. Arkowitz H, Westra HA, Miller WR, et al., eds. *Motivational Interviewing in the Treatment of Psychological Problems (Applications of Motivational Interviewing)*. New York, NY: The Guillford Press; 2008.

10. Eaddy MT, Cook CL, O'Day K, Burch SP, Cantrell CR. How patient cost-sharing trends affect adherence and outcomes: A literature review. *PT*. 2012; 37(1): 45-55.

11. Weiden PJ, Rao N. Teaching medication compliance to psychiatric residents: placing an orphan topic into a training curriculum. *Acad Psychiatry*. 2005; 29: 203-210.

12. Kaslow NJ, Racusin GR. Family therapy for depression in young people. In: Reynolds WM, Johnston HF, eds. *Handbook of Depression in Children and Adolescents*. New York, NY: Plenum Press; 1994: 345-363.

13. Keitner GL, Miller IW. Family functioning and major depression: an overview. *Am J Psychiat*. 1990; 147(9): 1128-1137.

14. Yeung A, Shyu I, Fisher L, Wu S, Yang H, Fava M. Culturally sensicollaborative treatment for depressed Chinese Americans in primary care. *Am J Public Health*. 2010; 100: 2397-2402.

15. Yeung A, Trinh NH, Chang TE, Fava M. The Engagement Interview Protocol (EIP): Improving the acceptance of mental health treatment among Chinese immigrants. *Int J Cult Ment Health*. 2011; 4: 91-105.

16. Yeung A, Chang D, Gresham RL Jr, Nierenberg AA, Fava M. Illness beliefs of depressed Chinese American patients in primary care. *J Nerv Ment Dis*. 2004; 192(4): 324-327.

17. Leng JC, Changrani J, Tseng CH, Gany F. Detection of depression with different interpreting methods among Chinese and Latino primary care patients: a randomized controlled trial. *J Immigr Minor Health*. 2010; 12: 234-241.

18. Alegria M, Canino G, Shrout PE, et al. Prevalence of mental illness in immigrant and non-immigrant U.S. Latino groups. *Am J Psychiatry*. 2008; 165(3): 359-369.

19. González HM, Vega WA, Williams DR, Tarraf W, West BT, Neighbors HW. Depression care in the United States: too little for too few. *Arch Gen Psychiatry*. 2010; 67(1): 37-46.

20. Karasz A, Garcia N, Ferri L. Conceptual models of depression in primary care patients: A comparative study. *J Cross Cult Psychol*.

2009; 40(6): 1041-1059.

21. Yeung A, Fung F, Yu SC, et al. Validation of the patient health questionnaire-9 for depression screening among Chinese Americans. *Compr Psychiatry*. 2008,49(2): 211-17.

22. Bao Y, Alexopoulos GS, Casalino LP, et al. Can Collaborative Depression Care Management Reduce Disparities in Depression Treatment and Outcomes. *Arch Gen Psychiatry*. 2011; 68(6): 627-36.

23. Cooper LA, Ghods Dinoso BK, Ford DE, et al. Comparative effectiveness of standard versus patient-centered collaborative care interventions for depression among African Americans in primary care settings: the BRIDGE Study. *Health Serv Res*. 2013; 48(1): 150-174.

24. Hails K, Brill CD, Chang T, Yeung A, Fava M, Trinh NH. Cross-cultural aspects of depression management in primary care. *Curr Psychiatry Rep*. 2012; 14(4): 336-344.

25. Lewis-Fernández R, Balán IC, Patel SR, et al. Impact of motivational pharmacotherapy on treatment retention among depressed Latinos. *Psychiatry*. 2013 Fall; 76(3): 210-222.

26. Interian A, Lewis-Fernández R, Gara MA, Escobar JI. A randomized-controlled trial of an intervention to improve antidepressant adherence among Latinos with depression. *Depress Anxiety*. 2013; 30(7): 688-996.

27. Trinh NH, Hagan PN, Flaherty K, et al. Evaluating patient acceptability of a culturally focused psychiatric consultation intervention for Latino Americans with depression. *J Immigr Minor Health*. 2014; 16(6): 1271-1277.

28. Garcia-Toro M, Ibarra O, Gili M, et al. Four hygienic-dietary recommendations as add-on treatment in depression: a randomized-controlled trial. *J Affect Disorders*. 2012; 40: 200-203.

29. Conn DK, Madan R. Use of sleep-promoting medications in nursing home residents : risks versus benefits. *Drugs Aging*. 2006; 23(4): 271-287.

30. Foley D, Ancoli-Israel S, Britz P, Walsh J. Sleep disturbances and chronic disease in older adults: results of the 2003 National Sleep Foundation Sleep in America Survey. *J Psychosom Res*. 2004; 56: 497-502.

31. Naismith SL, Rogers NL, Lewis SJ, et al. Sleep disturbance relates to neuropsychological functioning in late-life depression. *J Affect Disord*. 2011; 132: 139-145.

32. Gangwisch JE, Malaspina D, Boden-Albala B, Heymsfield SB. Inadequate sleep as a risk factor for obesity: analyses of the NHANES I. *Sleep*. 2005; 28(10): 1289-1296.

33. Gangwisch JE, Heymsfield SB, Boden-Albala B, et al. Short sleep duration as a risk factor for hypertension: analyses of the first National Health and Nutrition Examination Survey. *Hypertension*. 2006; 47: 833-839.

34. Ayas NT, White DP, Manson JE, et al. A prospective study of sleep duration and coronary heart disease in women. *Arch Intern Med*. 2003; 163: 205-209.

35. Gangwisch JE, Malaspina D, Babiss LA, et al. Short sleep duration as a risk factor for hypercholesterolemia: analyses of the National Longitudinal Study of Adolescent Health. *Sleep*. 2010; 33(7): 956-961.

36. Gangwisch JE, Heymsfield SB, Boden-Albala B, et al. Sleep duration as a risk factor for diabetes incidence in a large U.S.

sample. *Sleep.* 2007; 30(12): 1667-1673.

37. Ferrie JE, Shipley MJ, Cappuccio FP, et al. A prospective study of change in sleep duration: associations with mortality in the Whitehall II cohort. *Sleep.* 2007; 30(12): 1659-1666.

38. Kripke DF, Garfinkel L, Wingard DL, Klauber MR, Marler MR. Mortality associated with sleep duration and insomnia. *Arch Gen Psychiat.* 2002; 59: 131-136.

39. Kripke DF, Langer RD, Kline LE. Hypnotics' association with mortality or cancer: a matched cohort study. *BMJ Open.* 2012; 2(1): e000850.

40. Paterniti S, Dufouil C, Alperovitch A. Long-term benzodiazepine use and cognitive decline in the elderly: the Epidemiology of Vascular Aging Study. *J Clin Psychopharm.* 2002; 22(3): 285-293.

41. Weich S, Pearce HL, Croft P, et al. Effect of anxiolytic and hypnotic drug prescriptions on mortality hazards: retrospective cohort study. *BMJ.* 2014; 348: g1996..

42. Roth T. Hypnotic use for insomnia management in chronic obstructive pulmonary disease. *Sleep Med.* 2009; 10: 19-25.

43. Substance Abuse and Mental Health Services Administration. The Dawn Report, Emergency Department Visits for Adverse Reactions Involving the Insomnia Medication Zolpidem. May 1, 2013. http:// www.samhsa.gov/data/2k13/DAWN079/sr079-Zolpidem.htm

44. Coupland C, Dhiman P, Morriss R, Arthur A, Barton G, Hippisley-Cox J. Antidepressant use and risk of adverse outcomes in older people: population based cohort study. *BMJ.* 2011; 343: d4551.

45. Wenzel-Seifert K, Wittmann M, Haen E. QTc prolongation by psychotropic drugs and the risk of Torsade de Pointes. *Dtsch Arztebl Int.* 2011; 108(41): 687-693.

46. Coe HV, Hong IS. Safety of low doses of quetiapine when used for insomnia. *Ann Pharmacother.* 2012; 46(5): 718-722.

47. Ray WA, Meredith S, Thapa PB, Meador KG, Hall K, Murray KT. Antipsychotics and the risk of sudden cardiac death. *Arch Gen Psychiat.* 2001; 58: 1161-1167.

48. Agostini JV, Leo-Summers LS, Inouye SK. Cognitive and other adverse effects of diphenhydramine use in hospitalized older patients. *Arch Intern Med.* 2001; 161: 2091-2097.

49. Sack RL, Hughes RJ, Edgar DM, Lewy AJ. Sleep-promoting effects of melatonin: at what dose, in whom, under what conditions, and by what mechanisms? *Sleep.* 1997; 20(10): 908-915.

50. Liu J, Wang LN. Ramelteon in the treatment of chronic insomnia: systematic review and meta-analysis. *Int J Clin Practice.* 2012; 66(9): 867-873.

51. Scheer FA, Morris CJ, Garcia JI, et al. Repeated melatonin supplementation improves sleep in hypertensive patients treated with beta-blockers: a randomized controlled trial. *Sleep* 2012; 35(10): 1395-1402.

52. Wirz-Justice A, Graw P, Krauchi K, et al. 'Natural' light treatment of seasonal affective disorder. *J Affect Disord.* 1996; 37: 109-120.

53. Golden RN, Gaynes BN, Ekstrom RD, et al. The efficacy of light therapy in the treatment of mood disorders: a review and meta-analysis of the evidence. *Am J Psychiat.* 2005; 162: 656-662.

54. Terman M. Evolving applications of light therapy. *Sleep Med Rev* 2007; 11: 497-507.

55. Anderson JL, Glod CA, Dai J, Cao Y, Lockley W. Lux vs. wavelength in light treatment of seasonal affective disorder. *Acta Psychiatr Scand.* 2009: 120; 203-212.

56. Terman M, Terman JS. Bright light therapy: side effects and benefits across the symptom spectrum. *J Clin Psychiat.* 1999; 60(11): 799-808; quiz 809.

57. Faith MS, Butryn M, Wadden TA, Fabricatore A, Nguyen AM, Heymsfield SB. Evidence for prospective associations among depression and obesity in population-based studies. *Obes Rev.* 2011; 12: e43e-e453.

58. Sanchez-Villegas A, Delgado-Rodriguez M, Alonso A, et al. Association of the Mediterranean dietary pattern with the incidence of depression: the Seguimiento Universidad de Navarra/ University of Navarra follow-up (SUN) cohort. *Arch Gen Psychiat.* 2009; 66(10): 1090-1098.

59. Akbaraly TN, Brunner EJ, Ferrie JE, Marmot MG, Kivimaki M, Singh-Manoux A. Dietary pattern and depressive symptoms in middle age. *Brit J Psychiat.* 2009; 195: 408-413.

60. Jacka FN, Pasco JA, Mykletun A, et al. Association of Western and traditional diets with depression and anxiety in women. *Am J Psychiat.* 2010; 167: 1-7.

61. Davison KM, Kaplan BJ. Nutrient intakes are correlated with overall psychiatric functioning in adults with mood disorders. *Can J Psychiat.* 2012; 57(2): 85-92.

62. Sanchez-Villegas A, Galbete C, Martinez-Gonzalez MA, et al. The effect of the Mediterranean diet on plasma brain-derived neurotrophic factor (BDNF) levels: the PREDIMED-NAVARRA randomized trial. *Nutr Neurosci.* 2011; 14(5)195-201.

63. Sublette ME, Ellis SP, Geant AL, Mann JJ. Meta-analysis of the effects of eicosapentaenoic acid (EPA) in clinical trials in depression. *J Clin Psychiat.* 2011; 72(12): 1577-1584.

64. Kjaergaard M, Waterloo K, Wang CE, et al, Effect of vitamin D supplement on depression scores in people with low levels of serum 2h-hydroxyvitamin D: nested case-control study and randomised clinical trial. *Brit J Psychiat.* 2012; 201(5): 360-368.

65. Guowei L, Lawrence M, Zainab S, et al. Efficacy of vitamin D supplementation in depression in adults: a systematic review. *J Clin Endocrinol Metab.* 2014; 99(3): 757-76.

66. Sepehrmanesh Z, Kolahdooz F, Abedi F, et al. Vitamin D supplementation affects the beck depression inventory, insulin resistance, and biomarkers of oxidative stress in patients with major depressive disorder: a randomized, controlled clinical trial. *J Nutr.* 2016; 146(2): 243-8.

67. Morris DW, Trivedi M, Rush AJ. Folate and unipolar depression. *J Altern Complement Med.* 2008; 14(3): 277-285.

68. Papakostas GI, Peterson T, Mischoulon D, et al. Serum folate, vitamin B12, and homocysteine in major depressive disorder, Part 1: predictors of clinical response in fluoxetine-resistant depression. *J Clin Psychiat.* 2004; 65: 1090-1095.

69. Arinami T, Yamada N, Yamakawa-Kobayashi K, et al. Methylenetetrahydrofolate reductase variant and schizophrenia/ depression. *Am J Med Genet.* 1997; 74: 526-528.

70. Papakostas GI, Shelton RC, Zajecka JM, et al. L-methylfolate as

adjunctive therapy for SSRI-resistant major depression: results of two randomized, double-blind, parallel-sequential trials. *Amer J Psychiat*. 2012; 169: 1267-1274.

71. Coppen A, Bailey J. Enhancement of the antidepressant action of fluoxetine by folic acid: a randomised, placebo controlled trial. *J Affect Disorders*. 2000; 60: 121-113.

72. R ayman M, Thompson A, Warren-Perry M, et al. Impact of selenium on mood and quality of life: a randomized, controlled trial. *Biol Psychiat*. 2006; 59: 147-154.

73. Docherty JP, Sack DA, Roffman M, Finch M, Komorowski JR. A double-blind, placebo-controlled, exploratory trial of chromium picolinate in atypical depression: effect on carbohydrate craving. *J Psychiatr Pract*. 2005; 11(5): 302-314.

74. Kim K, Frongillo EA. Participation in food assistance programs modifies the relation of food insecurity with weight and depression in elders. *J Nutr*. 2007; 137(4): 1005-1010.

75. Song MR, Lee Y, Baek J, Miller M. Physical activity status in adults with depression in the National Health and Nutrition Examination Survey, 2005-2006. *Public Health Nurs*. 2011; 29(3): 208-217.

76. Chalder M, Wiles NJ, Campbell J, et al. A pragmatic randomized controlled trial to evaluate the cost-effectiveness of a physical activity intervention as a treatment for depression: the treating depression with physical activity (TREAD) trial. *Health Technol Assess*. 2012; 16(10): 1-164.

77. R ozanski A. Exercise as medical treatment for depression. *J Am Coll Cardiol*. 2012; 60(12): 1064-1066.

78. Josefsson T, Lindwall M, Archer T. Physical exercise intervention in depressive disorders: meta-analysis and systematic review. *Scand J Med Sci Sports*. 2014; 24(2): 259-272.

79. Hoffman SG, Sawyer AT, Witt AA, Oh D. The effect of mindfulness-based therapy on anxiety and depression: A meta-analytic review. *J Consult Clin Psychology*. 2010; 78(2): 169-183.

80. Benson H, Beary JF, Carol MP. The relaxation response. *Psychiatry*. 1974; 37(1): 37-46.

81. Samuelson M, Foret M, Baim M, et al. Exploring the effectiveness of a comprehensive mind-body intervention for medical symptom relief. *J Altern Complement Med*. 2010; 16(2): 187-192.

82. Wang F, Man JK, Lee EO, et al. The effects of qigong on anxiety, depression, and psychological well-being: a systematic review and meta-analysis. *Evid Based Complement Alternat Med*. 2013; 2013: 152738.

83. Whooley MA, Simon GE. Managing depression in medical outpatients. *N Eng J Med*. 2000; 343: 1942-1950.

84. Evans DL, Charney DS, Lewis L, et al. Mood disorders in the medically ill: Scientific review and recommendations. *Biol Psychiatry*. 2005; 58: 175-189.

85. Robinson R, Krishnan K. Depression and the medically ill. In: Davis KL, Charney D, Coyle JT, et al., eds. *Neuropsychopharmacology: The Fifth Generation of Progress*. American College of Neuropsychopharmacology; 2002: 1179-1185.

86. Caron A, Weissman MM. Interpersonal psychotherapy in the treatment of depression in medical patients. *Prim psychiatry*. 2006; 13: 43-50.

87. Hopko DR, Lejuez CW, Ruggiero KJ, Eifert GH. Contemporary behavioral activation treatments for depression: Procedures, principles, and progress. *Clin Psychol Rev*. 2003; 23: 699-717.

88. Hopko DR, Bell JL, Armento M, et al. Cognitive-behavior therapy for depressed cancer patients in a medical care setting. *Behav Ther*. 2008; 39: 126-136.

89. Bohlmeijer E, Prenger R, Taal E, Cuijpers P. The effects of mindfulness-based stress reduction therapy on mental health of adults with a chronic medical disease: a meta-analysis. *J Psychosom Res*. 2010; 68: 539-544.

90. Lespérance F, Frasure-Smith N, Koszycki D, et al. CREATE Investigators. Effects of citalopram and interpersonal psychotherapy on depression in patients with coronary artery disease: the Canadian Cardiac Randomized Evaluation of Antidepressant and Psychotherapy Efficacy (CREATE) trial. *JAMA*. 2007; 297: 367-379.

91. Schulberg HC, Raue PJ, Rollman BL. "The effectiveness of psychotherapy in treating depressive disorders in primary care practice: clinical and cost perspectives." *Gen Hosp Psychiatry*. 2002; 24(4): 203-212.

92. Koszycki D, Lafontaine S, Frasure-Smith N, Swenson R, Lesperance F. An open-label trial of interpersonal psychotherapy in depressed patients with coronary disease. *Psychosomatics*. 2004; 45(4): 319-324.

93. Markowitz JC, Kocsis JH, Fishman B, et al. Treatment of depressive symptoms in human immunodeficiency virus-positive patients. *Arch Gen Psychiatry*. 1998; 55(5): 452-457.

94. Donnelly JM, Kornblith AB, Fleishman S, et al. A pilot study of interpersonal psychotherapy by telephone with cancer patients and their partners. *Psychooncology*. 2003; 9(1): 44-56.

95. Wiessman MM. Recent non-medication trials of interpersonal psychotherapy for depression. *Int J Neuropsychopharmacol*. 2007; 10: 117-122.

96. Markowitz JC, Weissman MM. Interpersonal psychotherapy: Principles and applications. *World Psychiatry*. 2004; 3(3): 136-139.

97. Beck AT, Steer RA, Brown GK. *Manual for the Beck Depression Inventory-II*. San Antonio, TX: Psychological Corporation; 1996.

98. Sandoval GA, Brown AD, Sullivan T, Green E. Factors that influence cancer patients' overall perceptions of the quality of care. *Int J Qual Health Care*. 2006; 18: 266-274.

99. Klerman GL, Weissman MM, Rounsaville B, Chevron E. *Interpersonal Psychotherapy of Depression*. New York, NY: Basic Books; 1984.

100. Weissman MM, Markowitz JC, Klerman GL *Comprehensive Guide to Interpersonal Psychotherapy*. New York, NY: Basic Books; 2000.

101. Mello MF, Mari JJ, Bacaltchuk J, Verdeli H, Neugebauer R. A systematic review of research findings on the efficacy of IPT for depressive disorders. *Eur Arch Psychiatry Clin Neurosci*. 2005; 255: 75-82.

102. Cape J, Whittington C, Buszewicz M, Wallace P, Underwood L. Brief psychological therapies for anxiety and depression in primary care: meta-analysis and meta-regression. *BMC Med*. 2010; 8: 38.

103. Safren SA, Gonzalez JS, Wexler DJ, et al. A randomized

controlled trial of CBT for adherence and depression (CBT-AD) in patients with uncontrolled type 2 diabetes. *Diabetes Care*. 2014; 37(3): 625-633.

104. Baumeister H. Psychological and pharmacological interventions for depression in patients with diabetes mellitus and depression. *Cochrane Database of Systematic Reviews*. 2012; (12): CD008381. Available from Cochrane Database of Systematic Reviews, Ipswich, MA. Accessed April 21, 2014.

105. Safren SA, O'Cleirigh C, Tan JY, et al. A randomized controlled trial of cognitive behavioral therapy for adherence and depression (CBT-AD) in HIV-infected individuals. *Health Psychol*. 2009; 28(1): 1-10.

106. Ramasubbu R, Beaulieu S, Taylor V, Schaffer A, McIntyre R. The CANMAT task force recommendations for the management of patients with mood disorders and comorbid medical conditions: Diagnostic, assessment, and treatment principles. *Ann Clin Psychiatry*. 2012; 24(1): 82-90.

107. Cully JA, Stanley MA, Deswal A, Hanania NA, Phillips LL, Kunik ME. Cognitive-behavioral therapy for chronic cardiopulmonary conditions: preliminary outcomes from an open trial. *Prim Care Companion J Clin Psychiatry*. 2010; 12(4): pii: PCC.09m00896.

108. Rutledge T, Reis V, Linke SE, Greenberg BH, Mills PJ. Depression in heart failure. A meta-analytic review of prevalence, intervention effects, and associations with clinical outcomes. *J Am Coll Cardiol*. 2006; 48: 1527-1537.

109. Dobkin RD, Menza M, Allen LA, et al. Cognitive-behavioral therapy for depression in Parkinson's disease: a randomized controlled trial. *Am J Psychiatry*. 2011; 168(10): 1066-1074.

110. IIind D, Cotter J, Thake A, et al. "Cognitive behavioural therapy for the treatment of depression in people with multiple sclerosis: a systematic review and meta-analysis." *BMC psychiatry*. 2014; 14: 5.

111. Mohr DC, Goodkin DE. Treatment of depression in multiple sclerosis: review and meta-analysis. *Clin Psychol Sci Prac*. 1999; 6: 1-9.

112. Diaz Sibaja MA, Comeche Moreno MI, Mas Hesse B. [Protocolized cognitive-behavioural group therapy for inflammatory bowel disease]. *Rev Esp Enferm Dig*. 2007; 99(10): 593-598.

113. Schwarz SP, Blanchard EB. Evaluation of a psychological treatment for inflammatory bowel disease. *Behav Res Ther*. 1991; 29(2): 167-177.

114. Zautra AJ, Davis MC, Reich JW, et al. Comparison of cognitive behavioral and mindfulness meditation interventions on adaptation to rheumatoid arthritis for patients with and without history of recurrent depression. *J Consult Clin Psychol*. 2008; 76: 408-421.

115. H edayati S, Yalamanchili V, Finkelstein FO. "A practical approach to the treatment of depression in patients with chronic kidney disease and end-stage renal disease." *Kidney Int*. 2012; 81(3): 247-255.

116. Cukor D. "Use of CBT to treat depression among patients on hemodialysis." *Psychiatr Serv*. 2007; 58(5): 711-712.

117. Savard J, Simard S, Giguere I, et al. Randomized clinical trial on cognitive therapy for depression in women with metastatic breast cancer: psychological and immunological effects. *Palliat Support Care*. 2006; 4: 219-237.

118. Pitceathly C, Maguire P, Fletcher I, et al. Can a brief psychological intervention prevent anxiety or depressive disorders in cancer patients? A randomised controlled trial. *Ann Oncol*. 2009; 20: 928-934.

119. Fawzy FI, Fawzy NW, Canada AL. Psychoeducational intervention programs for patients with cancer. In: Baum A, Andersen BL, eds. *Psychosocial Interventions for Cancer*. Washington, DC: American Psychological Association; 2001: 235-267.

120. Nezu AM, Nezu CM, Felgoise SH, McLure KS, Houts PS. Project Genesis: assessing the efficacy of problem-solving therapy for distressed adult cancer patients. *J Consult Clin Psychol*. 2003; 71(6): 1036-1048.

121. Butler AC, Beck AT. Cognitive therapy for depression. *Clin Psycholo*. 1995; 48(3): 3-5.

122. Nezu A, Maguth-Nezu C, D'Zurilla TJ. Problem-solving therapy. In Kazantzis N, Reinecke MA, Freeman A, eds. *Cognitive and Behavioral Theories in Clinical Practice*. New York, NY: The Guilford Press; 2010: 76-114.

123. Malouff J, Thorsteinsson E, Schutte N. The efficacy of problem solving therapy in reducing mental and physical health problems: A meta-analysis. *Clin Psychol Rev*. 2007; 27: 46-57.

124. D'Zurilla TJ, Nezu AM. Problem-solving therapy. In: Dobson KS, ed. *Handbook of Cognitive Behavioral Therapies*. New York, NY: Guilford Press; 2010: 197-225.

125. Hopko DR, Armento ME, Roberston SM, et al. Brief behavioral activation and problem-solving therapy for depressed breast cancer patients: randomized trial. *J Consult Clin Psychol*. 2011; 79(6): 834-849.

126. Ell K, Xie B, Quon B, Quinn DI, Dwight-Johnson M, Lee PJ. Randomized controlled trial of collaborative care management of depression among low-income patients with cancer. *J Clin Oncol*. 2008; 26(27): 4488-4496.

127. Gellis ZD, Bruce ML. Problem-solving therapy for subthreshold depression in home healthcare patients with cardiovascular disease. *Am J Geriatr Psychiatry*. 2010; 18(6): 464-474.

128. Katon WJ, Lin E, Von Korff M, et al. Collaborative care for patients with depression and chronic illnesses. *N Engl J Med*. 2010; 363(27): 2611-2620.

129. Ell K, Katon W, Xie B, et al. Collaborative care management of major depression among low-income, predominantly Hispanic subjects with diabetes A randomized controlled trial. *Diabetes Care*. 2010; 33(4): 706-713.

130. Nezu AM. Problem solving and behavior therapy revisited. *Behav Ther*. 2004; 35: 1-33.

131. Kabat-Zinn J. *Full Catastrophe Living: Using the Wisdom of Your Body and Mind to Face Stress, Pain, and Illness*. New York, NY: Delacorte Press; 1990.

132. Pradhan EK, Baumgarten M, Langenberg P, et al. "Effect of Mindfulness-Based stress reduction in rheumatoid arthritis patients." *Arthritis Rheum* 2007; 57(7): 1134-1142.

133. Gregg JA, Callaghan GM, Hayes SC, Glenn-Lawson JL. Improving diabetes self-management through acceptance, mindfulness, and values: a randomized controlled trial. *J Consult*

Clin Psychol. 2007; 75: 336-343.

134. Segal Z, Teasdale JD. *Mindfulness-Based Cognitive Therapy for Depression: a New Approach to Preventing Depression Relapse*. New York, NY: Guilford Press; 2002.

135. Gonzalez-Garcia M, Ferrer MJ, Borras X, et al. Effectiveness of mindfulness-based cognitive therapy on the quality of life, emotional status, and CD4 cell count of patients aging with HIV infection. *AIDS Behav*. 2014; 18: 676-685.

136. Abbott RA, Whear R, Rodgers LR, et al. "Effectiveness of mindfulness-based stress reduction and mindfulness based cognitive therapy in vascular disease: A systematic review and meta-analysis of randomised controlled trials." *J Psychosom Res*. 2014; 76(5): 341-351.

137. Foley E, Huxter M, Baillie A, Price M, Sinclair E. Mindfulnessbased cognitive therapy for individuals whose lives have been affected by cancer: A randomized controlled trial. *J of Consult Clin*. 2010; 78(1): 72-79.

138. Bédard M, Felteau M, Marshall S, et al. "Mindfulness-based cognitive therapy reduces symptoms of depression in people with a traumatic brain injury: Results from a randomized controlled trial." *J Head Trauma Rehabil*. 2013; 29(4): E1E-E22.

139. Moustgaard A, Bedard M, Felteau M. Mindfulness-based cognitive therapy (MBCT) for individuals who had a stroke: results from a pilot study. *J Cogn Rehabil*. 2007; 25: 1-10.

140. Ramasubbu R, Taylor VH, Samaan Z. The Canadian Network for Mood and Anxiety Treatments (CANMAT) task force recommendations for the management of patients with mood disorders and select comorbid medical conditions. *Ann Clin Psychiatry*. 2012; 24: 91-109.

141. Driessen E, Cujpers P, de Maat SC, et al. The efficacy of short-term psychodynamic psychotherapy for depression: a meta-analysis. *Clin Psychol Rev*. 2010; 30(1): 25-36.

142. Mitchell AJ, Vaze A, Rao S. Clinical diagnosis of depression in primary care: a meta-analysis. *Lancet*. 2009; 374: 609-619.

143. *American Psychiatric Association Practice Guideline for the Treatment of Patients with Major Depressive Disorder*. 3rd ed. Available at http: //psychiatryonline.org/pdfaccess.ashx?ResourceID = 243261 &PDFSource = 6

144. *National Institute for Clinical Excellence*. Available at http: // guidance. nice.org.uk/CG90/NICEGuidance/pdf

145. *Veterans Administration/Department of Defense, Clinical Practice Guideline for Management of Major Depressive Disorder*. 2009. Available at http: //www.healthquality.va.gov/mdd/mdd_ full09_ c.pdf

146. MacGillivray S, Arroll B, Hatcher S, et al. Efficacy and tolerability of selective serotonin reuptake inhibitors compared with tricyclic antidepressants in depression treated in primary care: systematic review and meta-analysis. *BMJ*. 2003; 326(7397): 1014.

147. Thase ME, Larsen KG, Kennedy SH. Assessing the 'true' effect of active antidepressant therapy v. placebo in major depressive disorder: use of a mixture model. *Brit J Psychiatry*. 2011; 199: 501-507.

148. Ionescu DF, Niciu MJ, Richards EM, Zarate CA. Pharmacologic treatment of dimensional anxious depression: A review. *Prim Care Companion CNS Disord*. 2014; 16(3): pii: PCC.13r01621pii: PCC.13r01621.

149. Carpenter DJ. St. John's wort and S-adenosyl methionine as "natural" alternatives to conventional antidepressants in the era of the suicidality boxed warning: what is the evidence for clinically relevant benefit? *Alternat Med Rev*. 2011; 16(1): 17-39.

150. Kasper S, Gastpar M, Muller WE, et al. Efficacy of St. John's wort extract WS 5570 in acute treatment of mild depression: a reanalysis of data from controlled clinical trials. *Eur Arch Psychiatry Clin Neurosci*. 2008; 258(1): 59-63.

151. Sarris J. St. John's wort for the treatment of psychiatric disorders. *Psychiatr Clin North Am*. 2013; 36(1): 65-72.

152. Papakostas GI, Michoulon D, Shyu I, Alpert JE, Fava M. S-adenosyl methionine (SAMe) augmentation of serotonin reuptake inhibitors for antidepressant nonresponders with major depressive disorder: a double-blind, randomized clinical trial. *Am J Psychiatry*. 2010; 167(8): 942-948.

153. Borrelli F, Izzo AA. Herb-drug interactions with St John's wort (Hypericum perforatum): an update on clinical observations. *AAPS J*. 2009; 11(4): 710-727.

154. Papakostas GI, Alpert JE, Fava M. S-adenosyl-methionine in depression: a comprehensive review of the literature. *Curr Psychiatry Rep*. 2003; 5(6): 460-466.

155. Iruela LM, Minquex L, Merino J, Monedero G. Toxic interaction of S-adenosylmethionine and clomipramine. *Am J Psychiatry*. 1993; 150(3): 522.

156. Jindal RD. Insomnia in patients with depression: some pathophysiological and treatment considerations. *CNS Drugs*. 2009; 23(4): 309-329.

157. Jann MW, Slade JH. Antidepressant agents for the treatment of chronic pain and depression. *Pharmacotherapy*. 2007; 27(11): 1571-1587.

158. Foley KF, DeSanty KP, Kast RE. Bupropion: pharmacology and therapeutic applications. *Expert Rev Neurother*. 2006; 6(9): 1249-1265.

159. Wenzel-Seifert K, Wittmann M, Haen E. QTc prolongation by psychotropic drugs and the risk of Torsade de Pointes. *Dtsch Arztebl Int*. 2011; 108(41): 687-693.

160. Jeon SH, Jaekal J, Lee SH, et al. Effects of nortriptyline on QT prolongation: a safety pharmacology study. *Hum Exp Toxicol*. 2011; 30: 1649-1656.

161. *FDA Drug Safety Communication: Revised recommendations for Celexa (citalopram hydrobromide) related to a potential risk of abnormal heart rhythms with high doses*. Available at http: // www. fda.gov/Drugs/DrugSafety/ucm297391.htm

162. Castro VM, Clements CC, Murphy SN, et al, QT interval and antidepressant use: a cross sectional study of electronic health records. *BMJ*. 2013; 346: f288.

163. Humphries JE, Wheby MS, VandenBerg SR. Fluoxetine and the bleeding time. *Arch Pathol Lab Med*. 1990; 114: 727-728.

164. Hackam DG, Mrkobrada M. Selective serotonin reuptake inhibitors and brain hemorrhage: a meta-analysis. *Neurology*. 2012; 79(18): 1862-1865.

165. Auerbach AD, Vittinghoff E, Maselli J, Pekow PS, Young JQ, Lindenauer PK. Perioperative use of selective serotonin reuptake

inhibitors and risks for adverse outcomes of surgery. *JAMA Intern Med.* 2013; 173(12): 1075-1081.

166. Maschino F, Hurault-Delarue C, Chebbane L, Fabry V, Montastruc JL, Bagheri H; French Association of Regional Pharmacovigilance Centers. Bleeding adverse drug reactions (ADRs) in patients exposed to antiplatelet plus serotonin reuptake inhibitor drugs: analysis of the French Spontaneous Reporting Database for a controversial ADR. *Eur J Clin Pharmacol.* 2012; 68(11): 1557-1560.

167. Andrade C, Sandarsh S, Chethan KB, Nagesh KS. Serotonin reuptake inhibitor antidepressants and abnormal bleeding: a review for clinicians and a reconsideration of mechanisms. *J Clin Psychiatry.* 2010; 71(12): 1565-1575.

168. Rizzoli R, Cooper C, Reginster JY. Antidepressant medications and osteoporosis. *Bone.* 2012; 51(3): 606-613.

169. Fava M. Weight gain and antidepressants. *J Clin Psychiatry.* 2000; 61Suppl 11: 37-41.

170. Sussman N, Ginsberg DL, Bikoff J. Effects of nefazodone on body weight: a pooled analysis of selective serotonin reuptake inhibitor—and imipramine—controlled trials. *J Clin Psychiatry.* 2001; 62(4): 256-260.

171. Schwartz TL, Nihalani N, Jindal S, Kirk S, Jones N. Psychiatric medication-induced obesity: a review. *Obesity Reviews.* 2004; 5: 115-121.

172. Zoellner H. Dental infection and vascular disease. *Semin Thromb Hemost.* 2011; 37(3): 181-192.

173. Darowski A, Chambers SA, Chambers DJ. Antidepressants and falls in the elderly. *Drugs Aging.* 2009; 26(5): 381-394.

174. Kerse N, Flicker L, Pfaff JJ, et al. Falls, depression and antidepressants in later life: a large primary care appraisal. *PLoS One.* 2008; 3: e2423.

175. Kallin K, Gustafson Y, Sandman PO, Karlsson S. Drugs and falls in older people in geriatric care settings. *Aging Clin Exp Res.* 2004; 16: 270-276.

176. Arfken CL, Wilson JG, Aronson SM. Retrospective review of selective serotonin reuptake inhibitors and falling in older nursing home residents. *Int Psychogeriatr.* 2001; 13: 85-91.

177. Spigset O, Hedenmalm K. Hyponatremia in relation to treatment with antidepressants: a survey of reports in the World Health Organization data base for spontaneous reporting of adverse drug reactions. *Pharmacotherapy.* 2012; 17(2): 348-352.

178. Verbeeck RK, Musuamba FT. Pharmacokinetics and dosage adjustment in patients with renal dysfunction. *Eur J Clin Pharmacol.* 2009; 65: 757-773.

179. Mangoni AA, Jackson SH. Age-related changes in pharmacokinetics and pharmacodynamics: basic principles and practical applications. *Br J Clin Pharmacol.* 2004; 57(1): 6-14.

180. Ramasubbu R, Beaulieu S, Taylor V, et al. Ann Clin Psychiatry, American Psychiatric Association: Task Force on Electroconvulsive Therapy. *The Practice of electroconvulsive Therapy: Recommendations for Treatment, Training, and Privileging.* Washington DC: American Psychiatric Association; 2001.

181. Bailine S, Fink M, Knapp R, et al. Electroconvulsive therapy is equally effective in unipolar and bipolar depression. *Acta Psychiatr Scand.* 2010; 121(6): 431-436.

182. Daly JJ, Prudic J, Devanand DP, et al. ECT in bipolar and unipolar depression: differences in speed of response. *Bipolar Disord.* 2001; 3(2): 95-104.

183. Sobin C, Prudic J, Devanand DP, et al. Who responds to electroconvulsive therapy? A comparison of effective and ineffective forms of treatment. *Br J Psychiatry.* 1996; 169(3): 322-328.

184. Prudic J, Haskett RF, Mulsant B, et al. Resistance to antidepressant medications and short-term clinical response to ECT. *Am J Psychiatry.* 1996; 153(8): 985-992.

185. Zorumski CF, Rutherford JL, Burke WJ, Reich T. ECT in primary and secondary depression. *J Clin Psychiatry.* 1986; 47(6): 298-300.

186. Dombrovski AY, Mulsant BH, Haskett RF, et al. Predictors of remission after electroconvulsive therapy in unipolar major depression. *J Clin Psychiatry.* 2005; 66(8): 1043-1049.

187. McCall WV, Rosenquist PB, Kimball J, et al. Health-related quality of life in a clinical trial of ECT followed by continuation pharmacotherapy: effects immediately after ECT and at 24 weeks. *J ECT.* 2011; 27(2): 97-102.

188. Coffey C, Kellner CH,. Electroconvulsive therapy in geriatric neuropsychiatry. In: Coffey CE, Cummings JL, eds.*American Psychiatric Press Textbook of Geriatric Neuropsychiatry.* 2nd ed. Washington, DC: American Psychiatric Press; 2000: 829-859.

189. Philibert RA, Richards L, Lynch CF, Winokur G. Effect of ECT on mortality and clinical outcome in geriatric unipolar depression. *J Clin Psychiatry.* 1995; 56(9): 390-394.

190. Thompson JW, Weiner RD, Myers CP. Use of ECT in the United States in 1975, 1980, and 1986. *Am J Psychiatry.* 1994; 151(11): 1657-1661.

191. Krystal AD, Coffey CE. Neuropsychiatric considerations in the use of electroconvulsive therapy. *J Neuropsychiatry Clin Neurosci.* 1997; 9(2): 283-292.

192. Weiner RD. Retrograde amnesia with electroconvulsive therapy: characteristics and implications. *Arch Gen Psychiatry.* 2000; 57(6): 591-592.

193. Abrams R. Stimulus titration and ECT dosing. *J Ect.* 2002; 18(1): 3-9; discussion 14-15.

194. Zielinski RJ, Roose SP, Devanand DP, Woodring S, Sackeim HA. Cardiovascular complications of ECT in depressed patients with cardiac disease.*Am J Psychiatry.* 1993; 150(6): 904-909.

195. Lisanby SH, Maddox JH, Prudic J, Devanand DP, Sackeim HA. The effects of electroconvulsive therapy on memory of autobiographical and public events. *Arch Gen Psychiatry.* 2000; 57(6): 581-590.

196. McElhiney M, Moody BJ, Steif BL, et al. Autobiographical memory and mood: effects of electroconvulsive therapy. *Neuropsychology.* 1995; 9: 501-517.

197. Sackeim HA, Prudic J, Devanand DP, et al. A prospective, randomized, double-blind comparison of bilateral and right unilateral electroconvulsive therapy at different stimulus intensities. *Arch Gen Psychiatry.* 2000; 57(5): 425-434.

198. Sackeim HA, Prudic J, Devanand DP, et al. Effects of stimulus intensity and electrode placement on the efficacy and cognitive effects of electroconvulsive therapy. *N Engl J Med.* 1993; 328(12):

839-846.

199. Sobin C, Sackeim HA, Prudic J, et al. Predictors of retrograde amnesia following ECT. *Am J Psychiatry*. 1995; 152(7): 995-1001.

200. Sackeim HA, Dillingham EM, Prudic J, et al. Effect of concomitant pharmacotherapy on electroconvulsive therapy outcomes: short-term efficacy and adverse effects. *Arch Gen Psychiatry*. 2009; 66(7): 729-737.

201. Choi J, Lisanby SH, Medalia A, Prudic J: A conceptual introduction to cognitive remediation for memory deficits associated with right unilateral electroconvulsive therapy. *J ECT*. 2011; 27(4): 286-291.

202. Devanand DP, Dwork AJ, Hutchinson ER, et a;. Does ECT alter brain structure? *Am J Psychiatry*. 1994; 151(7): 957-970.

203. Coffey CE, Weiner RD, Djang WT, et al. Brain anatomic effects of electroconvulsive therapy. A prospective magnetic resonance imaging study. *Arch Gen Psychiatry*. 1991, 48(11): 1013-1021.

204. George MS, Sackeim HA, Rush AJ, et al. Vagus nerve stimulation: a new tool for brain research and therapy. *Biol Psychiatry*. 2000; 47(4): 287-295.

205. Rush AJ, George MS, Sackeim HA, et al. Vagus nerve stimulation (VNS) for treatment-resistant depressions: a multicenter study. *Biol Psychiatry*. 2000; 47(4): 276-286.

206. Sackeim HA, Rush AJ, George MS, et al. Vagus nerve stimulation (VNS) for treatment-resistant depression: efficacy, side effects, and predictors of outcome. *Neuropsychopharmacology*. 2001; 25(5): 713-728.

207. Rush AJ, Marangell LB, Sackeim HA, et al. Vagus nerve stimulation for treatment-resistant depression: a randomized, controlled acute phase trial. *Biol Psychiatry*. 2005, 58(5): 347-354.

208. George MS, Rush AJ, Marangell LB, et al. A one-year comparison of vagus nerve stimulation with treatment as usual for treatment-resistant depression. *Biol Psychiatry*. 2005; 58(5): 364-373.

209. Sperling W, Reulbach U, Kornhuber J. Clinical benefits and cost effectiveness of vagus nerve stimulation in a long-term treatment of patients with major depression. *Pharmacopsychiatry*. 2009; 42(3): 85-88.

210. Sackeim HA, Keilp JG, Rush AJ, et al. The effects of vagus nerve stimulation on cognitive performance in patients with treatment-resistant depression. *Neuropsychiatry Neuropsychol Behav Neurol*. 2001; 14(1): 53-62.

211. Schwartz PJ, De Ferrari GM, Sanzo A, et al. Long term vagal stimulation in patients with advanced heart failure: first experience in man. *Eur J Heart Fail*. 2008; 10(9): 884-891.

212. Sperling W, Reulbach U, Bleich S, Padberg F, Kornhuber J, Mueck-Weymann M. Cardiac effects of vagus nerve stimulation in patients with major depression. *Pharmacopsychiatry*. 2010, 43(1): 7-11.

213. Barker AT, Jalinous R, Freeston IL. Non-invasive magnetic stimulation of human motor cortex. *Lancet*. 1985; 1(8437): 1106-1107.

214. Gershon AA, Dannon PN, Grunhaus L. Transcranial magnetic stimulation in the treatment of depression. *Am J Psychiatry*. 2003; 160(5): 835-845.

215. Fitzgerald PB, Hoy K, McQueen S, et al. A randomized trial of rTMS targeted with MRI based neuro-navigation in treatment-resistant depression. *Neuropsychopharmacology* 2009; 34(5): 1255-1262.

216. Aguirre I, Carretero B, Ibarra O, et al. Age predicts low-frequency transcranial magnetic stimulation efficacy in major depression. *J Affect Disord*. 2011; 130(3): 466-469.

217. Aarre TF, Dahl AA, Johansen JB, Kjonniksen I, Neckelmann D. Efficacy of repetitive transcranial magnetic stimulation in depression: a review of the evidence. *Nord J Psychiatry*. 2003; 57(3): 227-232.

218. Burt T, Lisanby SH, Sackeim HA. Neuropsychiatric applications of transcranial magnetic stimulation: a meta analysis. *Int J Neuropsychopharmacol*. 2002; 5(1): 73-103.

219. Holtzheimer PE 3rd, Russo J, Avery DH. A meta-analysis of repetitive transcranial magnetic stimulation in the treatment of depression. *Psychopharmacol Bull*. 2001; 35(4): 149-169.

220. Kozel FA, George MS. Meta-analysis of left prefrontal repetitive transcranial magnetic stimulation (rTMS) to treat depression. *J Psychiatr Pract*. 2002; 8(5): 270-275.

221. Loo CK, Mitchell PB. A review of the efficacy of transcranial magnetic stimulation (TMS) treatment for depression, and current and future strategies to optimize efficacy. *J Affect Disord*. 2005; 88(3): 255-267.

222. O'Reardon JP, Solvason HB, Janicak PG, et al. Efficacy and safety of transcranial magnetic stimulation in the acute treatment of major depression: a multisite randomized controlled trial. *Biol Psychiatry*. 2007; 62(11): 1208-1216.

223. Mantovani A, Pavlicova M, Avery D, et al. Long-term efficacy of repeated daily prefrontal transcranial magnetic stimulation (TMS) in treatment-resistant depression. *Depress Anxiety*. 2012; 29(10): 883-890.

224. Janicak PG, Nahas Z, Lisanby SH, et al. Durability of clinical benefit with transcranial magnetic stimulation (TMS) in the treatment of pharmacoresistant major depression: assessment of relapse during a m-month, multisite, open-label study. *Brain Stimul*. 2010; 3(4): 187-199.

225. George MS, Lisanby SH, Avery D, et al. Daily left prefrontal transcranial magnetic stimulation therapy for major depressive disorder: a sham-controlled randomized trial. *Arch Gen Psychiatry*. 2010; 67(5): 507-516.

226. Lisanby SH, Husain MM, Rosenquist PB, et al. Daily left prefrontal repetitive transcranial magnetic stimulation in the acute treatment of major depression: clinical predictors of outcome in a multisite, randomized controlled clinical trial. *Neuropsychopharmacology* . 2009; 34(2): 522-534.

227. Allan CL, Herrmann LL, Ebmeier KP. Transcranial magnetic stimulation in the management of mood disorders. *Neuropsychobiology*. 2011; 64(3): 163-169.

228. Wassermann EM. Risk and safety of repetitive transcranial magnetic stimulation: report and suggested guidelines from the International Workshop on the Safety of Repetitive Transcranial Magnetic Stimulation, June 5-7, 1996. *Electroencephalogr Clin Neurophysiol*. 1998; 108(1): 1-16.

229. Belmaker B, Fitzgerald P, George MS, et al. Managing the risks of

repetitive transcranial stimulation. *CNS Spectr.* 2003; 8(7): 489.

230. Lisanby SH, Luber B, Schlaepfer TE, Sackeim HA. Safety and feasibility of magnetic seizure therapy (MST) in major depression: randomized within-subject comparison with electroconvulsive therapy. *Neuropsychopharmacology* 2003; 28(10): 1852-1865.

231. Kosel M, Frick C, Lisanby SH, Fisch HU, Schlaepfer TE. Magnetic seizure therapy improves mood in refractory major depression. *Neuropsychopharmacology.* 2003; 28(11): 2045-2048.

232. Lisanby SH, Schlaepfer TE, Fisch HU, Sackeim HA. Magnetic seizure therapy of major depression. *Arch Gen Psychiatry.* 2001; 58(3): 303-305.

233. Kirov G, Ebmeier KP, Scott AI, et al. Quick recovery of orientation after magnetic seizure therapy for major depressive disorder. *Br J Psychiatry.* 2008; 193(2): 152-155.

234. Fitzgerald PB, Hoy KE, Herring SE, Clinton AM, Downey G, Daskalakis ZJ. Pilot study of the clinical and cognitive effects of high-frequency magnetic seizure therapy in major depressive disorder. *Depress Anxiety.* 2013; 30(2): 129-136.

235. Kayser S, Bewernick BH, Grubert C, Hadrysiewicz BL, Axmacher N, Schlaepfer TE. Antidepressant effects, of magnetic seizure therapy and electroconvulsive therapy, in treatment-resistant depression. *J Psychiatr Res.* 2011; 45(5): 569-576.

236. Kayser S, Bewernick B, Axmacher N, Schlaepfer TE. Magnetic seizure therapy of treatment-resistant depression in a patient with bipolar disorder. *JECT.* 2009; 25(2): 137-140.

237. Rowny SB, Cycowicz YM, McClintock SM, Truesdale MD, Luber B, Lisanby SH. Differential heart rate response to magnetic seizure therapy (MST) relative to electroconvulsive therapy: a nonhuman primate model. *Neuroimage.* 2009; 47(3): 1086-1091.

238. Grubert C, Hurlemann R, Bewernick BH, et al. Neuropsychological safety of nucleus accumbens deep brain stimulation for major depression: effects of 12-month stimulation. *World J Biol Psychiatry.* 2011; 12(7): 516-527.

239. Anderson RJ, Frye MA, Abulseoud OA, et al. Deep brain stimulation for treatment-resistant depression: efficacy, safety and mechanisms of action. *Neurosci Biobehav Rev.* 2012; 36(8): 1920-1933.

240. Schlaepfer TE, Bewernick BH, Kayser S, Madler B, Coenen VA. Rapid effects of deep brain stimulation for treatment-resistant major depression. *Biol Psychiatry.* 2013; 73(12): 1204-1212.

241. Mayberg HS, Lozano AM, Voon V, et al. Deep brain stimulation for treatment-resistant depression. *Neuron.* 2005; 45(5): 651-660.

242. Jimenez F, Velasco F, Salin-Pascual R, et al. A patient with a resistant major depression disorder treated with deep brain stimulation in the inferior thalamic peduncle. *Neurosurgery.* 2005; 57(3): 585-593; discussion 585-593.

243. Jimenez F, Nicolini H, Lozano AM, Piedimonte F, Salin R, Velasco F. Electrical Stimulation of the Inferior Thalamic Peduncle in the Treatment of Major Depression and Obsessive Compulsive Disorders. *World neurosurgery.* 2013; 80(3-4): S30.e1e-e12.

244. Malone DA Jr, Dougherty DD, Rezai AR, et al. Deep brain stimulation of the ventral capsule/ventral striatum for treatment-resistant depression. *Biol Psychiatry.* 2009; 65(4): 267-275.

245. Schlaepfer TE, Cohen MX, Frick C, et al. Deep brain stimulation to reward circuitry alleviates anhedonia in refractory major depression. *Neuropsychopharmacology.* 2008; 33(2): 368-377.

246. Lozano AM, Giacobbe P, Hamani C, et al. A multicenter pilot study of subcallosal cingulate area deep brain stimulation for treatment-resistant depression. *J Neurosurg* 2012; 116(2): 315-322.

247. Hummel F, Celnik P, Giraux P, et al. Effects of non-invasive cortical stimulation on skilled motor function in chronic stroke. *Brain.* 2005; 128(Pt 3): 490-499.

248. Wolkenstein L, Plewnia C. Amelioration of cognitive control in depression by transcranial direct current stimulation. *Biological Psychiatry.* 2013; 73(7): 646-651.

249. Brunoni AR, Zanao TA, Ferrucci R, et al. Bifrontal tDCS prevents implicit learning acquisition in antidepressant-free patients with major depressive disorder. *Prog Neuropsychopharmacol Biol Psychiatry.* 2013; 43: 146-150.

250. Oliveira JF, Zanao TA, Valiengo L, et al. Acute working memory improvement after tDCS in antidepressant-free patients with major depressive disorder. *Neurosci Lett.* 2013; 537: 60-64.

251. Boggio PS, Bermpohl F, Vergara AO, et al. Go-no-go task performance improvement after anodal transcranial DC stimulation of the left dorsolateral prefrontal cortex in major depression. *J Affect Disord.* 2007; 101(1-3): 91-98.

252. Fregni F, Boggio PS, Nitsche M, Pascual-Leone A. Transcranial direct current stimulation. *Br J Psychiatry.* 2005; 186: 446-447.

253. Palm U, Schiller C, Fintescu Z, et al. Transcranial direct current stimulation in treatment resistant depression: a randomized double-blind, placebo-controlled study. *Brain Stimul.* 2012; 5(3): 242-251.

254. Martin DM, Alonzo A, Mitchell PB, Sachdev P, Galvez V, Loo CK. Fronto-extracephalic transcranial direct current stimulation as a treatment for major depression: an open-label pilot study. *J Affect Disord.* 2011; 134(1-3): 459-463.

255. Brunoni AR, Ferrucci R, Bortolomasi M, et al. Transcranial direct current stimulation (tDCS) in unipolar vs. bipolar depressive disorder. *Prog Neuropsychopharmacol Biol Psychiatry.* 2011; 35(1): 96-101.

256. Berlim MT, Van den Eynde F, Daskalakis ZJ. Clinical utility of transcranial direct current stimulation (tDCS) for treating major depression: a systematic review and meta-analysis of randomized, double-blind and sham-controlled trials. *J Psychiatr Res.* 2013; 47(1): 1-7.

257. Kalu UG, Sexton CE, Loo CK, Ebmeier KP. Transcranial direct current stimulation in the treatment of major depression: a meta-analysis. *Psychol Med.* 2012; 42(9): 1791-1800.

258. Knotkova H, Rosedale M, Strauss SM, et al. Using transcranial direct current stimulation to treat depression in HIV-infected persons: The outcomes of a feasibility study. *Front Psychiatry.* 2012; 3: 59.

259. Bueno VF, Brunoni AR, Boggio PS, Bensenor IM, Fregni F. Mood and cognitive effects of transcranial direct current stimulation in post-stroke depression. *Neurocase.* 2011; 17(4): 318-322.

260. Nitsche MA. Transcranial direct current stimulation: a new treatment for depression? *Bipolar Disord.* 2002; 4Suppl 1: 98-99.

261. Morin CM, Hauri PJ, Espie CA, Spielman AJ, Buysse DJ, Bootzin RR. Nonpharmacologic treatment of chronic insomnia. An American Academy of Sleep Medicine review. *Sleep*. 1999; 22(8): 1134-1156.

262. Trivedi MH. Tools and strategies for ongoing assessment of depression: A measurement-based approach to remission. *J Clin Psychiatry*. 2009; 70(suppl 6): 26-31.

263. Trivedi MH, Daly EJ. Measurement-based care for refractory depression: a clinical decision support model for clinical research and practice. *Drug Alcohol Depend*. 2007; 88 Suppl 2: S6S-S71.

264. Whipple J, Lambert M. Outcome measures for practice. *Ann Rev Clin Psychol*. 2011; 7: 87-111.

265. APA Presidential Task Force on Evidence-Based Practice US. Evidence-based practice in psychology. *Am Psychol*. 2006; 61(4): 271-285.

266. Zimmerman M. Using scales to monitor symptoms and treatment of depression (measurement based care). In: Roy-Byrne P, Solomon D, eds. *UpToDate*. 2013. Available at http: //www.uptodate.com/contents/using-scales-to-monitor-symptoms-and-treatment-of-depression-measurement-based-care. Accessed April 24, 2013.

267. Lin EH, Von Korff M, Ciechanowski P, et al. Treatment adjustment and medication adherence for complex patients with diabetes, heart disease, and depression: A randomized controlled trial. *Ann Fam Med*. 2012; 10: 6-14.

268. Kroenke K, Spitzer RL, Williams JB. "The PHQ-9: validity of a brief depression severity measure." *J Gen Intern Med*. 2001; 16(9): 606-613.

269. Lowe B, Unutzer J, Callahan CM, Perkins AJ, Kroenke K. Monitoring depression treatment outcomes with the Patient Health Questionnaire-9. *Med Care*. 2004; 42: 1194-1201.

270. Löwe B, Kroenke K, Herzog W, Gräe K. Measuring depression outcome with a brief self-report instrument: sensitivity to change of the Patient Health Questionnaire (PHQ-9). *J Affect Disord*. 2004; 81(1): 61-66.

271. Gilbody S, Richards D, Brealey S, Hewitt C. Screening for depression in medical settings with the patient health questionnaire (PHQ): A diagnostic meta-analysis. *J Gen Intern Med*. 2007; 22(11): 1596-1602.

272. Svarstad BL, Chewning BA, Sleath BL, Claesson C. The Brief Medication Questionnaire: a tool for screening patient adherence and barriers to adherence. *Patient Educ Couns*. 1999; 37(2): 113-124.

273. Rush AJ, Trivedi MH, Ibrahim HM, et al. "The 16-Item Quick Inventory of Depressive Symptomatology (QIDS), clinician rating (QIDS-C), and self-report (QIDS-SR): a psychometric evaluation in patients with chronic major depression." *Biol Psychiatry*. 2003; 54(5): 573-583.

274. Steer RA, Ball R, Ranieri WF, Beck AT. "Dimensions of the Beck depression inventory II in clinically depressed outpatients." *J Clin Psychology*. 1999; 55(1): 117-128.

275. Lavsa SM, Holzworth A, Ansani NT. Selection of a validated scale for measuring medication adherence. *J Am Pharm Assoc*. 2011; 51(1): 90-94.

276. Pollard AC. Preliminary validity study of the pain disability index. *Perceptual and Motor Skills*. 1984; 59: 974.

277. Trivedi MH, Kleiber BA. Using treatment algorithms for the effective management of treatment-resistant depression. *J Clin Psychiatry*. 2001; 62(S18): 25-29.

278. Tait R, Pollard A, Margols R, Duckro P, Kraus S. The pain disability index: Psychometric and Validity Data. *Arch Phys Med Rehabil*. 1987; 68: 438-441.

279. Ware J, Kosinski M, Dewey J, Gandek B. *How to Score and Interpret Single-Item Health Status Measures: A Manual for Users of the SF-8 Health Survey*. Boston, MA: QualyMetric; 2001.

280. Crimson M, Trivedi M, Pigott T, et al. The Texas Medication Algorithm Project: Report of the Texas consensus conference panel on medication treatment of major depressive disorder. *J Clin Psychiatry*. 1999; 60: 142-156.

281. Persons J, Roberts NA, Zalecki CA, Brechwald W. Naturalistic outcome of case formulation-driven cognitive-behavior therapy for anxious depressed outpatients. *Behav Res Ther*. 2006; 44: 1041-1051.

282. Katon WJ, Lin E, Von Korff M, et al. Collaborative care for patients with depression and chronic illnesses. *N Engl J Med*. 2010; 363(27): 2611-2620.

在躯体疾病中的抑郁症

第 5 章

抑郁症与
神经系统疾病

劳拉·萨法尔
Laura Safar

约翰·沙利文
John Sullivan

加斯顿·巴塞莱特
Gaston Baslet

杰西卡·哈德
Jessica Harder

劳拉·莫里西
Laura Morrissey

什里娅·拉吉
Shreya Raj

柯克·达夫纳
Kirk Daffner

戴维·希尔伯斯威格
David Silbersweig

李蒙蒙　译

引言

　　抑郁症是神经系统疾病中普遍存在的神经精神症状（图5-1）。它与神经系统疾病之间的复杂关系主要体现在病理生理学、临床表现和疗效方面。脑病理损伤有时会直接导致抑郁，这和脑损伤导致认知障碍或运动障碍等神经系统表现非常类似。其他情况下，神经生物学、环境和应对机制之间更为复杂的相互作用促进了抑郁症的发展（框5-1）。神经系统疾病可能会产生抑郁样体征和症状，如精神运动迟滞、淡漠、注意力不集中以及睡眠障碍，所以在神经系统疾病背景下诊断抑郁症比较困难。然而，脑损伤患者进行抑郁症鉴别和治疗，对改善神经疾病的预后具有重要作用。

　　本章涵盖了特定神经系统疾病背景下的抑郁症，如痴呆、脑血管疾病、帕金森病和其他运动障碍，以及多发性硬化症、创伤性脑病和癫痫。

　　第17章介绍了疼痛背景下的抑郁症，第18章介绍了睡眠障碍背景下的抑郁症。参见图5-1和框5-1，了解抑郁症在不同神经系统疾病中的患病率和危险因素。

痴呆

　　"痴呆"是以认知功能障碍、行为异常和显著影响日常功能的个性改变为特征的临床综合征。痴呆可由多种病因引起，包括神经退行性改变，如阿尔茨海默病、路易体痴呆（dementia with Lewy body，DLB）、额颞痴呆（frontotemporal dementia，FTD）、脑血管疾病（cerebrovascular disease，CVD）、颅脑损伤（traumatic brain injury，TBI）、感染性疾病（如艾滋病）和其他神经紊乱。本部分介绍神经退行性病变痴呆中的抑郁症，重点介绍阿尔茨海默病中的抑郁症。这里所说的抑郁症是指临床上显著的抑郁样症状，而非《精神障碍诊断与统计手册》定义的特定亚型，除非另有说明。本章稍后将介绍与脑血管病和帕金森病有关的抑郁症。

● 流行病学

　　神经精神症状在痴呆中很常见，抑郁症是最常见的表现之一[1, 2]。该领域的大部分研究集中在抑郁症与阿尔茨海默病之间的关系上。据报道，阿尔茨海默病患者中抑郁症的患病率差异很大。这种异质性一部分是由各种研究中所用的抑郁症标准、纳入的抑郁症亚型、研究环境和评估方法的差异所致[3]。估计的范围在1%～90%，但大部分在30%～50%[3-5]。

　　痴呆人群中有关抑郁症亚型的现有发表数据非常

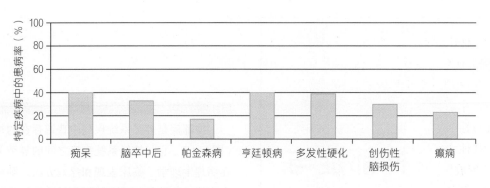

图5-1　特定疾病的平均抑郁风险

<table>
<tr><td colspan="7">（纵轴：特定疾病中的患病率（%） 横轴标签）</td></tr>
<tr><td>痴呆</td><td>脑卒中后</td><td>帕金森病</td><td>亨廷顿病</td><td>多发性硬化</td><td>创伤性脑损伤</td><td>癫痫</td></tr>
</table>

框5-1

神经系统疾病中抑郁症的重要危险因素

社会人口统计
独居
社会压力

临床
个人或家族抑郁症史
身体损伤
认知障碍
酒精和药物成瘾

疾病
痴呆
脑血管疾病
皮质和皮质下萎缩
左额叶和基底神经节的病变
额叶和颞叶病变，萎缩和低信号病变负担（MS）
其他特殊病变（图5-2）

少。一项2010年的研究[6]，根据病因学将痴呆患者分为三类：阿尔茨海默病、血管性痴呆以及原因不明的痴呆。阿尔茨海默病患者中大约有18.5%出现抑郁症状，5.05%的患者符合ICD-9的重性抑郁症标准，心境障碍患者为1.93%，抑郁症状适应障碍患者为0.71%，抑郁性精神障碍患者为0.20%，另有12.8%的患者被诊断为抑郁症，但无具体说明。

● **病理生理学**

在阿尔茨海默病中，病理生理过程在临床症状出现之前很多年就已发生。在最初阶段，可能存在无症状性脑淀粉样变性，而没有神经退行性变化。随后，可能会出现神经元损伤的标志，如脑脊液的τ蛋白水平升高，皮质变薄/灰质丢失和皮质代谢减退。临床阶段前期过后，通常称为轻度认知功能障碍（mild cognitive impairment，MCI）的时期，在此期间，患者会在确诊之

前经历智力下降的主观感觉，但无功能变化。充足的证据表明，抑郁症和痴呆之间存在密切联系。抑郁症是阿尔茨海默病的一种危险因素、前驱症状或者是阿尔茨海默病的结果还在研究中。一些研究表明，早年抑郁症史使痴呆的风险增加大约1倍[7-11]。另一方面，老年抑郁症（患者通常为60岁或60岁以上）可能代表早期痴呆的前驱症状。尽管尚未建立抑郁症与痴呆之间的确切病理生理学联系，但已提出了几种理论[12,13]。这些理论包括下丘脑-垂体-肾上腺轴功能失调、慢性炎症后遗症和神经生长因子紊乱。参见框5-2了解神经疾病与抑郁的潜在调节机制。

框5-2

神经系统疾病与抑郁症之间的潜在调节机制

下丘脑-垂体-肾上腺轴功能失调
慢性炎症
神经生长因子紊乱
直接脑损伤
神经递质的消耗
微血管疾病
对严重疾病的反应
习得性无助（如癫痫）

下丘脑-垂体-肾上腺轴失调

重性抑郁症与皮质醇水平升高有关，皮质醇释放增加，对正常的负反馈机制敏感性缺乏介导。在动物模型和人体研究中，过量的皮质醇与海马萎缩相关，这也是阿尔茨海默病发生的一种解剖变化[14]。此外，纵向研究表明，长期升高的糖皮质激素水平可能会对记忆产生不利影响[15]。糖皮质激素可以通过激活糖皮质激素受体来触发海马神经元的凋亡[16]。在阿尔茨海默病的动物模型中，应激水平糖皮质激素给药可促进β淀粉样蛋白Amyloid-β沉积[17]。

慢性炎症

抑郁症和认知功能下降均可能通过炎症介导。抑郁症被认为是促炎症状态，伴随着细胞因子水平的升高，如白细胞介素-6和肿瘤坏死因子。这些细胞因子可以（通过一系列的中间步骤）降低突触可塑性和减少海马神经发生。促炎性细胞因子也可以通过诱导神经元凋亡促进神经退行变性[18]。β淀粉样蛋白可激活小胶质细胞（microglia）进而释放促炎性细胞因子。即使在认知衰退的最早阶段，如轻度认知功能障碍，也可以在患者中发现小胶质细胞激活[19]。

神经生长因子

神经营养因子是调节突触可塑性和维持神经元健康所必需的[20]。在痴呆和抑郁症中，有些神经营养因子，如脑源性神经营养因子和转化生长因子（transforming growth factor，TGF）的水平均降低。在应激性抑郁症动物模型、抑郁症患者以及阿尔茨海默病患者中均会出现脑源性神经营养因子信号传导受损。脑源性神经营养因子对调节海马可塑性至关重要，因此可能参与认知和记忆的维持。

值得一提的是，仅仅意识到认知缺陷或被诊断为神经退行性疾病，似乎并不一定会导致"反应性"抑郁症。一些研究表明，认知缺陷觉察或认知障碍诊断与抑郁症评分之间没有相关性[21-24]。

● 临床表现

一般来说，痴呆患者的抑郁症与非痴呆人群的重性抑郁症临床表现相似。对较早和较轻的认知缺陷情况下的抑郁症，轻度认知功能障碍中最常见的抑郁症症状可能是过度担忧、绝望和不明原因的哭泣[25, 26]。参照框5-3了解不同神经系统疾病中通常与抑郁症有关的症状。

患有阿尔茨海默病的抑郁症患者主要表现为较高频率的运动失调，如精神运动减慢和疲劳；而没有认知功能障碍的老年抑郁症患者则表现为较高频率的情绪症状，如抑郁情绪、焦虑、自杀、睡眠和食欲问题等。研究也发现，阿尔茨海默病伴抑郁症比一般老年性抑郁症的妄想和其他精神病性症状的发生率更高[27, 28]。一项2011年对阿尔茨海默病患者的研究发现，抑郁、悲伤、兴趣缺乏和躁动/迟缓是最常见的抑郁症状[29]。悲伤、焦虑、自杀意念、自卑以及多种身体不适和悲观情绪最能用来区分抑郁症和非抑郁症患者。

抑郁症是痴呆谱系中行为和精神症状的一部分，并且经常与其他神经精神症状共病。这些症状可能包括焦虑、淡漠、精神障碍症状、情绪不稳定、躁狂或它们的一些组合形式[30]。在一项2013年的研究中，范·德·穆斯乐（Van der Mussele）等[31]发现，许多行为症状如妄想、幻觉、精神障碍、活动障碍、攻击性、昼夜节律紊乱、情感障碍和焦虑/恐惧症在患有抑郁症的阿尔茨海默病患者中比在

框5-3
神经系统疾病中的抑郁症：重要相关症状

与认知障碍相关的抑郁症的典型症状
混淆
担忧
绝望
哭泣和情绪不稳定
运动失调
精神运动减慢和易疲劳
妄想
神经衰弱

与脑血管疾病相关的抑郁症的典型症状
快感缺乏
执行力失控

与帕金森病相关的抑郁症的典型症状
思维迟钝
情感淡漠

与代谢综合征相关的抑郁症的典型症状
易疲劳
失眠和其他睡眠障碍
认知缺陷
易怒和情绪不稳定

与颅脑损伤相关的抑郁症的典型症状
易疲劳
沮丧
注意力不集中
睡眠障碍

与癫痫相关的抑郁症的典型症状
与癫痫发作的特定阶段相关的短暂症状（即发作前或发作后）

非抑郁阿尔茨海默病患者中更为普遍。

● 病程和自然史

对痴呆患者抑郁的纵向研究表明，情绪症状可能是偶发性的而非慢性的，并且在这些患者中，很大一部分患者的症状可能会在随后的评估中得到改善或减轻[32-34]。在每项研究中，抑郁症患者都可以在某些情况下接受抗抑郁药治疗。在中度痴呆人群中，阿尔茨海默病患者的抑郁症（相关主诉如悲伤、自杀意念、自卑、内疚、焦虑、哭泣和绝望）的患病率最高，其次是轻度痴呆人群[35]。重度痴呆患者的抑郁症的患病率最低。随着痴呆症从中度发展到重度，患者可能会失去体验和表达心理状态的能力。除此之外，他们可能会表现出其他行为症状，如躁狂、攻击或焦虑，从而干扰抑郁症状的识别。

● 评估

虽然患有轻度认知功能障碍和轻度至中度痴呆的个体可能会低估自身的认知功能障碍，但他们依然是主观情绪状态的关键信息提供者[36]。在抑郁症的标准测量中需要护理人员提供信息，这需要护理人员回忆患者的睡眠和饮食模式以及在活动中的参与情况；护理人员还要对患者的情绪和行为表现有重要的觉察，如哭泣和退缩。虽然护理人员的报告可能受自身的困扰程度影响，但研究仍显示临床医生评价的、护理人员观察到的和患者报告的情绪高度一致[36]。最好的评估方法是对患者和护理人员进行临床访谈。

诊断标准

一些抑郁症标准和痴呆症状之间存在大量的重叠（例如，注意力和记忆困难，情感淡漠和疲劳）。2001年，美国国家精神卫生研究所（National Institute for Mental Health，NIMH）召集的一个专家小组利用现有的《精神障碍诊断与统计手册》（第四版）中规定的抑郁症标准，为阿尔茨海默病患者制定了一套临时抑郁诊断标准：NIMH-dAD（表5-1）。

阿尔茨海默病中抑郁症诊断所需症状的最低数量从5个减少到3个，并且"一天中的大部分时间，几乎每天"都出现症状的标准被删除，被"相同2周时间内"出现的有关症状取代。在正常的娱乐活动中快感缺失或兴趣减退这一范围，已扩大到包括与社交活动以及其他活动相关的快感缺失。此外，"对……活动的兴趣明显减弱"被认为与淡漠相关，是痴呆中一种单独的神经精神症状，因此已经从标准中删除。最后，还增加了两个额外的标准：社会隔离/退缩和烦躁易怒。美国国家精神卫生研究所针对阿尔茨海默病抑郁的诊断标准已在一项小型队列研究中得到验证[37]，该标准对抑郁症诊断的敏感性和特异性高于《精神障碍诊断与统计手册》标准。

尽管许多研究继续使用《精神障碍诊断与统计手册》标准诊断痴呆中的抑郁症，但是当区分抑郁症与年龄相关的生理和认知变化时，美国国家精神卫生研究所针对阿尔茨海默病抑郁的诊断标准可能在临床上更有用。

评定量表

有几种评定量表用于评估抑郁症患者的痴呆，每种都各有优点和缺点。康奈尔痴呆抑郁量表（Cornell Scale for Depression in Dementia，CSDD）专门用于评估认知障碍患者的抑郁症，这些认知障碍可能会妨碍患者回答有关抑郁症状的问题。它包括19个需要护理人员和临床医生评定的项目，适用于痴呆患者可能无法准确描述他们自己的情绪或症状时。老年抑郁量表（Geriatric Depression Scale，GDS）常用于临床环境。有15项和30项版本，前者通常需要5~7分钟完成。老年抑郁量表

表 5-1　重性抑郁症的诊断标准与阿尔茨海默病抑郁的诊断标准（美国国家精神卫生研究所）

重性抑郁症	阿尔茨海默病抑郁
以下症状≥5项，2周内几乎每天都在一天中的大部分时间出现，并代表基线功能的变化 1.大部分时间情绪低落，无论是主观报告还是其他人的观察 2.在所有或几乎所有活动中显著兴趣减少或快感缺失（1或2是必需的） 3.未节食时体重明显下降，或体重突然增加；食欲增加或减退 4.失眠或睡眠过度 5.精神运动激越或迟滞 6.疲劳或活力降低 7.无价值感或过度或不适当的内疚感 8.思维能力或注意力下降 9.反复出现的死亡念头，反复出现的没有具体计划的自杀意念、自杀企图或自杀的具体计划	以下症状≥3项，在2周内出现并代表基线功能的变化 1.临床上显著的抑郁情绪（例如，消沉、悲伤、绝望、沮丧、哭泣） 2.减少对社交联系和日常活动的积极性或愉悦感（1或2是必需的） 3.食欲减退 4.睡眠障碍 5.精神运动改变（激越或迟缓） 6.疲劳或活力下降 7.无价值感、无助感、过度或不适当的内疚感 8.思维能力或注意力下降 9.反复出现死亡与自杀意念，计划或企图自杀 10.社会隔离或退缩 11.易怒
不符合混合情节的标准 丧亲之痛并不能更好地解释这些症状	所有标准符合阿尔茨海默病（DSM-Ⅳ-TR） 其他情形不能更好地解释症状，例如，抑郁症、双相障碍、丧亲之痛、精神分裂症、情感分裂症、阿尔茨海默病精神障碍、焦虑症或药物相关疾病
这些症状导致临床上显著的社会、职业或其他重要功能领域的痛苦或损害	这些症状导致临床上显著的痛苦或功能损害

表 5-2　抑郁评定量表

	康奈尔痴呆抑郁量表	老年抑郁量表	汉密尔顿抑郁量表
简介	19 个护理人员和临床医生评定项目	15 项版本和 30 项版本	21 项（虽然评分仅基于前 17 项），临床医生执行量表
优点	专为受认知障碍干扰，在回答情绪问题方面存在困难的患者设计	不太重视可能导致老年人群呈现假阳性的生理症状和性别表现差异 15 项版本很短，在临床约定时间可以轻松完成	可用于跟踪症状严重程度随时间的变化并监测治疗效果
缺点			需要临床医生执行测试 内容太多使得临床随访难以管理

侧重于抑郁症的认知和情感方面，排除在老年人群中可能出现的具有误导性的生理症状和性别表现差异。汉密尔顿抑郁量表内容更长，更为复杂，在临床研究中更常用。这是一种更适合监测抑郁症症状和治疗效果的访谈式调查问卷，而不适合作为筛查工具（表 5-2）[13]。

共病

任何对痴呆情绪的评估都需要仔细评估有关的医学共病，包括具有镇静或认知迟钝等副作用的药物、疼痛缓解不当和代谢紊乱（框 5-4）。相关测试包括化学特征、全血细胞计数、肝功能测试、甲状腺检测、维生素 B_{12} 和叶酸水平。需要考虑的其他检查包括尿液分析、胸部 X 线检查、心电图检查和神经影像学检查。在患者情绪或警觉性发生剧烈变化的情况下，脑电图可能是有用的。

持不活动状态。虽然情感淡漠的患者与抑郁症患者有许多相同的动机消退，但这些症状是可以独立出现的[39, 40]。有几个量表旨在评估情感淡漠，这些包括但不限于斯塔克斯坦情感淡漠量表（Starkstein Apathy Scale）、里尔情感淡漠量表（Lille Apathy Rating Scale）和情感淡漠评估量表（Apathy Evaluation Scale）。另一个重要的阿尔茨海默病抑郁诊断是病理性的情感表现[41]。患者可能会突然大笑或哭泣，情绪反应可能与个人的心理状态或当前情况完全无关。其他时候，情绪反应可能与个人的情绪一致，但与当前情况不成比例。值得注意的是，虽然哭泣可能是一种情绪的病理性表现，但研究发现病理性疾病患者的抑郁和焦虑水平显著高于不受病理性疾病影响的患者[42]。因此，任何怀疑有病理性情绪表现的患者都应仔细筛查是否伴随抑郁症状（框 5-5）。

框 5-4
痴呆中抑郁症的常见共病

具有镇静或认知迟钝等副作用的药物
疼痛缓解不当
代谢紊乱

框 5-5
神经退行性疾病中抑郁症的鉴别诊断

抑郁症痴呆
情感淡漠
病理性情绪（例如，病理性哭泣）

● 鉴别诊断

抑郁症的可逆性痴呆，即假性痴呆，几乎与由神经退行性过程引起的痴呆相同。它经常被回顾性地诊断，在成功治疗情绪症状后也会使认知障碍消退。神经心理学测试被认为是区分这些症状的黄金标准[38]，尽管在重性抑郁症的测试中，"不良反应"可能会限制其实用性。情感淡漠在阿尔茨海默病中很常见，可能在疾病的早期出现。情感淡漠的患者可能表现为对他们过去喜欢的活动不感兴趣，拒绝参与社交或家庭活动，并且长时间保

● 治疗

治疗痴呆患者的抑郁症刻不容缓。已经发现抑郁症与较早进入养老院有关，更大的可能性是，很早从有辅助生活设施的养老院转到普通养老院[43, 44]。这也与对护理人员的身体攻击率有关[45]。最后，痴呆患者和抑郁症患者的护理人员自身患抑郁症的风险更高[46]。及时识别和治疗抑郁症状会使痴呆患者及其护理人员获得更好的治疗效果[47, 48]。治疗可能涉及生物和社会心理干预。框 5-6 总结了神经系统疾病抑郁症的治疗方案。

选择性 5-羟色胺再摄取抑制剂：通常耐受性很好，但可能会加重情感淡漠、躁狂或失眠。注意 5-羟色胺综合征、QTc 间期延长（罕见）、与特定神经系统疾病相关的运动症状恶化（如帕金森病）

5-羟色胺和去甲肾上腺素再摄取抑制剂

安非他酮：理论上有益于缓解与消耗多巴胺有关的疾病，降低癫痫风险，尤其是用 IR 配方

三环类抗抑郁药：存在诱发心脏病的风险，抗胆碱能不良反应，直立性低血压，这些使其成为不太有吸引力的替代品

闭角型青光眼患者禁用，对某些人来说有癫痫发作风险（如氯米帕明）

单胺氧化酶抑制剂：很少使用，使用司来吉兰贴剂可以减少饮食的影响

辅助卡马西平（如在颅脑损伤中）

电休克疗法：存在认知障碍的风险

认知行为疗法：也有助于缓解护理人员的倦怠感，适用于如共病帕金森病、多发性硬化症的抑郁症患者

精神药理学治疗

抗抑郁药

医生在选择药物介入时必须考虑几个因素，包括药物的作用机制、不良反应、相互作用、成本和给药时间表。选择性 5-羟色胺再摄取抑制剂通常具有良好的耐受性，但可能诱发躁狂，加重情感淡漠、震颤或睡眠障碍。此外，由于 5-羟色胺综合征以及 QTc 间期延长的风险增加，监测相互作用及心电图尤为重要。5-羟色胺和去甲肾上腺素再摄取抑制剂是一种替代品，可增加去甲肾上腺素的作用，尽管没有在该群体中对此类抑郁药使用进行对照研究。三环类抗抑郁药具有诱发心脏病的风险，包括传导问题和潜在的心脏传导阻滞。它们还可能具有干扰认知、恶化混淆或引起谵妄的抗胆碱能不良反应。其他的不良反应包括直立性低血压、头晕、口干、便秘、镇静和尿潴留[41]。闭角型青光眼患者应避免使用三环类抗抑郁药。如果必须使用，去甲替林和地昔帕明的抗胆碱能药物不良反应最小，可以跟踪检测血浆水平以避免毒性。单胺氧化酶抑制剂具有很小的抗胆碱能副作用。它们通常具有良好的耐受性，但需要坚持限制性饮食，因为摄入富含酪胺的食物，在使用单胺氧化酶抑制剂时会引起高血压危象。避免这种风险的一种方法是使用司来吉兰贴剂，最低剂量为 6 毫克 / 24 小时[13]。

关于哪一种药物能给痴呆抑郁症患者带来最大的益处，研究没有给出明确的指导。一项 2007 年的荟萃分析评估了使用三环类抗抑郁药和选择性 5-羟色胺再摄取抑制剂治疗阿尔茨海默病抑郁症的研究。总体而言，抗抑郁治疗效果优于安慰剂[48]。然而，最近一项针对阿尔茨海默病轻度至中度抑郁症患者的基于社区的多中心随机 / 安慰剂对照试验显示，与安慰剂相比，接受舍曲林或米氮平治疗的患者获得的疗效没有差异[49]。阿尔茨海默病和其他痴呆症工作组（由美国精神病学协会召集）建议将选择性 5-羟色胺再摄取抑制剂作为一线治疗药物。这主要是由于选择性 5-羟色胺再摄取抑制剂比其他抗抑郁药有更好的耐受性。关于哪种选择性 5-羟色胺再摄取抑制剂在阿尔茨海默病抑郁症群体中效果最好，并没有明确的共识，但由于会出现相对更大的抗胆碱能作用，应该避免使用帕罗西汀。如果痴呆患者出现无法忍受的不良反应或症状无法得到缓解，可考虑用安非他酮这一类似于文拉法辛或米氮平的 5-羟色胺和去甲肾上腺素再摄取抑制剂[50]。

抗精神病药物

抗精神病药物在痴呆患者中的使用仍存在争议。他们本身没有抑郁症的迹象，但用药可能有助于解决共病的躁狂、攻击性或精神病症状。通常避免使用传统的抗精神病药物，因为老年患者和患有神经退行性疾病的患者可能特别容易受到不良反应的影响，如迟发性运动障碍、帕金森病和跌倒风险增加[51]。第二代或非典型的抗精神病药物耐受性更好，但是一些有据可查的研究表明，它们可能会增加不良脑血管事件的风险，并且痴呆患者的全因死亡率会更高[52]。然而，正如大多数经验丰富的老年精神病学家和行为神经学家所证明的那样，这些问题必须与处理可能对患者或其护理人员造成危险的痴呆的神经精神症状的需要相平衡。2008 年，美国神经精神药理学会（American College of Neuropsychopharmacology, ACNP）发表了一份白皮书，回顾了有关阿尔茨海默病患者抗精神病药物使用的现有证据[53]。他们提供了一些临床建议，其中包括排除痴呆的行为精神症状的医学病因（如谵妄或疼痛）、利用非药物干预、让护理人员和家庭成员参与知情决策、了解何时使用抗精神病药及潜在风险。如果抗精神病药物的使用是不可避免的，他们建议确定目标症状，经常监测疗效和不良反应，如果目标症状没有减轻或消退，则停止服药。

在药物选择方面，他们认为没有足够的证据表明一种非典型药物优于另一种。无论使用哪种药物，他们都主张在尽可能短的时间内使用所需的最低剂量。

其他精神药物疗法

观察胆碱酯酶抑制剂对痴呆神经精神症状影响的研究表明，各种情绪症状（如焦虑、情感淡漠）都有所改善，但抑郁并未改善[54-56]。同样，抗惊厥情绪稳定剂的随机对照试验最多只能提供好坏参半的结果[57]。兴奋剂也

未能显示对痴呆中抑郁症的确凿治疗效果，虽然一项研究发现用哌甲酯治疗的一小组阿尔茨海默病患者的抑郁评分有所改善[58]，但另一项研究表明这可能是阴性症状减轻而并非抑郁症状真正缓解[59]。

大脑刺激疗法

电休克疗法可以治疗痴呆患者的抑郁症状[60]。在没有痴呆的老年人中，它对治疗具有精神障碍特征的抑郁症非常有用。然而，痴呆患者在电休克疗法中出现不良认知影响的风险较高，特别是那些在神经退行性过程后期或具有重度脑血管负担的患者。很多时候，痴呆患者的医学并发症使他们容易受到麻醉剂的影响。因此，电休克疗法应保留用于药物难治性病例，并且在提供知情同意之前，必须就电休克疗法的风险和益处与患者或家属进行深入的交谈。

有关其他脑刺激疗法对痴呆中抑郁症影响的研究十分有限。关于深部脑刺激是否对阿尔茨海默病的神经精神症状有疗效尚未达成共识，但是本章后部分会讨论它在帕金森病中的影响。迷走神经电刺激似乎在阿尔茨海默病人群中具有良好的耐受性，但尚未表现出对情绪症状的强有力的影响[61,62]。经颅磁刺激可能对阿尔茨海默病抑郁患者[63,64]和路易体痴呆患者有轻微的抗抑郁作用[65]。

心理社会治疗

痴呆中抑郁症患者的心理社会治疗将在下面单独讨论。

● 总结

总之，痴呆中抑郁症的一线治疗药物应该是抗抑郁药。在各种类别中，选择性5-羟色胺再摄取抑制剂具有最佳的风险/收益比，因为它们具有相对较少的副作用和饮食限制。5-羟色胺和去甲肾上腺素再摄取抑制剂可能是一种有效的替代药物。如果抑郁症状难以治愈，人们可以考虑使用三环类抗抑郁药或单胺氧化酶抑制剂并对患者与护理人员进行有关教育。当药物确实无法耐受或无效时，电休克疗法仍然是治疗重性抑郁症的一种选择。虽然迷走神经刺激和经颅磁刺激等新型脑刺激疗法似乎耐受性良好，但尚未有强有力的证据支持其用于治疗痴呆中抑郁症。

● 痴呆和其他神经系统疾病中抑郁症的心理社会治疗

虽然本节的主要焦点是痴呆中抑郁症的心理社会治疗，但此处讨论的很多一般原则都可以应用于其他神经系统疾病的抑郁症。这包括其他神经退行性疾病（如帕金森病）背景下的抑郁症以及与脑血管疾病有关的抑郁症。通常是患者家属而不是患者自己来寻求痴呆的诊断和治疗。重要的是帮助患者家属了解，病理性丧失感代表了支持洞察力的认知过程损害。换句话说，"否认"并不纯粹是一种心理防御[66]。虽然对痴呆的诊断存在差异，但首要的问题是保持对身份的关键认知和适应变化之间

的关系，对痴呆患者及其护理人员而言，自主性和独立性的动力是显著的，并且通常伴有围绕安全的冲突[67]。

支持"对痴呆患者说实话"的共识已经出现了，当前的指导方针告诫医护人员不要担心造成伤害，护理人员表示不要担心诊断对患者的影响；相反，建议与患者进行早期对话，以获得他们对诊断和预后以及参与治疗决策的信息的偏好[68]。由于偏好可能会随着时间的推移而发生变化，因此必须根据临床需求和可用资源范围纵向继续这一对话，确定转诊时间及范围。

大多数痴呆患者和本身就有患精神障碍风险的家庭护理人员住在社区（框5-7）[69]。发达国家痴呆患者护理人员的抑郁率在23%～85%[69]。在痴呆的行为精神症状和神经精神症状中，护理的负担最高，而不是认知障碍和直接身体护理需求，这一情况更有可能促使制度化形成（框5-7）[70-72]。

框5-7

护理人员负担以及精神障碍发病率危险因素

患者的神经精神症状

缺乏财政资源

人际关系质量差，过去/现在的亲密关系低

护理人员对"角色束缚"的看法

基于情绪或对抗性的应对/沟通方式

虽然有证据表明支持和疏导护理人员可以减少抑郁症发生[73]，但最有效的干预措施是增加认知重组技术[74]和个性化定制的行为管理培训[71,75]。

鉴于轻度认知功能损害有进展为痴呆的风险，轻度认知功能损害护理人员是技能和资源建设干预的理想目标[76]。患有早发性阿尔茨海默病和额颞叶退变的人的配偶照顾者受到严重打击，因为他们经常要抚养年幼的孩子，并在工薪阶段遭受经济损失[70]；他们需要更专业的信息和支持，在没有更专业服务的偏远地区，可以通过电话和互联网为其提供服务[77]。基于技术的形式可以更好地覆盖资源使用率较低、文化程度较低的护理人员[78]。

痴呆固有的语言、记忆和洞察力的丧失可能是使用传统心理疗法的障碍。轻度认知功能损害和痴呆抑郁症心理治疗的随机对照试验数量有限，现有研究中的样本量很小。然而，研究表明，对于患有轻度认知功能损害和早期痴呆的患者来说，心理治疗是可以适应并且可以接受的[79-82]。一些证据表明，长期人际关系心理治疗能够预防患有轻度至中度认知功能障碍的老年抑郁症复发[80]。即使适用于看护人，短期心理动力学心理治疗似乎也不会产生明显的益处[83]。需要更多的研究来确定哪些特定

的认知能力可以预测或排除心理治疗。

问题解决疗法是一种灌输技能来应对日常问题的方法，已被改良用来治疗阿尔茨海默病和执行功能障碍的抑郁症，在治疗抑郁症和减少残疾方面比具有更多情绪导向的支持性心理疗法更为有效[84, 85]。然而，值得注意的是，支持疗法是一种包括问题解决的各个方面的高度灵活的方法[86]。问题解决和行为疗法已经被应用于痴呆患者照顾者的干预。护理人员接受发起令人愉快的活动、分散负面想法、与支持疗法相比，改变环境/日常生活的培训。在两项随机对照试验中，接受问题中心治疗的痴呆患者和护理人员在减轻抑郁症状方面更有效[87, 88]。

美国阿尔茨海默病协会（Alzheimer's association）为患者和其护理人员提供基于社区的支持和教育项目，特别是在初步诊断后的敏感期[89]。参与者与他们社区中的其他新确诊的人会面分享经验和忧虑，更多地了解疾病，减少孤立感，并在应对生活方式变化和制订长期护理计划方面获得帮助。虽然一些研究人员警告说，过早提供太多信息会增加新人群体的抑郁情绪[90]，但在一个美国阿尔茨海默病协会早期记忆丧失支持小组的临床试验控制的候选名单中发现，对于那些入组的人来说，抑郁症症状显著减少[91]。在丹麦一项为期12个月的大规模随机对照试验中，对阿尔茨海默病患者及其护理人员安排心理咨询、教育和支持等心理社会干预，发现对情绪只有轻微的积极影响，并且在干预结束后效果无法持续24个月[92, 93]。一项类似的挪威研究发现没有效果[94]。缺乏研究结果可能是因为患者在一开始抑郁症状甚少[92, 93]。这些研究表明，评估需求并相应调整干预水平非常重要。这样做需要定期随访，同时需要提供者具有"提供干预措施"的能力[95]。

虽然情绪不是认知康复、训练和治疗的主要目标，但这些干预措施可能通过增加日常生活中的成就感和减少沮丧感来调节，使其具有介导的次要益处[96, 97]。结合认知行为干预和动机访谈（motivational interviewing，MI）技巧可以提高参与度和疗效[98]。一项由候补名单控制的对照研究将活动计划、自信训练、放松技巧、压力应对、运动锻炼、记忆辅助使用和团体形式的运动锻炼结合在一起，用于轻度认知功能损害的患者，研究发现可改善患者抑郁情绪[99]。与单独使用心理社会支持治疗的患者相比，另一项由现实导向、日常生活活动训练和心理社会支持组成的认知-运动干预的随机对照试验为阿尔茨海默病患者提高了情绪和认知疗效[100]。一些产生最显著效果的最高质量研究结合了不同类型的干预措施，虽然难以确定主要干预措施，但也表明干预措施的组合产生了重要的协同作用。如一项针对153名阿尔茨海默病患者进行随机对照试验，该试验将基于家庭锻炼计划和行为

管理技术的照顾者培训相结合，发现抑郁症发生率和延迟住院治疗的比例明显降低[101]。心理社会干预也可用于治疗更晚期痴呆和长期护理环境下的抑郁和淡漠，这些包括多感官刺激、各种活动（音乐、舞蹈、运动）、治疗性对话/回忆、宠物治疗、认知刺激（不同于康复）/现实导向以及护理模式。考虑到痴呆患者的特征和兴趣，提供有意义的活动机会的个体化干预措施对减轻抑郁症和淡漠症状是最有效的[102-107]。在更早期的痴呆中，音乐干预可能是最有效的[104, 108]。

● 总结

解释关于心理社会干预的有效性的荟萃分析文献还存在各种挑战[72, 75, 79, 81, 109, 110]。研究人员使用不同术语标记干预措施，难以直接比较各参考研究。纳入标准因评价而异，特别是对控制条件而言，无论任何特定方法的有效性如何，都会引起人们对接受刺激和人体接触的安慰剂效应的关注[111]。相反，对于特定干预无效的发现可能难以验证干预的人为因素[106]。

尽管对特定干预措施和各种方法的有效性存在怀疑，但荟萃分析文献的比较为个体化制定干预措施、使用多种治疗成分，包括护理人员及随访的干预措施提供了强有力的支持[72, 75, 111]。特别有力的证据表明，问题解决疗法和改进的认知行为疗法直接干预轻度认知功能障碍或早期痴呆患者，或通过培训家庭照顾者来进行干预是有效的[109, 110]。与神经精神症状（框5-8）和护理人员负担之间的相关性一致，改善护理人员管理行为的技能有利于改善护理人员的情绪。

框 5-8

痴呆中的焦虑

- 对于患有痴呆和焦虑、烦躁不安、躁狂的患者，需要考虑的重要鉴别诊断包括由疼痛或其他躯体症状引起的不适。患者无法沟通，出现谵妄和精神症状

- 痴呆患者可能会出现自相矛盾的焦虑，这是对苯二氮䓬类药物、抗组胺类药物和具有抗胆碱能特性的药物的反应。排除服用抗精神病药患者的静坐不能

- 焦虑是认知缺陷的常见反应。例如，当患者由于失语无法交流或由于执行功能障碍、遗忘症而失去对基本日常活动的控制时，他们会感到焦虑

- 焦虑会加剧认知缺陷，因为焦虑可能会对注意力、执行功能、编码和信息检索产生负面影响

- 行为干预，如安慰，使用日历和笔记本等认知补偿策略，以及来自可信赖的护理人员的明确和坚定的沟通可能会有所帮助。护理人员可能会受到医疗服务提供者的心理教育和建模，以有效地干预这些情况，包括放松训练在内的认知行为疗法干预是有效的，最好修

续框

改为允许护理人员参与治疗
- 可以治疗焦虑的药物包括选择性5-羟色胺再摄取抑制剂、5-羟色胺和去甲肾上腺素再摄取抑制剂、丁螺环酮、米氮平
- 避免使用苯二氮䓬类药物和具有高抗胆碱能活性的药物，因为它们可能会加重认知障碍

脑血管疾病

脑血管疾病是老年抑郁症的重要原因。本节中的术语遵循当前用于从"血管性抑郁症"中区分出的脑卒中后抑郁症的用法，该术语是指与离散梗死（discrete infarct）和皮质下微血管缺血性改变累积相关的抑郁症。根据临床表现脑卒中和抑郁症发作之间的时间关系诊断出卒中后抑郁症。血管性抑郁症是一种不断发展的概念，它源于对抑郁症和皮质下微血管疾病的相关性的观察，在磁共振成像研究越来越多的时代变得更受重视。与特发性重性抑郁症不同，脑卒中和血管性抑郁症主要发生在晚年。它们具有可改变的危险因素，这与脑血管疾病本身的危险因素相吻合。预测、识别和治疗与脑血管疾病相关的抑郁症可降低发病率，并改善与血管疾病本身相关的不良后果（参见框5-9以查看焦虑症和脑血管疾病）[112]。

框5-9
焦虑症和脑血管疾病

- 脑卒中后的焦虑经常发生，可能独立发生或与抑郁症共病
- 症状可能包括过度忧虑和恐惧、躯体症状（如心悸、肌肉紧张、烦躁不安和失眠）
- 焦虑会加剧脑卒中后认知障碍，干扰康复结果
- 药理学治疗选择包括选择性5-羟色胺再摄取抑制剂、5-羟色胺和去甲肾上腺素再摄取抑制剂、丁螺环酮、米氮平。去甲替林也可能有所帮助，但由于其潜在的抗胆碱能和其他不良反应，不被认为是一线治疗药物
- 避免使用苯二氮䓬类药物和具有高抗胆碱能活性的药物，因为它们可能会加重认知障碍

卒中后抑郁

● 流行病学

脑卒中是美国主要死亡原因之一，大约有680万20岁以上的美国人患有脑卒中，每年约795 000人发病[113]。在大约75%的脑卒中患者中，1/3的患者会出现卒中后抑郁，脑卒中后第一年风险最大[114]。有关不同神经系统疾病中抑郁症患病率的比较，请参见图5-1；神经系统疾病患者抑郁症的危险因素，请参见框5-1。脑卒中后增加患抑郁症风险的因素包括个人或家族抑郁症史、脑卒中前皮质萎缩程度以及脑卒中后的身体或认知障碍损伤程度。最后一个因素存在矛盾性，即观察到卒中后抑郁的存在会使结果恶化，并增加脑卒中后残疾的程度[115]。

● 病理生理学

有几个因素可能会调节神经系统疾病抑郁症的发展（框5-2）。脑卒中表现为身体、语言或认知功能突然丧失，以及严重残疾的突然发作，是一种创伤性体验。卒中后抑郁的一部分起源于抑郁症的反应性，任何医学诊断或疾病都会导致这种反应性出现。然而，脑卒中本身就是一种脑损伤，这表明抑郁症可能是由梗死本身引起的。这一假设在脑卒中后抑郁的风险与病变位置有关的观察中得到证实。病变部位能否预测脑卒中后抑郁仍然存在争议，但有证据表明，左额叶和基底神经节的梗死更容易引起抑郁症。卒中后抑郁可能与梗死接近左额叶前极的程度相关[116]。虽然这种情况并未得到一致认同，但在脑卒中恢复的早期阶段（脑卒中事件发生后2～6个月）可能更为显著[117]。

单胺类神经递质的消耗也可能与卒中后抑郁的发展有关。多种啮齿动物模型显示脑卒中后同侧5-羟色胺、去甲肾上腺素和多巴胺消耗，并且已经在患有卒中后抑郁的人类患者的脑脊液中证实了单胺代谢物的减少。5-HT2受体的正电子发射断层成像显示了卒中后抑郁患者右半球5-羟色胺受体比左侧上调更多。脑卒中后受体表达的这种差异可能代表对损伤反应的半脑差异，并与卒中后抑郁风险的偏侧化相关，同样也支持单胺能耗竭导致卒中后抑郁的假设[118]。

● 临床表现

卒中后抑郁的症状与特发性重性抑郁症的症状没有显著差别。因为脑卒中和抑郁症有重叠症状（如活力、睡眠、食欲、性欲和认知的变化），一些研究已经检验了《精神障碍诊断与统计手册》标准对脑卒中患者抑郁诊断的有效性。然而，调整诊断标准以解释神经再生症状的起源（即试图排除被认为是脑卒中直接后遗症的症状）并不能提高《精神障碍诊断与统计手册》对脑卒中患者诊断重性抑郁症的标准的敏感性或特异性[119]。

重性抑郁症的《精神障碍诊断与统计手册》标准对于卒中后抑郁也是敏感和特异的。卒中后抑郁的症状并不能将其与其他形式的老年抑郁症区分开来。个别病例的具体表现可能取决于病变部位和残疾程度，以及由新的和潜在的创伤性功能障碍导致的脑卒中。

● 病程和自然史

一些纵向研究调查了卒中后抑郁的病程，但结论

不一致，并且大多数病例的治疗程度尚未明确界定。然而，也存在一些共识，认为在脑卒中后数小时至数天内迅速出现的抑郁症状在发病后 3~6 个月内趋于高峰，并且约 50% 在 1 年内缓解。然而，在脑卒中后 2 个月或更晚经历抑郁症的患者通常具有更长时间的病程，并且在脑卒中后 2 年内，高达 50% 的患者仍然处于抑郁状态。一个混淆因素是身体残疾的程度，这与抑郁症的风险相关。在医院和康复机构中，院内招募患者进行了很多这样的研究，严重残疾的患者往往抑郁症比例更高[120]。

● 评估和鉴别诊断

对卒中后抑郁高患病率认识的缺乏，将抑郁症状错误地归因于脑卒中的身体影响，以及认为患者的痛苦可能是对脑卒中"适当"反应的观念，都可能导致卒中后抑郁的漏诊。然而，对这一症状的认识很重要，因为对抑郁症的适当治疗可以减轻抑郁症患者经历的痛苦，并改善康复结果[121]。如上所述，《精神障碍诊断与统计手册》中的重性抑郁症诊断标准对卒中后抑郁具有敏感性和特异性。该症状的定义特征是临床上明显脑卒中后的发病。然而，脑卒中后可能出现其他症状，这使抑郁症的诊断复杂化或易混淆。最常见的类似抑郁症的脑卒中后症状是情感淡漠。由定义知，情感淡漠是由动机的减少，不是由情绪困扰、认知障碍或意识水平引起的。情感淡漠也是抑郁症的常见特征，并且包括在汉密尔顿抑郁量表中。然而，一些研究与综述表明，情感淡漠和抑郁并不总是相关的，并且是可以被区分开来的[122]。一系列病例研究[123]比较了脑卒中、阿尔茨海默病和特发性重性抑郁症患者的情感淡漠和抑郁水平。虽然情感淡漠和抑郁之间的关系因群体而异，但患有抑郁症或左半脑卒中的患者往往有更高的抑郁评分和更低的情感淡漠评分。右半脑卒中患者的情感淡漠和抑郁程度都很高，尽管这些症状在这一组中并不具备相关性。一项对卒中后抑郁患者的纵向研究发现，在脑卒中后 3 个月内，情感淡漠和抑郁的程度并不相关，但随着时间的推移出现相关性并且在 1 年时显著。痴呆的存在可以预测情感淡漠和抑郁症，但抑郁症是由心理社会因素独立预测的，例如，不与家人同住。虽然相关性增加，但 1 年内有相当多数量的患者表现出情感淡漠或抑郁，而不是两者兼有[124]。

虽然情感淡漠可能和抑郁症一样，都与前额皮质下网络结构的破坏有关，但区分这两种现象具有治疗意义：未能区分它们会导致治疗失败。在先前痴呆的研究中，尚未发现情感淡漠对抗抑郁药有反应[125]，但是在卒中后抑郁研究中有反应（下文讨论）。当脑卒中后出现情感淡漠时，需要仔细评估抑郁症的其他症状，以区分两种综合征。如果情感淡漠与抑郁共存，可能需要同时对二者进行治疗。

● 治疗

治疗卒中后抑郁很重要，因为抑郁症状严重程度与康复潜力[112]和脑卒中后结果呈负相关。有关神经系统疾病抑郁症治疗的概述，请参阅框 5-6。

精神药理学治疗

大量研究将抗抑郁药与替代药物或安慰剂进行比较，结果表明，抗抑郁药治疗卒中后抑郁的效果差异很大。研究类型、入选标准和评估方法的范围使得难以得出确切的结论，但一些研究已证明了抗抑郁药物在该人群中的有效性。最常研究的药物是选择性 5-羟色胺再摄取抑制剂和三环类抗抑郁药。一般来说，尽管安慰剂效应很高，但这两种类型的抗抑郁药效果都优于安慰剂，这是抗抑郁药的典型试验。去甲替林的疗效明显优于氟西汀和安慰剂[120]。虽然使用三环类抗抑郁药物可能比选择性 5-羟色胺再摄取抑制剂或 5-羟色胺和去甲肾上腺素再摄取抑制更有效，但因其不良反应大而受到限制。卒中后抑郁患者往往是老年人，而且更可能患血管疾病。抗胆碱能作用和导致心律失常的药物使得大多数临床医生拒绝这些药物而使用选择性 5-羟色胺再摄取抑制剂抗抑郁药。

一些病例系列和图表综述已经证明了精神兴奋剂在卒中后抑郁中的安全性和耐受性，但尚未证实其有效性。尽管如此，兴奋剂具有增加活力和提高身体活动水平的潜力，因此被作为经验性药物使用，特别是在康复环境中。

大脑刺激疗法

两项回顾性图表综述证实了电休克疗法治疗卒中后抑郁的安全性和有效性，部分患者在脑卒中后 1 个月内接受治疗[126]。越来越多的证据表明重复经颅磁刺激可用于恢复脑卒中后运动和认知状况，但迄今为止尚未发表任何证据表明其可以用于治疗卒中后抑郁。

心理社会治疗

前文讨论的关于痴呆抑郁症的心理社会治疗的几个原则也适用于卒中后抑郁。脑卒中后患者还面临功能丧失和大部分时间丧失独立性的问题。他们可能依赖于护理人员，护理人员参与治疗可能会增加干预措施的有效性。另一方面，在静态脑损伤的情况下，康复的可能性改变了患者的预后及与护理人员的关系。目前已经采用了认知行为疗法、基于正念的干预、接受和承诺疗法等不同疗法。不幸的是，关于这一人群心理治疗效果的证据有限[127]。

● 总结

除了导致明显的身体残疾外，脑卒中还可导致抑郁，这可能是致残的原因，并且还会加剧脑卒中的其他身体症状。特别是额叶脑卒中，病变本身可能会损伤参与情绪调节的大脑区域，直接导致抑郁。与大脑其他区域相比，左额叶梗死与卒中后抑郁的关系更加密切，但在任何部位的梗死都可能导致抑郁症。脑卒中后突然发生严重残疾和失去独立性会诱发抑郁。具有个人和家族抑郁症病史的患者具有更高的风险。卒中后抑郁的识别和治疗可以改善康复的效果，特别是在急性期。虽然有更多证据证明三环类抗抑郁药对卒中后抑郁有效，但它们的不良反应可能限制其使用，特别是在老年患者中。选择性5-羟色胺再摄取抑制剂对卒中后抑郁具有疗效，电休克疗法已成功用于重性和难治性抑郁症。

血管性抑郁症

尽管先前描述了患有动脉粥样硬化的老年抑郁症患者的病例，但是当亚历克索普洛斯（Alexopoulos）等描述了执行功能受损的晚期抑郁与T_2加权磁共振成像白质高信号相关之后，"血管性抑郁症"才首次作为一种不同的综合征出现[128]。这揭示了需要进一步研究的领域，包括前额皮质下回路在特发性抑郁症的参与，同时血管性抑郁症也发展成可识别的抑郁症亚型。然而，对于确定血管性抑郁症的标准尚未达成共识，这使得研究该综合征变得复杂。一些研究者更倾向于"皮质下缺血性抑郁症"这个术语；而另一些研究者考虑到其他原因，则提出"抑郁症执行功能障碍"来有代表性地描述症状。尽管术语不同，但大多数研究人员都认为发生于60岁之后抑郁症的三联征、在磁共振成像上呈现白质高信号和执行功能障碍是血管性抑郁症的核心特征。

● 流行病学

由于对晚期抑郁症的认知不足，以及诊断需要基于影像学和认知评估，估计血管性抑郁症的患病率较为复杂。在一项大型横向研究中，50岁及以上的美国人的血管抑郁症患病率为3.4%，约为264万人[129]。然而，本研究中的标准不包括影像学观察或认知障碍的测量，而包括卒中后抑郁。其他显著的发现包括治疗老年抑郁症不足和脑血管疾病相关抑郁症的发病率增加的证据，其中只有40%的抑郁症患者报告正在接受治疗，只有10%的患者认为治疗方案符合指南。患有脑血管疾病或有危险因素的受访者报告了多个领域的功能受损显著增加，包括认知、活动、社交和整体角色障碍。

● 病理生理学

参见框5-1和框5-2，了解与血管性抑郁症发展相关的因素。对血管性抑郁症机制研究主要集中在代表微血管疾病的白质高信号上。不管抑郁症是否存在，白质高信号量与年龄相关。额叶的白质病变负担与抑郁症的发病率之间存在相关性。脑室周围高信号在抑郁症和非抑郁症受试者中同样普遍存在。然而，深部白质高信号在抑郁症尤其是晚发性抑郁症受试者中更为普遍[130]。这些深部白质病变被认为破坏了前额皮质下和血管性抑郁症中较小程度的颞叶功能。

执行功能障碍与白质病变和抑郁症的相关性表明背外侧前额纹状体回路中断。尸检组织分析表明，皮质下缺血优先影响老年抑郁症患者的背外侧前额皮质[131]，血管性抑郁症中的白质高信号是缺血性的，而不是炎症性的。[132]

● 临床表现

虽然存在显著的重叠，但是血管性抑郁症与其他形式的抑郁症在几个方面有所不同[133]。快感缺失作为主要症状，在血管抑郁症中比在主观抑郁或情绪低落时更常见（框5-3）。血管性抑郁症与额叶综合征有相似的特征，尤其是由内侧或背外侧前额皮质功能障碍引起的那些特征。执行功能障碍，常见于背外侧前额皮质损伤或其功能连接障碍，是血管性抑郁的一种典型特征。与特发性抑郁症相比，血管性抑郁症患者的心境障碍家族史相对较少。

● 病程和自然史

血管性抑郁的临床过程和难治性重性抑郁症的临床过程类似，因为通常会转变为慢性病，并且往往不会对抗抑郁治疗产生反应。白质病变的进展是血管性抑郁症发病的一个危险因素[134]，但尚不清楚个体患者皮质下血管疾病的进展是否与抑郁症恶化相关。血管性抑郁症通常与痴呆共病，因为微血管疾病导致皮质下血管性抑郁症，并且还加剧了其他病因（如阿尔茨海默病）引起的痴呆。

● 评估和鉴别诊断

血管性抑郁症患者的执行功能障碍可能会导致人们混淆某些患者的症状是否代表抑郁症或痴呆。长期以来，人们一直描述"抑郁症可逆性痴呆"综合征（也称为"假性痴呆"）不仅有记忆障碍还有执行功能障碍（框5-5）。对这种综合征的担忧是，临床医生经常忽视老年患者存在认知障碍时的抑郁症状。然而，除了神经退行性过程引起的特发性抑郁症和痴呆的可能诊断，对血管性抑郁症概念的认识引入了第三个考虑因素。血管性抑郁症包括抑郁症和执行功能障碍的症状，并且与抑郁症和其他病因的痴呆有共同特征。然而，T_2加权磁共振成像的皮质下白质高信号证明，血管性抑郁症的诊断意味着微血管疾病的存在。在这种情况下的脑成像可能有助于区分老年患者或具有明显血管危险因素患者的特发性抑郁和血管性抑郁。

情感淡漠综合征也可能是一种诊断中的挑战。血管性抑郁症的特征可能表现为情感淡漠和执行功能障碍，但也可能是出现神经退行性疾病或脑卒中后遗症或其他结构性病变。在卒中后抑郁的讨论中已经讨论过情感冷漠与抑郁的区别，相似的因素也适用于血管性抑郁症。

● 治疗

精神药理治疗

鉴于血管性抑郁症可能具有独特的精神病理，它的治疗模式与特发性抑郁症不同。一些研究表明其对选择性5-羟色胺再摄取抑制剂具有可变疗效。这些药物的疗效似乎与白质高信号的进展[134]以及神经心理障碍程度呈负相关。在一项非随机试验中，33%的患者在选择性5-羟色胺再摄取抑制剂治疗后的12周内得到缓解。随着整体执行功能、语言处理、情景记忆和加工速度方面的缺陷增加，通过蒙哥马利-艾森贝格抑郁评定量表评分评估的缓解可能性减少[135]。一项针对老年抑郁症患者（但不特别指血管性抑郁症）的舍曲林安慰剂对照试验根据反应抑制测量发现，在执行功能受损的患者中舍曲林的表现比安慰剂差[136]。这表明患有执行功能障碍和抑郁症（包括血管性抑郁症）的患者可能更容易受抗抑郁药的副作用而非治疗作用的影响。

大脑刺激疗法

一项比较前额皮质重复经颅磁刺激与假重复经颅磁刺激的研究发现，反应率为39%，缓解率为27%[137]，与抗抑郁药的比率相当。然而，与抗抑郁药不同，患者对治疗的反应与认知障碍或执行功能障碍的程度无关。随着年龄增长和前额灰质体积减小，对重复经颅磁刺激的反应有所减少。在血管性抑郁症中使用电休克疗法的证据有限，但是一个小型队列研究和几个病例报告表明其有效并且通常耐受良好，尽管其与特发性抑郁症中的电休克疗法相比，可能增加会谵妄的风险[138]。

心理社会治疗

鉴于其普遍的发病年龄，患有血管性抑郁症患者的心理治疗与老年患者的心理治疗有相同特征，有关此主题的讨论请参阅第7章。这一人群心理治疗的重要作用是支持患者在维持积极健康行为方面需要做的工作，从而帮助他们减少血管危险因素。以上讨论的痴呆的心理治疗的几个方面也适用于这一人群，重要的是，将护理人员纳入干预计划可能会增加治疗效果。

● 总结

血管性抑郁症是一种被逐渐认同的晚发性抑郁症的病因，通常表现为皮质下痴呆的认知症状。抑郁症严重程度及认知功能障碍和在磁共振成像上观察到的皮质下微血管病变程度的相关性表明，抑郁症和认知症状的常见原因是皮质下网络结构的破坏。在血管性抑郁症中，抗抑郁药的疗效似乎很差。因此，应该注意预防。尽管尚未证实，但是通过血压控制、高脂血症管理和其他血管危险因素预防脑微血管疾病，除了产生已知的其他的脑血管和心血管益处外，还可以预防血管性抑郁症。

帕金森病

● 流行病学

帕金森病是由中脑黑质中多巴胺产生神经元的恶化和丧失引起的一种神经退行性疾病。它导致基底神经节中多巴胺的输入减少，产生强直、运动迟缓、震颤和姿势不稳定的特征性运动症状。它是继阿尔茨海默病后第二常见的神经退行性疾病。发达国家的患病率约为0.3%，60岁及以上人群患病率约1%。在老年群体中，患病率随着年龄的增长而增加至约为4%[139]，近100万美国人患有帕金森病。

除运动表现外，精神症状也很常见，其中抑郁症最常见（图5-1）。帕金森病患者抑郁症患病率的估计差异很大，但据估计，17%的帕金森病患者符合《精神障碍诊断与统计手册》（第五版）中重性抑郁症的标准，另外35%符合心境恶劣或亚综合征抑郁症的标准[140]。

确诊为帕金森病的患者抑郁症患病率约为一般人群的2倍[141, 142]。情绪症状可在临床运动性帕金森病之前持续长达20年，但最高峰是运动症状和帕金森病诊断发病前的3～6年[143]。值得注意的是，大多数抑郁症发病的报告部分依赖于患者的回忆，因此存在某种程度的报告偏倚。然而，抑郁症和帕金森病之间的关联得到了一项回顾性队列研究的支持[144]，该研究发现，使用国际初级保健分类（International Classification of Primary Care，ICPC）标准诊断帕金森病患者的抑郁症发生的风险比为3.13。

● 病理生理学

与帕金森病相关的抑郁症可能是对进行性残疾的诊断和长期预后的反应（框5-2）。然而，帕金森病患者中抑郁症的患病率是产生同等残疾的其他疾病患者的2倍[145]，这表明帕金森病的病理生理过程促进了抑郁症状的发展。

抑郁症状与一些运动症状之间存在相关性，这表明它们有一个共同的病理生理学途径。例如，强直-运动迟缓型（akinetic-rigid motor symptom）帕金森病患者与震颤-强直-运动迟缓（tremor-rigidity-bradykinesia symptom）帕金森病患者相比，抑郁症的发病率更高[146]。

帕金森病中的主要病理生理过程是黑质中多巴胺产生的神经元的消退和丧失。其下游影响包括由于基底神经节的多巴胺能输入丧失引起的运动症状。基底神经节，特别是腹侧纹状体，作为前额叶-纹状体-丘脑回路的一部分，在情绪处理中也具有重要作用。帕金森病和抑郁症患者的多巴胺和去甲肾上腺素转运受体的正电子发射断层成像[147]显示，通过贝克抑郁自评量表测量的抑郁症状严重程度与腹侧纹状体中多巴胺和去甲肾上腺素受体结合的降低相关。与患有帕金森病且没有抑郁症的患者相比，患有帕金森病和抑郁症的患者在蓝斑、背侧丘脑和下丘脑、左侧腹侧纹状体和右侧杏仁核中的结合减少。与健康对照组相比，后一组在这些区域显示的结合较少。这表明帕金森病中的抑郁症可能是帕金森病本身病理过程的一部分结果。目前尚不清楚这是否与潜在的易感性或敏感性有关，或是否与特异性疾病进展有关。

结构和功能成像研究进一步强调了背中部或"边缘"丘脑的介入。在功能磁共振成像和基于体素的形态测量研究中，比较患有抑郁症和未患抑郁症的帕金森病患者，患有抑郁症的患者双侧背侧丘脑中的体积增加，并且左侧内侧丘脑和左侧内侧前额皮质中的激活减少[148]。

● 临床表现

抑郁可能出现在帕金森病诊断前或诊断后的早期或晚期。抑郁症的躯体症状可能会被帕金森病运动症状所掩盖或混淆，例如，运动迟缓和表情缺乏（框5-3）。许多没有抑郁症的帕金森病患者出现早醒和精力减退，精神运动迟缓几乎普遍存在。然而，食欲减退、性欲减退、睡眠潜伏期增加、夜间惊醒等其他症状，以及情绪低落、快感缺失、内疚感和对死亡的关注等非躯体性抑郁症状，通常都归因于抑郁症[149]。作为"开/关"周期的一部分，服用左旋多巴的帕金森病患者可能会出现烦躁不安或者焦虑，并伴有运动波动：在大多数情况下，左旋多巴的效果在每次给药后几小时逐渐消失。在"关"期间，帕金森病患者经历运动症状的恶化，并且还可能变得更加抑郁和焦虑。继续左旋多巴给药后，在"开"期间，患者的活动性增加（可能伴随运动障碍）并且情绪改善。

● 病程和自然史

帕金森病中抑郁症状的演变往往会反映在运动症状上。一项对非运动症状的纵向研究[150]表明，随着多巴胺能治疗的开始和滴定，抑郁症状在帕金森病诊断后的前2年内逐渐减少。然而，随着神经退行性变恶化，抑郁症状会复发并变得更加难以治愈，运动和自主神经症状也是如此。

帕金森病中的抑郁症会加剧由运动症状产生的残疾，并且其本身也是疾病严重程度的标志。抑郁症与帕金森病中的残疾程度独立相关，并且在横断面研究[151]中，非运动症状（主要是抑郁和认知障碍）占患者残疾总方差的37%~54%。

患者对帕金森病中抑郁症相关的发病率有所认知。在一项患者调查中[152]，早期帕金森病患者（<6年）将"情绪"评为第六大困扰症状。然而，更早患病的患者（>6年）将"情绪"评为第二大困扰症状，仅排在与药物相关的症状波动后。

● 评估和鉴别诊断

帕金森病中抑郁症的诊断没有特定标准，通常使用

《精神障碍诊断与统计手册》标准。马什（Marsh）[149]建议稍微修改《精神障碍诊断与统计手册》标准，以便更多地包含帕金森病中发现的抑郁症状。她建议忽视《精神障碍诊断与统计手册》的"病因"标准，并根据观察而不是假定的病因来考虑症状。另一项建议是仔细评估快感缺失，以区分它和未患抑郁症的帕金森病患者可能出现的情感淡漠。最后，鼓励诊断帕金森病中的轻度抑郁或精神抑郁，因为这些"亚综合征"抑郁症状虽未达到抑郁症的程度，但会引起帕金森病患者的显著不适和功能障碍。

抑郁量表可能用于监测帕金森病患者症状的进展，或者筛查未报告或难以检测的抑郁症。贝克抑郁自评量表[153]、汉密尔顿抑郁量表和蒙哥马利-艾森贝格抑郁评定量表[154]是诊断和评估帕金森病中抑郁症严重程度的有效工具，但是由于运动症状的混杂影响，临床上往往会略微过度诊断抑郁。

由于固有的发病率和与更大功能障碍的关联，帕金森病抑郁症的诊断既困难又重要。运动症状与抑郁症状的重叠很容易导致抑郁症被忽视。在一项前瞻性研究中，神经科医生的诊断准确率为35%[155]。对帕金森病患者进行抑郁症和其他非运动症状的常规筛查应该是司空见惯的，并且可以通过使用自评清单（例如，贝克抑郁自评量表）有效地完成。

● 治疗

精神药理学治疗

近年来，帕金森病患者抑郁症的治疗研究也有了新的进展（框5-6）。即使在没有对照试验的情况下，临床医生使用抗抑郁药来治疗帕金森病患者中观察到的抑郁症状，其中也有一些可观的结果。由于大多数精神科医生的用药选择从三环类抗抑郁药转为耐受性较好的选择性5-羟色胺再摄取抑制剂，大多数神经科医生和神经精神病学家也为患有抑郁症的帕金森病患者使用选择性5-羟色胺再摄取抑制剂。在该类患者群中抗抑郁药的对照试验有限，并且结果不一致。一项2009年的研究比较了去甲替林和帕罗西汀对帕金森病抑郁症的治疗，结果显示去甲替林有显著优势[156]，尽管该研究有一些局限性，包括其持续时间短、规模相对较小和退出率高[157]。

有人对选择性5-羟色胺再摄取抑制剂可能会加剧运动症状存在一些担忧，但证据仍然不确定[158,159]。一项随机双盲安慰剂对照研究表明，5-羟色胺和去甲肾上腺素再摄取抑制剂文拉法辛和选择性5-羟色胺再摄取抑制剂帕罗西汀均可改善帕金森病患者的抑郁情绪[160]。使用另一种5-羟色胺和去甲肾上腺素再摄取抑制剂药物度洛西汀，可以在一小部分患者中起效[161]。5-羟色胺和去甲肾上腺素再摄取抑制剂的积极疗效并不令人惊讶，

因为这些药物产生的5-羟色胺能和去甲肾上腺素能的增加与三环类抗抑郁药的作用类似。安非他酮是一种抑制去甲肾上腺素和多巴胺再摄取的抗抑郁药，理论上应该在帕金森病中具有多巴胺能作用机制。据报道，一篇已发表的病例报告中报道了其作用，并且由于其恶化的可能性很小，还有可能改善运动症状，因此建议进行进一步研究[162, 163]。

多巴胺能药物在进行帕金森病本身的治疗时也可以治疗伴随的抑郁症。虽然单胺氧化酶抑制剂作为抗抑郁药已经不再流行，但其仍被用于治疗帕金森病，通常可以减少"开/关"运动波动。最常用的是B型单胺氧化酶抑制剂司来吉兰和雷沙吉兰。一项试验比较了22例共病帕金森病抑郁症患者使用两种剂量雷沙吉兰的效果，结果显示运动症状有显著改善，但接受1 mg/d或2 mg/d的患者之间没有显著差异。然而，所有患者的抑郁症状都有所改善，接受较高剂量治疗的患者抑郁症的改善效果更佳，抑郁程度由汉密尔顿抑郁量表测量[164]。这表明雷沙吉兰的抗抑郁效果与其对运动的改善无关，并且该药物可能对患有抑郁症的帕金森病患者特别有用。通常用于治疗帕金森病运动症状的多巴胺激动剂（如普拉克索）也可能改善帕金森病抑郁症。来自对照研究的证据仍然不足以推荐这些药物作为一线治疗药物。

大脑刺激疗法

虽然没有针对帕金森病抑郁症电休克疗法的随机对照试验，但有许多非对照研究报告了其疗效和耐受性。电休克疗法当然应该被视为帕金森病患者中药物难治性或重性抑郁症的一种治疗方法。重复经颅磁刺激在帕金森病抑郁症患者中显示出可观的结果。此外，有关报道还提出其对运动和认知症状的有益作用[165]。

深部脑刺激已成为帕金森病的一种重要治疗选择，特别是对于患有晚期疾病或副作用限制多巴胺能药物有用性的患者。在帕金森病中刺激物放置的最常见部位是底丘脑核（subthalamic nucleus，STN）和苍白球内侧（globus pallidus interna，GPi）。深部脑刺激治疗帕金森病的效果在运动症状的改善方面最为明显，但同样也观察到情绪的变化。各种证据说法不一，早期报道深部脑刺激手术后抑郁发生率增加，但随后的大型随机试验显示，深部脑刺激与帕金森病的药物治疗的情绪作用几乎没有差异[166]。尽管一些报告显示，与苍白球内侧相比，在底丘脑核中放置深部脑刺激物后患抑郁症的风险更大，但是一项旨在使用情绪和认知测量作为主要终点来比较这些部位的研究未能显示出显著的差异[167]。刺激底丘脑核通常允许由于不太明显的运动症状而减少多巴胺能药物，但是左旋多巴或多巴胺激动剂的剂量减少可能加剧这些药物一直在治疗的潜在抑郁症状。虽然病前良好控制的

抑郁症不是深部脑刺激的禁忌证，但手术可能与抑郁症复发有关，应在术后监测所有深部脑刺激患者抑郁症状的出现或发展[168]。

心理社会治疗

非药物治疗似乎也可用于帕金森病抑郁症的治疗。一项针对帕金森病抑郁症的认知行为疗法随机对照试验使认知行为疗法适应帕金森病患者的独特需求，包括运动、行为激活、思维监测和重组、放松训练、忧虑控制和睡眠卫生。帕金森病患者的认知行为疗法补充了个人护理部分，旨在为护理人员提供在家中促进认知行为疗法实践所需的技能[169]。与单独接受临床监测的对照组相比，治疗组在抑郁症测量方面显示出显著的改善。此外，这项研究表明，护理者的参与而非患者因素（运动障碍、共病精神障碍和执行功能）可预测治疗疗效[170]。

有一些证据表明，团体治疗可用于帕金森病抑郁症的治疗。一项小规模随机对照试验显示，团体治疗参与者抑郁症显著减轻，团体治疗在12个疗程中使用了心理剧方法（例如，角色扮演、情绪表达），还提供有关帕金森病的教育以及有关应对技能和适应性资源的信息[171]。帕金森病患者教育计划（Patient Education Program Parkinson，PEPP）是一项使用认知行为疗法技术对小组患者和护理人员进行管理的标准化计划，也表明治疗组的情绪有显著改善[172]。

一项对帕金森病中抑郁症和焦虑症的心理社会治疗的回顾研究指出，主要针对帕金森病症状的干预措施具有继发性情绪益处[173]。一项多学科康复研究（包括个体化给药、职业和语言治疗、小组放松练习、专家讲座和护理人员群体）显示治疗组成员情绪有显著改善，但在终止后效果持续不超过6个月[174, 175]。这表明需要进行长期干预或维持治疗，以满足患者的持续需求和帕金森病本身的发展性质。

● 总结

帕金森病是一种神经退行性疾病，其核心病理是黑质纹状体通路中多巴胺能神经元的丧失。腹侧纹状体中多巴胺能含量的降低与帕金森病患者的抑郁症有关。神经退行性过程的诊断、进行性症状和残疾可能引起心理不稳定并引发抑郁症状或抑郁发作。因此，抑郁症在帕金森病患者中普遍存在，并且可导致较高的额外发病率。由于抑郁症的自主神经系统症状和帕金森病运动症状的重叠，对帕金森病的抑郁症的识别可能具有挑战性。由于抑郁症的影响会加剧帕金森病患者的功能恶化，因此常规筛查该人群的抑郁症症状非常重要。多种治疗方式对此都是有益的，包括三环类抗抑郁药、选择性5-羟色胺再摄取抑制剂、5-羟色胺和去甲肾上腺素再摄取抑制剂、安非他酮和非药物治疗（如对于患者和护理人员的

个体和群体认知行为疗法）。用左旋多巴和多巴胺激动剂治疗帕金森病通常会减轻抑郁症。此外，B型单胺氧化酶抑制剂（如雷沙吉兰）可用于治疗帕金森病抑郁症患者的抑郁症和运动症状。对于重性或药物难治性抑郁症，应考虑电休克疗法（参见框5-10，了解帕金森病的焦虑情绪）。

框 5-10
帕金森病中的焦虑症

- 焦虑症状在帕金森病中很常见，既可以独立发生，也可以与抑郁症共病
- 患者可能出现任何原发性焦虑症典型的焦虑症状
- 此外，更典型的帕金森病的焦虑症状包括对跌倒和"冻结"的恐惧，以及对抗帕金森病药物"消失"的预期焦虑
- 焦虑症状可能在白天波动，与个体多巴胺能状态的波动相关。当左旋多巴的作用减弱时，服用左旋多巴的帕金森病患者可能会出现焦虑，通常伴有烦躁不安。随着后来左旋多巴剂量的增加，情绪和焦虑（以及活动性）趋于改善
- 帕金森病患者还可能对会使其运动和认知症状变得明显的社交情况感到焦虑
- 药理学治疗选择包括选择性5-羟色胺再摄取抑制剂、5-羟色胺和去甲肾上腺素再摄取抑制剂及去甲替林
- 在考虑到这些药物的单一疗法可能导致重性焦虑症的情况下，可以考虑使用苯二氮䓬类药物，同时注意它们的潜在不良反应
- 与患者的神经科医生合作，专注于减少开关波动可以解决许多焦虑症状。这可以通过不同的策略实现，包括添加多巴胺能激动剂或儿茶酚-O-甲基转移酶抑制剂
- 认知行为疗法对帕金森病患者焦虑的治疗也可能有效

亨廷顿病

● 流行病学

亨廷顿病（Huntington disease，HD）是具有运动和精神特征的遗传性、常染色体显性遗传、进行性神经退行性疾病。虽然与亨廷顿病有关的运动障碍被认为是核心特征，并且该疾病以前被称为亨廷顿舞蹈病[176]，但自其最初的描述以来，医学界已经观察并报告了其精神症状[177]。精神障碍（包括抑郁、焦虑、躁狂和精神病）现在被认为是亨廷顿病的三组核心症状之一，另两者是运动障碍和认知能力下降。亨廷顿病是进行性的，预后一致性差。诊断后的平均存活期为10~15年，通常伴有严重残疾和独立功能丧失。

亨廷顿病的患病率因种族和地理位置而异。据估计，在北欧血统人群中，每10万人中就有5.7人患病，而在非欧洲血统人群中则不那么普遍[177]。最常见的是在出现运动症状后进行诊断，尽管基因检测可以在任何症状出现之前确定疾病。亨廷顿病的运动症状通常在四五十岁出现，尽管可以看到早期甚至是青少年发病的病例。有证据表明，精神症状（尤其是抑郁症）和认知障碍可以先于运动症状多年出现。回忆偏见和回顾性方法阻碍了大多数量化前驱情绪症状时长的尝试。一项横向研究比较了55例没有运动症状的亨廷顿病基因携带者，85例有运动症状的亨廷顿病基因携带者和56例亨廷顿病基因携带者的非携带者一级亲属与一般人群[178]，显示有症状和有症状前的基因携带者的重性抑郁症患病率显著增加。临床上明显的亨廷顿病中抑郁症的证据是明确的（图5-1）。重性抑郁症可影响多达40%的患者，当包括亚综合征抑郁症时，可增加至60%[179]。

● 病理生理学

亨廷顿病[180]是由4号染色体短臂上的突变引起的，该突变位于蛋白质产物亨廷顿蛋白的基因中。该基因含有一系列可变长度的三核苷酸重复序列，而正常的等位基因含有10~35个重复序列。携带40个或更多重复的等位基因属于阳性突变，而具有36~39个重复的携带者是"不确定的"，并且可能由于不完全显性而表现出一些症状，或者保持无症状。与其他三核苷酸重复疾病一样，重复次数增加与症状严重程度无明显相关性，但与早期发病年龄相关。

亨廷顿蛋白在正常神经元功能中的作用尚不清楚，但异常蛋白质形成核内和胞质包涵体。这导致神经元功能受损和细胞死亡[181]。纹状体优先受到影响，结构成像显示尾状核萎缩，严重性随着疾病的进展增加。纹状体的损伤导致亨廷顿病运动症状，也可能导致抑郁症状。尾状核与多个额皮质下环路的连接有关，对情绪调节很重要。内侧尾状体也具有丰富的边缘连接。尾状核受损的下游效应影响眶额和前额皮质的功能，抑郁症患者（包括亨廷顿病抑郁症患者）的这些区域葡萄糖代谢减少[182]。有证据表明，病理生理学本身就是抑郁症的原因，而不是对神经退行性疾病的反应或适应性反应，这一证据表明，与阿尔茨海默病相比，亨廷顿病患者的抑郁症患病率增加。[183]

● 临床表现

抑郁症和其他精神症状通常早于运动症状的出现和亨廷顿病的诊断。在一项前驱分析中，与5%的非携带者亲属相比，42%的症状前携带者在研究期间服用精神药物[168]。尽管治疗亨廷顿病患者的临床医生对抑郁症怀疑的指数升高，但抑郁症的诊断仍然具有挑战性。智力迟钝、情感淡漠和睡眠障碍、体重减轻等体质症状即使在没有抑郁症的情况下也能在亨廷顿病患者身上有所体现。

有时除抑郁症外，其他精神症状也可能出现在亨廷顿病中。常见的是焦虑，尤其是强迫症[184]。患者有时会出现精神障碍，主要是妄想或偏执以及不太常见的幻觉，高达11%的人在生病期间至少有一种精神障碍症状[185]。在亨廷顿病早期，易怒是一个常见的特征，这可能随着运动和认知症状的发展而发展，也可能发生冲动控制受损和行为抑制。

● 病程和自然史

如果不治疗，抑郁症可能会变成一种亨廷顿病的慢性病，特别是考虑到这种疾病会不可避免地增加身体和认知的障碍。基线时期抑郁症状的存在是功能更快速下降的预测因素[186]。在一项小型研究中，抑郁症的严重程度似乎与运动症状的严重程度无关，并且与三核苷酸重复的数量无关[187]。自杀企图是发病率和死亡率的重要来源。几十年来，在亨廷顿病患者中观察到自杀死亡率在增加，并且在最初的疾病描述中被注意到。对亨廷顿病患者的一个登记记录分析[188]显示，自杀是5.7%患者死亡的直接原因，是一般人群的4倍。此外，27.6%的患者报告或被记录至少尝试过一次自杀。在这个人群中发现，自杀的危险因素包括先前的自杀未遂史和家族自杀史。目前尚未确定共病抑郁症的存在或严重程度是否会带来额外风险。然而，很明显在这些患者和有亨廷顿病风险的患者治疗期间需要筛查自杀意念。为无症状患者做亨廷顿基因测试，在伦理和后果方面存在很多争论。高达1/3有亨廷顿病风险的患者在接受选择性治疗时，表示会将自杀视为一个问题。10%~20%有亨廷顿病风险的患者选择接受基因检测[189]。一些研究表明，与收到阴性结果的患者相比，收到阳性检测结果（表明他们会发展为亨廷顿病）的患者出现的抑郁症状增加。然而，这些差异在12个月后重新评估时基本消失。

● 评估和鉴别诊断

如上所述，抑郁症和亨廷顿病有共同的症状。这令亨廷顿病抑郁症的研究以及诊断和治疗都面临了挑战。贝克抑郁自评量表-2的评估内容包括躯体症状，这些症状也可能出现在没有抑郁症的亨廷顿病患者中，例如，食欲不振、睡眠障碍、疲劳和性欲降低。因此，它具有66%的较低特异性，这使得它虽然是一种合适的筛查工具，但不足以准确区分亨廷顿病患者是否存在抑郁症。两种可选的自我报告量表，医院焦虑抑郁量表（敏感度100%，特异性70%）和抑郁症强度量表（Depression Intensity Scale Circles，DISCs）（灵敏度92%，特异性82%）显示了足够的效度[190]。贝克抑郁自评量表-2和汉密尔顿抑郁量表中涉及情绪而非躯体症状的项目与抑郁症相关性更好，具体项目包括"感到悲伤""对未来感到沮丧""对自我失望"和"感觉像是一个失败者"[191]，当对亨廷顿病患者

使用自我报告抑郁量表时，精明的临床医生能通过审查对单个项目的反应而不是简单地依赖于总体得分做出诊断。

● 治疗

精神药理治疗

虽然亨廷顿病患者抑郁症的病理生理与特发性抑郁症不同，但针对亨廷顿病抑郁症的特定治疗方法尚未产生。框5-6中显示的神经系统疾病抑郁症治疗方法可能对亨廷顿病有用。

一些开放标签试验和病例系列报告表明抗抑郁药物的实用性。一组26名患者报告使用文拉法辛显著改善了抑郁症状[192]。已发表的病例报告表明氟西汀[193]和单胺氧化酶抑制剂有良好的疗效[194]。亨廷顿病的运动症状几乎没有特别有效的治疗方法。对此，美国食品药品监督管理局批准的唯一一种药物是丁苯那嗪，这是一种突触前多巴胺消耗剂，不良反应是可能引起抑郁症。其他已经用于减少亨廷顿病中运动症状的抗多巴胺能药物包括典型和非典型抗精神病药。在这些药物中，多巴胺部分激动剂阿立哌唑可能对有显著运动症状和共病抑郁症的患者最有益[195]。

大脑刺激疗法

亨廷顿病中严重的抑郁症也已显示出对电休克疗法的反应[196]，尽管晚期亨廷顿病的认知障碍可能使患者易于患电休克疗法后谵妄。虽然没有发表随机对照试验，但现有的病例报告和系列研究表明，亨廷顿病中的电休克疗法与特发性重性抑郁症中的一样有效且耐受性良好。

重复经颅磁刺激已被用作研究亨廷顿病中皮质兴奋性的研究工具。有少量使用重复经颅磁刺激治疗亨廷顿病中运动症状得到的混合结果病例报告[197]。目前，没有证据支持或反对使用重复经颅磁刺激治疗亨廷顿病抑郁症。

心理社会治疗

虽然没有把重点放在抑郁症的治疗上，但已发表的一组病例系列治疗报告显示，对长期住院的亨廷顿病患者采用动力疗法，患者功能水平得到了提高，并且减少了行为爆发。这种疗法旨在"在医院环境中激励和吸引沉默、退缩、无精打采的患者"[198]，它有助于日常生活活动功能、人际交往水平以及参与家庭和团体活动参与度的改善。

● 总结

抑郁症是亨廷顿病中非常普遍的精神症状。由于亨廷顿病表现出类似于抑郁症的神经衰弱症状的躯体症状，因此可能出现症状的错误归因，并使抑郁症的诊断具有挑战性。亨廷顿病本身的发病机制包括进行性神经元功能障碍和优先影响纹状体的功能紊乱，这可能通过破坏参与情绪调节的额叶纹状体网络而更直接地引起抑郁症。

抑郁症与亨廷顿病的功能下降加快相关。没有针对亨廷顿病抑郁症药物的随机对照试验。多个已发表的病例和轶事报告表明传统抗抑郁药有一定疗效，包括选择性5-羟色胺再摄取抑制剂、5-羟色胺和去甲肾上腺素再摄取抑制剂及单胺氧化酶抑制剂。阿立哌唑是一种非典型抗精神病药和多巴胺部分激动剂，可能对亨廷顿病的运动和非运动症状（包括抑郁症）有疗效。电休克疗法仍然是重性或难治性抑郁症的一种治疗选择（参见框5-11，了解亨廷顿病的焦虑情况）。

> **框 5-11**
> **亨廷顿病中的焦虑症**
>
> - 焦虑症状在亨廷顿病中很常见，并且可能是这种疾病的前驱期的一部分
> - 患者可能会出现原发性焦虑症典型的焦虑症状
> - 常见的有对发病的恐惧、对疾病进展的关注以及对失去个人功能和独立性的恐惧
> - 患者可能会讨论他们对亲属，特别是对孩子的担忧，从而导致疾病的发展，包括患者家属在内的遗传咨询是治疗的重要方向

多发性硬化

● 流行病学

抑郁症是多发性硬化（multiple sclerosis，MS）临床表现的常见组成部分（图5-1）。不幸的是，它经常被忽视并且没有得到充分治疗[199, 200]。抑郁症的检测和治疗可以为多发性硬化治疗的依从性、疾病预后和多发性硬化患者的生活质量带来实质性改善[201]。多发性硬化最常影响的是年轻人，在女性中更为常见。多发性硬化患者重性抑郁症的终身患病率为23%~54%[202-205]。在一个以社区为基础的样本中，18~45岁的多发性患者12个月内重性抑郁症的多发性患者患病率为25.7%[206]。这显著高于其他慢性疾病患者和一般人群的重性抑郁症的发病率。抑郁症（相对于重性抑郁症）的患病率为多发性硬化患者的31.4%~79%[207-210]，多发性硬化的早期发作[210]和疾病的严重程度[209]以及由此导致的残疾都与抑郁风险增加有关。根据疾病严重程度进行调整，病程（复发缓解、原发进展、继发进展）似乎与抑郁严重程度的差异无关。认知困难、教育水平较低、年龄小和缺乏社会支持都与抑郁症显著相关。

与年龄相仿的一般人群和其他神经系统疾病患者相比，多发性硬化患者自杀率增加[211]。1/4的多发性硬化患者可能有终身的自杀意图[212]。多发性硬化患者自杀意图的危险因素包括：

- 终身诊断为抑郁症或焦虑症；
- 先前的自杀意念或意图；
- 抑郁症和焦虑症共病；
- 酗酒；
- 独居；
- 社会压力；
- 精神疾病的家族史。

患有多发性硬化的男性自杀身亡的风险高于女性。对于患有多发性硬化的男性，与自杀风险增加相关的因素包括[213, 214]：

- 早期发病和诊断；
- 诊断后5年内；
- 近期疾病恶化；
- 严重残疾；
- 使用暴力手段自杀。

● 病理生理学

多发性硬化中抑郁症的病理生理学是多因素的（框5-1，框5-2）。发病前因素、疾病相关的生物学和临床特征、个体的反应和社会环境因素都在抑郁症的发展和过程中发挥作用，并具有相互作用。有抑郁症家族史的多发性硬化患者中，重性抑郁症患病率较高[208]，尽管这一因素的相对权重低于原发性重性抑郁症患者[215]。一些研究评估了多发性硬化结构和功能性大脑变化与抑郁症之间的关系。一项评估脱髓鞘对情绪的潜在负面影响的研究发现，左弓状束区存在病变与抑郁症状有关[216]。在一项研究中，上额叶和上顶叶低信号T_1病变可预测抑郁症的存在。上额叶、上顶叶和颞叶T_1病变，第三脑室和侧脑室扩大以及额叶萎缩可预测抑郁的严重程度。可能与较高的皮质醇水平同时发生的[217]左侧内侧前额叶下皮质的病变体积较大[218]、前颞叶萎缩和海马萎缩[219, 220]也可能与多发性硬化的抑郁有关。总之，研究强调了多发性硬化抑郁症发展中额叶和颞叶病变体积的重要性（尤其是低信号病变和萎缩）。脑病变体积和萎缩的整体负担似乎也很重要。一个潜在的结论是由额叶、颞叶和顶叶白质破坏性病变引起的萎缩和皮质-皮质下断裂可能导致多发性硬化抑郁症。抑郁症似乎与高信号病变无关。高信号区域对于组织损伤的程度可能是非特异性的，并且在损伤情况不太严重时，神经元通路可以充分发挥作用，而持续的情绪变化更可能是由于低信号病变所代表的慢性病变性脑变化。使用弥散张量成像突出了更细微的大脑变化的重要性[221]，因为左前颞叶白质和灰质的部分各向异性降低而平均扩散率升高，以及右下额叶高信号病

变的平均扩散率更高与抑郁症相关。功能性神经成像技术的贡献包括一项早期正电子发射断层成像研究，其中边缘区域灌注增加与抑郁症显著相关[222]。在功能磁共振成像研究中，非抑郁性多发性硬化患者腹外侧前额皮质活动增加，并且在处理情绪刺激时杏仁核和前额皮质之间缺乏连接性[223]。这些结果可能表明多发性硬化患者特别容易患上某种情绪障碍，并且他们可能具有持续工作的补偿机制以维持正常情绪。

免疫和炎症因子以及下丘脑-垂体-肾上腺轴功能障碍在多发性硬化相关抑郁症中发挥作用[224]。促炎因子的增加、下丘脑-垂体-肾上腺轴的激活和多发性硬化中神经营养因子的减少，每一个都可以导致这种疾病中的抑郁症患病率增加[225]。支持下丘脑-垂体-肾上腺轴功能障碍在多发性硬化相关抑郁症中作用的证据包括晚期皮质醇浓度在患有抑郁症的多发性硬化患者中没有下降[226]。在这些患者中，外源性类固醇给药可能不能抑制皮质醇水平的升高，这可能与脑病变增强有关[227]。用于治疗多发性硬化的皮质类固醇可能导致抑郁症状，用于多发性硬化治疗的一些免疫调节剂也可能在抑郁症的发展中起作用，例如干扰素β-1b和那他珠单抗[228-231]。在用于治疗多发性硬化的一线口服药物中，特立氟胺和富马酸二甲酯似乎对抑郁症没有影响，而初步数据表明芬戈莫德可能对抑郁症有潜在益处。

从心理社会角度来看，压力和应对策略模型有助于理解多发性硬化中抑郁症的病理生理学。抑郁症的预测因素包括压力、有限的社会支持、失去希望、预后的不确定性以及使用情绪集中的应对策略[205, 232, 233]。认知障碍的多发性硬化患者更可能采用高水平的逃避作为应对策略，这也使他们患抑郁症的风险增加[234]。减少积极应对策略的使用和增加回避可能会增加抑郁风险，增加使用积极应对策略可能会使抑郁情绪减少[235]。

● **临床表现**

多发性硬化患者抑郁症的现象学与一般人群中对该疾病所描述的现象学类似。几种多发性硬化症状（如疲劳、睡眠和认知障碍）与抑郁症状之间存在显著重叠（框5-3）。如评估部分所述，在这种情况下，不同的策略可以帮助诊断抑郁症。疲劳可能是多发性硬化中最常见的症状，其在多发性硬化中发生率高达80%。它与身体残疾和抑郁症存在相互关系[236]。发病机制可能涉及神经传导延迟、单胺紊乱、病变定位、免疫调节和炎症因素。金刚烷胺、莫达非尼及相关药剂，兴奋剂和运动项目均被用于它的治疗。疲劳也可能继发于睡眠障碍、焦虑和抑郁，在这种情况下，解决原发性疾病很重要。睡眠障碍可能存在于约50%的多发性硬化患者中，包括失眠、夜间运动障碍、睡眠呼吸紊乱、发作性嗜睡病和快

速眼动期睡眠行为障碍。睡眠障碍可能继发于其他多发性硬化症状，如疼痛、痉挛和夜尿。它们可能是药物的不良反应或继发于神经精神障碍（如抑郁和焦虑）。患者的情绪管理系统需要进行全面的临床评估，并尽可能增加多导睡眠图以及根据病因进行治疗（另见第18章）[237]。认知缺陷有时可能是多发性硬化的最初表现[238]，可能导致抑郁症的发展，反过来抑郁症可能进一步使认知恶化[239-242]。其他常见的共病症状包括冷漠和焦虑，在多发性硬化患者中的发生率分别为30%左右和20%左右。焦虑症状可能以广泛性焦虑、惊恐、强迫症和社交焦虑症的形式出现。

多发性硬化患者可能表现出多种情绪和情感症状，很多时候会与抑郁症共病。这些表现可能以病理或假性延髓效应的形式出现，约存在于10%的多发性硬化患者中，可能伴随双相障碍或存在部分双相综合征的相关症状。愤怒、激动、烦躁、兴奋和抑制与抑郁症共同发生的概率高于原发性重性抑郁症，并且没有其他相关的双相障碍症状[204, 207, 208]。

这些症状中的一些，包括烦躁、去抑制、情绪不稳定和情感淡漠，可能会持续并成为继发于疾病的新人格特质。

多发性硬化患者的自杀意念和企图的比率增加，所以筛查和监测多发性硬化患者的自杀风险包括评估上述危险因素非常重要。多达32%的多发性硬化患者将躯体疼痛评为最严重的症状之一。抑郁和疼痛可能会相互促进，在这些患者的治疗中解决这两个问题很重要。

● **病程和自然史**

多发性硬化的异质性使得这种疾病的过程变化很大。有几种进展模式：复发缓解、继发进展、原发进展和进行性复发。疾病恶化和发展促进抑郁症的发展[243, 244]。库兹克扩展残疾状态量表（Expanded Disability Status Scale，EDSS）量化了八个功能系统（锥体系、小脑、脑干、感觉、肠和膀胱、视觉系统、脑、其他）中与多发性硬化相关的残疾，并允许神经科医生在每个功能系统中分配功能系统评分（functional system score，FSS）。较高的残疾程度可能与较高的抑郁水平有关[209, 245]。反过来，未经治疗的抑郁症可能会对多发性硬化的病程产生负面影响。它可能会对患者及其护理人员的身体和疾病恶化、认知功能、治疗依从性、自杀风险和生活质量产生负面影响[201, 246]。多发性硬化会显著影响家庭，父母患有多发性硬化的孩子可能比一般人群中父母的孩子表现出更大的情绪和行为问题[247]。反过来，这可能会导致多发性硬化抑郁症患者的不适感和内疚感。

● **评估和鉴别诊断**

多发性硬化中的抑郁症目前未得到充分的诊断和治

疗[200]。应鼓励患者报告抑郁症的症状，临床医生应对其进行筛查。

为了帮助诊断抑郁症和医疗疾病之间共有的几项症状，一些量表对抑郁信念的存在赋予更多的比重。这些自我管理的量表之一的贝克抑郁自评量表被用于多发性硬化患者[248]，患者健康问卷-9可能也适用于该人群[249]。《精神障碍诊断与统计手册》（第五版）障碍定式临床检查（Structured Clinical Interview for DSM-Ⅳ，SCID-Ⅳ）的2项问题可用于筛查抑郁症，以及神经病学研究中心的情绪能力量表用于筛查病理或假性延髓的影响。28项版本的一般健康问卷可能有助于筛查抑郁症和其他情绪障碍[229]。

● 治疗

多发性硬化患者抑郁症的治疗应该是跨学科的，并采用综合的生物心理社会方法（框5-6）[250]。治疗抑郁症可为患者和护理人员带来若干益处，包括增强患者对疾病治疗药物的依从性[231]。

精神药理治疗

关于评估药理学使用的研究有限。一项研究表明，舍曲林和认知行为疗法同样有效，并且优于支持性团体治疗[251]。地昔帕明在一项小型非随机研究中显示出更有效的趋势[252]。一项比较帕罗西汀与安慰剂的研究显示，二者在主效应方面没有显著差异[253]。根据小型公开试验的证据，吗氯贝胺和度洛西汀可能是有效的[254, 255]。正如在病理生理学中所讨论的，其中一种多发性硬化疾病调节药物（disease-modifying drug，DMA）芬戈莫德可能对抑郁症有效，但仍然需要进一步的研究来描述在情绪中疾病调节药物的影响。病理性或假性延髓影响可能与抑郁症共病。包括选择性5-羟色胺再摄取抑制剂和三环类抗抑郁药在内的各类药物可能是有效的。右美沙芬和奎尼丁的组合也可能有用[256]。

大脑刺激疗法

根据现有的有限证据，电休克疗法似乎是一种有效治疗多发性硬化抑郁症的方法，其中包括几个病例报告。特别应考虑患有重性抑郁症、存在急性自杀风险的患者以及那些不能通过其他一线方法治疗的患者[257, 258]。根据个体病例报告，有人担心一些多发性硬化患者可能在电休克疗法后出现神经功能恶化。造影增强病变的存在可能是电休克疗法导致疾病恶化的危险因素，医学界已经讨论了钆增强型磁共振成像在识别高危患者中的可能价值[259]。一项关于深度重复经颅磁刺激对多发性硬化患者疲劳和抑郁治疗的安全性和有效性的小型随机对照研究显示了潜在的益处[260]。

心理治疗

对于多发性硬化抑郁症患者以团体[261]或个体[251]形式

进行治疗以及通过电话施用时，认知行为疗法可能是有效的[262]。认知行为疗法的计算机化形式可能在多发性硬化患者中具有较低的接受度，其原因包括计算机使用的管理、长期的社会孤立以及干预期间缺乏人力投入[263]。一项随机试验表明，正念训练对于减少抑郁和疲劳以及改善生活质量是有效的[264]。

● 总结

抑郁症在多发性硬化中非常普遍。它会影响多发性硬化患者及其家人的生活质量。它与多发性硬化发病率和死亡率的增加以及对多发性硬化治疗的依从性降低有关。病理生理学是多因素的。其生物成分包括脑损伤的负荷和定位、脑萎缩程度、炎症和免疫因素。其心理社会因素包括压力水平、缺乏或有限的社会支持，以及应对方式。临床表现可能与原发性抑郁症的临床表现相同。抑郁症和多发性硬化之间的某些重叠症状（如疲劳、睡眠和认知障碍）可能使诊断困难。相关和共病症状可能包括淡漠、焦虑、疼痛、烦躁和病理性影响。患有多发性硬化抑郁症的人有更高的自杀风险。主动筛查和治疗多发性硬化中的抑郁症非常重要，因为它对这种疾病的预后有显著影响。治疗应该是多学科的，并涉及生物和心理社会因素。多发性硬化中使用特定抗抑郁药的研究有限，但抗抑郁药可能与在原发性抑郁症中一样有效，包括认知行为疗法和正念训练在内的不同类型的心理治疗也可能是有效的。针对重性和难治性抑郁症应考虑电休克疗法（参见框5-12，了解多发性硬化症中的焦虑症）。

框5-12
多发性硬化中的焦虑症

- 虽然研究不如抑郁症多，但焦虑症在多发性硬化中非常普遍
- 由于治疗困难以及患者对这种疾病将给生活带来的潜在变化感到担忧，在诊断后早期焦虑是常见的
- 它也常见于急性多发性硬化复发时，因为这些症状会扰乱个体的日常生活
- 关于疾病潜在病程和预后的不确定性是焦虑发展的一个因素
- 在改善疾病的药物中，格拉替雷很可能与焦虑这一副作用有关
- 患者可能会出现原发性焦虑症典型的焦虑症状
- 焦虑可能与躯体症状增加有关。在不清楚躯体症状是由焦虑还是多发性硬化复发引起的情况下，与患者的神经科医生的合作非常重要
- 关于多发性硬化中焦虑症治疗的具体信息有限。与原发性焦虑症一样，治疗可能涉及药物，如选择性5-羟色胺再摄取抑制剂与5-羟色胺和去甲肾上腺素再摄取抑制剂，以及包括认知行为疗法在内的心理治疗方法

颅脑损伤

● 流行病学

重性抑郁症被认为是颅脑损伤最常见的精神病并发症[265, 266]。颅脑损伤后重性抑郁症的患病率和发病率分别为18%~61%和15%~33%（图5-1）[267]。患病率和发病率研究的方法是多种多样的。在受伤后的不同时间点测量患病率，并使用不同的工具来评估重性抑郁症的存在使得这类研究难以比较。

迄今为止规模最大的一项研究报告显示，在颅脑损伤第一年，53%的患者达到重性抑郁症标准。在总样本中，23%的患者在颅脑损伤后第一次出现抑郁症，而其他患有颅脑损伤后抑郁症的人在受伤时感到抑郁，或经历了原发性受伤前重性抑郁症的复发。患病率的最高点是在受伤后1个月（31%）[268]。另一项研究指出42%的受试者在颅脑损伤后第一年的某个时间点达到重性抑郁症标准[269]。其中，26%的患者在颅脑损伤入院时出现重性抑郁症，而17%的患者出现重性抑郁症的时间稍有延迟。其他研究报告18%~33%的受试者在颅脑损伤后第一年内出现新的抑郁症[270-272]。

研究还测量了颅脑损伤后超过一年的重性抑郁症患病率。颅脑损伤后平均32.5个月进行的评估识别了26%的重性抑郁症患者，另外28%的患者已经解决了颅脑损伤后重性抑郁症发作[273]。在颅脑损伤后10~126个月，27%的患者符合9项《精神障碍诊断与统计手册》中5项以上的重性抑郁症标准[274]。当伤后平均时间为2.5年时，评估的患病率为42%[267]。当受伤后平均时间为8年时（范围为受伤后1~37年），61%的受试者在颅脑损伤后的某个时间点符合重性抑郁症标准[275]。

长期研究评估颅脑损伤后数十年的重性抑郁症患病率。一项为期30年的随访研究[265]表明重性抑郁症终身患病率为27%，评估时有10%患者符合标准。第二次世界大战退伍军人在颅脑损伤发生50年后，重性抑郁症终身患病率为18.5%，在评估时有11%符合标准。在退伍军人中，颅脑损伤组患重性抑郁症的终身风险是非颅脑损伤组1.5倍[276]。

美国一项针对本土12~17岁儿童健康的调查显示，有脑震荡史的儿童患抑郁症的风险增加了3.3倍[277]。对于退役的足球运动员来说，三次或更多次脑震荡的病史与终身抑郁症发展的相关性呈3倍增加，而那些有一两次脑震荡的人抑郁症风险增加1.5倍[278]。总之，重性抑郁症经常在颅脑损伤后出现。最高患病率是在受伤后的第一年，但在颅脑损伤后数月或甚至数十年后，抑郁症的发病率仍然很高。

● 病理生理学

颅脑损伤被定义为由外力引起的大脑损伤，该外力导致以下结果之一：意识改变、精神状态改变、围绕事故的记忆丧失或局灶性神经缺陷。在创伤期间施加到大脑的生物力学的力可能是接触力或惯性力。接触力常引起前额叶、下额叶和颞区的撞击或挫伤。而惯性力指的是导致整个中枢神经系统（central nervous system，CNS）白质物质拉伸和紧缩的加速力或减速力，包括上脑干、胼胝体和大脑皮质的灰白质连接处。后者描述的过程被称为弥漫性轴突损伤。与爆炸相关的伤害会直接影响空腔器官，目前尚不清楚它们是否会直接影响大脑，但可能会通过接触力或惯性力间接引起颅脑损伤。与所描述的机制相结合，细胞毒性级联反应（钙和镁失调、钙调节蛋白激活、线粒体功能障碍、自由基形成）和神经递质紊乱（脑谷氨酸、乙酰胆碱、多巴胺和去甲肾上腺素功能失调）通常伴随着受伤后的即刻效应[279]。

特定脑区域和连接这些区域的通路的损伤可能转化为颅脑损伤的特定临床症状。图5-2说明了局部损伤常见的临床现象[279]。

很少有研究关注颅脑损伤中的病变定位及其与抑郁症的关系。在预成像时代，来自神经外科记录的信息表明，右侧眶额损伤通常与情绪障碍有关[280]。一项关于越南战争退伍军人穿透性颅脑损伤的研究表明，右侧眶额病变可能与急躁、焦虑和抑郁症状相关，而左背外侧前额叶病变则与更大的愤怒和敌意有关[281]。左额叶外侧和左侧基底神经节病变与较高的抑郁症发病率相关[282, 283]，外侧和内侧区域之间的差异更有利于在损伤后的前3个月区分抑郁症[283]。一项基于结构性磁共振成像研究[284]的假设认为，负情绪效价（由额叶介导）和唤醒（由右顶叶介导）的失衡可能在抑郁症的发病机制中发挥作用。另一项研究表明，在颅脑损伤后抑郁症中，右侧与左侧以及前区与后区之间存在类似的不平衡[285]。

功能性神经影像学研究揭示了颅脑损伤后神经精神疾病中不同脑区之间功能和连接的改变。对患爆炸相关性脑震荡的退伍军人的功能磁共振成像研究表明，与非抑郁症患者相比，颅脑损伤后抑郁患者的杏仁核反应性更高，前额皮质激活更低，各向异性分数（fractional anisotropy，FA）更低，这表明包括上纵束在内的几个束区中，白质束受到破坏[286]。在错误监测任务期间，患有颅脑损伤后抑郁症和有自杀意念史的患者表现出前扣带回和前额皮质激活更多[287]。磁共振波谱成像检测，与颅脑损伤后未患抑郁症的患者相比，颅脑损伤后抑郁症患者右侧基底神经节中N-乙酰天冬氨酸/肌酸比率降低和胆碱/肌酸降低，表明该区域的神经元和轴突发生改变[285]。

慢性创伤性脑病（chronic traumatic encephalopathy，CTE）是指与反复脑震荡及脑震荡后头部损伤相关的神经退行性疾病，由于其以前与拳击手有关，因此也被称

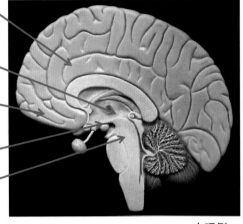

前扣带回皮质：
情感淡漠

内嗅-海马复合体：
注意力、工作记忆、陈述性记忆
受损（在内观侧矢状视图的侧面）

腹侧额叶皮质：
去抑制、烦躁、情绪失调、躁狂、
攻击性

杏仁核：
情绪稳定，克吕弗-布西样表现；
偶发焦虑

网状结构：
唤醒受损，注意力不集中

内观侧

背外侧前额皮质：
对注意力、记忆、语言、动机、排序、
移位、抽象、洞察力控制的损害

白质：
缓慢、低效的信息加工，功能
连接区域受损

下侧前额皮质：
工作记忆受损

前极颞叶皮质：
语义记忆、面部、社交和情感处理的
紊乱，社交/共情功能受损

外观侧

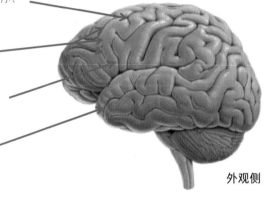

图5-2 基于特定脑区的临床现象，是创伤性脑损伤中脑-行为关系的基础

为拳击手痴呆。病理学发现慢性创伤性脑病特征包括额叶和颞叶萎缩、轴突变性和过度磷酸化的τ蛋白和TAR DNA结合蛋白[43]（TDP-43）病理学[288]。慢性创伤性脑病临床表现与抑郁症和其他精神症状相关，如易怒、冲动性、攻击性、短期记忆丧失和自杀倾向增加，并在8～10年前经历重复性轻度颅脑损伤后发病。慢性创伤性脑病的阶段是指p-τ病理学的扩散，从某些皮质区域的离散病灶（第一阶段）到大脑皮质和内侧颞叶的大部分区域（第四阶段）。在慢性创伤性脑病的四个病理阶段中均提及抑郁症[289]。

与颅脑损伤相关的其他生理影响包括创伤后癫痫[290]和垂体损伤[291]，它们都与抑郁症的发病机制有关。

大多数研究表明，损伤严重程度并不能预测重性抑郁症[268, 292]的发展，每个严重程度亚组的病程可能不同[293]。

心理社会因素，如病前人格和精神状况、对伤害的情绪反应、无法实现功能重新融合、环境因素和赔偿或诉讼，都会对颅脑损伤后抑郁症的发展产生重大影响[280]。

与受伤后未发生抑郁症的患者相比，病前抑郁症的

病史在颅脑损伤后抑郁症患者中更为常见[268, 292]。较大的年龄似乎对颅脑损伤后抑郁症有预防作用[268, 294]，虽然也有报道过相互矛盾的结果[295, 296]。终身酗酒史[268]、失业恐惧、对工作状况的不满[297]、失业和贫困[274]都与颅脑损伤后抑郁症的发展有关。

总之，颅脑损伤后抑郁症的发展取决于几种生物因素和社会心理因素的潜在相互作用，如图5-3所示。

颅脑损伤后抑郁症的发展取决于受伤前多个生物因素和社会心理因素以及伤害因素。创伤后因素也在抑郁症的发展中发挥作用。这些相同的因素可能在其他认知、躯体或相关行为综合征的发展中起作用。颅脑损伤后抑郁症的症状表现可能是多形性的，涉及认知、躯体和伴随的行为症状。这些症状需要被区分为抑郁症诊断的一部分或作为独立的临床症状。

● 临床表现

大多数关于颅脑损伤后抑郁症的研究采用《精神障碍诊断与统计手册》列出的标准来进行诊断。通常在临床情境中选择具有"由一般状况引起的情绪障碍"的

"抑郁特征"（不完全符合重性抑郁症标准）或"严重抑郁特征"（完全符合重性抑郁症标准）的类别。无论有无抑郁症，颅脑损伤患者都可出现许多躯体、行为和动机症状，有时会使抑郁症的诊断变得困难[267]。尽管如此，《精神障碍诊断与统计手册》标准对颅脑损伤患者抑郁症的诊断具有良好的敏感性和特异性[298]。

颅脑损伤后抑郁症患者中报告的最常见症状为疲劳、沮丧、注意力不集中和睡眠障碍，尽管它们不具有特异性（框5-3）[275]。据报告，抑郁症患者出现其他脑震荡后症状（如头痛、头晕和视力模糊）的数量和严重程度均有所增加[299]。神经行为功能指数已被用于检测颅脑损伤患者的抑郁情况，并确定区分抑郁症患者的特定症状。这些症状包括感到悲伤或忧郁，感到绝望、沮丧，容易受到刺激，难以享受活动，对周围环境感到不舒服、丧失性兴趣以及产生无价值感。躯体症状（食欲不振、入睡困难）和认知症状（无法理解某些想法、忘记是否做过某事、忘记做家务）也可以用于识别颅脑损伤后抑郁症患者[300]。

认知功能的客观测试表明，颅脑损伤后抑郁症患者的认知功能损伤更明显，特别是在执行功能领域[272, 273]。患有抑郁症的颅脑损伤患者与未患抑郁症的颅脑损伤患者相比，言语记忆和处理速度的损伤可能更严重[272, 273]。值得注意的是，大约50%没有重性抑郁症的轻度和中度颅脑损伤患者仍然存在至少一个认知领域受损的客观证据[260]。

虽然重性抑郁症标准中列出的许多症状可能在颅脑损伤患者中独立存在，但它们仍应被纳入用于诊断颅脑损伤后抑郁症的《精神障碍诊断与统计手册》标准中，因为这些症状的报告数量通常由于情绪因素而升高。

在颅脑损伤后抑郁症患者中，焦虑症的共病高达77%，并且高达57%的患者有攻击性[272]。患有抑郁症的颅脑损伤患者的焦虑发生率是未患抑郁症的颅脑损伤患者的8倍[268]。建议同时而不是依次治疗这些并发症。

颅脑损伤病史增加了自杀意图[301, 302]。与颅脑损伤相关的自杀死亡与精神障碍和酒精性成瘾性疾病共病病史有关[293]，但在控制精神疾病并发症后仍然存在增加自杀风险的可能性[302]。病理证实，慢性创伤性脑病后期阶段与较高的自杀率相关[289]。攻击性和敌意是自杀意图的预测因素，并且应该始终在颅脑损伤后作为筛查患者抑郁和自杀倾向的潜在危险因素[301]。

非自愿的情绪表达[303]和情感淡漠[304]可能与颅脑损伤后抑郁症共病，应该作为单独的或共病的临床症状进行区分。

图5-1说明了可能与颅脑损伤后抑郁症相关的或者可能在颅脑损伤后人群中作为独立症状出现的认知、躯体和行为障碍的情况和范围。

● 病程和自然史

在颅脑损伤后第一年的过程中，抑郁症的平均持续时间大约为4.7个月[269]，伤后1个月颅脑损伤后抑郁症的患病率最高[268]。

与或多或少有既往精神障碍史的中度和重度颅脑损伤患者相比，有轻度颅脑损伤和既往精神障碍史的个体更容易出现持续性的精神问题，包括情感障碍。对于那些患有中度和重度颅脑损伤的患者，精神障碍的风险往往在受伤后立即升高，随后精神障碍患病率随之下降[305]。基于严重程度的颅脑损伤分类，请参阅表5-3。

颅脑损伤后睡眠困难可预测伤后1年抑郁症的严重程度[306]。

抑郁症与更明显的心理社会功能障碍和更强的残疾感有关[273, 299]。持续超过6个月的颅脑损伤后抑郁症与伤后第一年的社会功能和日常生活活动的恶化有关[292]。个体对日常功能变化的想法可能会影响抑郁症的发作[307]。在严重颅脑损伤发生12个月后，抑郁和焦虑的严重程度是与健康相关生活质量相关的有力预测指标[308]。

颅脑损伤的恢复工作率很低，颅脑损伤后的失业率高达70%[309]。一项研究发现，患有和未患抑郁症的颅脑损伤患者之间的恢复工作率没有差异[299]，另一项研究发现可以用疲劳感而不是抑郁症患病情况来预测返回工作岗位需要的天数[310]。

无论有没有头部受伤，抑郁症的表现都可以解释个体脑震荡后症状，包括认知问题[311]。使用抗抑郁药舍曲林治疗后，患有抑郁症的颅脑损伤患者的认知指标和对认知及健康状况的主观感知有所改善[312]。

颅脑损伤后抑郁症可以演变为一个亚组患者的慢性病，其存在表明功能状态下降。适当地处理抑郁症不仅会改善患者对健康状况的感知，还可能会促进功能恢复。图5-3强调了损伤后因素在颅脑损伤后抑郁症发展中的作用。

● 评估和鉴别诊断

如前文所述，《精神障碍诊断与统计手册》标准适用于颅脑损伤后抑郁症的诊断[298]。可用不同的工具评估重性抑郁症，包括《精神障碍诊断与统计手册》定式临床检查或神经精神病学临床评估的时间表[313]，尽管这些更常用于研究情境。贝克抑郁自评量表采用一种自我报告方式，有助于评估和监测颅脑损伤人群中抑郁症的治疗进展[314, 315]。然而，其评分可能受非抑郁症相关问题的影响，所以建议谨慎地在临床使用[316]。患者健康问卷-9是用于颅脑损伤后抑郁症的有效且可靠的自我报告筛查工具，并且非常易于管理[317]。神经行为功能指数是另一种自陈式测量，可用于颅脑损伤患者对多个问题或症状

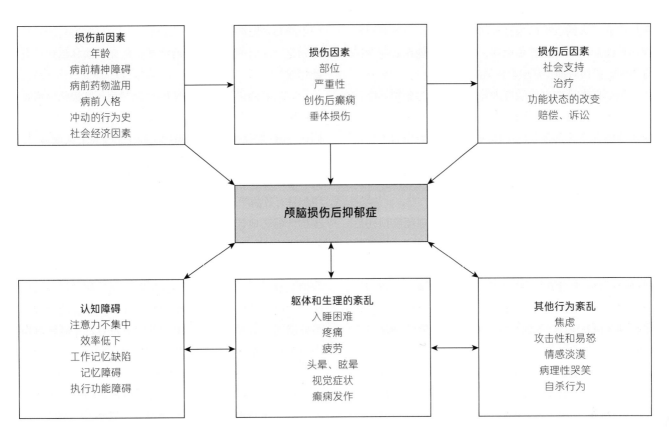

图 5-3 颅脑损伤后抑郁症的多种危险因素和临床表现

的评估，并能准确区分抑郁症和非抑郁症患者[300]。考虑到焦虑症与抑郁症常常共病，结合抑郁和焦虑评定的自陈式测量是有用的。抑郁、焦虑和压力量表及医院焦虑和抑郁量表的有效性在颅脑损伤患者中得到验证[318]。由于颅脑损伤患者在自我报告和客观测量[319, 320] 之间可能存在差异，因此使用临床医生评定的指标（如汉密尔顿抑郁评定量表）可能有助于评估抑郁症。

应定期评估颅脑损伤患者的认知和功能水平，因为认知和功能障碍的严重程度可能会随着时间的推移而波动，并可以为治疗过程提供信息。在创伤后第一年，瑞裘认知功能指数（Rancho Los Amigos Levels of Cognitive Functioning Scale）是被广泛接受的测量颅脑损伤临床、认知和功能影响的量表，并且有助于识别那些最有可能

从康复服务中受益的患者[321]。

许多临床病症表现为情感症状，需要与颅脑损伤后抑郁症进行区分。病理性哭笑被定义为由通常不会引起这样反应的刺激引发的无法控制的笑或哭的反应，在颅脑损伤之后的第一年患病率为 10.9%[303]。病理性哭笑与抑郁症的严重程度相关，这需要仔细评估和区分这两种情况。另一个重要的区别是情感淡漠。一项评估颅脑损伤后情感变化的研究报告显示，11%的受试者患有情感淡漠但未患抑郁症，11%的受试者患有抑郁症但未患情感淡漠，60%的受试者同时患有抑郁症和情感淡漠，18%的受试者没有任何症状[304]。情感淡漠评估量表可以将情感淡漠与抑郁和焦虑区分开来。

焦虑也是始终应该被筛查的症状。除了共病抑郁症

表 5-3 创伤性脑损伤严重程度的分级

颅脑损伤严重程度	轻度	中度	重度
意识丧失时间	30分钟或更短	30分钟至1周	超过1周
格拉斯哥昏迷评分	13 ~ 15	9 ~ 12	≤ 8
创伤后记忆缺失时间	<24小时	24小时至1周	>1周
所有颅脑损伤大概占比（%）	80	10	10
完全恢复的百分比（%）	80	20	几乎没有

和焦虑症，大约20%的未患抑郁症的颅脑损伤患者可能存在焦虑症[272]。广泛性焦虑症、恐慌症和创伤后应激障碍是颅脑损伤后抑郁症中最常见的症状。

颅脑损伤后的创伤后应激障碍应被视为鉴别诊断的一部分，并作为一种颅脑损伤后抑郁症的共病。尽管遭受持续闭合性头部损伤的个体与遭受其他创伤的个体之间在创伤后应激障碍的患病率表现上可能没有差异[322]，但多发于颅脑损伤后应激障碍的患者中，即使没有对事件进行连贯回忆，也会有较高的抑郁评分[268,323]。

患有抑郁症的颅脑损伤患者有57%出现颅脑损伤后攻击行为，而未患抑郁症的颅脑损伤患者中这一比例为23%[272]。在受伤后的前6个月中，34%的颅脑损伤患者存在攻击行为，并且其行为与抑郁症相关[324]。在一组攻击性和非攻击性男性中，攻击行为与先前的闭合性颅脑损伤史有显著相关性[325]。如前文所述，攻击性可能会增加自杀风险。

现在或以前患有躁狂症或轻躁狂症可能预示着发病前或颅脑损伤后患有双相障碍，共病药物滥用和其他疾病应始终是颅脑损伤患者综合评估的一部分。在受伤后的第一年，9.1%的患者出现了颅脑损伤后躁狂症[326]。

一些自我报告工具的有效性在颅脑损伤患者中得到验证，但对于诊断准确性而言，依然需要客观确证。对抑郁症的可靠临床评估依赖于临床医生利用其专业知识和能力来区分和识别并发症，如病理性哭笑、情感淡漠、焦虑、攻击性和其他病症。颅脑损伤患者特别容易出现自杀现象，无论是否存在抑郁症，均应进行筛查。

● 治疗

有关神经系统疾病抑郁症治疗的摘要，请参阅框5-6。

精神药理治疗

鉴于颅脑损伤后抑郁症往往在创伤事件发生后很快发作，并可能演变为慢性疾病，因此建议在确认轻性抑郁症后立即进行治疗，即使其发生在颅脑损伤的躯体后遗症恢复期间。有关颅脑损伤后抑郁症的精神药理学治疗的研究摘要见表5-4。一项评估早期服用抗抑郁药舍曲林对未患抑郁症的颅脑损伤患者的预防性治疗作用的研究[327]发现，与安慰剂相比，接受舍曲林治疗的患者抑郁症状显著减少。然而，当在3个月停药时，治疗效果不会持续。

目前尚未有经美国食品药品监督管理局批准的可用于治疗患有抑郁症的颅脑损伤患者的精神类药物。一项随机双盲的安慰剂对照研究表明，舍曲林和安慰剂均可改善情绪、焦虑和生活质量，但两组之间没有统计学上的显著差异[328]。另一项比较舍曲林、哌甲酯和安慰剂效力的随机双盲试验发现，与用安慰剂治疗的患者相比，用哌甲酯和舍曲林治疗的患者的汉密尔顿抑郁评分降低。

哌甲酯和安慰剂治疗均显著改善了认知功能的测量参数，特别是反应时间和脑震荡后症状，然而舍曲林治疗没有此疗效[329]。

一项非随机安慰剂试验在15例轻度颅脑损伤后患者中使用舍曲林治疗8周，结果显示抑郁症严重程度、心理困扰、脑震荡后遗症、认知功能和生活质量有所改善[330]。在开放试验中，其他选择性5-羟色胺再摄取抑制剂（包括西酞普兰）[331]作为单一疗法[332]或与卡马西平和氟西汀合用都是有效的[333]。一项安慰剂交叉设计研究支持使用三环类抗抑郁药地昔帕明治疗[334]。阿米替林在这类人群中对抑郁症的治疗似乎不那么有效[335,336]。表5-4[340]总结了其他抗抑郁药的有效性，包括5-羟色胺和去甲肾上腺素再摄取抑制剂米那普仑[337]、选择性单胺氧化酶抑制剂吗氯贝胺[338]，以及开放试验中用于颅脑损伤后抑郁症的胆碱酯酶抑制剂多奈哌齐[339]。西酞普兰似乎没有防止颅脑损伤后抑郁症患者的抑郁症复发的作用[341]。

大脑刺激疗法

对于颅脑损伤抑郁症的患者，电休克疗法可能是有效的[342]。虽然电休克疗法在颅脑损伤患者中并非禁忌，但鉴于治疗在认知方面的潜在副作用，建议使用最低效能和非主导单侧电流进行治疗。

心理社会治疗

一项随机对照试验显示，与等待治疗组相比，个体认知行为疗法结合认知矫正治疗组的抑郁严重程度显著改善。治疗后1个月和3个月时改善更为明显[343]。

团体治疗或者通过电话使用认知行为疗法可以减少抑郁和焦虑[344]，并在治疗后6个月使患者持续获益[345]。认知行为疗法方案符合颅脑损伤患者的特定需求，包括对其认知障碍的治疗。

为颅脑损伤患者提供为期6周的基于互联网的在线认知行为疗法项目，可以改善患者情绪症状，但患者可能受到认知功能障碍的影响从而导致依从性差[346]。一项控制性的为期10周的正念认知疗法研究显示受试者抑郁症严重程度有所改善，3个月后疗效继续维持[347]。

相比之下，一项为期5周的对基于认知行为疗法的非对照应对能力组进行干预的研究显示出受试者适应性应对的改善，但与基线相比，抑郁严重程度没有变化[348]。

在小型或非对照试验中，运动（包括游泳）对颅脑损伤患者的抑郁症状的缓解有积极效果[349,350]。一项大型试验对两组近期重度颅脑损伤患者分别进行了12周的有氧运动和放松训练，结果显示两组之间没有差异，两组患者的抑郁和焦虑都减轻了[351]。一项光疗法治疗颅脑损伤患者疲劳的随机对照试验表明，这种干预措施对抑郁症严重程度没有影响，是次要结果指标[352]。

颅脑损伤患者抑郁症治疗的荟萃分析表明，对于精神

表 5-4 颅脑损伤后抑郁症的精神药理学研究总结

作者	ANN证据水平	n	TBI严重水平	抑郁筛查工具	设计与干预	结果与结论
阿什曼 等	I	52	不同严重度的TBI患者受伤后17±14年	HDRS	10周舍曲林（25~200 mg/d）或安慰剂治疗双盲随机对照试验	治疗前及治疗后抑郁、焦虑以及QOL测量显著改善，但是没有组间差异
李 等	II	30	轻到中度TBI	HDRS, BDI	4周哌甲酯（5~20 mg/d）、舍曲林（25~100 mg/d）或安慰剂治疗双盲随机对照试验	药物均比安慰剂有效改善HDRS分数，哌甲酯比舍曲林更能改善认知
迪南和摩亚贝德	II	26	13例轻度TBI抑郁患者和13例非TBI抑郁患者	HDRS	6周阿米替林（最高250 mg/d）开放试验	轻性抑郁症TBI患者中4人，非抑郁症TBI患者中11人表现出显著的改善
萨兰	III	22	10例轻度TBI抑郁患者和12例非TBI抑郁症患者	HDRS	4周阿米替林（200~300 mg/d）开放试验；无反应者在3~7天后进行米乙肼（60~90 mg/d）试验	在TBI受试者中没有药物反应；所有抑郁症组使用阿米替林均有所改善
弗罗布来夫斯基 等	III	10	重度TBI患者	DSM-ⅢR 9项症状列表	地昔帕明（150~300 mg/d）与安慰剂的单盲随机交叉研究	地昔帕明的7项研究6项有显著改善
范恩 等	III	15	轻度TBI TBI后平均10.6个月	HDRS	8周舍曲林（15~150 mg/d）与安慰剂的非随机单盲试验	舍曲林治疗8周，抑郁症、心理困扰、症状有显著改善
霍斯菲尔德 等	IV	5	不同严重程度的TBI患者	HDRS	8个月氟西汀（20~60 mg/d）开放试验	显著改善情绪和认知情况
哈特 等	IV	10	中到重度TBI患者	HADS	3个月多奈哌齐开放试验	HADS抑郁评分没有显著降低，处理速度、学习能力和注意力显著提高
金合 等	IV	10	轻到中度TBI患者	HDRS	6周米那普仑（30~150 mg/d）开放试验	反应率为66.7%，缓解率为44.4%；MMSE测试认知显著改善
纽伯恩 等	IV	26	未注明TBI严重程度	HDRS	吗氯贝胺的开放试验（450~600 mg/d）	HDRS评分降低了81%；烦躁评分下降了57%，疼痛评分下降了39%
佩里诺 等	IV	20	重度TBI患者	BPRS CGI	12周西酞普兰（20 mg/d）加卡马西平（600 mg/d）开放试验	抑郁症和行为障碍显著减少
拉波波特 等	IV	54	轻到中度TBI患者	HDRS	6周和10周西酞普兰（20~50 mg/d）开放试验	在没有TBI的情况下患有重性抑郁症的患者的反应率相似；在10周时，缓解率为27%，反应率为46%

AAN：美国神经病学学会；DSM-ⅢR：《精神障碍诊断和统计手册》（第三版修订版）；BDI：贝克抑郁自评量表；BPRS：简明精神病评定量表；CGI：临床总体印象量表；HADS：医院焦虑和抑郁量表；HDRS：汉密尔顿抑郁评定量表；MMSE：迷你精神状态检查。

药理学和非精神药理学干预的治疗前后比较，总体效果量为1.89（95%CI：1.20~2.58）。然而，仅评估对照研究的荟萃分析确定总体效果量为0.46（95%CI：-0.44~1.36），支持对照干预[353]。

● 总结

抑郁症是颅脑损伤后最常见的精神共病。受伤前抑郁症病史和酗酒史是导致颅脑损伤后抑郁症发生的危险因素，还有其他病前环境因素如失业、贫困和对工作情况不满。额叶和颞叶的挫伤及弥漫性轴突损伤的机制通常与颅脑损伤相关。重复性创伤可能演变成与抑郁症高度相关的神经退行性过程。在研究中已经检测到特定与颅脑损伤后抑郁症相关的结构和功能改变，前额皮质的结构和功能的改变及其连接性是最一致的发现。颅脑损伤后抑郁症的临床表现难以诊断，因为往往存在一些躯体、行为和动机症状。应继续使用《精神障碍诊断和统计手册》（第五版）标准在临床上建立诊断，许多筛查工具（如患者健康问卷-9和贝克抑郁自评量表）的有效性在颅脑损伤后抑郁症中得到验证。在评估颅脑损伤后抑郁症时，应考虑常见的共病情况，包括焦虑、冷漠、病理性情绪、攻击性行为和认知缺陷。受伤后的第一年内颅脑损伤后抑郁症患病率最高，但是第一年之后的延迟表现并不少见。轻度损伤和之前的精神障碍史似乎增加了颅脑损伤后精神障碍持续存在的风险。颅脑损伤后抑郁症的循证治疗包括使用抗抑郁药、认知行为疗法和正念认知疗法。运动是康复过程的一部分，可以对情绪产生积极的影响。焦虑和创伤性脑疾病相关内容参见框5-13。

框5-13

焦虑和创伤性脑疾病

- 在颅脑损伤后患有抑郁症的患者中，高达77%的患者共病焦虑症。与非抑郁症患者相比，颅脑损伤后抑郁症患者的焦虑症发生率通常高8倍
- 除了与抑郁症共病之外，约20%的非抑郁症患者可能存在焦虑症
- 患者可能会出现原发性焦虑症典型的焦虑症状
- 广泛性焦虑症、惊恐障碍和创伤后应激障碍是颅脑损伤后最常见的焦虑性障碍。强迫症和恐惧症也可能在颅脑损伤后出现
- 甚至在没有连贯回忆创伤性事件的患者中也可能发生创伤后应激障碍
- 焦虑可能是脑震荡后综合征的一部分
- 筛查和治疗颅脑损伤患者的焦虑可能显著改善他们的预后

癫痫

● 流行病学

抑郁症在癫痫患者（persons with epilepsy，PWE）中很常见（图5-1），并且患有癫痫和抑郁症的患者有发生更严重癫痫的风险[354]。最近的荟萃分析显示，癫痫患者的活动性抑郁症（在过去12个月内）的患病率略高于23%（范围13.2%~36.5%），终身患病率为13.0%（范围4.1%~32.5%）。相对于没有癫痫的人，癫痫患者中活动性抑郁的比值比（odds ratio，OR）估计为2.77，个体校正后比值比模型的范围为1.1~3.49，终身抑郁比值比为2.2，范围为1.48~3.96[355]。个体研究患病率评估的异质性可能是由抑郁症诊断方法的差异所造成的[355]。癫痫患者患抑郁症的风险增加并不仅仅是因为慢性病的存在。一项基于人群的分析比较了伴随癫痫的神经精神共病与其他疾病（哮喘、糖尿病、偏头痛）的比率，发现癫痫患者抑郁症的患病率最高（9.6%），校正后的比值比为2.7[356]。虽然在本讨论中癫痫亚型具有显著的异质性，但除非另有说明，否则它们被视为一类。

此外，抑郁症和自杀企图都能增加发生癫痫的风险[357]。相反，被诊断为癫痫增加了诊断前后抑郁和自杀的发生风险比[358]。因此，抑郁症似乎既是癫痫发病的危险因素，也常常与癫痫共病。此外，共病抑郁症与治疗反应性降低有关[359]。

有关家族病史对癫痫抑郁症的影响的研究数据相对较少，但至少有一项针对癫痫儿童和青少年的研究发现，家族病史对抑郁症的影响具有高度的统计学意义[360]。

遗传学也可能发挥作用。存在遗传性缺失性癫痫的大鼠模型，其共病行为与人类抑郁症相似[361]。未来的研究可能会揭示这两种疾病高风险的基因。基于人类的癫痫遗传学研究表明，特异性基因失调可能具有多效性。拷贝数变异（copy number variation，CNV）是在减数分裂或重组过程中DNA片段被复制或删除时产生的遗传变异的一种形式。某些复发性拷贝数变异与癫痫以及神经精神病症有关，例如自闭症、精神分裂症和注意缺陷与多动障碍。也就是说，这些拷贝数变异可增加包括癫痫在内的一系列神经精神疾病的风险[362]。未来的研究也可能更多地阐明癫痫和抑郁症的遗传基础，无论是通过一种共同的拷贝数变异方式或是某些其他机制都导致两种情况风险增加。

● 病理生理学

癫痫抑郁症的神经精神起源可能是多因素的（框5-2），包括心理素质和压力因素。可以在心理机制和神经生物学病理生理学的水平上理解病因。在有作用的心理机制中，应特别注意癫痫相关行为与诱发抑郁行为的"习得性无助"实验模型相似。癫痫反复发作是一种

厌恶事件，发生在不可预测的时间段，大部分在患者本人的控制范围之外[363]。此外，患有慢性疾病及其相关损伤的生活负担、功能影响和社会耻辱感在癫痫患者中造成长期高水平的心理困扰，这是已知的导致抑郁症的因素[364]。也就是说，不仅仅是慢性疾病的负担会增加癫痫患者的抑郁风险：癫痫与抑郁症和其他神经精神疾病的风险相关，其风险超越了与其他慢性疾病（哮喘和糖尿病）相关的风险[356]。

在神经生物学水平上，癫痫发作的标志是由皮质过度兴奋引起的阵发性超同步神经放电。共同的病理生理学机制可能与皮质兴奋性的改变有关。几种主要的被假设为易患抑郁和癫痫的病理生理学机制包括：① 过度活跃的下丘脑-垂体-肾上腺轴；② 皮质的结构和功能异常；③ 谷氨酸活性增加及γ-氨基丁酸和5-羟色胺活性降低；④ 免疫异常[351]。

激素环境的改变，特别是下丘脑-垂体-肾上腺轴的过度激活，似乎是一种共同的作用机制。在大鼠癫痫发作之前用高剂量皮质类固醇治疗会加速癫痫发作，并且即使血清皮质类固醇水平不再升高，也会导致更高振幅的海马细胞峰电位[365]。即使是在癫痫的杏仁核模型中，慢性低剂量皮质类固醇补充剂（也许更类似于慢性抑郁症的生理性升高）也导致大鼠加速癫痫发作[366]。阻断糖皮质激素受体能防止这些大鼠中的杏仁核激活[367]，表明皮质类固醇补充剂在这种环境中参与癫痫的发展。升高的皮质醇可能通过神经递质效应促成皮质过度兴奋，例如通过产生过量的突触谷氨酸和降低5-羟色胺活性[364]。

在颞叶癫痫（temporal lobe epilepsy，TLE）和持续性抑郁症的动物模型中发现海马体积和神经均发生了变化[364]。此外，如在正电子发射断层成像中所见，边缘区域中5-羟色胺受体结合的功能变化（减量）在患有抑郁症和颞叶癫痫的患者中比在单独患有颞叶癫痫的患者中更明显[368]，说明它们可能具有共同的机制。

神经递质水平异常似乎与抑郁症和癫痫的共同病理生理学机制有关。海马中足量的5-羟色胺水平可能通过5-羟色胺受体1A亚型介导的神经元超极化保护动物模型避免毛果芸香碱诱导的癫痫发作[369, 370]。因此，在抑郁症和癫痫中看到的突触5-羟色胺不足可能代表了一种共同的发病机制和模式，通过这种机制，这两种疾病可以互相加剧。另一方面，增加的脑脊液谷氨酸可见于与谷氨酸转运蛋白失效相关的抑郁症，并导致神经元过度兴奋和死亡[364]，并且N-甲基-D-天冬氨酸的拮抗作用与杏仁核激活、癫痫持续状态的治疗效果以及动物模型中的应激诱导的抑郁表型有关[371]，表明过量谷氨酸在常见病理生理学中的作用。在抑郁症和癫痫症的动物和人

类模型中区域特异性γ-氨基丁酸能活性降低，而增强γ-氨基丁酸功能可产生抗抑郁和抗惊厥作用[364, 371]。乙酰胆碱、去甲肾上腺素和多巴胺系统的改变也可能是导致癫痫和抑郁症的共同发病机制[371]。

抑郁症中促炎因子的释放可能是癫痫发作风险恶化的另一个原因：白细胞介素-1β通过促进细胞外谷氨酸释放而具有促惊厥特性[364]。

基于吗啡预处理减轻的后发性抑郁症状（如反应性攻击）和纳洛酮预处理加剧抑郁症状的动物模型，发现癫痫发作期间释放的内源性阿片类药物在电休克疗法的情绪提升方面发挥作用，并且发作后的攻击性行为可以认为是内源性阿片类药物的戒断反应[372, 373]。因此，在癫痫患者的抑郁障碍的发病机制中，内源性阿片类药物的癫痫发作相关波动可能起作用。

致痫灶也可能对癫痫的抑郁风险有影响。特别值得注意的是颞叶和非持续性颞叶癫痫之间的区别。颞叶内侧硬化（mesial temporal sclerosis，MTS）、神经胶质增生和颞叶体积减小是抑郁症的危险因素，其研究结果尚不一致。一项研究发现[374]，颞叶内侧硬化显著增加了患有非局限性癫痫或癫痫的抑郁症风险，并伴有大脑其他部位的病变。这与先前的数据并不一致，此前的数据表明，非损伤性癫痫比损伤性癫痫患有抑郁症的风险更高，包括与颞叶内侧硬化相关的癫痫[375]。诊断方法、纳入标准和混淆变量分析可能导致数据的差异，需要更多的研究来阐明病变、癫痫病灶位置和抑郁之间的关系。

矛盾的是，尽管癫痫发作和抑郁症似乎具有共同的病理生理机制，并且在某些方面，每种疾病都可以加剧另一种疾病，但是电休克疗法（即通过外部施加的电刺激引起的癫痫发作）长期以来一直作为抑郁症的有效治疗方法。此外，电休克疗法可以作为一种抗惊厥治疗[376]。

电休克疗法可通过许多潜在机制起作用，包括抑制性和单胺类神经递质系统、神经发生和内分泌系统[377]。在电休克疗法治疗期间皮质γ-氨基丁酸消耗，导致抑制γ-氨基丁酸神经传递功能的代偿性增加，被认为是抗抑郁和抗惊厥治疗的原理之一。电休克疗法增强5-羟色胺能受体1A亚型功能以及纹状体多巴胺受体（D_1和D_3）的结合，并减少蓝斑中去甲肾上腺素能神经元中α_2受体的数量，表明神经递质系统在电休克疗法治疗中发挥重要影响[377]。

电休克疗法还可促进猴的海马神经前体细胞的增生，因此神经发生也可能是癫痫发作的抗抑郁作用的机制[377]。

电诱导的癫痫发作伴随着内分泌功能的急剧变化，例如催乳素、催产素和生长激素都有所增加。然而，没有证据表明这些改变是临床症状改善的机制[377]。另一方面，下丘脑-垂体-肾上腺轴功能紊乱的正常化与临床反应相

关，表明这也可能是电休克疗法的抗抑郁作用机制[378]。需要更进一步的研究去阐明癫痫和抑郁症相关的复杂病理生理机制，并阐明癫痫发作对情绪障碍的看似矛盾的影响。

● **临床表现**

抑郁症是一种影响情绪、活动水平和躯体节律的综合征。除了抑郁症，共病癫痫的抑郁症可包括一系列表现：不太普遍的症状（轻性抑郁症或未另行指明的抑郁症）、症状较轻并伴有较长的紊乱时间（持续性抑郁症，以前的心境恶劣障碍）、躁狂和轻躁狂期交错的症状（双相谱系障碍）。必须注意适当的、自我限制的反应性症状（例如颞叶切除术失败）并区别于情感障碍。此外，癫痫患者可能受到一系列发作期抑郁症状的影响（框5-3）。

在癫痫发作前数小时至数天，发作前抑郁症状可能表现为前驱性烦躁、易怒和低挫折耐受[379]。在癫痫发作之前自我报告的低情绪和负面生活事件都与癫痫的发生独立相关，这表明抑郁情绪可能是癫痫发作的前驱表现[380]。癫痫发作后可能会出现情绪激增[380]。

代表癫痫发作活动本身实际表现的发作性抑郁症状，是继恐惧后第二种最常见的发作性影响，并且与颞叶和弥漫性癫痫的定位有关[381]。发作性抑郁症状的特征包括刻板的抑郁反应、短暂的经历、缺乏背景因素的情绪低落，以及与其他明显发作现象的联系，包括意识改变的发展。不幸的是，这种癫痫发作症状的频率尚未得到明确研究，因此其患病率数据有限[379]。

发作后抑郁症状可能代表在癫痫发作后期（5~7天后）出现情感症状或先前存在的情感症状恶化。事实上，这些症状似乎更常见于有抑郁症或焦虑症史的人[373]。一项对难治性部分性癫痫患者的发作后抑郁症状进行的研究发现，这些症状持续时间的中位数为24小时且发生相当普遍（每种症状>20%）[382]，报告的症状与重性抑郁症的症状相同。

发作间期抑郁症状可能符合上述抑郁症诊断标准之一。然而，有些人发现这些标准不能完全描述临床上出现的间歇性临床情感综合征。发作间期焦虑症（interictal dysphoric disorder，IDD）被描述为一种具有八种关键表现的疾病，包括抑郁情绪、无力、疼痛、睡眠障碍、易激惹、突然欣快、恐惧和焦虑[383]。发作间期焦虑症作为捕获这些临床综合征的一种替代诊断类别被提出，强调心境恶劣的长期性和其他成分的阵发性。

如果不提及经常伴随的其他共病精神疾病，对癫痫患者抑郁症的临床表现的描述将是不完整的，这些包括焦虑、精神病和情绪高涨状态（框5-14）。

框5-14

焦虑和癫痫

- 癫痫患者的焦虑症患病率很高，焦虑症既可与抑郁症共病，又可单独存在
- 患者可能会出现原发性焦虑症典型的焦虑症状
- 重要的是，焦虑症状可能与癫痫症状重叠，如恐惧、人格解体和虚幻化。头晕和感觉异常可能是惊恐发作或癫痫发作期的表现
- "原发性"焦虑症状与继发性癫痫发作之间的临床鉴别诊断可能具有挑战性。发作期活动继发的焦虑症状往往是刻板的（每次都以相同或相似的方式发生），患者更有可能表现出意识的改变和自动症。在最具有挑战性的病例中，可能需要长期监测脑电图以保证准确的诊断
- 癫痫患者可能会对癫痫复发的不可预测性感到焦虑，特别是在可能导致危险（驾驶、抱着婴儿）和可能导致尴尬的情况下
- 治疗癫痫患者的焦虑症状可以显著改善他们的预后和生活质量
- 与原发性焦虑症一样，治疗方法有选择性5-羟色胺再摄取抑制剂、5-羟色胺和去甲肾上腺素再摄取抑制剂及包括认知行为疗法在内的心理治疗
- 苯二氮䓬类药物治疗不是这类患者的首选治疗方法。除了已知的副作用外，癫痫患者可能因戒断引起癫痫发作的风险增加。此外，当被用作终止急性癫痫发作的"救援"药物时，对苯二氮䓬类药物产生耐受的癫痫患者可能对这些药物没有反应

● **病程和自然史**

当前或先前患有抑郁症都对癫痫病程有负面影响，并且与较高的治疗耐药可能性有关。精神疾病诊断（其中抑郁症占85%）和难治性癫痫的比值比为2.26[359]。随着时间的推移，抑郁症状和癫痫发作频率相互影响[384]。关于较早的精神治疗对癫痫发作频率影响的研究表明，精神病学症状的改善与癫痫控制的改善有关[385]。然而，最近的研究表明[386]，抗抑郁治疗期间癫痫病程的变化可能与癫痫发作的潜在病程的影响有关。有关抑郁症病程对癫痫预后的影响的其他数据，将有助于阐明抑郁症病程和神经生物学治疗是否是独立的相关因素。

无论结果的有效性如何，癫痫的治疗都可能影响抑郁症的预后。与一般人群相比，癫痫患者的自杀风险增加（高达10倍），并且自杀意念、计划和企图的终身发生率很高[363]。一些癫痫亚组的自杀风险增加，包括新确诊的癫痫患者、三级医疗机构或癫痫机构的患者、颞叶癫痫和癫痫术后治疗（包括颞叶切除术）的患者在内的人群[387]。即使癫痫得到了较好的控制，与非手术癫痫

治疗相比，切除性癫痫手术可能与较高自杀死亡风险有关[388]。可能是在不受癫痫发作影响的情况下，在适应生活过程中产生了许多新的压力，这种压力可能令患者无法忍受并导致自杀[389]。而失败的癫痫手术可能会引起一种绝望感，因为已经尝试了最后的手段而未能成功，从而导致绝望自杀[363]。

● 评估和鉴别诊断

癫痫患者的抑郁症可以使用《精神障碍诊断和统计手册》中概述的标准以及结合观察、临床访谈或抑郁症检查表（如汉密尔顿抑郁评定量表）来进行临床评估。自我管理的筛查工具（如贝克抑郁自评量表或患者健康问卷-9）可以避免临床上的时间限制问题，并能够评估更多患者的抑郁症状。然而，一些抑郁症筛查工具严重依赖于躯体症状的评估，这些症状在癫痫患者中可能与疾病本身或抗癫痫药物有关。一项简短的（6项）神经系统疾病癫痫抑郁量表可以最大限度地减少这些混淆因素，对于抑郁症的诊断也具有高度特异性，并且比贝克抑郁自评量表或患者健康问卷-9具有更好的阳性预测值[390]。

临床上，很难将抑郁症的自主神经和认知症状与一些抗癫痫药物（antiepileptic drug，AED）的副作用区分开来，这些副作用可能包括嗜睡、体重变化和注意力不集中。在这些情况下，快感缺乏的存在与否可以帮助区分是否存在抑郁症[391]。

虽然有些人建议医疗从业者在抑郁症诊断中忽视癫痫的存在[363]，但鉴于癫痫发作对情绪和情绪调节的影响，这种做法值得怀疑。将发作前期或发作间期抑郁症与发作后情绪障碍区分开来尤为重要，因为后者可能对药物治疗没有反应，即使两者可能只能根据发作后情绪现象的较短持续时间来区分[373]。布卢默（Blumer）等[383]提倡使用癫痫发作问卷中的8个子项目来评估情绪、烦躁、疼痛、兴奋、焦虑/恐惧、精力和睡眠等方面，以确定发作间期焦虑症的诊断。

鉴于癫痫患者有自杀行为的风险，研究者对癫痫患者自杀倾向的特定筛查工具也很感兴趣。将MINI国际神经精神访谈（MINI International Neuropsychiatric Interview，MINI）、哥伦比亚自杀严重性评估量表和交互式语音应答版的哥伦比亚自杀严重性评估量表三种工具进行比较，发现后者比前者报告的自杀行为稍微多一些，这表明交互式语音应答版的哥伦比亚自杀严重性评估量表可能是检测癫痫患者的自杀行为的最佳选择[392]。

● 治疗

治疗癫痫患者的抑郁症需要考虑到与癫痫的内科和外科治疗相关的抑郁和自杀的风险，与某些抗抑郁药相关的癫痫发作阈值降低的风险，以及该人群特有的心理社会因素（框5-6）。

如上所述，即使在手术成功、术后癫痫控制良好的情况下，患者也存在一定的自杀风险。这可能与手术相关的新的或复合的缺陷有关，但也可能与"正常负担"有关，即突然作为一个健康的人适应生活的压力。降低风险的一种方法是进行彻底的心理社会评估，以了解对患者来说癫痫的意义，确定治愈后的预期，以及协助患者过渡到健康的状态[393]。

精神药理治疗

癫痫的药物治疗可能带来行为障碍的风险。根据对涉及超过43 000名患者服用的11种抗癫痫药物的199项临床试验的荟萃分析数据，美国食品药品监督管理局于2008年发布警告称，因不同适应证（包括癫痫），所有服用抗癫痫药物患者的自杀风险增加1.8倍。与服用抗癫痫药物的精神病患者或其他疾病患者相比，癫痫患者服用抗癫痫药物的自杀风险更高。然而正如一些学者所指出的那样[354,393]，没有自杀倾向的试验（即其中2/3）被排除在分析之外，没有前瞻性的自杀倾向数据增加了报告偏倚的风险。此外，尽管作用机制各不相同，该风险仍被认为适用于整类抗癫痫药物，而不是侧重于抗癫痫药物（拉莫三嗪和托吡酯）在自杀风险方面有显著增加，或者关注于一些抗癫痫药物（卡马西平和丙戊酸钠）对自杀性有微不足道的保护作用[394]。最近一项针对44 300名接受抗癫痫药物治疗的癫痫患者的病例对照研究，试图通过前瞻性研究自杀行为和抗癫痫药物分类来解释这些变量。结果显示，具有高度抑郁风险的新型抗癫痫药物（左乙拉西坦、噻加宾、托吡酯和氨己烯酸）与自伤/自杀行为的风险增加相关，但其他包括巴比妥酸盐、丙戊酸钠、拉莫三嗪、卡马西平、奥卡西平、加巴喷丁、苯妥英和乙琥胺在内的药物没有发现相关性[395]。一项涉及513万患者的大规模队列研究评估了抗癫痫药物的使用与癫痫、抑郁、双相障碍以及自杀或自杀企图之间的关联。在亚组分析中，虽然一些亚组的抗癫痫药物的使用与自杀相关事件呈现显著相关，但癫痫和抑郁症患者的亚组的自杀相关事件没有显著增加[396]。鉴于这些矛盾的结果，专家提醒医疗从业者注意癫痫自杀的多变性、与抗癫痫药物治疗癫痫失败相关的显著发病率和死亡率，以及这些患者中适当的风险管理策略（包括筛查、精神病转诊、抗癫痫药物治疗方案的调整以及突然自杀的紧急沟通）[397]，意识到特定的抗癫痫药物引起抑郁和自杀的倾向，同时注意特异性抗抑郁药和抗癫痫药的酶诱导和抑制特性以维持适当的血清水平，应指导药物治疗方案的选择，但不能因诱导自杀风险的可能性而阻止对癫痫发作的适当治疗。

许多临床医生避免使用抗抑郁药治疗癫痫和抑郁症患者，因为担心这些药物可能会降低癫痫发作阈值。三环类抗抑郁药以及较小程度上的5-羟色胺选择性再摄取抑制剂被认为是促惊厥的，但是最近的数据表明癫痫发作频率并没有受到负面影响，甚至可以通过添加抗抑郁药治疗得到帮助。除了氯米帕明和安非他酮之外，抗抑郁药似乎可安全用于癫痫患者的治疗中（表5-5）[379, 398-402]。

表5-5 抗抑郁药的癫痫发作风险（治疗范围内的剂量）

癫痫风险	抗抑郁药
低到中度	安非他酮SR、西酞普兰、艾司西酞普兰、度洛西汀、氟西汀、奈法唑酮、米氮平、文拉法辛、苯乙肼、反苯环丙胺、帕罗西汀、舍曲林和曲唑酮
高度	氯米帕明、安非他酮IR、马普替林、阿莫沙平

对临床试验中癫痫发作的分析表明，安非他酮和氯米帕明以及一些抗精神病药物（氯氮平、喹硫平、奥氮平）增加了癫痫发作的风险，但与安慰剂相比，服用抗抑郁药的患者癫痫发作的总体风险较低[399]。在动物模型中评估细胞外海马5-羟色胺和多巴胺的影响，显示两种神经递质的抗惊厥作用在基线水平以上许多倍。然而，超过这个范围，D_2 和HT1受体阻断与促惊厥作用有关[369]。这与观察到的现象相一致——过量服用抗抑郁药与癫痫发作有关，甚至提出了一个问题：5-羟色胺能抗抑郁药本身是否应作为抗癫痫药物进行试验[389]。即使是相对安全的抗抑郁药也可能出现过量服用而导致惊厥的风险，这确实对那些被认为有自杀企图的癫痫患者的治疗建议有所影响。一项临床资料显示一些三环类药物（地昔帕明、去甲肾上腺素、丙咪嗪）以及其他药物（阿莫沙平、马普替林）过量服用会增加癫痫发作的风险[400]。选择性5-羟色胺再摄取抑制剂仍然是癫痫抑郁症的一线治疗药物，因为它们即使服用过量也具有优异的安全性，还具有治疗过敏和其他非典型抑郁症状的有效性。对于服用肝脏代谢抗癫痫药物的患者应优先选择对CYP450酶影响最小的药物，如西酞普兰和舍曲林，以减少药代动力学相互作用[379]。

与任何治疗抑郁症的尝试一样，评估躁狂症或轻度躁狂症的倾向是必要的。如果需要进行情绪稳定治疗，则必须注意所考虑的情绪稳定剂的性质。例如，锂即使在治疗剂量范围内和正常血清浓度下也可能具有惊厥性[379, 401, 402]。丙戊酸钠、拉莫三嗪、卡马西平和奥卡西平这几种抗癫痫药物具有情绪稳定作用，在这些情况下应被视为一线治疗药物。

大脑刺激疗法

电休克疗法具有治疗癫痫患者抑郁症的潜力，但迄今为止收集到的支持性数据有限。病例报告证明了其安全性和有效性[403-405]。一项小型回顾性图表回顾了接受过电休克疗法治疗的癫痫和抑郁症患者（其中大多数接受了抗癫痫药物治疗），显示其癫痫平均发作时间与已公布的非癫痫患者的标准相当，并且电休克疗法是治疗抑郁症的有效方法[406]。笔者指出了在癫痫患者中使用电休克疗法的两个挑战：首先，诱发自发性癫痫发作活动的风险，特别是如果降低抗癫痫药物的剂量以允许诱导计划的癫痫发作；其次，癫痫发作难以诱导或持续时间不足。他们得出的结论是，癫痫不是电休克疗法治疗的禁忌证，并且治疗可以适当地采用现有的抗癫痫药物治疗方案，但是如何促进难以诱导的癫痫发作以及持续监测自发性癫痫发作还需要进一步与神经科医生讨论。如果证实抗癫痫药物剂量减少是完成电休克疗法所必需的，则应在电休克疗法后将抗癫痫药物恢复到预处理方案水平[406]。其他人建议在电休克疗法治疗的早晨服用抗癫痫药物，但近期有全身性癫痫发作或癫痫持续状态高风险的患者除外[407]。

经颅磁刺激在头皮上使用短暂且快速变化的磁场感应，在下皮层中诱导局灶电流，可能有助于治疗轻度至中度的耐药性抑郁症，并且它具有非侵入性和耐受性好的优点[408]。虽然还没有明确的研究证明经颅磁刺激的有益性，但据推测如果癫痫发作的病灶足够接近大脑表面，经颅磁刺激降低皮质兴奋性的能力可能使其成为治疗癫痫的有益因素。进一步的假设是，癫痫病灶的经颅磁刺激可以减少其对其他区域（如前额皮质）的抑制性输入，从而改善情绪[409]。需要更多的研究来确定对癫痫抑郁症的这些假设能否得到证实。

深部脑刺激利用附着于神经刺激器的脑内植入电极来刺激附近的神经元。一项考科蓝综述（Cochrane review）对癫痫患者脑深部或皮质刺激的随机对照试验发现，前丘脑深部脑刺激、反应性发作区域刺激和海马深部脑刺激均与难治性癫痫患者的癫痫发作频率适度降低有关，但前丘脑深部脑刺激与较高的抑郁症率相关[410]。尽管有一些有关深部脑刺激治疗抑郁症疗效的报道，但是缺乏安慰剂对照的试验数据。因此，现在说深部脑刺激对癫痫和抑郁症患者的治疗有益、无效或有害都为时尚早。但靶点可能会产生影响，需要仔细评估基于深部脑刺激靶点的不同效应。

迷走神经刺激使用连接到可编程脉冲发生器的电刺激器来刺激患者的迷走神经。一项针对药物耐药性的局灶性癫痫最佳医疗实践与最佳医疗实践结合迷走神经刺激的随机开放性研究发现，在获得迷走神经刺激的组中癫痫发作频率显著降低，但抑郁评分没有改变（通过流行病学研究的抑郁量表和癫痫神经障碍抑郁量表测量）[411]。尽管这不是决定性的结论，这些结果表明迷走神经刺激在癫痫中有益，但对相关的抑郁症状没有效果。

经皮迷走神经刺激（transcutaneous vagus nerve stimulation，tVNS），即通过耳部（迷走神经的躯体感觉区域）非侵入性地刺激迷走神经，作为难治性癫痫的治疗方法，避免了侵入性神经刺激的风险[412]。一项关于经皮迷走神经刺激与治疗难治性癫痫患者的假刺激（在不属于迷走神经区域的区域内）的随机对照试验发现，经皮迷走神经刺激治疗后癫痫发作频率显著降低。此外，在治疗组患者中发现抑郁症的统计学数据显著改善（通过抑郁自评量表测量），但在对照组患者中未发现改善。一项综述发现，与假刺激患者相比，使用经皮迷走神经刺激治疗神经精神疾病对抑郁症有益，并且在耐药性癫痫中也有益[413]，但会受到少量现有试验及其固有偏倚的限制。总之，经皮迷走神经刺激似乎有望用于治疗癫痫和抑郁症以及它们共病的症状，但需要做更多的研究以确定疗效。

心理社会治疗

鉴于癫痫患者的生活方式与抑郁症的"习得性无助"模式相似，旨在改变认知的疗法（尤其是那些涉及控制点的疗法）可能会有所帮助。认知行为疗法、行为激活、接受承诺治疗都很有帮助，仅几个小时的接受承诺治疗就显示了对生活质量的益处[363]。认知行为疗法似乎有助于预防新确诊癫痫的青少年患抑郁症，并且在磁共振成像上证明了其改善抑郁症和癫痫患者活动减少区域的神经刺激的功效[363]。然而，研究数据好坏参半。

针对现有的认知行为疗法治疗癫痫抑郁症随机对照试验（6项试验，涉及247例患者）的综述[414]显示结果不一致。似乎对抑郁症的控制可促进积极疗效，而对癫痫发作控制的关注更多与缺乏疗效相关。个人治疗而不是团体治疗以及修正和练习认知行为疗法技能的治疗"助推器"，与支持认知行为疗法疗效的试验相关[414]，这表明了实施的重点。然而，必须谨慎解释这些数据，同时注意随机对照试验的局限性，例如样本量小、诊断和结果测量不明确或不一致。

● 总结

抑郁症是癫痫的一个危险因素，反之亦然。其中一种疾病的存在也会加剧另一种疾病的病程。考虑到特定治疗方面的因素，包括未来抗癫痫药物在抑郁症和自杀方面的影响，应该积极治疗癫痫中的抑郁症。明确两种情况的神经生物学倾向的进一步研究对于阐明抑郁症和癫痫症之间的双向联系是必不可少的（参见框5-14以查看焦虑和癫痫的综述）。

参考文献

1. Assal F, Cummings JL. Neuropsychiatric symptoms in the dementias. *Curr Opin Neurol*. 2002; 15(4): 445–450.

2. Lyketsos CG, Lopez O, Jones B, Fitzpatrick AL, Breitner J, DeKosky S. Prevalence of neuropsychiatric symptoms in dementia and mild cognitive impairment: results from the cardiovascular health study. *JAMA*. 2002; 288(12): 1475–1483.

3. Olin JT, Katz IR, Meyers BS, Schneider LS, Lebowitz BD. Provisional diagnostic criteria for depression of Alzheimer disease: rationale and background. *Am J Geriatr Psychiatry*. 2002; 10(2): 129–141.

4. Lee HB, Lyketsos CG. Depression in Alzheimer's disease: heterogeneity and related issues. *Biol Psychiatry*. 2003; 54(3): 353–362. Review.

5. Lyketsos CG, Steinberg M, Tschanz JT, Norton MC, Steffens DC, Breitner JC. Mental and behavioral disturbances in dementia: findings from the Cache County Study on Memory in Aging. *Am J Psychiatry*. 2000; 157(5): 708–714.

6. Castilla-Puentes RC, Habeych ME. Subtypes of depression among patients with Alzheimer's disease and other dementias. *Alzheimers Dement*. 2010; 6(1): 63–69.

7. Byers AL, Yaffe K. Depression and risk of developing dementia. *Nat Rev Neurol*. 2011; 7(6): 323–331.

8. Dotson VM, Beydoun MA, Zonderman AB. Recurrent depressive symptoms and the incidence of dementia and mild cognitive impairment. *Neurology*. 2010; 75: 27–34.

9. Barnes DE, Yaffe K, McCormik M, et al. Mid-life versus late-life depression and risk of dementia: differential effects for vascular dementia and Alzheimer's disease [abstract]. *Alzheimers Dement*. 2010; 6(Suppl. 1): S109.

10. Green RC, Cupples LA, Kurz A, et al. Depression as a risk factor for Alzheimer disease: the MIRAGE Study. *Arch Neurol*. 2003; 60: 753–759.

11. Dal Forno G, Palermo MT, Donohue JE, Karagiozis H, Zonderman AB, Kawas CH. Depressive symptoms, sex, and risk for Alzheimer's disease. *Ann Neurol*. 2005; 57: 381–387.

12. Caraci F, Copani A, Nicoletti F, Drago F. Depression and Alzheimer's disease: neurobiological links and common pharmacological targets. *Eur J Pharmacol*. 2010; 626(1): 64–71.

13. Ellison JM, Kyomen HH, Harper DG. Depression in later life: an overview with treatment recommendations. *Psychiatr Clin North Am*. 2012; 35(1): 203–229.

14. McEwen BS. Physiology and neurobiology of stress and adaptation: central role of the brain. *Physiol Rev*. 2007; 87(3): 873–904.

15. Lupien SJ, Maheu F, Tu M, Fiocco A, Schramek TE. The effects of stress and stress hormones on human cognition: Implications for the field of brain and cognition. *Brain Cogn*. 2007; 65(3): 209–237.

16. Crochemore C, Lu J, Wu Y, Liposits Z, Sousa N, Holsboer F, Almeida OF. Direct targeting of hippocampal neurons for apoptosis by glucocorticoids is reversible by mineralocorticoid receptor activation. *Mol Psychiatry*. 2005; 10(8): 790–798.

17. Green KN, Billings LM, Roozendaal B, McGaugh JL, LaFerla FM. Glucocorticoids increase amyloid-beta and tau pathology in a mouse model of Alzheimer's disease. *J Neurosci.* 2006; 26(35): 9047–9056.

18. Rojo LE, Fernández JA, Maccioni AA, Jimenez JM, Maccioni RB. Neuroinflammation: implications for the pathogenesis and molecular diagnosis of Alzheimer's disease. *Arch Med Res.* 2008; 39(1): 1–16.

19. Okello A, Edison P, Archer HA, et al. Microglial activation and amyloid deposition in mild cognitive impairment: a PET study. *Neurology.* 2009; 72(1): 56–62.

20. Fumagalli F, Molteni R, Calabrese F, Maj PF, Racagni G, Riva MA. Neurotrophic factors in neurodegenerative disorders : potential for therapy. *CNS Drugs.* 2008; 22(12): 1005–1019.

21. Wilson RS, Arnold SE, Beck TL, Bienias JL, Bennett DA. Change in depressive symptoms during the prodromal phase of Alzheimer disease. *Arch Gen Psychiatry.* 2008; 65(4): 439–445.

22. Ballard CG, Cassidy G, Bannister C, Mohan RN. Prevalence, symptom profile, and aetiology of depression in dementia sufferers. *J Affect Disord.* 1993; 29: 1–6.

23. Cummings JL, Ross W, Absher J, Gornbein J, Hadjiaghai L. Depressive symptoms in Alzheimer disease: assessment and determinants. *Alzheimer Dis Assoc Disord.* 1995; 9: 87–93.

24. Verhey FR, Rozendaal N, Ponds RW, Jolles J. Dementia, awareness and depression. *Int J Geriatr Psychiatry.* 1993; 8: 851–856.

25. Forsell Y, Palmer K, Fratiglioni L. Psychiatric symptoms/syndromes in elderly persons with mild cognitive impairment. Data from a cross-sectional study. *Acta Neurol Scand Suppl.* 2003; 179: 25–28.

26. Lopez OL, Becker JT, Sweet RA. Non-cognitive symptoms in mild cognitive impairment subjects. *Neurocase.* 2005; 11: 65–71.

27. Janzing JG, Hooijer C, van 't Hof MA, Zitman FG. Depression in subjects with and without dementia: a comparison using GMS-AGECAT. *Int J Geriatr Psychiatry.* 2002; 17(1): 1–5.

28. Zubenko GS, Zubenko WN, McPherson S, et al. A collaborative study of the emergence and clinical features of the major depressive syndrome of Alzheimer's disease. *Am J Psychiatry.* 2003; 160(5): 857–866.

29. Engedal K, Barca ML, Laks J, Selbaek G. Depression in Alzheimer's disease: specificity of depressive symptoms using three different clinical criteria. *Int J Geriatr Psychiatry.* 2011; 26(9): 944–951.

30. Even C, Weintraub D. Case for and against specificity of depression in Alzheimer's disease. *Psychiatry Clin Neurosci.* 2010; 64(4): 358–366.

31. Van der Mussele S, Bekelaar K, Le Bastard N, et al. Prevalence and associated behavioral symptoms of depression in mild cognitive impairment and dementia due to Alzheimer's disease. *Int J Geriatr Psychiatry.* 2013; 28(9): 947–958.

32. Aalten P, de Vugt ME, Jaspers N, Jolles J, Verhey FR. The course of neuropsychiatric symptoms in dementia. Part I: findings from the two-year longitudinal Maasbed study. *Int J Geriatr Psychiatry.* 2005; 20(6): 523–530.

33. Ballard CG, Margallo-Lana M, Fossey J, et al. A 1-year follow-up study of behavioral and psychological symptoms in dementia among people in care environments. *J Clin Psychiatry.* 2001;

62(8): 631–636.

34. Payne JL, Sheppard JM, Steinberg M, et al. Incidence, prevalence, and outcomes of depression in residents of a long-term care facility with dementia. *Int J Geriatr Psychiatry.* 2002; 17: 247–253.

35. Lopez O, Becker J, Sweet RA, et al. Psychiatric symptoms vary with the severity of dementia in probable Alzheimer's disease. *J Neuropsychiatry Clin Neurosci.* 2003; 15(3): 346–353.

36. Arlt S, Hornung J, Eichenlaub M, Jahn H, Bullinger M, Petersen C. The patient with dementia, the caregiver and the doctor: cognition, depression and quality of life from three perspectives. *Int J Geriatr Psychiatry.* 2008; 23(6): 604–610.

37. Teng E, Ringman JM, Ross LK, et al.; Alzheimer's Disease Research Centers of California-Depression in Alzheimer's Disease Investigators. Diagnosing depression in Alzheimer disease with the national institute of mental health provisional criteria. *Am J Geriatr Psychiatry.* 2008; 16(6): 469–477.

38. Kabasakalian A, Finney GR. Reversible dementias. *Int Rev Neurobiol.* 2009; 84: 283–302.

39. Starkstein SE, Petracca G, Chemerinski E, Kremer J. Syndromic validity of apathy in Alzheimer's disease. *Am J Psychiatry.* 2001; 158(6): 872–877.

40. de Jonghe JF, Goedhart AW, Ooms ME, et al. Negative symptoms in Alzheimer's disease: a confirmatory factor analysis. *Int J Geriatr Psychiatry.* 2003; 18(8): 748–753.

41. Starkstein SE, Mizrahi R, Power BD. Depression in Alzheimer's disease: phenomenology, clinical correlates and treatment. *Int Rev Psychiatry.* 2008; 20(4): 382–388.

42. Teng E, Lu PH, Cummings JL. Neuropsychiatric symptoms are associated with progression from mild cognitive impairment to Alzheimer's disease. *Dement Geriatr Cogn Disord.* 2007; 24(4): 253–259.

43. Steele C, Rovner B, Chase GA, Folstein M. Psychiatric symptoms and nursing home placement of patients with Alzheimer's disease. *Am J Psychiatry.* 1990; 147(8): 1049–1051.

44. Kopetz S, Steele CD, Brandt J, et al. Characteristics and outcomes of dementia residents in an assisted living facility. *Int J Geriatr Psychiatry.* 2000; 15(7): 586–593.

45. Lyketsos CG, Lindell Veiel L, Baker A, Steele C. A randomized, controlled trial of bright light therapy for agitated behaviors in dementia patients residing in long-term care. *Int J Geriatr Psychiatry.* 1999; 14(7): 520–525.

46. González-Salvador MT, Arango C, Lyketsos CG, Barba AC. The stress and psychological morbidity of the Alzheimer patient caregiver. *Int J Geriatr Psychiatry.* 1999; 14(9): 701–710.

47. Levy K, Lanctôt KL, Farber SB, Li A, Herrmann N. Does pharmacological treatment of neuropsychiatric symptoms in Alzheimer's disease relieve caregiver burden? *Drugs Aging.* 2012; 29(3): 167–179.

48. Thompson S, Herrmann N, Rapoport MJ, Lanctôt KL. Efficacy and safety of antidepressants for treatment of depression in Alzheimer's disease: a metaanalysis. *Can J Psychiatry.* 2007; 52(4): 248–255.

49. Banerjee S, Hellier J, Dewey M, et al. Sertraline or mirtazapine for depression in dementia (HTA-SADD): a randomised, multi

centre, double-blind, placebo-controlled trial. *Lancet.* 2011; 378(9789): 403–411.

50. APA Work Group on Alzheimer's Disease and other Dementias, Rabins PV, Blacker D, Rovner BW, et al. American Psychiatric Association practice guideline for the treatment of patients with Alzheimer's disease and other dementias. Second edition. *Am J Psychiatry.* 2007; 164(12 Suppl): 5–56.

51. Lawlor BA. Behavioral and psychological symptoms in dementia: the role of atypical antipsychotics. *J Clin Psychiatry.* 2004; 65(Suppl 1): 5–10.

52. Gareri P, De Fazio P, Manfredi VG, De Sarro G. Use and safety of antipsychotics in behavioral disorders in elderly people with dementia. *J Clin Psychopharmacol.* 2014; 34(1): 109–123.

53. Jeste DV, Blazer D, Casey D, et al. ACNP White Paper: update on use of antipsychotic drugs in elderly persons with dementia. *Neuropsychopharmacology.* 2008; 33(5)957–970.

54. Cummings JL, Schneider L, Tariot PN, Kershaw PR, Weiying Y. Reduction of behavioural disturbances and caregiver distress by galantamine in patients with Alzheimer's disease. *Am J Psychiatry.* 2004; 161: 532–538.

55. Gauthier S, Feldman H, Hecker J, Vellas B, Emir B, Subbiah P; Donepezil MSAD study investigators group. Functional, cognitive, and behavioral effects of donepezil in patients with moderate Alzheimer's disease. *Curr Med Res Opin.* 2002; 18: 347–354.

56. Mega MS, Masterman DM, O'Connor SM, Barclay TR, Cummings JL. The spectrum of behavioral responses to cholinesterase inhibitor therapy in Alzheimer disease. *Arch Neurol.* 1999; 56: 1388–1393.

57. Pinheiro D. Anticonvulsant mood stabilizers in the treatment of behavioral and psychological symptoms of dementia (BPSD). *Encephale.* 2008; 34(4): 409–415.

58. Padala PR, Burke WJ, Shostrom VK, et al. Methylphenidate for apathy and functional status in dementia of the Alzheimer type. *Am J Geriatr Psychiatry.* 2010; 18(4): 371–374.

59. Galynker I, Ieronimo C. Methylphenidate treatment of negative symptoms in patients with dementia. *J Neuropsychiatry Clin Neurosci.* 1997; 9(2): 231–239.

60. Oudman E. Is electroconvulsive therapy (ECT) effective and safe for treatment of depression in dementia? A short review. *J ECT.* 2012; 28(1): 34–38.

61. Merrill C, Jonsson MA, et al. Vagus nerve stimulation in patients with Alzheimer's disease: Additional follow-up results of a pilot study through 1 year. *J Clin Psychiatry.* 2006; 67: 1171–1178.

62. Sjogren MJ, Hellstrom PT, Jonsson MA, Runnerstam M, Silander HC, Ben-Menachem E. Cognition-enhancing effect of vagus nerve stimulation in patients with Alzheimer's disease: a pilot study. *J Clin Psychiatry.* 2002; 63: 972–980.

63. Ahmed MA, Darwish ES, Khedr EM, El Serogy YM, Ali AM. Effects of low versus high frequencies of repetitive transcranial magnetic stimulation on cognitive function and cortical excitability in Alzheimer's dementia. *J Neurol.* 2012; 259: 83–92.

64. Bentwich J, Dobronevsky E, Aichenbaum S, et al. Beneficial effect of repetitive transcranial magnetic stimulation combined with cognitive training for the treatment of Alzheimer's disease: a proof of concept study. *J Neural Transm Vienna.* 2011; 118: 463–471.

65. Takahashi S, Mizukami K, Yasuno F, Asada T. Depression associated with dementia with Lewy bodies (DLB) and the effect of somatotherapy. *Psychogeriatrics.* 2009; 9: 56–61.

66. Ecklund-Johnson E, Torres I. Unawareness of deficits in Alzheimer's disease and other dementias: operational definitions and empirical findings. *Neuropsychol Rev.* 2005; 15(3): 147–166.

67. Bunn F, Goodman C, Sworn K, et al. Psychosocial factors that shape patient and carer experiences of dementia diagnosis and treatment: a systematic review of qualitative studies. *PLoS Med.* 2012: 9(10): 1–12.

68. Werner P, Karnieli-Miller O, Eidelman S. Current knowledge and future directions about the disclosure of dementia: a systematic review of the first decade of the 21st century. *Alzheimers Dement.* 2013: 9(2): 74–88.

69. Brodaty H, Donkin M. Family caregivers of people with dementia. *Dialogues Clin Neurosci.* 2009; 11(2): 217–228.

70. van Vliet D, de Vugt ME, Bakker C, Koopmans RT, Verhey FR. Impact of early onset dementia on caregivers: a review. *Int J Geriatr Psychiatry.* 2010; 25(11): 1091–1100.

71. Black W, Almeida OP. A systematic review of the association between the behavioral and psychological symptoms of dementia and burden of care. *Int Psychogeriatr.* 2004; 16(3): 295–315.

72. Brodaty H, Arasaratnam C. Meta-analysis of nonpharmacological interventions for neuropsychiatric symptoms of dementia. *Am J Psychiatry.* 2012; 169(9): 946–953.

73. Mittelman MS, Brodaty H, Wallen AS, Burns A. A three-country randomized controlled trial of a psychosocial intervention for caregivers combined with pharmacological treatment for patients with Alzheimer disease: effects on caregiver depression. *Am J Geriatr Psychiatry.* 2008; 16(11): 893–904.

74. Vernooij-Dassen M, Draskovic I, McCleary J, Downs M. Cognitive reframing for carers of people with dementia. *Cochrane Database Syst Rev.* 2011; 11: 1–37.

75. Olazarán J, Reisberg B, Clare L, et al., Nonpharmacological therapies in Alzheimer's disease: a systematic review of efficacy. *Dement Geriatr Cogn Disord.* 2010; 30: 161–178.

76. Garand L, Dew MA, Eazor LR, DeKosky ST, Reynolds CF 3rd. Caregiving burden and psychiatric morbidity in spouses of persons with mild cognitive impairment. *Int J Geriatr Psychiatry.* 2005; 20(6): 512–522.

77. Diehl-Schmid J, Schmidt EM, Nunnemann, et al. Caregiver burden and needs in frontotemporal dementia. *J Geriat Psychiary Neurol.* 2013; 26(4): 221–229.

78. Czaja SJ, Loewenstein D, Schulz R, Nair SN, Perdomo D. A videophone psychosocial intervention for dementia caregivers. *Am J Geriatr Psychiatry.* 2013; 21(11): 1071–1081.

79. Orgeta V, Qazi A, Spector AE, Orrell M. Psychological treatments for depression and anxiety in dementia and mild cognitive impairment. *Cochrane Database Syst Rev.* 2014; 1: 1–59.

80. Carreira K, Miller M, Reynolds C, et al. A controlled evaluation of monthly maintenance interpersonal psychotherapy in late-life depression with varying levels of cognitive function. *Int J Geriatr Psychiatry.* 2008; 23(11): 1110–1113.

81. Regan B, Varanelli L. Adjustment, depression, and anxiety in mild cognitive impairment and early dementia: a systematic

review of psychological intervention studies. *Int Psychogeriatr*. 2013; 25(12): 1963–1984.

82. Burns A, Guthrie E, Byrne J, et al. Brief psychotherapy in Alzheimer's disease: randomised controlled trial. *Br J Psychiatry*. 2005; 187(2): 143–147.

83. Bharucha AJ, Dew MA, Miller MD, Borson MD, Reynolds C III. Psychotherapy in long-term care: a review. *J Am Med Dir Assoc*. 2006; 7(9): 568–580.

84. Alexopoulos GS, Raue P, Areán P. Problem-solving therapy versus supportive therapy in geriatric major depression with executive dysfunction. *Am J Geriatr Psychiatry*. 2003; 11(1): 46–52.

85. Alexopoulos GS, Raue PJ, Kiosses DN, et al. Problem solving therapy and supportive therapy in older adults with major depression and executive dysfunction: effect on disability. *Arch Gen Psychiatry*. 2011; 68(1): 33–41.

86. Junaid O, Hegde S. Supportive psychotherapy in dementia. *Adv Psychiatr Treatment*. 2007; 13: 17–23.

87. Kiosses DN, Arean PA, Teri L, Alexopoulos GS. Home-delivered problem adaptation therapy (PATH) for depressed, cognitively impaired, disabled elders: A preliminary study. *Am J Geriatr Psychiatry*. 2010; 18(11): 988–998.

88. Teri L, Logsdon RG, Uomoto J, McCurry SM. Behavioral treatment of depression in dementia patients: a controlled clinical trial. *Gerontol B Psychol Sci Soc Sci*. 1997; 53: 159–166.

89. Burgener SC, Buettner LL, Beattie E, Rose KM. Effectiveness of community-based, nonpharmacological interventions for early-stage dementia: conclusions and recommendations. *J Gerontol Nurs*. 2009; 35(3): 50–57.

90. Cheston R, Jones R. A small-scale study comparing the impact of psycho-education and exploratory psychotherapy groups on newcomers to a group for people with dementia. *Aging Ment Health*. 2009; 13(3): 420–425.

91. Logsdon RG, Pike KC, McCurry SM, et al. Early-stage memory loss support groups: outcomes from a randomized controlled clinical trial. *J Gerontol B Psychol Sci Soc Sci*. 2010; 65B(6): 691–697.

92. Waldorff FB, Buss DV, Eckermann A, et al. Efficacy of psychosocial intervention in patients with mild Alzheimer's disease: the multicentre, rater blinded, randomised Danish Alzheimer Intervention Study (DAISY). *BMJ*. 2012; 345: 1–14.

93. Phung KT, Waldorff FB, Buss DV, et al. A three-year follow-up on the efficacy of psychosocial interventions for patients with mild dementia and their caregivers: the multicentre, rater-blinded, randomised Danish Alzheimer Intervention Study (DAISY). *BMJ Open*. 2013; 3(11): e003584.

94. Bruvik FK, Allore HG, Ranhoff AH, Engedal K. The effect of psychosocial support intervention on depression in patients with dementia and their family caregivers: an assessor-blinded randomized controlled trial. *Dement Geriatr Cogn Dis Extra*. 20133(1): 386–397.

95. Brodaty H, Green A, Koschera A. Meta-analysis of psychosocial interventions for caregivers of people with dementia. *J Am Geriatr Soc*. 2003; 51(5): 657–664.

96. Woods B, Aguirre E, Spector AE, Orrell M. Cognitive stimulation to improve cognitive functioning in people with dementia (Review). *Cochrane Database Syst Rev*. 2012; 2: 1–80.

97. Clare L, Woods RT, Moniz Cook ED, Orrell M, Spector A. Cognitive rehabilitation and cognitive training for early-stage Alzheimer's disease and vascular dementia. *Cochrane Cochrane Database Syst Rev*. 2003; (4): 1–39.

98. Choi J, Twamly EW. Cognitive rehabilitation therapies for Alzheimer's disease: a review of methods to improve treatment engagement and self-efficacy. *Neuropsychol Rev*. 2013; 23: 48–62.

99. Kurz A, Pohl C, Ramsenthaler M, Sorg C. Cognitive rehabilitation in patients with mild cognitive impairment. *Int J Geriatr Psychiatry*. 2009; 24: 163–168.

100. Olazarán J, Muñiz R, Reisberg B, et al. Benefits of cognitive-motor intervention in MCI and mild to moderate Alzheimer disease. *Neurology*. 2004; 63(12): 2348–2353.

101. Teri L, Gibbons LE, McCurry SM. Exercise plus behavioral management in patients with Alzheimer disease: a randomized controlled trial. *JAMA*. 2003; 290(15): 2015–2022.

102. Sitzer DI, Twamley EW, Jeste DV. Cognitive training in Alzheimer's disease: a meta-analysis of the literature. *Acta Psychiatr Scand*. 2006; 114: 75–90.

103. Lawrence V, Fossey J, Ballard C, Moniz-Cook E, Murray J. Improving quality of life for people with dementia in care homes: making psychosocial interventions work. *Br J Psychiatry*. 2012; 201(5): 344–351.

104. Gitlin LN, Kales HC, Lyketsos CG. Managing behavioral symptoms in dementia using nonpharmacologic approaches: an overview. *JAMA*. 2012; 308(19): 2020–2029.

105. Vernooij-Dassen M, Vasee E, Zuidema S, Cohen-Mansfield J, Myle W. Psychosocial interventions for dementia patients in long-term care. *Int Psychogeriatr*. 2010; 22(7): 1121–1128.

106. Brodaty H, Burns K. Nonpharmacological management of apathy in dementia: a systematic review. *Am J Geriatr Psychiatry*. 2012; 20(7): 549–564.

107. Van Haitsma KS, Curyto K, Abbott KM, Towsley GL, Spector A, Kleban M. A randomized controlled trial for an individualized positive psychosocial intervention for the affective and behavioral symptoms of dementia in nursing home residents. *J Gerontol B Psychol Sci Soc Sci*. 2013; 70(1): 35–45.

108. Ferrero-Arias J, Goñi-Imízcoz M, González-Bernal J, Lara-Ortega F, da Silva-González A, Díez-Lopez M. The efficacy of nonpharmacological treatment for dementia-related apathy. *Azheimer Dis Assoc Disord*. 2011; 25(3): 213–219.

109. Teri L, McKenzie G, LaFazia D. Psychosocial treatment of depression in older adults with dementia. *Clin Psychol Sci Pract*. 2005; 12(3): 303–316.

110. Verkaik R, van Weert J, Francke A. The effects of psychosocial methods on depressed, aggressive and apathetic behaviors of people with dementia: a systematic review. *Int J Geriatr Psychiatry*. 2005; 20(4): 301–314.

111. O'Connor DW, Ames D, Gardner B, King M. Psychosocial treatments of psychological symptoms in dementia: a systematic review of reports meeting quality standards. *Int Psychogeriatr*. 2009; 21(2): 241–251.

112. Gillen R, Tennen H, McKee TE, Gernert-Dott P. ScienceDirect.

com—Archives of physical medicine and rehabilitation—depressive symptoms and history of depression predict rehabilitation efficiency in stroke patients. *Arch Phys Med Rehabil.* 2001; 82(12): 1645–1649.

113. Go AS, Mozaffarian D, Roger VL, et al. Heart disease and stroke statistics—2013 update: A report from the American Heart Association. *Circulation.* 2013; 127(1): e6–e245.

114. Hackett ML, Yapa CC, Parag VV, Anderson CS. Frequency of depression after stroke: a systematic review of observational studies. *Stroke.* 2005; 36(6): 1330–1340.

115. Sinyor D, Amato P, Kaloupek DG, Becker R, Goldenberg M, Coopersmith H. Post-stroke depression: relationships to functional impairment, coping strategies, and rehabilitation outcome. *Stroke.* 1986; 17(6): 1102–1107.

116. Robinson RG, Szetela B. Mood change following left hemispheric brain injury. *Ann Neurol.* 1981; 9(5): 447–453.

117. Narushima K, Kosier JT, Robinson RG. A reappraisal of poststroke depression, intra- and inter-hemispheric lesion location using meta-analysis. *J Neuropsychiatry.* 2003; 15(4): 422–430.

118. Mayberg HS, Robinson RG, Wong DF. PET imaging of cortical S2 serotonin receptors after stroke: lateralized changes and relationship to depression. *Am J Psychiatry.* 1988; 145: 937–943.

119. Spalletta G, Ripa A, Caltagirone C. Symptom profile of DSM-IV major and minor depressive disorders in first-ever stroke patients. *Am J Geriatr Psychiatry.* 2012; 13(2): 108–115.

120. Whyte EM, Mulsant BH. Post stroke depression: epidemiology, pathophysiology, and biological treatment. *Biol Psychiatry.* 2002; 52(3): 253–264.

121. Marin RS. Differential diagnosis and classification of apathy. *Am J Psychiatry.* 1990; 147(1): 22–30.

122. Levy ML, Cummings JL, Fairbanks LA, et al. Apathy is not depression. *J Neuropsychiatry.* 1998; 10(3): 314–319.

123. Marin RS, Firinciogullari S, Biedrzycki RC. Group differences in the relationship between apathy and depression. *J Nerv Ment Dis.* 1994; 182(4): 235–239.

124. Withall A, Brodaty H, Altendorf A, Sachdev PS. A longitudinal study examining the independence of apathy and depression after stroke: the Sydney Stroke Study. *Int Psychogeriatr.* 2010; 23(02): 264–273.

125. Berman K, Brodaty H, Withall A, Seeher K. Pharmacologic treatment of apathy in dementia. *Am J Geriatr Psychiatry.* 2012; 20(2): 104–122.

126. Currier MB, Murray GB, Welch CC. Electroconvulsive therapy for post-stroke depressed geriatric patients. *J Neuropsychiatry Clin Neurosci.* 1992; 4(2): 140–144.

127. Hackett M, Anderson C, House A, Xia J. Interventions for treating depression after stroke. *Cochrane Database Syst Rev.* 2008; (4): CD003437.

128. Alexopoulos GS, Meyers BS, Young RC, Campbell S, Silbersweig D, Charlson M. "Vascular depression" hypothesis. *Arch Gen Psychiatry.* 1997; 54(10): 915–922.

129. González HM, Tarraf W, Whitfield K, Gallo JJ. Vascular depression prevalence and epidemiology in the United States. *J Psychiatr Res.* 2012; 46(4): 456–461.

130. O'Brien J, Desmond P, Ames D, Schweitzer I, Harrigan S, Tress B. A magnetic resonance imaging study of white matter lesions in depression and Alzheimer's disease. *Br J Psychiatry.* 1996; 168: 477–485.

131. Thomas AJ, Perry R, Kalaria RN, Oakley A, McMeekin W, O'Brien JT. Neuropathological evidence for ischemia in the white matter of the dorsolateral prefrontal cortex in late-life depression. *Int J Geriatr Psychiatry.* 2003; 18(1): 7–13.

132. Thomas AJ, O'Brien JT, Davis S, et al. Ischemic basis for deep white matter hyperintensities in major depression: a neuropathological study. *Arch Gen Psychiatry.* 2002; 59(9): 785–792.

133. Pimontel MA, Reinlieb ME, Johnert LC, Garcon E, Sneed JR, Roose SP. The external validity of MRI-defined vascular depression. *Int J Geriatr Psychiatry.* 2013; 28(11): 1189–1196.

134. Taylor WD, Steffens DC, MacFall JR, et al. White matter hyperintensity progression and late-life depression outcomes. *Arch Gen Psychiatry.* 2003; 60(11): 1090–1096.

135. Sheline YI, Barch DM, Garcia K, et al. Cognitive function in late life depression: relationships to depression severity, cerebrovascular risk factors and processing speed. *Biol Psychiatry.* 2006; 60(1): 58–65.

136. Sneed JR, Culang ME, Keilp JG, Rutherford BR, Devanand DP, Roose SP. Antidepressant medication and executive dysfunction: a deleterious interaction in late-life depression. *Am J Geriatr Psychiatry.* 2010; 18(2): 128–135.

137. Jorge RE, Moser DJ, Acion L. Treatment of vascular depression using repetitive transcranial magnetic stimulation. *Arch Gen Psychiatry.* 2008; 65(3): 268–276.

138. Coffey CE, Hinkle PE, Weiner RD, et al. Electroconvulsive therapy of depression in patients with white matter hyperintensity. *Biol Psychiatry.* 1987; 22: 629–636.

139. Alves G, Forsaa EB, Pedersen KF, Dreetz Gjerstad M, Larsen JP. Epidemiology of Parkinson's disease. *J Neurol.* 2008; 255(S5): 18–32.

140. Reijnders JS, Ehrt U, Weber WE, Aarsland D, Leentjens AF. A systematic review of prevalence studies of depression in Parkinson's disease. *Mov Disord.* 2008; 23(2): 183–189.

141. Ishihara L, Brayne C. A systematic review of depression and mental illness preceding Parkinson's disease. *Acta Neurol Scand.* 2006; 113(4): 211–220.

142. Noyce AJ, Bestwick JP, Silveira-Moriyama L, et al. Meta-analysis of early nonmotor features and risk factors for Parkinson disease. *Ann Neurol.* 2012; 72(6): 893–901.

143. Tolosa E, Compta Y, Gaig C. The premotor phase of Parkinson's disease. *Parkinsonism Relat Disord.* 2007; 13: S2–S7.

144. Schuurman AG, van den Akker M, Ensinck KT, et al. Increased risk of Parkinson's disease after depression: A retrospective cohort study. *Neurology.* 2002; 58(10): 1501–1504.

145. Menza MA, Mark MH. Parkinson's disease and depression: the relationship to disability and personality. *J Neuropsychiatry.* 1994; 6(2): 165–169.

146. Starkstein SE, Petracca G, Chemerinski E, et al. Depression in classic versus akinetic-rigid Parkinson's disease. *Mov Disord.* 1998; 13(1): 29–33.

147. Remy P, Doder M, Lees AJ, Turjanski N, Brooks DJ. Depression

in Parkinson's disease: loss of dopamine and noradrenaline innervation in the limbic system. *Brain*. 2005; 128(6): 1314–1322.

148. Cardoso EF, Maia FM, Fregni F, et al. Depression in Parkinson's disease: Convergence from voxel-based morphometry and functional magnetic resonance imaging in the limbic thalamus. *Neuroimage*. 2009; 47(2): 467–472.

149. Marsh L, McDonald WM, Cummings J, Ravina B, NINDS/NIMH Work Group on Depression and Parkinson's Disease. Provisional diagnostic criteria for depression in Parkinson's disease: Report of an NINDS/NIMH Work Group. *Mov Disord*. 2006; 21(2): 148–158.

150. Erro R, Picillo M, Vitale C, et al. Non-motor symptoms in early Parkinson's disease: a 2-year follow-up study on previously untreated patients. *J Neurol Neurosurg Psychiatr*. 2013; 84(1): 14–17.

151. Weintraub D, Moberg PJ, Duda JE, Katz IR, Stern MB. Effect of psychiatric and other nonmotor symptoms on disability in Parkinson's disease. *J Am Geriatr Soc*. 2004; 52(5): 784–788.

152. Politis M, Wu K, Molloy S, G Bain P, Chaudhuri KR, Piccini P. Parkinson's disease symptoms: The patient's perspective. *Mov Disord*. 2010; 25(11): 1646–1651.

153. Leentjens AF, Verhey FR, Luijckx GJ, Troost J. The validity of the Beck depression inventory as a screening and diagnostic instrument for depression in patients with Parkinson's disease. *Mov Disord*. 2001; 15(6): 1221–1224.

154. Leentjens AF, Verhey FR, Lousberg R, Spitsbergen H, Wilmink FW. The validity of the Hamilton and Montgomery—Asberg depression rating scales as screening and diagnostic tools for depression in Parkinson's disease. *Int J Geriatr Psychiatry*. 2000; 15(7): 644–649.

155. Shulman LM, Taback RL, Rabinstein AA, Weiner WJ. Non-recognition of depression and other non-motor symptoms in Parkinson's disease. *Parkinsonism Relat Disord*. 2002; 8(3): 193–197.

156. Menza M, Dobkin RD, Marin H, et al. A controlled trial of antidepressants in patients with Parkinson disease and depression. *Neurology*. 2009; 72(10): 886–892.

157. Okun MS, Fernandez HH. Will tricyclic antidepressants make a comeback for depressed Parkinson disease patients? *Neurology*. 2009; 72(10): 868–869.

158. Simons JA. Fluoxetine in Parkinson's disease. *Mov Disord*. 1996; 11(5): 581–582.

159. Kulisevsky J, Pagonabarraga J, Pascual-Sedano B, Gironell A, García-Sánchez C, Martínez-Corral M. Motor changes during sertraline treatment in depressed patients with Parkinson's disease. *Eur J Neurol*. 2008; 15(9): 953–959.

160. Richard IH, McDermott MP, Kurlan R, et al. A randomized, double-blind, placebo-controlled trial of antidepressants in Parkinson disease. *Neurology*. 2012; 78(16): 1229–1236.

161. Bonuccelli U, Meco G, Fabbrini G, et al. A non-comparative assessment of tolerability and efficacy of duloxetine in the treatment of depressed patients with Parkinson's disease. *Expert Opin Pharmacother*. 2012; 13(16): 2269–2280.

162. Raskin S, Durst R. Bupropion as the treatment of choice in

depression associated with Parkinson's disease and its various treatments. *Med Hypotheses*. 2010; 75(6): 544–546.

163. Zaluska M, Dyduch A. Bupropion in the treatment of depression in Parkinson's disease. *Int Psychogeriatr*. 2011; (23): 325–327.

164. Korchounov A, Winter Y, Rossy W. Combined beneficial effect of rasagiline on motor function and depression in de novo PD. *Clin Neuropharm*. 2012; 35: 121–124.

165. Aarsland D, Pahlhagen S, Ballard C, et al. Depression in Parkinson disease—epidemiology, mechanisms and management. *Nat Rev*. 2012; 8: 35–47.

166. Schuepbach WM, Rau J, Knudsen K, et al., EARLYSTIM Study Group. Neurostimulation for Parkinson's disease with early motor complications. *N Engl J Med*. 2013; 368: 610–622.

167. Okun MS, Fernandez HH, Wu SS, et al. Cognition and mood in Parkinson's disease in subthalamic nucleus versus globus pallidus interna deep brain stimulation: the COMPARE trial. *Ann Neurol*. 2009; 65: 586–595.

168. Okun MS, Wu SS, Foote KD, et al. Do stable patients with a premorbid depression history have a worse outcome after deep brain stimulation for Parkinson disease? *Neurosurgery*. 2011; 69: 357–360.

169. Dobkin RD, Menza M, Allen LA, et al. Cognitive-behavioral therapy for depression in Parkinson's disease: A randomized, controlled trial. *Am J Psychiatry*. 2011; 168(10): 1066–1074.

170. Dobkin RD, Rubino JT, Allen LA, et al. Predictors of treatment response to cognitive-behavioral therapy for depression in Parkinson's disease. *J Consult Clin Psychol*. 2012; 80(4): 694–699.

171. Sproeser E, Viana MA, Quagliato EM, et al. The effect of psychotherapy in patients with PD: a controlled study. *Parkisonism Relat Disord*. 2010; 16(4): 89–95.

172. A'Campco LE, Wekking EM, Slpithoff-Kamminga NG, Le Cessie S, Roos RA. The benefits of a standardized patient education program for patients with Parkinson's disease and their caregivers. *Parkisonism Relat Disorder*. 2010; 16(2): 89–95.

173. Yang S, Sajatovic M, Walter B. Psychosocial interventions for depression and anxiety in Parkinson's disease. *J Geriatr Psychiatry Neurol*. 2012; 25(2): 113–121.

174. Trend P, Kaye J, Gage H, Owen C, Wade D. Short-term effectiveness of intensive multidisciplinary rehabilitation therapy for people with Parkinson's disease and their carers. *Clin Rehabil Relat Res*. 2002; 16(7): 717–725.

175. Wade DT, Gage H, Owen C, Wade D. Multidisciplinary rehabilitation for people with Parkinson's Disease: a randomized controlled study. *J Neurol Neurosurg Psychiatry*. 2003; 74(2): 158–162.

176. Huntington G. On chorea. *Med Surg Rep Philadelphia*. 1872; 26: 317–321.

177. Pringsheim T, Wiltshire K, Day L, et al. The incidence and prevalence of Huntington's disease: a systematic review and meta-analysis. *Mov Disord*. 2012; 27: 1083–1091.

178. Van Duijn E, Kingma EM, Timman R, et al. Cross-sectional study on prevalences of psychiatric disorders in mutation carriers of Huntington's disease compared with mutation-negative first-degree relatives. *J Clin Psychiatry*. 2008; 69: 1804–1810.

179. Paulsen JS, Ready RE, Hamilton JM, Mega MS, Cummings

JL. Neuropsychiatric aspects of Huntington's disease. *J Neurol Neurosurg Psychiatry*. 2001; 71: 310–314.

180. Gusella J, Wexler NS, Conneally PM, et al. A polymorphic DNA marker genetically linked to Huntington's disease. *Nature*. 1983; 306: 234–238.

181. Zuccato C, Valenza M, Cattaneo E. Molecular mechanisms and potential therapeutical targets in Huntington's disease. *Physiol Rev*. 2010; 90: 905–981.

182. Mayberg HS, Starkstein SE, Peyser CE, et al: Paralimbic frontal lobe hypometabolism in depression associated with Huntington's disease. *Neurology*. 1992; 42: 1791–1797.

183. Mindham RH, Steele C, Folstein MF, Lucas J. A comparison of the frequency of major affective disorder in Huntington's disease and Alzheimer's disease. *J Neurol Neurosurg Psychiatry*. 1985; 48: 1172–1174.

184. Anderson K, Louis ED, Stern Y, Marder KS. Cognitive correlates of obsessive and compulsive symptoms in Huntington's disease. *Am J Psychiatry*. 2001; 158: 799–801.

185. Paulsen JS, Ready RE, Hamilton JM, Mega MS, Cummings JL. Neuropsychiatric aspects of Huntington's disease. *J Neurol Neurosurg Psychiatry*. 2001; 71: 310–314.

186. Marder K, Zhao H, Myers RH. Rate of functional decline in Huntington's disease. Huntington Study Group. *Neurology*. 2000; 54: 452–458.

187. Zappacosta B, Monza D, Meoni C, et al. Psychiatric symptoms do not correlate with cognitive decline, motor symptoms, or CAG repeat length in Huntington's disease. *Arch Neurol*. 1996; 53(6): 493–497.

188. Farrer LA. Suicide and attempted suicide in Huntington's disease: implications for preclinical testing of persons at risk. *Am Med Genet*. 1986; 24: 305–311.

189. Meiser B, Dunn S. Psychological impact of genetic testing for Huntington's disease: an update of the literature. *J Neurol Neurosurg Psychiatry*. 2000; 69: 574–578.

190. De Souza J, Jones LA, Rickards H. Validation of self-report depression rating scales in Huntington's disease. *Mov Disord*. 2010; 25: 91–96.

191. Rickards H, DeSouza J, Crooks J, et al. Discriminant analysis of Beck depression inventory and Hamilton rating scale for depression in Huntington's disease. *J Neuropsychiatry Clin Neurosci*. 2011; 23: 399–402.

192. Holl AK, Wilkinson L, Painold A, Holl EM, Bonelli RM. Combating depression in Huntington's disease: effective antidepressive treatment with venlafaxine XR. *Int Clin Psychopharmacol*. 2010; 25(1): 46–50.

193. Patel SV, Tariot PN, Asnis J. L-Deprenyl augmentation of fluoxetine in a patient with Huntington's disease. *Ann Clin Psychiatry*. 1996; 8: 23–26.

194. Ford MF. Treatment of depression in Huntington's disease with monoamine oxidase inhibitors. *Br J Psychiatry*. 1986; 149: 654–656.

195. Ciammola A, Sassone J, Colciago C, et al. Aripiprazole in the treatment of Huntington's disease: a case series. *Neuropsychiatr Dis Treat*. 2009; 5: 1–4.

196. Cusin C, Franco FB, Fernandez-Robles C, DuBois CM, Welch CA. Rapid improvement of depression and psychotic symptoms in Huntington's disease: a retrospective chart review of seven patients treated with electroconvulsive therapy. *Gen Hosp Psychiatry*. 2013; 35(6): 678. e3–5.

197. Shukla A, Jayarajan RN, Muralidharan K, Jain S. Repetitive transcranial magnetic stimulation not beneficial in severe choreiform movements of Huntington disease. *J ECT*. 2013; 29(2): e16–e17.

198. Sullivan FR, Bird ED, Alpay M, Cha JH. Remotivation therapy and Huntington's disease. *J Neurosci Nurs*. 2001; 33: 136–142.

199. Mohr DC, Hart SL, Fonareva I, Tasch ES. Treatment of depression for patients with multiple sclerosis in neurology clinics. *Mult Scler*. 2006; 12(2): 204–208.

200. McGuigan C, Hutchinson M. Unrecognized symptoms of depression in a community-based population with multiple sclerosis. *J Neurol*. 2006; 253(2): 219–223.

201. D'Alisa S, Miscio G, Baudo S, Simone A, Tesio L, Mauro A. Depression is the main determinant of quality of life in multiple sclerosis: A classification-regression (CART) study. *Disabil Rehabil*. 2006; 28(5): 307–314.

202. Joffe RT, Lippert GP, Gray TA, Sawa G, Horvath Z. Mood disorder and multiple sclerosis. *Arch Neurol*. 1987; 44(4): 376–378.

203. Sadovnick AD, Remick RA, Allen J, et al. Depression and multiple sclerosis. *Neurology*. 1996; 46(3): 628–632.

204. Minden SL, Orav J, Reich P. Depression in multiple sclerosis. *Gen Hosp Psychiatry*. 1987; 9(6): 426–434.

205. Patten SB, Metz LM, Reimer MA. Biopsychosocial correlates of lifetime major depression in a multiple sclerosis population. *Mult Scler*. 2000; 6(2): 115–120.

206. Patten SB, Beck CA, Williams JV, Barbui C, Metz LM. Major depression in multiple sclerosis: A population-based perspective. *Neurology*. 2003; 61(11): 1524–1527.

207. Figved N, Klevan G, Myhr KM, et al. Neuropsychiatric symptoms in patients with multiple sclerosis. *Acta Psychiatr Scand*. 2005; 112(6): 463–468.

208. Diaz-Olavarrieta C, Cummings JL, Velazquez J, Garcia de la Cadena C. Neuropsychiatric manifestations of multiple sclerosis. *J Neuropsychiatry Clin Neurosci*. 1999; 11(1): 51–57.

209. Chwastiak L, Ehde DM, Gibbons LE, Sullivan M, Bowen JD, Kraft GH. Depressive symptoms and severity of illness in multiple sclerosis: Epidemiologic study of a large community sample. *Am J Psychiatry*. 2002; 159(11): 1862–1868.

210. Beiske AG, Svensson E, Sandanger I, et al. Depression and anxiety amongst multiple sclerosis patients. *Eur J Neurol*. 2008; 15(3): 239–245.

211. Sadovnick AD, Eisen K, Ebers GC, Paty DW. Cause of death in patients attending multiple sclerosis clinics. *Neurology*. 1991; 41(8): 1193–1196.

212. Feinstein A. An examination of suicidal intent in patients with multiple sclerosis. *Neurology*. 2002; 59(5): 674–678.

213. Stenager EN, Koch-Henriksen N, Stenager E. Risk factors for suicide in multiple sclerosis. *Psychother Psychosom*. 1996; 65(2): 86–90.

214. Stenager EN, Stenager E, Koch-Henriksen N, et al. Suicide and

multiple sclerosis: An epidemiological investigation. *J Neurol Neurosurg Psychiatry*. 1992; 55(7): 542–545.

215. Joffe RT, Lippert GP, Gray TA, Sawa G, Horvath Z. Personal and family history of affective illness in patients with multiple sclerosis. *J Affect Disord*. 1987; 12(1): 63–65.

216. Pujol J, Bello J, Deus J, Marti-Vilalta JL, Capdevila A. Lesions in the left arcuate fasciculus region and depressive symptoms in multiple sclerosis. *Neurology*. 1997; 49(4): 1105–1110.

217. Bakshi R, Czarnecki D, Shaikh ZA, et al. Brain MRI lesions and atrophy are related to depression in multiple sclerosis. *Neuroreport*. 2000; 11(6): 1153–1158.

218. Feinstein A, Roy P, Lobaugh N, Feinstein K, O'Connor P, Black S. Structural brain abnormalities in multiple sclerosis patients with major depression. *Neurology*. 2004; 62(4): 586–590.

219. Gold SM, Kern KC, O'Connor MF, et al. Smaller cornu ammonis 2–3/dentate gyrus volumes and elevated cortisol in multiple sclerosis patients with depressive symptoms. *Biol Psychiatry*. 2010; 68(6): 553–559.

220. Kiy G, Lehmann P, Hahn HK, Eling P, Kastrup A, Hildebrandt H. Decreased hippocampal volume, indirectly measured, is associated with depressive symptoms and consolidation deficits in multiple sclerosis. *Mult Scler*. 2011; 17(9): 1088–1097.

221. Feinstein A, O'Connor P, Akbar N, Moradzadeh L, Scott CJ, Lobaugh NJ. Diffusion tensor imaging abnormalities in depressed multiple sclerosis patients. *Mult Scler*. 2010; 16(2): 189–196.

222. Sabatini U, Pozzilli C, Pantano P, et al. Involvement of the limbic system in multiple sclerosis patients with depressive disorders. *Biol Psychiatry*. 1996; 39(11): 970–975.

223. Passamonti L, Cerasa A, Liguori M, et al. Neurobiological mechanisms underlying emotional processing in relapsing-remitting multiple sclerosis. *Brain*. 2009; 132(Pt 12): 3380–3391.

224. Michelson D, Stone L, Galliven E, et al. Multiple sclerosis is associated with alterations in hypothalamic–pituitary–adrenal axis function. *J Clin Endocrinol Metab*. 1994; 79(3): 848–853.

225. Pucak ML, Carroll KA, Kerr DA, Kaplin AI. Neuropsychiatric manifestations of depression in multiple sclerosis: Neuroinflammatory, neuroendocrine, and neurotrophic mechanisms in the pathogenesis of immune-mediated depression. *Dialogues Clin Neurosci*. 2007; 9(2): 125–139.

226. Gold SM, Kruger S, Ziegler KJ, et al. Endocrine and immune substrates of depressive symptoms and fatigue in multiple sclerosis patients with comorbid major depression. *J Neurol Neurosurg Psychiatry*. 2011; 82(7): 814—818.

227. Fassbender K, Schmidt R, Mossner R, et al. Mood disorders and dysfunction of the hypothalamic–pituitary–adrenal axis in multiple sclerosis: Association with cerebral inflammation. *Arch Neurol*. 1998; 55(1): 66–72.

228. Feinstein A, O'Connor P, Feinstein K. Multiple sclerosis, interferon beta-1b and depression A prospective investigation. *J Neurol*. 2002; 249(7): 815–820.

229. Minden SL, Feinstein A, Kalb RC, Miller D, et al. Evidence-based guideline: Assessment and management of psychiatric disorders in individuals with MS: Report of the Guideline Development Subcommittee of the American Academy of Neurology.

Neurology. 2014; 82: 174–181.

230. Mohr DC, Likosky W, Dwyer P, Van Der Wende J, Boudewyn AC, Goodkin DE. Course of depression during the initiation of interferon beta-1a treatment for multiple sclerosis. *Arch Neurol*. 1999; 56(10): 1263–1265.

231. Mohr DC, Goodkin DE, Likosky W, Gatto N, Baumann KA, Rudick RA. Treatment of depression improves adherence to interferon beta-1b therapy for multiple sclerosis. *Arch Neurol*. 1997; 54(5): 531–533.

232. Pakenham KI. Adjustment to multiple sclerosis: Application of a stress and coping model. *Health Psychol*. 1999; 18(4): 383–392.

233. Lynch SG, Kroencke DC, Denney DR. The relationship between disability and depression in multiple sclerosis: the role of uncertainty, coping and hope. *Mult Scler*. 2001; 7(6): 411–416.

234. Arnett PA, Higginson CI, Voss WD, Randolph JJ, Grandey AA. Relationship between coping, cognitive dysfunction and depression in multiple sclerosis. *Clin Neuropsychol*. 2002; 16(3): 341–355.

235. Arnett PA, Randolph JJ. Longitudinal course of depression symptoms in multiple sclerosis. *J Neurol Neurosurg Psychiatry*. 2006; 77(5): 606–610.

236. Bakshi R, Shaikh ZA, Miletich RS, et al. Fatigue in multiple sclerosis and its relationship to depression and neurologic disability. *Mult Scler*. 2000; 6(3): 181–185.

237. Lunde HM, Bjorvatn B, Myhr K-M, Bo L. Clinical assessment and management of sleep disorders in multiple sclerosis: a literature review. *Acta Neurol Scand*. 2013; 127(196): 24–30.

238. Feinstein A, Kartsounis LD, Miller DH, Youl BD, Ron MA. Clinically isolated lesions of the type seen in multiple sclerosis: A cognitive, psychiatric, and MRI follow up study. *J Neurol Neurosurg Psychiatry*. 1992; 55(10): 869–876.

239. Arnett PA, Higginson CI, Voss WD, Bender WI, Wurst JM, Tippin JM. Depression in multiple sclerosis: Relationship to working memory capacity. *Neuropsychology*. 1999; 13(4): 546–556.

240. Arnett PA, Higginson CI, Voss WD, et al. Depressed mood in multiple sclerosis: Relationship to capacity-demanding memory and attentional functioning. *Neuropsychology*. 1999; 13(3): 434–446.

241. Demaree HA, Gaudino E, DeLuca J. The relationship between depressive symptoms and cognitive dysfunction in multiple sclerosis. *Cogn Neuropsychiatry*. 2003; 8(3): 161–171.

242. Figved N, Benedict R, Klevan G, et al. Relationship of cognitive impairment to psychiatric symptoms in multiple sclerosis. *Mult Scler*. 2008; 14(8): 1084–1090.

243. Dalos NP, Rabins PV, Brooks BR, O'Donnell P. Disease activity and emotional state in multiple sclerosis. *Ann Neurol*. 1983; 13(5): 573–577.

244. Zabad RK, Patten SB, Metz LM. The association of depression with disease course in multiple sclerosis. *Neurology*. 2005; 64(2): 359–360.

245. Patten SB, Lavorato DH, Metz LM. Clinical correlates of CES-D depressive symptom ratings in an MS population. *Gen Hosp Psychiatry*. 2005; 27(6): 439–445.

246. Figved N, Myhr KM, Larsen JP, Aarsland D. Caregiver burden

in multiple sclerosis: The impact of neuropsychiatric symptoms. *J Neurol Neurosurg Psychiatry*. 2007; 78(10): 1097–1102.

247. Diareme S, Tsiantis J, Kolaitis G, et al. Emotional and behavioural difficulties in children of parents with multiple sclerosis: A controlled study in Greece. *Eur Child Adolesc Psychiatry*. 2006; 15(6): 309–318.

248. Benedict RH, Fishman I, McClellan MM, Bakshi R, Weinstock-Guttman B. Validity of the Beck depression inventory-fast screen in multiple sclerosis. *Mult Scler*. 2003; 9(4): 393–396.

249. Sjonnesen K, Berzins S, Fiest KM, et al. Evaluation of the 9-item patient health questionnaire (PHQ-9) as an assessment instrument for symptoms of depression in patients with multiple sclerosis. *Postgrad Med*. 2012; 124(5): 69–77.

250. Goldman Consensus Group. The Goldman Consensus statement of depression in multiple sclerosis. *Mult Scler*. 2005; 11: 328–337.

251. Mohr DC, Boudewyn AC, Goodkin DE, Bostrom A, Epstein L. Comparative outcomes for individual cognitive-behavior therapy, supportive-expressive group psychotherapy, and sertraline for the treatment of depression in multiple sclerosis. *J Consult Clin Psychol*. 2001; 69(6): 942–949.

252. Schiffer RB, Wineman NM. Antidepressant pharmacotherapy of depression associated with multiple sclerosis. *Am J Psychiatry*. 1990; 147(11): 1493–1497.

253. Ehde DM, Kraft GH, Chwastiak L, et al. Efficacy of paroxetine in treating major depressive disorder in persons with multiple sclerosis. *Gen Hosp Psychiatry*. 2008; 30(1): 40–48.

254. Barak Y, Ur E, Achiron A. Moclobemide treatment in multiple sclerosis patients with comorbid depression: An open-label safety trial. *J Neuropsychiatry Clin Neurosci*. 1999; 11(2): 271–273.

255. Solaro C, Bergamaschi R, Rezzani C, et al. Duloxetine is effective in treating depression in multiple sclerosis patients: an open label multicenter study. *Clin Neuropharmacol*. 2013; 36(4): 114–116.

256. Panitch HS, Thisted RA, Smith RA, et al.; Pseudobulbar affect in multiple sclerosis study group. Randomized, controlled trial of dextromethorphan/quinidine for pseudobulbar affect in multiple sclerosis. *Ann Neurol*. 2006; 59: 780–787.

257. Rasmussen KG, Keegan BM. Electroconvulsive therapy in patients with multiple sclerosis. *J ECT*. 2007; 23(3): 179–180.

258. Pontikes TK, Dinwiddie SH. Electroconvulsive therapy in a patient with multiple sclerosis and recurrent catatonia. *J ECT*. 2010; 26(4): 270–271.

259. Mattingly G, Baker K, Zorumski CF, Figiel GS. Multiple sclerosis and ECT: Possible value of gadolinium-enhanced magnetic resonance scans for identifying high-risk patients. *J Neuropsychiatry Clin Neurosci*. 1992; 4(2): 145–151.

260. Schippling S, Tiede M, Lorenz I, et al. Deep transcranial magnet stimulation can improve depression and fatigue in multiple sclerosis—A clinical phase I/IIa study. *Neurology*. 2014; 82(10): S33.007.

261. Larcombe NA, Wilson PH. An evaluation of cognitive-behaviour therapy for depression in patients with multiple sclerosis. *Br J Psychiatry*. 1984; 145: 366–371.

262. Mohr DC, Hart SL, Julian L, et al. Telephone-administered

psychotherapy for depression. *Arch Gen Psychiatry*. 2005; 62(9): 1007–1014.

263. Hind D, O'Cathain A, Cooper CL, et al. The acceptability of computerised cognitive behavioural therapy for the treatment of depression in people with chronic physical disease: A qualitative study of people with multiple sclerosis. *Psychol Health*. 2010; 25(6): 699–712.

264. Grossman P, Kappos L, Gensicke H, et al. MS quality of life, depression, and fatigue improve after mindfulness training: A randomized trial. *Neurology*. 2010; 75(13): 1141–1149.

265. Hibbard MR, Uysal S, Kepler K, Bogdany J, Silver J. Axis I psychopathology in individuals with traumatic brain injury. *J Head Trauma Rehabil*. 1998; 13(4): 24–39.

266. Koponen S, Taiminen T, Portin R, et al. Axis I and II psychiatric disorders after traumatic brain injury: a 30-year follow-up study. *Am J Psychiatry*. 2002; 159(8): 1315–1321.

267. Kim E, Lauterbach EC, Reeve A, et al. Neuropsychiatric complications of traumatic brain injury: a critical review of the literature (a report by the ANPA Committee on Research). *J Neuropsychiatry Clin Neurosci*. 2007; 19(2): 106–127.

268. Bombardier CH, Fann JR, Temkin NR, et al. Rates of major depressive disorder and clinical outcomes following traumatic brain injury. *JAMA*. 2010; 303(19): 1938–1945.

269. Jorge RE, Robinson RG, Arndt SV, Starkstein SE, Forrester AW, Geisler F. Depression following traumatic brain injury: a 1 year longitudinal study. *J Affect Disord*. 1993; 27(4): 233–243.

270. Rao V, Bertrand M, Rosenberg P, et al. Predictors of new-onset depression after mild traumatic brain injury. *J Neuropsychiatry Clin Neurosci*. 2010; 22(1): 100–104.

271. Rapoport MJ, McCullagh S, Shammi P, Feinstein A. Cognitive impairment associated with major depression following mild and moderate traumatic brain injury. *J Neuropsychiatry Clin Neurosci*. 2005; 17(1): 61–65.

272. Jorge RE, Robinson RG, Moser D, et al. Major depression following traumatic brain injury. *Arch Gen Psychiatry*. 2004; 61(1): 42–50.

273. Fann JR, Katon WJ, Uomoto JM, Esselman PC. Psychiatric disorders and functional disability in outpatients with traumatic brain injuries. *Am J Psychiatry*. 1995; 152(10): 1493–1499.

274. Seel RT, Kreutzer JS, Rosenthal M, et al. Depression after traumatic brain injury: a National Institute on Disability and Rehabilitation research model systems multicenter investigation. *Arch Phys Med Rehabil*. 2003; 84(2): 177–184.

275. Kreutzer JS, Seel RT, Gourley E. The prevalence and symptom rates of depression after traumatic brain injury: a comprehensive examination. *Brain Inj*. 2001; 15(7): 563–576.

276. Holsinger T, Steffens DC, Phillips C, et al: Head injury in early adulthood and the lifetime risk of depression. *Arch Gen Psychiatry*. 2002; 59(1): 17–22.

277. Chrisman SP, Richardson LP. Prevalence of diagnosed depression in adolescents with history of concussion. *J Adolesc Health*. 2013; 54(5): 582-586.

278. Guskiewicz KM, Marshall SW, Bailes J, et al. Recurrent concussion and risk of depression in retired professional football players. *Med Sci Sports Exerc*. 2007; 39: 903–909.

279. Silver JM, McAllister TW, Arciniegas DB. Depression and cognitive complaints following mild traumatic brain injury. *Am J Psychiatry*. 2009; 166(6): 653–661.

280. Lishman WA. Brain damage in relation to psychiatric disability after head injury. *Br J Psychiatry*. 1968; 114(509): 373–410.

281. Grafman J, Vance SC, Weingartner H, Salazar AM, Amin D. The effects of lateralized frontal lesions on mood regulation. *Brain*. 1986; 109(Pt 6): 1127–1148.

282. Fedoroff JP, Starkstein SE, Forrester AW, et al. Depression in patients with acute traumatic brain injury. *Am J Psychiatry*. 1992; 149(7): 918–923.

283. Paradiso S, Chemerinski E, Yazici KM, Tartaro A, Robinson RG. Frontal lobe syndrome reassessed: comparison of patients with lateral or medial frontal brain damage. *J Neurol Neurosurg Psychiatry*. 1999; 67(5): 664–667.

284. Schönberger M, Ponsford J, Reutens D, et al. The relationship between mood disorders and MRI findings following traumatic brain injury. *Brain Inj*. 2011; 25(6): 543–550.

285. Rao V, Munro CA, Rosenberg P, et al. Neuroanatomical correlates of depression in post traumatic brain injury: preliminary results of a pilot study. *J Neuropsychiatry Clin Neurosci*. 2010; 22(2): 231–235.

286. Matthews SC, Strigo IA, Simmons AN, et al. A multimodal imaging study in U.S. veterans of operations Iraqi and enduring freedom with and without major depression after blast-related concussion. *Neuroimage*. 2011; 54(Suppl 1): S69–S75.

287. Matthews S, Spadoni A, Knox K, Strigo I, Simmons A. Combat-exposed war veterans at risk for suicide show hyperactivation of prefrontal cortex and anterior cingulate during error processing. *Psychosom Med*. 2012; 74(5): 471–475.

288. Mez J, Stern RA, McKee AC. Chronic traumatic encephalopathy: where are we and where are we going? *Curr Neurol Neurosci Rep*. 2013; 13(12): 407.

289. McKee AC, Stern RA, Nowinski CJ, et al. The spectrum of disease in chronic traumatic encephalopathy. *Brain*. 2013; 136(Pt 1): 43–64.

290. Ferguson PL, Smith GM, Wannamaker BB, et al. A population-based study of risk of epilepsy after hospitalization for traumatic brain injury. *Epilepsia*. 2010; 51(5): 891–898.

291. Bavisetty S, Bavisetty S, McArthur DL, et al. Chronic hypopituitarism after traumatic brain injury: risk assessment and relationship to outcome. *Neurosurgery*. 2008; 62(5): 1080–1093; discussion 1093–1094.

292. Jorge RE, Robinson RG, Starkstein SE, Arndt SV. Influence of major depression on 1-year outcome in patients with traumatic brain injury. *J Neurosurg*. 1994; 81(5): 726–733.

293. Mainio A, Kyllönen T, Viilo K, et al. Traumatic brain injury, psychiatric disorders and suicide: a population-based study of suicide victims during the years 1988–2004 in Northern Finland. *Brain Inj*. 2007; 21(8): 851–855.

294. Rapoport MJ, McCullagh S, Streiner D, Feinstein A. Age and major depression after mild traumatic brain injury. *Am J Geriatr Psychiatry*. 2003; 11(3): 365–369.

295. Levin HS, McCauley SR, Josic CP, et al. Predicting depression following mild traumatic brain injury. *Arch Gen Psychiatry*. 2005; 62(5): 523–528.

296. Glenn MB, O'Neil-Pirozzi T, Goldstein R, Burke D, Jacob L. Depression amongst outpatients with traumatic brain injury. *Brain Inj*. 2001; 15(9): 811–818.

297. Gomez-Hernandez R, Max JE, Kosier T, Paradiso S, Robinson RG. Social impairment and depression after traumatic brain injury. *Arch Phys Med Rehabil*. 1997; 78(12): 1321–1326.

298. Jorge RE, Robinson RG, Arndt S. Are there symptoms that are specific for depressed mood in patients with traumatic brain injury? *J Nerv Ment Dis*. 1993; 181(2): 91–99.

299. Rapoport MJ, McCullagh S, Streiner D, Feinstein A. The clinical significance of major depression following mild traumatic brain injury. *Psychosomatics*. 2003; 44(1): 31–37.

300. Kennedy RE, Livingston L, Riddick A, et al. Evaluation of the neurobehavioral functioning inventory as a depression screening tool after traumatic brain injury. *J Head Trauma Rehabil*. 2005; 20(6): 512–526.

301. Oquendo MA, Friedman JH, Grunebaum MF, et al. Suicidal behavior and mild traumatic brain injury in major depression. *J Nerv Ment Dis*. 2004; 192(6): 430–434.

302. Silver JM, Kramer R, Greenwald S, Weissman M. The association between head injuries and psychiatric disorders: Findings from the New Haven NIMH Epidemiologic Catchment Area Study. *Brain Inj*. 2001; 15(11): 935–945.

303. Tateno A, Jorge RE, Robinson RG. Pathological laughing and crying following traumatic brain injury. *J Neuropsychiatry Clin Neurosci*. 2004; 16(4): 426–434.

304. Kant R, Duffy JD, Pivovarnik A. Prevalence of apathy following head injury. *Brain Inj*. 1998; 12(1): 87–92.

305. Fann JR, Burington B, Leonetti A, Jaffe K, Katon WJ, Thompson RS. Psychiatric illness following traumatic brain injury in an adult health maintenance organization population. *Arch Gen Psychiatry*. 2004; 61(1): 53–61.

306. Rao V, McCann U, Han D, Bergey A, Smith MT. Does acute TBI-related sleep disturbance predict subsequent neuropsychiatric disturbances? *Brain Inj*. 2014; 28(1): 20–26.

307. Pagulayan KF, Hoffman JM, Temkin NR, Machamer JE, Dikmen SS. Functional limitations and depression after traumatic brain injury: examination of the temporal relationship. *Arch Phys Med Rehabil*. 2008; 89(10): 1887–1892.

308. Soberg HL, Røe C, Anke A, et al. Health-related quality of life 12 months after severe traumatic brain injury: a prospective nationwide cohort study. *J Rehabil Med*. 2013; 45(8): 785–791.

309. Yasuda S, Wehman P, Targett P, Cifu D, West M. Return to work for persons with traumatic brain injury. *Am J Phys Med Rehabil*. 2001; 80(11): 852–864.

310. Wäljas M, Iverson GL, Lange RT, et al. Return to work following mild traumatic brain injury. *J Head Trauma Rehabil*. 2013; 29(5): 443–450.

311. Suhr JA, Gunstad J. Postconcussive symptom report: the relative influence of head injury and depression. *J Clin Exp Neuropsychol*. 2002; 24(8): 981–993.

312. Fann JR, Uomoto JM, Katon WJ. Cognitive improvement with treatment of depression following mild traumatic brain injury. *Psychosomatics*. 2001; 42(1): 48–54.

313. Alderfer BS, Arciniegas DB, Silver JM. Treatment of depression following traumatic brain injury. *J Head Trauma Rehabil*. 2005; 20(6): 544–562.

314. Green A, Felmingham K, Baguley IJ, Slewa-Younan S, Simpson S. The clinical utility of the Beck depression inventory after traumatic brain injury. *Brain Inj*. 2001; 15(12): 1021–1028.

315. Turner-Stokes L, Hassan N, Pierce K, Clegg F. Managing depression in brain injury rehabilitation: the use of an integrated care pathway and preliminary report of response to sertraline. *Clin Rehabil*. 2002; 16(3): 261–268.

316. Sliwinski M, Gordon WA, Bogdany J. The Beck depression inventory: is it a suitable measure of depression for individuals with traumatic brain injury? *J Head Trauma Rehabil*. 1998; 13(4): 40–46.

317. Fann JR, Bombardier CH, Dikmen S, et al. Validity of the patient health questionnaire-9 in assessing depression following trau matic brain injury. *J Head Trauma Rehabil*. 2005; 20(6): 501–511.

318. Dahm J, Wong D, Ponsford J. Validity of the Depression Anxiety Stress Scales in assessing depression and anxiety following traumatic brain injury. *J Affect Disord*. 2013; 151(1): 392–396.

319. Gordon WA, Haddad L, Brown M, Hibbard MR, Sliwinski M. The sensitivity and specificity of self-reported symptoms in individuals with traumatic brain injury. *Brain Inj*. 2000; 14(1): 21–33.

320. Kalpakjian CZ, Lam CS, Leahy BJ. Conceptualization and identification of depression in adults with brain damage by clients and rehabilitation clinical staff. *Brain Inj*. 2002; 16(6): 501–507.

321. Rappaport M, Hall KM, Hopkins K, Belleza T, Cope DN. Disability rating scale for severe head trauma: coma to community. *Arch Phys Med Rehabil*. 1982; 63(3): 118–123.

322. Bryant RA, Harvey AG. Postconcussive symptoms and post-traumatic stress disorder after mild traumatic brain injury. *J Nerv Ment Dis*. 1999; 187(5): 302–305.

323. Bryant RA. Posttraumatic stress disorder and mild brain injury: controversies, causes and consequences. *J Clin Exp Neuropsychol*. 2001; 23(6): 718–728.

324. Tateno A, Jorge RE, Robinson RG: Clinical correlates of aggressive behavior after traumatic brain injury. *J Neuropsychiatry Clin Neurosci*. 2003; 15(2): 155–160.

325. Rosenbaum A, Hoge SK, Adelman SA, et al. Head injury in partner-abusive men. *J Consult Clin Psychol*. 1994; 62(6): 1187–1193.

326. Jorge RE, Robinson RG, Starkstein SE, et al: Secondary mania following traumatic brain injury. *Am J Psychiatry*. 1993; 150: 916–921.

327. Novack TA, Baños JH, Brunner R, Renfroe S, Meythaler JM. Impact of early administration of sertraline on depressive symptoms in the first year after traumatic brain injury. *J Neurotrauma*. 2009; 26(11): 1921–1928.

328. Ashman TA, Cantor JB, Gordon WA, et al. A randomized controlled trial of sertraline for the treatment of depression in persons with traumatic brain injury. *Arch Phys Med Rehabil*. 2009; 90(5): 733–740.

329. Lee H, Kim SW, Kim JM, et al. Comparing effects of methylphenidate, sertraline and placebo on neuropsychiatric sequelae in patients with traumatic brain injury. *Hum Psychopharmacol*. 2005; 20(2): 97–104.

330. Fann JR, Uomoto JM, Katon WJ. Sertraline in the treatment of major depression following mild traumatic brain injury. *J Neuropsychiatry Clin Neurosci*. 2000; 12(2): 226–232.

331. Rapaport MJ, Chan F, Lanctot K, et al. An open-label study of citalopram for major depression following traumatic brain injury. *J Psychopharmacol*. 2008; 22(8): 860–864.

332. Perino C, Rago R, Cicolini A, Torta R, Monaco F. Mood and behavioural disorders following traumatic brain injury: Clinical evaluation and pharmacological management. *Brain Inj*. 2001; 15(2): 139–148.

333. Horsfield SA, Rosse RB, Tomasino V, et al. Fluoxetine's effects on cognitive performance in patients with traumatic brain injury. *Int J Psychiatry Med*. 2002; 32(4): 337–344.

334. Wroblewski BA, Joseph AB, Cornblatt RR. Antidepressant pharmacotherapy and the treatment of depression in patients with severe traumatic brain injury: A controlled, prospective study. *J Clin Psychiatry*. 1996; 57(12): 582–587.

335. Saran AS. Depression after minor closed head injury: Role of dexamethasone suppression test and antidepressants. *J Clin Psychiatry*. 1985; 46(8): 335–338.

336. Dinan TG, Mobayed M. Treatment resistance of depression after head injury: A preliminary study of amitriptyline response. *Acta Psychiatr Scand*. 1992; 85(4): 292–294.

337. Kanetani K, Kimura M, Endo S. Therapeutic effects of milnacipran (serotonin noradrenaline reuptake inhibitor) on depression following mild and moderate traumatic brain injury. *J Nippon Med Sch*. 2003; 70(4): 313–320.

338. Newburn G, Edwards R, Thomas H, Collier J, Fox K, Collins C. Moclobemide in the treatment of major depressive disorder (DSM-3) following traumatic brain injury. *Brain Inj*. 1999; 13(8): 637–642.

339. Khateb A, Ammann J, Annoni JM, Diserens K. Cognition-enhancing effects of donepezil in traumatic brain injury. *Eur Neurol*. 2005; 54(1): 39–45.

340. Plantier D, Luaute J, the SOMFER group. Drugs for behavior disorders after traumatic brain injury: Systematic review and expert consensus leading to French recommendations for good practice. *Ann Phys Rehabil Med*. 2016; 59(1): 42–57.

341. Rapoport MJ, Mitchell RA, McCullagh S, et al. A randomized controlled trial of antidepressant continuation for major depression following traumatic brain injury. *J Clin Psychiatry*. 2010; 71(9): 1125–1130.

342. Kant R, Coffey CE, Bogyi AM. Safety and efficacy of ECT in patients with head injury a case series. *J Neuropsychiatry Clin Neurosci*. 1999; 11(1): 32–37.

343. Tiersky LA, Anselmi V, Johnston MV, et al. A trial of neuropsychologic rehabilitation in mild-spectrum traumatic brain injury. *Arch Phys Med Rehabil*. 2005; 86(8): 1565–1574.

344. Bradbury CL, Christensen BK, Lau MA, et al. The efficacy of cognitive behavior therapy in the treatment of emotional distress after acquired brain injury. *Arch Phys Med Rehabil*. 2008; 89(12 Suppl): S61–S68.

345. Arundine A, Bradbury CL, Dupuis K, et al. Cognitive behavior therapy after acquired brain injury: maintenance of therapeutic benefits at 6 months posttreatment. *J Head Trauma Rehabil.* 2012; 27(2): 104–112.

346. Topolovec-Vranic J, Cullen N, Michalak A, et al. Evaluation of an online cognitive behavioural therapy program by patients with traumatic brain injury and depression. *Brain Inj.* 2010; 24(5): 762–772.

347. Bédard M, Felteau M, Marshall S, et al. Mindfulness-based cognitive therapy reduces symptoms of depression in people with a traumatic brain injury: results from a randomized controlled trial. *J Head Trauma Rehabil.* 2013; 29(4): E13–E22.

348. Anson K, Ponsford J. Evaluation of a coping skills group following traumatic brain injury. *Brain Inj.* 2006; 20(2): 167–178.

349. Driver S, Ede A. Impact of physical activity on mood after TBI. *Brain Inj.* 2009; 23(3): 203–212.

350. Wise EK, Hoffman JM, Powell JM, Bombardier CH, Bell KR. Benefits of exercise maintenance after traumatic brain injury. *Arch Phys Med Rehabil.* 2012; 93(8): 1319–1323.

351. Bateman A, Culpan FJ, Pickering AD, et al. The effect of aerobic training on rehabilitation outcomes after recent severe brain injury: a randomized controlled evaluation. *Arch Phys Med Rehabil.* 2001; 82(2): 174–182.

352. Sinclair KL, Ponsford JL, Taffe J, Lockley SW, Rajaratnam SM. Randomized controlled trial of light therapy for fatigue following traumatic brain injury. *Neurorehabil Neural Repair.* 2013; 28(4): 303–313.

353. Barker-Collo S, Starkey N, Theadom A. Treatment for depression following mild traumatic brain injury in adults: a meta-analysis. *Brain Inj.* 2013; 27(10): 1124–1133.

354. Rudzinski LA, Meador KJ. Epilepsy: five new things. *Neurology.* 2011; 76(7 Suppl 2): S20–S25.

355. Fiest KM, Dykeman J, Patten SB, et al. Depression in epilepsy: A systematic review and meta-analysis. *Neurology.* 2013; 80(6): 590–599.

356. Rai D, Kerr MP, McManus S, Jordanova V, Lewis G, Brugha TS. Epilepsy and psychiatric comorbidity: a nationally representative population-based study. *Epilepsia.* 2012; 53(6): 1095–1103.

357. Hesdorffer DC, Hauser WA, Olafsson E, Ludvigsson P, Kjartansson O. Depression and suicide attempt as risk factors for incident unprovoked seizures. *Ann Neurol.* 2006; 59(1): 35–41.

358. Hesdorffer DC, Ishihara L, Mynepalli L, Webb DJ, Weil J, Hauser WA. Epilepsy, suicidality, and psychiatric disorders: a bidirectional association. *Ann Neurol.* 2012; 72(2): 184–191.

359. Hitiris N, Mohanraj R, Norrie J, Sills GJ, Brodie MJ. Predictors of pharmacoresistant epilepsy. *Epilepsy Res.* 2007; 75(2–3): 192–196.

360. Thome-Souza S, Kuczynski E, Assumpção F Jr, et al. Which factors may play a pivotal role on determining the type of psychiatric disorder in children and adolescents with epilepsy? *Epilepsy Behav.* 2004; 5(6): 988–994.

361. Sarkisova K, van Luijtelaar G. The WAG/Rij strain: a genetic animal model of absence epilepsy with comorbidity of depression [corrected]. *Prog Neuropsychopharmacol Biol Psychiatry.* 2011; 35(4): 854–876.

362. Johnson MR, Shorvon SD. Heredity in epilepsy: neurodevelopment, comorbidity, and the neurological trait. *Epilepsy Behav.* 2011; 22(3): 421–427.

363. Hoppe C, Elger CE. Depression in epilepsy: a critical review from a clinical perspective. *Nat Rev Neurol.* 2011; 7(8): 462–472.

364. Kanner AM. Can neurobiological pathogenic mechanisms of depression facilitate the development of seizure disorders? *Lancet Neurol.* 2012; 11(12): 1093–1102.

365. Karst H, de Kloet ER, Joëls M. Episodic corticosterone treatment accelerates kindling epileptogenesis and triggers long-term changes in hippocampal CA1 cells, in the fully kindled state. *Eur J Neurosci.* 1999; 11: 889–898.

366. Taher TR, Salzberg M, Morris MJ, Rees S, O'Brien TJ. Chronic low-dose corticosterone supplementation enhances acquired epileptogenesis in the rat amygdala kindling model of TLE. *Neuropsychopharmacology.* 2005; 30: 1610–1616.

367. Kumar G, Couper A, O'Brien TJ, et al. The acceleration of amygdala kindling epileptogenesis by chronic low-dose corticosterone involves both mineralocorticoid and glucocorticoid receptors. *Psychoneuroendocrinology.* 2007; 32(7): 834–842.

368. Hasler G, Bonwetsch R, Giovacchini G, et al. 5-HT1A receptor binding in temporal lobe epilepsy patients with and without major depression. *Biol Psychiatry.* 2007; 62(11): 1258–1264.

369. Clinckers R, Smolders I, Meurs A, Ebinger G, Michotte Y. Anticonvulsant action of hippocampal dopamine and serotonin is independently mediated by D and 5-HT receptors. *J Neurochem.* 2004; 89(4): 834–843.

370. Gilling KE, Oltmanns F, Behr J. Impaired maturation of serotonergic function in the dentate gyrus associated with epilepsy. *Neurobiol Dis.* 2013; 50: 86–95.

371. Epps SA, Weinshenker D. Rhythm and blues: animal models of epilepsy and depression comorbidity. *Biochem Pharmacol.* 2013; 85(2): 135–146.

372. Engel J Jr, Bandler R, Griffith NC, Caldecott-Hazard S. Neurobiological evidence for epilepsy-induced interictal disturbances. *Adv Neurol.* 1991; 55: 97–111.

373. Kanner AM, Trimble M, Schmitz B. Postictal affective episodes. *Epilepsy Behav.* 2010; 10: 156–158.

374. Sanchez-Gistau V, Sugranyes G, Baillés E, et al. Is major depressive disorder specifically associated with mesial temporal sclerosis? *Epilepsia.* 2012; 53(2): 386–392.

375. Adams SJ, O'Brien TJ, Lloyd J, Kilpatrick CJ, Salzberg MR, Velakoulis D. Neuropsychiatric morbidity in focal epilepsy. *Br J Psychiatry.* 2008; 192(6): 464–469.

376. Sackeim HA. The anticonvulsant hypothesis of the mechanisms of action of ECT: current status. *J ECT.* 1999; 15(1): 5–26.

377. Merkl A, Heuser I, Bajbouj M. Antidepressant electroconvulsive therapy: mechanism of action, recent advances and limitations. *Exp Neurol.* 2009; 219(1): 20–26.

378. Kunugi H, Ida I, Owashi T, et al. Assessment of the dexamethasone/CRH test as a state-dependent marker for hypothalamic–pituitary–adrenal (HPA) axis abnormalities in major depressive episode: a Multicenter Study. *Neuropsychopharmacology.* 2006; 31(1): 212–220.

379. LaFrance WC Jr, Kanner AM, Hermann B. Psychiatric comorbidities in epilepsy. *Int Rev Neurobiol*. 2008; 83: 347–383.

380. Blanchet P, Frommer GP. Mood change preceding epileptic seizures. *J Nerv Ment Dis*. 1986; 174(8): 471–476.

381. Williams D. The structure of emotions reflected in epileptic experiences. *Brain*. 1956; 79(1): 29–67.

382. Kanner AM, Soto A, Gross-Kanner H. Prevalence and clinical characteristics of postictal psychiatric symptoms in partial epilepsy. *Neurology*. 2004; 62(5): 708–713.

383. Blumer D, Montouris G, Davies K. The interictal dysphoric disorder: recognition, pathogenesis, and treatment of the major psychiatric disorder of epilepsy. *Epilepsy Behav*. 2004; 5(6): 826–840.

384. Thapar A, Roland M, Harold G. Do depression symptoms predict seizure frequency–or vice versa? *Psychosom Res*. 2005; 59(5): 269–274.

385. Ojemann LM, Baugh-Bookman C, Dudley DL. Effect of psychotropic medications on seizure control in patients with epilepsy. *Neurology*. 1987; 37(9): 1525–1527.

386. Cardamone L, Salzberg M, O'Brien T, Jones N. Antidepressant therapy in epilepsy: can treating the comorbidities affect the underlying disorder? *Br J Pharmacol*. 2013; 168(7): 1531–1554.

387. Bell GS, Gaitatzis A, Bell CL, Johnson AL, Sander JW. Suicide in people with epilepsy: how great is the risk? *Epilepsia*. 2009; 50(8): 1933–1942.

388. Bell GS, Sander JW. Suicide and epilepsy. *Curr Opin Neurol*. 2009; 22(2): 174–178.

389. Hamid H, Kanner AM. Should antidepressant drugs of the selective serotonin reuptake inhibitor family be tested as anticpileptic drugs? *Epilepsy Behav*. 2013; 26(3): 261–265.

390. Gilliam FG, Barry JJ, Hermann BP, Meador KJ, Vahle V, Kanner AM. Rapid detection of major depression in epilepsy: a multicentre study. *Lancet Neurol*. 2006; 5(5): 399–405.

391. Ettinger AB, Kanner AM, eds. *Psychiatric Issues in Epilepsy*. 2nd ed. Philadelphia, PA: Wolters Kluwer/ Lippincott Williams & Wilkins; 2007.

392. Hesdorffer DC, French JA, Posner K, et al. Suicidal ideation and behavior screening in intractable focal epilepsy eligible for drug trials. *Epilepsia*. 2013; 54(5): 879–887.

393. Wilson SJ, Bladin PF, Saling MM. The burden of normality: a framework for rehabilitation after epilepsy surgery. *Epilepsia*. 2007; 48(Suppl 9): 13–16.

394. Hesdorffer DC, Kanner AM. The FDA alert on suicidality and antiepileptic drugs: Fire or false alarm? *Epilepsia*. 2009; 50(5): 978–986.

395. Andersohn F, Schade R, Willich SN, Garbe E. Use of antiepileptic drugs in epilepsy and the risk of self-harm or suicidal behavior. *Neurology*. 2010; 75(4): 335–340.

396. Arana MD, Charles E, Wentworth MS, José L, Ayuso-Mateos MD, Felix M. Arellano. Suicide-Related Events in Patients Treated with Antiepileptic Drugs. *N Engl J Med*. 2010; 363: 542–551.

397. Mula M, Kanner AM, Schmitz B, Schachter S. Antiepileptic drugs and suicidality: an expert consensus statement from the Task Force on Therapeutic Strategies of the ILAE Commission on Neuropsychobiology. *Epilepsia*. 2013; 54(1): 199–203.

398. Kondziella D, Asztely F. Don't be afraid to treat depression in patients with epilepsy! *Acta Neurol Scand*. 2009; 119(2): 75–80.

399. Alper K, Schwartz KA, Kolts RL, Khan A. Seizure incidence in psychopharmacological clinical trials: an analysis of Food and Drug Administration (FDA) summary basis of approval reports. *Biol Psychiatry*. 2007; 62: 345–354.

400. Judge BS, Rentmeester LL. Antidepressant overdose-induced seizures. *Neurol Clin*. 2011; 29(3): 565–580.

401. Bell AJ, Cole A, Eccleston D, Ferrier IN. Lithium neurotoxicity at normal therapeutic levels. *Br J Psychiatry*. 1993; 162: 689–692.

402. Lee KC, Finley PR, Alldredge BK. Risk of seizures associated with psychotropic medications: emphasis on new drugs and new findings. *Expert Opin Drug Saf*. 2003; 2(3): 233–247.

403. Kucia KA, Stepańczak R, Tredzbor B. Electroconvulsive therapy for major depression in an elderly person with epilepsy. *World J Biol Psychiatry*. 2009; 10(1): 78–80.

404. Marchetti RL, Fiorre LA, Peluso MA, Rigonatti SP. Safety and efficacy of ECT in mental disorders associated with epilepsy: report of three cases. *J ECT*. 2003; 19: 173–176.

405. Regenold WT, Weintraub D, Taller A. Electroconvulsive therapy for epilepsy and major depression. *Am J Geriat Psychiatry*. 1998; 6: 180–183.

406. Lunde ME, Lee EK, Rasmussen KG. Electroconvulsive therapy in patients with epilepsy. *Epilepsy Behav*. 2006; 9(2): 355–359.

407. Harden CL. The co-morbidity of depression and epilepsy: epidemiology, etiology, and treatment. *Neurology*. 2002; 59(6 Suppl 4): S48–S55.

408. Holtzheimer PE III, Kosel M, Schlaepfer T. Brain stimulation therapies for neuropsychiatric disease. In: Schlaepfer TE, Nemeroff CB, eds. *Handbook of Clinical Neurology*. Vol. 106. 3rd series. *Neurobiology of Psychiatric Disorders*; Amsterdam, NL; Elsevier: 2012.

409. Fregni F, Schachter SC, Pascual-Leone A. Transcranial magnetic stimulation treatment for epilepsy: can it also improve depression and vice versa? *Epilepsy Behav*. 2005; 7(2): 182–189.

410. Sprengers M, Vonck K, Carrette E, Marson AG, Boon P. Deep brain and cortical stimulation for epilepsy. *Cochrane Database Syst Rev*. 2014; Issue 6: CD008497.

411. Ryvlin P, Gilliam FG, Nguyen DK, et al. The long-term effect of vagus nerve stimulation on quality of life in patients with pharmacoresistant focalepilepsy: the PuLsE (Open Prospective Randomized Long-term Effectiveness) trial. *Epilepsia*. 2014; 55(6): 893–900.

412. Aihua L, Lu S, Liping L, Xiuru W, Hua L, Yuping W. A controlled trial of transcutaneous vagus nerve stimulation for the treatment of pharmacoresistant epilepsy. *Epilepsy Behav*. 2014; 39C: 105–110.

413. Shiozawa P, da Silva ME, de Carvalho TC, Cordeiro Q, Brunoni AR, Fregni F. Transcutaneous vagus and trigeminal nerve stimulation for neuropsychiatric disorders: a systematic review. *Arq Neuropsiquiatr*. 2014; 72(7): 542–547.

414. Gandy M, Sharpe L, Perry KN. Cognitive behavior therapy for depression in people with epilepsy: a systematic review. *Epilepsia*. 2013; 54(10): 1725–1734.

第 6 章

抑郁症与癌症

弗里蒙塔·迈耶
Fremonta Meyer

伊丽莎白·阿尔夫森
Elizabeth Alfson

约翰·皮特
John Peteet

蕾切尔·扬
Rachel Yung

伊拉娜·布朗
Ilana Braun

张敏 译

引言

癌症作为一种严重威胁人类健康和生命的疾病和应激源，常常会导致易感人群的情绪困扰。癌症患者的抑郁症症状常被忽视，一部分归因于很难区分的抑郁状态和对癌症反应的适应障碍，还可能是因为自主神经系统紊乱和认知方面的症状在癌症及其治疗的情境下被认为是正常的。相反地，一些焦虑或麻木的癌症患者有时会被误诊为抑郁，而实际上他们仅仅是对癌症产生了过度反应。

流行病学

● 抑郁和相关疾病

癌症患者患有某些精神疾病和综合征的可能性高于一般基线人群，其中包含抑郁症。从历史上看，癌症患者患有抑郁症的比例变化很大，主要是因为缺乏标准化的诊断方法。近期一项高质量的荟萃分析发现，重度抑郁的患病率为16%，轻度抑郁的患病率为19%（不满足抑郁症的全部标准，但持续两周表现出至少两种抑郁症状），适应障碍的患病率为19%[1]。癌症患者中抑郁症的患病率是一般人群的3～4倍，而心境恶劣的患病率则相对一致（图6-1）[2]。对具体研究的回顾表明，研究报告的发表年份和患病率之间存在相关性，早期研究报告中抑郁症的患病率更高。一种可能性是近年来癌症患者中抑郁症的患病率确实下降了，如果确实如此，这可能是由于肿瘤预后的改善、癌症耻辱感的降低、姑息性治疗有效性的提升、筛查关注的增加[3]；另一种可能性是近期的研究运用了更加严格的方法，因此报告了更精确的患病率。这一假设得到了研究结果的支持，即运用更严格方法的研究报告显示出患病率的降低[1]。

对于癌症患者来说，低龄和低水平社会支持是抑郁症的危险因素（框6-1）[4]。个人和家族的抑郁史也可能会有影响[5]。与普通人群中的发现相反，癌症患者中女性患抑郁症的风险并不比男性高[6, 7]。种族（尤其是拉丁裔美国人）和低收入可能是癌症患者患抑郁症的危险因素[8]。贫血[9]和性腺功能减退也可能是危险因素，但是还需要进一步的验证研究。虽然癌症类型与抑郁症的发病率无关，但一项大型研究发现，霍奇金淋巴瘤、肺癌、胰腺癌、脑肿瘤和头颈癌患者比其他类型癌症患者的痛苦更大[10]。特别是早期的报告表明，相比于其他类型的癌症，抑郁症通常发生于胰腺癌的诊断之前。但是，这种关联的特异性还不明确，可能与许多胰腺癌患

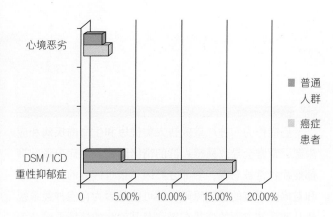

图6-1 普通人群与癌症患者情绪障碍的比较

框6-1

癌症患者中抑郁症的重要危险因素

社会人口学
低龄
低水平社会支持
种族（拉丁裔美国人）
低社会经济地位

临床
抑郁症个人史
抑郁症家族史

医疗
贫血
性腺功能减退
某种可能的癌症（霍奇金淋巴瘤、肺癌、胰腺癌、脑肿瘤、头颈癌）
疼痛

者在诊断时把相关的疼痛障碍和较差的临床和功能状态相混淆。或者，可能存在尚未明确的共同的病理生理机制。

● **自杀和对加快死亡的渴望**

高达17%的癌症患者会有自杀意念[11]。在自杀意念的实例中，绝望至少和抑郁一样，是一个有力的影响因素[12]。相比于强烈的自杀意念，10%~30%的癌症晚期患者更渴望加速死亡。值得注意的是，加速死亡的愿望具有一个统一的结构，它包括比自然死亡死得更快的消极愿望、制订自杀计划、非法化请求安乐死或他人协助自杀[13]。同样，绝望感和无助感也是加速死亡愿望的有力影响因素。癌症患者自杀倾向的概率虽然未知但不低，他们的自杀倾向通常与未来某个时间点或特定的生活环境有关（例如，随着自然死亡的临近，严重的疼痛或呼吸困难）[14]。一个案例报告表明，癌症患者的一些家庭成

员也会遭受强烈的预期性悲伤，并有可能在他们所爱的人去世之后自杀[15]。

一项关于美国老年人自杀风险与疾病相关的病例对照研究发现，癌症是唯一的与自杀相关的非精神疾病（OR 2.3），并且转移性疾病会进一步增加自杀风险[16]。在那些癌症患者中经适应后的年自杀率为0.0 31 4%，而一般人群为0.0 16 7%[17]。尽管如此，实施自杀的人很少，尤其是在有充分的支持性治疗的情况下。在一项研究中，17 000多例患者在家中接受姑息治疗团队的护理，仅仅0.03%的死亡是由自杀造成的[18]。另一项基于人口的研究发现，癌症确诊后的前6个月自杀风险最高，癌症患者的所有死亡中仅有0.2%是因为自杀[19]。近期的研究表明，与无癌对照组相比，癌症组在确诊后的自杀相对风险性处于一个十分强烈的阶段（诊断后第一周的RR为12.6，诊断后一年的RR为3.1）[20]。这些发现表明，有必要对高危病患进行早期的精神评估和干预，也需对主要治疗提供者、急诊医师、肿瘤科医师和其他在这一阶段最有可能与患者接触的人进行沟通培训。癌症患者自杀的危险因素包括男性、白种人、未婚，其中肺癌的自杀率最高，其次是胃癌和咽喉癌[17]。值得注意的是，这些癌症类型常常与潜在的酒精和药物滥用有关，而酒精和药物滥用也是自杀的危险因素。这种风险在确诊癌症后的前5年最高，且至少在15年内仍会保持较高水平[17]。企图自杀的癌症患者中80%患有情绪障碍[21]。

病理生理学

癌症激活了许多炎症通路，这增加了患抑郁症的风险（图6-2）。此外，肿瘤可扩散到中枢神经系统（如原发性脑肿瘤、脑转移和软脑膜疾病），它可能直接扰乱情绪。癌症患者（尤其是晚期癌症患者）不断地接受手术、化疗和放疗，这会导致他们的身体组织受损，从而激活先天的免疫反应。已知几种化疗药物（环磷酰胺、5-氟尿嘧啶）可以通过血脑屏障。在动物模型中，这些药物和其他不能通过血脑屏障的化疗药物一样，会降低海马齿状回的细胞增生，而该区域是大脑中与情绪障碍发病机制有关的一个区域[22]。此外，化疗和放疗会直接诱发核因子κB（nuclear factor κB，NFκB）及其下游炎症基因产物[23]。与健康对照组和无抑郁症的癌症患者相比，同时患有癌症和重度抑郁的受试者的血液中白细胞介素-6水平较高[24, 25]。还有其他可能增加炎症反应的神经内分泌改变，包括地塞米松不抑制[24, 26]，昼夜皮质醇曲线扁平化[25]。在接受注射干扰素α治疗黑素瘤的患者中，第一次注射后促肾上腺皮质激素和皮质醇的过度分泌与随后抑郁的发展有关[27]。

这些生理因素与癌症诊断带来的深层心理压力共存，

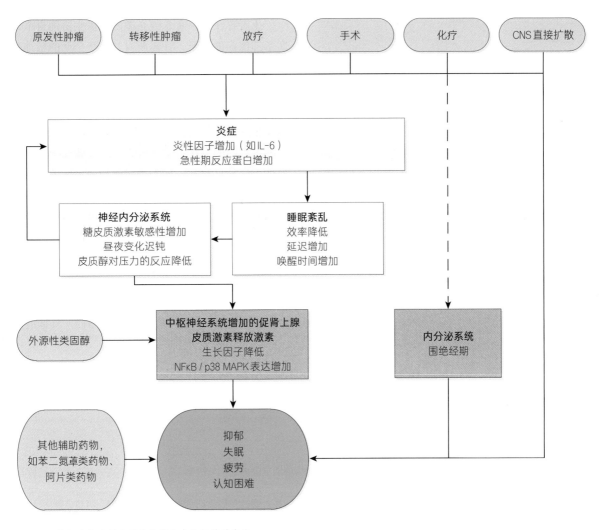

图6-2　抑郁症的病理生理学和癌症中的相关并发症

常常伴随着持续的痛苦，不管处于哪个阶段的癌症患者都会担心癌症复发和死亡。鉴于压力对于炎症反应的已知作用，心理和生理所面临的挑战很有可能促进了癌症患者抑郁症生理机制的形成。尽管如此，与癌性疲劳相关的大量生物学参数的文献相比，伴有严重抑郁的癌症患者的生物标志数据相对缺乏[28]（框6-2）。

框6-2
肿瘤与抑郁症之间可能存在的介质

炎症
神经内分泌反应
脑肿瘤的直接影响
治疗：手术、化疗、放疗
心理上的痛苦

临床表现

在癌症患者的重度抑郁、轻微抑郁和抑郁情绪调节

障碍中，很少有证据表明存在独特的现象学区别。然而，大约30%的癌症晚期患者最终可能在重性抑郁症和适应障碍之间过渡（通常从适应障碍转变为重性抑郁症），这提示我们加强早期干预和纵向随访的重要性[29]。值得注意的是，抑郁症的一些诊断标准会与癌症及其治疗引起的症状混淆，特别是能量低、食欲差、精神运动活动的改变和注意力的受损。在癌症患者的抑郁症评估中，有助于鉴别诊断的特定标准包括快感缺失、早醒、与病情不相称的残疾、内疚心理、自杀意念以及与已知器质性疾病不相称的躯体症状。此外，患者的疲劳在早晨已经出现而不是在一天中逐渐出现，这表明可能是抑郁症，而不是癌症和癌症治疗的预期影响。尽管关于如何权衡共病抑郁症的癌症患者的躯体和心理症状的争论仍在继续，但大部分临床医生更赞同一种包容性的方法（躯体症状被纳入重性抑郁症的诊断中），特别是考虑到促炎细胞因子可能会导致抑郁和躯体症状，例如疼痛和疲劳。其他非《精神障碍诊断与统计手册》标准支持重性抑郁症的诊断（框6-3）。

<table>
<tbody>
<tr><td colspan="2" align="center">框6-3
重要症状</td></tr>
</tbody>
</table>

混淆症状（由癌症或癌症治疗导致的症状）

睡眠不好（早醒是抑郁症的典型症状）

低能量（癌症中经历更多盛衰）

食欲降低

精神运动减慢（排除止吐药引起的静坐不能）

注意力降低

抑郁症中典型的症状

快感缺失

负罪感

食欲增加（除非使用类固醇）

自杀意念

易怒

绝望

患者存在自杀意念或企图要求医生协助自杀常常证实了抑郁症的诊断，并需要对其进行全面的精神病学评估。在评估了除医疗疾病以外的任何自杀危险因素后，应采取果断行动确保患者的安全。患者会受益于对他们心理需求背后的温和干预。有益的心理动力学因素包括对控制的需要、矛盾心理（例如，与医生交流自杀意念反映了求助的潜在希望）或者是自我体验中的分裂，即发生疾病的自我是一种需要根除的侵入性实体，从而保障良好的自我生存。其他的可能性包括将自杀作为对所爱之人的报复、赎罪（特别是如果癌症最初被归因为不良行为，例如吸烟和不良情绪）和实现一种已经死亡的"感觉体验"[30]。

癌症患者会经历很多损失，包括活力、身体完整性、独立性、头脑清晰度、生育能力、男子气概以及其他一些在生病过程中可能会导致抑郁的东西。具体的压力源因癌症类型而异（表6-1）。

表6-1　因癌症类型而异的特定的抑郁相关压力因素

癌症类型	导致抑郁的特定压力源
肺	严重预后，呼吸困难，疼痛，精神疾病的发病前期危险因素（如吸烟）
头颈部	由手术或放疗导致的进食或吞咽困难，疼痛，精神疾病的发病前期危险因素（如吸烟，酒精依赖）
脑	对中枢神经系统的直接影响，认知损伤，个性改变，癫痫/无法驾驶，长期高糖皮质激素，护理人员负担，严重预后
乳腺	身体形象和女性身份［乳腺手术+/−BSO（双侧输卵管卵巢切除术）］，婚姻关系，辅助激素治疗，患者可能将社会的所作所为（大众媒体中的"粉红丝带"）视为无情的鼓励与无用的宣传，认为这是与她们的个人经历不相符的（特别是Ⅳ期乳癌患者）
妇科	身体形象和女性身份（TAH/BOS，全腹子宫切除术/双侧输卵管卵巢切除术），盆腔放疗的副作用（如阴道狭窄），严重预后（特别是卵巢癌），CA125值固定，频繁肠梗阻，在生命结束前的最后几个月常常无法进食
血液系统	诊断"生死攸关"状况时往往往没有时间为治疗过程做情绪准备，长期住院，干细胞移植的多种并发症（包括中枢系统感染），移植后长时间的隔离期，移植物抗宿主病毁容的可能性
胃肠道	造口术调整，慢性腹泻，恶心，腹痛，抑郁症的前期发病风险（食管癌中的酒精依赖）
泌尿生殖系统	尿潴留或尿失禁，遗尿症，慢性福莱导尿管或回肠环永久性造口的管理，勃起功能障碍或其他副作用，固定前列腺特异性抗原值，"医学阉割"与激素治疗的情感影响
肉瘤	截肢，疼痛，社会背景（"罕见癌症"），经常影响年轻人
黑色素瘤	对晒太阳与晒黑床暴露的负罪感，家庭成员风险管理，干扰素α的神经精神副作用，中枢神经系统转移的高风险（通常是出血性）
所有类型	化疗引起绝经、不孕的可能，化疗和放疗引起的脱发，严格的治疗时间表干扰工作和旅行

在癌症患者中，抑郁和各种精神疾病共病，包括创伤后应激症状在内的焦虑障碍，但很少出现创伤后应激障碍的所有症状（框6-4）[31]。

框6-4
并发症

焦虑症
D型人格（倾向于消极的情感和社会抑制）
认知功能障碍

进程和自然史

抑郁症状在癌症过程中的特定阶段最为明显：在确诊癌症的复发和转移，以及缺乏医疗人员随访的环境下，患者对于积极地完成治疗有存在性焦虑和对复发的恐惧。在乳腺癌患者中，他们抑郁症和焦虑症的患病率在确诊后的几年里呈非线性下降的趋势（第1年下降50%；第2~4年为25%；第5年为15%），在诊断癌症复发的3个月内增加到45%[32]。然而，总的来说，以《精神障碍诊断与统计手册》为诊断标准的纵向研究还比较缺乏。进行性疾病可能不会比症状轻的疾病更不容易导致抑郁症，这个发现在乳腺癌患者中尤为可靠[33]。然而，肿瘤转移与抑郁症患病率相关，尽管两者因果关系的方向还有待探讨[34, 35]。肿瘤转移患者的抑郁症状随生理和心理症状负担的增加而加重，但是与死亡本身无关[36]。缓解期的长期癌症幸存者（确诊5年以上），其抑郁症的发生率并不比一般人群高[37]。

患有抑郁症的癌症患者常常表现出不适应的思想和行为，例如易怒、夸大自己的躯体症状、责备自身的疾病、脱离家庭和专业照顾者，以及限制外出旅行和户外活动。这些问题常常导致患者对医疗服务的满意度下降、与护理人员和医生沟通的效率降低、治疗计划的依从性下降，以及住院时间延长[38, 39]。他们还表现出更高的补充或替代药物的利用率[40]。

重要的是，即使调整了影响预后的临床因素，抑郁症也已经被证明对晚期患者的生活质量和总生存期（即全因死亡率）产生不利影响[41-43]。然而，抑郁症并不影响癌症的进展[43]。

评估和鉴别诊断

癌症患者患抑郁症的主要鉴别诊断包括悲伤、适应障碍、物质诱导的情绪障碍和低活动性谵妄等（框6-5）。评估哭泣的性质在临床上有助于区分适应障碍和悲伤及抑郁症：宣泄式哭泣是适应障碍和悲伤的特征，而哭得很厉害或没有办法缓解的哭泣可能伴随着抑郁症。悲伤反应可能包括了强烈的悲伤、食欲减退和睡眠障碍，但通常不包括伴随着抑郁症的发生而普遍存在的负罪感和自尊的丧失。此外，与悲伤相关的情绪往往呈波浪式，其中穿插着患者能够享受活动的时间段，相反，抑郁症通常以持续的快感缺失为特征。相比于抑郁症，适应障碍往往不那么严重，严重功能性损伤也较少。家庭成员描述的信息能够帮助我们了解患者日常活动中的损伤程度。详细了解患者的用药史同样重要，包括任何最近可能导致抑郁的用药变化。

框6-5
鉴别诊断

悲伤
适应障碍
酒精或其他物质滥用
谵妄
自暴自弃
保存-退缩反应

同样，如果患者在使用酒精或非法物质，或滥用处方精神药物（例如苯二氮䓬类药物或阿片类药物），他们可能会表现出孤僻或烦躁不安。尽管长期每日服用大麻可能导致抑郁症状，但以治疗为目的服用大麻的患者可能在情绪、睡眠和疼痛上都有改善[44]。其他有酒精或者物质滥用史的患者在确诊癌症后会选择改过自新，偶尔会导致完全戒断酒精或物质依赖。

隐匿性低活动性谵妄患者可能表现出情感淡漠、精神活动减慢、参与性下降和自杀意念。这就需要在评估癌症患者是否有抑郁症时进行仔细地认知检查。这类人群自杀意念的鉴别诊断必须包括脑病状态，幻觉或妄想的存在是有自杀企图的一个危险因素[45]。最后，一个完整的鉴别诊断过程包含几个被提议用来描述低情绪、低兴趣、低反应的心理症状的概念（自暴自弃、保存-退缩反应）。自暴自弃症状包含了痛苦、无望、无助、独立和潜在的自杀行为，但不同于抑郁症的广泛性快感缺失[46]。保存-退缩反应可以解释患者的行为丧失和不活动是为与严重疾病斗争保存能量。患者表现出语言和活动的减少并脱离日常活动，但通常没有抑郁情绪[47]。

筛查

美国癌症研究所（National Cancer Institute）最近提出，所有综合癌症中心都应该对肿瘤患者进行情绪问题筛查，因此癌症背景下抑郁症的筛查越来越受到重视。临床医生曾低估了抑郁症对癌症患者影响的严重程度。

一项大型研究发现，在对有严重抑郁症状的患者进行抑郁评分时，肿瘤医生的他评与患者的自评只有13%的一致性；护理人员评分与患者评分的一致性[48,49]相差不大。简版六项爱丁堡抑郁量表最初用于产后抑郁的测量，也可用于癌症患者抑郁的测量，其他量表有患者健康问卷抑郁量表、贝克抑郁自评量表。尽管医院焦虑抑郁量表是筛查癌症患者情绪困扰最有效的工具，但在临床上有显著意义的情绪困扰临界值在不同研究中有所不同[50]。尽管没有证据表明单独的抑郁筛查比常规的治疗有更好的预后[51]，但是早期试验表明筛查很有可能与癌症患者的协作治疗干预相关联[52]。

癌症治疗或辅助药物可能导致抑郁症

用于治疗癌症的阿片类药物、糖皮质激素、干扰素、激素替代治疗和包括酪氨酸激酶抑制剂在内的几种化疗药物均会诱发抑郁症[53]（框6-6）。将抑郁症作为潜在的副作用能帮助临床医生在适当的时候调整治疗方法，比如减少类固醇的使用或及时确认和治疗诱发的抑郁症。

框6-6
可能导致抑郁症的药物

糖皮质激素
干扰素
白细胞介素-2
阿片类药物
他莫昔芬（+/-）
芳香化酶抑制剂（+/-）
紫杉醇（+/-）
多西紫杉醇（+/-）
长春新碱
长春碱
盐酸丙卡巴肼
L-天冬酰胺酶
两性霉素B
伊马替尼
达沙替尼

● **干扰素**

在度过了早期高风险时期或肿瘤转移时期后，患者会接受长达一年的干扰素α治疗。在其许多的体质和神经精神病学的副作用中，这种重组细胞因子会逐渐诱发一系列抑郁症状，在这种情况下，需要减少剂量甚至停用。因此，对接受干扰素治疗的患者进行心理健康管理尤为重要。

一小部分研究建议接受干扰素α治疗的患者服用抗抑郁药，这不仅可以解决与干扰素相关的抑郁症状，还能够帮助患者顺利完成干扰素疗程[54]。5-羟色胺抗抑郁药的预处理（一项小型帕罗西汀随机对照临床研究）可延缓或防止干扰素相关抑郁症在黑素瘤患者中的发作[55]。然而，预处理最好只用于接受干扰素治疗的已经服用抗抑郁药或报告有显著抑郁症症状的患者[56]。干扰素有时会减缓躁狂、轻躁狂和混合状态[56,57]，并且这些不良反应可能是由抗抑郁药引起的。

尽管选择性5-羟色胺再摄取抑制剂被广泛用于干扰素相关抑郁症的治疗，但是其他种类的抗抑郁药也值得考虑。安非拉酮有助于治疗干扰素相关的抑郁症状[58]，我们可以假设其作用有助于减少使用干扰素所产生的相关疲劳。

● **他莫昔芬**

他莫昔芬是治疗乳腺癌的辅助药物，安慰剂对照研究表明它不会增加抑郁症的患病率[59]。化疗引起的闭经可能让人们误以为是他莫昔芬诱发的抑郁症。此外，一些文献表明在诊断乳腺癌后，化疗和雌激素受体阳性是抑郁的独立危险因素[60]。他莫昔芬是一种类似于锂和丙戊酸钠的蛋白激酶C抑制剂，具有抗躁狂作用[61]。尽管缺少组间对比数据，他莫昔芬还是可能在对激素波动敏感的一小组患者中导致抑郁症状。如果抑郁症状暂时和他莫昔芬相关并在停止用药后得以解决，此外不会对同时进行的抗抑郁治疗发生反应，肿瘤科医生可以让绝经后女性使用芳香化酶抑制剂或让绝经前女性使用卵巢抑制剂（亮丙瑞林）加芳香化酶抑制剂以减少乳腺癌复发的风险。然而，一些女性在使用后情绪不稳定仍会持续。

治疗

对癌症患者抑郁症进行治疗可以有效减轻核心症状[62]、减少死亡的欲望[63]以及提高生活质量（框6-7和框6-8）[52]。有研究表明三环类抗抑郁药、选择性5-羟色胺再摄取抑制剂和心理社会干预都是对癌症患者抑郁症干预的有效措施[62,64]。然而，很少有研究表明一种抗抑郁药比另一种更有效，并且至今为止没有发现心理治疗和药物治疗效果有什么不同。

框6-7
癌症患者中抑郁的治疗

选择性5-羟色胺再摄取抑制剂（注意半衰期短的选择性5-羟色胺再摄取抑制剂类药物的停药综合征的风险）
5-羟色胺和去甲肾上腺素再摄取抑制剂（注意容量依赖性高血压）

续框

安非他酮（有助于缓解疲劳）

米氮平（也可以缓解恶心）

三环类抗抑郁药（有助于缓解神经性疼痛）

抗精神病药物（作为一个增强剂，可以缓解恶心与失眠）

兴奋剂（起效快，提高活力）

认知行为疗法

以意义为中心的治疗

团体治疗

支持性表达治疗

框 6-8
抗抑郁药和化疗药物间重要的相互作用

他莫昔芬（表 6-2）

止吐药（可能有额外副作用）

● 5-羟色胺再摄取抑制剂

5-羟色胺再摄取抑制剂（选择性 5-羟色胺再摄取抑制剂与 5-羟色胺和去甲肾上腺素再摄取抑制剂）因其安全性和耐受性是癌症患者的一线抗抑郁治疗药物。所有的药物疗效大致相当，并且在服用适当剂量后的 2~6 周起效。除了改善抑郁和焦虑，它们还减少了乳腺癌患者约 50% 的潮热[65]。值得注意的是，在以往随机对照试验中，被试服用的是氟西汀、帕罗西汀和米安塞林而不是理论上首选的抗抑郁药（下文会详细讨论）。随着抗抑郁药越来越多地用于治疗癌症患者的情绪症状，进行随机安慰剂对照临床试验的难度也越来越大，因为许多癌症患者不再愿意接受安慰剂治疗。最近，在已经进行的防治研究中，一项随机对照试验表明预防性服用西酞普兰可以将正在治疗头颈部癌的非抑郁症患者患抑郁症的风险降低 50% 以上[66]。

选择性 5-羟色胺再摄取抑制剂与 5-羟色胺和去甲肾上腺素再摄取抑制剂的常见副作用包括胃肠道不适、兴奋、头痛、头晕和性功能障碍，这些症状大多在治疗开始的几个星期内会消失。严重的癌症引起的胃肠道症状或由化疗引起的明显恶心，可能需要额外的安慰剂或考虑替代药物。癌症患者需要注意的其他副作用有抗抑郁药诱发的低钠血症（抗利尿激素分泌失调综合征）和胃肠道出血的风险增加，尤其需要考虑到与肺部疾病共病的高可能性（本身有很高的低钠血症风险），以及化疗和疾病引发的血小板减少。然而，这些副作用不常见，不应停止用药。

半衰期短的抗抑郁药（帕罗西汀、文拉法辛）易

产生停药综合征，它表现为流感样症状、精神症状（抑郁、焦虑、兴奋）以及头晕。这会使肠梗阻或有其他手术风险的患者术后无法长期口服药物。例如，卵巢癌晚期的患者常常会体验到突来的梗阻，这需要禁食，包括停止服用所有的口服药，这会使他们面临抗抑郁药停药综合征的风险。因此，半衰期更长的抗抑郁药对他们有益，例如氟西汀。相反地，半衰期长的氟西汀和细胞色素 P450 的相互作用，所以不建议治疗中产生此种相互作用的患者使用。考虑到这些原因，半衰期中等的药物和细胞色素 P450 较少产生相互作用，例如西酞普兰、艾司西酞普兰和舍曲林常被用于癌症患者抗抑郁的治疗，以避免这些问题。

尽管 5-羟色胺和去甲肾上腺素再摄取抑制剂（文拉法辛、度洛西汀）有产生剂量依赖性高血压的可能性，但在缓解由手术和化疗引起的疼痛和更年期症状的管理方面，5-羟色胺和去甲肾上腺素再摄取抑制剂较选择性 5-羟色胺再摄取抑制剂更有优势。

● 非典型抗抑郁药

安非他酮是一种去甲肾上腺素和多巴胺再摄取抑制剂，它能够改善癌症患者的疲劳和性功能障碍[67]，也有助于戒烟。安非他酮不会导致体重增加甚至会导致体重降低，因此它不是身体消瘦患者的首选药物。安非他酮的代谢物抑制 CYP2D6，因此它不是服用他莫昔芬患者的优选药物。此外，安非他酮对潮热没有积极的疗效。因为它的剂量依赖于癫痫发作的阈值，原发和转移性脑肿瘤引起癫痫发作的患者应避免服用安非他酮。

米氮平是一种去甲肾上腺素药物并且拮抗 5-HT2、5-HT3 和 H1，同时针对抑郁症和其他癌症患者常见的症状，包括失眠、食欲不振、体重减轻和恶心，米氮平比大多数抗抑郁药起效更快，在非癌症相关抑郁症的研究中，症状在一周内得到改善。米氮平对 5-HT3 受体的作用类似于 setron 类止吐药，而且米氮平可能对化疗引起的恶心和呕吐有效[68]。与选择性 5-羟色胺再摄取抑制剂相比，米氮平对性功能方面的副作用较少。

米氮平理论上可以延缓一些癌症的发展。它与其他 H1 拮抗剂降低了白细胞介素-6 水平[69, 70]，而白细胞介素-6 是多种癌症发展的危险因素。一些人提倡运用米氮平治疗白细胞介素-6 反应性癌症，因其理论上能在下游阻断白细胞介素-6[71]。然而值得注意的是，没有研究表明 H1 拮抗作用可减缓体内肿瘤的生长。

米氮平的副作用包括食欲增长、体重上升、药物镇静、便秘、口干、头晕和（轻微的）中性粒细胞减少、粒细胞减少和低钠血症。当抗组胺药作用更大时，每天服用剂量少于 15 mg 的患者药物镇静效果更为显著，但在某些个体中可能在几天内疗效会减弱。米氮平不适用于治疗那

些情况相对较好和通过类固醇或化疗导致发胖的抑郁症患者，因为他们不希望体重增长和食欲增加。

● **三环类抗抑郁药**

三环类药物有抗胆碱能的副作用，毒蕈碱和α受体阻断剂，药物的相互作用，这些限制了它们只能被用作二线药物，尤其是对老年人来说。由于组胺阻断，它有助于改善神经性的疼痛和失眠。对由癌症和化疗引起的腹泻患者来说，便秘可能是一个有益的副作用。通常使用低剂量就会起效。

● **抗精神病药物**

奥氮平、喹硫平和其他抗精神病药物可作为标准抗抑郁药的增效剂。对于有认知障碍（苯二氮䓬类药物相对禁忌证）的患者化疗引发的恶心、呕吐、失眠和焦虑，它们也非常有效，并可能抵消类固醇诱导的情绪不稳定。长期服用抗精神病药物的一般人群对其副作用感到担忧，例如迟发性运动障碍、糖尿病和代谢综合征，而处于有限生存期的肿瘤患者可能较少担心这个问题。

● **兴奋剂**

关于哌甲酯和右苯丙胺的研究表明超过70%的癌症和抑郁症患者会接受服用兴奋剂[72-74]。因为到了生命的末期，在服用典型的抗抑郁药物的几个星期内起作用是不可能的，哌甲酯和右旋安非他明可能是低能量和停药的选择，它们起效的时间是1~2天。一种选择是在服用典型抗抑郁药的同时服用精神兴奋剂，在典型抗抑郁药起作用后逐渐减少精神兴奋剂。兴奋剂可以减少疲劳并改善觉醒、认知水平[75]和低活动性谵妄的症状[76]，这些特别有益于癌症患者。虽然食欲减退是一种已知的副作用，但运用兴奋剂治疗的抑郁癌症患者食欲有所提高[73, 74, 77]。兴奋剂似乎在某种程度上能减少阿片类药物相关的镇静作用，这让我们能增加阿片类药物剂量以更有效地缓解痛苦。

兴奋剂在癌症患者中的耐受性很好，停药率始终低于20%。哌甲酯和大多数导致或最有可能导致治疗中止的兴奋剂的常见副作用是兴奋和失眠，其他的副作用还有口干、战栗、食欲下降、头疼、心悸和恶心。癌症患者出现依赖、滥用、耐受或心脏副作用的风险很小[78]。

尽管右苯丙胺有相同的疗效，但大多数研究中癌症患者使用速释型哌甲酯[74]。哌甲酯相当便宜，并且最近实现了该药物的经皮肤给药形式，这有益于不能吞咽的患者。

● **莫达非尼**

莫达非尼是一种改善睡眠的非苯丙胺类兴奋剂，它也有很好的耐受性和相似的副作用，包括恶心、头痛、腹泻、紧张和口干。尽管还未有研究表明莫达非尼在癌症患者抑郁症治疗中的效果，但是它似乎在因癌症引发疲劳的治疗中起到一个积极的辅助作用[79]。不同于哌甲酯，莫达非尼是一种CYP450诱导剂，它能够加速三环类抗抑郁药、华法林和其他药物的代谢。

● **氯胺酮**

氯胺酮是一种经典的麻醉剂和非竞争性N-甲基-D-天冬氨酸拮抗剂，在亚麻醉剂量下，对抑郁症具有强有力和快速的治疗作用，特别是对传统抗抑郁药耐药的患者[80]。同样，氯胺酮可以改善晚期癌症患者的疼痛和抑郁，但缺乏对照试验。此外，氯胺酮的抗抑郁作用可能是由于雷帕霉素（作用于mTOR靶点）的增加，这反过来在理论上又会导致肿瘤的加速增长[81]。在这种情况下，需要进行对照研究，研究氯胺酮对癌症结果和抑郁症的影响。

● **电休克疗法**

尽管电休克疗法在其他医疗情境下对年纪较大的患者有很好的疗效，但它从未在肿瘤情境下进行研究[82]。占位性颅内病变是一种相对禁忌证，但是有文献表明即使在这种情况下安全的电休克疗法也是可能实现的[83]。

治疗癌症患者的焦虑：值得考虑

正常化！焦虑通常与不确定性的经历有关——这在癌症患者中几乎是普遍存在的

排除因止吐药或抗精神病药引起的静坐不能

排除谵妄

考虑缺氧、肺转移、肺栓塞

在适当情境下考虑中枢神经系统进展或转移（原发性脑肿瘤，具有高风险脑转移的癌症，例如，乳腺癌、肺癌、黑色素瘤、肾小细胞癌）

治疗是许多患者的第一选择

还可以使用选择性5-羟色胺再摄取抑制剂、丁螺环酮、米氮平、非典型抗精神病药、苯二氮䓬类药物

由于谵妄风险增加，对于晚期患者长效苯二氮䓬类药物（如氯硝西泮）需谨慎使用

专题

● **癌症中抑郁相关失眠的治疗**

出于心理和生理的原因，有将近一半的癌症患者有睡眠障碍[84]。肿瘤侵袭和治疗副作用导致的生理症状常常会加重抑郁相关的失眠。疼痛、瘙痒、尿急、呼吸短促和引流损害都会导致夜间睡眠不佳。逐渐减少类固醇以缓解化疗引起的恶心，或是利用兴奋剂治疗癌性疲劳，都会对患者的睡眠模式产生负面影响。

苯二氮䓬类药物通过抑制γ-氨基丁酸神经递质系统，快速促进睡眠和消除焦虑，并可作为抗抑郁药的有效辅助药物。劳拉西泮作为这样一种药物在癌症治疗中

无处不在。肿瘤科医生多针对失眠、恶心、肌肉不适、控制癫痫发作和焦虑（例如，预期化疗期间或者幽闭恐惧症患者进行磁共振时）使用这种药物。

尽管苯二氮䓬类药物很受欢迎，但使用它们时也应谨慎。它对中枢神经系统方面的副作用包括方向障碍、药物镇静、易怒、混乱、共济失调、频繁跌倒、头晕和呼吸抑制。高龄的癌症患者可能有肿瘤或副肿瘤性中枢神经系统参与他们的疾病，致使他们对苯二氮䓬类药物的效果更加敏感。考虑到这些原因，供选择的干预措施可以是苯二氮䓬类药物的减少，而不是添加，并依赖于更安全的干预措施，如聚焦于睡眠的认知行为疗法或安眠药，如艾司佐匹克隆、扎莱普隆和唑吡坦（见第 18 章，抑郁症与睡眠障碍）。

如前文所述，对伴有失眠的抑郁癌症患者给予米氮平，可以避免与苯二氮䓬类药物相关的风险，并且比使用苯二氮䓬类药物拥有更好的睡眠质量。另一种选择是曲唑酮，它是一种可用于治疗失眠和抑郁的突触后 5-羟色胺和 α 受体抑制剂，尽管它有益于非抑郁患者的失眠的证据有限[85]。副作用包括直立性低血压和阴茎异常勃起。

其他几种温和的药物干预值得特别提及：加巴喷丁、褪黑素和雷美替胺。与劳拉西泮一样，加巴喷丁经常被用于癌症治疗中广泛的症状管理，包括化疗引起的神经性疼痛和更年期症状。很少有文献支持这种药物在原发性失眠中的作用[86]，然而，加巴喷丁尤其在使用初期可以引发药物镇静，患者可偶尔以这种副作用为优势。比如说，大部分更年期症状标准的治疗方案（每天三次，一次 300 mg）可以转变为睡前服用（例如，早晨服用 300 mg，睡前服用 600 mg）以提高睡眠质量。

褪黑素和雷美替胺（褪黑素受体激动剂）有助于调节睡眠节律紊乱患者和低褪黑激素患者（如老年人）的昼夜节律。初步研究表明，雷美替胺在减少睡眠潜伏期和增加睡眠时间方面比安慰剂更有效，其作用持续长达 6 个月。虽然雷美替胺在癌症患者中作为睡眠辅助药的效用尚未被评估，但它具有很强的安全性和普遍的耐受性，使得其对该人群具有吸引力。临床上，它似乎是有效的，但是它更多用于治疗失眠初期而不是中期和晚期。初步证据还表明，高褪黑激素水平可能有助于减缓某些癌症的生长[87]。

● 他莫昔芬与抗抑郁药的相互作用

除了结合化疗中抗抑郁药和 P450 相互作用的理论考虑之外，治疗的决定必须基于患者的情况和具体的化疗药物。他莫昔芬与选择性 5-羟色胺再摄取抑制剂/5-羟色胺和去甲肾上腺素再摄取抑制剂相互作用为肿瘤学领域的决策算法提供了一个特别有指导意义的例子。具体

来说，CYP450 同工酶 2D6 的强效抑制剂，如帕罗西汀或氟西汀，可能阻碍他莫昔芬代谢成为其最活跃的代谢物之一——内昔芬（4-羟乙基-N-去甲基-三苯氧胺）。一项研究表明，相比于没有服用抗抑郁药的患者，服用帕罗西汀的患者乳腺癌复发的风险更大[88]。鉴于此，接受他莫昔芬辅助治疗的乳腺癌患者最好避免使用帕罗西汀。然而，这种复发的相关性在其他抑制同工酶 2D6 的抗抑郁药中并未发现，例如氟西汀和安非他酮。此外，新的他莫昔芬代谢物以及其他 CYP 同工酶如 3A4 和 2C9 也参与他莫昔芬代谢，这就质疑了内昔芬和 CYP2D6 在介导他莫昔芬对靶组织的临床作用中的相对重要性[89]。因此，关于使用他莫昔芬的抗抑郁治疗的决定应根据乳腺癌复发风险、抑郁症状的严重程度以及抑郁复发对总体健康和生活质量的影响不同而异。表 6-2 列出了常见的抗抑郁药及其 CYP2D6 抑制的相对水平。

表 6-2　与他莫昔芬共同给药的注意事项：按 CYP2D6 抑制的顺序排列的抗抑郁药

不抑制	中等抑制	显著抑制
文拉法辛	舍曲林	帕罗西汀
艾斯西酞普兰	度洛西汀	氟西汀
米氮平	曲唑酮	安非他酮
西酞普兰	大多数三环类抗抑郁药	

心理治疗干预

心理治疗是癌症和抑郁症患者精神治疗的重要组成部分。癌症的确诊对患者来说是一种生活转变和创伤应激源，癌症带来了大量直接的威胁——不仅仅是死亡，还包括身体衰变、经济紧张、与以往的社交网络隔离，并且治疗过程往往比疾病本身更糟，以及破坏患者对医疗护理保健的信心。癌症患者必须面对死亡的威胁，学会战胜恐惧，修正他们的人际关系，并为剩下的时间设定优先次序。因为快感缺失和执行功能障碍，患有抑郁症的癌症患者面临着更加困难的适应问题，这限制了他们在做最坏打算的同时抱有最好的希望的能力。因此抑郁的癌症患者仅仅使用"精神药物管理"是不恰当的，必须将药物治疗与心理治疗相结合，以解决这方面的问题。

心理治疗可以缓解身心症状和生存的痛苦，帮助癌症存活者管理对癌症复发和转移的恐惧，成功从"病态角色"中脱离出来，帮助晚期癌症患者应对疾病进程，并在生命即将结束时能够保持心境平和。患者常常坚定地认为癌症会导致多种令人悲痛的损失，类似于人们哀

悼家人或亲密朋友的离去。心理安抚在癌症患者的心理治疗中尤为有用，包括为重要的"失去纪念日"提前制定预警方案（如确诊和外貌毁损手术的时间，或是与癌症相关的家庭成员和朋友的死亡）。值得注意的是，节日和生日这样重要的事件对癌症患者来说是一个困难的时刻，尤其是发生在确诊和复发不久之后，因为他们害怕这是他们最后一个节日或者生日。强调自我照顾和行为激活对抑郁和悲伤的癌症患者是非常重要的。基础的支持性心理治疗策略（如正常化），对战胜伴随潜在的最终诊断而来的角色转变和解离也非常有用。

认知行为疗法、意义中心疗法、团体治疗与支持性表达疗法对癌症患者尤其有效。最常用于个体治疗的也许是支持性表达和认知行为疗法技术的折中结合。癌症患者的支持性表达方式取决于患者被诊断为癌症时获得的叙述。与心理治疗高度相关的话题常常会出现在患者的表述过程中。常见的例子有：对未能早些检查相关症状的负罪感，对可能导致患癌的生活方式的自我责备和对他们认为导致延迟诊断的医疗人员的不信任感和愤怒。患者对他们如何度过确诊后那一段时间的描述常常为咨询师提供了一个窗口，以了解他们的应对方式和防御机制的成熟度。咨询师可以询问来访者在癌症确诊前如何应对生活中的重要压力源，弄清患者在过去是否曾从个体或团体的心理治疗中获益，这些都是很有用的。心理疏导应纳入所有患者的治疗方案中。例如，由于许多患者有潜在的恐惧，认为生活压力导致他们得癌症并可能助长了其发展。因此有必告诉患者并没有研究支持压力与癌症的诊断和复发存在相关。如果临床医生还治疗其他的癌症患者，可以适时地分享其他患者是如何解决与癌症相关的担忧的案例，这有助于患者将常见担忧正常化、减少孤立感，并建立治疗联盟。治疗的另一个目标是帮助患者重建他们对身体感觉的信心，并在放大和缩小躯体疼痛中找到一个适当的平衡。鼓励患者在本能地关注症状的情况下进行自我激励，可以帮助患者恢复控制感。在这种情况下，改善患者与肿瘤科医生的沟通也是治疗的中心目标。在治疗过程中，咨询师和患者讨论与肿瘤科医生最后一次谈话的细节，然后帮助患者列出一个以优先顺序排列的问题清单，在下一次就诊时问肿瘤科医生，这也是很有帮助的。

正如上述例子所述，癌症患者中支持性表达疗法通常发生在治疗的后期，因为大量探索性的工作可能会击溃患者脆弱的防御，或仅仅在一个情境性危机的背景下患者的防御薄弱。但是，探索性策略是有用的，特别是随着治疗联盟的深化。癌症背景下的探索策略包括充分探索"焦虑"背后具体的复杂情绪和直接分析患者与肿瘤科医生关系中移情的问题。患者可以从对比中认识

到他们对肿瘤科医生的情绪反应和在他们生活中对他人（包括原生家庭）的情绪反应是一样的。

一项荟萃分析表明，认知行为疗法可以降低癌症患者的痛苦[90, 91]。认知行为疗法教会患者识别与他们症状相关的想法和感觉，让他们意识到认知歪曲和消极的想法会增加身心痛苦。不良的适应方式（例如，回避/拒绝、宿命论、无助/无望和对焦虑的关注）会放大癌症患者的痛苦[92]。从实际情况来看，失业、对身体形象的担忧和苛刻的治疗时间表可能会限制日常结构和社会接触，从而加剧抑郁。对于这些问题，我们建议进行行为激活（例如，每天步行5分钟，并在可以忍受的情况下每天增加5分钟）、制定活动时间表（模拟工作时间表）和暴露层次（因为社会隔离的患者会担心正常人会怎么想他们）。放松技巧，如腹式呼吸、渐进性肌肉放松和自我训练，可降低生理唤醒和改善应对方式[93]。对症状和压力解释的改变和学习应对策略可提高对癌症的适应[92]。正念冥想（第三波认知行为疗法的组成部分）也有助于减少焦虑和痛苦[94, 95]。

癌症患者团体治疗有各种各样的形式。支持性团体是社会支持的一个主要来源，它可以减少痛苦、悲伤、抑郁和焦虑[96, 97]。团体降低了伴随癌症诊断而来的隔离感受，并提供给患者一个表达痛苦情绪的场合。支持性表达小组心理疗法使用非结构化小组来关注患者的担忧，尤其是围绕意义、死亡、孤立和自由的存在问题[98]。研究表明，支持性表达团体可以减少患者的情绪障碍、适应不良和创伤应激症状[98, 99]。但是，团体治疗可能延长癌症转移的患者的生命这一早期希望尚未得到证实[100]。尽管如此，研究者仍在继续探究团体治疗对癌症预后的潜在影响。有趣的是，最近的一项随机临床试验对区域性乳腺癌患者进行了一项团体心理干预，结果发现被干预的患者显著降低了乳腺癌复发和死亡的风险[101]。

布赖特巴特（Breitbart）等提出的意义中心疗法聚焦于在晚期癌症患者中增加感知意义、平和感和目的感，它适用于个体或团体治疗[102, 103]。意义中心疗法是基于维克托弗兰克尔的存在主义疗法，该疗法认为创造力、态度和经验是人生意义的三个主要来源[104]。在7个90分钟的治疗中，患者讨论以下话题：概念和意义的来源；癌症和意义；生命的意义和历史背景；讲故事和生活计划；生活的局限性和有限性；责任、创造力和行动；经验、自然、艺术和幽默；结束、告别和对未来的希望。对于晚期癌症患者，意义中心治疗可以提高精神幸福感、增加意义感和降低对死亡的焦虑和渴望[105]。

最后，偶然的自杀倾向是癌症患者的精神护理中存在的一个挑战。制约患者自杀的治疗策略包括探索患者死亡愿望的动机，分享患者的无助感，避免力量斗争或

避免强迫患者在治疗中过早放弃[30]。在肿瘤患者中，姑息治疗与在生命结束时进行积极的症状管理，并给患者一种对死亡地点和环境的控制权的承诺是解决偶然性自杀很好的方法。

信仰

癌症患者的抑郁痛苦常在精神信仰层面。在一项研究中，78%的晚期癌症患者报告说信仰对他们的癌症体验很重要[106]。主要的信仰主题包括宗教/信仰（R/S）的应对；宗教/信仰的实践，如祈祷；由于癌症体验宗教/信仰的转变；宗教/信仰团体作为支持来源。信仰也可能是痛苦的根源。在同一项研究中，43%的患者表示至少有一种消极的宗教应对主题，包括感到被上帝抛弃或惩罚、质疑上帝的爱或力量、相信恶魔导致癌症、感到被某个宗教团体抛弃[107, 108]。晚期癌症患者的精神痛苦与生活质量的下降相关[108]，提供精神层面的护理可以提高临终患者的生活质量[109]。联合委员会目前要求对每个患者进行精神评估，姑息治疗的目标中包括精神层面的护理。尽管如此，临床医生们还是经常不愿提及患者精神层面的折磨，因为他们尚未解决自己的精神冲突，担心用自己的价值观影响患者。

临床医生可以将信仰纳入鉴别诊断和综合规划，以促进精神整合治疗[110]。精神整合治疗通过运用更传统心理社会学的方法探索患者的精神世界，将可利用的资源与患者最紧迫的症状、患者最重要的弱点相匹配。精神上的整合治疗解决了关于同一性、希望、意义、正义和联系的核心存在性问题。例如，围绕身份认同的宗教患者可能会从他们与上帝的关系中得到认同。努力维持希望的患者可以接受人际治疗或精神指导，该指导聚焦于对上帝的信任和对未来的疑虑。从精神层面理解惩罚和宽恕可以帮助因道德问题而苦恼或内疚的患者。学会感受上帝的接受和爱可以帮助抑郁中感到孤立和被拒绝的患者。许多形式的精神护理最好通过转介或与宗教资源合作（如医院牧师）来完成。将精神信仰方面的观点和干预纳入精神治疗，会引起超出本章范围的伦理、移情和反移情问题。未来的研究需要理解如何更好地评估和解决癌症患者体验到的错综复杂的抑郁和精神痛苦。

结论

抑郁症是癌症患者中常见的共病，它会降低患者的生活质量，给患者和护理人员带来痛苦和困难，削弱患者在威胁生命的疾病环境下做出有意义的情感联系和治疗决策的能力。给予充分的诊断和治疗是至关重要的，治疗的基础可以从一般人群的研究中推断出来，也可以从有关心理社会肿瘤学越来越多的证据中推断出来（框6-9）。

框6-9
总结

抑郁症是癌症的常见共病
癌症中的抑郁症很难鉴别，但是鉴于其对患者生活质量的影响，不应漏诊
缺乏大规模研究，现有证据表明抑郁症的标准疗法对该人群有效

一些领域显然需要更多的研究。这些领域包括适应障碍的流行病学和现象学，在疾病各个阶段抑郁症的发展过程，应注重症状而不是症状评分。许多现有的治疗试验都是以单一疗法为主的试验，没有考虑到受试者可能一直在同时进行的心理治疗、药物治疗或补充/替代治疗潜在的混杂效应[111]。尤其重要的是大型抗抑郁药的安慰剂对照试验，有较少的药物相互作用，包括生物标志物的测量。在这样的试验中，受试者的获得特别困难，因为许多癌症患者和抑郁症患者不愿意接受安慰剂。

多元的治疗方法在这样的群体中是最有效的。根据患者偏好和临床症状（包括癌症类型、分期和共病）制定社会心理干预策略，并将心理和药物治疗结合起来治疗中重性抑郁症患者。抑郁症治疗的协作护理模式应该可评估这些个性化的精神药理学和心理治疗方法。应开展对照试验，用于评估常规抑郁症筛查是否可以减少癌症患者未被满足的需求，并降低出现严重和持续抑郁症症状的风险。

参考文献

1. Mitchell AJ, Chan M, Bhatti H, et al. Prevalence of depression, anxiety and adjustment disorder in oncological, hematological and palliative care settings: a meta-analysis of 94 interview-based studies. *Lancet Oncol.* 2011; 12(2): 160–174.

2. Waraich P, Goldner EM, Somers JM, Hsu L. Prevalence and incidence studies of mood disorders: a systematic review of the literature. *Can J Psychiatry.* 2004; 49(2): 124–138.

3. Spiegel D, Giese-Davis J. Depression and cancer: mechanisms and disease progression. *Biol Psychiatry.* 2003; 54: 269–282.

4. Wilson KG, Chochinov HM, Skirko MG, et al. Depression and anxiety disorders in palliative cancer care. *J Pain Symptom Manage.* 2007; 33: 118–129.

5. Hill J, Holcombe C, Clark L, et al. Predictors of onset of depression and anxiety in the year after diagnosis of breast cancer. *Psychol Med.* 2011; 41: 1429–1436.

6. Pirl WF. Evidence report on the occurrence, assessment, and treatment of depression in cancer patients. *J Natl Cancer Inst Monogr.* 2004; 32: 32–39.

7. Strong V, Waters R, Hibberd C, et al. Emotional distress in

cancer patients: the Edinburgh cancer center symptom study. *Br J Cancer*. 2007; 96: 868–874.

8. Ell K, Sanchez K, Vourlekis B, et al. Depression, correlates of depression, and receipt of depression care among low-income women with breast or gynecologic cancer. *J Clin Oncol*. 2005; 23: 3052–3060.

9. Skarstein J, Bjelland I, Dahl AA, Laading J, Fossa SD. Is there an association between haemoglobin, depression, and anxiety in cancer patients? *J Psychosom Res*. 2005; 58: 477–483.

10. Carlson LE, Angen M, Cullum J, et al. High levels of untreated dis-tress and fatigue in cancer patients. *Br J Cancer*. 2004; 90: 2297– 2304.

11. Schneider KL, Shenassa E. Correlates of suicide ideation in a population-based sample of cancer patients. *J Psychosoc Oncol*. 2008; 26: 49–62.

12. Chochinov HM, Wilson KG, Enns M, et al. Depression, hopeless-ness, and suicidal ideation in the terminally ill. *Psychosomatics*. 1998; 39: 366–370.

13. Breitbart W, Rosenfeld B, Pessin H, et al. Depression, hopeless-ness, and desire for hastened death in terminally ill patients with cancer. *JAMA*. 2000; 284: 2907–2911.

14. Gutheil TG, Schetky D. A date with death: management of time-based and contingent suicidal intent. *Am J Psychiatry*. 1998; 155: 1502–1507.

15. Peteet J, Maytal G, Rokni H. Unimaginable loss: contingent suicidal ideation in family members. *Psychosomatics*. 2010; 51: 166–170.

16. Miller M, Mogun H, Azrael D, et al. Cancer and the risk of suicide in older Americans. *J Clin Oncol*. 2008; 26: 4720–4724.

17. Misono S, Weiss NS, Fann JR, et al. Incidence of suicide in per-sons with cancer. *J Clin Oncol*. 2008; 26: 4731–4738.

18. Ripamonti C, Filiberti A, Totis A, De Conno F, Tamburini M. Suicide among patients with cancer cared for at home by palliative care teams. *Lancet*. 1999; 354: 1877–1878.

19. Crocetti E, Arniani S, Acciai S, Barchielli A, Buiatti E. High suicide mortality soon after diagnosis among cancer patients in central Italy. *Br J Cancer*. 1998; 77: 1194–1196.

20. Fang F, Fall K, Mittleman MA, et al. Suicide and cardiovascular death after a cancer diagnosis. *N Engl J Med*. 2012; 366: 1310–1318.

21. Ganzini L, Goy ER, Dobscha SK. Prevalence of depression and anxiety in patients requesting physicians' aid in dying: cross sectional survey. *BMJ*. 2008; 337: a1682.

22. Janelsins MC, Roscoe JA, Berg MJ, et al. IGF-1 partially restores chemotherapy-induced reductions in neural cell proliferation in adult C57BL/6 mice. *Cancer Invest*. 2010; 28: 544–553.

23. Aggarwal BB, Shishodia S, Sandur SK, et al. Inflammation and cancer: how hot is the link? *Biochem Pharmacol*. 2006; 72: 1605–1621.

24. Musselman DM, Miller AH, Porter MR, et al. Higher than normal plasma IL-6 concentrations in cancer patients with major depres-sion: preliminary findings. *Am J Psychiatry*. 2001; 158: 1252–1257.

25. Jehn CF, Kuenhardt D, Bartholomae D, et al. Biomarkers of depression in cancer patients. *Cancer*. 2006; 107: 2723–2729.

26. Evans DL, McCartney CF, Nemeroff CB, et al. Depression in women treated for gynecological cancer: clinical and neuroen-docrine assessment. *Am J Psychiatry*. 1986; 143: 447–452.

27. Capuron L, Raison CL, Musselman DL, et al. Association of exag-gerated HPA axis response to the initial injection of IFN-alpha with development of depression during IFN-alpha therapy. *Am J Psychiatry*. 2003; 160: 1342–1345.

28. Miller AH, Ancoli-Israel S, Bower JE, et al. Neuroendocrine-immune mechanisms of behavioral comorbidities in patients with cancer. *J Clin Oncol*. 2008; 26: 917–982

29. Akechi T, Okuyama T, Sugawara Y, et al. Major depression, adjust-ment disorders, and PTSD in terminally ill cancer patients: asso-ciated and predictive factors. *J Clin Oncol*. 2004; 22: 1957–1965.

30. Muskin PR. The request to die: role for a psychodynamic perspective on physician-assisted suicide. *JAMA*. 1998; 279: 323–328.

31. Mols F, Oelemans S, Denollet J, et al. Type D personality is associated with increased comorbidity burden and health care utilizaion among 3080 cancer survivors. *Gen Hosp Psychiatry*. 2012; 34: 352–359.

32. Burgess C, Cornelius V, Love SH, Graham J, Richards M, Ramirez A. Depression and anxiety in women with early breast cancer: five year observational cohort study. *BMJ*. 2005; 330(7493): 702.

33. Miovic M, Block S. Psychiatric disorders in advanced cancer. *Cancer*. 2007; 110: 1665–1676.

34. Ciaramella A, Poli P. Assessment of depression among cancer patients: the role of pain, cancer type and treatment. *Psychooncology*. 2001; 10: 156–165.

35. Evans DL, Staab JP, Petitto JM, et al. Depression in the medical setting: biopsychological interactions and treatment consider-ations. *J Clin Psychiatry*. 1999; 60(Suppl 4): 40–55.

36. Lichtenthal W, Nilsson M, Zhang B, et al. Do rates of mental disorders and existential distress among advanced stage cancer patients increase as death approaches? *Psychooncology*. 2009; 18: 50–61.

37. Pirl WF, Greer J, Temel JS, Yeap BY, Gilman SE. Major depressive disorder in long-term cancer survivors: analysis of the National Comorbidity Survey Replication. *J Clin Oncol*. 2009; 27: 4130–4134.

38. Spiegel DD, Giese-Davis JJ. Depression and anxiety in meta-static cancer. *Minerva Psichiatrica*. 2008; 49(1): 61–70.

39. Prieto JM, Blanch J, Atala J, et al. Psychiatric morbidity and impact on hospital length of stay in hematologic cancer patients undergoing stem cell transplantation. *J Clin Oncol*. 2002; 20(7): 1907–1917.

40. Montazeri AM, Sajadian A, Ebrahimi M, Akbari ME. Depression and the use of complementary medicine among breast cancer patients. *Support Care Cancer*. 2005; 13: 339–342.

41. Pirl WF, Greer JA, Traeger L, et al. Depression and survival in metastatic non-small cell lung cancer: effects of early palliative care. *J Clin Oncol*. 2012; 30(12): 1310–1315.

42. Mystakidou K, Tsilika E, Parpa E, et al. The relationship between quality of life and levels of hopelessness and depression in palliative care. *Depress Anxiety*. 2008; 25(9): 730–736.

43. Satin JR, Linden W, Phillips MJ. Depression as a predictor of cancer progression and mortality in cancer patients: a metaanalysis. *Cancer.* 2009; 115(22): 5349–5361.

44. Ware MA, Doyle CR, Woods R. Cannabis use for chronic non-cancer pain: results of a prospective survey. *Pain.* 2003; 102(1–2): 211–216.

45. Block SD. Assessing and managing depression in the terminally ill patient. ACP-ASIM End-of-Life Care Consensus Panel. American College of Physicians—American Society of Internal Medicine. *Ann Intern Med.* 2000; 132: 209–218.

46. Kissane DW, Wein S, Love A, Lee XQ, Kee PL, Clarke DM. The Demoralization Scale: a report of its development and preliminary validation. *J Palliat Care.* 2004; 20: 269–276.

47. Ironside W. Conservation-withdrawal and action engagement: on a theory of survivor behavior. *Psychosom Med.* 1980; 42: 163–175.

48. McDonald MV, Passik SD, Dugan W, et al. Nurses' recognition of depression in their patients with cancer. *Oncol Nurs Forum.* 1999; 26: 593–599.

49. Passik SD, Dugan W, McDonald MV, et al. Oncologists' recognition of depression in their patients with cancer. *J Clin Oncol.* 1998; 16: 1594–1600.

50. Vodermaier A, Millman RD. Accuracy of the HADS as a screening tool in cancer patients: a systematic review and meta-analysis. *Support Care Cancer.* 2011; 19(12): 1899–1908.

51. Meijer A, Roseman M, Milette K, et al. Depression screening and patient outcomes in cancer: a systematic review. *PLoS One.* 2011; 6(11): e27181.

52. Strong V, Waters R, Hibberd C, et al. Management of depression for people with cancer (SMaRT oncology 1): a randomized trial. *Lancet.* 2008; 372: 40–48

53. Quek R, Morgan JA, George S, et al. Small molecule tyrosine kinase inhibitor and depression. *J Clin Oncol.* 2009; 27: 312–313.

54. Galvao-de Almeida A, Guindalini C, Batista-Neves S, et al. Can antidepressants prevent interferon-alpha induced depression? A review of the literature. *Gen Hosp Psychiatry.* 2010; 32: 401–405.

55. Musselman DL, Lawson DH, Gumnick JF, et al. Paroxetine for the prevention of depression induced by high-dose interferon alpha. *N Engl J Med.* 2001; 344: 961–966.

56. Raison CL, Demetrashvili M, Capuron L, Miller AH. Neuropsychiatric adverse effects of interferon-alpha. *CNS Drugs.* 2005; 19(2): 105–123.

57. Greenberg DB, Jonasch E, Gadd MA, et al. Adjuvant therapy of melanoma with interferon-alpha-2b is associated with mania and bipolar syndromes. *Cancer.* 2000; 89(2): 356–966.

58. Malek-Ahmadi P, Ghandour E. Bupropion for treatment of interferon-induced depression. *Ann Pharmacother.* 2004; 38(7–8): 1202–1205.

59. Day R, Ganz PA, Constantino JP. Tamoxifen and depression: more evidence from the National Surgical Adjuvant Breast and Bowel Project's Breast Cancer Prevention (P-1) Randomized Study. *J Natl Cancer Inst.* 2001; 93(21): 1615–1623.

60. Lee KC, Ray GT, Hunkeler EM, Finley PR. Tamoxifen treatment and new onset depression in breast cancer patients. *Psychosomatics.* 2007; 48: 205–210.

61. Amrolhalli Z, Rezaei F, Salehi B, et al. Double-blind, randomized, placebo-controlled 6-week study on the efficacy and safety of the tamoxifen adjunctive to lithium in acute bipolar mania. *J Affect Disord.* 2011; 129: 327–331.

62. Lorenz KA, Lynn J, Dy SM, et al. Evidence for improving palliative care at the end of life: a systematic review. *Ann Intern Med.* 2008; 148: 147–159.

63. O'Mahony S, Goulet J, Kornblith A, et al. Desire for hastened death, cancer pain and depression: report of a longitudinal observational study. *J Pain Symptom Manage.* 2005; 29: 446–457.

64. Carr D, Goudas L, Lawrence D, et al. Management of cancer symptoms: pain, depression, and fatigue. *Evid Rep Technol Assess (Summ).* 2002; (61): 1–5.

65. Bordeleau L, Pritchard K, Goodwin P, Loprinzi C. Therapeutic options for the management of hot flashes in breast cancer survivors: an evidence-based review. *Clin Ther.* 2007; 29: 230–241.

66. Lydiatt WM, Bessette D, Schmid KK, Sayles H, Burke WJ. Prevention of depression with escitalopram in patients undergoing treatment for head and neck cancer: randomized double blind placebo-controlled clinical trial. *JAMA Otolaryngol Head Neck Surg.* 2013; 139: 678–686.

67. Moss EL, Simpson JS, Pelletier G, Forsyth P. An open-label study of the effects of bupropion SR on fatigue, depression, and quality of life of mixed-site cancer patients and their partners. *Psychooncology.* 2006; 15: 259–267.

68. Pae CU. Low dose mirtazapine may be successful treatment option for severe nausea and vomiting. *Prog Neuropsychopharmacol Biol Psychiatry.* 2006; 30: 1143–1145.

69. Altschuler EL, Kast RE. Anti-histamines as anti-interleukin-6 agents. *N Eng J Med.* 2005; 352: 1156–1157.

70. Altschuler EL, Kast RE. Using histamine (H1) antagonists, in particular atypical antipsychotics, to treat anemia of chronic disease via interleukin-6 suppression. *Med Hypothes.* 2005; 65: 65–67.

71. Kast RE, Altschuler EL. Current drugs available now for interleukin-6 suppression as treatment adjunct in glioblastoma: anakinra, aprepitant, mirtazapine, olanzapine. *Int J Cancer Res.* 2006; 2: 303–314.

72. Homsi J, Nelson KA, Sarhill N, et al. A phase II study of methylphenidate for depression in advanced cancer. *Am J Hosp Palliat Care.* 2001; 18(6): 403–407.

73. Homsi J, Walsh D, Nelson KA, LeGrand S, Davis M.. Methylphenidate for depression in hospice practice: A case series. *Am J Hosp Palliat Care.* 2000; 17: 393–398.

74. Olin J, Masand P. Psychostimulants for depression in hospitalized cancer patients. *Psychosomatics.* 1996; 37(1): 57–62.

75. Meyers CA, Weitzner MA, Valentine AD, Levin VA. Methylphenidate therapy improves cognition, mood and function of brain tumor patients. *J Clin Oncol.* 1998; 16(7); 2522–2527.

76. Gagnon B, Low G, Schreier G. Methylphenidate hydrochloride improves cognitive function in patients with advanced cancer and hypoactive delirium: a prospective clinical study. *J Psychiatry Neurosci.* 2005; 30(2): 100–107.

77. Lasheen W, Walsh D, Mahmoud F, Davis MP, Rivera N, Khoshknabi DS. Methylphenidate Side Effects in Advanced Cancer: A Retrospective Analysis. *Am J Hosp Palliat Care.* 2010;

27(1): 16–23.

78. Orr K, Taylor D. Psychostimulants in the treatment of depression: A review of the evidence. *CNS Drugs*. 2007; 21(3): 239–257.

79. Kumar R: Approved and investigational uses of modafinil : an evidence-based review. *Drugs*. 2008; 68: 1803–1839.

80. Murrough JW, Perez AM, Pillemer S, et al. Rapid and longterm antidepressant effects of repeated ketamine infusions in treatment-resistant major depression. *Biol Psychiatry*. 2013; 74: 250–256.

81. Yang C, Zhou Z, Yang J. Be prudent of ketamine in treating resis-tant depression in patients with cancer. *J Pall Med*. 2011; 14: 537.

82. Rao A, Cohen HJ: Symptom management in the elderly cancer patient: fatigue, pain, and depression. *J Natl Cancer Inst Monogr*. 2004; (32): 150–157.

83. Rasmussen KG, Perry CL, Sutor B, Moore KM. ECT in patients with intracranial masses. *J Neuropsychiatry Clin Neurosci*. 2007; 19: 191–193.

84. Beszterczey A, Lipowski ZJ. Insomnia in cancer patients. *Can Med Assoc J*. 1977; 116(4): 355.

85. Mendelson WB. A review of the evidence for the efficacy and safety of trazodone in insomnia. *J Clin Psychiatry*. 2005; 66: 469–476.

86. Lo HS,Yang CM, Lo HG, Lee CY, Ting H, Tzang BS. Treatment effects of gabapentin for primary insomnia. *Clin Neuropharmacol*. 2010; 33(2): 84–90.

87. Mediavilla MD, Sanchez-Barcelo EJ, Tan DX, Manchester L, Reiter RJ. Basic mechanisms involved in the anti-cancer effects of melatonin. *Curr Med Chem*. 2010; 17(36): 4462–4481.

88. Kelly CM, Juurlink DN, Gomes T, et al. Selective serotonin reuptake inhibitors and breast cancer mortality in women receiving tamoxifen: a population-based cohort study. *BMJ*. 2010; 340: c693.

89. Binkhorst L, van Gelder T, Mathijssen RH. Individualization of tamoxifen treatment for breast carcinoma. *Clin Pharm Therapeutics*. 2012; 92: 431–433.

90. Graves KD. Social cognitive theory and cancer patients'quality of life: a meta-analysis of psychosocial intervention components. *Health Psychol*. 2003; 22: 210–219.

91. Tatrow K, Montgomery GH. Cognitive behavioral therapy techniques for distress and pain in breast cancer patients: a meta-analysis. *J Behav Med*. 2006; 29: 17–27.

92. Moorey S, Greer S. *Cognitive Behavioral Therapy for People with Cancer*. Oxford, UP: Oxford: 2002.

93. Chochinov HM, Breitbart W, Eds. *Handbook of Psychiatry in Palliative Care Medicine*, Second Edition. New York, NY: Oxford; 2009.

94. Carlson LE, Ursuliak Z, Goodey E, Angen M, Speca M. The effects of a mindfulness medication-based stress reduction program on mood and symptoms of stress in cancer outpatients: 6 months follow-up. *Support Care Cancer*. 2001; 9: 112–123.

95. Speca M, Carlson LE, Goodey E, Angen M. A randomized, wait-list controlled clinical trial: the effect of a mindfulness medication-based stress reduction program on mood and symptoms of stress in cancer outpatients. *Psychosom Med*. 2000; 62: 613–622.

96. Muzzin LJ, Anderson NJ, Figueredo AT, Gudelis SO. The experience of cancer. *Soc Sci Med*. 1994; 38(9): 1201–1208.

97. Bordeleau JH, Szalai JP, Ennis M, et al. Quality of life in a randomized trial of group psychosocial support in metastatic breast cancer: Overall effects of the intervention and an exploration of missing data. *J Clin Oncol*. 2003; 21(1): 1944–1951.

98. Classen C, Butler LD, Koopman C, et al. Supportive-expressive group therapy and distress in patients with metastatic breast cancer: A randomized clinical intervention trial. *Arch Gen Psychiatry*. 2001; 58: 494–501.

99. Spiegel D, Bloom JR, Yalom I. Group support for patients with metastatic cancer: a randomized outcome study. *Arch Gen Psychiatry*. 1981; 38: 527–533.

100. Spiegel D, Butler LD, Giese-Davis J, et al. Effects of supportive-expressive group therapy on survival of patients with metastatic breastcancer—Arandomizedprospectivetrial. *Cancer*. 2007; 110: 1130–1138.

101. Andersen BL, Yang H, Farrar WB, et al. Psychologic intervention improves survival for breast cancer patients. *Cancer*. 2008; 113: 3450–3458.

102. Breitbart W. Spirituality and meaning in supportive care: spirituality-and meaning-centered group psychotherapy interven-tions in advanced cancer. *Support Care Cancer*. 2002; 49: 366–372.

103. Breitbart W, Gibson C, Poppito SR, Berg A. Psychotherapeutic interventions at the end of life: a focus on meaning and spirituality. *Can J Psychiatry*. 2004; 49: 366–372.

104. Frankl V. *Man's Search for Meaning*. Boston, MA: Beacon; 1963.

105. Breitbart W, Rosenfeld B, Gibson C, et al. Meaning-centered group psychotherapy for patients with advanced cancer: a pilot randomized controlled trial. *Psycho-Oncology*. 2010; 19(1): 21–28.

106. Alcorn SR, Balboni MJ, Prigerson HG, et al. "If God wanted me yesterday, I wouldn't be here today": Religious and spiritual themes in patients' experiences of advanced cancer. *J Palliative Med*. 2010; 13(5): 581–588.

107. Pargament KI. *The Psychology of Religion and Coping: Theory, Research, Practice*. New York, NY: Guilford Press; 1997

108. Tarakeshwar N, Vanderwerker LC, Paulk E, Pearce MJ, Kasl SV, Prigerson HG. Religious coping is associated with the quality of life of patients with advanced cancer. *J Palliat Med*. 2006; 9: 646–657.

109. Balboni TA, Paulk MA, Balboni MJ, et al. Provision of spiritual care to advanced cancer patients. Associations with aggres-sive medical care and quality of life near death. *J Clin Oncol*. 2010; 28: 445–452.

110. Peteet JR. *Depression and the Soul. A Guide to Spiritually-Integrated Treatment*. New York, NY: Routledge; 2010.

111. Williams S, Dale J. The effectiveness of treatment for depression/depressive symptoms in adults with cancer: a systematic review. *Br J Cancer*. 2006; 94: 372–390.

第 7 章

抑郁症与
心血管疾病

梅根·科沃杰伊
Meghan Kolodziej

贾亚·帕德马纳班
Jaya Padmanabhan

乔舒雅·利奥
Joshua Leo

霍华德·哈特利
Howard Hartley

须怀沙　译

抑郁症与心血管系统疾病经常出现共病。在与不同心血管系统疾病共发时，抑郁症的流行病学、病理生理学、临床症状和病程等多项特征均有不同的特点，这些将在本章中分别进行讨论。但是针对这些不同情况的治疗方案的差异很小，将在本章末尾进行简单说明。

冠心病和心肌梗死

● 流行病学

冠心病（coronary heart disease，CHD）是由于给心脏供血的动脉变窄导致的急性心肌梗死、心绞痛和其他缺血性心脏病。美国心脏协会统计约有1500万美国人患有冠心病，在20岁以上的成年人中患病率为6.4%[1]，每年有接近70万美国人出现一次新发或者复发的心肌梗死[1]。虽然心肌梗死导致的住院率和死亡率在1999—2009年有所下降，但在2009年，冠心病仍然是占据死亡总数1/6的致死原因[1]。第一次心肌梗死发生后45岁以上男性的5年死亡率是36%，女性是47%。此外，冠心病在美国的直接和间接医疗花费为每年1950亿美元（图7-1～图7-3）[1]。

冠心病与抑郁症的发病率升高有关。冠心病患者的重性抑郁症患病率为17%～27%[2]，而一般人群中终生患病率约为16%[3]。有20%～30%的冠心病患者在心肌梗死后出现了轻度抑郁症或亚临床抑郁症状[4-6]。据报道，接受冠状动脉旁路移植术（coronary artery bypass graft surgery，CABG）的冠心病患者中有20%～25%出现抑郁症，如果包括轻度抑郁症在内的话，发生率会高达38%[7,8]。冠心病还与自杀风险增加有关，尽管风险升高可能持续数年之久，但是在心肌梗死发病后的第一个月尤其突出[9]。

除了在已经患有冠心病的个体中发生共病之外，抑郁症还是健康男性和女性个体随后发展初发及复发的心血管系统疾病的独立危险因素[2]。一项针对有抑郁症病史而无冠心病病史的患者的大型前瞻性研究显示，受试者后续冠心病死亡率增加了2.7倍[10]。在一项无冠心病的女性群体的前瞻性研究中，抑郁症症状与心肌梗死、致命性冠心病和心源性猝死的风险增加均存在相关性[11]。抑郁症使冠心病的发病风险增加了1.64倍[12]，使心血管系统疾病的死亡率增加了1.5倍[13,14]。

冠心病患者伴发抑郁症的风险与生物、社会和心理因素有关（框7-1A）。家族病史是重性抑郁症的一个已知危险因素[15]，也是抑郁症共病冠心病的危险因素[16]，关于双胞胎的遗传性研究也指出抑郁症有基因方面的危险因素[15]。然而并不确定抑郁症和冠心病是否有同样的基

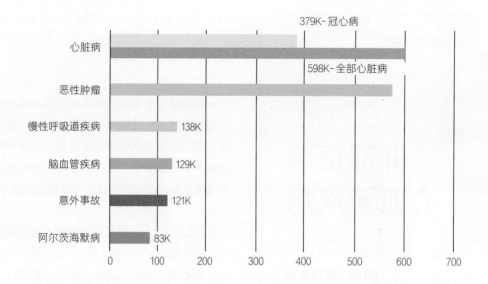

图7-1　2010年美国前六大死亡原因

［数据经许可转载自NHLBI fact book (2012)和 Murphy S L, Jiaquan X, Kochanek K D. Deaths: Final Data for 2010. *Natl Vital Stat Rep*, 2013, 61(4): 1–117.］

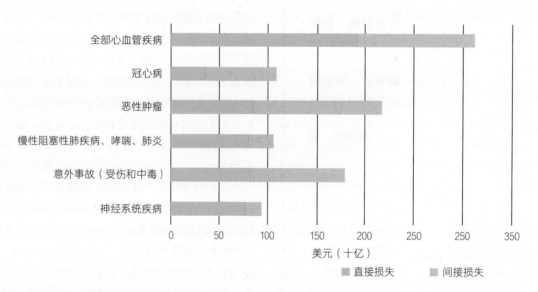

图7-2　2009年美国经济预计总损失

［数据经许可转载自NHLBI fact book (2012)以及 Heidenreich P A, Trogdon J G, Khavjou O A, et al. Forecasting the future of cardiovascular disease in the United States: a policy statement from the American Heart Association. *Circulation*, 2011, 123(8): 933–944.］

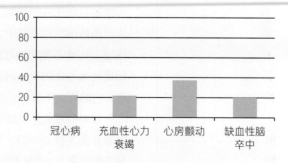

图7-3　特定疾病患者抑郁发病的平均风险［特定疾病的抑郁症发病率（%）］

因危险因素。一项研究表明，抑郁症和心血管疾病的共病可以由共有的基因危险因素解释[17]。

框 7-1A
冠心病患者抑郁症的重要危险因素

社会人口学
女性
年轻
独居
在医学治疗时感到负担
低学历
残疾
缺乏独立

临床
抑郁症史
过度饮酒

医学
医学并发症
更高的纽约心脏病学会的心功能分级（因疾病而出现更大的身体限制）

一些人口学因素与心肌梗死后的抑郁风险有关（框 7-1B）。患有抑郁症的冠心病患者比未患抑郁症的冠心病患者更为年轻[18,19,20]。对这种相互作用的一种解释是，与年老患者相比，年轻患者在心肌梗死发病后身体活动能力和生活方式发生了更大的变化[2]。性别也与冠心病伴发抑郁症的风险增加有关[18,19,21,22]，与男性相比，女性心肌梗死后自杀的风险可能更高[23]，目前尚不清楚抑郁症是否会影响女性心肌梗死的死亡率或复发率[2]。

框 7-1B
心肌梗死后抑郁症的重要危险因素

社会人口学
年轻
女性
社交隔离

临床
抑郁症史
抑郁症家族史
绝望

医学
其他医学并发症

共病可能会缓和抑郁症和冠心病之间的关系。其他共病，如糖尿病和肥胖，也与冠心病患者的抑郁症有关[24]。但也有可能影响心血管疾病的结果，解释部分抑郁症对冠心病风险的影响[2]。

社会隔离的作用已经在抑郁症和冠心病患者中得到研究[25,26]。独自生活是心肌梗死患者发生抑郁症的一个危险因素[27]，总体上说，缺乏社会支持会影响冠心病的死亡率[26]。社会隔离还对 1 年随访期间出现抑郁症状的心肌梗死患者是否转变为持续性抑郁症有预测作用[25]。

心理因素也可以预测冠心病患者或继发性心肌梗死患者的抑郁症发病情况。倾向于消极情绪状态和社交抑制的"D 型人格"预示 1 年以上的持续抑郁症[28]。个体对心脏病的可治愈信念可能会影响心肌梗死后抑郁的发展：患者对心脏疾病的可治愈信念与心肌梗死后抑郁症的发病率下降有关，而对长期持续患病的恐慌与心肌梗死后抑郁症发病率的上升有关（图 7-4）[29]。

与生理健康人群中的抑郁症患者一样，抑郁症病史预示急性心肌梗死后抑郁症可能复发[27,30]。一半以上的心肌梗死后抑郁症患者在发生心肌梗死之前有抑郁症病史。[31]

目前尚不清楚冠心病的严重程度的增加是否会增加患抑郁症的风险。大多数研究没有发现抑郁症状的严重程度与心肌梗死严重程度之间的相关性，包括左室射血分数[7,8]、连续的磷酸肌酸激酶（creatine phosphokinase，CPK）和心肌梗死后死亡风险分级（Killip 分级）[32,34]。同样，在抑郁症状与收缩和舒张功能、运动诱导的心肌缺血和心脏室壁运动异常之间也没有发现显著关联[33]。然而，少数研究发现抑郁风险与冠心病的严重程度有关，特别是左心室功能不全[28]、高 Killip 分级[31,33,35] 和运动耐受性差的患者[27]。

● **病理生理学**

已有几种病理生理机制被证实为抑郁症与冠心病之间关联的生物介质（框 7-2）。抑郁症往往伴随着交感神经系统激活增加和（或）副交感神经功能的下降，而血浆去甲肾上腺素水平的升高可能反映抑郁症伴发冠心病患者的交感神经系统被激活[18,36]。伴发抑郁症的冠心病患者静息心率升高[36,37]，而高静息心率与心肌梗死和其他心血管疾病的发病风险增加有关[38]。此外，抑郁症患者的心率变异性降低，这是衡量心脏自主神经功能的另一个指标，也是心肌梗死致死的危险因素[39]。这一发现与抑郁症共病冠心病患者最为契合，但在抑郁症无并发症患者中也观察到这一现象[38]。

下丘脑-垂体-肾上腺轴失调是另一种解释抑郁症与冠心病之间关系的生物学机制。无论在冠心病患者[40]还是在生理健康人群中，皮质醇水平升高都与抑郁症有关[41]。皮质醇可能影响内皮血管扩张剂和血管收缩剂的

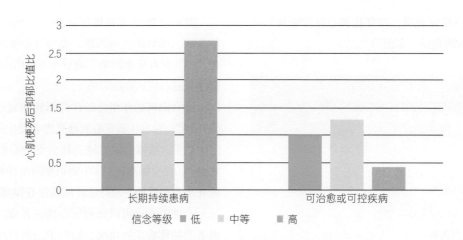

图7-4 心肌梗死后6～12个月关于疾病的信念与抑郁症的发展

[数据经许可转载自Dickens C, McGowan L, Percival C, et al. Negative illness perceptions are associated with new-onset depression following myocardial infarction. *Gen Hosp Psychiatry,* 2008, 30(5): 414-420.]

释放，因此皮质醇升高也与冠心病有关[40]。目前尚不清楚皮质醇水平的升高是抑郁症引起的结果还是导致抑郁症发生的原因。库欣综合征患者皮质醇水平高，其抑郁症和心血管疾病的发生率都较高，这表明皮质醇与这两种疾病之间存在因果关系[40]。

框7-2
冠心病与抑郁症的潜在介导因子

自主神经系统功能障碍
交感神经系统激活
下丘脑-垂体-肾上腺轴过度激活
炎症
血液高凝状态
脑灰质丢失
不坚持药物治疗
不遵从饮食建议
身体不能活动
饮酒
吸烟

炎症被认为是抑郁症和冠心病之间的重要媒介。在生理健康的抑郁症患者中，白细胞介素-1β、白细胞介素-6、C-反应蛋白和肿瘤坏死因子等炎性细胞因子水平升高[42-44]，这些炎症标志物也是冠心病和心肌梗死的危险因素[42,45]。它们可能会导致动脉粥样硬化斑块破裂或影响心肌收缩力[45]。例如，白细胞介素-6会增加C-反应蛋白水平，促进血小板聚集[45]。

血小板功能改变可能与抑郁症和冠心病的关联有关。人体超过99%的5-羟色胺储存在血小板中[46]，血小板激活后分泌5-羟色胺可导致血小板聚集和冠状动脉血管收缩[47]。抑郁症患者的血小板对5-羟色胺激活的敏感性增加[46]。已经发现选择性5-羟色胺再摄取抑制剂可以通过阻断5-羟色胺转运蛋白介导的凝血反应信号通路来减少血小板聚集[48,49]。

尽管目前证据尚不明确，但推测许多遗传因素可能与抑郁症和冠心病之间的关联有关。最近研究表明 *5-HTTLPR* 基因（5-羟色胺转运蛋白基因启动子区域）的短等位基因与抑郁症状和心脏不良事件有关[42,50]。还有几个基因也是与抑郁症和冠心病的关联有关的初步候选基因。凝血因子von Willebrand因子基因中的单核苷酸多态性与抑郁症状的水平相关[51]。此外，连锁研究确定了抑郁症和冠心病共病患者存在几个共有位点[52]。

虽然证据有限，但ω-3水平的降低也可能与抑郁症和冠心病有关。抑郁症患者体内的可以预防冠心病的血清ω-3脂肪酸水平较低[45]。但是需要进一步的研究确定ω-3脂肪酸是否在抑郁症和冠心病的关联中起到了因果因果作用。

● 临床表现

与生理健康的抑郁症患者相比，冠心病患者的抑郁症临床表现常常不同（框7-3）。患有抑郁症和冠心病或既往心肌梗死的患者更有可能出现抑郁症躯体症状，而不是认知或情感症状[53,54]。因此，与无心肌梗死病史的患者相比，有近期心肌梗死病史的抑郁症患者认知/情感症状水平较低，包括情绪低落、快感缺失、自责和注意力不集中，但却有相似水平的躯体症状[55]，包括食欲/体重变化、睡眠障碍、精神运动变化和疲劳。患有冠心病的抑郁症患者更有可能主诉躯体症状，例如呼吸急促、胸痛、烦躁和焦虑。一些研究表明抑郁症的躯体症状比认知/情感症状更能预测心血管疾病死亡率和复发性心肌梗死，但尚未有其他研究证实这一点[53,56]。

鉴于冠心病抑郁症患者躯体症状显著，我们尚不清楚这些症状在多大程度上是由抑郁症本身引起的，又或者多大程度上由冠心病引起。疲劳和睡眠障碍是抑郁症和冠心病共有的主要症状[5]。这种重叠可能使患有冠心病的患者更难被诊断出抑郁症。患者和医生都可能将疲劳归因于患者的冠心病，导致医生忽视抑郁症的可能性。同样，活动水平减少可能是心血管功能受损或抑郁性快感缺失所致。关注抑郁症的认知症状可有助于区分抑郁症和心血管病。例如绝望、注意力不集中或自杀意念。对疲劳和睡眠障碍的原因进行常规医学评估也可以帮助确定患者躯体症状的病因。

定性研究探讨了冠心病的情绪后果。最近的一项研究发现，大约一半患有抑郁症和冠心病的男性患者认为这两者是相关的，并且表示感觉失去了男子气概，为自己无法在经济上支持家庭而感到羞愧[57]。在心肌梗死发作后的一年中，约 25% 的患者认为其身体状态导致了未来的不确定性，20% 的患者因为他们患有心脏病而降低了活动水平[20]。

抑郁症也会影响患病经历和心脏病症状的发生率，例如胸痛。与无抑郁症的心肌梗死后患者相比，抑郁患者的心肌梗死后心绞痛的发生率增加[35,58,59]。

冠心病和心肌梗死后的抑郁症所导致的生活质量差，更多的与身体限制和残疾有关[35,60]。与没有抑郁症的心肌梗死患者相比，心肌梗死后抑郁患者的完全和部分残疾率增加了 4~5 倍，即使在控制了既往抑郁症和心脏功能后，情况也是如此[61]。抑郁症还与生活质量下降和心血管护理满意度降低有关[59]。

● **病程以及自然史**

心肌梗死住院期间和出院后一个月内抑郁症状出现频率最高[20,35]，然后随着时间的推移降低。心肌梗死后，30%~65% 患者的抑郁症状可在 1 个月后缓解[35,62]。一项长期随访研究发现，31% 的复发性心肌梗死患者在基线时出现抑郁，其中有 62% 的患者在 6 个月时仍有抑郁表现[20]。

大量证据表明抑郁症与稳定性冠心病和心肌梗死后患者的心血管疾病事件增加和死亡率上升相关[18,22,63,64]。弗雷热·史密斯（Frasure Smith）及其同事发现重性抑郁症是心肌梗死后 6 个月内死亡的独立危险因素[22]。在稳定性冠心病的患者中，一项来自 Heart and Soul Study 的研究报告称，在平均 5 年随访期间 31% 的抑郁症与心血管疾病事件发生率的增加相关[18]。一项荟萃分析显示，与非抑郁性冠心病患者相比，抑郁的冠心病患者 2 年随访死亡率增加了 2 倍（校正风险比为 1.76）[63]。即使轻微的抑郁症状也可能使预后恶化，且死亡风险随着抑郁的严重程度而上升。然而，如前所述，并非所有研究都显示心肌梗死后抑郁患者的死亡率增加[62,65]。

抑郁症还与心肌梗死后心脏介入治疗（例如心导管插入术和血管成形术）的频率增加相关[62]。这可能反映了一个更复杂的疾病过程，或可能是由于抑郁症患者的临床症状发生频率较高。抑郁症与心肌梗死后[35]心绞痛的发生频率相关，胸痛的频率与心肌梗死后 1 年抑郁的风险增加有关[25]。抑郁发作的时间与复发性心血管疾病事件的风险相关，因此心肌梗死后新产生的抑郁发作尤其可能预示死亡率和不良心血管疾病事件增加，而预先存在的抑郁症则不具有相同的风险[10,25,31,32]。与心肌梗死后复发重度抑郁的患者相比，心肌梗死后首发重度抑郁的患者发生更严重的心血管疾病而导致不良后果的可能性更大[66,67]。

某些抑郁症状与心血管疾病预后较差相关。抑郁症的躯体症状（不是认知或情感症状）可预测心血管疾病的不良后果及死亡率，但这种关联的显著性尚不明确，因为躯体症状也可能反映的是加重的心脏病而不是抑郁症[68,69]。一项研究具体报告了即使对抑郁症状的严重程度有所控制，快感缺失仍可预测心血管疾病的不良预后，但抑郁情绪则不能[70]。

与健康有关的不良行为，如吸烟、运动量低和药物依从性差，可能是冠心病预后不良与抑郁症之间部分关系的基础（图 7-5 和图 7-6）。在比较抑郁和非抑郁个体冠心病的行为和生物学危险因素时发现，抑郁症患者的行为危险因素的个体差异比生理危险因素更大[71]。

吸烟与抑郁症和冠心病的相互作用受到了密切关注。研究发现在冠心病患者[19]以及健康人群中，抑郁症与吸烟率增加和戒烟成功率降低有关[2,24,72]。

在生理健康人群[73,74]和冠心病患者[19]中，抑郁症都与运动水平低有关，运动水平不足确实影响了抑郁症和心肌梗死后复发心血管疾病事件的相关性。抑郁症也影响心脏康复计划的参与度[19, 20, 75]。持续性抑郁的冠心病患者参加心脏康复计划的可能性比单纯冠心病患者大约低50%[19]，即使参加，完成度也较低[20]。抑郁症也可能削弱康复治疗对心血管的帮助[75]。这表明可变的行为因素，如活动水平，会影响抑郁症患者的心血管事件发生率[18]。

药物依从性也受抑郁症影响，并且会影响再入院的风险与死亡率。冠心病共病抑郁症患者坚持服用阿司匹林进行预防的发病可能性显著低于非抑郁症冠心病患者[76, 77]。患有稳定性冠心病的患者中，抑郁症患者药物服用不依从率为14%，而没有抑郁症的患者为5%[78]。

抑郁症可能会改变冠心病患者对自己疾病的认知，从而会加大对康复的绝望或悲观情绪。这种感觉可能预示着心血管疾病的不良后果。因此，即使在改善了抑郁症以后，绝望仍是心血管疾病事件死亡率的独立危险因素[79]。与绝望程度低的男性相比，绝望程度高的男性发生首次心肌梗死的可能性是前者的2倍，心血管疾病事件死亡率是前者的4倍[79]。同样，一些证据表明即使控制了心血管疾病的严重程度和抑郁症状，对心肌梗死后身体恢复和恢复正常生活的悲观预期也会与死亡率增加有关[80]。

● 评估和鉴别诊断

冠心病共病抑郁症的鉴别诊断很广泛（框7-4）。从医学上说，它包括甲状腺功能减退、其他内分泌失调、睡眠障碍、营养不良和药物反应。在精神疾病的鉴别诊断中包括重性抑郁症、轻度抑郁或亚综合征抑郁、双相情感障碍、痴呆、谵妄和人格障碍，需要特别考虑意志消沉和适应障碍。

意志消沉是生理性疾病的患者中普遍存在的痛苦综合征。它包括无望、无助和生命失去意义或目的的感觉[81]。近33%的心脏病患者产生了意志消沉，并且经常与重性抑郁症同时发生[82]。意志消沉与抑郁症的区别在于，

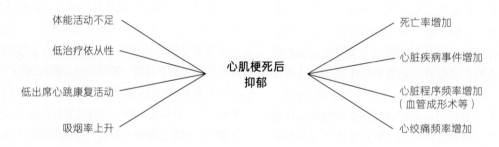

图7-5　与心肌梗死后抑郁相关的行为因素与预后
（更多信息见参考文献18, 19, 22, 35, 62, 63和78）

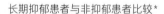

长期抑郁患者与非抑郁患者比较*

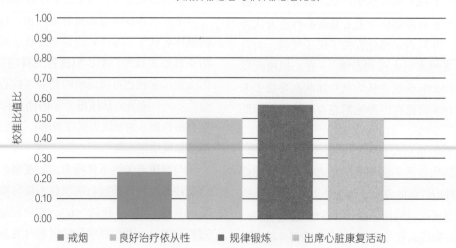

■ 戒烟　■ 良好治疗依从性　■ 规律锻炼　■ 出席心脏康复活动

* 长期抑郁患者指在基线期与心肌梗死后3个月贝克抑郁自评量表评估分数大于或等于10；非抑郁患者指贝克抑郁自评量表小于10。

图7-6　心肌梗死后抑郁症患者治疗依从性与预防行为的校准比值比

［数据经许可转载自 Kronish I M, Rieckmann N, Halm E A, et al. Persistent depression affects adherence to secondary prevention behaviors after acute coronary syndromes. *J Gen Intern Med,* 2006, 21(11): 1178–1183.］

<table>
<tr><td>
框 7-4
鉴别诊断
</td></tr>
</table>

甲状腺功能减退

其他内分泌失调

睡眠障碍

痴呆

谵妄

意志消沉

适应障碍

创伤后应激障碍

意志消沉的患者可能在生活的其他方面感受到快乐和愉悦，但却无法应对他们的病情以及自己未来的不确定性[81]。适应障碍也常见于生理性疾病人群，并且可能难以与抑郁症区分。适应障碍的特征在于，对 3 个月内发生的压力性生活事件（例如急性生理疾病）的过度反应或适应不良。适应障碍具有自限性，并在压力源结束的 6 个月内消退。最后，患有适应障碍的个体不完全符合重度抑郁发作的诊断标准。

我们建议对冠心病患者进行常规抑郁筛查[83]，美国心脏协会建议使用患者健康问卷-2，也就是患者健康问卷-9 的简略版本。尽管该问卷缺乏对重度抑郁的敏感性，但它对心血管疾病的抑郁症状具有高度敏感性[42, 84]。患者健康问卷-2 由两个问题组成："在过去的一个月里，你是否经常因被低落、沮丧或绝望情绪所困扰？"和"在过去的一个月里，你经常对所做事情失去兴趣和乐趣？"[85]。如果患者对任一问题回答"是"，则建议采用更全面的筛查方法，例如患者健康问卷-9 或诊断性临床访谈。患者健康问卷-9 评分大于等于 10 可作为抑郁症治疗的评判标准[85]。（参见下文"心血管病抑郁症的治疗"）。

开放性问题，例如对日常和社交活动的感兴趣程度，会对抑郁症评估有所帮助，因为有些患者会害怕被污名化而否认感到抑郁[5]。临床医生也希望防止将患者的抑郁症状误认为是躯体疾病的一种自然和可理解的反应，从而忽略了对重度抑郁的治疗。初级保健医生有时可能将临床抑郁症正常化视为对严重疾病的完全自然反应，这会导致对作为治疗目标的抑郁症的探索和评估减少[86]。

● 总结

冠心病或心肌梗死后的患者抑郁症患病率高于一般人群。抑郁症既是冠心病发病的危险因素，也是冠心病预后较差的相关因素。但目前仍不清楚病理生理学与行为学因素能在多大程度上解释这种关联。在患有抑郁症的冠心病患者中，有抑郁症病史的患者可能与先前没有抑郁症病史的患者不同，我们仍需要进一步的研究来比较这两组的临床特征和心血管疾病预后，以及制定最有效的针对冠心病抑郁症的治疗方法。

病例 1：心肌梗死

K 女士是一名 60 岁的女性，有高脂血症和肥胖病史，3 个月前因第一次心肌梗死住院。她接受了及时有效的溶栓药物治疗。在她心肌梗死之前，K 女士兼职做个人护理助理，但在住院后她失去了工作，也没有寻找其他工作。她目前单身，有一个成年的儿子在经济上支持她，但不在当地。今天，她向她的初级保健医生报告说她经常感到胸闷，并担心她的心脏状况。她承认出现疲劳、睡眠困难，以及因注意力不集中而难以完成差事的症状。当被直接询问是否患抑郁症时，K 女士有点戒备地说："我没有失去理智，只是现在生活很艰难。"她对治疗团队给她的饮食和生活方式的建议感到不知所措。她否认内疚、自我价值感低或自杀意图，但声称"我随时准备好面对死亡"。

讨论：K 女士有很多患冠心病并发抑郁症的危险因素，包括女性、医学并发症、对预后的悲观信念以及社交隔离。她的抑郁症表现（躯体症状）典型，但抑郁症的情感或认知症状较少。虽然表现出许多抑郁症症状，但她还是不愿承认自己抑郁。她的不情愿可能是由于缺乏对抑郁症症状的了解，与精神疾病有关的个人信念，害怕被污名化以及在意儿子的意见。医护人员与患者共情和抑郁症疾病教育会增加 K 女士在讨论其内在感受时的舒适度，有利于对抑郁症评估和治疗方案的讨论。

充血性心力衰竭

● 流行病学

在充血性心力衰竭（congestive heart failure，CHF）中，心脏无法泵出足够的血液来满足身体的需求。目前至少有 570 万美国人受到充血性心力衰竭[87]的影响，随着人口老龄化，预计未来 20 年患病率将增加 25%。尽管诊断心力衰竭（简称心衰）后的生存率正在提高，但死亡率仍然很高，大约 50% 的心力衰竭患者在诊断心衰后 5 年内死亡[88]。抑郁症是充血性心力衰竭患者常见的并发症，具有重要的预后意义。充血性心力衰竭患者抑郁症的患病率为 9% ~ 60%，各项研究中的平均患病率为 21.5%[89]。在评估抑郁状态的研究中抑郁症患病率较高，而在通过诊断性临床访谈与评估的患者中患病率较低[89]。

充血性心力衰竭患者抑郁症的发生率随着心衰的严重程度而增加，同时与纽约心脏病协会（New York Heart Association，NYHA）功能分级[89]以及度量疾病严重程度的指标（如残疾程度和缺乏独立性程度）存在较高的相关性[90]。抑郁症在年轻的充血性心力衰竭患者、女性和既往有抑郁症史的患者中更常见[90]。充血性心力衰竭和健康状况、社会因素（如独居和酒精滥用）都会增加新发抑郁症的风险[91]。尽管抑郁和心力衰竭之间可能存在某些双向性，但目前尚不清楚抑郁症是否会增加发生心衰的风险。在60岁及以上患有单纯收缩期高血压的患者中，4.5年随访期间，抑郁症与心力衰竭的发展存在独立相关[92]。在基线期没有心力衰竭的老年人中，14年随访期间，抑郁症是女性发生心力衰竭的独立危险因素[93]。

● 病理生理学

关联抑郁症和充血性心力衰竭的潜在机制包括自主神经系统功能障碍、炎症、心律失常、高凝状态和血小板功能改变（框7-2）。在重度抑郁[36]和充血性心力衰竭中，交感神经系统激活均增加[94]，去甲肾上腺素水平在两种情况下均升高，血浆去甲肾上腺素水平升高是充血性心力衰竭全因死亡率的独立预测因素[94]。抑郁症和心力衰竭引发的交感神经激活可能由于心律失常或心源性猝死的风险增加而产生协同作用，从而导致预后较差。关于抑郁症的治疗是否会缓解自主神经系统功能障碍并影响充血性心力衰竭病程，我们对此知之甚少。在一项试验中，抗抑郁药奈法唑酮不仅改善了心力衰竭和抑郁症患者的抑郁评分，还降低了他们的心率和血浆去甲肾上腺素水平[95]。在另一项试验中，短期使用舍曲林治疗可显著降低血浆去甲肾上腺素水平，这可能与交感神经系统活动减少相关[96]。

下丘脑-垂体-肾上腺轴是抑郁症和心衰之间的另一个潜在关联点。肾上腺激素皮质醇和醛固酮水平升高与心力衰竭的发病相关，是心力衰竭患者死亡的独立预测因素[97]。抑郁症患者下丘脑-垂体-肾上腺轴激活增加，因此抑郁症和心力衰竭患者肾上腺激素水平升高可能使充血性心力衰竭加重，从而导致预后较差。

在抑郁症和心衰患者中，炎症细胞因子包括白细胞介素-1β、白细胞介素-6和肿瘤坏死因子-α均升高[98-101]。在心力衰竭中，促炎性细胞因子最初可能对心脏重塑有益，但过度表达会导致心衰恶化[101]。目前尚不清楚炎症是抑郁状态的标志物还是抑郁症的病因。抑郁症可以前瞻性地预测冠心病患者全身性炎症的标志物——血浆白细胞计数升高[102]。

行为学机制可能在抑郁症和心衰的关系中发挥重要作用。心衰患者需要每天多次服用大量药物，这对其药物依从性具有挑战性。与非抑郁症患者相比，患有抑郁症的患者不依从服药的风险高出3倍[103]。不遵医嘱服药反过来又与心衰有关的住院治疗相关，是心衰死亡率的独立危险因素[104]。社会支持也在其中发挥作用，因为家庭凝聚力与服药依从性呈正相关[105]，但抑郁症患者获得社会支持的可能性较少。抑郁症还和其他与健康有关的不良行为有关，例如不良饮食、缺乏运动、饮酒和吸烟。

有人认为，慢性心衰所致的脑损伤区域也会影响共发抑郁的发病机制。心衰患者大脑灰质减少的类型也有所不同，包括海马、乳头体和额叶皮质的单侧灰质损失[106]。与对照组相比，心衰以及存在这些类型灰质损失的患者抑郁状态更明显，其执行力更差[106]。

● 临床表现

充血性心力衰竭患者的抑郁情绪未被充分认识（框7-3）。这可能与非专业精神健康专家在诊断抑郁症时缺乏舒适感、时间有限，缺乏对治疗和随访的支持，认为抑郁情绪是对疾病的正常反应，以及抑郁症和充血性心力衰竭症状重叠造成了诊断困难。疲劳、食欲不振、体重改变、注意力不集中和睡眠障碍是抑郁症和心衰的共有症状。有这两种病症的患者主诉的身体症状比没有抑郁症的心衰患者更多。在一项关于心衰和抑郁症的老年患者的研究中，68%的患者表示食欲不振，79%的人有睡眠困难；而单纯心衰患者有这两种症状的比例分别为40%和51%[107]。虽然患抑郁症的风险随着心力衰竭的严重程度而增加，但患有晚期心衰的患者在疾病发展过程中也会承受更大的身体症状负担。因此，与其他心脏疾病相比，具有高比例躯体症状的抑郁症在心衰患者中的特异性可能较低[90]。

心力衰竭患者中经常发生的精神疾病共病包括焦虑症、惊恐障碍、酒精滥用和尼古丁依赖。焦虑和抑郁关联度很高，约60%的抑郁症患者也有显著的焦虑症状[108]。充血性心力衰竭的焦虑出现的概率为20%~54%[108-110]，女性的焦虑发生率高于男性[110]。9.3%的心力衰竭患者会发生惊恐障碍，其中几乎有一半的患者同时患有抑郁症。虽然一些研究表明只有抑郁症能预测心力衰竭的死亡率，但也有研究表明，焦虑是一种独立的危险因素，患有焦虑症和抑郁症的患者心力衰竭死亡危险最高[108]。酒精性心肌病被认为是21%~40%特发性扩张型心肌病患者心力衰竭的病因[111, 112]。虽然适度饮酒可以预防心力衰竭，但过量饮酒会产生心脏毒性。酒精性心肌病的机制包括肌细胞丢失、纤维化、心肌收缩力受损、钙稳态改变、氧化应激和营养缺乏。饮酒在抑郁症中很常见，并且在某些个体中，可能导致物质诱发的抑郁症。在患充血性心力衰竭的退伍军人中，58%的人饮酒与患抑郁症和未被注意的认知障碍有关。[113]

心血管疾病中的焦虑

- 焦虑在心血管患者中很常见，在冠心病患者中的患病率为10.9%[a]，心力衰竭患者为18.4%[b]，房颤患者为28%~38%[c]。

- 创伤后应激障碍可在急性冠状动脉综合征（12%）[d]或院外心脏骤停（27%）后发生[e]。
- 焦虑会使心血管疾病患者的预后恶化。
  - 在冠心病患者中，高度的焦虑与非致命性心肌梗死或死亡的风险增加有关[f]。
  - 在心力衰竭患者中，伴发焦虑和抑郁与全因死亡和再住院有关[g]。
  - 焦虑与房颤症状加重有关[h]。
- 已发现创伤后应激障碍增加了植入型心律转复除颤器受者的长期死亡率[i]。
  - 焦虑可能会增加患心血管疾病的风险。
- 对于健康人群，焦虑[j]和创伤后应激障碍[k]可以预测随后发生的冠心病事件。
- 焦虑与心血管疾病之间的关联机制尚不清楚，但可能包括吸烟、饮酒过量、运动减少等不良健康行为[l]，以及下丘脑-垂体-肾上腺轴激活、自主神经系统反应性、炎症和内皮功能障碍等。

参考文献

a Tully PJ, Cosh SM. Generalized anxiety disorder prevalence and comorbidity with depression in coronary heart disease: A meta-analysis. *J Health Psychol.* 2012; 18(12): 1601–1616.

b Haworth Je, M oniz-Cook e, Clark AL, et al. Prevalence and predictors of anxiety and depression in a sample of chronic heart failure patients with left ventricular systolic dysfunction. *European J Heart Failure.* 2005; 7(5): 803–808.

c Thrall G, Lip GY, Carroll D, et al. Depression, anxiety and quality of life in patients with atrial fbrillation. *Chest.* 2007; 132(4); 1259–1264.

d edmondson D, richardson S, Falzon L, et al. posttraumatic stress disorder prevalence and risk of recurrence in acute coronary syndrome patients: A meta-analytic review. *PLoS One.* 2012; 7(6): e38915.

e Gamper G, Willeit M, Sterz F, et al. Life after death: Posttraumatic stress disorder in survivors of cardiac arrest–prevalence, associated factors, and the influence of sedation and analgesia. *Crit Care Med.* 2004; 32(2): 378–383.

f Woldecherkos A, Shibeshi MD, Yinong Y, et al. Anxiety worsens prognosis in patients with coronary artery disease. *J Am Coll Cardiol.* 2007; 49(20): 2021–2027.

g Alhurani AS, Dekker rL, Abed MA, et al. The association of co-morbid symptoms of depression and anxiety with all-cause mortality and cardiac rehospitalization in patients with heart failure. *Psychosomatics.* 2015; 56(4): 371–380.

h Thompson TS, Barksdale DJ, Sears SF, et al. The effect of anxiety and depression on symptoms attributed to atrial fbrillation. *Pacing Clin Electrophysiol.* 2014; 37(4): 439–446.

i Ladwig KH, Schoefnius A, Dammann G, et al. Long-acting psychotraumatic properties of a cardiac arrest experience. *Am J Psychiatry.* 1999; 156(6): 912–919.

j Janszky I, Ahnve S, Lundberg I, et al. early-onset depression, anxiety, and risk of subsequent coronary heart disease. *J Am Coll Cardiol.* 2010; 56(1): 31–37.

k Vaccarion V, Goldbert J, Rooks C, et al. Posttraumatic stress disorder and incidence of coronary heart disease: A twin study. *J Am Coll Cardiol.* 2013; 62(11): 970–978.

l Strine TW, Chapman DP, Kobau r, et al. Associations of self-reported anxiety symptoms with health-related quality of life and health behaviors. *Soc Psychiatry Psychiatr Epidemiol.* 2005; 40(6): 432–438.

病程及自然史

随着心衰恶化，抑郁症状增多[114, 115]，生活质量下降[116]，心力衰竭共病抑郁症患者的生活质量低于未患抑郁症的心力衰竭患者[116, 117]。抑郁症加速心力衰竭的进展，导致发病率和死亡率增高。在心力衰竭患者出院后的6个月内，抑郁症的严重程度与机体功能衰退程度有关。在门诊患者中，抑郁症预示着心力衰竭患者健康状况下降：患有抑郁症的门诊患者心衰症状、身体功能和社会功能以及生活质量都会恶化[117]。这加速了心力衰竭共病抑郁症患者的病程，导致心衰患者更频繁地住院治疗，医疗保健支出增加。

抑郁症也与心力衰竭死亡率的增加密切相关。入院时的抑郁症状与心衰发病后3个月[119, 120]、6个月[118]和1年的死亡率增加有关，而与心脏危险因素无关[109]。一项对房颤共病抑郁症患者的研究发现，在39个月的随访中，抑郁症状使得心源性死亡风险增加57%[114]。在门诊患者中，抑郁症状使得心脏疾病住院率或死亡风险增加56%，而住院率和死亡风险的增加不仅仅是因为抑郁症患者的心脏病发病率较高。因此，即使控制了心力衰竭的严重程度和预后的客观指标，例如左心室射血分数和N末端B型钠尿肽，这种关系仍然存在[121]。

除了增加心衰住院率外，抑郁症还会延长住院时间[120]。患有充血性心力衰竭并有抑郁病史的患者在住院期间接受心脏介入治疗的可能性较小，不太可能接受门诊心衰管理计划治疗，也不太可能接受推荐的心衰健康教育[120]。这表明抑郁症患者需要不同的在院和出院后的护理，这些因素可能导致不同的结果。这些护理差异也可能与抑郁患者病情恶化或并发症发生率增加有关。

鉴别诊断和评估

美国心脏协会发布了一份报告，建议对所有冠心病患者进行抑郁状态筛查。然而，目前尚不清楚现有筛查工具是否具备足够的诊断灵敏性和特异性，或者是否改善了抑郁症患者的预后。心衰患者抑郁症的确诊率因使用的筛查工具而异，使用自评量表的确诊率最高，而使用诊断性访谈的确诊率最低[89]。贝克抑郁自评量表对于诊断心力衰竭患者的抑郁症具有良好的灵敏性，但特异性较低，只有55%具有显著抑郁症临床表现的患者被贝克抑郁自评量表确诊为抑郁症[90]。尽管存在这些局限性，一些自评抑郁症量表可预测心力衰竭的发病率和死亡率，其中包括了贝克抑郁自评量表[115]和两个问题的筛查工具患者健康问卷-2[122]。

对心力衰竭患者抑郁症的评估必须区分抑郁与意志消沉、适应障碍、其他疾病（如甲状腺功能减退和阻塞性睡眠呼吸暂停）以及心脏疾病药物的影响。意志消沉与适应障碍的特征在前文已进行说明，此处不再赘述。

充血性心力衰竭患者的抑郁情绪也可能来自他们的心脏药物。历来β-受体阻滞剂与抑郁症有很强的相关性。虽然它们可以提高左心室收缩功能障碍患者的生存率，但是心力衰竭的不良反应限制了它们的应用。对于容易穿过血脑屏障的脂溶性β-受体阻滞剂尤其如此，例如普萘洛尔和美托洛尔。然而目前的证据表明β-受体阻滞剂与抑郁症之间的关联可能无效[123]。一项针对用β-受体阻滞剂治疗包括充血性心力衰竭在内的心脏疾病患者的综述表明，β-受体阻滞剂并没有增加患者的抑郁症患病风险，仅轻微增加疲劳和性功能障碍的风险[123]。也许使用较高剂量或进行较长时间的治疗可能与抑郁症风险增加有关，但目前尚不清楚。

- ● 总结

抑郁症在充血性心力衰竭患者中普遍存在，并且会严重影响其生活质量、心脏功能和死亡率。尽管这种关联引起了越来越多的关注，但充血性心力衰竭患者的抑郁症仍难以诊断。只有改善鉴别患有抑郁症或有抑郁症风险的充血性心力衰竭患者的诊断方法，才能开展早期干预并改善患者预后。因为专门针对该患者群体的抗抑郁药物和心理治疗方法相对较少，我们还需要探索针对心力衰竭共病抑郁症的新疗法。尽管有大量研究正在探索抑郁症共病心力衰竭所涉及的病理生理机制，我们还需要进一步研究确定与这些病症相关的联系，并确定抑郁症仅仅是心力衰竭死亡率的危险标志，还是两者存在因果关联。

病例 2

C女士是一名64岁丧偶妇女，患有病毒性心肌病、慢性肾功能不全和阻塞性睡眠呼吸暂停综合征，这是她在一年内第三次因失代偿性心力衰竭而入院接受心脏疾病治疗。尽管进行了最大程度的药物治疗，但她的住院频率仍在增加，功能状态也在恶化。她曾经是一名小学

老师，喜欢园艺、徒步旅行和野营，但3年前由于健康问题而被迫退休，目前处于残疾状态。由于乏力和呼吸短促，现在她大部分时间都待在家里看电视。她有两个成年女儿住在附近并照顾她，带她看病，协助她购物。在过去的6个月里，她从日常活动中找不到什么乐趣，晚上会担心自己的健康和家人，无法集中注意力，食欲减退，腹部体重增加，腿部水肿。有时她认为自己是家人的负担，并希望自己在睡梦中过世。

讨论：这是心力衰竭中重性抑郁症的常见表现。随着心力衰竭日益严重，C女士的抑郁症状也逐渐增加，她的许多抑郁症状与她的心力衰竭症状以及其他并发症的症状重叠，而她主诉抑郁状态的数量、快感缺失和被动自杀意念是诊断抑郁症的关键。

房颤

- ● 流行病学

房颤（atrial fibrillation，AF）是最常见的持续性心律失常，与心力衰竭、脑卒中和其他血栓栓塞并发症相关的发病率和死亡率相关（图7-7）。房颤的主要危险因素是高血压性心脏病和冠心病。患有房颤的个体可能会出现胸痛、心悸、呼吸急促、疲劳或头晕的症状。由于房颤的不可预测性，这些症状会引起个体的重视及对症状的担忧。有趣的是，患者对房颤的主观感知的准确性是多变的：38%持续超过48小时房颤的患者无房颤样症状，40%的患者在诊断无房颤的前提下产生房颤样症状[124]。

房颤患者抑郁症的患病率尚不清楚。一些研究报告其抑郁症患病率高达32%[114, 125]至42.7%[126]，远高于一般人群。然而，其他研究发现房颤患者的抑郁症患病率没有增加。但这些研究样本量过小或已排除了既往患有抑郁症或焦虑症的患者。

在房颤和心力衰竭患者的研究中，抑郁症的危险因素包括女性、非白种人、未婚、阵发性而非持续性房颤、抗心律失常药物治疗史、更高的纽约心脏病协会功能分级、充血性心力衰竭住院治疗史[114]、较严重的房颤症状和较低的教育水平（框7-1C）[127]。

框 7-1C
心房颤动患者抑郁的重要危险因素

社会人口学

女性

非白种人种族

未婚

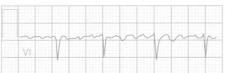
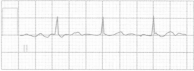

图7-7 房颤心电图

（经许可转载自 Longo D L, Fauci A S, Kasper D L, et al. *Harrison's Principles of Internal Medicine*. 18th ed. New York: McGraw-Hill, Inc, 2012.）

续框

较低的受教育水平

医学

阵发性房颤

严重的房颤症状

先前用抗心律失常药物治疗的病史

更高的纽约心脏病协会心力衰竭分级

● 病理生理学

将抑郁症与房颤联系起来的病理生理机制与其他形式的心血管疾病相似：交感神经系统激活增加，皮质醇和醛固酮表达改变，以及全身呈炎症反应（框7-2）。这些状态存在于抑郁症患者中，并且与房颤的发病风险增加有关[128-131]。此外，抑郁症与不良健康行为有关，例如不遵医嘱服药、饮食不良、缺乏运动、吸烟和饮酒，所有这些都可能影响房颤的发病进程。

阻塞性睡眠呼吸暂停综合征也与抑郁症和房颤相关（第18章），睡眠中断可能介导房颤和抑郁症之间的关联。对于房颤患者，未经治疗的阻塞性睡眠呼吸暂停综合征与消融术后的房颤复发有关[132]。

● 临床症状

患抑郁症的房颤患者经常伴有焦虑和躯体化症状（框7-5，框7-6）。患抑郁症的房颤患者中有71%伴有焦虑症[125]。焦虑敏感指的是个体对焦虑的躯体症状表现出更强的意识和恐惧，并过度解释这些症状的重要性的一种状态。研究发现焦虑敏感的房颤患者常常患有抑郁症[133]。尽管在一项研究中，19.1%的房颤患者存在躯体化症状[134]，但是关于躯体形式障碍的研究还是较少。对房颤患者的评估还应包括酒精使用，因为中等至大量饮酒是房颤患者并发抑郁症的诱因[135,136]。

框7-5

共同病因

焦虑障碍

酒精滥用

框7-6

心血管病患者抗抑郁治疗

社会支持评定量表（可能有预防作用）

安非他酮

兴奋剂

电休克疗法认知行为疗法

人际关系治疗

锻炼

● 病程及自然史

房颤患者的生活质量明显较差，并且与健康对照组和冠心病患者相比，症状更明显。无论房颤的严重程度如何，那些患有更严重抑郁症的房颤患者的房颤症状都会更强烈[134]。患者对房颤症状的日益关注不仅会影响生活质量，还会导致更频繁的入院治疗，增加医疗成本。

如果没有干预，房颤患者的抑郁症会持续存在，这些患者的抑郁症发病率在随后的6个月中保持稳定[125]。虽然关于抑郁症对房颤死亡率影响的证据有限，但房颤和充血性心力衰竭患者的抑郁症症状与死亡率增加有关，即使调整其他影响预后的因素后也是如此[114]。

抑郁症可能会影响电复律术或消融治疗后房颤的复发率。因此，抑郁症是房颤复发的独立预测因素。在成功进行电复律术后，85%的共病抑郁症患者复发房颤，而无抑郁症患者复发的比例为39%[137]。抑郁症也是消融术后房颤复发的独立危险因素。有趣的是，消融治疗会改善患者的抑郁症症状和生活质量，这表明有效的房颤治疗对患者情绪有益[126,138]。

● 评估与鉴别诊断

在评估房颤患者的抑郁症时，需要与意志消沉、适应障碍、广泛性焦虑症、惊恐障碍和躯体形式障碍如疑病症（框7-4）鉴别诊断。房颤患者可能间歇地出现头晕、心悸、疲劳和呼吸短促的症状。尽管症状本身是良性的，但由于症状发生的不可预测性，患者可能会感到无助。一些患者担心这些症状预示着病情加重，或者将会发生灾难性疾病，如心肌梗死、心力衰竭或脑卒中。

鉴于酒精是情绪障碍和房颤的潜在危险因素，对于中度至重度饮酒的患者也应考虑物质滥用诱发的情绪障碍。

● **总结**

房颤在一般人群中非常普遍，并且与抑郁、焦虑和生活质量下降有关。有效识别和治疗抑郁症可以改善患者的治疗效果，提高服药依从性，减少不必要的就医，从而提高生活质量。

房颤的基本治疗方法是控制心律或心率，尽管在一般患者中两者同等重要，但焦虑敏感度高的患者通过控制心律治疗可改善预后[133]。目前尚不清楚房颤治疗方法（控制心律或心率）是否会导致房颤共病抑郁症的患者的预后差异。最后，阐明生物和行为因素对房颤的发病机制和持续影响还需要更多的前瞻性研究。

病例3：房颤

A女士是一名72岁的女性，有焦虑症、高血压和阵发性房颤病史。5年前她与孙子们一起玩耍时出现心动过速、心悸、头晕和呼吸短促的症状，而后被诊断出房颤。尽管她接受了抗心律失常药物治疗，但仍然会间歇出现一些症状。她经常就医，医生向她保证她的症状不具有医学危险性。但当症状出现时，她仍然担心会心脏病发作或脑卒中。结果，A女士害怕开车探望她的子孙，并在复诊时向医生反馈了生活无趣，对未来的无助和绝望、烦躁不安、失眠、疲劳和注意力不集中的症状。

讨论：A女士是典型的房颤并发抑郁症的病例。她不仅出现了抑郁症的症状，还过度担心自己的身体症状。尽管她得到了医生的保证，但她常常曲解了她自身症状的重要性，这在躯体化障碍如疑病症中很常见。

心源性猝死

● **流行病学**

心源性猝死（sudden cardiac death，SCD），是由恶性心律失常（如室性心动过速或心室颤动）引起的症状，发作后1小时内死亡（图7-8）。超过一半的心脏疾病死亡人数的死因是心源性猝死，每年有约450 000人死亡[139]。老年人、男性和黑种人的心源性猝死发生率更高[139]。心理压力会增加心室异位患者室性心律失常的发生率[140]，抑郁症会增加植入型心律转复除颤器患者的室性心律失常发生风险[141]。鉴于这些相关性，抑郁症被认为是心源性猝死的可能危险因素。

● **病理生理学**

关联抑郁症和心源性猝死的病理生理机制包括交感神经系统激活、静息心率增加、心率变异性降低、QT间期延长、易发室性心律失常和心血管药物依从性降低。

抗抑郁药物也可能关联抑郁症和心源性猝死。三环类抗抑郁药可引起QT间期延长和室性心律失常，与心源性猝死风险相关且呈剂量依赖性[142]。一些选择性5-羟色胺再摄取抑制剂在高剂量下也可能导致QT间期延长和尖端扭转型室性心动过速。即使控制了抑郁症的严重程度，抗抑郁药也是心源性猝死的危险因素[11]。抗抑郁药和抗精神病药的联合使用与心源性猝死的发生率增加有关，比值比为3.4[143]。

● **病程及自然史**

抑郁症患者后续发生心源性猝死的风险增加，但尚不清楚该风险是否与抑郁症本身或使用抗抑郁药有关。在控制了吸烟、饮酒和抗抑郁药物等心血管病危险因素后，抑郁症可能会令心脏骤停和心源性猝死风险增加2倍，且该风险与抑郁的严重程度相关[144, 145]。

其他研究表明，至少部分抗抑郁药物介导了抑郁症发生心源性猝死的机制。护士健康研究（Nurse's Health Study）针对63 469名未患有心血管疾病的女性进行了为期8年的研究，结果表明在服用抗抑郁药的人群中，患抑郁症与猝死风险增加有关。然而，死亡率与抑郁病症状的严重程度之间没有关联[11]。

大部分证据表明增加心律失常的易感性是抑郁症与心源性猝死产生关联的途径，而抑郁症是冠状动脉疾病患者心律失常的相关因素[146]。还有一些观点认为，焦虑症和抑郁症同时发生对室性心律失常的发展具有协同作用，且贡献度比两者之中任何一种单独作用都更强烈[146]。

● **评估与鉴别诊断**

心源性猝死的危险因素包括冠状动脉疾病（coronary artery disease，CAD）、既往心肌梗死病史、心力衰竭、既往心脏骤停或恶性心律失常病史、先天性心脏病、心脏病家族史、心源性猝死家族史、高胆固醇血症、肥胖、糖尿病、吸烟或吸毒史。这些心血管疾病危险因素也使患者罹患重性抑郁症、亚临床抑郁、适应障碍和焦虑症的风险更高。一项针对心源性猝死高风险患者的研究表明，24.6%的研究对象患有焦虑症，13.5%患有抑郁症[147]。

尽管只有少数心源性猝死病例是由于家族性心肌病或遗传性传导异常引起的，但是有心源性猝死家族史的患者还是更易罹患焦虑症和抑郁症。对这些人的抑郁症评估需考虑医学和社会心理学因素。家族性心肌病或遗传性传导异常会影响一个家庭的多个成员。处于这些疾病风险中的个体可能不仅失去了心源性猝死的亲属，而且还面临着需进行基因检测以及如何面对可能的阳性结果的问题。阳性结果可能会影响人际关系和生育决策。他们会为遗传给子女的疾病风险而感到内疚。心源性猝

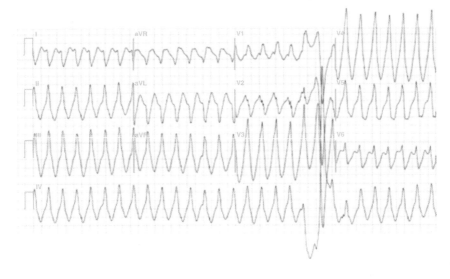

图7-8 室性心动过速

（经许可转载自 Longo D L, Fauci A S, Kasper D L, et al. *Harrison's Principles of Internal Medicine*. 18th ed. New York: McGraw-Hill, Inc, 2012.）

死风险高的患者也会对他们可能遇到的心肺症状更为担心，他们会将之归因于心脏病，并认为这些症状预示着灾难性事件将会发生。这些人不仅会面临抑郁症风险，还可能出现悲伤反应、适应障碍和躯体化障碍。

● 总结

抑郁症与心源性猝死有关。然而，目前尚不清楚在多大程度上抑郁症的独立作用会增加心源性猝死风险，以及增加的风险是通过使用精神药物介导的。我们需要更大规模的随机试验来确定抑郁症、抗抑郁药和心源性猝死之间的因果关系。还需要进一步研究焦虑、药物治疗不依从和物质成瘾在抑郁症与心源性猝死之间的作用。

植入型心律转复除颤器

● 流行病学

在美国，植入型心律转复除颤器（implantable cardioverter defibrillators，ICD）的常规应用提高了室性快速性心律失常高危人群的生存率。植入型心律转复除颤器用于左心室功能不全和心衰患者的一级预防以及先前经历过危险心律失常患者的二级预防。应用植入型心律转复除颤器的患者会高度关注自己的医疗状况、接受电除颤的可能性以及身体形象的改变和死亡风险。研究得出植入型心律转复除颤器受者的抑郁症患病率较高，使用自测问卷评估时为5%～41%，使用诊断性访谈时为11%～28%[148]。

植入型心律转复除颤器受者抑郁的危险因素包括：纽约心脏协会心功能分级较高[149]、年轻[141]、受教育程度较低[150]、患有心绞痛和肾衰竭等并发症（框7-1D）[151]。部分研究将植入型心律转复除颤器植入时间长和电复律次

数增多作为抑郁症危险因素[149, 152]。

框7-1D
植入型心律转复除颤器受者抑郁的重要危险因素

社会人口学
年龄较小
低教育水平

临床
既往有抑郁症史

医学
植入型心律转复除颤器植入时间长
受到的植入型心律转复除颤器电复律次数多

● 病理生理学

植入型心律转复除颤器受者出现抑郁症的可能机制包括潜在的心力衰竭或心律失常的病理生理学机制、带着植入型心律转复除颤器生存的心理影响以及接受心脏电复律的影响。引起心力衰竭和心律失常的抑郁症发展的机制包括交感神经系统激活增强、下丘脑-垂体-肾上腺轴的激活、全身性炎症反应、心血管药物治疗不依从和饮酒（框7-2）。由于抑郁症使患者易患室性心律失常[141]，抑郁症患者接受植入型心律转复除颤器电复律的风险可能更高。这会导致恶性循环，电复律反过来又会加剧抑郁症。最后，精神类药物包括三环类抗抑郁药和一些选择性5-羟色胺再摄取抑制剂（如剂量大于40 mg的西酞普兰）与QT间期延长和室性心律失常有关。这

可能使服用抗抑郁药的患者易患心律失常，从而导致植入型心律转复除颤器发放电冲动。

● 临床表现

植入型心律转复除颤器受者发生心脏骤停或危险性心律失常的风险很高。尽管应用植入型心律转复除颤器可以提高生存率，但受者可能会出现抑郁症状，这些症状不仅与其潜在的心脏病有关，而且还与植入型心律转复除颤器植入的情绪变化有关。植入型心律转复除颤器植入通常会在胸部产生可见的瘢痕和肿块，这会成为患者心脏疾病严重性和心脏骤停风险的身体提醒物。患者可能会担心被植入型心律转复除颤器设备电击，怀疑设备是否能够应对心律失常而正常运作。植入型心律转复除颤器受者会过度关注电复律的不可预测性，并担忧潜在的引发原因。女性和年轻患者可能会关注植入型心律转复除颤器对外观的影响，担心影响他们的外表吸引力和人际关系。植入植入型心律转复除颤器对情绪的影响可能导致敏感个体感到痛苦，并加快抑郁症或焦虑症的进程。因此，包括恐惧症、广场恐惧症、广泛性焦虑症和适应障碍的焦虑症常见于植入型心律转复除颤器受者，患病率为11%～26%（框7-7）[148]。

框7-7

能引起抑郁症状的药物

α-肾上腺素能受体阻滞剂

胺碘酮（导致甲状腺功能亢进/甲状腺功能减退）

血管紧张素转换酶抑制剂（罕见）

抗心律失常药（幻觉、混乱、谵妄）

β-肾上腺素能受体阻滞剂（疲劳、失眠、嗜睡、性欲降低）

地高辛（幻视、谵妄）

噻嗪类利尿剂（疲劳、虚弱、低钾血症继发厌食）

● 病程及自然史

大多数患者在植入型心律转复除颤器植入后的生活质量得到改善。然而，一些患者在植入后可能会出现抑郁，而这些患者的抑郁症通常是慢性的。在植入型心律转复除颤器植入时患有抑郁症的患者中，78%的患者随访2年后仍然患有抑郁症[149]。植入型心律转复除颤器植入后的时间越长，患抑郁症的风险越高。一项研究表明，植入型心律转复除颤器植入超过5年的患者抑郁程度最高[150]。植入型心律转复除颤器电复律次数与抑郁症患病率之间可能存在相关性[149]，植入型心律转复除颤器电复律次数越多，患抑郁症的风险越大。然而，一些研究未显示接受和未接受过植入型心律转复除颤器电复律的患者之间抑郁评分的差异[150]。虽然植入型心律转复除颤器

受者的生活质量普遍好于接受抗心律失常药物治疗的患者，但一项大型研究显示，接受超过5次电复律的患者的生活质量没有因植入型心律转复除颤器的植入而改善[153]。抑郁症和植入型心律转复除颤器之间的关系可能是双向的，抑郁症可导致起搏器电复律频率增加。因此，植入型心律转复除颤器受者的抑郁症状的存在预示了起搏器处理室性快速型心律失常的发生，其中最严重的抑郁症与电复律发生风险的关系最大[141]。抑郁症状被证明会增加植入型心律转复除颤器受者的全因死亡率[151]。

● 评估与鉴别诊断

植入型心律转复除颤器受者抑郁症的鉴别诊断包括伴抑郁情绪的适应障碍、混合焦虑和抑郁的适应障碍以及焦虑症（框7-4）。植入型心律转复除颤器植入后或植入型心律转复除颤器电复律后经常会出现适应障碍。适应障碍本质上是自限性的，并可较快消退。植入型心律转复除颤器受者的焦虑症与其抑郁症有许多共同特征，包括睡眠障碍、注意力不集中、烦躁不安、活动愉悦感减退。接受电复律的患者可以避免相关的活动或情况。接受多次起搏器电复律的患者有发生创伤后应激障碍的风险。创伤后应激障碍和抑郁症的共同特征包括睡眠困难、注意力不集中、情绪和认知改变、情绪低落、难以感受到积极的情绪以及内疚感。然而，与抑郁症不同，患有创伤后应激障碍的患者通常会以侵入性记忆、闪回或梦魇的形式对植入型心律转复除颤器电复律进行强行回忆。

● 总结

植入型心律转复除颤器可降低心律失常风险患者的死亡率，但可能与敏感患者的生活质量受损和抑郁风险增加有关（病例4）。当发生与植入型心律转复除颤器植入和植入型心律转复除颤器电复律相关的抑郁症时，植入型心律转复除颤器与抑郁症之间可能双向影响。随着植入型心律转复除颤器设备越来越先进，传感能力和抗心动过速起搏等治疗方法的改进，接受植入型心律转复除颤器电复律的风险已经下降。然而，对于那些确实需要接受电复律的患者，早期识别抑郁症并进行有效治疗对于改善生活质量是必要的。我们还需要进一步的研究以了解抑郁症可能导致心律失常或死亡风险增加的机制。

病例4：植入型心律转复除颤器

D先生是一名50岁的离婚男子，从小就有心悸病史，20多岁时发现心脏有杂音。他在40多岁时因疲劳越发严重且呼吸短促就医，被诊断出患有非缺血性心肌病，并且在5年前植入植入型心律转复除颤器。他的病

史也对2型糖尿病、痛风和抑郁症有重要影响。D先生说自植入以后，他已经接受了三次室性心动过速的电复律。一个月前，他在院子里遛狗时因受到11次电复律而住进医院。他不记得在此之前有什么身体不适。入院后D先生的抗心律失常药物从索他洛尔改为胺碘酮，并随后出院。3周后，他因受到5次电复律而再次入院。D先生受访时说，自从上次入院以来，他情绪低落，晚上难以入睡，失去了对修理旧车的兴趣，与狗玩耍的乐趣也减少了。他对是否会再一次受到植入型心律转复除颤器电复律而坐立不安并感到严重焦虑。他一直在想自己还能活多久。

讨论： D先生所述为接受多次植入型心律转复除颤器电复律的情况下反复出现的抑郁症状。虽然他曾接受过植入型心律转复除颤器单次电复律治疗，但反复的电击导致他情绪低落、快感缺失、失眠、注意力下降和精神运动性激越。D先生还诉说他的焦虑部分来源于担心植入型心律转复除颤器反复电复律及自己疾病的预后。他所感到的无助和不安在植入型心律转复除颤器电复律后的抑郁症中很常见。

心血管病抑郁症的治疗

治疗心血管疾病患者的抑郁症可以减轻他们抑郁症状的严重程度，提高生活质量。有一系列治疗方式，包括服用抗抑郁药、心理治疗和心脏康复方案，可供选择。本节回顾了目前关于心血管疾病患者抑郁症的治疗方法，以及在该人群中精神药物的安全性和心脏药物的神经精神病学效应。

药物治疗

选择性5-羟色胺再摄取抑制剂是心血管病患者抑郁症治疗的一线药物。舍曲林（剂量为50～200 mg/d）对近期有心肌梗死或不稳定型心绞痛发作的抑郁症患者有益。在心脏病发作的舍曲林抗抑郁治疗随机临床试验中，舍曲林对心肌梗死或不稳定型心绞痛患者的抑郁症都有效。它比较安全，对左心室射血分数、室性早搏或QTc间期延长没有任何显著影响[154]。舍曲林对患者死亡率也有一个非显著的降低趋势[154]。然而在心衰患者的随访研究中发现舍曲林未显著优于安慰剂[155]。

针对冠状动脉疾病患者的抑郁症的研究表明，艾司西酞普兰可以预防急性冠状动脉综合征后抑郁症的发生。这表明选择性5-羟色胺再摄取抑制剂抗抑郁药可能对急性冠状动脉事件后的抑郁症具有预防作用[156]。

一项大规模的临床试验评估了西酞普兰联合人际关系心理治疗对冠心病患者的抑郁症状的效果。患者被随机分为安慰剂组、西酞普兰组、单纯临床治疗组和临床治疗联合人际关系心理治疗组。西酞普兰（剂量20～40 mg/d）比安慰剂具有更好的疗效。然而，临床治疗联合人际关系心理治疗没有比单纯的临床治疗更有优势[157]。

一些选择性5-羟色胺再摄取抑制剂可能有心脏方面的不良反应。2011年，由于存在延长QT间期以及剂量依赖性的风险，美国食品药物监督管理局发出了对高于40 mg/d西酞普兰剂量的警告。它还警告不要在包括先天性长QT综合征、心动过缓、近期心肌梗死和失代偿性心力衰竭的心脏病患者中使用西酞普兰。对于老年人和肝功能损害患者，建议每日最大剂量为20 mg。表7-1总结了精神病药物对心脏方面的不良反应[158]。

三环类抗抑郁药由于其副作用而在心血管疾病方面应用受限。三环类抗抑郁药具有强烈的抗胆碱能作用，会引起心动过速，并导致直立性低血压[159]。三环类抗抑郁药会使钠通道阻滞而导致QRS间期延长，使患者易患心律失常[160]。三环类抗抑郁药还与心源性猝死风险增加有关，且呈剂量依赖性增加[142]。

在心肌梗死和抑郁症干预试验中发现，米氮平在30～45 mg/d的剂量下比安慰剂对心肌梗死后抑郁症更有效，并且耐受性良好，没有明显的心血管方面的不良反应[161]。但由于存在增加体重的风险而通常被用作二线药。

目前尚缺乏关于安非他酮治疗心血管疾病共病抑郁症的研究，但发现该药物在急性冠状动脉综合征的戒烟治疗中是安全的，并且可有效降低短期尼古丁复吸率[162]。

由于抗抑郁药起效较慢，一些兴奋剂，如哌甲酯和右旋安非他明，在临床上常被用于治疗抑郁性淡漠和贫血。在没有患心血管病的年轻患者中，兴奋剂使用与心肌梗死或心源性猝死风险升高无关[163]。因为这些药物对血压和心率有影响，所以以室性心动过速、近期心肌梗死、充血性心力衰竭、未控制的高血压或心动过速病史是相对禁忌证。

总之，对于冠心病、不稳定型心绞痛、心肌梗死和充血性心力衰竭患者来说，选择性5-羟色胺再摄取抑制剂被认为是安全且容易建立耐受的，并且大多数研究表明它们可以有效治疗心血管疾病伴随的抑郁症。目前尚不清楚抑郁症的治疗是否会降低心血管疾病的发病率或死亡率。尽管选择性5-羟色胺再摄取抑制剂是心脏病和抑郁症患者的一线治疗药物，但由于存在药物与药物的相互作用，它们仍有出现心脏方面不良反应的可能。舍曲林容易建立耐受，与其他药物的相互作用较少，副作用较少以及缺乏与QTc延长的关联证据，因此它似乎是心脏疾病伴抑郁患者的合理选择（框7-8）。

<table>
<tr><td colspan="2" align="center">框 7-8
重要的药物–药物相互作用</td></tr>
</table>

华法林（与许多SSRIs同用会增加出血风险）

β–受体阻滞剂（SSRIs可能会干扰代谢）

氟卡尼（抑制新陈代谢的抗抑郁药）

普罗帕酮（几种SSRIs可能抑制新陈代谢）

奈法唑酮和洛伐他汀（禁忌）

有关更多详细信息，请参阅表7-2

非药物治疗

一些研究表明，心理干预对治疗心脏病患者的抑郁症是有效的。冠心病康复试验表明认知行为疗法改善了心肌梗死后抑郁症的抑郁症状和感知[164]，但它并不影响心肌梗死复发率和死亡率[164]。

另一项研究发现，认知行为疗法可有效治疗冠状动脉搭桥术后抑郁症。研究中患者被随机分配到认知行为疗法治疗组、支持性压力管理治疗组或常规治疗组中。与常规治疗组相比，接受认知行为疗法或支持性压力管理的患者在冠状动脉搭桥术后3个月时的抑郁症症状显著改善，差异有统计学意义，而接受认知行为疗法治疗的患者在冠状动脉搭桥术后9个月的随访中仍获得较高的抑郁症缓解率[165]。

针对病情复杂患者协作护理管理，通常涉及护士或社会工作者以及与初级医疗服务提供者一起工作的精神科医生，他们发现其他心理治疗干预措施，例如问题解决治疗和行为激活治疗，在治疗心脏病患者的抑郁症状方面都是有效的[71]。

也有学者研究了有氧运动在心血管疾病患者中的抗抑郁作用。一项大型国际多中心临床研究发现，与常规治疗相比，有氧运动组患者在3个月和12个月时的贝克抑郁自评量表–2的平均评分较低[166]。

在另一项对稳定型心力衰竭患者进行运动训练的试验中，与未完成运动计划者相比，完成运动训练计划的抑郁症患者抑郁症症状发生率从22%降至13%，且差异有统计学意义，死亡率降低了59%[167]。

电休克疗法对难治性抑郁症和心血管疾病患者，包括冠心病、充血性心力衰竭、瓣膜病、房颤、心脏起搏器受者、动脉瘤修复术和原位心脏移植术后的患者，都是安全有效的[168-170]。由于电休克疗法会导致副交感神经和交感神经活动增加而增加冠心病并发症的风险，我们需要考虑患者缺血性冠状动脉疾病的严重程度来决定是否给予电休克疗法[171]。因此电休克疗法是急性心肌梗死、不稳定性心绞痛或严重室性心律失常的相对禁忌。对于任何患有心血管疾病和抑郁症的患者，我们需要综合考虑心脏病学、麻醉和精神病学因素来界定电休克疗法可能给个体带来的风险和效益。

表 7-1　精神药物对心脏的不良影响

精神类药物	潜在心血管效应
抗精神病药	低血压、直立性低血压、心脏传导紊乱、室性心动过速/纤颤、代谢综合征
安非他酮	高血压
单胺氧化酶抑制剂	直立性低血压
5-羟色胺和去甲肾上腺素再摄取抑制剂	高血压
选择性5-羟色胺再摄取抑制剂	心率减慢，偶尔出现有临床意义的窦性心动过缓或窦性停搏
兴奋剂	高血压、心动过速、心律失常
三环类抗抑郁药	低血压、直立性低血压、Ⅰa型抗心律失常作用：房室结及其束传导减慢；心脏传导阻滞；QT间期延长；室颤
曲唑酮	直立性低血压
锂	窦房结功能障碍
卡马西平	Ⅰa型抗心律失常作用；房室传导阻滞
磷酸二酯酶5型抑制剂	低血压、心肌缺血

表7-2 精神药物与心脏药物的相互作用

精神类药物	心血管药物	注意事项	机制	临床使用建议
氟西汀	硝苯地平	同时使用可能会增加血液中硝苯地平的浓度	抑制CYP3A4	监测硝苯地平的毒性，包括低血压、外周水肿和心动过缓。考虑减少硝苯地平的剂量
	普罗帕酮	同时使用可能会增加普罗帕酮含量，增加心脏毒性风险（QT间期延长、尖端扭转型室性心动过速、心脏骤停）	抑制细胞色素P450 2D6，理论上会增加延长QT间期的作用	谨慎使用
	地高辛	同时使用会增加地高辛中毒（恶心、呕吐、心律失常）的风险		应监测接受氟西汀和地高辛的患者的地高辛中毒性症状。应监测地高辛平
氟伏沙明	奎尼丁	同时使用会导致奎尼丁清除率降低，从而影响心脏传导	氟伏沙明抑制奎尼丁代谢	可能要降低奎尼丁的使用剂量
	华法林	同时使用可能会增加出血的风险	未知	密切监测出血增加的迹象。监测凝血酶原时间比和INR对抗凝作用的影响
	普萘洛尔	同时使用会导致普萘洛尔水平升高，导致心动过缓和低血压	减少β-受体阻滞剂代谢	监测心率和血压。普萘洛尔的剂量可能需要减少，或者考虑用非肝脏代谢的β-阻滞剂（如阿替洛尔）[30]替代
	美西律	同时使用会增加美西律的含量	抑制CYP1A2	监测美西律中毒的体征和症状（恶心、头晕、心律失常）。如果怀疑美西律中毒，监测肝功能，血常规和心电图。血常规需要减少美西律的剂量
奈法唑酮	洛伐他汀	同时使用会增加洛伐他汀含量，增加肌病或横纹肌溶解的风险		禁止同时使用洛伐他汀和奈法唑酮。另外，普伐他汀不被CYP3A4代谢，也不受奈法唑酮的影响
帕罗西汀	氟卡尼	同时使用可能会增加氟卡尼毒性（心律失常）的风险	抑制CYP2D6	监测同时服用氟卡因和奈法唑酮患者的心率和心电图。可能需低剂量的帕罗西汀和氟卡尼。对这些药物共用应谨慎
	华法林	同时使用会增加出血的风险	未知	监测出血增加和抗凝作用改变的迹象
舍曲林	美托洛尔	同时使用会增加血中美托洛尔的含量	抑制CYP2D6	考虑降低美托洛尔的剂量，密切监测心率和血压
	氟卡尼	同时使用可能会增加血中氟卡尼毒性（心律失常）的风险	抑制氟卡尼代谢	对这些药物共同使用应谨慎。监测心电图。可能需要降低氟卡尼的剂量
	华法林	同时使用可能会增加出血的风险	未知	监测出血增加的迹象
	普罗帕酮	同时使用可能会增加血中普罗帕酮毒性（心律失常）的风险	抑制普罗帕酮代谢	对这些药物共同使用应谨慎。监测心电图。可能需要降低普罗帕酮的剂量
安非他酮	氟卡尼	同时使用可能会增加血中氟卡因的含量	抑制CYP2D6	应谨慎联合使用安非他酮和氟卡尼。应从低剂量开始使用氟卡尼。如果安非他酮被加入到已经接受氟卡尼的患者的治疗方案中，应考虑减少氟卡尼的剂量
	美托洛尔	同时使用会增加血中美托洛尔的含量	抑制CYP2D6	如果需要同时服用，考虑减少美托洛尔的剂量，并密切监测心率和血压
	普罗帕酮	同时使用可能会增加血中普罗帕酮的含量	抑制CYP2D6	应谨慎联合使用安非他酮和普罗帕酮。普罗帕酮应从低剂量开始使用。如果在已经接受普罗帕酮的患者的治疗方案中加入安非他酮，考虑减少普罗帕酮的剂量

INR：国际标准化比值。

● 心脏疾病药物与抑郁症

许多常用的心脏疾病药物可能会产生精神方面的不良反应，包括引发或加重抑郁症症状（框7-7）[158, 172, 173]。因此，在抑郁症症状的鉴别诊断中，仔细问诊并考虑心血管疾病患者使用的药物是很重要的。用于治疗高血压的老一代α-肾上腺素能阻滞剂，包括利血平、甲基多巴和可乐定，都与抑郁症相关[172]。抗心律失常药物胺碘酮与甲状腺炎有关，甲状腺炎会导致甲状腺功能减退，从而诱发或加重抑郁症。地高辛和洋地黄会引起抑郁、焦虑、谵妄和幻觉。情绪低落可能是洋地黄中毒的一种表现[174]。使用噻嗪类利尿剂可能导致低钾血症和低钠血症，主要表现为虚弱、疲劳、淡漠和厌食[172]。β-受体阻滞剂一直被认为与抑郁症状相关，特别是亲脂性β-受体阻滞剂，例如普萘洛尔和美托洛尔，它们很容易穿过血脑屏障。然而最近一项随机对照试验的综述并未证实这一点，该研究表明β-受体阻滞剂并没有增加患者罹患抑郁症的风险。更高剂量或更长的β-受体阻滞剂治疗周期可能会改变抑郁症风险，但需要进一步的研究来确定这一点。一些研究报告了低血清胆固醇水平与自杀风险增加之间的关联[175]，这引起了对降胆固醇的他汀类药物安全性的担忧。然而，多项大型随机临床试验随后表明他汀类药物不会增加抑郁或自杀的风险[176]。目前有一些关于血管紧张素转化酶抑制剂（angiotensinconverting enzyme inhibitor，ACE-I）卡托普利的情绪症状的病例报告，然而一般来说血管紧张素转化酶抑制剂、钙通道阻滞剂和血管紧张素Ⅱ阻滞剂与抑郁症几乎无关。

● 总结

对于抑郁症共病心血管疾病患者，我们已经对多种治疗包括抗抑郁药、兴奋剂、心理治疗、电休克疗法和心脏康复治疗进行了评估。其中许多都是抑郁症的有效治疗方法，并且心脏疾病患者耐受良好。由于这些治疗对心血管疾病进展和预后的影响仍然较为模糊，因此需要进一步精心设计充分有力的研究来确定抑郁症的治疗是否会改变心脏疾病预后（框7-9）。在心血管疾病患者抑郁症的药物治疗中，不仅需要考虑药物对个体的作用，还要考虑心脏疾病药物和精神药物之间的相互作用的影响（表7-2）[177-181]。

框7-9

总结

- 心血管疾病中抑郁症的发病率增加
- 在许多心血管疾病中，抑郁与生活质量差、症状加重和死亡率增加有关
- 药物治疗抑郁症是有效的，但必须关注抗抑郁药在心血管方面的副作用以及与心脏药物的潜在相互作用

参考文献

1. Go AS, Mozaffarian D, Roger VL, et al. Heart disease and stroke statistics–2013 update: a report from the American Heart Association. *Circulation*. 2013; 127(1): e6–e245.

2. Rudisch B, Nemeroff CB. Epidemiology of comorbid coronary artery disease and depression. *Biol Psychiatry*. 2003; 54(3): 227–240.

3. Kessler RC, Berglund P, Demler O, et al. The epidemiology of major depressive disorder: results from the National Comorbidity Survey Replication (NCS-R). *JAMA*. 2003; 289(23): 3095–3105.

4. Carney RM, Freedland KE. Depression and heart rate variability in patients with coronary heart disease. *Cleve Clin J Med*. 2009; 76(Suppl 2): S13–S17.

5. Lespérance F, Frasure-Smith N. Depression in patients with cardiac disease: a practical review. *J Psychosom Res*. 2000; 48(4– 5): 379–391.

6. Schleifer SJ, Macari-Hinson MM, Coyle DA, et al. The nature and course of depression following myocardial infarction. *Arch Intern Med*. 1989; 149(8): 1785–1789.

7. Connerney I, Shapiro PA, McLaughlin JS, Bagiella E, Sloan RP. Relation between depression after coronary artery bypass surgery and 12-month outcome: a prospective study. *Lancet*. 2001; 358(9295): 1766–1771.

8. Blumenthal JA, Lett HS, Babyak MA, et al. Depression as a risk factor for mortality after coronary artery bypass surgery. *Lancet*. 2003; 362(9384): 604–609.

9. Larsen KK, Agerbo E, Christensen B, Søndergaard J, Vestergaard M. Myocardial infarction and risk of suicide: a population-based case-control study. *Circulation*. 2010; 122(23): 2388–2393.

10. Surtees PG, Wainwright NW, Luben RN, Wareham NJ, Bingham SA, Khaw KT. Depression and ischemic heart disease mortality: evidence from the EPIC-Norfolk United Kingdom prospective cohort study. *Am J Psychiatry*. 2008; 165(4): 515–523.

11. Whang W, Kubzansky LD, Kawachi I, et al. Depression and risk of sudden cardiac death and coronary heart disease in women: results from the Nurses' Health Study. *J Am Coll Cardiol*. 2009; 53(11): 950–958.

12. Wulsin LR, Singal BM. Do depressive symptoms increase the risk for the onset of coronary disease? A systematic quantitative review. *Psychosom Med*. 2003; 65(2): 201–210.

13. Wassertheil-Smoller S, Shumaker S, Ockene J, et al. Depression and cardiovascular sequelae in postmenopausal women. The Women's Health Initiative (WHI). *Arch Intern Med*. 2004; 164(3): 289–298.

14. Lett HS, Blumenthal JA, Babyak MA, et al. Depression as a risk factor for coronary artery disease: evidence, mechanisms, and treatment. *Psychosom Med*. 2004; 66(3): 305–315.

15. Sullivan PF, Neale MC, Kendler KS. Genetic epidemiology of major depression: review and meta-analysis. *Am J Psychiatry*. 2000; 157(10): 1552–1562.

16. Sørensen C, Brandes A, Hendricks O, et al. Psychosocial predictors of depression in patients with acute coronary syndrome. *Acta Psychiatr Scand*. 2005; 111(2): 116–124.

17. Scherrer JF, Xian H, Bucholz KK, et al. A twin study of depression symptoms, hypertension, and heart disease in middle-aged men. *Psychosom Med*. 2003; 65(4): 548–557.

18. Whooley MA, de Jonge P, Vittinghoff E, et al. Depressive symptoms, health behaviors, and risk of cardiovascular events in patients with coronary heart disease. *JAMA*. 2008; 300(20): 2379–2388.

19. Kronish IM, Rieckmann N, Halm EA, et al. Persistent depression affects adherence to secondary prevention behaviors after acute coronary syndromes. *J Gen Intern Med*. 2006; 21(11): 1178–1183.

20. Grace SL, Abbey SE, Pinto R, Shnek ZM, Irvine J, Stewart DE. Longitudinal course of depressive symptomatology after a cardiac event: effects of gender and cardiac rehabilitation. *Psychosom Med*. 2005; 67(1): 52–58.

21. Lespérance F, Frasure-Smith N, Talajic M, Bourassa MG. Five-year risk of cardiac mortality in relation to initial severity and one year changes in depression symptoms after myocardial infarction. *Circulation*. 2002; 105(9): 1049–1053.

22. Frasure-Smith N, Lespérance F, Talajic M. Depression following myocardial infarction. Impact on 6-month survival. *JAMA*. 1993; 270(15): 1819–1825.

23. Webb RT, Kontopantelis E, Doran T, Qin P, Creed F, Kapur N. Suicide risk in primary care patients with major physical diseases: a case-control study. *Arch Gen Psychiatry*. 2012; 69(3): 256–264.

24. Joynt KE, Whellan DJ, O'Connor CM. Depression and cardiovascular disease: mechanisms of interaction. *Biol Psychiatry*. 2003; 54(3): 248–261.

25. Dickens CM, Percival C, McGowan L, et al. The risk factors for depression in first myocardial infarction patients. *Psychol Med*. 2004; 34(6): 1083–1092.

26. Brummett BH, Mark DB, Siegler IC, et al. Perceived social support as a predictor of mortality in coronary patients: effects of smoking, sedentary behavior, and depressive symptoms. *Psychosom Med*. 2005; 67(1): 40–45.

27. Spijkerman TA, van den Brink RH, Jansen JH, Crijns HJ, Ormel J. Who is at risk of post-MI depressive symptoms? *J Psychosom Res*. 2005; 58(5): 425–432; discussion 433–424.

28. Doyle F, McGee HM, Conroy RM, Delaney M. What predicts depression in cardiac patients: sociodemographic factors, disease severity or theoretical vulnerabilities? *Psychol Health*. 2011; 26(5): 619–634.

29. Dickens C, McGowan L, Percival C, et al. Negative illness perceptions are associated with new-onset depression following myocardial infarction. *Gen Hosp Psychiatry*. 2008; 30(5): 414–420.

30. Martens EJ, Smith OR, Winter J, Denollet J, Pedersen SS. Cardiac history, prior depression and personality predict course of depressive symptoms after myocardial infarction. *Psychol Med*. 2008; 38(2): 257–264.

31. Lesperance F, Frasure-Smith N, Talajic M. Major depression before and after myocardial infarction: its nature and consequences. *Psychosom Med*. 1996; 58(2): 99–110.

32. Dickens C, McGowan L, Percival C, et al. New onset depression following myocardial infarction predicts cardiac mortality. *Psychosom Med*. 2008; 70(4): 450–455.

33. Lett H, Ali S, Whooley M. Depression and cardiac function in patients with stable coronary heart disease: findings from the Heart and Soul Study. *Psychosom Med*. 2008; 70(4): 444–449.

34. Frasure-Smith N, Lespérance F, Juneau M, Talajic M, Bourassa MG. Gender, depression, and one-year prognosis after myocardial infarction. *Psychosom Med*. 1999; 61(1): 26–37.

35. Parashar S, Rumsfeld JS, Spertus JA, et al. Time course of depression and outcome of myocardial infarction. *Arch Intern Med*. 2006; 166(18): 2035–2043.

36. Veith RC, Lewis N, Linares OA, et al. Sympathetic nervous system activity in major depression. Basal and desipramine-induced alterations in plasma norepinephrine kinetics. *Arch Gen Psychiatry*. 1994; 51(5): 411–422.

37. Carney RM, Freedland KE, Veith RC, et al. Major depression, heart rate, and plasma norepinephrine in patients with coronary heart disease. *Biol Psychiatry*. 1999; 45(4): 458–463.

38. Carney RM, Freedland KE, Veith RC. Depression, the autonomic nervous system, and coronary heart disease. *Psychosom Med*. 2005; 67(Suppl 1): S29–S33.

39. Kleiger RE, Miller JP, Bigger JT, Moss AJ. Decreased heart rate variability and its association with increased mortality after acute myocardial infarction. *Am J Cardiol*. 1987; 59(4): 256–262.

40. Otte C, Marmar CR, Pipkin SS, Moos R, Browner WS, Whooley MA. Depression and 24h-hour urinary cortisol in medical outpatients with coronary heart disease: The Heart and Soul Study. *Biol Psychiatry*. 2004; 56(4): 241–247.

41. Vreeburg SA, Hoogendijk WJ, van Pelt J, et al. Major depressive disorder and hypothalamic-pituitary-adrenal axis activity: results from a large cohort study. *Arch Gen Psychiatry*. 2009; 66(6): 617–626.

42. Whooley MA, Wong JM. Depression and cardiovascular disorders. *Annu Rev Clin Psychol*. 2013; 9: 327–354.

43. Vaccarino V, Johnson BD, Sheps DS, et al. Depression, inflammation, and incident cardiovascular disease in women with suspected coronary ischemia: the National Heart, Lung, and Blood Institute-sponsored WISE study. *J Am Coll Cardiol*. 2007; 50(21): 2044–2050.

44. Kop WJ, Gottdiener JS, Tangen CM, et al. Inflammation and coagulation factors in persons > 65 years of age with symptoms of depression but without evidence of myocardial ischemia. *Am J Cardiol*. 2002; 89(4): 419–424.

45. Jiang W, Glassman A, Krishnan R, O'Connor CM, Califf RM. Depression and ischemic heart disease: what have we learned so far and what must we do in the future? *Am Heart J*. 2005; 150(1): 54–78.

46. Ziegelstein RC, Parakh K, Sakhuja A, Bhat U. Platelet function in patients with major depression. *Intern Med J*. 2009; 39(1): 38–43.

47. Parissis JT, Fountoulaki K, Filippatos G, Adamopoulos S, Paraskevaidis I, Kremastinos D. Depression in coronary artery disease: novel pathophysiologic mechanisms and therapeutic implications. *Int J Cardiol*. 2007; 116(2): 153–160.

48. Serebruany VL, Gurbel PA, O'Connor CM. Platelet inhibition by sertraline and N-desmethylsertraline: a possible missing link

between depression, coronary events, and mortality benefits of selective serotonin reuptake inhibitors. *Pharmacol Res.* 2001; 43(5): 453–462.

49. Carneiro AM, Cook EH, Murphy DL, et al. Interactions between integrin αIIbβ3 and the serotonin transporter regulate serotonin transport and platelet aggregation in mice and humans. *J Clin Invest.* 2008; 118(4): 1544–1552.

50. Nakatani D, Sato H, Sakata Y, et al. Influence of serotonin transporter gene polymorphism on depressive symptoms and new cardiac events after acute myocardial infarction. *Am Heart J.* 2005; 150(4): 652–658.

51. McCaffery JM, Duan QL, Frasure-Smith N, et al. Genetic predictors of depressive symptoms in cardiac patients. *Am J Med Genet B Neuropsychiatr Genet.* 2009; 150B(3): 381–388.

52. McCaffery JM, Frasure-Smith N, Dubé MP, et al. Common genetic vulnerability to depressive symptoms and coronary artery disease: a review and development of candidate genes related to inflammation and serotonin. *Psychosom Med.* 2006; 68(2): 187–200.

53. Carney RM, Freedland KE. Are somatic symptoms of depression better predictors of cardiac events than cognitive symptoms in coronary heart disease? *Psychosom Med.* 2012; 74(1): 33–38.

54. Sanner JE, Frazier L, Udtha M. Self-reported depressive symptoms in women hospitalized for acute coronary syndrome. *J Psychiatr Ment Health Nurs.* 2013; 20(10): 913–920.

55. Groenewold NA, Doornbos B, Zuidersma M, et al. Comparing cognitive and somatic symptoms of depression in myocardial infarction patients and depressed patients in primary and mental health care. *PLoS One.* 2013; 8(1): e53859.

56. Martens EJ, Hoen PW, Mittelhaeuser M, de Jonge P, Denollet J. Symptom dimensions of post-myocardial infarction depression, disease severity and cardiac prognosis. *Psychol Med.* 2010; 40(5): 807–814.

57. Simmonds RL, Tylee A, Walters P, Rose D. Patients' perceptions of depression and coronary heart disease: a qualitative UPBEAT-UK study. *BMC Fam Pract.* 2013; 14: 38.

58. Ladwig K, Röll G, Breithardt G, Borggrefe M. Extracardiac contributions to chest pain perception in patients 6 months after acute myocardial infarction. *Am Heart J.* 1999; 137(3): 528–535.

59. Spertus JA, McDonell M, Woodman CL, Fihn SD. Association between depression and worse disease-specific functional status in outpatients with coronary artery disease. *Am Heart J.* 2000; 140(1): 105–110.

60. Davidson KW, Kupfer DJ, Bigger JT, et al. Assessment and treatment of depression in patients with cardiovascular disease: National Heart, Lung, and Blood Institute Working Group Report. *Psychosom Med.* 2006; 68(5): 645–650.

61. de Jonge P, Spijkerman TA, van den Brink RH, Ormel J. Depression after myocardial infarction is a risk factor for declining health related quality of life and increased disability and cardiac complaints at 12 months. *Heart.* 2006; 92(1): 32–39.

62. Lauzon C, Beck CA, Huynh T, et al. Depression and prognosis following hospital admission because of acute myocardial infarction. *CMAJ.* 2003; 168(5): 547–552.

63. Barth J, Schumacher M, Herrmann-Lingen C. Depression as a risk factor for mortality in patients with coronary heart disease: a meta-analysis. *Psychosom Med.* 2004; 66(6): 802–813.

64. Bush DE, Ziegelstein RC, Tayback M, et al. Even minimal symptoms of depression increase mortality risk after acute myocardial infarction. *Am J Cardiol.* 2001; 88(4): 337–341.

65. Mayou RA, Gill D, Thompson DR, et al. Depression and anxiety as predictors of outcome after myocardial infarction. *Psychosom Med.* ; 62(2): 212–219.

66. Carney RM, Freedland KE, Steinmeyer B, et al. History of depression and survival after acute myocardial infarction. *Psychosom Med.* 2009; 71(3): 253–259.

67. de Jonge P, van den Brink RH, Spijkerman TA, Ormel J. Only incident depressive episodes after myocardial infarction are associated with new cardiovascular events. *J Am Coll Cardiol.* 2006; 48(11): 2204–2208.

68. Doyle F, Conroy R, McGee H, Delaney M. Depressive symptoms in persons with acute coronary syndrome: specific symptom scales and prognosis. *J Psychosom Res.* 2010; 68(2): 121–130.

69. de Jonge P, Ormel J, van den Brink RH, et al. Symptom dimensions of depression following myocardial infarction and their relationship with somatic health status and cardiovascular prognosis. *Am J Psychiatry.* 2006; 163(1): 138–144.

70. Davidson KW, Burg MM, Kronish IM, et al. Association of anhedonia with recurrent major adverse cardiac events and mortality 1 year after acute coronary syndrome. *Arch Gen Psychiatry.* 2010; 67(5): 480–488.

71. Kronish IM, Chaplin WF, Rieckmann N, Burg MM, Davidson KW. The effect of enhanced depression care on anxiety symptoms in acute coronary syndrome patients: findings from the COPES trial. *Psychother Psychosom.* 2012; 81(4): 245–247.

72. Anda RF, Williamson DF, Escobedo LG, Mast EE, Giovino GA, Remington PL. Depression and the dynamics of smoking. A national perspective. *JAMA.* 1990; 264(12): 1541–1545.

73. Mikkelsen SS, Tolstrup JS, Flachs EM, Mortensen EL, Schnohr P, Flensborg-Madsen T. A cohort study of leisure time physical activity and depression. *Prev Med.* 2010; 51(6): 471–475.

74. Augestad LB, Slettemoen RP, Flanders WD. Physical activity and depressive symptoms among Norwegian adults aged 20–50. *Public Health Nurs.* 2008; 25(6): 536–545.

75. Glazer KM, Emery CF, Frid DJ, Banyasz RE. Psychological predictors of adherence and outcomes among patients in cardiac rehabilitation. *J Cardiopulm Rehabil.* 2002; 22(1): 40–46.

76. Carney RM, Freedland KE, Eisen SA, Rich MW, Jaffe AS. Major depression and medication adherence in elderly patients with coronary artery disease. *Health Psychol.* 1995; 14(1): 88–90.

77. Rieckmann N, Kronish IM, Haas D, et al. Persistent depressive symptoms lower aspirin adherence after acute coronary syndromes. *Am Heart J.* 2006; 152(5): 922–927.

78. Gehi A, Haas D, Pipkin S, Whooley MA. Depression and medication adherence in outpatients with coronary heart disease: findings from the Heart and Soul Study. *Arch Intern Med.* 2005; 165(21): 2508–2513.

79. Everson SA, Goldberg DE, Kaplan GA, et al. Hopelessness and risk of mortality and incidence of myocardial infarction and cancer. *Psychosom Med.* 1996; 58(2): 113–121.

80. Barefoot JC, Brummett BH, Williams RB, et al. Recovery expectations and long-term prognosis of patients with coronary heart disease. *Arch Intern Med.* 2011; 171(10): 929–935.

81. Clarke DM, Kissane DW. Demoralization: its phenomenology and importance. *Aust N Z J Psychiatry.* 2002; 36(6): 733–742.

82. Mangelli L, Fava GA, Grandi S, et al. Assessing demoralization and depression in the setting of medical disease. *J Clin Psychiatry.* 2005; 66(3): 391–394.

83. Davidson KW. Depression and coronary heart disease. *ISRN Cardiol.* 2012; 2012: 743813.

84. McManus D, Pipkin SS, Whooley MA. Screening for depression in patients with coronary heart disease (data from the Heart and Soul Study). *Am J Cardiol.* 2005; 96(8): 1076–1081.

85. Whooley MA, Avins AL, Miranda J, Browner WS. Case-finding instruments for depression. Two questions are as good as many. *J Gen Intern Med.* 1997; 12(7): 439–445.

86. Coventry PA, Hays R, Dickens C, et al. Talking about depression: a qualitative study of barriers to managing depression in people with long term conditions in primary care. *BMC Fam Pract.* 2011; 12: 10.

87. Heidenreich PA, Trogdon JG, Khavjou OA, et al. Forecasting the future of cardiovascular disease in the United States: a policy statement from the American Heart Association. *Circulation.* 2011; 123(8): 933–944.

88. Roger VL, Weston SA, Redfield MM, et al. Trends in heart failure incidence and survival in a community-based population. *JAMA.* 2004; 292(3): 344–350.

89. Rutledge T, Reis VA, Linke SE, Greenberg BH, Mills PJ. Depression in heart failure a meta-analytic review of prevalence, intervention effects, and associations with clinical outcomes. *J Am Coll Cardiol.* 2006; 48(8): 1527–1537.

90. Freedland KE, Rich MW, Skala JA, Carney RM, Dávila-Román VG, Jaffe AS. Prevalence of depression in hospitalized patients with congestive heart failure. *Psychosom Med.* 2003; 65(1): 119–128.

91. Havranek EP, Spertus JA, Masoudi FA, Jones PG, Rumsfeld JS. Predictors of the onset of depressive symptoms in patients with heart failure. *J Am Coll Cardiol.* 2004; 44(12): 2333–2338.

92. Abramson J, Berger A, Krumholz HM, Vaccarino V. Depression and risk of heart failure among older persons with isolated systolic hypertension. *Arch Intern Med.* 2001; 161(14): 1725–1730.

93. Williams SA, Kasl SV, Heiat A, Abramson JL, Krumholz HM, Vaccarino V. Depression and risk of heart failure among the elderly: a prospective community-based study. *Psychosom Med.* 2002; 64(1): 6–12.

94. Francis GS, Cohn JN, Johnson G, Rector TS, Goldman S, Simon A. Plasma norepinephrine, plasma renin activity, and congestive heart failure. Relations to survival and the effects of therapy in V-HeFT II. The V-HeFT VA Cooperative Studies Group. *Circulation.* 1993; 87(6 Suppl): VI40–VI48.

95. Lespérance F, Frasure-Smith N, Laliberté MA, et al. An open-label study of nefazodone treatment of major depression in patients with congestive heart failure. *Can J Psychiatry.* 2003; 48(10): 695–701.

96. Shores MM, Pascualy M, Lewis NL, Flatness D, Veith RC. Short-term sertraline treatment suppresses sympathetic nervous system activity in healthy human subjects. *Psychoneuroendocrinology.* 2001; 26(4): 433–439.

97. Güder G, Bauersachs J, Frantz S, et al. Complementary and incremental mortality risk prediction by cortisol and aldosterone in chronic heart failure. *Circulation.* 2007; 115(13): 1754–1761.

98. Howren MB, Lamkin DM, Suls J. Associations of depression with C-reactive protein, IL-1, and IL-6: a meta-analysis. *Psychosom Med.* 2009; 71(2): 171–186.

99. Dowlati Y, Herrmann N, Swardfager W, et al. A meta-analysis of cytokines in major depression. *Biol Psychiatry.* 2010; 67(5): 446–457.

100. Abbate A, Van Tassell BW, Biondi-Zoccai G, et al. Effects of Interleuki1-1 Blockade With Anakinra on Adverse Cardiac Remodeling and Heart Failure After Acute Myocardial Infarction [from the Virginia Commonwealth University-Anakinra Remodeling Trial (2) (VCUART2) Pilot Study]. *Am J Cardiol.* 2013; 111(10): 1394–1400.

101. Torre-Amione G, Kapadia S, Benedict C, Oral H, Young JB, Mann DL. Proinflammatory cytokine levels in patients with depressed left ventricular ejection fraction: a report from the Studies of Left Ventricular Dysfunction (SOLVD). *J Am Coll Cardiol.* 1996; 27(5): 1201–1206.

102. Duivis HE, Kupper N, Penninx BW, Na B, de Jonge P, Whooley MA. Depressive symptoms and white blood cell count in coronary heart disease patients: prospective findings from the Heart and Soul Study. *Psychoneuroendocrinology.* 2013; 38(4): 479–487.

103. DiMatteo MR, Lepper HS, Croghan TW. Depression is a risk factor for noncompliance with medical treatment: meta-analysis of the effects of anxiety and depression on patient adherence. *Arch Intern Med.* 2000; 160(14): 2101–2107.

104. Miura T, Kojima R, Mizutani M, Shiga Y, Takatsu F, Suzuki Y. Effect of digoxin noncompliance on hospitalization and mortality in patients with heart failure in long-term therapy: a prospective cohort study. *Eur J Clin Pharmacol.* 2001; 57(1): 77–83.

105. DiMatteo MR. Social support and patient adherence to medical treatment: a meta-analysis. *Health Psychol.* 2004; 23(2): 207–218.

106. Pan A, Kumar R, Macey PM, Fonarow GC, Harper RM, Woo MA. Visual assessment of brain magnetic resonance imaging detects injury to cognitive regulatory sites in patients with heart failure. *J Card Fail.* 2013; 19(2): 94–100.

107. Lesman-Leegte I, Jaarsma T, Sanderman R, Linssen G, van Veldhuisen DJ. Depressive symptoms are prominent among elderly hospitalised heart failure patients. *Eur J Heart Fail.* 2006; 8(6): 634–640.

108. Watkins LL, Koch GG, Sherwood A, et al. Association of anxiety and depression with all-cause mortality in individuals with coronary heart disease. *J Am Heart Assoc.* 2013; 2(2): e000068.

109. Jiang W, Kuchibhatla M, Cuffe MS, et al. Prognostic value of anxiety and depression in patients with chronic heart failure. *Circulation.* 2004; 110(22): 3452–3456.

110. Friedmann E, Thomas SA, Liu F, et al. Relationship of depression, anxiety, and social isolation to chronic heart failure outpatient mortality. *Am Heart J.* 2006; 152(5): 940. e941–948.

111. Fuster V, Gersh BJ, Giuliani ER, Tajik AJ, Brandenburg RO, Frye

RL. The natural history of idiopathic dilated cardiomyopathy. *Am J Cardiol.* 1981; 47(3): 525–531.

112. McKenna CJ, Codd MB, McCann HA, Sugrue DD. Alcohol consumption and idiopathic dilated cardiomyopathy: a case control study. *Am Heart J.* 1998; 135(5 Pt 1): 833–837.

113. Hawkins LA, Kilian S, Firek A, Kashner TM, Firek CJ, Silvet H. Cognitive impairment and medication adherence in outpatients with heart failure. *Heart Lung.* 2012; 41(6): 572–582.

114. Frasure-Smith N, Lespérance F, Habra M, et al. Elevated depression symptoms predict long-term cardiovascular mortality in patients with atrial fibrillation and heart failure. *Circulation.* 2009; 120(2): 134–140, 133p following 140.

115. Jiang W, Kuchibhatla M, Clary GL, et al. Relationship between depressive symptoms and long-term mortality in patients with heart failure. *Am Heart J.* 2007; 154(1): 102–108.

116. Schowalter M, Gelbrich G, Störk S, et al. Generic and diseasespecific health-related quality of life in patients with chronic systolic heart failure: impact of depression. *Clin Res Cardiol.* 2013; 102(4): 269–278.

117. Rumsfeld JS, Havranek E, Masoudi FA, et al. Depressive symptoms are the strongest predictors of short-term declines in health status in patients with heart failure. *J Am Coll Cardiol.* 2003; 42(10): 1811–1817.

118. Vaccarino V, Kasl SV, Abramson J, Krumholz HM. Depressive symptoms and risk of functional decline and death in patients with heart failure. *J Am Coll Cardiol.* 2001; 38(1): 199–205.

119. Jiang W, Alexander J, Christopher E, et al. Relationship of depression to increased risk of mortality and rehospitalization in patients with congestive heart failure. *Arch Intern Med.* 2001; 161(15): 1849–1856.

120. Albert NM, Fonarow GC, Abraham WT, et al. Depression and clinical outcomes in heart failure: an OPTIMIZE-HF analysis. *Am J Med.* 2009; 122(4): 366–373.

121. Sherwood A, Blumenthal JA, Trivedi R, et al. Relationship of depression to death or hospitalization in patients with heart failure. *Arch Intern Med.* 2007; 167(4): 367–373.

122. Rollman BL, Herbeck Belnap B, Mazumdar S, et al. A positive 2-item Patient Health Questionnaire depression screen among hospitalized heart failure patients is associated with elevated 1m-month mortality. *J Card Fail.* 2012; 18(3): 238–245.

123. Ko DT, Hebert PR, Coffey CS, Sedrakyan A, Curtis JP, Krumholz HM. Beta-blocker therapy and symptoms of depression, fatigue, and sexual dysfunction. *JAMA.* 2002; 288(3): 351–357.

124. Israel CW, Grönefeld G, Ehrlich JR, Li YG, Hohnloser SH. Longterm risk of recurrent atrial fibrillation as documented by an implantable monitoring device: implications for optimal patient care. *J Am Coll Cardiol.* 2004; 43(1): 47–52.

125. Thrall G, Lip GY, Carroll D, Lane D. Depression, anxiety, and quality of life in patients with atrial fibrillation. *Chest.* 2007; 132(4): 1259– 1264.

126. Sang CH, Chen K, Pang XF, et al. Depression, anxiety, and quality of life after catheter ablation in patients with paroxysmal atrial fibrillation. *Clin Cardiol.* 2013; 36(1): 40–45.

127. Goli NM, Thompson T, Sears SF, et al. Educational attainment is associated with atrial fibrillation symptom severity. *Pacing Clin*

Electrophysiol. 2012; 35(9): 1090–1096.

128. Bettoni M, Zimmermann M. Autonomic tone variations before the onset of paroxysmal atrial fibrillation. *Circulation.* 2002; 105(23): 2753–2759.

129. Tsai CT, Chiang FT, Tseng CD, et al. Increased expression of mineralocorticoid receptor in human atrial fibrillation and a cellular model of atrial fibrillation. *J Am Coll Cardiol.* 2010; 55(8): 758–770.

130. Christiansen CF, Christensen S, Mehnert F, Cummings SR, Chapurlat RD, Sørensen HT. Glucocorticoid use and risk of atrial fibrillation or flutter: a population-based, case-control study. *Arch Intern Med.* 2009; 169(18): 1677–1683.

131. Guo Y, Lip GY, Apostolakis S. Inflammation in atrial fibrillation. *J Am Coll Cardiol.* 2012; 60(22): 2263–2270.

132. Naruse Y, Tada H, Satoh M, et al. Concomitant obstructive sleep apnea increases the recurrence of atrial fibrillation following radiofrequency catheter ablation of atrial fibrillation: clinical impact of continuous positive airway pressure therapy. *Heart Rhythm.* 2013; 10(3): 331–337.

133. Frasure-Smith N, Lespérance F, Talajic M, et al. Anxiety sensitivity moderates prognostic importance of rhythm-control versus rate-control strategies in patients with atrial fibrillation and congestive heart failure: insights from the Atrial Fibrillation and Congestive Heart Failure Trial. *Circ Heart Fail.* 2012; 5(3): 322–330.

134. Gehi AK, Sears S, Goli N, et al. Psychopathology and symptoms of atrial fibrillation: implications for therapy. *J Cardiovasc Electrophysiol.* 2012; 23(5): 473–478.

135. Conen D, Tedrow UB, Cook NR, Moorthy MV, Buring JE, Albert CM. Alcohol consumption and risk of incident atrial fibrillation in women. *JAMA.* 2008; 300(21): 2489–2496.

136. Koskinen P, Kupari M, Leinonen H, Luomanmäki K. Alcohol and new onset atrial fibrillation: a case-control study of a current series. *Br Heart J.* 1987; 57(5): 468–473.

137. Lange HW, Herrmann-Lingen C. Depressive Symptoms predict recurrence of atrial fibrillation after cardioversion. *J Psychosom Res.* 2007; 63(5): 509–13.

138. Yu SB, Hu W, Zhao QY, et al. Effect of anxiety and depression on the recurrence of persistent atrial fibrillation after circumferential pulmonary vein ablation. *Chin Med J (Engl).* 2012; 125(24): 4368–4372.

139. Zheng ZJ, Croft JB, Giles WH, Mensah GA. Sudden cardiac death in the United States, 1989 to 1998. *Circulation.* 2001; 104(18): 2158–2163.

140. Lown B, DeSilva RA. Roles of psychologic stress and autonomic nervous system changes in provocation of ventricular premature complexes. *Am J Cardiol.* 1978; 41(6): 979–985.

141. Whang W, Albert CM, Sears SF, et al. Depression as a predictor for appropriate shocks among patients with implantable cardioverter-defibrillators: results from the Triggers of Ventricular Arrhythmias (TOVA) study. *J Am Coll Cardiol.* 2005; 45(7): 1090– 1095.

142. Ray WA, Meredith S, Thapa PB, Hall K, Murray KT. Cyclic antidepressants and the risk of sudden cardiac death. *Clin Pharmacol Ther.* 2004; 75(3): 234–241.

143. Honkola J, Hookana E, Malinen S, et al. Psychotropic medications and the risk of sudden cardiac death during an acute coronary event. *Eur Heart J.* 2012; 33(6): 745–751.

144. Empana JP, Jouven X, Lemaitre RN, et al. Clinical depression and risk of out-of-hospital cardiac arrest. *Arch Intern Med.* 2006; 166(2): 195–200.

145. Luukinen H, Laippala P, Huikuri HV. Depressive symptoms and the risk of sudden cardiac death among the elderly. *Eur Heart J.* 2003; 24(22): 2021–2026.

146. Watkins LL, Blumenthal JA, Davidson JR, Babyak MA, McCants CB, Sketch MH. Phobic anxiety, depression, and risk of ventricular arrhythmias in patients with coronary heart disease. *Psychosom Med.* 2006; 68(5): 651–656.

147. Hamang A, Eide GE, Rokne B, Nordin K, Øyen N. General anxiety, depression, and physical health in relation to symptoms of heart-focused anxiety— a cross sectional study among patients living with the risk of serious arrhythmias and sudden cardiac death. *Health Qual Life Outcomes.* 2011; 9: 100.

148. Magyar-Russell G, Thombs BD, Cai JX, et al. The prevalence of anxiety and depression in adults with implantable cardioverter defibrillators: a systematic review. *J Psychosom Res.* 2011; 71(4): 223–231.

149. Suzuki T, Shiga T, Kuwahara K, et al. Prevalence and persistence of depression in patients with implantable cardioverter defibrillator: a y-year longitudinal study. *Pacing Clin Electrophysiol.* 2010; 33(12): 1455–1461.

150. Bilge AK, Ozben B, Demircan S, Cinar M, Yilmaz E, Adalet K. Depression and anxiety status of patients with implantable cardioverter defibrillator and precipitating factors. *Pacing Clin Electrophysiol.* 2006; 29(6): 619 626.

151. Tzeis S, Kolb C, Baumert J, et al. Effect of depression on mortality in implantable cardioverter defibrillator recipients– findings from the prospective LICAD study. *Pacing Clin Electrophysiol.* 2011; 34(8): 991–997.

152. Luyster FS, Hughes JW, Waechter D, Josephson R. Resource loss predicts depression and anxiety among patients treated with an implantable cardioverter defibrillator. *Psychosom Med.* 2006; 68(5): 794–800.

153. Irvine J, Dorian P, Baker B, et al. Quality of life in the Canadian Implantable Defibrillator Study (CIDS). *Am Heart J.* 2002; 144(2): 282–289.

154. Glassman AH, O'Connor CM, Califf RM, et al. Sertraline treatment of major depression in patients with acute MI or unstable angina. *JAMA.* 2002; 288(6): 701–709.

155. O'Connor CM, Jiang W, Kuchibhatla M, et al. Safety and efficacy of sertraline for depression in patients with heart failure: results of the SADHART-CHF (Sertraline Against Depression and Heart Disease in Chronic Heart Failure) trial. *J Am Coll Cardiol.* 2010; 56(9): 692–699.

156. Hansen BH, Hanash JA, Rasmussen A, et al. Effects of escitalopram in prevention of depression in patients with acute coronary syndrome (DECARD). *J Psychosom Res.* 2012; 72(1): 11–16.

157. Lespérance F, Frasure-Smith N, Koszycki D, et al. Effects of citalopram and interpersonal psychotherapy on depression in patients with coronary artery disease: the Canadian Cardiac Randomized Evaluation of Antidepressant and Psychotherapy Efficacy (CREATE) trial. *JAMA.* 2007; 297(4): 367–379.

158. Ferrando SJ, Levenson JL, Owen JA. Clinical Manual of Psychopharmacology in the Medically Ill. *American Psychiatric Publishing, Incorporated*; 2010.

159. Beach SR, Celano CM, Noseworthy PA, Januzzi JL, Huffman JC. QTc prolongation, torsades de pointes, and psychotropic medications. *Psychosomatics.* 2013; 54(1): 1–13.

160. Sheline YI, Freedland KE, Carney RM. How safe are serotonin reuptake inhibitors for depression in patients with coronary heart disease? *Am J Med.* 1997; 102(1): 54–59.

161. Honig A, Kuyper AM, Schene AH, et al. Treatment of post-myocardial infarction depressive disorder: a randomized, placebo controlled trial with mirtazapine. *Psychosom Med.* 2007; 69(7): 606–613.

162. Rigotti NA, Thorndike AN, Regan S, et al. Bupropion for smokers hospitalized with acute coronary disease. *Am J Med.* 2006; 119(12): 1080–1087.

163. Habel LA, Cooper WO, Sox CM, et al. ADHD medications and risk of serious cardiovascular events in young and middle-aged adults. *JAMA.* 2011; 306(24): 2673–2683.

164. Berkman LF, Blumenthal J, Burg M, et al. Effects of treating depression and low perceived social support on clinical events after myocardial infarction: the Enhancing Recovery in Coronary Heart Disease Patients (ENRICHD) Randomized Trial. *JAMA.* 2003; 289(23): 3106–3116.

165. Freedland KE, Skala JA, Carney RM, et al. Treatment of depression after coronary artery bypass surgery: a randomized controlled trial. *Arch Gen Psychiatry.* 2009; 66(4): 387–396.

166. Blumenthal JA, Babyak MA, O'Connor C, et al. Effects of exercise training on depressive symptoms in patients with chronic heart failure: the HF-ACTION randomized trial. *JAMA.* 2012; 308(5): 465–474.

167. Milani RV, Lavie CJ, Mehra MR, Ventura HO. Impact of exercise training and depression on survival in heart failure due to coronary heart disease. *Am J Cardiol.* 2011; 107(1): 64–68.

168. Task Force on Electroconvulsive Therapy. *The Practice of Electroconvulsive Therapy: Recommendations for Treatment, Training, and Privileging.* 2nd ed. Washington, DC: American Psychiatric Publishing; 2001.

169. Rasmussen KG, Rummans TA, Tsang TS, Barnes RD. Electroconvulsive therapy. *American Psychiatric Publishing Textbook of Psychosomatic Medicine. Washington, DC: American Psychiatric Publishing.* 957–978.

170. Dolenc TJ, Barnes RD, Hayes DL, Rasmussen KG. Electroconvulsive therapy in patients with cardiac pacemakers and implantable cardioverter defibrillators. *Pacing Clin Electrophysiol.* 2004; 27(9): 1257–1263.

171. Applegate RJ. Diagnosis and management of ischemic heart disease in the patient scheduled to undergo electroconvulsive therapy. *Convuls Ther.* 1997; 13(3): 128–144.

172. Levenson JL. Psychiatric issues in heart disease. *Primary psychiatry.* 2006; 13(7): 29–32.

173. Mechlis S, Lubin E, Laor J, Margaliot M. Amiodarone-induced

thyroid gland dysfunction. *Am J Cardiol.* 1987; 59(8): 833–835.

174. Wamboldt FS, Jefferson JW, Wamboldt MZ. Digitalis intoxication misdiagnosed as depression by primary care physicians. *Am J Psychiatry.* 1986; 143(2): 219–221.

175. Neaton JD, Blackburn H, Jacobs D, et al. Serum cholesterol level and mortality findings for men screened in the Multiple Risk Factor Intervention Trial. Multiple Risk Factor Intervention Trial Research Group. *Arch Intern Med.* 1992; 152(7): 1490–1500.

176. Muldoon MF, Manuck SB, Mendelsohn AB, et al. Cholesterol reduction and non-illness mortality: meta-analysis of randomized clinical trials. *BMJ.* 2001; 322(7277): 11–15.

177. Strain JJ, Karim A, Caliendo G, Alexis JD, Lowe RS, Fuster V. Cardiac drug-psychotropic drug update. *Gen Hosp Psychiatry.* 2002; 24(5): 283–289.

178. *DRUG-REAX® System [Internet Database].* Greenwood Village, Colorado: Thomson Healthcare. Updated Periodically.

179. Kusumoto MM, Ueno KK, Oda AA, et al. Effect of fluvoxamine on the pharmacokinetics of mexiletine in healthy Japanese men. *Clin Pharmacol Ther.* 2001; 69(3): 104–107.

180. Wallerstedt SM, Gleerup H, Sundström A, Stigendal L, Ny L. Risk of clinically relevant bleeding in warfarin-treated patients–influence of SSRI treatment. *Pharmacoepidemiol Drug Saf.* 2009; 18(5): 412–416.

181. Leibovitz A, Bilchinsky T, Gil I. Elevated serum digoxin level associated with coadministered fluoxetine. *Arch Intern Med.* 1998; 158(10): 1152–1153.

第 8 章

抑郁症与
妇科疾病

劳拉·米勒
Laura Miller

吉娜·阿萨皮莉
Geena Athappilly

奥里特·阿夫尼-巴伦
Orit Avni-Barron

丹妮拉·卡鲁西
Daniela Carusi

哈丁·约菲
Hadine Joffe

葛未央　译

引言

生育期的女性患抑郁症的比例高于男性，特别是涉及与生殖健康有关的过渡期和几种常见的妇科疾病的情况。在本章的第一部分，我们回顾了证明情绪障碍与女性青春期、月经周期、多囊卵巢综合征、不孕症及进入更年期之间关系的具体证据。抑郁症在育龄期女性中很普遍，因此，药物治疗有一些重要的影响。一些精神药物可能对下丘脑-垂体-性腺轴（hypothalamic-pituitary-gonadal axis，HPG axis）产生不良影响，表现为月经功能障碍以及对内源性和外源性生殖激素的潜在破坏作用。在本章的第二部分，我们回顾了已知关于精神药物对下丘脑-垂体-性腺轴的影响，并讨论了与生殖激素的重要相互作用。鉴于育龄女性在精神障碍患者中所占比例较大，了解这些特殊因素将改善许多女性患者的治疗结果。

抑郁症与青春期女性

病例展示：13岁的玛尔塔（Marta）由母亲带来就诊，她看起来无精打采，充满悲伤又很孤僻。她一直是一个成绩优异的学生，直到几个月前，她开始对校园生活失去兴趣，难以专注做作业。发育史表明，她的母亲有过几次重度抑郁发作，在怀玛尔塔时有一次发作非常严重且持久。玛尔塔出生时体重偏低，直到2岁，她才达到她身高对应的正常体重水平。玛尔塔早期发育正常。她的成长环境中，父母频繁地发生口角。每当听到这些争吵时，玛尔塔常会摄入大量食物，而她的哥哥则努力让自己不受干扰。9岁时，玛尔塔的胸部开始发育，11岁时经历月经初潮。2个月前，她最好的朋友抛弃了她，选择了一个更受社会欢迎的朋友群体。玛尔塔吐露她感到自己"又胖又丑"，这让她对成为社会所认可的人失去信心。为了安慰自己，即使在不饿的时候她也会吃很多东西，然后又为此感到内疚。她曾想过服用药箱里的过量药片来结束自己的生命，但实际上她又不会去做，因为她将自杀视为一种罪过。

● 流行病学研究

抑郁症流行病学中最引人注目的是在青春期中期的女孩，该群体患病率显著升高。在进入青春期前的儿童中，研究一致显示男孩抑郁症患病率与女孩患病率相当，或略高于女孩。大约13岁开始，女孩抑郁病的患病率上升到男孩的2倍[1]。在具有美国代表性的，面向全美1万多名13~18岁青少年的美国共病调查——青少年增补部分中发现，抑郁障碍或心境障碍在女孩中的终身患病率为15.9%，而在男孩中为7.7%[2]。

● 病理生理学（框8-1）

从生物文化的方面能够更容易理解，青春期间出现的抑郁易感性的显著性别差异，与性别相关的生物因素和认知、环境、社会文化背景等相互作用。迄今为止，一些研究已经确认部分因素具有特别的影响：

- 低出生体重。低出生体重是一项子宫内压力的生物标志物，提示可能会在今后的生活中带来健康风险。根据一项前瞻性纵向研究，正常出生体重的女孩在13~16岁这三年的抑郁症累积患病率为8.4%，但在低出生体重的女孩中抑郁症累积患病率可达38.1%[3]。低出生体重可能会增加其他与妊娠相关的危险因素，如早产、分娩并发症。低出生体重对男孩青春期患抑郁症的影响显著低于对女孩的影响。

- 性激素的改变。一项比较了年龄、青春期和循环激素水平影响的研究发现，抑郁症发病率的性别差异出现在青春期中一个特殊的时期——Tanner分期第三阶段，在这个时期，乳腺组织发育生长超过乳晕，阴毛变粗，与年龄无关。数据模型表明青春期与抑郁症的联系很大程度上与雌二醇和睾酮水平有关[4]。

- 青春期的时间。大部分研究表明女孩进入青春期的时期越早，在青春期出现抑郁症症状的可能性就越高[5,6]，但原因尚未明确。一种假设认为在青春期身体发育更充分的女孩可能被别人当作比她们实际年龄更成熟的女孩来对待，但她们自身对此并无准备。另一种假设认为青春期提前是早期生活应激的一项生物标志物，如家庭不睦、父亲缺失，这些都可能会增加继发抑郁的风险。一项回顾性研究表明，只有特定具有雌激素受体基因多态性的女孩，在家庭不睦的背景下，易出现早发月经初潮现象[7]，这也支持了一个假设，即在基因易感性、早期生活压力和青春期女性抑郁症激素激活之间存在一定联系。另一项研究探索了体重在青春期提前和抑郁症之间的中介作用。在成长早期曾大幅增长体重的低出生体重婴儿在童年期易产生肥胖。这会增加脂肪组织中瘦素的分泌，而瘦素会引起月经初潮的生理变化级联反应[8]。这种影响会跨代传递，母亲产前抑郁会增加婴儿低出生体重的风险[9]，将会导致包括儿童期超重、青春期提前、青春期抑郁症在内的一系列生理-心理-社会事件。

- 环境压力。女孩比男孩更容易遭受性虐待或强奸等不良事件。在青春期，女孩接触这些的风险大幅增加，这解释了一部分抑郁症易感性的性别差异[10]。除了面临的这些危险，研究也表明对待压力时的不同反应也是性别差异产生的一种可能。EB病毒（Ebstein Barr virus，EBV）滴度是与压力相联系的免疫力下降的生物标志物。生活中的创伤事件会增加青春期早期女孩体内的EB病毒滴度，但对青春期早期男孩没有影响[11]。

- 认知风格。某些感知世界的方式和对压力的反应与抑郁的可能性增加有关。这包括反刍思维、被遗弃的预期以及认为自己有缺陷或无价值的信念。相比之下，针对压力源采用问题解决疗法可以预防抑郁。与青春期男孩相比，青春期女性更倾向于认同促进抑郁症发展的认知方式。认知方式、压力和抑郁症状之间存在交互关系，认知易感性导致经历更多的压力、抑郁症状，同时压力会加重认知易感性[12]。

- 社会文化性别角色期望。当个体意识到未能达到性别角色期待的标准时，会对抑郁症的产生造成影响。在重视女孩身形苗条的社会环境中，青春期时的身体形象会对抑郁症的产生造成特别显著的影响。在青春期，不管实际的体重指数是多少，女孩的超重自我感知和努力坚持减肥均与抑郁症状显著相关，但在男孩中没有类似现象[13]。

框8-1
青春期女性抑郁症的危险因素

低出生体重
性激素的改变
早熟
环境压力
认知风格（例如低自我价值感）
性别角色期待（例如要求女性身形苗条）

● 临床表现

与青春期男性相比，患有抑郁障碍的青春期女性更容易出现对身体形象不满意、内疚、强烈自责、失去对自己的信心、疲乏、嗜睡、注意力不集中等症状。焦虑障碍在青春期女性中更为常见，而抑郁症可能会与焦虑障碍形成共病。女孩比男孩可能存在更大的自杀企图，这项性别差异会在成年早期开始减少[14]。相比于男孩，女孩可能更容易感到快感缺失和早晨情绪低落的症状加剧[15]。

● 自然病史

在重性抑郁发作的青少年中，女性的性别特征与较长的发作持续时间相关，并且更有可能在成年早期反复发作。在青春期女性中，与父母的冲突预示着年轻人会再次经历抑郁发作，但男性不会出现类似情况[16,17]。

● 评估与鉴别诊断

女孩在青春期中期进入抑郁症高风险阶段，这可以提醒临床医生在那时对抑郁症进行评估。通过使用有效的工具进行常规筛查，可以提高对重性抑郁症的检出。患者健康问卷-9是一个公开的抑郁症自评筛查工具，与《精神障碍诊断与统计手册》中重性抑郁症的标准相联系。患者健康问卷-9在青少年群体中有较好的效度[18]，也可以用于评估症状的严重程度以及追踪治疗后的疗效。除了评估青春期女性的抑郁症状和严重程度外，评估表8-1中的相关变量还可以帮助指导治疗。

表8-1　青春期女性抑郁症状的评估

- 抑郁症家族史（如患者母亲患围产期抑郁症）
- 妊娠和分娩并发症（如低出生体重）
- 与患者的情绪和认知的成熟有关的青春期
- 体重、身体形象、体育活动
- 早期过强的生活应激（如性创伤、躯体暴力、目睹暴力实施，或其他重大的家庭争吵）
- 近期应激源（如人际关系破裂）
- 认知风格和应对方式（如对被抛弃的恐惧，自我否定，倾向于反刍而不是解决问题）
- 学术功能与社会功能
- 性活动和避孕
- 常见的共病（如进食障碍、焦虑障碍、物质使用障碍）

考虑到青春期女性的自杀倾向特别高，直接询问患者是否存在自杀意念是很重要的。如果确实存在自杀意念，弄清患者是否有明确的计划（如用枪或家中的药品），按照计划行事的意图程度，以及方法的可行度。也要评估保护因素，如愿意与支持她的人分享想法，对未来的希望，对冲动的控制以及宗教信仰。

女性青春期抑郁症的鉴别诊断（框8-2）与抑郁症的鉴别诊断相似。但对部分人群需要进行强调。

- 双相情感障碍患者。女性双相情感障碍首次发病往往是抑郁症，但男性双向情感障碍首次发病更多的是躁狂症[19]。
- 使用成瘾物质而产生抑郁症症状。
- 缺铁性贫血。月经易导致女性缺铁。有研究表明较低的铁蛋白水平与抑郁症症状增加有关[20]。

框8-2
青春期女性抑郁症区别诊断的重点

双相情感障碍
酒精和物质滥用
缺铁性贫血

● 治疗（框8-3）

氟西汀和认知行为疗法是治疗青春期抑郁症最有效的方案，二者结合效果更佳[21]。其他可治疗青春期抑郁症的抗抑郁药还有舍曲林、西酞普兰和艾司西酞普兰。在给青春期女性开抗抑郁药（解释为什么只关注到这些特殊药物）时，与性行为活跃和意外怀孕风险高的女孩讨论避孕措施对其是有帮助的。在治疗青春期抑郁症时，必须密切监测患者是否存在自杀想法或冲动。

认知行为疗法对部分女性特别有效，如有过创伤经历、使用反刍应对方式、自我否定或具有完美主义倾向的女性。其他心理治疗学派的方法也可以考虑。人际心理治疗可能会对那些抑郁症症状与人际关系压力或难以应对社会角色相关的女孩特别有帮助。家庭治疗对那些抑郁发作与家庭不睦和沟通困难有关的女孩可能是有效的。

关于青春期抑郁症女孩生活方式改变和自我管理有效性的系统研究相对较少。初步数据表明有氧运动[22]和技术辅助生物反馈[23]的积极作用是很有前景的。

框8-3
女性青春期抑郁症的治疗方案

氟西汀
其他5-羟色胺选择性再摄取抑制剂类抗抑郁剂（舍曲林、西酞普兰、艾司西酞普兰）
认知行为疗法

● 总结

青春期中期女性患抑郁障碍的风险会大大升高，可能是受到以下几个因素的影响：遗传易感性、宫内表观遗传影响、性激素、环境压力、认知和应对方式、青春期来临时间。与青春期男性相比，抑郁发作的青春期女性可能存在更多的自杀企图，更长的发作持续时间，且更容易复发。已有充分证据表明，氟西汀和认知行为疗法对治疗青春期重性抑郁有不错的疗效。

病例追踪：玛尔塔被诊断为重性抑郁症。她的抑郁症易感因素包括遗传易感性、子宫内的表观遗传效应、青春期提前、家庭不睦、认知风格、应对方式和当前社会压力。玛尔塔每天服用20 mg氟西汀并接受认知行为疗法治疗。在进行行为激活时，借助于手机应用程序，玛尔塔能完成自己设定的活动日程。接着她又学习了问题解决疗法和自我肯定技巧。通过这些技巧，她向父母解释他们的争吵如何影响她，并且应如何去处理它们以改变家人之间的沟通模式。当自我否定的核心信念出现的时候，玛尔塔将它们记录到手机上，并对它们进行检验，从而进行识别、矫正核心信念。她所有的症状都得到了缓解，为了预防复发，玛尔塔持续服用了6个月的氟西汀。

抑郁症与月经周期

病例展示：丹妮斯（Denise）在男友的建议下前来求助。她男友注意到有时丹妮斯会异乎寻常地大发脾气，甚至会朝他扔东西，或者气愤地离开房间。他还注意了月经那几天丹妮斯会打电话请病假。他认为丹妮斯这些情绪和行为上的改变可能是一种经前期的模式。丹妮斯也同意这种说法。她也意识到每次经期前几天，她会变得更易烦躁、焦虑、不知所措。她比往常吃得更多，尤其是高脂食物，常感到疲惫、身体水肿、头痛、嗜睡。口服避孕药对这些症状没有任何作用。当她的男友向她表达关心时，丹妮斯找到了一个记录每日症状的在线日志，并且记录了两个月经周期间的症状。她发现她的症状在月经期前五六天开始，月经期前两天达到顶峰，在月经开始出血的第二天缓解。她担心在工作绩效考核中只能拿到次优，而且她也担心这种症状会破坏她与男友之间的关系。

● 流行病学研究

与月经周期相关的抑郁障碍有以下3种类型：经前焦虑障碍（premenstrual dysphoric disorder，PMDD）、前综合征（premenstrual syndrome，PMS）中一部分的心理症状、经前抑郁加重障碍（premenstrual exacerbation of depressive disorders，PME-DD）（图8-1）。经前焦虑障碍是指在大多数月经周期中黄体期（排卵后）的最后一个星期出现5种或更多的症状，这些症状严重到足以影响身体功能的正常运转，在经期出血的几天后开始缓解，经期出血的一周后会消失。这些症状包括易激惹、抑郁情绪、绝望感、焦虑、紧张不安、情绪不稳定、快感缺失、食欲改变、注意力难以集中、疲惫、缺少活力、睡眠障碍、压抑和生理症状，如身体水肿、乳房胀痛[24]。根据这个定义，在一项使用前瞻性每日图表来确定月经前模式的研究中，1%~8%的经期女性符合经前焦虑障碍的诊断[25]。目前，经前综合征还没有完全统一的定义，这个词被广泛地用来表示经前情绪或生理的变化，不考

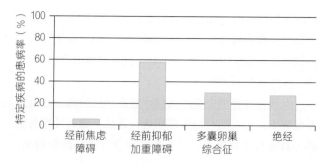

图8-1　特定疾病的平均抑郁风险

虑痛苦或功能障碍。当被定义为亚经前焦虑障碍时，只有不到5个症状，但会带来痛苦或损伤。已发现经前综合征影响了12%~18%经期女性[26]。值得注意的是，虽然心理症状在经前综合征中很常见，但当身体症状较为突出（如抽筋和腹痛），影响日常活动或感到痛苦时，即使没有任何情绪障碍，也可以满足经前综合征的诊断标准。

目前对经前抑郁加重障碍发病率的研究尚不充分。在一项对433名绝经前抑郁症患者的序贯治疗以缓解抑郁的研究中，无人使用口服避孕药，64%的人报告说他们感到经期前抑郁症状加重[27]。在社区样本58名13~53岁的女性中，根据前瞻性每日图表，58%的人在月经前会出现一种或多种抑郁症症状的加重[28]。同样，在293名参加了双相情感障碍系统治疗强化方案（STEP-BD）研究[29]的患有双相情感障碍绝经前女性中，29.65%的女性报告，在月经前她们双相情感障碍的症状会加重。

● 病理生理学

大量研究表明，患有经前焦虑障碍的女性在黄体期时5-羟色胺和γ-氨基丁酸的神经传递发生改变[30, 31]。相比之下，大多数研究发现患有经前焦虑障碍的女性和未患经前焦虑障碍的女性的下丘-脑垂体-性腺轴功能并无差异。然而，使用促性腺激素释放激素（gonadotropin releasing hormone，GnRH）类似物抑制排卵通常会减轻经前焦虑障碍的症状，补充雌激素、孕酮，或同时补充两者都会引起症状复发[32]。为了解释这些现象，有假说认为患有经前焦虑障碍的女性对正常性激素分泌存在异常的神经递质反应。一项正在研究的具体假说是，患有经前焦虑障碍女性的中枢神经系统对孕酮代谢物——四氢孕酮的敏感性降低或水平改变，而孕酮代谢物——四氢孕酮是一种神经活性γ-氨基丁酸受体调节剂[33]。

用以阐明经前焦虑障碍的功能性神经解剖学研究正在进行中。到目前为止，最一致的发现是黄体期杏仁核对负性刺激的反应增强，提示负性情绪处理的增强[34, 35]。这与使用功能任务的研究（如面部辨别研究）的所得结果一致。表明在黄体期，患有经前焦虑障碍的女性在非

语言情绪刺激的处理上显示出了消极偏见[36]。

临床表现（框 8-4）

除了经前的时间模式外，经前焦虑障碍似乎在性质上与重性抑郁症也有所不同。最常见的情绪症状不是情绪低落或快感缺失，而是易激惹和愤怒，然后是焦虑、嗜睡和情绪不稳定[37]。另一项对比显示，虽然食欲改变是重性抑郁症或经前焦虑障碍都存在的症状，但经前焦虑障碍患者的食欲改变非常明显。尤其是在黄体期，更可能出现的是食欲增加而不是减少，往往对甜食和高脂食物充满渴望[38, 39]。

虽然死亡或自杀想法并未列入经前焦虑障碍的诊断标准中，但在症状阶段，它们是比较常见的。美国的一次大型流行病学调查发现，患有经前焦虑障碍的女性报告自杀意念、计划和企图的可能性显著高于没有经前症状的女性[40]。

在整个月经周期的症状持续期间，女性个体之间存在较大差异。月经前两天会出现最严重的症状，之后的症状较轻。在女性个体中，尽管症状严重程度可能有所不同，但是每个周期的症状在性质上是相似的[37]。

根据一些女性在经前"变成另一个人"的经验，患有经前焦虑障碍的女性从卵泡期到黄体期的人格量表发生了显著的变化[41]。控制点通常是一个相对固定的特征，但在患有经前焦虑障碍的女性中，在黄体期比在卵泡期更外倾[42]。此外，在黄体期，女性经前焦虑障碍患者的主观、行为和神经生理方面的应激反应性都加强了[43]，注意和记忆任务的表现也发生了微小但重要的变化，这证实了关于症状期注意力和记忆力下降的主观报告。

自然病程

虽然经前焦虑在青春期女性中较为普遍[44]，但经前焦虑障碍通常不会在初潮时产生。症状模式一旦建立，随着时间的推移会趋于稳定，随着年龄增长和生育过程，症状可能加重[45]。迄今为止还没有较严谨的对更年期女性的经前焦虑障碍病程的纵向研究。病例报告表明，一些女性可能会在更年期出现症状加重，经前焦虑障碍症

状也不一定局限于经前期阶段，因为周期不规则，并且卵巢类固醇的波动不可预测。在停经后经前焦虑障碍症状得以缓解。

评估与鉴别诊断（框 8-5）

准确诊断经前综合征、经前焦虑障碍和经前抑郁加重障碍的关键是在至少两个月经周期中进行前瞻性日常症状量表记录。这可以区别经前情绪障碍与其他可能出现情绪变化的情况，如快速循环型双相情感障碍和人格障碍。有几类日常症状图表经常作为在线和移动设备的应用程序公开使用。经前期紧张综合征（premenstrual tension syndrome，PMTS）量表是一种对临床诊断特别有用的测量工具[46]。它有一个视觉模拟量表自评版本，平均只需 68 秒即可完成，还有一种李克特量表形式的他评版本。每一种版本的量表都有 11 个项目，与诊断和统计手册中定义的经前焦虑障碍症状相对应。

根据《精神障碍诊断与统计手册》制定的针对经前焦虑障碍的结构化临床访谈具有高灵敏度和信度[47]。在卵泡期和黄体后期分别安排两次评估，有助于直接观察其心理状态的变化。

治疗（框 8-6）

根据经前焦虑障碍病因中 5-羟色胺功能障碍的假定作用，5-羟色胺能抗抑郁药在其治疗中是有效的。选择性 5-羟色胺再摄取抑制剂，如氟西汀、舍曲林、帕罗西汀和艾司西酞普兰，由美国食品药品监督管理局批准用于该适应证。相比之下，对于经前焦虑障碍患者来说，那些对 5-羟色胺基本没有影响的抗抑郁剂，如安非他酮、地昔帕明、马普替林，其效果并未明显优于安慰剂[48-50]。

除了连续服药（每天服用等量的抗抑郁剂）外，大量研究和荟萃分析显示黄体期服药（仅在月经前 14 天服用抗抑郁药）对经前焦虑障碍的治疗有效[51]。一些研究还发现，症状发作时服药也是有效的，在月经后期黄体期，平均服用 6 至 9 天[52, 53]。对于经前抑郁加重障碍来说，初步数据表明增加黄体期的药物剂量是有效的[54]。这种用药模式的快速反应和有效性表明，抗抑郁药治疗经前期心境综合征的作用机制与重度抑郁不同。有一些证据

支持这个假设，认为5-羟色胺药物能减轻中枢神经系统对神经活性激素γ-氨基丁酸激动剂的敏感性，从而缓解经前焦虑[55]。

框8-6
经前焦虑障碍的治疗

5-羟色胺抗抑郁药
选择性5-羟色胺再摄取抑制剂类抗抑郁药（在黄体期或症状发作期连续服用氟西汀、舍曲林、帕罗西汀、艾司西酞普兰；注意黄体期的药量）
炔雌醇24/4（其他制剂中的屈螺酮无效）
促性腺激素释放激素类似物
补钙
蔓荆子提取物（荆树浆果）
认知行为疗法（好坏参半的结果）
有氧运动（初步结果）

部分患者可以考虑在黄体期服药：

- 由于副作用而想尽量减少药物使用的人。
- 可追踪到规律的、可预测的月经周期（黄体期剂量和加量），或者能够识别早期症状的（症状开始剂量）人。
- 在开始或停止服用抗抑郁药物时没有出现短暂副作用的人。

鉴于激素周期与经前焦虑障碍症状之间的关系，许多人都想知道激素干预是否有效。孕酮和复方口服避孕药（combined oral contraceptive，COC）一度广泛地用于治疗经前综合征，但与安慰剂相比并没有很大的效果。唯一的例外是复方口服避孕药屈螺酮/炔雌醇用于含有24天活性成分和4天安慰剂的配方中时。孕激素屈螺酮是一种螺内酯的抗雄激素类似物，一种可用于缓解经前综合征的利尿剂。目前尚不清楚为什么这种特殊的复方口服避孕药对治疗经前焦虑障碍有效，而其他的复方口服避孕药则无效。影响其疗效的因素可能包括其独特的孕激素特性和较短的无激素间期，从而保持了对内源性下丘脑-垂体-性腺轴的较好抑制。美国食品药品监督管理局已批准该制剂用于治疗经前焦虑障碍，但其潜在的益处必须与增加的血栓风险和复方口服避孕药的其他不利影响相权衡。

研究已经开始评估持续使用复方口服避孕药的疗效，每天使用活性激素而没有使用安慰剂，结果是没有月经出血。三项随机双盲安慰剂对照试验的结果证明，持续复方口服避孕药治疗经前焦虑障碍的疗效是不一致的。

所有患者均显示了较高的安慰剂反应率，3项中只有1项发现积极治疗的反应明显优于安慰剂[56]。

虽然复方口服避孕药并没有显示加重经前综合征/经前焦虑障碍症状，但会产生焦虑和不良情绪症状等副作用。很难确定复方口服避孕药与抑郁症状之间是否存在关系，部分原因是复方口服避孕药种类繁多，但如果抑郁症是一种副作用，它似乎并不常见[57]。一项大型的流行病学研究发现，在接受复方口服避孕药治疗的女性中，有71%的人情绪保持稳定或有所改善，在有抑郁症病史的人中也是如此[58]。

其他激素疗法对经前焦虑障碍有效，但由于其副作用而很少使用。促性腺激素释放激素类似物通过抑制雌二醇和孕激素而导致暂时性的"化学更年期"，之所以有效，是因为它们消除了激素波动，但长期使用将会受限于低雌激素更年期状态的风险[59]。这一方案可能是那些预计在一年内进入更年期的女性的最好选择，尽管它的使用可能会受到费用的限制和对超适应症用药的保险范围的限制。达那唑是一种促雄激素和抗性腺激素的药物，连续服用或在黄体期服用都很有效[60]，但由于雄激素的副作用而很少使用。

尽管目前经验数据较少，但通过双侧卵巢切除术消除雌二醇和孕酮的波动，有望消除经前烦躁症状[61]。由于不良的健康后遗症（雌激素过少、骨质疏松、性功能障碍，可能会给健康带来长期负面影响），手术绝经应被视为三级干预措施。术后激素替代会引起症状复发。如果保留至少一个卵巢进行子宫切除术，预期症状将会持续，因为尽管月经标志物不存在，激素仍会继续波动。

在众多用于缓解经前焦虑症状的草药产品中，只有一种名为蔓荆子提取物（vitex agnus castus extract，VACE）的草药产品在几项前瞻性的随机双盲安慰剂对照试验中显示出疗效。蔓荆子提取物是一种雌激素效应较弱的植物，一般被称为荆树浆果。蔓荆子提取物的疗效优于安慰剂，总体上与氟西汀相当，但氟西汀对情绪症状更有效[62]。治疗经前焦虑障碍的最佳剂量为每天20毫克[63]。副作用与对照试验中的安慰剂组类似[64]。

心理治疗对经前期心境障碍的疗效尚不清楚。关于认知行为疗法的几项研究结果并不一致。部分是由于方法上的局限性，但也由于对治疗经前期焦虑症的心理治疗的最佳概念方法缺乏明确的重点或共识。例如，一些治疗的重点是帮助女性减少经前压力，方法是安排较少的活动或设置较为宽裕的期限，而另一些治疗的重点是在整个周期内保持正常的运作。正念和接受疗法正被视为有助于治疗经前期焦虑情绪状态的有效干预措施[65]。

目前正在探索对经前综合征和经前焦虑障碍生活方式的干预措施。在几项研究中，大多数相对较小且无随机性的，认为有氧运动可以改善症状[66]。最有希望的营养干预是补充钙（每天1200 mg），在缓解经前焦虑症状方面，该方案疗效已被证明优于安慰剂[67]。

经前抑郁加重障碍的治疗研究有限，一个公开的试验表明，增加抗抑郁药的复方口服避孕药屈螺酮/炔雌醇可以减轻经前心境症状[68]，病例报告表明经前期抗抑郁药剂量的增加可能是有效的[69]。

● 总结

经前焦虑障碍、经前综合征和经前抑郁加重障碍是常见的疾病，可引起实质性的痛苦和损害。研究表明，它们发生在对中枢神经系统性激素通量异常的女性身上，特别是在涉及5-羟色胺和γ-氨基丁酸的神经传递时。两个月经周期内记录的日常症状量表有助于诊断。经前焦虑障碍可以使用5-羟色胺类抗抑郁药来治疗，连续服药，黄体期服药或症状发作期内服药均可。激素类避孕药屈螺酮/乙炔雌二醇24/4对经前焦虑障碍也有效。其他有望起效的干预措施是服用蔓荆子提取物，接受认知行为疗法，进行有氧运动和补钙。经前抑郁加重障碍可能对抗抑郁药的黄体期加量或与屈螺酮/炔雌醇24/4联合应用产生反应，但仍需进一步研究。

病例追踪：丹妮斯被诊断为经前焦虑障碍。她不愿意服药，但仅在黄体期尝试低剂量舍曲林（每天50 mg）就让她感到有所缓解。这大大减轻了她烦躁和焦虑的情绪，部分缓解了疲劳、头痛和胀痛感。她开始每天服用蔓荆子提取物20 mg，跟随DVD坚持每周3～4次运动。她的症状得到改善。目前，在月经周期前1或2天，丹妮斯偶尔会出现轻微的疲劳、头痛和烦躁。她用量表来预测易受影响的日子，并在那些日子里高度关注自己对男朋友和同事的感受和反应。

多囊卵巢综合征与抑郁症

病例展示：安妮（Anne）是一位32岁的平面设计师，她要求进行抑郁症评估。以前安妮在工作上一直堪称楷模，但她的上司注意到在过去三个月里，安妮拖延了几个项目，错过了几个重要的截止日期，这让他对安妮的状态感到担忧。安妮承认在这段时间里，她感到情绪低落、行动迟缓、精疲力竭、起床困难。她对自己曾热爱的工作失去了兴趣，并努力将自己的注意力集中在工作上。当她被问及是否对什么事情感到沮丧时，她开始哭了起来。她解释说，在过去的一年里，她一直在备孕，但没有成功。她正在考虑接受不孕症的治疗，但是她害怕知道自己的生殖系统出了问题，因为她的月经一直不规律。她感到她的婚姻关系不稳定。在过去几年里，尤其是最近，她的体重增加了，她认为自己失去了对丈夫的吸引力。她的丈夫很想成为一个父亲。安妮担心如

果检查提示她不能生育，丈夫就会离开她。检查结果提示安妮患有多毛症、轻度痤疮、中心性肥胖。

● 流行病学研究

多囊卵巢综合征（polycystic ovary syndrome，PCOS）是一种内分泌异常与代谢异常交互作用的疾病。根据国际统一的标准，诊断为多囊卵巢综合征时，至少存在三项主要症状中的两项——高雄激素血症（生化或症状性多毛症、痤疮、男性型秃发），无排卵或少排卵，超声提示多囊卵巢形态。这些通常伴有胰岛素抵抗和代谢综合征的特征。大约半数患多囊卵巢综合征的女性存在肥胖症。

根据所使用的诊断标准，普通女性中多囊卵巢综合征的发病率为6%～18%[70]。患有多囊卵巢综合征的女性特别容易出现抑郁症状。对26项研究的荟萃分析发现，患有多囊卵巢综合征的女性与没有多囊卵巢综合征的女性相比，抑郁和焦虑症状评分显著增加，具有中等效应[71]。使用《精神障碍诊断与统计手册》的研究发现，多囊症患者目前患重性抑郁症的比例为26%～35%，而对照组为10%左右[72,73]。

● 病理生理学

多囊卵巢综合征和抑郁症之间的关系可能是双向、多因素的，如图8-2所示。多囊卵巢综合征的一些症状，如多毛症、痤疮、脱发和肥胖等，可能导致抑郁症产生。然而，研究表明，与对照组相比，这些因素不能完全解释多囊卵巢综合征女性抑郁症状增加的情况[71]。同样，多囊卵巢综合征的后果，如生育功能不全，并不能完全解释易患抑郁症的原因。与未患多囊卵巢综合征的不孕女性相比，患有多囊卵巢综合征的不孕女性的抑郁症状较多[74]，但在多囊卵巢综合征患者中，没有发现想要孩子的期待会增加抑郁症状[75]。

多囊卵巢综合征患者的性激素水平与抑郁症症状之间的关系目前暂无定论。一些研究发现，较低的循环雄激素水平与多囊卵巢综合征女性的抑郁症状有关，但其他研究没有发现这种联系[76,77]。更为一致的发现是，与对照组相比，多囊卵巢综合征的女性对压力的生理和情绪反应更强烈，这些异常反应包括下丘脑-垂体-肾上腺轴反应升高，心血管反应增加和心理困扰增加[78]，进而产生抑郁症症状，尽管目前还没有证实两者之间存在直接联系。与体重指数匹配的对照组比较，多囊卵巢综合征患者睡眠呼吸暂停的发生率更高。已有研究表明患有多囊卵巢综合征的女性的促炎症细胞因子水平升高[79]，提示多囊卵巢综合征包含了一种慢性、低度炎症状态。这些可能都与抑郁症症状风险的升高有关。

● 临床表现

多囊卵巢综合征包括一系列生殖和代谢异常。表8-2

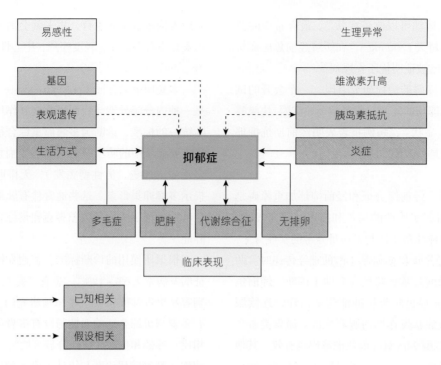

易感性

生理异常

基因

表观遗传

生活方式

抑郁症

雄激素升高

胰岛素抵抗

炎症

多毛症　肥胖　代谢综合征　无排卵

临床表现

→ 已知相关

⤍ 假设相关

图8-2　多囊卵巢综合征背景下抑郁症的病理生理学

展示了几种典型的临床特征。最常见的首发症状是多毛症和月经周期不规律。有些病例是由于不孕或不明原因的体重增加而发现的。虽然抑郁和焦虑不是多囊卵巢综合征的核心临床特征[80]，但寻求抑郁症和焦虑症治疗的女性可能存在未被诊断的多囊卵巢综合征共病。

表 8-2　多囊卵巢综合征的临床表现

生殖相关异常	代谢和心血管异常/风险
雄激素升高	胰岛素抵抗
月经周期不规律（无排卵或排卵过少）	糖耐量减低
	高血脂
不孕或生育能力低下	血管功能受损
多毛症	高血压
痤疮	肥胖（50%的病例）

● 自然病程

多囊卵巢综合征的症状和体征通常在月经初潮后的青春期后期才开始显现。因为月经周期不规律在青春期比较常见，所以通常要到后来才能被诊断出来。随着多囊卵巢综合征患者年龄的增长，雄激素水平和相关症状（如多毛症和痤疮）往往会得到缓解。然而，随着血压、总胆固醇、低密度脂蛋白-胆固醇、甘油三酯、空腹血糖、胰岛素和体重指数（body mass index，BMI）的增加，

代谢方面更容易产生问题[81, 82]。产生抑郁共病与年龄暂无明确的联系；患抑郁症的风险似乎在疾病的所有阶段都增加了。

● 评估与鉴别诊断

对于首发抑郁症的女性，如果有多毛症、月经不规律、不孕或其他常见的多囊卵巢综合征的症状，就必须考虑多囊卵巢综合征的诊断。评估女性患多囊卵巢综合征有以下几项关键步骤：

- 评估高雄激素血症、多囊卵巢和无排卵/低排卵的主要症状。
- 排除临床特征重叠的疾病，其中许多疾病也会增加患抑郁症的风险（框8-7）。
- 一旦确诊多囊卵巢综合征后，评估特定的心血管和其他危险因素。共识指南[83]建议定期评估多囊卵巢综合征患者的体重指数、腰围、血压和血脂状况。对于BMI > 30 kg/m²，年龄 > 40岁，有妊娠期糖尿病史或有2型糖尿病家族史的患者，推荐口服葡萄糖激发试验。

考虑到抑郁症状的普遍性和风险，一个专家小组建议对所有患有多囊卵巢综合征的女性患者进行常规抑郁症评估，即使抑郁症状不是主诉。

框8-7
多囊卵巢综合征中抑郁症的鉴别诊断

库欣综合征
先天性肾上腺皮质增生症
高催乳素血症
甲状腺功能减退
卵巢组织增生

● 治疗

多囊卵巢综合征女性的治疗重点是减轻当前症状以及降低长期健康风险。患者的目标可能包括减少高雄激素血症的症状（如多毛症、痤疮），调节月经，受孕和维持健康妊娠，减肥，减少心血管疾病和糖尿病的风险，以及治疗抑郁症共病症状。抑郁症和多囊卵巢综合征治疗之间存在的相互作用：

- 生活方式的改变。成功治疗多囊卵巢综合征的一个关键是保持健康的饮食和充足的有氧运动。这些干预措施可以减少代谢和月经的异常，改善炎症状况，提高胰岛素反应性，维持正常体重，减少心血管疾病的风险。治疗共病性抑郁症可以使多囊卵巢综合征女性保持健康饮食习惯和适当的体育活动。相应地，运动和健康饮食可以减少抑郁症状。虽然初步结果很乐观，但是这种双向促进尚未在多囊卵巢综合征中详细研究。在对患有多囊卵巢综合征、肥胖症和抑郁症的青少年进行的八次认知行为疗法治疗的小型公开试验中，参与者的体重和抑郁症状均有显著的降低[84]。同样，饮食和运动干预显著提高了没有其他特定抗抑郁治疗的多囊卵巢综合征患者的抑郁评分[85]。

- 胰岛素增敏剂用于治疗多囊卵巢综合征患者，以改善糖耐量和调节月经周期。最常用的药物是二甲双胍。新的药物正在研究中，它可能对神经有更强的保护作用。在这方面特别有效的药物是吡格列酮，这是一种噻唑烷二酮。在为期6周的双盲试验中，用二甲双胍与吡格列酮治疗轻中度抑郁症和多囊卵巢综合征的患者，吡格列酮在缓解抑郁症状方面优于二甲双胍。在无其他治疗方式的情况下，服用吡格列酮的研究参与者中，有20%的人抑郁症状得到了缓解，而二甲双胍组则没有[86]。在吡格列酮投入一线使用之前，需要进一步研究，特别需要权衡长期效益和风险。吡格列酮及其相关药物与骨折和膀胱癌风险的增加有关。

- 用于治疗多囊卵巢综合征的激素疗法包括用克罗米芬诱导排卵和改善生育能力，间歇服用孕激素促进月经、保护子宫内膜，以及服用复方口服避孕药以减少高雄激素血症及其相关症状。

- 降脂药，尤其是他汀类药物，用于靶向升高的低密度脂蛋白-胆固醇。虽然一些研究表明抑郁症可能是降胆固醇药物的副作用，但大多数数据，包括最近的荟萃分析在内，都不支持这种联系[87]。

- 患有多囊卵巢综合征的女性（框8-8）在选择抗抑郁药时，可以根据副作用来选择不增加先前存在危险因素的药物，尤其是可以避免服用可能导致体重增加的药物，如米氮平。在抗抑郁药物中，奥氮平是最可能导致体重增加、胆固醇升高和糖耐量减低的药物[88]。

框8-8
多囊卵巢综合征患者的抑郁症治疗

不会导致体重增加的抗抑郁药
辅助药物（避免增重药物，如奥氮平）

● 总结

患有多囊卵巢综合征的女性出现抑郁症症状和重性抑郁症的风险更高。未经治疗的抑郁症症状可能增加与多囊卵巢综合征有关的长期健康风险，并且会破坏患者坚持治疗的意愿。运动、健康的饮食习惯和保持正常体重是多囊卵巢综合征的首选治疗方法。治疗抑郁症可以提高对这类生活方式干预的依从性，反过来，这些干预可以缓解抑郁症状。选择不会增加体重或不会加重代谢异常的抗抑郁药物对患有多囊卵巢综合征的女性来说是很重要的。

病例追踪：安妮被诊断出患有中度抑郁症。在超声检查中发现游离雄激素指数升高，无排卵性出血以及多发卵巢囊肿，同时诊断出多囊卵巢综合征。她的体重指数是 $31 kg/m^2$，表明同时患有肥胖症。很明显，她的抑郁症状导致了体重增加和精神运动减慢，并且影响她的运动以及形成更健康的饮食习惯。因此，她的最初治疗计划包括服用丁螺环酮和认知行为疗法。随着抑郁症状的缓解，安妮得以进行并且维持日常有氧运动和力量训练。她认为自己不会受情绪影响而暴饮暴食，并且能够坚持使用营养学家推荐的健康饮食指南。重点在于注意饮食，以及基于血糖指数选择食物，而不是卡路里计数。她发现这比以前尝试过的减肥食谱更有效。经过9个月的治疗，安妮的抑郁症得到缓解，体重指数为 $27 kg/m^2$，游离雄激素指数降低，月经周期的排卵率升高。克服了扭曲的消极思想后，她觉得婚姻更稳固了，并且觉得自己已经准备好继续尝试怀孕。她决定逐渐减少并停止使用安非他酮，但会根据需要继续接受进阶式认知行为疗法治疗。

抑郁症与不孕

● **流行病学研究**

美国一项对3088名女性进行的全国家庭人口增长调查显示，在15～44岁的已婚女性中有6.0%的人患有不孕——进行一年定期、无保护的性交后不能怀孕[89]。怀孕后，该年龄组的女性中有10.9%不能进行活产妊娠（生育能力受损）[89]。在对患有各种疾病的女性进行比较时，发现与不孕有关的心理症状与癌症、高血压和心脏康复相关的症状相似[90]。

迄今为止，研究表明不孕不会增加抑郁症的风险，尽管大多数研究已经发现抑郁亚综合征的发病率有所上升。在不同的研究中，不孕女性中度至重度的抑郁症状存在很大差异。例如，纳尔逊（Nelson）等发现19%的不孕女性患有中度抑郁，13%患有重度抑郁[91]。德罗佐尔（Droszdol）和斯克日普莱克（Skrzypulec）的一项研究发现，重度抑郁的发生率要高得多，有35.4%的不孕女性（而育龄女性为19.47%）在重度抑郁的临界值以上[92]。研究方法上的差异使这些结果难以比较，如对不孕的定义不同和评估时机不同。在注重家庭地位和生育受到高度重视的国家，抑郁症的发生率似乎特别高[93]。

原发性不孕的女性从未怀孕或足月生产，而继发性不孕的女性至少生育过一个孩子。原发性不孕女性比继发性不孕女性存在更高的抑郁风险。与她们的丈夫相比，女性抑郁水平在原发性不孕中的差异大于继发性[94]。不孕女性中患抑郁症的其他危险因素包括：30岁以上、低教育程度、缺乏职业活动，以及不孕的时间为3～6年[92]。

● **病理生理学**

不孕通常被认为是一种生活危机。它对"父母"这个身份的发展构成威胁，并包含多重损失——对自己身体的信任、自尊、信仰和安全、期待和希望以及控制感。因此，不孕给个体带来相当大的压力，这可能会导致易感个体抑郁症的发展。

心理生物学特征可能决定了对不孕的应激反应。女性遭受不孕的压力比男性大，这可能与想要成为母亲的强烈愿望、女性在怀孕和生育方面的责任以及女性需要接受治疗等因素有关[95]。文化期待和社会压力可能会进一步增加个体压力。在伊朗进行的一项研究中，81.3%的患抑郁症的不孕女性表示，导致她们抑郁的主要压力源是亲属对其不育的评论[96]。社会支持良好、积极的个性特征以及与伴侣关系良好的不孕女性患抑郁症的比例较低[97]。

不孕治疗或辅助生殖技术（assisted reproductive technology，ART）也与压力和抑郁增加有关。辅助生殖技术指的是包括为了怀孕在体外处理人类卵母细胞、精子或者胚胎的所有治疗或程序。它包括体外受精，其中包括新鲜或冷冻过的胚胎移植，捐赠的卵子或精子，或卵胞浆内单精子显微注射（intracytoplasmic sperm injection，ICSI）。另一种形式的辅助生殖技术是将来自捐献者新鲜或解冻的精子进行宫内人工授精（intrauterine insemination，IUI）。体外受精通常涉及激素治疗，以刺激排卵或准备子宫着床，而人工授精可能涉及内分泌治疗，也可能不涉及。两种形式的辅助生殖技术都很费时，而且会造成严重的精神、身体和经济压力，包括每月的不确定性和潜在的失望[98]。除了坚持治疗方案之外，女性几乎无法影响治疗的结果，也并不能保证成功治疗[99]。是否接受不孕治疗的决定可能会带来压力和焦虑[100]。另一方面，同意接受治疗可能与减轻负担有关。与多个对照群体（如产后女性、初级保健患者和一般人口）相比，准备接受体外受精的女性表示她们抑郁的症状较少[101]。一些人将这一发现归因于患者的健康效应（计划怀孕的女性往往身体和精神都很健康）[100]。选择开始或继续治疗的女性可能与选择避免或停止治疗的女性存在不同的特点（例如，有能力承担辅助生殖技术的费用），或者她们认为治疗是重新获得控制的一种办法。

用于调节或促进排卵的激素药物可能是导致不孕女性罹患抑郁症的另一个因素，尽管可能相对罕见。促性腺激素释放激素激动剂下调促性腺激素释放激素受体，导致性腺功能减退[102]。反之，性腺功能减退又与一些症状有关，如情绪低落、食欲不振、疲劳和焦虑[103]。然而，一项前瞻性随机研究对两种不同的控制卵巢刺激方案进行了比较，结果显示促性腺激素释放激素激动剂诱发的性腺功能减退与抑郁症状的增加无显著相关[104]，可能是因为体外受精治疗的这个阶段很短暂。氯米芬是一种口服非甾体类抗雌激素药物，它能与下丘脑和垂体的雌激素受体结合并刺激排卵，副作用包括引起抑郁症，但不常见。对更有效的可注射垂体激素药物［如仅用促卵泡素（follicle stimulating hormone，FSH）或联合黄体生成素（luteinizing hormone，LH）使用］对情绪的潜在影响的了解甚少。

正如不孕及其治疗会产生压力一样，长期的大量压力也会降低生育能力。个体的抗压能力对生育能力的影响具有不同的敏感性[105]。据估计，大约5%的病例中，压力是导致不孕的重要临床因素。一项对31名接受不孕症治疗的女性的前瞻性研究的荟萃分析显示，压力和妊娠率降低之间的联系虽小，但意义重大[106]。压力可能通过下丘脑-垂体-肾上腺轴和下丘脑-垂体-性腺轴在多个层面上相互作用影响生育力。应激诱导的皮质醇日间分泌模式的变化介导了下丘脑-垂体-性腺轴的下调。皮质醇对下丘脑-垂体-性腺轴的影响取决于月经周期不同阶段卵巢的内分泌状态。因此，压力会在月经周期中改变皮质醇的分泌模式，从而抑制排卵，并在受精过程的关键阶段使激素水平混乱。此外，一项研究发现，体外受精失败的女性体内血浆中肾上腺素和去甲肾上腺素水平出现了应激相关的变化[107]。

大多数数据表明，未经治疗的抑郁症状不会影响生育能力或对不孕治疗的反应。目前暂无研究表明抑郁症和怀孕的可能性之间有联系[106]。同样，对14项前瞻性研究的荟萃分析发现，抑郁症状和不孕治疗的结果之间没有联系[108]。然而，心理压力过重也许是终止不孕治疗最常见的原因，它间接影响了治疗结果[109]。

● 临床表现

不孕的治疗通常被描述为情绪的过山车，每月都要经历希望和绝望的循环[110]。一项对情绪体验的研究表明，96%的患者感到沮丧，81%的患者存在绝望感，82%的患者有抑郁情绪，65%的患者体验到愤怒，近1/3到一半的患者存在睡眠问题，体重也发生变化[111]。其他反应可能包括焦虑、认知损害、缺乏吸引力的感觉，以及对与伴侣关系和性的担忧[112, 113]。需要注意的是，大多数研究都以求助者作为研究参与者，集中在不孕及其治疗所带来的压力的后果上[114]。总之，在情感参数上，不孕女性这个群体与控制组和常模组没有显著差异。

不孕患者面临艰难的抉择，需要考虑很多因素，如治疗费用、期望、时间和个人目标。一个体外受精周期通常需要9～12天：注射药物以刺激卵母细胞的产生，然后经阴道取回卵母细胞，在实验室与精子进行受精，最后将形成的胚胎移植至子宫。夫妇需等待2～3周，看看是否成功着床、怀孕。患者必须决定接受多少个周期的治疗，需要转移多少个胚胎，是否需要减少多胎，以及如何处理未使用的冷冻胚胎。抑郁症患者往往会经历更多的决策性冲突[115]，他们在接受辅助生殖技术的过程中可能会遇到特殊的困难，从而影响治疗时间和结果。丹麦的一项研究发现，42 915名接受体外受精、卵胞浆内单精子注射、冷冻胚胎移植和卵母细胞受体周期治疗的女性中，在辅助生殖治疗之前诊断为抑郁症的女性接受治疗的疗程显著少于没有抑郁症史的女性[116]。

● 自然病程

对不孕的诊断最常见的反应是震惊、愤怒、内疚，对婚姻感到苦恼，自尊心降低、性功能障碍和社会孤立[117]。此后的过程会受到女性是否能适应接受生殖辅助治疗的影响，如果不孕治疗失败，她们最终亦会重建自己的生活[118, 119]。当第一次实验不成功后，抑郁和焦虑情绪都会增加[114]。治疗失败后的严重抑郁会增加不孕的持续时间[120]。然而，不孕的持续时间与抑郁症的患病率之间的相关性不呈线性关系。抑郁症发病高峰期在发现不孕的第二年和第三年，在不孕六年后才恢复正常[97]。

50%～80%的不育夫妇最终能够生育孩子[116]，当辅助生殖治疗帮助怀孕后，负性情绪往往会立即消失[114]。然而，既往患有不孕的女性可能会在怀孕期间患上抑郁症[121]。

● 评估与鉴别诊断（框8-9）

将与不孕相关的各种应激反应与临床抑郁症的诊断区分开是很重要的。同样，在进行诊断时，应谨慎考虑不孕药物治疗潜在的副作用[122]。焦虑症是一种常见的共病，12%～23%的女性在接受不孕的治疗时患有焦虑症[123-125]。

框 8-9
不孕女性抑郁症的鉴别诊断

适应障碍（与应激源有关，病程较短）
药物作用
焦虑障碍

在开始治疗前识别易受情感问题影响的女性可以使临床医生预见困难，提供心理社会护理，并促进情绪对治疗及其结果的调节[126]。一个全面的心理健康评估可以揭示精神疾病和功能性损害，确定患者目前经历的痛苦程度，揭露患者具体的恐惧、信念、目标和应对方式[127]。不幸的是，一些研究表明患者的情感暗示往往被忽略或没有得到适当的回应[128, 129]。一项研究表明，大多数接受体外受精治疗同时患有精神疾病的患者都没有得到诊断，也没有得到相应的治疗[125]。表8-3总结了对正在接受不孕治疗的女性进行综合心理健康评估的要素。

表 8-3 不孕症患者心理健康综合评估

- 精神疾病

- 压力和痛苦（关于不孕和具体的治疗）

- 功能损害（社会隔离、工作能力、对孩子关注的减少）

- 应对方式和能力（回避、不堪重负、处理信息能力受损）

- 想要孩子的理由（外界压力，减少空虚感/孤独感）

- 关于不育的想法（如自责、内疚）

- 不孕意义的幻想

- 其他有价值的人生目标的投资

● 治疗

国际上一致认为，不孕中心应该解决心理社会和情感问题，因为这些问题与过早放弃治疗、不健康的生活方式（如营养不良与吸烟）以及较少的适应性应对行为有关[130-134]。关于对不孕患者实施自愿或强制心理咨询的讨论目前仍没有结果。强制咨询可能会导致一些患者产生不安或防御行为，对一些患者来说，即使在必要的情况下，也较难自愿接受咨询。理想的情况是，咨询和支持小组在治疗不孕的所有阶段都得以应用，明确咨询目标、内容和持续时间[112]。

心理干预可以以个人、群体或夫妻形式展开，后者既关注个人的需要和应对方式，又关注应对互动模式[127, 135]。患者至少接受六次治疗，比短期干预有更好的效果[136]。

如表8-4所示，认知行为疗法可能包含了放松技术，重新定义不现实信念和风险评估，矫正扭曲想法，逐渐暴露于压力诱导的情景以及确定其他有价值的人生目标[127, 137]。在等待体外受精治疗的不孕女性中，认知行为疗法可以减弱自主神经和神经内分泌对压力性任务的反应[138]。在一项89名不孕女性参与的随机对照临床试验中，认知行为疗法在降低平均抑郁评分方面与药物治疗一样有效[139]。

表8-4　与不孕症相关的情绪困扰的认知行为干预

- 放松技术（通常在特定干预措施之前和期间）
- 重建：
  - 对不育的原因或意义不切实际的信念
  - 灾难化思维
  - 过度概括化
  - 对治疗的风险和获益的不现实评估
- 处于逐渐暴露在压力诱导的情况
- 确定其他有价值的人生目标：
  - 保持参与这些目标
  - 留出时间给其他社交角色、娱乐和亲密关系

一项对中重性抑郁症不孕女性进行的随机对照研究，对人际心理治疗的疗效进行了评估。相比于短程支持性心理治疗，它产生了更高的反应率，超过2/3的女性在6个月后的随访中蒙哥马利-艾霖伯格抑郁评定量表分数下降了50%以上[140]。

目前尚不清楚治疗心理痛苦是否能直接提高生育能力。在几项研究中已经发现，减压会增加怀孕的概率[138, 141-143]。最近一项关于21项针对不孕患者心理干预的对照研究的荟萃分析发现，接受心理干预的患者怀孕概率提高，尽管并不普遍[112]。总的来说，使用抗抑郁药似乎不会直接影响妊娠率或活产率[144]，荟萃分析和最佳方

法研究都没有显示出这一点[145]。它可能间接地改善预后，因为抑郁症会影响患者是否决定使用辅助生殖技术[126]。

● 总结

不孕是一种生物心理社会状况，会对患者的生活产生多方面的影响。在不孕治疗之前，不孕女性不一定比一般人群更抑郁，但是治疗过程可能会引起短期和长期的痛苦和抑郁症状。支持性咨询、认知行为疗法、人际心理治疗，以及必要的抗抑郁药物可以减少与不孕及其治疗相关的抑郁症状。

抑郁症与更年期

病例展示：萨拉是一位50岁的已婚女性，在过去的两个月里一直感觉很忧郁。有几天她很难起床，精力和干劲都不如从前了。和朋友聊天或者晚上和丈夫看电影对她来说都不再有吸引力。她似乎睡不好觉，部分原因是她一直盗汗。白天时的热潮并不那么麻烦，但令人恼火。萨拉是个二年级的老师，热爱自己的工作。最近，她对学生很不耐烦。她还发现很难进行管理以及保持对任务的关注。这让她感到力不从心。她的父母住在附近，萨拉经常帮助照顾患有痴呆的父亲。最近这让她感到负担越来越重。萨拉的女儿是一名高中毕业班学生，做事拖拖拉拉，萨拉经常为她担心。虽然她的丈夫通常是支持她的，但当他们争吵时，她会变得更加敏感并且还要独自承担很多事情。萨拉有过经前焦虑障碍患病史，以及女儿出生后经历过重性抑郁症发作。

● 流行病学研究

流行病学研究显示，中年女性抑郁症患病率总体没有上升[146]。然而，更年期，即女性在最后一次月经期后的几年，是抑郁症状和抑郁症发作风险增加的时期。美国女性健康研究（Study of Women's Health Across the Nation，SWAN）前瞻性地追踪了跨绝经期抑郁症的患病率。根据对221名非裔美国人和白种人女性的纵向分析，美国女性健康研究发现在更年期或绝经后早期发生重性抑郁症的风险是绝经前的2～4倍[147]。基于流调用抑郁自评量表评分，在绝经前女性中抑郁症发病率为20.9%，而在绝经早期的女性中抑郁症发病率为27.8%，不同阶段的患病率差异存在统计学意义[148]。大多数在更年期经历重性抑郁症的女性都有抑郁症病史，但重性抑郁症和更常见的亚综合征性抑郁，可能发生于更年期，甚至在那些未患过抑郁症的女性中。

更年期抑郁症可能会影响其他疾病的发生和发展。美国女性健康研究发现中年抑郁症与糖尿病[149]、冠状动脉钙化[150]、炎症和止血标志物[151]增加的风险有关。其他的前瞻性研究已发现中年抑郁症与冠心病[152]、头痛[153]、疼痛综合征[154]和低骨密度[155]具有相关性。

● 病理生理学（框8-10）

框8-10
更年期与抑郁症之间可能存在的介导因素

易感性
基因
表观遗传
生活事件

生理异常
雌激素的波动
促卵泡素的波动
黄体生成素的波动
脱氢表雄酮潜在的影响

影响更年期抑郁症状产生的因素如图8-3所示（包括框8-11）：

- 基因易感性。更年期抑郁症的主要危险因素是抑郁症既往史[148]。家族抑郁史也是更年期抑郁症发生的危险因素[156]。目前研究雌激素受体基因与更年期抑郁症之间关系的数据尚不明确[157]。尽管如此，初步数据表明雌激素受体基因的两种多态性可能会使患者更易出现抑郁症状[157]。关于雌激素β受体的数据较少，但一项研究表明雌激素β受体基因的某种多态性会增加患抑郁症的风险[150]。此外，雌激素可能在调节G蛋白中发挥作用[159]，

G蛋白的多态性反过来又会影响抑郁症的易感性和抗抑郁药物的治疗反应[160]。

- 激素水平。有经前期和产后情绪障碍史的女性，更易患更年期情绪障碍[161]，这表明在激素水平变化时期，一部分女性可能容易受到情绪变化的影响。雌二醇（雌激素中最强的）影响5-羟色胺、γ-氨基丁酸和多巴胺的活性。然而，雌激素水平的绝对差异不能解释绝经过渡期的情绪症状。相反，在女性基线水平的促卵泡素、黄体生成素和雌二醇的通量，与抑郁症状风险增加相关[162]。这也许可以解释为什么雌二醇水平较低但更稳定的绝经后期并没有带来类似的风险。

- 脱氢表雄酮（Dehydroepiandrosterone，DHEA）。脱氢表雄酮是一种影响情绪的内源性雄激素。虽然一些研究表明中年女性脱氢表雄酮水平加速下降[163]，但关于美国女性健康研究最新的数据显示更年期肾上腺脱氢表雄酮水平在上升[164]。与更年期雌激素相比，循环雄激素的个体差异可能更大[165]。脱氢表雄酮对更年期情绪的影响有待进一步研究。

- 潮热和睡眠障碍的级联效应。解释更年期和绝经后早期抑郁症风险增加的一个主要"多米诺骨牌"假说是潮热和盗汗（统称为血管舒缩症状）的出现，它们会影响睡眠，因此可能影响情绪。迄今为止的证据表明，在生殖过渡期，这种症状级联可能是抑郁症状（而非重性抑郁症）增加的

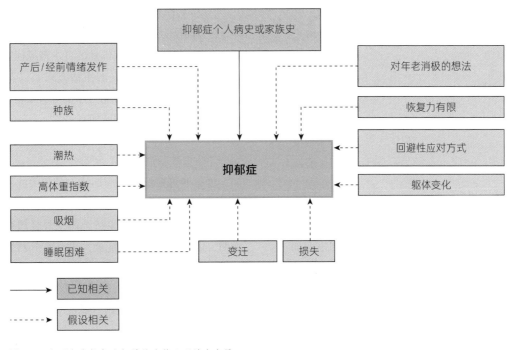

图8-3　与更年期抑郁症相关的生物心理社会变量

一个重要因素。睡眠障碍可能是更年期抑郁症的一个可变化的关键危险因素[148,166,167]。

- 心理社会影响。中年心理社会的转变和生活事件可能导致更年期抑郁症状。一些研究发现，令人苦恼的生活事件是导致更年期抑郁症状的最主要因素之一[168]，类似于发生在生命其他阶段的抑郁症。这些影响包括人际损失、角色转换以及老龄化对心理和生理的影响[169]。孩子们离开家的"空巢"现象被认为是中年抑郁症状的一项原因。然而，澳大利亚的一项前瞻性研究表明，孩子离家后，生活质量会有所提高[170]。在对生活事件的评估中，可能存在着相当大的个人、文化和代际间的差异。

一个人的危险因素可能会成为另一个人的保护因素。认知和应对方式在面对压力源时对产生抑郁的可能性有很大的影响。对衰老的负性认知[171]、有限的恢复力[172]和回避性应对方式[173]与更年期抑郁症的风险增加有关。

框 8-11

更年期女性抑郁症的重要危险因素

社会人口统计
生活转型
个人损失
族裔问题

临床
抑郁症个人史
抑郁症家族史
产后/经前情绪发作
高体重指数
吸烟
对衰老的负性认知

医学
潮热
失眠

● **临床表现**

正常的更年期某些方面与抑郁症状重叠，包括精力衰退、注意力下降、睡眠障碍、性欲变化和体重增加[174]。此外，纵向研究表明，在绝经晚期和更年期早期，有一个易激惹和情绪波动的标准峰值，这些情绪改变会随更年期晚期阶段的到来而缓解[175]。尽管上述纵向研究没有发现焦虑与绝经期的关系，但对美国女性健康研究数据的纵向分析显示，在绝经前期焦虑较低的人中，他们在

更年期过渡期间，对焦虑症状存在易感性[148,176]。

更年期抑郁症状往往与血管舒缩症状和睡眠障碍同时出现[166]。在更年期，抑郁症状也与反应速度减慢有关[177]。类似的病理生理过程可能是这些反应的基础。抑郁症也可能影响与更年期变化有关的烦恼或损伤程度的评估[178]。此外，潮热、盗汗、睡眠质量下降和其他更年期症状可能会加重或复杂化抑郁症[179]。

● **自然病程**

更年期抑郁平均发病年龄约 47.5 岁，平均病程约 4 年[180]。更年期晚期似乎是抑郁症状风险最高的时期[181]，在绝经后 2 年左右，抑郁症的风险开始降低[162]。更年期晚期是一个重性抑郁新发以及先前的抑郁症加重的时期[182]。

抑郁症与自然绝经的年龄较小有关，但与过早绝经无关[183]。此外，抑郁症状会影响几种更年期的变化。

- 性功能障碍：在更年期，有时性交疼痛会增加，性欲降低[184]。抑郁可能会进一步降低性欲。
- 睡眠障碍：女性更年期晚期失眠症的发生率较高[185]。抑郁症会加重更年期固有的睡眠障碍[186]。
- 心血管风险：女性在更年期患心血管疾病的风险增加[187]。由于抑郁症可能会导致绝经后心脏的不良后果，因此更年期抑郁症可能会增加心脏风险。
- 心理影响：抑郁认知评估可能会对与中年和更年期相关的转变、生活事件、躯体变化和医学共病产生不利影响。反过来，中年期和更年期的生物和社会心理应激可能会加剧原本相对平静的消极核心信念。
- 健康行为：抑郁个体不易坚持服药方案或参加必要的医疗谈话[188]，更有可能吸烟[189]。这可能跟中年阶段特别相关，因为在这个阶段增加了共病的可能。此外，抑郁症的自主神经症状可能导致更多的久坐、孤立的生活方式，以及不良饮食习惯[190]。更年期可能与体重增加独立相关[191]，抑郁症与体重指数的增加有关[184]。

● **评估与鉴别诊断**

更年期可根据月经周期特点及相关症状进行临床识别。在更年期早期月经周期时间不规律，每个周期至少持续 7 天或者更长，至少持续两个月经周期。在更年期晚期，促卵泡素水平可能会大于或等于 25 IU/L，这可以帮助更年期的测定，但它变化很大，因此单个促卵泡激素水平可能会小于 25 IU/L，需要多次测定促卵泡激素水平[192]。但促卵泡激素和雌二醇水平不能用于诊断与更年期相关的抑郁症。

绝经评定量表是针对患者的一种有效管理工具，用

于评估更年期症状，包括情绪变化[193]，就像更年期特异性生活质量量表一样，该量表记录了绝经过渡期生活质量的心理和躯体症状[194]。另外，常规抑郁症筛查工具，如患者健康问卷，也可以有效地评估抑郁症状。

更年期抑郁症的鉴别诊断包括以下几点：

- 心理困扰，指的是感觉肌肉紧绷或神经紧张，感到忧郁或沮丧，感到烦躁或不高兴，是正常更年期的常见伴随症状[195]。类似，情绪不稳定在更年期也相当普遍[175]。仔细询问躁狂或轻度躁狂发作病史可以将其与双相情感障碍区别开来。
- 适应障碍。适应障碍是对压力的一种反应，例如中年角色转换或新出现的健康问题。
- 丧亲痛苦。中年女性可能会更多经历失去亲人、爱人的痛苦。
- 亚综合征性抑郁，指的是表现出 1 ~ 4 种抑郁症的症状，引起强烈的痛苦或功能损伤，在更年期发生的相对风险高于重性抑郁[181]。

● 治疗

框 8-12
女性更年期抑郁症的治疗方案

心理教育
改变饮食习惯
锻炼
放松技术
认知行为疗法
选择性 5-羟色胺再摄取抑制剂（也可能有助于缓解血管舒缩症状）
5-羟色胺和去甲肾上腺素再摄取抑制剂（也可能有助于缓解血管舒缩症状，但会加重高血压）
改善睡眠的药物（如曲唑酮、米氮平）
安非他酮（性功能副作用少）
雌激素（更年期初步证明）

针对不同性质和程度的症状，可以选择以下几种不同的干预措施：

- 轻度的心理压力。这些症状可以通过心理教育、饮食、运动进行调整，引入放松技术，调动各方面的支持，减少更年期的生理症状。
- 适应障碍。认知行为疗法可能在改善核心消极信念方面发挥作用，这些信念会影响绝经期生物心理社会变化的评估。人际心理治疗可能对中年角

色转换的调整特别有帮助。

- 丧亲痛苦。支持策略包括调动现有资源和利用支持小组。
- 亚综合征性抑郁。认知行为疗法和人际心理治疗是治疗轻度的围绝经期抑郁症状的有效方法。研究发现认知行为疗法在缓解与血管舒缩症状相关的痛苦和降低压力引发性潮热的频率方面是有效的[196]。如果将雌激素用于其他适应证，如血管舒缩症、骨质疏松或泌尿生殖系统萎缩，它也可能被用来缓解轻微的抑郁症状（未经美国食品药品监督管理局批准的治疗抑郁症状）。
- 重性抑郁症。患有重性抑郁症的女性，特别是中度到重性抑郁症的女性，除心理治疗外，还可以从抗抑郁药物中获益。抗抑郁药物的选择可能会受同时存在的医学共病影响。几项试验证明了选择性 5-羟色胺再摄取抑制剂与 5-羟色胺和去甲肾上腺素再摄取抑制剂治疗更年期和绝经后早期的重性抑郁症具有较好的疗效。
- 血管舒缩症状。患有血管舒缩症状的女性可能从抗抑郁药中受益，症状得以减轻。研究发现，选择性 5-羟色胺再摄取抑制剂与 5-羟色胺和去甲肾上腺素再摄取抑制剂抗抑郁药能减少潮热的频率和严重程度[197]。尽管将 5-羟色胺和去甲肾上腺素再摄取抑制剂文拉法辛与推荐的低剂量雌激素疗法在血管舒缩症状治疗中的对比进行了头对头的研究，但似乎不如标准剂量激素疗法效果好。随机双盲对照试验显示了文拉法辛、帕罗西汀、氟西汀、舍曲林、西酞普兰、文拉法辛和艾司西酞普兰治疗潮热的疗效[198-204]。度洛西汀、米氮平和氟伏沙明的开放式研究也提示了治疗潮热的疗效[205-207]。
- 高血压。文拉法辛和度洛西汀会升高血压，特别是在高剂量使用的时候。对高血压女性患者来说，避开有这种副作用的药物可能是更好的选择[208]。
- 睡眠。在一项跨国调查中，56.6% 的中年女性存在睡眠障碍[209]。服用促进睡眠的抗抑郁药，如曲唑酮或米氮平，可能对患有明显失眠症的女性有益，前提是不会导致日间过度镇静。催眠药物或以睡眠为目标的行为疗法在治疗该类人群的抑郁症方面也可能起到重要作用。
- 性功能障碍。性功能障碍可能由更年期、抑郁或抗抑郁药物引起。抗抑郁药的副作用，如性欲下降和快感缺失，对女性的影响明显高于男性[210]。丁螺环酮比其他抗抑郁药有更少的性方面的副作

用[211]。在5-羟色胺能药物中，米氮平在性功能方面的副作用可能比选择性5-羟色胺再摄取抑制剂类要小[212]。

- 认知。在更年期，对认知能力降低的主观抱怨很常见。美国女性健康研究纵向数据显示了这一点的一些客观验证。在绝经前和绝经后，通过反复使用同一测验（一种衡量学习的方法）来改善认知处理和大脑记忆。相比之下，在更年期，这些认知指标在反复试验后并没有得到改善，尽管这种影响是暂时的，而且在绝经后学习会再次得到改善[213]。通过降低精神运动速度，抑郁症状会加剧主观或客观的认知迟缓。关于抗抑郁药对认知的比较效应的研究还没有得出确定或一致的结果。帕罗西汀的抗胆碱能作用比大多数抗抑郁药强，一些研究表明帕罗西汀对视觉注意过程有轻微的副作用[214]。初步的数据表明，在基线得分较低的人中，安非他酮可以提高加工速度和视觉记忆[215]。

- 骨折的风险。骨折的风险可能会受到骨骼强度和跌倒倾向的影响。一些（并非所有）在老年抑郁症患者中进行的流行病学研究显示5-羟色胺能抗抑郁药和较低的骨密度之间存在联系[216]，虽然很有可能是抑郁症本身解释了这种联系。此外，一些抗抑郁药物可通过引起镇静或直立性低血压而增加跌倒的风险。

雌激素对神经递质活性的影响与许多抗抑郁药物的作用相似。虽然雌激素治疗未被美国食品药品监督管理局批准用于治疗重度抑郁，但几个精心设计的试验显示激素治疗更年期女性抑郁症的疗效尚可[185,217,218]。相反，激素治疗对绝经后女性的抑郁障碍并不有效[219]。一些初步数据表明，对于更年期女性，当出现部分治疗反应时，雌激素治疗可能会增加抗抑郁药物的效应[220]。

用雌激素或雌激素-孕激素联合治疗涉及一个细致的风险-效益分析。不良影响可能因个人年龄以及治疗的时间和期限而异。50岁出头的更年期女性使用雌激素治疗可能会减少心血管疾病的风险[221]。相比之下，绝经10年后开始雌激素治疗或雌激素-孕激素治疗的女性患冠心病[222]、静脉血栓栓塞性疾病[223]和脑卒中[224]的风险则会增加。雌激素-孕激素使用超过5年会增加患乳腺癌的风险[225]。没有孕激素的雌激素治疗会增加患子宫内膜癌的风险[226]。虽然添加孕激素可能会对一小部分人的情绪产生不利影响[33]，但临床试验表明，无论是在抑郁期还是非抑郁期绝经后女性接受雌激素治疗，孕激素对抑郁和非抑郁的人的情绪都有中性的影响[227]。

● **总结**

更年期，从月经周期不规则持续到月经停止后1年的一段时间，是抑郁症状和重性抑郁症发作的高风险时期。这种风险在有抑郁症病史的女性中表现得更为明显。激素水平、遗传易感性、潮热、睡眠障碍和中年压力是额外的影响因素。抑郁症状可能使医学共病加重，并对其他症状和压力的评估产生不利影响。更年期抑郁症的治疗是多方面的，包括心理教育、动员支持以及帮助改善生活方式。人际心理治疗可以帮助女性在中年角色转变时改善人际关系和人际交往技巧。认知行为疗法可以减少不良核心信念和自我评价，提高应对方式。抗抑郁药物可以根据其共病症状和对病情的影响来选择。虽然美国食品药品监督管理局未批准激素替代疗法用于治疗抑郁症，但对抗抑郁药物有部分反应的更年期女性或伴随雌激素治疗的患者，考虑使用辅助雌激素可能是合理的。

病例追踪：莎拉被诊断为重性抑郁症。可能影响她易患抑郁症的因素包括以前对情绪变化的敏感度、生活压力以及潮热、睡眠障碍和情绪的相互作用。她的治疗方案包括服用文拉法辛和人际心理治疗。通过心理治疗，她学会了如何安排自己目标的优先顺序，并将照顾父亲的某些方面委托给他人。她学习了如何放松和改善环境来帮助睡眠。她的情绪和对生活事件的评价都有了显著的改善。

月经失调与精神药物的生殖效应

病例展示：朱迪是一位26岁的女性，患有双相情感障碍，她在22岁时初次诊断出躁狂症和精神病发作。她接受了利培酮和锂盐药物治疗，但后来因对锂盐的耐受性差而改为利培酮和丙戊酸钠。在病情稳定后，利培酮量逐渐减少，在过去的两年里她只服用丙戊酸钠。在她首次发病前，朱迪每月月经周期都很固定。在开始服用稳定情绪的药物后，她发现她的月经周期变得不那么频繁，每40~60天一次。她没有报告这一变化，因为她认为这与压力有关。她体重增加，长了严重的痤疮，停用锂盐以后这些情况有所改善。当她从锂盐切换到丙戊酸钠后，她的头发变得稀疏。自从她第一次躁狂发作以来，她的月经次数很少（1~2次/年），当她三个月内未服用利培酮或锂盐时，她有两次正常的月经周期。

除了生育期的极端（月经初潮、更年期）[228]，80%~85%的女性月经周期长度都很正常（从25天到35天不等）。导致月经不规则和周期不定的最常见的情况是妊娠、哺乳、多囊卵巢综合征、泌乳素瘤，以及与压力、过度运动或体重不足有关的下丘脑性闭经。在月经初潮后的前2年，由于下丘脑-垂体-卵巢轴被夹带，周期往往不规则；在包括更年期在内的最后一次月经期之前的几年里，周期变得不可预测且较不频繁。

● 月经周期紊乱

相比单相情感障碍女性患者（24.5%）或没有精神健康状况的健康女性（21.7%），月经周期异常在双相情感障碍女性患者（34.2%）中更为常见[229]。这种月经失调（周期在10天内不可预测，周期≤25或>35天）在青春期表现出来，并在情感症状、双相情感障碍的诊断以及精神药物的开始使用之前出现。这一观察表明，一些双相情感障碍女性患者可能存在与情感性疾病有关的神经内分泌失调。造成这种月经失调的内分泌疾病类型尚不清楚，其中可能包括几种不同的病因。值得注意的是，患有单相情绪障碍的女性似乎并没有这种潜在的失调。仔细记录月经失调的发生是很重要的，因为几种广泛使用的精神药物都能独立地引起月经失调和卵巢抑制。月经周期不规则的女性更容易受到精神药物对生育结果的影响，这似乎是合理的。无论如何，这一观察强调了在将月经异常归因于精神药物治疗之前，应仔细记录其发生时间的重要性。

● 丙戊酸钠和多囊卵巢综合征

在双相情感障碍系统性治疗强化计划队列研究中，抗惊厥药丙戊酸钠的使用与10.5%的双相情感障碍女性的多囊卵巢综合征特征的后续发展有关[232]。一项为期12个月的癫痫病女性随机试验同样发现，7%使用丙戊酸钠的女性具有多囊卵巢综合征的特征，相比之下，接受拉莫三嗪治疗的女性只有1%[230]。在这两个研究中，多囊卵巢综合征都在治疗的第一年内表现出来，且在队列研究的后期没有出现其他病例[231]。对产生雄激素的卵巢卵泡膜细胞的研究表明，丙戊酸钠直接作用于卵巢而增加雄激素[232]。丙戊酸钠的这种作用在其他抗惊厥药物中还没有被发现。值得注意的是，停用丙戊酸钠后，多囊卵巢综合征的生殖特征会随着时间的推移而缓解[233]，这表明丙戊酸钠对卵巢功能的影响是可逆的。因此，在治疗绝经前女性时，应权衡丙戊酸钠的这一潜在副作用，并考虑丙戊酸钠在子宫内的致畸作用[234]。对于需要用丙戊酸钠维持治疗的绝经前女性，密切监测月经周期模式并进行合理避孕是很重要的。使用含雌激素的激素避孕药，虽然多囊卵巢综合征的代谢特征没有改善，但它在避孕和治疗多囊卵巢综合征的其他潜在特征方面还是有其优势的，它可以抑制雄激素、多毛症和痤疮。对发展出丙戊酸钠-多囊卵巢综合征特征的女性，可以通过以下方法治疗：① 将丙戊酸钠换成另一种情绪稳定剂；② 继续使用丙戊酸钠并且开始治疗多囊卵巢综合征。

● 抗精神病药与高催乳素血症

一些抗精神病药物与血清催乳素浓度升高有关[235]。催乳素是垂体前叶分泌的一种重要的肽激素，受多巴胺持续抑制。阻断多巴胺受体D_2的药物解除了多巴胺能神经元的抑制作用，以增加催乳素的分泌，而对垂体没有解剖学影响，这是占位性催乳素瘤和药物诱导的高催乳素血症的一个重要区别。高催乳素水平随后可以通过抑制促性腺激素释放激素的分泌而抑制排卵从而引起低雌激素血症。因此，女性通常会出现月经过少或闭经和可能产生的溢乳，尽管这些症状可变性很大或不存在。短期内的生育能力可能降低，而长期闭经可能会增加骨质疏松的风险。正是由于这些重要的健康后果，应重视使催乳素升高的抗精神病药物效应对生殖的影响。

第一代抗精神病药均能提高催乳素水平，尽管通常比利培酮和氨磺必利（非美国食品药品监督管理局批准）的效应弱一些，但第二代抗精神病药则与高催乳素血症有明显的联系[235]。在70%~100%的利培酮服用者中发现存在高催乳素血症。奥氮平和喹硫平也与催乳素升高（10%~40%）有关，氯氮平（5%）也有涉及，尽管其升高程度通常较轻。其他新的第二代抗精神病药物（如齐拉西酮、阿塞那平、鲁拉西酮、阿立哌唑）对催乳素的作用最小。事实上，阿立哌唑与催乳素提高抗精神病药物联合使用时可以降低催乳素水平。在一项为期8周的精神分裂症患者服用氟哌啶醇辅助治疗的随机试验中，88.5%服用阿立哌唑的患者更有可能使催乳素水平恢复正常，恢复月经功能。（服用安慰剂的为3.6%）[236]这一观察提出了一种可能，即阿立哌唑可作为主要的抗精神病药物或佐剂来减少高催乳素血症症状，以及精神病症状[237]。

抗精神病药物（虽然并非普遍）增加催乳素的程度与症状表现的可能性和严重性相关。例如，一项研究发现使用利培酮的患者中有44%出现高泌乳素血症症状，而服用奥氮平的患者中只有3%出现该症状[238]，这与利培酮有更大的令催乳素显著升高的可能性相一致。特定的抗精神病药物对催乳素影响的可能解释包括：① 拮抗D_2受体作用时间延长；② 减少了血-脑屏障的外显率，导致脑垂体D_2受体占据的增加；③ 对多巴胺以外的神经肽（如5-羟色胺受体）的亲和力相对增强。

● 抗精神病药高催乳素血症的治疗

一旦排除垂体腺瘤、甲状腺功能不全和肾功能不全，就需要根据女性的年龄、月经和绝经状况以及是否存在高催乳素症状来决定是否需要治疗。如有必要，治疗抗精神病药物引起的症状性高催乳素血症的方法包括：① 将抗精神病药物切换为另一种抗精神病药物；② 用多巴胺激动剂进行辅助治疗；③ 在没有禁忌证的情况下使用雌激素辅助治疗（如激素避孕药），以预防低雌激素；④ 使用阿立哌唑作为辅助治疗。撤药后高催乳素血症能够迅速实现逆转。治疗方式和决策将根据不同患者的精神稳定性、整体健康情况以及每种治疗选择的风险及效益决定等考虑而有较大差异。

病例追踪：朱迪情绪稳定，在过去的一年里，她一直能够保持稳定的工作和人际关系。在她计划避孕时去看妇科医生，医生注意到她的头发稀疏，她每天刮胡须，而且没有溢乳。她通过实验室研究评估了她的闭经情况，发现人绒毛膜促性腺激素（human chorionic gonadotropin，HCG）水平低，未怀孕，催乳素水平正常，促甲状腺激素水平正常，脱氢表雄酮水平正常、睾酮总含量（100 ng/dL）升高，以及胰岛素抵抗动态平衡模型评估上升。卵巢超声显示卵巢增大，周围有多发囊肿。基于闭经、多毛症、秃顶和卵巢多囊形态学检查，她被诊断为多囊卵巢综合征。胰岛素抵抗的迹象也引起了关注。考虑到她症状发作的时间，多囊卵巢综合征似乎与丙戊酸钠的使用有关。以前她可能曾因服用利培酮引起高催乳素血症，虽然没有对此进行调查，但她的月经模式在几个月内自然恢复正常，这表明利培酮不适合她。她的妇科医生和她的精神科医生讨论了这些内分泌症状。这些症状会因为抑郁症的发作而变得复杂。他们对如何平衡她的情绪稳定性和多囊卵巢综合征的生殖和代谢特征进行讨论。她从丙戊酸钠转变为拉莫三嗪和喹硫平联合治疗。一年后，朱迪稳定服用拉莫三嗪和小剂量喹硫平来治疗睡眠障碍。她的月经周期恢复正常，睾丸激素水平也恢复正常。她注意到她不再脱发，而且发量变多了，并且她不再需要刮胡须了。

● 总结

框 8-13
总结

- 诊断和治疗育龄女性的抑郁症需要了解生殖生理学
- 精神疾病通常与激素或月经因素无关
- 了解具体的诊断和治疗问题是合理护理的核心

对育龄期患有精神疾病的女性的诊断和治疗需要考虑包括月经和激素因素在内的特殊因素，这可能导致或使精神障碍和治疗复杂化。本章回顾了与妇科常见疾病和生殖转换有关的几个重要因素。虽然许多患有精神疾病的女性没有任何激素或月经因素作为其疾病的基础或使其治疗复杂化，但讨论的每一种情况都突出强调了在有特定的激素因素存在的情况下，针对女性精神疾病的特定治疗方法的重要性。

参考文献

1. Angold A, Costello EJ. Puberty and depression. *Child Adolesc Psychiatr Clin N Am*. 2006; 15(4): 919–937.

2. Merikangas KR, He J, Burstein M, et al.. Lifetime prevalence of mental disorders in US adolescents: results from the National Comorbidity Study – Adolescent Supplement (NCS-A). *J Am Acad Child Adolesc Psychiatry*. 2010; 49(10): 980–989.

3. Costello EJ, Worthman C, Erkanli A, Angold A. Prediction from low birth weight to female adolescent depression: a test of competing hypotheses. *Arch Gen Psychiatry*. 2007; 64(3): 338–344.

4. Angold A, Costello EJ, Erkanli A, Worthman CM. Pubertal changes in hormone levels and depression in girls. *Psychol Med*. 1999; 29: 1043–1053.

5. Mendle J, Harden KP, Brooks-Gunn J, Graber JA. Development's tortoise and hare: pubertal timing, pubertal tempo, and depressive symptoms in boys and girls. *Dev Psychol*. 2010; 46(5): 1341–1353.

6. Black SR, Klein DN. Early menarcheal age and risk for later depressive symptomatology: the role of childhood depressive symptoms. *J Youth Adolesc*. 2012; 41: 1142–1150.

7. Manuck SB, Craig AE, Flory JD, Halder I, Ferrell RE. Reported early family environment covaries with menarcheal age as a function of polymorphic variation in estrogen receptor-α. *Devel Psychopathol*. 2011; 23: 69–83.

8. Dunger DB, Ahmed ML, Ong KK. Early and late weight gain and the timing of puberty. *Mol Cell Endocrinol*. 2006; 254–255: 140–145.

9. Liu Y, Murphy SK, Murtha AP, et al. Depression in pregnancy, infant birth weight and DNA methylation of imprint regulatory elements. *Epigenetics*. 2012; 7(7): 735–746.

10. Dunn EC, Gilman SE, Willett JB, Slopen NB, Molnar BE. The impact of exposure to interpersonal violence on gender differences in adolescent-onset major depression: results from the National Comorbidity Survey Revision (NCS-R). *Depress Ann*. 2012; 29: 392–399.

11. Worthman CM, Costello EJ. Tracking biocultural pathways to health disparities: the value of biomarkers. *Ann Hum Biol*. 2009; 36(3): 281–297.

12. Calvete E, Orue I, Hankin BL. Transactional relationships among cognitive vulnerabilities, stressors and depressive symptoms in adolescence. *Abn Child Psychol*. 213; 41(3): 399–410.

13. Yuan AS. Gender differences in the relationship of puberty with adolescents' depressive symptoms: do body perceptions matter? *Sex Roles*. 2007; 57: 69–80.

14. Lewinsohn PM, Rohde P, Seeley JR, Baldwin CL. Gender differences in suicide attempts from adolescence to young adulthood. *J Am Acad Child Adolesc Psychiatry*. 2001; 40(4): 427–434.

15. Bennett DS, Ambrosini PJ, Kudes D, Metz C, Rabinovich H. Gender differences in adolescent depression: do symptoms differ for boys and girls? *J Affect Disord*. 2005; 89: 35–44.

16. Lewinsohn PM, Rohde P, Seeley JR, Klein DN, Gotlib IH.

Natural course of adolescent major depressive disorder in a community sample: predictors of recurrence in young adults. *Am J Psychiatry*. 2000; 157(10): 1584–1591.

17. Eaton WW, Shao H, Nestadt G, Lee HB, Bienvenu OJ, Zandi P. Population-based study of first onset and chronicity of major depressive disorder. *Arch Gen Psychiatry*. 2008; 65(5): 513–520.

18. Allgaier AK, Pietsch K, Frühe B, Sigl-Glöckner J, Schulte-Körne G. Screening for depression in adolescents: validity of the Patient Health Questionnaire in pediatric care. *Depress Anxiety*. 2012; 29(10): 906–913.

19. Kawa I, Carter JD, Joyce RR, et al. Gender differences in bipolar disorder: Age of onset, course, comorbidity, and symptom presentation. *Bipolar Disord*. 2005; 7(2): 119–125.

20. Vahdat Shariatpanaahi M, Vahdat Shariatpanaahi Z, Moshtaaghi M, Shahbaazi SH, Abadi A. The relationship between depression and serum ferritin level. *Eur J Clin Nutr*. 2007; 61(4): 532–535.

21. Reinecke MA, Curry JF, March JS. Findings from the Treatment for Adolescents with Depression Study (TADS): What have we learned? What do we need to know? *J Clin Child Adolesc Psychol*. 2009; 38(6): 761–767.

22. Dopp RR, Mooney AJ, Armitage R, King C. Exercise for adolescents with depressive disorders: a feasibility study. *Depress Res Treatment*. 2012; 2012: 257472.

23. Knox M, Lentini J, Cummings TS, McGrady A, Whearty K, Sancrant L. Game-based biofeedback for paediatric anxiety and depression. *Ment Health Fam Med*. 2011; 8(3): 195–203.

24. American Psychiatric Association. *Diagnostic and Statistical manual of Mental Disorders*. (4th ed., text rev.). Washington, DC: American Psychiatric Press; 2000.

25. Gehlert S, Song IH, Chang CH, Hartlage SA. The prevalence of premenstrual dysphoric disorder in a randomly selected group of urban and rural women. *Psychol Med*. 2009; 39(1): 129–136.

26. Potter J, Bouyer J, Trussell J, Moreau C. Premenstrual syndrome prevalence and fluctuation over time: results from a French population-based survey. *J Womens Health (Larchmt)*. 2009; 18(1): 31–39.

27. Kornstein SG, Harvey AT, Rush AJ, et al. Self-reported premenstrual exacerbation of depressive symptoms in patients seeking treatment for major depression. *Psychol Med*. 2005; 35(5): 683–692.

28. Hartlage SA, Brandenburg DL, Kravitz HM. Premenstrual exacerbation of depressive disorders in the United States. *Psychosom Med*. 2004; 66(5): 698–706.

29. Dias RS, Lafer B, Russo C, et al. Longitudinal follow-up of bipolar disorder in women with premenstrual exacerbation: findings from STEP-BD. *Am J Psychiatry*. 2011; 168(4): 386–394.

30. Inoue Y, Terao T, Iwata N, et al. Fluctuating serotonergic function in premenstrual dysphoric disorder and premenstrual syndrome: findings from neuroendocrine challenge tests. *Psychopharmacol (Berl)*. 2007; 190(2): 213–219.

31. Sundström Poromaa I, Smith S, Gulinello M. GABA receptors, progesterone and premenstrual dysphoric disorder. *Arch Womens Ment Health*. 2003; 6(1): 23–41.

32. Schmidt PJ, Nieman LK, Danaceau MA, Adams LF, Rubinow DR. Differential behavioral effects of gonadal steroids in women

with and in those without premenstrual syndrome. *N Engl J Med*. 1998; 338(4): 209–216.

33. Andrèen L, Nyberg S, Turkmen S, van Wingen G, Fernández G, Bäckström T. Sex steroid induced negative mood may be explained by the paradoxical effect mediated by GABAA modulators. *Psychoneuroendocrinol*. 2009; 34(8): 1121–1132.

34. Gingnell M, Morell A, Bannbers E, Wikström J, Sundström Poromaa I. Menstrual cycle effect on amygdale reactivity to emotional stimulation in premenstrual dysphoric disorder. *Horm Behav*. 2012; 62(4): 400–406.

35. Protopopescu X, Tuescher O, Pan H, et al. Toward a functional neuroanatomy of premenstrual dysphoric disorder. *J Affect Disord*. 2008; 108(1–2): 87–94.

36. Rubinow DR, Smith MJ, Schenkel LA, Schmidt PJ, Dancer K. Facial emotion discrimination across the menstrual cycle in women with premenstrual dysphoric disorder (PMDD) and controls. *J Affect Disord*. 2007; 104(1–3): 37–44.

37. Pearlstein T, Yonkers KA, Fayyad R, Gillespie JA. Pretreatment pattern of symptom expression in premenstrual dysphoric disorder. *J Affect Disord*. 2005; 85(3): 275–282.

38. Yen JY, Chang SJ, Ko CH, et al. The high sweet-fat food craving among women with premenstrual dysphoric disorder: emotional response, implicit attitude and rewards sensitivity. *Psychoneuroendocrinol*. 2010; 35(8): 1203–1212.

39. Reed SC, Levin FR, Evans SM. Changes in mood, cognitive performance and appetite in the late luteal and follicular phases of the menstrual cycle in women with and without PMDD (premenstrual dysphoric disorder). *Horm Behav*. 2008; 54(1): 185–193.

40. Pilver CE, Libby DJ, Hoff RA. Premenstrual dysphoric disorder as a correlate of suicidal ideation, plans, and attempts among a nationally representative sample. *Soc Psychiatry Psychiatr Epidemiol*. 2013; 48(3): 437–446.

41. Berlin RE, Raju JD, Schmidt PJ, Adams LF, Rubinow DR. Effects of the menstrual cycle on measures of personality in women with premenstrual syndrome: a preliminary study. *J Clin Psychiatry*. 2001; 62(5): 337–342.

42. O'Boyle M, Severino SK, Hurt SW. Premenstrual syndrome and locus of control. *Int J Psychiatry Med*. 1988; 18(1): 67–74.

43. Epperson CN, Pittman B, Czarkowski KA, Stiklus S, Krystal JH, Grillon C. Luteal-phase accentuation of acoustic startle response in women with premenstrual dysphoric disorder. *Neuropsychopharmacology*. 2007; 32(10): 2190–2198.

44. Vichin M, Freeman EW, Lin H, Hillman J, Bui S. Premenstrual syndrome (PMS) in adolescents: severity and impairment. *J Ped Adol Gyn*. 2006; 19(6); 397–402.

45. Wittchen HU, Becker E, Lieb R, Krause P. Prevalence, incidence and stability of premenstrual dysphoric disorder in the community. *Psychol Med*. 2002; 32(1): 119–132.

46. Steiner M, Peer M, Macdougall M, Haskett R. The premenstrual tension syndrome rating scales: an updated version. *J Affect Disord*. 2011; 135(1–3): 82–88.

47. Accortt EE, Bismark A, Schneider TR, Allen JJ. Diagnosing premenstrual dysphoric disorder: the reliability of a structured clinical interview. *Arch Womens Mental Health*. 2011; 14(3):

265–267.

48. Pearlstein TB, Stone AB, Lund SA, Scheft H, Zlotnick C, Brown WA. Comparison of fluoxetine, bupropion, and placebo in the treatment of premenstrual dysphoric disorder. *J Clin Psychopharmacol*. 1997; 17(4): 261–266.

49. Freeman EW, Rickels K, Sondheimer SJ, Polansky M. Differential response to antidepressants in women with premenstrual syndromepremenstrual dysphoric disorder: a randomized controlled trial. *Arch Gen Psychiatry*. 1999; 56(10): 932–939.

50. Eriksson E, Hedberg MA, Andersch B, Sundblad C. The serotonin reuptake inhibitor paroxetin is superior to the noradrenaline reuptake inhibitor maprotiline in the treatment of premenstrual syndrome. *Neuropsychopharmacology*. 1995; 12(2): 167–176.

51. Shah NR, Jones JB, Aperi J, Shemtov R, Karne A, Borenstein J. Selective serotonin reuptake inhibitors for premenstrual syndrome and premenstrual dysphoric disorder: a meta-analysis. *Obstet Gynecol*. 2008; 111(5): 1175–1182.

52. Freeman EW, Sondheimer SJ, Sammel MD, Ferdousi T, Lin H. A preliminary study of luteal phase versus symptom-onset dosing with escitalopram for premenstrual dysphoric disorder. *J Clin Psychiatry*. 2005; 66(6): 769–773.

53. Yonkers KA, Holthausen GA, Poschman K, Howell HB. Symptomonset treatment for women with premenstrual dysphoric disorder. *J Clin Psychopharmacol*. 2006; 26(2): 198–120.

54. Miller MN, Newell CL, Miller BE, Frizzell PG, Kayser RA, Ferslew KE. Variable dosing of sertraline for premenstrual exacerbation of depression: a pilot study. *J Womens Health (Larchmt)*. 2008; 17(6): 993–997.

55. Sundström I, Ashbrook D, Bäckström T. Reduced benzodiazepine sensitivity in patients with premenstrual syndrome: a pilot study. *Psychoneuroendocrinology*. 1997; 22(1): 25–38.

56. Freeman EW, Halbreich U, Grubb GS et al. An overview of 4 studies of a continuous oral contraceptive (levonorgestrel 90 mcgethinyl estradiol 20 mcg) on premenstrual dysphoric disorder and premenstrual syndrome. *Contraception*. 2012; 85(5): 437–445.

57. Böttcher B, Radenbach K, Wildt L, Hinney B. Hormonal contraception and depression: a survey of the present state of knowledge. *Arch Gynecol Obstet*. 2012; 286: 231–236.

58. Fernyhough JC, Schimandle JJ, Weigel MC, Edwards CC, Levine AM. Chronic donor site pain complicating bone graft harvesting from the posterior iliac crest for spinal fusion. *Spine (Phila Pa 1976)*. 1992; 17(12): 1474–1480.

59. Wyatt KM, Dimmock PW, Ismail KM, Jones PW, O'Brien PM. The effectiveness of GnRHa with and without 'add-back' therapy in treating premenstrual syndrome: a meta-analysis. *BJOG*. 2004; 111(6): 585–593.

60. O'Brien PM, Abukhalil IE. Randomized controlled trial of the management of premenstrual syndrome and premenstrual mastalgia using luteal phase-only danazol. *Am J Obstet Gynecol*. 1999; 180(1 Pt 1): 18–23.

61. Cronje WH, Vashisht A, Studd JW. Hysterectomy and bilateral oophorectomy for severe premenstrual syndrome. *Hum Reprod*. 2004; 19(9): 2152–2155.

62. Atmaca M, Kumru S, Tezcan E. Fluoxetine versus Vitex agnus castus extract in the treatment of premenstrual dysphoric disorder. *Hum Psychopharmacol*. 2003; 18(3): 191–195.

63. Schellenberg R, Zimmerman C, Drwew J, Hoexter G, Zahner C. Dose-dependent efficacy of the Vitex agnus castus extract Ze 440 in patients suffering from premenstrual syndrome. *Phytomedicine*. 2012; 19(14): 1325–1331.

64. He Z, Chen R, Zhou Y. Treatment for premenstrual syndrome with Vitex agnus castus: a prospective, randomized, multicenter placebo controlled study in China. *Maturitas*. 2009; 63(1): 99–103.

65. Lustyk MK, Gerrish WG, Shaver S, Keys SL. Cognitive-behavioral therapy for premenstrual syndrome and premenstrual dysphoric disorder: a systematic review. *Arch Womens Mental Health*. 2009; 12(2): 85–96.

66. Daley A. Exercise and premenstrual symptomatology: a comprehensive review. *J Womens Health (Larchmt)*. 2009; 18(6): 895–899.

67. Thys-Jacobs S, Starkey P, Bernstein D, Tian J. Calcium carbonate and the premenstrual syndrome: effects on premenstrual and menstrual symptoms. Premenstrual Syndrome Study Group. *Am J Obstet Gynecol*. 1998; 179(2): 444–452.

68. Joffe H, Petrillo LF, Viguera AC, et al. Treatment of premenstrual worsening of depression with adjunctive oral contraceptive pills: a preliminary report. *J Clin Psychiatry*. 2007; 68(12): 1954–1962.

69. Steiner M, Pearlstein T, Cohen LS, et al. Expert guidelines for the treatment of severe PMS, PMDD, and comorbidities: the role of SSRIs. *J Womens Health (Larchmt)*. 2006; 15(1): 57–69.

70. March WA, Moore VM, Willson KJ, Phillips DI, Norman RJ, Davies MJ. The prevalence of polycystic ovary syndrome in a community sample assessed under contrasting diagnostic criteria. *Hum Reprod*. 2010; 25(2): 544–551.

71. Veltman-Verhulst SM, Boivin J, Eijkemans MJ, Faucer BJ. Emotional distress is a common risk in women with polycystic ovary syndrome: a systematic review and meta-analysis of 28 studies. *Hum Reprod Update*. 2012; 18(6): 638–651.

72. Hollinrake E, Abreu A, Maifeld M, Van Voorhis BJ, Dokras A. Increased risk of depressive disorders in women with polycystic ovary syndrome. *Fertil Steril*. 2007; 87(6): 1369–1376.

73. Rassi A, Veras AB, dos Reis M, et al. Prevalence of psychiatric disorders in patients with polycystic ovary syndrome. *Compr Psychiatry*. 2010; 51(6): 599–602.

74. Himelein MJ, Thatcher SS. Depression and body image among women with polycystic ovary syndrome. *J Health Psychol*. 2006; 11(4): 613–625.

75. Tan S, Hahn S, Benson S, et al. Psychological implications of infertility in women with polycystic ovary syndrome. *Hum Reprod*. 2008; 23(9): 2064–2071.

76. Pastore LM, Patrie JT, Morris WL, Dalal P, Bray MJ. Depression symptoms and body dissatisfaction associations among polycystic ovary syndrome women. *J Psychosom Res*. 2011; 71(4): 270–276.

77. Jedel E, Gustafson D, Waern M, et al. Sex steroids, insulin sensitivity and sympathetic nerve activity in relation to affective symptoms in women with polycystic ovary syndrome. *Psychoneuroendocrinol*. 2011; 36(10): 1470–1479.

78. Benson S, Arck PC, Tan S, et al. Disturbed stress responses in women with polycystic ovary syndrome. *Psychoneuroendocrinol*.

2009; 34(5): 727–735.

79. Escobar-Morreale HF, Botella-Carretero JI, Villuendas G, Sancho J, San Millan JI. Serum interleuki1-18 concentrations are increased in the polycystic ovary syndrome: relationship to insulin resistance and to obesity. *J Clin Endocrinol Metab*. 2004; 89: 806–811.

80. Tasali E, Van Cauter E, Ehrmann DA. Polycystic ovary syndrome and obstructive sleep apnea. *Sleep Med Clin*. 2008; 3(1): 37–46.

81. Johnstone EB, Davis G, Zane LT, Cedars MI, Huddleston HG. Agerelated differences in the reproductive and metabolic implications of polycystic ovary syndrome: findings in an obese, United States population. *Gynecol Endocrinol*. 2012; 28(10): 819–822.

82. Liang SJ, Hsu CS, Tzeng CR, Chen CH, Hsu MI. Clinical and biochemical presentation of polycystic ovary syndrome in women between the ages of 20 and 40. *Hum Reprod*. 2011; 26(12): 3443–3449.

83. Wild R, Carmina E, Diamanti-Kandarakis E, et al. Assessment of cardiovascular risk and prevention of cardiovascular disease in women with the polycystic ovary syndrome: A consensus statement by the Androgen Excess and Polycystic Ovary Syndrome (AE-PCOS) Society. *J Clin Endocrinol Metab*. 2010; 95(5): 2038–2049.

84. Rofey DL, Szigethy EM, Noll RB, Dahl RE, Lobst E, Arslanian SA. Cognitive-behavioral therapy for physical and emotional disturbances in adolescents with polycystic ovary syndrome: apilot study. *J Pediatr Psychol*. 2009; 34: 156–163.

85. Thompson RL, Buckley JD, Lim SS, et al. Lifestyle management improves quality of life and depression in overweight and obese women with polycystic ovary syndrome. *Fertil Steril*. 2010; 94(5): 1812–1816.

86. Kashani L, Omidvar T, Farzmand B, et al. Does pioglitazone improve depression through insulin-sensitization? Results of a randomized double-blind metformin-controlled trial in patients with polycystic ovarian syndrome and comorbid depression. *Psychoneuroendocrinol*. 2013; 38(6): 767–776.

87. O'Neil A, Sanna L, Redlich C, et al. The impact of statins on psychological wellbeing: a systematic review and meta-analysis. *BMC Medicine*. 2012; 10: 154–163.

88. Rummel-Kluge C, Kornossa K, Schwarz S. Head-to-head comparisons of metabolic side effects of second generation antipsychotics in the treatment of schizophrenia: a systematic review and meta-analysis. *Schiz Res*. 2010; 123(2–3): 225–233.

89. Chandra A, Martinez GM, Mosher WD, Abma JC, Jones J. Fertility, family planning, and reproductive health of U.S. women: datafrom the 2002 National Survey of Family Growth. National Center for Health Statistics. *Vital Health Stat*. 2005; 25: 1–160.

90. Domar AD, Zuttermeister PC, Friedman R. The psychological impact of infertility: a comparison with patients with other medical conditions. *J Psychosom Obstet Gynaecol*. 1993; 14 Suppl: 45–52.

91. Nelson CJ, Shindel AW, Naughton CK, Ohebshalom M, Mulhall JP. Prevalence and predictors of sexual problems, relationship stress, and depression in female partners of infertile couples. *J Sex Med*. 2008; 5(8): 1907–1914.

92. Drosdzol A, Skrzypulec V. Depression and anxiety among Polish infertile couples–an evaluative prevalence study. *J Psychosom Obstet Gynaecol*. 2009; 30(1): 11–20.

93. Al-Homaidan HT. Depression among women with primary infertility attending an infertility clinic in Riyadh, Kingdom of Saudi Arabia: rate, severity, and contributing factors. *Int J Health Sci (Qassim)*. 2011; 5(2): 108–115.

94. Epstein YM, Rosenberg HS. Depression in primary versus secondary infertility egg recipients. *Fertil Steril*. 2005; 83(6): 1882–1884.

95. Hjelmstedt A, Andersson L, Skoog-Svanberg A, Bergh T, Boivin J, Collins A. Gender differences in psychological reactions to infertility among couples seeking IVF— and ICSI-treatment. *Acta Obstet Gynecol Scand*. 1999; 78(1): 42–48.

96. Noorbala AA, Ramezanzadeh F, Abedinia N, Bagheri SA, Jafarabadi M. Study of psychiatric disorders among fertile and infertile women and some predisposing factors. *J Fam Reprod Health*. 2007; 1(1): 6–11.

97. Domar AD, Broome A, Zuttermeister PC, Seibel M, Friedman R. The prevalence and predictability of depression in infertile women. *Fertil Steril*. 1992; 58(6): 1158–1163.

98. Hart VA. Infertility and the role of psychotherapy. *Issues Ment Health Nurs*. 2002; 23(1): 31–41.

99. Terry DJ, Hynes GJ. Adjustment to a low-control situation: Reexamining the role of coping responses. *J Pers Soc Psychol*. 1998; 74(4): 1078–1092.

100. Yli-Kuha AN, Gissler M, Klemetti R, Luoto R, Koivisto E, Hemminki E. Psychiatric disorders leading to hospitalization before and after infertility treatments. *Hum Reprod*. 2010; 25(8): 2018–2023.

101. Lewis AM, Liu D, Stuart SP, Ryan G. Less depressed or less forthcoming? Self-report of depression symptoms in women preparing for in vitro fertilization. *Arch Womens Ment Health*. 2012; 16(2): 87–92.

102. Shalev E, Leung PC. Gonadotropin-releasing hormone and reproductive medicine. *J Obstet Gynaecol Can*. 2003; 25: 98–113.

103. Warnock JK, Bundren JC, Morris DW. Depressive symptoms associated with gonadotropin-releasing hormone agonists. *Depress Anxiety*. 1998; 7(4): 171–177.

104. Bloch M, Azem F, Aharonov I, et al. GnRH-agonist induced depressive and anxiety symptoms during in vitro fertilizationembryo transfer cycles. *Fertil Steril*. 2011; 95(1): 307–309.

105. Herod SM, Dettmer AM, Novak MA, Meyer JS, Cameron JL. Sensitivity to stress-induced reproductive dysfunction is associated with a selective but not a generalized increase in activity of the adrenal axis. *Am J Physiol Endocrinol Metab*. 2011; 300(1): E28–36.

106. Matthiesen SM, Frederiksen Y, Ingerslev HJ, Zachariae R. Stress, distress and outcome of assisted reproductive technology (ART): a meta-analysis. *Hum Reprod*. 2011; 26(10): 2763–2776.

107. Ramezanzadeh F, Noorbala AA, Abedinia N, Forooshani AR, Naghizadeh MM. Psychiatric Intervention Improved Pregnancy Rates in Infertile Couples. *Malays J Med Sci*. 2011; 18(1): 16–24.

108. Boivin J, Griffiths E, Venetis CA. Emotional distress in infertile women and failure of assisted reproductive technologies: meta-

analysis of prospective psychosocial studies. *BMJ*. 2011; 342: d223.

109. van den Broeck U, Holvoet L, Enzlin P, Bakelants E, Demyttenaere K, D'Hooghe T. Reasons for dropout in infertility treatment. *Gynecol Obstet Invest*. 2009; 68(1): 58–64.

110. Dhaliwal LK, Gupta KR, Gopalan S, Kulhara P. Psychological aspects of infertility due to various causes-Prospective study. *Int J Fertil Womens* Med. 2004; 49: 44–48.

111. Mahlstedt PP, Macduff S, Bernstein J. Emotional factors and the in vitro fertilization and embryo transfer process. *J In Vitro Fert Embryo Transf*. 1987; 4(4): 232–236.

112. Wischmann T. Implications of psychosocial support in infertility-a critical appraisal. *J Psychosom Obstet Gynaecol*. 2008; 29(2): 83–90.

113. Carter J, Applegarth L, Josephs L, Grill E, Baser RE, Rosenwaks Z. A cross-sectional cohort study of infertile women awaiting oocyte donation: the emotional, sexual, and quality-of-life impact. *Fertil Steril*. 2011; 95(2): 711–716.

114. Verhaak CM, Smeenk JM, van Minnen A, Kremer JA, Kraaimaat FW. A longitudinal, prospective study on emotional adjustment before, during and after consecutive fertility treatment cycles. *Hum Reprod*. 2005; 20(8): 2253–2260.

115. van Randenborgh A, de Jong-Meyer R, Hüffmeier J. Decision making in depression: differences in decisional conflict between healthy and depressed individuals. *Clin Psychol Psychother*. 2010; 17(4): 285–298.

116. Sejbaek CS, Hageman I, Pinborg A, Hougaard CO, Schmidt L. Incidence of depression and influence of depression on the number of treatment cycles and births in a national cohort of 42 880 women treated with ART. *Hum Reprod*. 2013; 28(4): 1100–1109.

117. Burns LH. Psychiatric aspects of infertility and infertility treatments. *Psychiatr Clin North Am*. 2007; 30(4): 689–716.

118. Daniluk JC. Reconstructing their lives: a longitudinal, qualitative analysis of the transition to biological childlessness for infertile couples. *J Couns Dev*. 2001; 79,439–449.

119. Schmidt L, Holstein BE, Christensen U, Boivin J. Communication and coping as predictors of fertility problem stress: cohort study of 816 participants who did not achieve a delivery after 12 months of fertility treatment. *Hum Reprod*. 2005; 20(11): 3248–3256.

120. Lok IH, Lee DT, Cheung LP, Chung WS, Lo WK, Haines CJ. Psychiatric morbidity amongst infertile Chinese women undergoing treatment with assisted reproductive technology and the impact of treatment failure. *Gynecol Obstet Invest*. 2002; 53(4): 195–199.

121. Ridenour AF, Yorgason JB, Peterson B. The Infertility Resilience Model: assessing individual, couple, and external predictive factors. *Contemporary Family Therapy*. 2009; 31(1): 34–51.

122. Olshansky E, Sereika S. The transition from pregnancy to postpartum in previously infertile women: a focus on depression. *Arch Psychiatr Nurs*. 2005; 19(6): 273–280.

123. Newton CR, Hearn MT, Yuzpe AA. Psychological assessment and follow-up after in vitro fertilization: assessing the impact of failure. *Fertil Steril*. 1990; 54(5): 879–886.

124. Sbaragli C, Morgante G, Goracci A, Hofkens T, De Leo V,

125. Castrogiovanni P. Infertility and psychiatric morbidity. *Fertil Steril*. 2008; 90(6): 2107–2111.

125. Volgsten H, Skoog Svanberg A, Ekselius L, Lundkvist O, Sundström Poromaa I. Prevalence of psychiatric disorders in infertile women and men undergoing in vitro fertilization treatment. *Hum Reprod*. 2008; 23(9): 2056–2063.

126. Verhaak CM, Lintsen AM, Evers AW, Braat DD. Who is at risk of emotional problems and how do you know? Screening of women going for IVF treatment. *Hum Reprod*. 2010; 25(5): 1234–1240.

127. van den Broeck U, Emery M, Wischmann T, Thorn P. Counseling in infertility: individual, couple and group interventions. *Patient Educ Couns*. 2010; 81(3): 422–428.

128. Levinson W, Gorawara-Bhat R, Lamb J. A study of patient clues and physician responses in primary care and surgical settings. *J Am Med Assoc*. 2000; 284(8): 1021–1027.

129. Easter DW, Beach W. Competent patient care is dependent upon attending to empathic opportunities presented during interview sessions. *Curr Surg*. 2004; 61(3): 313–318.

130. Olivius C, Friden B, Borg G, Bergh C. Why do couples discontinue in vitro fertilization treatment? A cohort study. *Fertil Steril*. 2004; 81(2): 258–261.

131. Smeenk JM, Verhaak CM, Stolwijk AM, Kremer JA, Braat DD. Reasons for dropout in an in vitro fertilizationintracytoplasmic sperm injection program. *Fertil Steril*. 2004; 81(2): 262–268.

132. Verberg MF, Eijkemans MJ, Heijnen EM, et al. Why do couples drop-out from IVF treatment? A prospective cohort study. *Hum Reprod*. 2008; 23(9): 2050–2055.

133. Schneiderman N, Antoni MH, Saab PG, Ironson G. Health psychology: psychosocial and biobehavioral aspects of chronic disease management. *Annual Rev Psychol*. 2001; 52: 555–580.

134. Fekete EM, Antoni MH, Schneiderman N. Psychosocial and behavioral interventions for chronic medical conditions. *Curr Opin Psychiatry*. 2007; 20(2): 152–157.

135. Burnett JA. Cultural considerations in counseling couples who experience infertility. *J Multicult Couns Devel*. 2009; 37(3): 166–177.

136. Boivin J. A review of psychosocial interventions in infertility. *Soc Sci Med*. 2003; 57(12): 2325–2341.

137. Stanton AL, Dunkel-Schetter C. *Infertility: Perspectives from Stress and Coping Research*. New York, NY: Plenum; 1991: 183–196.

138. Facchinetti F, Tarabusi M, Volpe A. Cognitive-behavioral treatment decrease cardiovascular and neuroendocrine reaction to stress in women waiting for assisted reproduction. *Psychoneuroendocrinology*. 2004; 29(2): 162–173.

139. Faramarzi M, Kheirkhah F, Esmaelzadeh S, Alipour A, Hjiahmadi M, Rahnama J. Is psychotherapy a reliable alternative to pharmacotherapy to promote the mental health of infertile women? A randomized clinical trial. *Eur J Obstet Gynecol Reprod Biol*. 2008; 141(1): 49–53.

140. Koszycki D, Bisserbe JC, Blier P, Bradwejn J, Markowitz J. Interpersonal psychotherapy versus brief supportive therapy for depressed infertile women: first pilot randomized controlled trial. *Arch Womens Ment Health*. 2012; 15(3): 193–201.

141. Tarabusi M, Facchinetti F. Psychological group support attenuates distress of waiting in couples scheduled for assisted reproduction.

J Psychosom Obstet Gynecol. 2004; 25(3–4): 273–279.

142. Domar AD, Clapp D, Slawsby EA, Dusek J, Kessel B, Freizinger M. Impact of group psychological interventions on pregnancy rates in infertile women. *Fertil Steril*. 2000; 73(4): 805–811.

143. Terzioglu F. Investigation into effectiveness of counseling on assisted reproductive techniques in Turkey. *J Psychosom Obstet Gynaecol*. 2001; 22(3): 133–141.

144. Friedman BE, Rogers JL, Shahine LK, Westphal LM, Lathi RB. Effect of selective serotonin reuptake inhibitors on in vitro fertilization outcome. *Fertil Steril*. 2009; 92(4): 1312–1314.

145. Rahimi R, Nikfar S, Abdollahi M. Pregnancy outcomes following exposure to serotonin reuptake inhibitors: a meta-analysis of clinical trials. *Reprod Toxicol*. 2006; 22(4): 571–575.

146. Kessler RC, McGonagle KA, Swartz M, Blazer DG, Nelson CB. Sex and depression in the National Comorbidity Survey. I: Lifetime prevalence, chronicity and recurrence. *J Affect Disord*. 1993; 29(2–3): 85–96.

147. Bromberger JT, Kravitz HM, Chang YF, Cyranowski JM, Brown C, Matthews KA. Major depression during and after the menopausal transition: Study of Women's Health Across the Nation (SWAN). *Psychol Med*. 2011; 41(9): 1879–1888.

148. Bromberger JT, Kravitz HM. Mood and menopause: findings from the Study of Women's Health Across the Nation (SWAN) over 10 years. *Obstet Gynecol Clin North Am*. 2011; 38(3): 609–625.

149. Everson-Rose SA, Meyer PM, Powell LH, et al. Depressive symptoms, insulin resistance, and risk of diabetes in women at midlife. *Diabetes Care*. 2004; 27(12): 2856–2862.

150. Janssen I, Powell LH, Matthews KA, et al. Depressive symptoms are related to progression of coronary calcium in midlife women: the Study of Women's Health Across the Nation (SWAN) Heart Study. *Am Heart J*. 2011; 161(6): 1186–1191.

151. Matthews KA, Schott LL, Bromberger J, Cyranowski J, EversonRose SA, Sowers MF. Associations between depressive symptoms and inflammatoryhemostatic markers in women during the menopausal transition. *Psychosom Med*. 2007; 69(2): 124–130.

152. Schnatz PF, Nudy M, Shively CA, Powell A, O'Sullivan DM. A prospective analysis of the association between cardiovascular disease and depression in middle-aged women. *Menopause*. 2011; 18(10): 1096–1100.

153. Terauchi M, Hiramitsu S, Akiyoshi M, et al. Associations among depression, anxiety and somatic symptoms in peri— and postmenopausal women. *J Obstet Gynaecol Res*. 2013; 39(5): 1007–1013.

154. Braden JB, Young A, Sullivan MD, Walitt B, Lacroix AZ, Martin L. Predictors of change in pain and physical functioning among postmenopausal women with recurrent pain conditions in the women's health initiative observational cohort. *J Pain*. 2012; 13(1): 64–72.

155. Yirmiya R, Bab I. Major depression is a risk factor for low bone mineral density: a meta-analysis. *Biol Psychiatry*. 2009; 66(5): 423–432.

156. Woods NF, Smith-DiJulio K, Percival DB, Tao EY, Mariella A, Mitchell S. Depressed mood during the menopausal transition and early postmenopause: observations from the Seattle Midlife Women's Health Study. *Menopause*. 2008; 15(2): 223–232.

157. Ryan J, Ancelin ML. Polymorphisms of estrogen receptors and risk of depression: therapeutic implications. *Drugs*. 2012; 72(13): 1725–1738.

158. Ryan J, Scali J, Carrière I, et al. Oestrogen receptor polymorphisms and late-life depression. *Br J Psychiatry*. 2011; 199(2): 126–131.

159. Prossnitz ER, Oprea TI, Sklar LA, Arterburn JB. The ins and outs of GPR30: a transmembrane estrogen receptor. *J Steroid Biochem Mol Biol*. 2008; 109(3–5): 350–353.

160. Wilkie MJ, Smith D, Reid IC, et al. A splice site polymorphism in the G-protein beta subunit influences antidepressant efficacy in depression. *Pharmacogenet Genomics*. 2007; 17(3): 207–215.

161. Dennerstein L, Smith AM, Morse C, et al. Menopausal symptoms in Australian women. *Med J Australia*. 1993; 159(4): 232–236.

162. Freeman EW, Sammel MD, Liu L, Gracia CR, Nelson DB, Hollander L. Hormones and menopausal status as predictors of depression in women in transition to menopause. *Arch Gen Psychiatry*. 2004; 61(1): 62–70.

163. Laughlin GA, Barrett-Connor E. Sexual dimorphism in the influence of advanced aging on adrenal hormone levels: the Rancho Bernardo Study. *J Clin Endocrinol Metab*. 2000; 85(10): 3561–3568.

164. Lasley BL, Crawford S, McConnell DS. Adrenal androgens and the menopausal transition. *Obstet Gynecol Clin North Am*. 2011; 38(3): 467–475.

165. Crawford S, Santoro N, Laughlin GA, et al. Circulating dehydroepiandrosterone sulfate concentrations during the menopausal transition. *J Clin Endocrinol Metab*. 2009; 94(8): 2945–2951.

166. Joffe H, Hall JE, Soares CN, et al. Vasomotor symptoms are associated with depression in perimenopausal women seeking primary care. *Menopause*. 2002; 9(6): 392–398.

167. Burleson MH, Todd M, Trevathan WR. Daily vasomotor symptoms, sleep problems, and mood: using daily data to evaluate the domino hypothesis in middle-aged women. *Menopause*. 2010; 17(1): 87–95.

168. Bromberger JT, Schott LL, Kravitz HM, et al. Longitudinal change in reproductive hormones and depressive symptoms across the menopausal transition: results from the Study of Women's Health Across the Nation (SWAN). *Arch Gen Psychiatry*. 2010; 67(6): 598–607.

169. Cooke DJ, Greene JG. Types of life events in relation to symptoms at the climacterium. *J Psychosom Res*. 1981; 25(1): 5–11.

170. Dennerstein L, Dudley E, Guthrie J. Empty nest or revolving door? A prospective study of women's quality of life in midlife during the phase of children leaving and re-entering the home. *Psychol Med*. 2002; 32(3): 545–550.

171. Avis NE, McKinlay SM. A longitudinal analysis of women's attitudes toward the menopause: results from the Massachusetts Women's Health Study. *Maturitas*. 1991; 13(1): 65–79.

172. Morse CA, Dudley E, Guthrie J, Dennerstein L. Relationships between premenstrual complaints and perimenopausal experiences. *J Psychosom Obstet Gynaecol*. 1998; 19(4): 182–191.

173. Igarashi M, Saito H, Morioka Y, Oiji A, Nadaoka T, Kashiwakura M. Stress vulnerability and climacteric symptoms: life events, coping behavior, and severity of symptoms. *Gynecol Obstet Invest*.

2000; 49(3): 170–178.

174. Soares CN, Taylor V. Effects and management of the menopausal transition in women with depression and bipolar disorder. *J Clin Psychiatry*. 2007; 68(Suppl 9): 16–21.

175. Freeman EW, Sammel MD, Lin H, Gracia CR, Kapoor S. Symptoms in the menopausal transition: hormone and behavioral correlates. *Obstet Gynecol*. 2008; 111(1): 127–136.

176. Bromberger JT, Kravitz HM, Chang Y, et al. Does risk for anxiety increase during the menopausal transition? Study of women's health across the nation. *Menopause*. 2013; 20(5): 488–495.

177. Greendale GA, Wight RG, Huang MH, et al. Menopauseassociated symptoms and cognitive performance: results from the study of women's health across the nation. *Am J Epidemiol*. 2010; 171(11): 1214–1224.

178. Seritan AL, Iosif AM, Park JH, DeatherageHand D, Sweet RL, Gold EB. Self-reported anxiety, depressive, and vasomotor symptoms: a study of perimenopausal women presenting to a specialized midlife assessment center. *Menopause*. 2010; 17(2): 410–414.

179. Bromberger JT, Matthews KA, Schott LL, et al. Depressive symptoms during the menopausal transition: the Study of Women's Health Across the Nation (SWAN). *J Affect Disord*. 2007; 103(1–3): 267–272.

180. McKinlay SM, Brambilla DJ, Posner JG. The normal menopause transition. *Maturitas*. 1992; 14(2): 103–115.

181. Schmidt PJ, Haq N, Rubinow DR. A longitudinal evaluation of the relationship between reproductive status and mood in perimenopausal women. *Am J Psychiatry*. 2004; 161(12): 2238–2244.

182. Mishra GD, Kuh D. Health symptoms during midlife in relation to menopausal transition: British prospective cohort study. *BMJ*. 2012; 344: e402.

183. Harlow BW, Cramer DW, Annis KM. Association of medically treated depression and age at natural menopause. *Am J Epidemiol*. 1995; 141(12): 1170–1176.

184. Avis NE, Brockwell S, Randolph JF, et al. Longitudinal changes in sexual functioning as women transition through menopause: results from the Study of Women's Health Across the Nation. *Menopause*. 2009; 16(3): 442–452.

185. Soares CN, Almeida OP, Joffe H, Cohen LS. Efficacy of estradiol for the treatment of depressive disorders in perimenopausal women: a double-blind, randomized, placebo-controlled trial. *Arch Gen Psychiatry*. 2001; 58(6): 529–534.

186. Steiger A, Dresler M, Kluge M, Schüssler P. Pathology of sleep, hormones and depression. *Pharmacopsychiatry*. 2013; 46(Suppl 1): S30–S35.

187. Perez-López FR, Chedraui P, Gilbert JJ, Pérez-Roncero G. Cardiovascular risk in menopausal women and prevalent related co-morbid conditions: facing the post-Women's Health Initiative era. *Fertil Steril*. 2009; 92(4): 1171–1186.

188. DiMatteo MR, Lepper HS, Croghan TW. Depression is a risk factor for noncompliance with medical treatment: meta-analysis of the effects of anxiety and depression on patient adherence. *Arch Intern Med*. 2000; 160(14): 2101–2107.

189. Harlow BL, Cohen LS, Otto MW, Spiegelman D, Cramer DW. Prevalence and predictors of depressive symptoms in older premenopausal women: the Harvard Study of Moods and Cycles. *Arch Gen Psychiatry*. 1999; 56(5): 418–424.

190. Roshanaei-Moghaddam B, Katon WJ, Russo J. The longitudinal effects of depression on physical activity. *Gen Hosp Psychiatry*. 2009; 31(4): 306–315.

191. Gambacciani M, Ciaponi M, Cappagli B, Genazzani AR. Effects of low-dose continuous combined conjugated estrogens and medroxyprogesterone acetate on menopausal symptoms, body weight, bone density, and metabolism in postmenopausal women. *Am J Obstet Gynecol*. 2001; 185(5): 1180–1185.

192. Harlow SD, Gass M, Hall JE, et al. Executive summary of the Stages of Reproductive Aging Workshop +10: addressing the unfinished agenda of staging reproductive aging. *Climacteric*. 2012; 15(2): 105–114.

193. Heinemann LA, Potthoff P, Schneider HP. International versions of the Menopause Rating Scale (MRS). *Health Qual Life Outcomes*. 2003; 1: 28.

194. Hilditch JR, Lewis J, Peter A, et al. A menopause-specific quality of life questionnaire: development and psychometric properties. *Maturitas*. 2008; 61(1–2): 107–121.

195. 5JT, Meyer PM, Kravitz HM, et al. Psychologic distress and natural menopause: a multiethnic community study. *Am J Public Health*. 2001; 91(9): 1435–1442.

196. Ayers B, Smith M, Hellier J, Mann E, Hunter MS. Effectiveness of group and self-help cognitive behavior therapy in reducingproblematic menopausal hot flushes and night sweats (MENOS 2): a randomized controlled trial. *Menopause*. 2012; 19(7): 749–759.

197. Nelson HD, Haney E, Humphrey L, et al. Management of menopause-related symptoms. *Evid Rep Technol Assess (Summ)*. 2005; (120): 1–6.

198. Suvanto-Luukkonen E, Koivunen R, Sundström H, et al. Citalopram and fluoxetine in the treatment of postmenopausal symptoms: a prospective, randomized, m-month, placebo-controlled, double-blind study. *Menopause*. 2005; 12(1): 18–26.

199. Stearns V, Johnson MD, Rae JM, et al. Active tamoxifen metabolite plasma concentrations after coadministration of tamoxifen and the selective serotonin reuptake inhibitor paroxetine. *J Natl Cancer Inst*. 2003; 95(23): 1758–1764.

200. Loprinzi CL, Kugler JW, Sloan JA, et al. Venlafaxine in management of hot flashes in survivors of breast cancer: a randomised controlled trial. *Lancet*. 2000; 356(9247): 2059–2063.

201. Aedo S, Cavada G, Campodonico I, Porcile A, Irribarra C. Sertraline improves the somatic and psychological symptoms of the climacteric syndrome. *Climacteric*. 2011; 14(5): 590–595.

202. Barton DL, LaVasseur BI, Sloan JA, et al. Phase III, placebocontrolled trial of three doses of citalopram for the treatment of hot flashes: NCCTG trial N05C9. *J Clin Oncol*. 2010; 28(20): 3278–3283.

203. Pinkerton JV, Constantine G, Hwang E, Cheng RF, Investigators S. Desvenlafaxine compared with placebo for treatment of menopausal vasomotor symptoms: a 1w-week, multicenter, parallel-group, randomized, double-blind, placebo-controlled efficacy trial. *Menopause*. 2013; 20(1): 28–37.

204. LaCroix AZ, Freeman EW, Larson J, et al. Effects of escitalopram on menopause-specific quality of life and pain in healthy menopausal women with hot flashes: a randomized controlled trial. *Maturitas*. 2012; 73(4): 361–368.

205. Joffe H, Soares CN, Petrillo LF, et al. Treatment of depression and menopause-related symptoms with the serotonin-norepinephrine reuptake inhibitor duloxetine. *J Clin Psychiatry*. 2007; 68(6): 943–950.

206. Biglia N, Kubatzki F, Sgandurra P, et al. Mirtazapine for the treatment of hot flushes in breast cancer survivors: a prospective pilot trial. *Breast J*. 2007; 13(5): 490–495.

207. Oishi A, Mochizuki Y, Otsu R, Inaba N. Pilot study of fluvoxamine treatment for climacteric symptoms in Japanese women. *Biopsychosoc Med*. 2007; 1: 12.

208. Mbaya P, Alam F, Ashim S, Bennett D. Cardiovascular effects of high dose venlafaxine XL in patients with major depressive disorder. *Hum Psychopharmacol*. 2007; 22(3): 129–133.

209. Blümel JE, Cano A, Mezones-Holguín E, et al. A multinational study of sleep disorders during female mid-life. *Maturitas*. 2012; 72(4): 359–366.

210. Montejo AL, Llorca G, Izquierdo JA, Rico-Villademoros F. Incidence of sexual dysfunction associated with antidepressant agents: a prospective multicenter study of 1022 outpatients. Spanish Working Group for the Study of Psychotropic-Related Sexual Dysfunction. *J Clin Psychiatry*. 2001; 62(Suppl 3): 10–21.

211. Clayton AH, Pradko JF, Croft HA, et al. Prevalence of sexual dysfunction among newer antidepressants. *J Clin Psychiatry*. 2002; 63(4): 357–366.

212. Lee KU, Lee YM, Nam JM, et al. Antidepressant-induced sexual dysfunction among newer antidepressants in a naturalistic setting. *Psychiatry Investig*. 2010; 7(1): 55–59.

213. Greendale GA, Huang MH, Wight RG, et al. Effects of the menopause transition and hormone use on cognitive performance in midlife women. *Neurology*. 2009; 72(21): 1850–1857.

214. van Laar MW, Volkerts ER, Verbaten MN, Trooster S, van Megen HJ, Kenemans JL. Differential effects of amitriptyline, nefazodone and paroxetine on performance and brain indices of visual selective attention and working memory. *Psychopharmacology (Berl)*. 2002; 162(4): 351–363.

215. Herrera-Guzmán I, Gudayol-Ferré E, Lira-Mandujano J, et al. Cognitive predictors of treatment response to bupropion and cognitive effects of bupropion in patients with major depressive disorder. *Psychiatry Res*. 2008; 160(1): 72–82.

216. Shea ML, Garfield LD, Teitelbaum S, et al. Serotoninnorepinephrine reuptake inhibitor therapy in late-life depression is associated with increased marker of bone resorption. *Osteoporosis International*. 2013; 24(5): 1741–1749.

217. Cohen LS, Soares CN, Poitras JR, Prouty J, Alexander AB, Shifren JL. Short-term use of estradiol for depression in perimenopausal and postmenopausal women: a preliminary report. *Am J Psychiatry*. 2003; 160(8): 1519–1522.

218. Schmidt PJ, Nieman L, Danaceau MA, et al. Estrogen replacement in perimenopause-related depression: a preliminary report. *Am J Obstet Gynecol*. 2000; 183(2): 414–420.

219. Morrison MF, Kallan MJ, Ten Have T, Katz I, Tweedy K, Battistini M. Lack of efficacy of estradiol for depression in postmenopausal women: a randomized, controlled trial. *Biol Psychiatry*. 2004; 55(4): 406–412.

220. Morgan ML, Cook IA, Rapkin AJ, Leuchter AF. Estrogen augmentation of antidepressants in perimenopausal depression: a pilot study. *J Clin Psychiatry*. 2005; 66(6): 774–780.

221. Hsia J, Langer RD, Manson JE, et al. Conjugated equine estrogens and coronary heart disease: the Women's Health Initiative. *Arch Intern Med*. 2006; 166: 357–365.

222. Rossouw JE, Prentice RL, Manson JE, et al. Postmenopausal hormone therapy and risk of cardiovascular disease by age and years since menopause. *JAMA*. 2007; 297(13): 1465–1477.

223. Curb JD, Prentice RL, Bray PF, et al. Venous thrombosis and conjugated equine estrogen in women without a uterus. *Arch Intern Med*. 2006; 166(7): 772–780.

224. Prentice RL, Manson JE, Langer RD, et al. Benefits and risks of postmenopausal hormone therapy when it is initiated soon after menopause. *Am J Epidemiol*. 2009; 170(1): 12–23.

225. Chlebowski RT, Hendrix SL, Langer RD, et al. Influence of estrogen plus progestin on breast cancer and mammography in healthy postmenopausal women: the Women's Health Initiative Randomized Trial. *JAMA*. 2003; 289(24): 3243–3253.

226. Grady D, Gebretsadik T, Kerlikowske K, Ernster V, Petitti D. Hormone replacement therapy and endometrial cancer risk: a meta-analysis. *Obstet Gynecol*. 1995; 85(2): 304–313.

227. Rogines-Velo MP, Heberle AE, Joffe H. Effect of medroxyprogesterone on depressive symptoms in depressed and nondepressed perimenopausal and postmenopausal women after discontinuation of transdermal estradiol therapy. *Menopause*. 2012; 19(4): 471–475.

228. Treloar AE, Boynton RE, Behn BG, Brown BW. Variation of the human menstrual cycle through reproductive life. *Int J Fertil*. 1967; 12(1 Pt 2): 77–126.

229. Joffe H, Kim DR, Foris JM, et al. Menstrual dysfunction prior to onset of psychiatric illness is reported more commonly by women withbipolar disorder than by women with unipolar depression and healthy controls. *J Clin Psychiatry*. 2006; 67(2): 297–304.

230. Morrell MJ, Hayes FJ, Sluss PM, et al. Hyperandrogenism, ovulatory dysfunction, and polycystic ovary syndrome with valproate versus lamotrigine. *Ann Neurol*. 2008; 64(2): 200–211.

231. Joffe H, Cohen LS, Suppes T, et al. Valproate is associated with new-onset oligoamenorrhea with hyperandrogenism in women withbipolar disorder. *Biol Psychiatry*. 2006; 59(11): 1078–1086.

232. Nelson-DeGrave VL, Wickenheisser JK, Cockrell JE, et al. Valproate potentiates androgen biosynthesis in human ovarian theca cells. *Endocrinology*. 2004; 145(2): 799–808.

233. Joffe H, Cohen LS, Suppes T, et al. Longitudinal follow-up of reproductive and metabolic features of valproate-associated polycystic ovarian syndrome features: A preliminary report. *Biol Psychiatry*. 2006; 60(12): 1378–1381.

234. Ornoy A. Valproic acid in pregnancy: how much are we endangering the embryo and fetus? *Reprod Toxicol*. 2009; 28(1): 1–10.

235. Ajmal A, Joffe H, Nachtigall LB. Psychotropic-induced hyperprolactinemia: a clinical review. *Psychosomatics*. 2014; 55(1): 29–36.

236. Shim JC, Shin JG, Kelly DL, et al. Adjunctive treatment with a dopamine partial agonist, aripiprazole, for antipsychoticinduced hyperprolactinemia: a placebo-controlled trial. *Am J Psychiatry*. 2007; 164(9): 1404–1410.

237. Chang S, Chen C, Lu M. Cabergoline-induced psychotic exacerbation in schizophrenic patients. *Gen Hosp Psychiatry*. 2008; 30(4): 378–380.

238. Melkersson K. Differences in prolactin elevation and related symptoms of atypical antipsychotics in schizophrenic patients. *J Clin Psychiatry*. 2005; 66(6): 761–767.

第 9 章

围产期抑郁症

劳拉·米勒
Laura Miller

莱纳·米塔尔
Leena Mittal

林赛·梅里尔
Lindsay Merrill

奥得拉·罗伯逊·梅多斯
Audra Robertson Meadows

陈旻　译

围产期抑郁症

抑郁症是妊娠和产后的常见并发症，对妇女、胎儿和整个家庭都具有重大的影响。这段时间内的生理、心理和社会角色的变化都会导致这一关键时期的情绪障碍倾向。围产期出现情感障碍时，妇女会面临是否接受治疗的艰难抉择。心理健康专家（mental health）和产科医生在帮助女性及其家庭在权衡不治疗时心理健康状况和治疗所带来的潜在风险方面具有重要作用。

案例说明：23岁的单身女性桑特（Shanté）于6周前生下了自己的第一个孩子。她的儿子叫瑞恩（Ryan），是个很健康的孩子。尽管生产很累并且痛苦，但生产过程顺利，桑特也很高兴。当她开始给瑞恩哺乳并发现瑞恩很难吮吸住乳头的时候，她的心理开始变得脆弱又不安。尽管医院的护士告诉她这很常见，而且一位哺乳顾问给了她一些帮助瑞恩吮吸的建议，但她仍然开始怀疑自己能否成功地抚养瑞恩。两天后，她带着瑞恩回家，开始感到不知所措。她不敢入睡，生怕睡着时不知道瑞恩是不是在哭，她也害怕自己没做好喂他的准备。她感到筋疲力尽。产后第三周，她变得对食物失去了兴趣，情感麻木，她也不再洗澡、打扮或接电话，而是一直筋疲力尽地坐在瑞恩婴儿床边的椅子上。一天晚上，瑞恩睡得比平时长，桑特深信他已经死了。即使他呼吸顺畅，她也始终有这样的担心：她无法像其他的妈妈一样，她也没有能力抚养好她的孩子，所以她自己也不配活着。服用过量非处方药的想法曾在她脑海里一闪而过，但她没有行动，因为她不想把照顾瑞恩的负担增添给别人。

● 流行病学

抑郁症是围产期最常见的疾病之一，其患病率高于妊娠期高血压或糖尿病（图9-1）。在怀孕期间和产后的第一年，特别是在产后的前3个月，抑郁症的发病风险会显著升高。荟萃分析显示了孕期抑郁症的发病率为7.5%，产后前3个月的发病率为6.5%[1]，轻度抑郁症在妊娠前3个月发病率为11.0%，后期为8.5%。在产后第一年，13.9%的母亲和3.6%的父亲患有单向、非精神病性的抑郁症[2]。时点患病率在产后第3个月上升到峰值12.9%，在第4个月到第12个月，患病率会下降为9.9%~10.6%，之后下降到6.5%[1]。产后第一年母亲的发病率比随后几年高。

围产期抑郁症的患病率在不同的妇女群体之间差异很大。比较来自40个国家的妇女，使用《精神障碍诊断与统计手册》为标准的产后抑郁症的患病率从瑞典样本

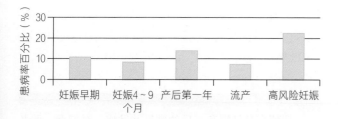

图9-1 围产期不同阶段患抑郁症平均风险

的 3.4% 到南非样本的 34.7% 不等[3]。类似地，使用爱丁堡产后抑郁量表得分来衡量抑郁的研究显示，新加坡的发病率为 0.5%，圭亚那为 57.0%[3]。在美国，种族、社会经济地位、年龄和创伤史都是既独立又互相影响的危险因素。即使调整了其他人口统计学变量之后，非洲裔美国妇女和西班牙裔妇女出现围产期抑郁症状的概率也高于非西班牙裔白种人妇女[4, 5]。造成这些差异的原因尚不明确，可能的因素包括环境应激中的暴露程度、保护性资源的可用性、病耻感、个体脆弱性、痛苦的归因和概念化，以及症状的交流沟通方式。在非自我报告的结构化临床访谈研究中，不同社会经济群体中抑郁症的患病率是可以比较的。在社会经济地位较低的女性中，亚综合征抑郁的患病率较高。与成人相比，青少年女性患围产期抑郁症的风险更高，尤其是有早期创伤背景的青少年女性[6, 7]。

既往患有双相情感障碍的女性在妊娠期和产后的发作次数都明显多于单相抑郁症的女性，而且在产后的发作次数明显多于妊娠期[8]。在患有双相情感障碍的未接受治疗的女性中，怀孕期间的复发率增加 1 倍，产后期间增加 2 倍[9, 10]。大多数产后双相情感障碍的发作都发生在产后的第一个月[11]。另外，虽然围产期女性产后精神病发作相对少见（1/1000），但 12 名原来患有双相情感障碍的女性精神和非精神性疾病发作的风险都明显升高[12]。

● 病理生理学

围产期是一个生理和社会环境变化很大的时期。激素分泌变化，炎症反应的增强，以及昼夜节律的变化都发生在孕期和产后（框9-1，框9-2）。遗传易感性会加剧这些变化引起的情绪改变。表9-1总结了增加围产期抑郁症风险的易感性因素[13-20]。

框9-1
围产期和产后抑郁的重要的危险因素

社会人口学
种族（非洲裔美国人、西班牙裔）
童年
创伤史

续框

社会经济地位低
社会支持少

临床
抑郁症个人史、双相情感障碍或精神病史
抑郁症家族史、双相情感障碍或精神病史

医疗
妊娠期糖尿病

框9-2
围产期因素和抑郁之间可能的介导因素

基因
激素
受体改变
炎症
应激
社会支持

表 9-1 围产期单相抑郁易感性影响因素

易感性因素	证据
基因易感性	5-羟色胺载体基因多态性在负性事件发生时可以预测产后抑郁的症状
激素的变化和应激反应	和对照组相比，有围产期抑郁史的妇女，在突然停用雌激素和孕酮后，会产生更多的皮质醇来响应促肾上腺皮质激素释放激素
围产期血清素的改变	和对照组相比，产后抑郁妇女 5-羟色胺（5HT1A）受体结合减少
促炎细胞因子	孕晚期促炎因子升高，并且会由于疼痛、睡眠剥夺、应激而进一步升高，与围产期抑郁的症状关系密切
应激	围产期抑郁症持续的危险因素包括应激性生活事件、亲密伴侣暴力、意外怀孕和社会经济地位低
社会支持不足	缺乏社会支持与围产期抑郁风险紧密相关，强有力的社会文化支持有保护作用

产后精神病性情感障碍发作与应激、缺乏社会支持或对怀孕的消极态度无关[12]。产后精神病性情感障碍的发作有很强的家族聚集性。在一项双相情感障碍的基因学研究中，有产后精神病家族史的产妇在产后 6 周内出现精神病性发作的概率升高了 6 倍[21]。

● 临床表现

在产前、产后和非围产期（框9-3），重性抑郁症发作有不同的表现[22]。相比患产后抑郁症的女性，孕期首次发作重性抑郁症的女性在怀孕期间更可能经历过意外怀孕、社会支持不足、身体或性虐待、抑郁症病史，以及更复杂的妊娠或新生儿医疗问题。而产后抑郁症里常包含了强迫性的症状。自我矛盾、侵入性、暴力的想法，尤其是关于伤害婴儿的想法在产后抑郁症中较常见。在一项研究中，41%的产后抑郁症的母亲有这样的想法，而只有7%的非抑郁对照组的母亲有这样的想法[23]。妇女们把这些想法付诸实践的风险很低。与此相反，在产后精神病发作期间产生的对婴儿的妄想症、自我协调的想法则有很大的可能被诉诸行动。

框9-3
重要的症状

易混淆
疲劳
情绪增强（产后抑郁）
食欲改变
失眠

抑郁症更典型的症状
伤害孩子的想法
困惑感

产后精神病和非产后精神病的临床表现也很不同。产后精神病发作常见的特征是主观的混乱感、思维紊乱、情感不稳定性和杀人意念[24]。产后精神病症状易波动的特征可能导致对风险认识不足。患者有时会表现出很严重的症状，在随后的几小时内出现明显的好转，但不久又会加重。

● 自然病程

出现产后抑郁症状或抑郁发作的女性随后患抑郁症的可能性会明显升高。无论是在产后或平时，她们发生抑郁症的概率是没有经历过围产期抑郁症的女性的4倍[25]。另一方面，在产后4周内首次抑郁发作的女性，其复发的风险比非孕期首次发作的女性要低[26]。有效的治疗可以降低复发率[27]。产后发生双相情感障碍的女性复发可能性非常大[28]。

围产期抑郁症具有代际效应。孕妇产前抑郁可能导致早产和子代患病的增加[29]。部分是由于怀孕期间抑郁导致的母亲行为变化，例如产前护理的减少、糟糕的营养状况、身体活动的减少以及大量使用酒精和烟草。另一部分影响可能通过胎儿规划（fetal programming）介导。胎儿规划是一个与胎儿发育相关的表观遗传学术语，

指会对情绪、行为或认知能力产生持久的影响。产前母亲抑郁会导致影响糖皮质激素受体基因表达的甲基化水平增加，可能会影响到胎儿下丘脑-垂体-肾上腺轴的编程[30]，最终导致后代生长发育缓慢、感染风险上升、困难型气质的可能性增加[31-33]。

虽然不是百分百发生，不过总体来说，产后抑郁症对母亲养育孩子的能力会有不良影响。患有产后抑郁症的母亲在理解婴儿暗示、应对婴儿痛苦的反应和传达各种情绪方面的能力降低，为婴儿提供的活动变少，并会伴随不太健康的喂养和睡眠习惯[34]。母亲患产后抑郁症的儿童和青少年的生活质量较差[35]，下丘脑-垂体-肾上腺轴异常和抑郁症发生率较高[36]，行为障碍发生率较高[37]，认知能力较低[38]。

在怀孕期间使用成瘾性药物，体重超重，采用器械分娩或剖宫产的女性患有双相情感障碍的风险会增加[39]。尽管对后代的影响还没有定论，但是不少现有研究认为双相情感障碍会增加低体重出生儿（OR 1.66）、早产（OR 2.08）以及小于胎龄儿（OR 1.47）的可能性[40]。在一项母婴互动的对照研究中，双相情感障碍的母亲表现较差，并且更多地表现出消极的沟通方式[41]。

● 评估和鉴别诊断

妊娠引起正常的生理变化，比如食欲、体重增加、睡眠障碍以及能量减少，与抑郁症的诊断标准重叠（框9-4）。爱丁堡围产期抑郁量表（Edinburgh perinatal depression scale, EPDS）是一种有效且敏感的工具，不太受到这些潜在因素的影响[42, 43]。它是一个10个项目组成的自我评估工具，已经有超过20种语言的版本。爱丁堡围产期抑郁量表的灵敏度为0.88 ~ 1.00，特异性为0.71 ~ 0.79，决断点是10 ~ 12[43]。一些通用的抑郁筛查工具，如贝克抑郁自评量表、流调用抑郁自评量表以及患者健康问卷，也已经被验证了围产期中使用效度，并与爱丁堡围产期抑郁量表进行了比较。产后抑郁症筛查量表是专门用于产后抑郁症的，会考虑到新手母亲的背景[44]。虽然目前尚未被深入研究，但有些心理测量的特性优于爱丁堡围产期抑郁量表。

框9-4
鉴别诊断

产后抑郁情绪
甲状腺疾病
贫血
维生素D缺乏

正常的产后情绪变化称为"产后抑郁情绪（baby

blues）"可能与产后抑郁症混淆。虽然"抑郁"一词暗示着一种轻度的抑郁，但正常的产后"抑郁"与抑郁症的性质完全不同。在忧郁中，占主导的情绪是快乐[45]。快乐与紧张和受刺激后的强烈反应交织在一起，导致了频繁的哭泣和不稳定的情绪。例如，一个患有产后"抑郁"的女性大多数时候都很快乐，但是当听到一首情歌的时候会哭，在阅读有关火车事故的时候会感到非常焦虑，而且会变得易怒，不堪日常压力。这些情绪变化发生在大约50%的产后妇女中，在分娩后的第3天至第5天达到高峰，持续数天至数周[46]。

有些疾病可以表现出围产期抑郁症的症状。

- 甲状腺疾病：孕期母亲需要增加甲状腺合成反应，以满足妊娠期间的胎儿需求。产前出现亚临床的甲状腺功能减退会使产后抑郁症状的风险更高[47,48]。产后时期本身也是甲状腺炎的高发时期。
- 贫血：有研究证明，患缺铁性贫血的孕妇，补充充足的铁元素可以降低抑郁症的发病率[49]。
- 维生素D缺乏：维生素D水平低与围产期抑郁症状增加有关[50]。然而，在没有其他抑郁症治疗方式参与的情况下，还不能确定维生素D补充剂是否能逆转抑郁症状。

● 治疗

围产期抑郁症的有效治疗方法包括人际关系心理治疗、认知行为疗法、电休克疗法和抗抑郁药物治疗（框9-5）。目前看来雌激素治疗、光照疗法、经颅磁刺激和ω-3脂肪酸补充等干预措施，似乎也有很好的疗效，但仍需要进一步的研究。

框9-5
围产期抑郁症的抑郁治疗

抗抑郁药（风险的相关数据有争议，见表9-2，表9-3）
锂盐（针对双相情感障碍，对心血管发育畸形的担忧可能被夸大，见表9-4）
心境稳定剂（有出生缺陷的风险，见表9-5）
抗精神病药（大体安全，见表9-6，表9-7）

抗抑郁药物

关于妊娠期间使用抗抑郁药物而带来的风险的研究得出了许多相互矛盾的结论。这种情况部分是由于没有设置随机双盲安慰剂对照试验。回顾性研究追踪到的是处方和图表记录的诊断，而不是实际的药物使用和阳性症状。这样的研究大多测试了各种先天性异常和多种药物之间的相关性，没有对许多潜在问题进行统计校正。此外，纠正主要混淆的影响因素也很困难。关于抗抑郁药物的风险最可靠的结果来源于对这些研究做强有力的、前瞻性的对照研究和荟萃分析，总结于表9-2[51-58]。

表9-2　妊娠期间服用抗抑郁药物的风险

风险类型	关于妊娠的高质量研究结果
先天异常	在大多数前瞻性、对照研究和荟萃分析中，没有发现风险增加
流产	在最高质量研究的荟萃分析显示没有发现风险增加。然而，一些但不是所有的的前瞻性对照研究表明，在妊娠早期受到抗抑郁药暴露后流产率在统计学上显著增加。在大多数研究中，抗抑郁药暴露组的流产率与一般人群相似
早产	对13项高质量研究的荟萃分析结果汇总，OR为1.55（$P<0.001$）。服用抗抑郁药会使胎龄减少3~4天。大多数研究无法充分控制抑郁症的影响。一项比较妊娠期间持续抑郁症状暴露与持续抗抑郁药暴露的研究发现，它们对早产都有相似的影响
胎儿大小	对20项研究的荟萃分析显示，胎儿在子宫内受SSRI暴露后，出生体重显著降低，效应量很小（平均减少74克）。大多数研究无法充分控制抑郁症的影响。两项研究直接比较了抑郁症和抗抑郁药对生长的影响。一项研究发现，在胎儿受SSRI暴露、母亲为未经治疗的重性抑郁症患者或两者皆非的组中，婴儿体重、身长或头围没有显著差异。另一项研究发现，对照组胎儿的生长与暴露于SSRI的没有什么不同，但暴露于抑郁症的胎儿生长得更慢
胎儿神经发育	前瞻性研究发现，在子宫内接触三环类抗抑郁药、SSRIs或文拉法辛的7岁以下儿童，智商不会降低，出现行为问题的风险也不会增加。在一项直接比较研究中，语言成熟延迟与产前暴露于母体抑郁症状有关，但与SSRIs无关
新生儿所受副作用	多达30%的新生儿会出现产前抗抑郁药暴露后的副作用，通常在出生后数小时内开始并持续1~2天。它们可能包括呼吸窘迫、易怒、震颤、紧张、烦躁、颤抖、肌肉张力增加或减少、各种行为状态减少、进食困难、癫痫发作、QT间期延长和心律失常
新生儿持续性肺动脉高压	多数研究发现，妊娠晚期暴露于SSRI后新生儿持续性肺动脉高压的风险增加。无论是否暴露于SSRI，新生儿持续性肺动脉高压都很少见；一般人群患病率约1.9/1000，SSRI暴露后合并报告病例的患病率约为2.0/1000

对于中度至重度以及复发性抑郁发作的女性，在怀孕期间是否使用抗抑郁药物必须考虑到复发的可能性和未治疗的风险。一项针对妊娠精神病患者的研究表明，在妊娠期间停止治疗后，抑郁的复发率增加[59]。但是在另一项研究中，产科的患者样本在停用抗抑郁药物后，并没有发现复发率升高[60]。这一相互矛盾的证据可能与疾病的严重程度和不同的剂量以及治疗时间有关。

产后是否使用抗抑郁药物必须考虑对患者睡眠、体重和性功能的影响。即使是不引起白天瞌睡的镇静催眠剂，也会干扰女性在夜里听见以及顺利应对婴儿呼唤的能力。干扰睡眠的药物可能会导致产后睡眠不足。导致体重增加的药物可能会阻碍女性减肥。对性功能的不良影响会增加女性产后的压力，因为伴侣在向父母角色过渡的过程中也在努力维持亲密关系。

对于正在哺乳的女性来说，药物对母乳喂养的影响也是选择药物的关键因素。表9-3总结了母乳喂养的暴露情况（根据婴儿体重算出母乳喂养的婴儿所服用母乳计量的百分比），并总结了常用抗抑郁药对母乳喂养婴儿的影响[61]。

表 9-3　抗抑郁药物治疗和哺乳

药物	母婴剂量（%）	已报告的母乳喂养婴儿的副作用[a]
安非他酮	2.0～5.1	可能癫痫发作
西酞普兰	2.5～9.4	睡眠不安、困倦、易怒、体重减轻、烦躁不安
去郁敏	1.0	无
去甲文拉法辛	5.5～8.1	无
度洛西汀	0.14～0.82	无
依他普仑	3.9～7.9	小肠结肠炎
氟西汀	1.1～12	过度哭泣、易怒、呕吐、稀便、睡眠困难、震颤、嗜睡、低张力、体重增加减少、高血糖、多动、觅食反射减少、哺乳减少、打呼噜、呻吟
米氮平	0.6～3.5	体重增加得更快，睡得更早
去甲替林	1.3	无
帕罗西汀	0.1～4.3	躁动、进食困难、易怒、困倦、便秘、抗利尿激素分泌异常综合征（SIADH）
舍曲林	0.4～2.3	良性睡眠肌阵挛，短暂的躁动
文拉法辛	3.0～11.8	无

a 根据母乳喂养期间的病例报告或单一疗法治疗的病例报告系列，大多数案例中没有因果关系。

锂盐

妊娠期间双相情感障碍的治疗更有挑战性。锂在胎盘两侧完全平衡[62]，可能对心血管畸形有微弱影响。这方面的研究模棱两可，因为个别研究结果报告说锂会增加心血管缺陷的风险，尤其是右侧的缺陷，如 Ebstein 畸形（三尖瓣下移），但是没有前瞻性研究和荟萃分析证实[63]。目前没有研究发现胎儿在子宫中接触锂会影响随后的生长和神经发育[64]。锂会损害胎儿肾脏的浓缩能力[65]，从而引起暂时性胎儿尿崩症，导致羊水过多和子宫腔增大[66, 67]。此时如果膈肌没有足够的空间充分伸展扩张，会导致母亲呼吸急促。尿崩症在胎儿出生后可能持续一个星期或更长时间。锂也与早产和短暂的新生儿甲状腺功能减退有关，并对新生儿产生毒性。血清锂浓度越高，毒性越大，并会导致阿普加（Apgar）评分低，延长新生儿住院时间[68]。新生儿中毒的症状包括：软弱无力、低张力、反射减退〔莫罗反射（moro reflex）减弱、吮吸能力降低〕、发绀、嗜睡、营养不良、呼吸异常、心律失常和心肌收缩能力差。在某些情况下，围产期女性的锂中毒风险也更高，如表9-4所示[62]。

表 9-4　母体围产期锂中毒的危险因素

危险因素	解释
围产期肾小球滤过率改变	孕期肾小球滤过率升高，产后迅速回归正常
妊娠剧吐	如果摄入后不久出现呕吐，锂的吸收减少，但由于体液丢失和低钠血症，锂的浓度反而会增加
子痫前期	由于肾内血管痉挛，肾小球滤过率降低，锂离子浓度增加
产后体液丢失	血液、羊水、汗、呕吐

妊娠期间需要遵循使用锂的原则：

- 尽可能避免在心脏形成时期使用锂。如果早期有接触，在16～18周进行心脏异常的超声评估。
- 监测胎儿的尿崩症（母性气短、子宫增大或羊水过多）的迹象。
- 监测血清锂水平。随着妊娠的进展，由于妊娠相关的药代动力学变化，包括肾小球滤过率增加和全身水容量的增加，可能会降低血清锂的水平。需要酌情增加锂的用量。
- 在怀孕末期减少服药剂量，以降低新生儿的毒性高峰。
- 在临近分娩时减少到一半的服药剂量，以降低孕产妇和新生儿毒性的风险，产后恢复妊娠前剂量。

母亲服用锂盐并且进行母乳喂养的婴儿，其血清锂的含量平均约为母亲血清水平的25%，但有可能会更高。婴儿一旦脱水，就很容易受到锂的损害。在母乳喂养的婴儿中，婴儿的促甲状腺激素、血尿素氮（blood urea nitrogen，BUN）和肌酐都会升高。必须对婴儿的血清锂水平、促甲状腺激素、血尿素氮、肌酐进行监测[69]。

抗癫痫药物

表9-5总结了与丙戊酸盐、卡马西平和拉莫三嗪相关的出生缺陷率[70-73]。

**表9-5 妊娠期间服用抗癫痫情绪
稳定药物的儿童畸形率的比较**

孕期暴露	畸形发生率（%）
卡马西平	2.2～6.3
拉莫三嗪	2.0～5.4
丙戊酸	6.2～16.3
未治疗癫痫	3.5～5.2
非癫痫对照组	2.1

抗癫痫药物中的丙戊酸是一种情绪稳定剂，而胎儿受到丙戊酸暴露的风险最大，可能造成的危害包括神经管缺陷和其他异常、发育迟缓、低智商，甚至可能是孤独症[70,74-76]。双相情感障碍的女性普遍存在肥胖和叶酸缺乏，这进一步增加了胎儿神经管缺陷的风险。

卡马西平也会增加造成神经管缺陷的风险，虽然没有丙戊酸的危害那么大[77]。卡马西平是否增加智商降低或发育迟缓的风险的相关研究结果模棱两可，有两项研究显示了这些风险[74,78]，而另一些研究和一篇荟萃分析则显示没有[79]。卡马西平还增加了胎儿大小减小的风险[80]、短暂的新生儿肝脏功能障碍[81]和酶诱导的

维生素K耗竭的风险。维生素K水平低会影响凝血能力，从而增加新生儿出血的风险。通常会给在子宫里接触卡马西平的新生儿及时补充维生素K以降低风险。但给服用卡马西平的孕妇服用维生素K补充剂后没有发现新生儿出血的风险改变[82]。另外，在妊娠期间使用卡马西平的原则还包括在妊娠前和妊娠期间使用叶酸，以降低神经管缺陷的附加风险。此外，因为卡马西平与受体的结合率在孕期发生变化，所以妊娠期间以药物在血清中的总水平对生物活性的估计是不可靠的，需要监测血清中游离药物水平[83]。

由于拉莫三嗪在治疗双相情感障碍中的疗效相对突出，在所有抗癫痫药物中显得尤其重要。这种疗效在女性双相情感障碍患者中比在男性患者中更为突出。北美抗癫痫药物妊娠登记处显示，在妊娠的前三个月暴露于拉莫三嗪的婴儿更容易出现腭裂[84]。但是，随后的几项研究并没有证实这一结论[85,86]。一项以人口为基础的病例对照研究，调查了390万新生儿，发现在怀孕前三个月暴露于拉莫三嗪单药治疗和没有暴露的相比，婴儿出现腭裂的比值为0.8[87]。没有研究发现在子宫内暴露于拉莫三嗪的儿童神经发育或认知功能的异常有所增加[74]。

由于妊娠改变了拉莫三嗪的药物代谢动力学，孕妇服用相同剂量药物，血清浓度会降低50%～60%，个体间的变异相当大[88]。这一变化从妊娠早期开始，到妊娠晚期最为明显。因此，检测孕前或早孕期血清浓度并以之为参考非常重要，之后每月监测，在需要时将剂量增加20%～25%[89]。产后可恢复怀孕前的剂量。

据估计，母乳喂养的婴儿吸收了母亲剂量的3.1%～21.1%，平均为9.2%[90]。婴儿血清浓度为母亲血清浓度的18%～30%，远远高于母亲服用抗抑郁药物并进行母乳喂养时，婴儿的血清中抗抑郁药的浓度。婴儿体内拉莫三嗪较少被蛋白质结合，其半衰期较长。一例报告显示婴儿出现了严重的呼吸暂停和发绀[91]。

抗精神病药物作为情绪稳定剂

针对第二代抗精神病药物（SGA）情绪稳定剂对人类妊娠影响的前瞻性、对照研究发现，出生缺陷、胎龄、阿普加评分、平均体重、身高或头围均没有增加[92,93]。然而，一项研究发现，暴露于药物的胎儿出生体重过低的发生率明显增多[93]。同时，与对照组相比，暴露组婴儿在2个月时贝利婴幼儿发育量表得分较低，但在12个月时两组没有显著差异。这个研究可能受到母亲患有精神分裂症和母亲体重指数因素较高的影响。母亲体重指数会影响婴儿出生体重和神经发育。表9-6和9-7总结了在怀孕和哺乳期间使用第二代抗精神病药物的临床注意事项[61]。

表 9-6　妊娠期间服用第二代抗精神病药物

药物	孕期注意事项
阿立哌唑	• 尚未有对人类孕期的系统研究 • 二代抗精神病药中引起直立性低血压的可能性最小
氯氮平	• 以下疾病风险增加 　• 新生儿癫痫发作 　• 粒细胞缺乏症 　• 妊娠期糖尿病 • 可能在胎儿中蓄积 • 可因直立性低血压引起胎盘灌注减少
奥氮平	• 没有前瞻性、对照研究和注册数据显示出现异常的风险增加 • 以下疾病风险增加 　• 妊娠期糖尿病 　• 体重过度增加
利培酮	• 可能会因为催乳素升高而降低生育能力 • 没有前瞻性对照研究显示出现异常的风险增加
喹硫平	• 镇静作用可能会影响育儿 • 没有前瞻性对照研究显示出现异常的风险增加 • 通过胎盘的数量少于奥氮平或利培酮
齐拉西酮	• 尚未有对人类孕期的系统研究 • 直立性低血压发生率低于大多数

表 9-7　母乳喂养期间的心境稳定药物治疗

药物	母乳喂养（婴儿暴露程度[a]，已报道的不良反应[b]）
阿立哌唑	• 小于母亲剂量的0.7% • 没有不良反应，但是目前研究数据有限
卡马西平	• 婴儿血药浓度 0 ~ 2.6 mg/L • 短暂轻度肝功能异常，吮吸不良，呕吐
拉莫三嗪	• 母亲剂量的3.1% ~ 21.1% • 血小板计数增加；呼吸暂停、皮疹
锂	• 母亲剂量的 0 ~ 30.0% • 发绀、坐立不安、肌肉抽搐、嗜睡、体温过低
奥氮平	• 母亲剂量的 0.3% ~ 4% • 镇静、吮吸不良、颤抖、皮疹、腹泻、嗜睡
喹硫平	• 母亲剂量的 0.09% ~ 0.43% • 没有，但是目前研究数据有限
利培酮	• 母亲剂量的 0.84% ~ 4.3% • 没有不良反应，但是目前研究数据有限
丙戊酸	• 婴儿血药浓度是母亲的 0.9% ~ 40.0% • 无
齐拉西酮	• 未知 • 没有不良反应，但是目前研究数据有限

a. 报告为已知母乳喂养婴儿的母亲用药剂量或婴儿血清浓度的体重调整百分比。

b. 根据病例报告或在母乳喂养期间作为单一疗法暴露的一系列病例，在大多数情况下没有建立因果关系。

● 总结

在妊娠和产后期间，单相和双相情感障碍的患病率都很高。产后抑郁发作更有可能出现侵入性、自我矛盾的想法，尤其是伤害婴儿的低风险想法。产后双相情感障碍发作出现精神病特征的可能性大，不稳定性高，易混淆。妊娠期间或产后的未经治疗的症状对后代和母亲本身都有很大的风险。人际心理治疗、认知行为疗法、药物治疗和电休克疗法都是有效的治疗方法。不治疗的风险必须与使用抗抑郁药物和情绪稳定药物的风险进行比较，以优化治疗方案。

病例结果：发现桑特不接电话后，她的朋友琳达（Linda）越来越担心。琳达一直按门铃，直到桑特回应，并说服了桑特去咨询产科医生。桑特被诊断出产后抑郁症。桑特听说治疗的副反应之后，因为担心瑞恩会受到母乳喂养的影响，拒绝接受药物治疗。她也拒绝了认知行为疗法，因为她既不想把瑞恩交给任何人照顾，也不想带着他上公共汽车去咨询。最终，在琳达的支持和产科医生对治疗利弊的深入分析下，桑特同意进行认知行为疗法治疗，琳达会在治疗期间照顾瑞恩。在几次治疗之后，桑特觉得自己有更好的能力来管理压力和养育孩子，但她仍然感到沮丧和不快乐，并质疑自我照顾的能力。她同意服用舍曲林。几周后，她便痊愈了。

围产期孩子早夭及相关抑郁症

案例说明：萨拉（Sarah）是一名26岁的已婚妇女，在罹患子痫前期后，她在怀孕32周后胎停育。她和她的丈夫山姆（Sam）给他们的儿子取名比利（Billy），并为他举行了纪念仪式。起初，他们相互支持，但后来的几周，他们却经常发生冲突。萨拉不能理解山姆处理儿子早夭的行为，她认为就像是和朋友的一场"聚会"。而山姆认为萨拉"自私"，并且"总是让人觉得压抑"。萨拉经常泪流不止，想谈谈比利。她为没有阻止他的死亡而感到内疚，并花了几个小时在网上搜索子痫前期的内容，看看她本来能做些什么去改变这件事的结局。有时她甚至能听到比利的哭泣。她不想自杀，但有时又想死，这样她就可以和她的儿子在一起了。她不再参与任何社交活动，因为每次看到其他有孩子的女人时，她都感到无比悲伤。她认为自己是一个母亲，却没有生下一个活的婴儿，所以感觉与其他母亲没有共同点。她拒绝了山姆去外面放松的建议，她认为感觉开心就是在背叛比利。9个月后，山姆离开了她，搬去和父母住在一起。萨拉告诉自己的妹妹："我厌恶我的生活，我只是行尸走肉。"

● 流行病学

在美国，流产被定义为妊娠20周之前胎停育，死胎被定义为妊娠20周后胎停育。新生儿死亡是指新生儿在一周内死亡。婴儿猝死综合征（sudden infant death syndrome，SIDS）指的是在出生后的一周之后至一年以内的意外死亡。约有15%确诊后的妊娠以流产告终[94]。在高收入国家，死产的患病率从3/1000到4/1000不等，在低收入国家则为30/1000至40/1000，全世界估计每年有320万死胎[95]。在美国，新生儿死亡的发生率因地区而大不相同，但总的来说大约是4/1000[96]。在美国，婴儿猝死综合征发生率大约0.57/1000[97]。

经历死胎的女性出现抑郁症状的概率或抑郁症的患病率很难估测。部分原因是正常的悲伤情绪和抑郁之间区分困难。大多数相关研究都采用症状自评量表为标准，如爱丁堡产后抑郁量表、贝克抑郁自评量表、流调用抑郁自评量表和Zung抑郁自评量表，因为这些量表得分与悲伤情绪没有关联。在不同人群中使用这些测量工具，由于不同的丧子原因、不同的测量工具、不同的临界值选取、不同的丧子和测量之间的时间间隔，测得围产期后短时间内女性抑郁症的患病率从19%到91%不等[98-100]。一项结构化的临床诊断面谈（SCID）研究发现，7.5%的女性在流产3个月后仍然符合抑郁症的诊断标准[101]。虽然这一情况的影响因素很多，但得出几项一致的发现：

- 经历过死胎的女性比没有经历过的围产期女性更容易出现抑郁症状。
- 经历死胎后，女性出现的抑郁症状可能比男性的持续时间更长。
- 母亲经历死产后出现抑郁症状的风险比流产后高[100]。
- 流产后出现抑郁症状的风险不受流产类型（手术、药物或自然流产）的影响[102]。流产的次数与抑郁症有着更为密切的关系，流产次数越多，出现的抑郁症状越多，被诊断为抑郁症的可能性越大[103]。
- 强有力的社会支持可以降低产后死胎出现抑郁症状的风险[100]。婴儿的父亲是否愿意谈论死产的婴儿可能对婴儿的母亲患抑郁的风险有重大的影响[104]。

● 病理生理学

部分死胎的原因与抑郁症有病理生理学的联系。最常见的流产原因是胎儿的遗传异常和子宫解剖异常。抑郁或应激引起的炎症细胞因子增加也可能导致流产。流产后的蜕膜组织的病理学检查显示，应激水平高的妇女胎盘中肥大细胞、肿瘤坏死因子和细胞毒性T细胞水平均升高[105]。经历两次或两次以上流产的女性中，抑郁症状越严重，再次流产的可能性越大[106]。

目前没有发现母亲患抑郁症和婴儿猝死综合征有直接关联，但有些研究提出了一些间接的相关性。婴儿猝死综合征的几个危险因素也都与抑郁症有关，比如产前护理减少、吸烟和饮酒，以及低出生体重儿[107]。有猜想提出，与抑郁症的易感性相关的5-羟色胺转运体基因连锁多态区与婴儿猝死综合征有关，但目前没有研究证实这一点。

约60%的死产的可能原因可以通过尸检确定[108]。最常见的原因是胎盘异常、胎儿遗传或结构异常、感染、脐带异常，以及母亲的健康状况不佳，如高血压。孕产妇肥胖和吸烟都与抑郁症有关，是死产的相关因素。然而，这些因素只解释了很小一部分原因[109]。

● 临床表现

不同人对死胎的反应差异很大，比如心如刀割、容易暴怒、生气、内疚、嗜睡或食欲紊乱。最初的反应包括麻木感、震惊、不真实感，以及对自己突然丧失父母角色的困惑[110]。他们可能会钻牛角尖，试图寻找到背后的原因。定性研究强调了流产女性自责想法对情绪的影响。一些女性怀疑是她们的饮食、行为、压力水平，或者是对胎儿的态度导致了流产[111]。在女性对死产反应的定性分析中，参与者常常反映自己曾察觉到死胎的预感，比如胎儿活动减少或者是沉重感[110]。许多人会留意临床工作者，包括超声检查人员肢体语言的变化，如果临床医生不愿与他们交谈，他们就会特别紧张。许多人害怕胎死腹中，希望孩子快点出来。有些人害怕阴道分娩，但后来身体功能恢复如常就不再恐惧。婴儿产出时的沉默常常会惊吓到父母。一些人会被婴儿的外表吓到，需要指导他们如何处理早夭婴儿。之后，一些女性会出现幻觉（例如，听到婴儿的哭声，感觉胎儿在运动）。伴侣之间的悲伤方式常常不同，如果不能理解并接受对方的方式，他们关系破裂的概率会显著增加[112]。

● 自然病程

死胎，尤其是死产后，抑郁症状会增加并且持续很长时间[113, 114]。流产一年内，丧子母亲抑郁症状的评分均显著高于未怀孕的对照组[115]。如果死产后的3年内没有怀孕，长期抑郁症状的风险会显著增加[116]。后来出生的健康婴儿可以减轻父亲的抑郁症状[117]。但对于母亲，在健康婴儿出生后的3～8年里，抑郁症状仍然处在高水平[113, 118]。

● 评估和鉴别诊断

正常的悲伤反应与围产期后的抑郁症状有相当大的重叠。已经有很多评分量表专门用来区分围产期的悲伤和抑郁[119]。对医生来说，不要把正常的悲伤当成抑郁症，了解悲伤和抑郁的各自特征很重要。过度的内疚、活跃的自杀意念和长期难以融入生活的感受是潜在的精神病理学的迹象。围产期悲伤的一个关键特征是强烈的渴望和思念：渴望失去的孩子回来、渴望怀孕未曾中断、渴望自己依旧健康。这种渴望往往与期待、希望和未来的计划相关。

● **治疗**

产科护理和随访

一些措施可以降低围产期不良精神后遗症风险[120]：

- 产科人员用清晰的语言描述死产可能的原因，愿意多次重复同样的信息，也会对重要的相关人员重复。
- 让家长参与一些重要决策（例如，放弃危重婴儿的生命支持）。
- 如果可能，让父母看到并怀抱死胎。尽管一些数据表明，与死胎接触的女性患抑郁症和创伤后应激的风险增加，但最优的悲伤处理方式因人而异[121]。大多数研究提倡遵循母亲的意愿。如果母亲想怀抱死婴却没有如愿，她后期出现抑郁症状的风险会增加[116]。此外，如果他们看到并抱过死胎，母亲在后来的怀孕过程中出现抑郁症状的风险会降低[99]。
- 提供死婴的纪念品可能会引起一些父母的悲伤，但并不是所有的父母都会。医院可以根据父母的要求提供照片、超声波图片、手印、脚印和腕带等作为纪念品。建议医院先为暂时不能接受这些物品的父母保管几个月，以备他们之后改变主意。
- 帮助母亲权衡是否回奶。有些女性选择回奶因为泌乳会强烈地唤起她们的丧子之痛；而另一些母亲觉得泌乳会让她们与孩子仍保持着某种联系，因而不选择回奶。
- 帮助父母决定是否纪念孩子或用怎样的形式纪念孩子：给他们取名字，办葬礼，发讣告……当父母们自己的想法与他们所处的文化习俗相背离时，他们会陷入更深的痛苦中。比如父母希望尊重孩子的死亡，举行适当的仪式，但其种族或宗教却认为死婴是没有灵魂的。
- 帮助伴侣们表达、理解、尊重和支持对方的悲伤形式。
- 当父母有活跃的自杀念头，长时间、过度的负罪感，或在经历了丧子之痛几个月之后，仍然难以回归正常生活时，需要为他们引荐心理医生。

父母和产科医生会在孩子死亡几周后进行会面。这是讨论婴儿可能的死亡原因，阐述尸检报告，帮助父母走出不合理的自责情绪的大好时机。如果父母这时候已经有再次怀孕的想法，那么和他们讨论怀孕的注意事项也会对他们有所帮助。虽然研究结果还不明朗，但有观点提出，建议父母一定时间（比如说一年）以后，再尝

试怀孕。之所以要求一年，是考虑到没完全从悲伤中走出来就再次怀孕可能会引发一系列问题，比如父母和随后到来的孩子间出现依恋障碍。而且有研究表明，在流产后的6个月内再次怀孕，孕妇出现抑郁症状的可能性显著升高[122]。在死胎后出生的婴儿紊乱型依恋行为比例也明显升高[123]。根据成人依恋访谈的结果，这些依恋问题与母亲的抑郁症状并没有关联，而与母亲对死产无法释怀的心情密切相关。综上，决定是否再次妊娠的最关键因素可能是对悲伤的完全释怀，不同的个人和伴侣所需要的时间各不相同。

再次怀孕后出现抑郁症状风险增加，因此需要比别人更频繁地进行产检。为了提供更全面积极的护理，患者的图表上可以标记出之前的丧子时间。所有工作人员，包括超声人员和分娩教育工作者，都需要了解孕妇之前的情况，并学习如何进行干预[124]。

心理治疗

简单的心理教育（3~6次）和基于认知行为疗法的干预已经被证明可以显著减少流产后的抑郁症状，女性比男性疗效更显著[125]。没有随机对照试验证明单次咨询可以有效减少流产后的抑郁症状。目前开发的自助录像带和指导练习册也没有被证明有效。针对死胎导致的精神病后遗症的计算机干预正在研发中，但尚未进行系统评估[126]。

没有足够的证据表明心理治疗能减少死产后抑郁的发生。不过，陆续有数据表明心理治疗或支持性团体可以在某些场合发挥作用[127]：

- 告诉父母悲伤有各种不同的表达方式。
- 消除父母对死产原因的介怀，包括过度自责。
- 帮助父母在随后的时间里回归正常生活，并进行一些愉快的活动，解除他们对孩子的内疚感。
- 逐渐允许他们接触一些可能会引发抑郁症状的人或场所，如孕妇或有婴儿设施的商店。
- 规划死胎的周年纪念，不过要考虑清楚这些缅怀孩子的仪式对父母有没有好处。

● **总结**

父母在经历死胎后普遍会出现强烈的悲伤和抑郁症状，在死产、新生儿死亡或反复流产后会更明显、持续更长时间。强有力的社会支持可以减轻抑郁症状。相比之下，无法与伴侣进行死胎的交流，或者生活在不允许对胎儿或新生儿死亡表达悲伤的文化背景下，会加剧抑郁和孤独感。抑郁症状通常会在随后的妊娠期间增加。强烈的自责、自杀想法以及长期无法重新融入生活，都表明患者需要进行心理健康干预。那些由于个人悲伤方式不同造成冲突的夫妇，也需要对他们进行干预。最初

的干预可以包括心理教育，比如告诉对方，死胎的悲伤情绪有很多表达方式。心理治疗主要包括重新梳理父母内疚引发的各种想法，寻找适应方式纪念失去的孩子，重新参与其他活动，并逐渐减少悲伤。

案例结果：萨拉的姐姐说服她加入了一个为经历过死产的父母提供支持的小组。在那里，她了解到父母会以各种各样的方式表达对失去孩子的悲痛。她回忆起山姆的反应，意识到他悲伤的程度丝毫不亚于她，只是方式不同。其他的父母帮助她消除了她本该做些什么来避免死胎的执念。她开始考虑怎样带着比利的记忆重新融入生活。她为比利创建了一个脸书（Facebook）页面，上面有励志名言和他的照片。她还以比利的名字建立了一个慈善组织，帮助其他父母应对死胎。她邀请了山姆同她一起做这件事。虽然还不确定他们是否会重归于好，但她觉得可以试一试。

● 有抑郁症病史的孕妇的治疗

对于一个有双向情感障碍病史并计划妊娠的女性而言，最需要掌握的信息是疾病进展和治疗情况，以及搞清楚哪种治疗方案能保证患者的稳定性。重要的是了解她的症状是否可以通过单一药物治疗得到有效的维持，或者之前是否接受过非药物治疗。例如，一个患有单相抑郁症的患者目前正在服用药物，但过去可能通过接受心理治疗获得过症状的完全缓解。如果这个患者在计划妊娠的时候还没有进行心理治疗，那么妊娠前最好重新启动心理治疗。

对于一个有情感障碍病史的、已经怀孕的、咨询后续治疗计划的女性，最重要的是搞清楚她目前的治疗方案和存在的症状。我们的目标是在怀孕期间尽量不要换药，以减少接触其他药物的风险，同时也减少了未治疗的抑郁或焦虑症状的危害。如果她已经在服用抗抑郁剂，那么必须评估目前治疗方案的疗效。如果她的症状得到了很好的控制，我们尽量不换药并让她保持心情愉快。如果目前的治疗方案只是对部分症状有效，那么优先考虑加大目前药物的剂量，尽量不换药。随着妊娠的进展，患者可能由于妊娠的生理变化而需要增加剂量。这些随妊娠进展而出现的症状可以通过增加剂量得到控制。

妊娠期糖尿病和抑郁症

● 流行病学

妊娠期糖尿病（gestational diabetes mellitus，GDM）被定义为妊娠期首次发病或首次确诊的葡萄糖不耐受。在美国，妊娠期糖尿病发生率为3%~8%，而妊娠期糖尿病的发病风险在不同的种族有所不同，非洲裔美国人、亚裔美国人、拉丁裔美国人和美洲土著妇女的发病率均

高于非拉丁裔白种人妇女。近年来，妊娠期糖尿病的患病率有所增加[128]。

患有糖尿病的孕妇比没有患糖尿病的孕妇患抑郁症的风险更大（框9-1）[129]。然而，这在很大程度上是因为女性在怀孕前就患有糖尿病。患有妊娠期糖尿病的女性出现抑郁症状的可能性大约是没有妊娠期糖尿病孕妇的2倍[130]，但她们患重性抑郁症的风险似乎没有增加。无论是否在孕前出现抑郁症状，是否诊断为重性抑郁症，怀孕期间的抑郁症状都会影响患妊娠期糖尿病妇女的病程和预后（见自然病程）[131]。

● 病理生理学

正常妊娠期间，孕妇体内的葡萄糖可以自由地穿过胎盘，而胰岛素不能。这促进了葡萄糖在胎盘上的转运，孕妇胰岛素抵抗增强。这种胰岛素抵抗在产后6周内恢复正常。妊娠期糖尿病孕妇体内胰岛β细胞无法补偿胰岛素抵抗的增加，导致孕妇糖耐量降低和血糖过高。有观点认为，胎儿胰岛素生成的增加会促进胎儿的过度生长和肥胖，增加了巨大儿的风险。从本质上说，怀孕可以被看作是一种生物学上的应激源，它可以使孕妇对于糖尿病和心血管疾病的易感性暴露出来。遗传、表观遗传和环境因素可能增加了这种易感性。

抑郁症对妊娠期糖尿病的病理生理学没有直接影响，但抑郁症可能通过饮食模式和食物选择产生间接的影响。

● 临床表现

由于高血糖对妊娠结局的不利影响，建议妊娠期糖尿病孕妇保持严格的血糖控制。这一过程需要付出很多努力，包括每天几次的自我血糖监测、严格控制的饮食、经常性的门诊检查和必要时使用胰岛素。妊娠期糖尿病妇女的血糖控制越好，抑郁症状越低[132]。有研究表明，抑郁程度越低的女性越能控制好自己的糖尿病，同时，可以保持良好的血糖控制的女性更有自信心，从而能维持更好的情绪。

● 自然病程

患妊娠期糖尿病的女性中，妊娠体重增加过多的女性和剖宫产的女性更有可能出现产后抑郁症状[133]。从长期预后来看，妊娠期糖尿病女性之后患代谢、炎症和心血管畸形方面疾病的风险很高。有18%~50%的女性在产后5年内发展为糖尿病。与没有妊娠期糖尿病病史的女性相比，患妊娠期糖尿病的女性在产后第一年葡萄糖、甘油三酯和C-反应蛋白的水平均显著升高，脂联素减少[134]。抑郁症也会使后续出现的代谢性疾病和心血管病的风险增加。孕期同时发生妊娠期糖尿病和抑郁症的女性未来是否会面临更高的相关风险还有待研究。

产后运动、注意饮食、减重和母乳喂养可以减少糖尿病和其他心血管疾病的发生。而围产期抑郁症状会对

这些因素造成影响。妊娠期和产后抑郁症状与产后体重增加有关[135]。产后抑郁症与母乳喂养强度降低和持续时间有关[136]。

评估和鉴别诊断

由于未经治疗的围产期抑郁症状会对血糖控制产生不利影响，增加产后体重增长，减少母乳喂养，因此，建议对所有妊娠期糖尿病孕妇筛查抑郁症状。

美国妇产科医师学会、美国糖尿病协会、美国预防服务专责小组、加斯林糖尿病中心、世界卫生组织和国际糖尿病中心都制定了评估妊娠期糖尿病的指南[137]。大多数指南均建议评估所有孕妇的妊娠期糖尿病风险水平。风险最低的女性是年龄小于25岁、孕前体重指数正常、没有不良妊娠结局记录的高加索人。风险最高的是有过妊娠期糖尿病、肥胖和有糖尿病史的女性。

通过检查口服糖耐量可以诊断妊娠期糖尿病。在不同指南和实际操作中，糖耐量的糖负荷、进糖形式各不相同，并建议为解释结果留有一定的余地。例如，美国妇产科医师学会和美国糖尿病协会指南建议口服50 g葡萄糖后，根据所需的敏感度和临床情况，以血糖130 mg/dL或140 mg/dL作为妊娠期糖尿病诊断的临床分界点。

治疗

两项大型临床试验表明，妊娠期糖尿病的治疗可以减少妊娠并发症，包括巨大儿、子痫前期和母亲体重过度增加[138,139]。有研究认为，治疗并发的抑郁症症状也许可通过提高妇女对妊娠期糖尿病治疗的依从性，从而进一步改善孕产妇和婴儿的预后。从经验上来看，没有足够的证据证明治疗抑郁症状会对妊娠期糖尿病的预后有效[140]。大多数的研究，包括一项针对非妊娠的2型糖尿病患者的随机对照试验提出，治疗抑郁症可以改善代谢指标[141]。有氧运动可以减轻母亲的抑郁症状，同时也能降低巨大儿的风险[142]。

妊娠期糖尿病孕妇抗抑郁药的选取必须考虑到孕期的安全，对葡萄糖代谢的影响，对体重的影响。在孕期使用情况研究得比较彻底、风险较少的抗抑郁药中，氟西汀和舍曲林可以提高胰岛素敏感性并降低高血糖。相比之下，有去甲肾上腺素活性的药物会加剧高血糖。研究发现，三环己胺（高度去甲肾上腺素活性）和去甲替林（含去甲肾上腺素和5-羟色胺）可以改善抑郁症状，但会升高非妊娠糖尿病患者的血糖水平[143]。米氮平和帕罗西汀比其他抗抑郁药更容易导致体重增加；安非他酮不易导致体重增加[144]。

总结

产前抑郁会降低妊娠期糖尿病女性严格控制血糖的能力，增加不良妊娠结局的风险。母乳喂养的减少和产后体重的增长会增加妊娠期糖尿病女性随后出现代谢综合征、炎症和心血管疾病的风险。建议所有妊娠期糖尿病女性均进行抑郁症状筛查。患妊娠期糖尿病的女性需使用抗抑郁药时，最好避免那些很可能导致体重增加（如米氮平和帕罗西汀）和那些能提高葡萄糖水平（如三环己胺和去甲替林）的药物。

高危妊娠和抑郁症

案例说明：安妮（Anne）是一名26岁女性，怀孕26周，这是她的第三次怀孕，前两次均发生了流产。这次怀孕的孕早期，她接受了环扎术防止再次流产，目前出现了压力大和易抽筋的症状。她被超声诊断为宫颈功能不全，有早产的先兆，因此需要住院治疗。安妮的护士告诉她的产科医生，安妮哭得很伤心，不愿意说话。

流行病学

高危妊娠指妊娠对孕产妇及胎婴儿有较高危险性，可能导致难产或危及母婴。高血压、糖尿病、癫痫和凝血功能障碍是最常见的孕产妇高危疾病。宫颈不全、多胎妊娠、早产及胎盘问题等产科疾病，也常被认为是高风险的。胎儿状况引起的高危情况包括结构异常、染色体异常、遗传综合征、先天性心脏病、感染和宫内生长问题[145]。

研究表明，高危妊娠期间或之后抑郁症的发生率比正常妊娠高出2.5倍[146]，19%～25%的高危妊娠女性满足抑郁症诊断标准[147-149]。还有一些研究调查已存在的抑郁症和高危妊娠的关系。一项荟萃分析发现，产前抑郁与早产之间有显著关联，但没有表明其与子痫前期或低出生体重儿相关[29]。

病理生理学

增加妊娠期抑郁的因素，可能也是高危妊娠的影响因素。比如刚刚提到的，炎症可能在围产期抑郁症中发挥作用（框9-1，框9-2）。而在高危妊娠时，包括子痫前期、早产和妊娠糖尿病，也会出现免疫和炎症的破坏而加剧恶化[150]。

压力也会增加产后抑郁的风险。而高危疾病对身心的影响，包括对风险的感知和生理的不适，都可能会增加压力。例如，对子宫颈内口松弛症的诊断与产前爱丁堡产后抑郁量表评分正相关，而其他产科疾病并没有被证实与抑郁症状严重程度相关[147]。在妊娠晚期，与没有疾病的孕妇相比，有疾病的孕妇没有出现白天皮质醇模式的差异，也没有发现抑郁或焦虑水平与唾液皮质醇水平之间有直接相关[151]。

影响高危妊娠产前抑郁风险的社会和人际因素包括关系满意度和母胎依恋[147]。产前住院治疗的妇女主要的压力源包括与配偶和孩子分离、失去控制感、无助感和对胎儿是否安好的担忧[152]。

● **临床表现**

伴有躯体疾病的孕妇在抑郁和焦虑量表上的得分高于没有相关疾病的孕妇（框9-6）。此外，患有相关疾病的女性，包括子痫前期、妊娠剧吐、妊娠期糖尿病、胎盘前置等，其抑郁症状得分高于患其他疾病的女性，如血液病、糖尿病、甲状腺疾病、心血管病、狼疮、哮喘和癌症[151]。

框9-6
孕期和产后期的焦虑障碍

患病率
- 广泛性焦虑症 8.5%
- 惊恐 1.3% ~ 2.0%
- 强迫症 0.2% ~ 1.2%（妊娠期）；2.7% ~ 3.9%（产后）
- 创伤后应激障碍 2.3% ~ 7.7%

围产期表现
- 妊娠相关焦虑可以是非病理性的（例如，对胎儿健康的担忧，对自己成为父母的角色不断评价，身体形象改变和由怀孕引起的不适）
- 病理性焦虑可导致逃避伴侣，要求终止妊娠或剖宫产，回避婴儿
- 可能会产生对婴儿的强迫性想法，包括对婴儿的伤害

治疗
- 选择性5-羟色胺再摄取抑制剂
- 短期苯二氮䓬类药物
- 认知行为疗法
- 暴露疗法

● **自然病程**

许多高危产妇要求在家或在医院卧床休息。对于产前需要住院卧床休息的孕妇，严重的情况下需要进行高度干预，而且常常有很多不确定性。需要卧床休息的患者可能会感到恐惧、无聊、失去控制、孤独、自卑或感觉被监禁。由于早产、胎膜早破、宫颈功能不全、胎盘早剥、胎盘前置或多胎需要住院的患者，抑郁症状评分和烦躁症状随着住院而降低。然而，那些住院时间较长（如4周）的患者，尽管住院期间有些抑郁症状有所减少，但还是会有显著的抑郁症状。产后烦躁与出生时的胎龄呈负相关，与各种临床风险呈正相关[153, 154]。

● **评估和鉴别诊断**

考虑到高危产妇出现抑郁和抑郁症状，以及产前抑郁相关的风险，建议对高危产妇进行抑郁的筛查。爱丁堡产后抑郁量表的有效性已经在高危产妇中得到验证[148]。将抑郁症的症状与高危妊娠本身的症状区别开

非常重要。此外，明确妊娠期间的风险大小以及患者对这种风险的主观感受也很重要。充分考虑治疗对患者的影响，如卧床休息、环扎术或药物治疗等，还需兼顾对抑郁症状的影响。特别注意既往有高危妊娠史、经历过不良妊娠结局或死胎的孕妇，这可能会影响患者对当前妊娠风险认知，注意她是否出现悲伤复发、创伤后应激症状。

● **治疗**

妊娠期抑郁症状治疗的基本原则同样适用于高危产妇。首先使用预防策略，在轻症时进行非药物治疗。决定是否使用药物治疗时，需权衡不治疗抑郁症的风险和药物的风险。

需要考虑潜在的对孕产妇健康和妊娠的不利影响。例如，如果孕妇有早产和急产的风险，应避免服用苯二氮䓬类药物，以避免在分娩时出现新生儿中毒。在已知胎儿状况的妊娠中，需咨询母婴科或新生儿科医生，了解药物副作用和不治疗抑郁症对新生儿的风险。在子痫前期，要避免服用会升高血压的药物，如5-羟色胺和去甲肾上腺素再摄取抑制剂抗抑郁药。在妊娠剧吐的患者中，米氮平可能不仅有助于治疗并发的抑郁症状，还对持续的恶心、失眠和食欲不振有一定效果[155]。

聚焦于针对症状控制和预防的心理治疗。简短的暴露疗法可以降低女性对分娩和担心新生儿患病的强烈焦虑症状。对于经历过死胎并且目前处于高危妊娠的患者，心理治疗的重点是丧子或创伤后的症状。人际心理治疗可通过调整来专门处理与怀孕相关并发症[156, 157]。

能帮助减轻孕妇产前住院压力的心理社会干预也可以降低抑郁症的风险。包括为患者和家庭提供指导和支持，灵活安排探视和视频的时间来促进产妇和家人的感情联系，减少产妇白天活动和社交的无聊孤独感[152]。

● **总结**

由于内科、产科或胎儿状况导致妊娠不良预后的可能性增加时，妊娠的风险增高（框9-7）。高危产妇抑郁症状的风险可能更高。炎症、压力、社会和人际关系变动会导致高危产妇出现抑郁症状。同时，需要卧床休息或产前需住院的妇女会经历与亲人分离、失去控制、无助感和对胎儿健康的过分忧虑。除了对抑郁症状进行筛查，临床评估还需包括明确风险大小、了解孕妇对风险的认知、观察孕妇对干预措施的反应以及孕妇既往妊娠史。认知行为疗法和人际心理治疗是治疗高危妊娠并发的抑郁症状的有效心理干预措施。在需要的时候，遵循副作用最小的原则，为孕妇选择抗抑郁药物。

<table>
<tr><td>

框9-7
总结

- 抑郁症常见于围产期和产后。某些因素，如妊娠期糖尿病和高危妊娠，会使风险增加。出现精神病症状代表了紧急情况的发生。
- 由于症状的重叠和潜在的躯体疾病，诊断较为复杂，但可以通过使用标准化的方法确诊。
- 由于对胎儿可能产生的影响的担忧使治疗变得复杂，但在某些情况下，这些担心被夸大了，合理的治疗方法包括心理疗法和特定的药物。

</td></tr>
</table>

案例结果：安妮进行了爱丁堡产后抑郁量表的评估，测试结果为13分。通过精神科医生的咨询，医生发现安妮在22岁时曾有过抑郁症发作的病史，当时她接受了抗抑郁药物治疗和一周一次的个人心理治疗。在她住院前的两周半，安妮一直感到悲伤和焦虑，很难集中注意力，内疚和快感缺失日趋严重，她把自己从家人、朋友中孤立出来。她被诊断为复发性抑郁症，医生为她规划了认知行为疗法疗程，并尝试使用舍曲林。另外，安妮的护士让患者家属带来她的笔记本电脑，这样她就可以和她的丈夫、父母进行视频聊天。接下来的两周内，安妮的症状开始好转，但她仍需住院治疗。安妮在妊娠34周早产了。孩子需要在新生儿重症监护室（NICU）住院4周。在那段时间里，安妮的焦虑加剧了，但并没有患上产后抑郁症。她继续服用舍曲林，并利用她的认知能力和放松练习来缓解焦虑症状。在孩子出院后，安妮完成了认知行为疗法疗程。虽然她仍然很紧张，但能感受到丈夫和家人的支持。她接受了意见，定期见来访护士，并得到了来自孩子曾经在新生儿重症监护室治疗的父母的鼓励和帮助。

参考文献

1. Gavin NI, Gaynes BN, Lohr KN, Meltzer-Brody S, Gartlehner G, Swinson T. Perinatal depression: a systematic review of prevalence and incidence. *Obstetr Gynecol.* 2005; 106: 1071–1083.

2. Davé S, Petersen I, Sherr L, Nazareth I. Incidence of maternal and paternal depression in primary care: a cohort study using a primary care database. *Arch Pediatr Adolesc Med.* 2010; 164(11): 1038–1044.

3. Halbreich U, Karkun S. Cross-cultural and social diversity of prevalence of postpartum depression and depressive symptoms. *J Affect Disord.* 2006; 91: 97–111.

4. Howell EA, Mora PA, Horowitz CR, Leventhal H. Racial and ethnic differences in factors associated with early postpartum depressive symptoms. *Obstet Gynecol.* 2005; 105(6): 1442–1450.

5. Orr ST, Blazer DG, James SA. Racial disparities in elevated prenatal depressive symptoms among black and white women in eastern North Carolina. *Ann Epidemiol.* 2006; 16(6): 463–468.

6. Meltzer-Brody S, Bledsoe-Mansori SE, Johnson N et al. A prospective study of perinatal depression and trauma history in pregnant minority adolescents. *Am J Obstet Gynecol.* 2013; 208(3): 211. e1–7.

7. Kingston D, Heaman M, Fell D, Chalmers B. Comparison of adolescent, young adult, and adult women's maternity experiences and practices. *Pediatrics.* 2012; 129(5): 1228–1237.

8. Viguera AC, Tondo L, Koukopoulos AE, Reginaldi D, Lepri B, Baldessarini RJ. Episodes of mood disorders in 2,252 pregnancies and postpartum periods. *Am J Psychiatry.* 2011; 168(11): 1179–1185.

9. Viguera AC, Nonacs R, Cohen LS, Tondo L, Murray A, Baldessarini RJ. Risk of recurrence of bipolar disorder in pregnant and nonpregnant women after discontinuing lithium maintenance. *Am J Psychiatry.* 2000; 157(2): 179–184.

10. Viguera AC, Whitfield T, Baldessarini RJ, et al. Risk of recurrence in women with bipolar disorder during pregnancy: prospective study of mood stabilizer discontinuation. *Am J Psychiatry.* 2007; 164(12): 1817–1824.

11. Di Florio A, Forty L, Gordon-Smith K, et al. Perinatal episodes across the mood disorder spectrum. *JAMA Psychiatry.* 2013; 70(2): 168–175.

12. Valdimarsdóttir U, Hultman CM, Harlow B, Cnattingius S, Sparén P. Psychotic illness in first-time mothers with no previous psychiatric hospitalizations: a population-based study. *PLoS Med.* 2009; 6(2): e13.

13. Mehta D, Quast C, Fasching PA, et al. The 5-HTTLPR polymorphism modulates the influence on environmental stressors on peripartum depression symptoms. *J Affect Disord.* 2012; 136(3): 1192–1197.

14. Bloch M, Rubinow DR, Schmidt PJ, Lotsikas A, Chrousos GP, Cizza G. Cortisol response to ovine corticotropin-releasing hormone in a model of pregnancy and parturition in euthymic women with and without a history of postpartum depression. *J Clin Endocrinol Metab.* 2005; 90(2): 695–699.

15. Moses-Kolko EL, Wisner KL, Price JC, et al. Serotonin 1A receptor reductions in postpartum depression: a positron emission tomography study. *Fertil Steril.* 2008; 89(3): 685–692.

16. Kendall-Tackett K. A new paradigm for depression in new mothers: the central role of inflammation and how breastfeeding and anti-inflammatory treatments protect maternal mental health. *Int Breastfeed J.* 2007; 2: 6.

17. Maes M, Lin AH, Ombelet W, et al. Immune activation in the early puerperium is related to postpartum anxiety and depressive symptoms. *Psychoneuroendocrinol.* 2000; 25(2): 121–137.

18. Lancaster CA, Gold KJ, Flynn HA, Yoo H, Marcus SM, Davis MM. Risk factors for depressive symptoms during pregnancy: a systematic review. *Am J Obstet Gynecol.* 2010; 202(1): 5–14.

19. Xie RH, He G, Koszycki D, Walker M, Wen SW. Prenatal social support, postnatal social support, and postpartum depression. *Ann Epidemiol.* 2009; 19(9): 637–643.

20. Eberhard-Gran M, Garthus-Niegel S, Garthus-Niegel K, Eskild

A. Postnatal care: a cross-cultural and historical perspective. *Arch Womens Mental Health*. 2010; 13(6): 459–466.

21. Jones I, Craddock N. Familiarity of the puerperal trigger in bipolar disorder: results of a family study. *Am J Psychiatry*. 2001; 158(6): 913–917.

22. Altemus M, Neeb CC, Davis A, Occhiogrosso M, Nguyen T, Bleiberg KL. Phenotypic differences between pregnancy-onset and postpartum-onset major depressive disorder. *J Clin Psychiatry*. 2012; 73(12) e1485–E191.

23. Jennings KD, Ross S, Popper S, Elmore M. Thoughts of harming infants in depressed and nondepressed mothers. *J Affect Disord*. 1999; 54(1–2): 21–28.

24. Attia E, Downey J, Oberman M. Postpartum psychoses. In: Miller LJ, ed. *Postpartum Mood Disorders*. Washington, DC: American Psychiatric Press; 1999: 99–117.

25. Josefsson A, Sydsjö G. A follow-up study of postpartum depressed women: recurrent maternal depressive symptoms and child behavior after four years. *Arch Womens Mental Health*. 2007; 10(4): 141–145.

26. Serretti A, Olgiati P, Colombo C. Influence of postpartum onset on the course of mood disorders. *BMC Psychiatry*. 2006; 6: 4.

27. Dennis CL, Dowswell T. Psychosocial and psychological interventions for preventing postpartum depression. *Cochrane Database Syst Rev*. 2013; 2: CD001134.

28. Robertson E, Jones I, Hague S, Holder R, Craddock N. Risk of puerperal and non-puerperal recurrence of illness following bipolar affective puerperal (postpartum) psychosis. *Brit J Psychiatry*. 2005; 186: 258–259.

29. Grigoriadis S, Vonderporten EH, Mamisashvili L, et al. The impact of maternal depression during pregnancy on perinatal outcomes: a systematic review. *J Clin Psychiatry*. 2013; 74(4): e321–e341.

30. Oberlander TF, Weinberg J, Papsdorf M, Grunau R, Misri S, Devlin AM. Prenatal exposure to maternal depression, neonatal methylation of human glucocorticoid receptor gene (NR3C1) and infant cortisol stress responses. *Epigenetics*. 2008; 3(2): 97–106.

31. Rahman A, Iqbal Z, Bunn J, Lovel H, Harrington R. Impact of maternal depression on infant nutritional status and illness: a cohort study. *Arch Gen Psychiatry*. 2004; 61(9): 946–952.

32. Traviss GD, West RM, House AO. Maternal mental health and its association with infant growth at 6 months in ethnic groups: results from the Born-in-Bradford birth cohort study. *PLoS One*. 2012; 7(2): e30707.

33. Huot RL, Brennan PA, Stowe ZN, Plotsky PM, Walker EF. Negative affect in offspring of depressed mothers is predicted by infant cortisol levels at 6 months and maternal depression during pregnancy, but not postpartum. *Ann N Y Acad Sci*. 2004; 1032: 234–236.

34. Paulson JF, Dauber S, Leiferman JA. Individual and combined effects of postpartum depression in mothers and fathers on parenting behavior. *Pediatrics*. 2006; 118(2): 659–668.

35. Darcy JM, Grzywacz JG, Stephens RL, Leng I, Clinch CR, Arcury TA. Maternal depressive symptomatology: 16-month follow-up of infant and maternal health-related quality of life. *J Am Board Fam Med*. 2011; 24(3): 249–257.

36. Halligan SL, Herbert J, Goodyer I, Murray L. Disturbances in morning cortisol secretion in association with maternal postnatal depression predict subsequent depressive symptomatology in adolescents. *Biol Psychiatry*. 2007; 62(1): 40–46.

37. Brennan PA, Hammen C, Andersen MJ, Bor W, Najman JM, Williams GM. Chronicity, severity, and timing of maternal depressive symptoms: relationship with child outcomes at age 5. *Devel Psychol*. 2000; 36(6): 759–766.

38. Galler JR, Ramsey FC, Harrison RH, Taylor J, Cumberbatch G, Forde V. Postpartum maternal moods and infant size predict performance on a national high school entrance examination. *J Child Psychol Psychiatry*. 2004; 45(6): 1064–1075.

39. Bodén R, Lundgren M, Brandt L, Reutfors J, Andersen M, Kieler H. Risks of adverse pregnancy and birth outcomes in women treated or not treated with mood stabilizers for bipolar disorder: population based cohort study. *BMJ*. 2012; 345: e7085.

40. Lee HC, Lin HC. Maternal bipolar disorder increased low birthweight and preterm births: a nationwide population-based study. *J Affect Disord*. 2010; 121(1–2): 100–105.

41. Vance YH, Huntley Jones S, Espie J, Bentall R, Tai S. Parental communication styles and family relationships in children of bipolar parents. *Br J Clin Psychol*. 2008; 47(Pt. 3): 355–359.

42. Cox J, Holden J: International and cultural issues. In *Perinatal Mental Health: A Guide to the Edinburgh Postnatal Depression Scale*. London: Gaskell; 2003: 21–25.

43. Miller LJ, Gupta R, Scremin AM. The evidence for perinatal depression screening and treatment. In: Handler A, Kennelly J, Peacock N, eds. *Reducing Racial/Ethnic Disparities in Reproductive and Perinatal Outcomes: The Evidence from Population-Based Interventions*. New York, NY: Springer; 2011: 301–327.

44. Beck CT, Gable RK. Comparative analysis of the performance of the postpartum depression screening scale with two other depression instruments. *Nurs Res*. 2001; 50(4): 242–250.

45. Kendell RE, McGuire RJ, Connor Y, Cox JL. Mood changes in the first three weeks after childbirth. *J Affect Disord*. 1981; 3: 317–326.

46. Miller LJ, Rukstalis M. Beyond the "blues": hypotheses about postpartum reactivity. In: Miller LJ, ed. *Postpartum Mood Disorders*. Washington, DC: American Psychiatric Press; 1999: 3–19.

47. Pederson CA, Johnson JL, Silva S, et al. Antenatal thyroid correlates of postpartum depression. *Psychoneuroendocrinol*. 2007; 32(3): 235–245.

48. Sylvén SM, Elenis E, Michelakos T, et al. Thyroid function tests at delivery and risk for postpartum depressive symptoms. *Psychoneuroendocrinol*. 2012; (12); S0306—4530. 00339–3.

49. Khalaffalah AA, Dennis AE, Ogden K, et al. Three-year follow up of a randomised clinical trial of intravenous versus oral iron for anaemia in pregnancy. *BMJ Open*. 2012; 2(5): e000998.

50. Cassidy-Bushrow AE, Peters RM, Johnson DA, Li J, Rao DS. Vitamin D nutritional status and antenatal depressive symptoms in African American women. *J Womens Health (Larchmt)*. 2012; 21(11): 1189–1195.

51. Ross LE, Grigoriadis S, Mamisashvili L, et al. Selected pregnancy and delivery outcomes after exposure to antidepressant

medication: a systematic review and meta-analysis. *JAMA Psychiatry*. 2013; 70(4): 436–443.

52. Wisner KL, Sit DK, Hanusa BH, et al. Major depression and antidepressant treatment: impact on pregnancy and neonatal outcomes. *Am J Psychiatry*. 2009; 166(5): 557–566.

53. Wisner KL, Bogen DL, Sit D, et al. Does fetal exposure to SSRIs or maternal depression impact infant growth? *Am J Psychiatry*. 2013; 170(5): 485–493.

54. El Marroun H, Jaddoe VW, Hudzick JJ, et al. Maternal use of selective serotonin reuptake inhibitors, fetal growth, and risk of adverse birth outcomes. *Arch Gen Psychiatry*. 2012; 69(7): 706–714.

55. Nulman I, Koren G, Rovet J, et al. Neurodevelopment of children following prenatal exposure to venlafaxine, selective serotonin reuptake inhibitors, or untreated maternal depression. *Am J Psychiatry*. 2012; 169(11): 1165–1174.

56. Weikum WM, Oberlander TF, Hensch TK, Werker JF. Prenatal exposure to antidepressants and depressed maternal mood alter trajectory of infant speech perception. *Proc Natl Acad Sci USA*. 2012; 109(Suppl 2): 17221–17227.

57. Levinson-Castiel R, Merlob P, Linder N, Sirota L, Klinger G. Neonatal abstinence syndrome after in utero exposure to selective serotonin reuptake inhibitors in term infants. *Arch Pediatr Adolesc Med*. 2006; 160(2): 173–176.

58. Ochiogrosso M, Omran SS, Altemus M. Persistent pulmonary hypertension of the newborn and selective serotonin reuptake inhibitors: lessons from clinical and translational research. *Am J Psychiatry*. 2012; 169(2): 134–140.

59. Cohen LS, Altshuler LL, Harlow BL, et al. Relapse of major depression during pregnancy in women who maintain or discontinue antidepressant treatment. *JAMA*. 2006; 295(5): 499–507.

60. Yonkers KA, Gotman N, Smith MV, et al. Does antidepressant use attenuate the risk of a major depressive episode in pregnancy? *Epidemiol*. 2011; 22(6): 848–854.

61. United States National Library of Medicine, Toxnet Toxicology Data Network, Available at http: //toxnet. nlm. nih. gov/cgi-bin/sis/htmlgen?LACT, accessed April 28, 2013.

62. Newport DJ, Viguera AC, Beach AJ, Ritchie JC, Cohen LS, Stowe ZN. Lithium placental passage and obstetrical outcome: implications for clinical management during late pregnancy. *Am J Psychiatry*. 2005; 162(11): 2162–2170.

63. McKnight RF, Adida M, Budge K, Stockton S, Goodwin GM, Geddes JR. Lithium toxicity profile: a systematic review and meta-analysis. *Lancet*. 2012; 379(9817): 721–728.

64. van der Lugt NM, van de Maat JS, van Kamp IL, Knoppert-van der Klein EA, Hovens JG, Walther FJ. Fetal, neonatal and developmental outcomes of lithium-exposed pregnancies. *Early Hum Devel*. 2012; 88(6): 375–378.

65. Krause S, Ebbersen F, Lange AP. Polyhydramnios with maternal lithium toxicity. *Obstet Gynecol*. 1990; 75(3 Pt 2): 504–506.

66. Troyer WA, Pereira GR, Lannon RA, Belik J, Yoder MC. Association of maternal lithium exposure and premature delivery. *J Perinatol*. 1993; 13(2): 123–127.

67. Frassetto F, Tourneur MF, Barjhoux CE, Villier C, Bot BL,

68. Vincent F. Goiter in a newborn exposed to lithium in utero. *Ann Pharmacother*. 2002; 36(11): 1745–1748.

68. Kozma C. Neonatal toxicity and transient neurodevelopmental deficits following prenatal exposure to lithium: another clinical report and a review of the literature. *Am J Med Genet A*. 2005; 132(4): 441–444.

69. Viguera AC, Newport DJ, Ritchie J, et al. Lithium in breast milk and nursing infants: clinical implications. *Am J Psychiatry*. 2007; 164(2): 342–345.

70. Morrow J, Russell A, Guthrie E, et al. Malformation risks of antiepileptic drugs in pregnancy: a prospective study from the UK Epilepsy and Pregnancy Register. *J Neurol Neurosurg Psychiatry*. 2006; 77(2): 193–198.

71. Mawer G, Briggs M, Baker GA, et al. Pregnancy with epilepsy: obstetric and neonatal outcome of a controlled study. *Seizure*. 2010; 19(2): 112–119.

72. Hernández-Díaz S, Smith CR, Shen A, et al. Comparative safety of antiepileptic drugs during pregnancy. *Neurol*. 2012; 78(21): 1692–1699.

73. Vajda FJ, Graham J, Roten A, Lander CM, O'Brien TJ, Eadie M. Teratogenicity of the newer antiepileptic drugs—the Australian experience. *J Clin Neurosci*. 2012; 19(1): 57–59.

74. Cummings C, Stewart M, Stevenson M, Morrow J, Nelson J. Neurodevelopment of children exposed in utero to lamotrigine, sodium valproate and carbamazepine. *Arch Dis Child*. 2011; 96(7): 643–647.

75. Meador KJ, Baker GA, Browning N, et al. Fetal antiepileptic drug exposure and cognitive outcomes at age 6 years (NEAD study): a prospective observational study. *Lancet Neurol*. 2013; 12(3): 244–252.

76. Christensen J, Grønborg TK, Sørensen MJ, et al. Prenatal valproate exposure and risk of autism spectrum disorders and childhood autism. *JAMA*. 2013; 309(16): 1696–1703.

77. Jentink J, Dok H, Loane MA, et al. Intrauterine exposure to carbamazepine and specific congenital malformations: systematic review and case-control study. *BMJ*. 2010; 341: c6581.

78. Jones KL, Lacro RV, Johnson KA, Adams J. Patterns of malformations in the children of women treated with carbamazepine during pregnancy. *New Eng J Med*. 1989; 320(25): 1661–1666.

79. Banach R, Boskovic R, Einarson T, Koren G. Long-term developmental outcome of children of women with epilepsy, unexposed or exposed prenatally to antiepileptic drugs: a meta-analysis of cohort studies. *Drug Saf*. 2010; 33(1): 73–79.

80. Pennell PB, Klein AM, Browning N, et al. Differential effects of antiepileptic drugs on neonatal outcomes. *Epilepsy Behav*. 2012; 24: 449–456.

81. Frey B, Braegger CP, Ghelfi D. Neonatal cholestatic hepatitis from carbamazepine exposure during pregnancy and breastfeeding. *Ann Pharmacother*. 2002; 36(4): 644–647.

82. Kaaja E, Kaaja R, Matila R, Hiilesmaa V. Enzyme-inducing antiepileptic drugs in pregnancy and the risk of bleeding in the neonate. *Neurol*. 2002; 58(4): 549–553.

83. Yerby MS, Friel PN, McCormick K, et al. Pharmacokinetics of anticonvulsants in pregnancy: alterations in plasma protein

binding. *Epilepsy Res.* 1990; 5(3): 223–228.

84. Holmes LB, Baldwin EJ, Smith CR, et al. Increased frequency of isolated cleft palate in infants exposed to lamotrigine during pregnancy. *Neurol.* 2008; 70(22 Pt 2): 2152–2158.

85. Cunnington MC, Weil JG, Messenheimer JA, Ferber S, Yerby M, Tennis P. Final results from 18 years of the International Lamotrigine Pregnancy Registry. *Neurol.* 2011; 76(21): 1817–1823.

86. Mølgaard-Nielsen D, Hviid A. Newer-generation antiepileptic drugs and the risk of major birth defects. *JAMA.* 2011; 305(19): 1996–2002.

87. Dolk H, Jentink J, Loane M, et al. Does lamotrigine use in pregnancy increase orofacial cleft risk relative to other malformations? *Neurol.* 2008; 71(10): 714–722.

88. Tomson T, Landmark CJ, Battino D. Antiepileptic drug treatment in pregnancy: changes in drug disposition and their clinical implications. *Epilepsia.* 2013; 54(3): 405–414.

89. Sabers A. Algorithm for lamotrigine dose adjustment before, during, and after pregnancy. *Acta Neurol Scand.* 2012; 126(1): e1–e4.

90. Newport DJ, Pennell PB, Calamaras MR, et al. Lamotrigine in breast milk and nursing infants: determination of exposure. *Pediatrics.* 2008; 122(1): e223–e231.

91. Nordmo E, Aronsen L, Wasland K, Småbrekke L, Verren S. Severe apnea in an infant exposed to lamotrigine in breast milk. *Ann Pharmacother.* 2009; 43(11): 1893–1897.

92. McKenna K, Koren G, Tetelbaum M, et al. Pregnancy outcome of women using atypical antipsychotic drugs: a prospective comparative study. *J Clin Psychiatry.* 2005; 66(4): 444–449.

93. Peng M, Gao K, Ding Y, et al. Effects of prenatal exposure to atypical antipsychotics on postnatal development and growth of infants: a case-controlled, prospective study. *Psychopharmacol (Berl).* 2013; 228(4): 577–584.

94. Lang K, Nuevo-Chiquero A. Trends in self-reported spontaneous abortions: 1970–2000. *Demography.* 2012; 49: 989–1009.

95. McClure EM, Pasha O, Gouder SS, et al. Epidemiology of stillbirth in low-middle income countries: a Global Network study. *Acta Obstet Gynecol Scand.* 2011; 90(12): 1379–1385.

96. Straney LD, Lim SS, Murray CJ. Disentangling the effects of risk factors and clinical care of subnational variation in early neonatal mortality in the United States. *PLoS One.* 2012; 7(11): e49399.

97. Lisonkova S, Hutcheon JA, Joseph KS. Sudden infant death syndrome: a re-examination of temporal trends. *BMC Preg Childbirth.* 2012; 12: 59.

98. Boyle FM, Vance JC, Najman JM, Thearle MJ. The mental health impact of stillbirth, neonatal death or SIDS: prevalence and patterns of distress among mothers. *Soc Sci Med.* 1996; 43(8): 1273–1282.

99. Cacciatore J, Rådestad I, Frøen JF. Effects of contact with stillborn babies on maternal anxiety and depression. *Birth.* 2008; 35(4): 313–320.

100. Obi SN, Onah HE, Okafor II. Depression among Nigerian women following pregnancy loss. *Int J Gynecol Obstet.* 2009; 105(1): 60–62.

101. Sham A, Yiu M, Ho W. Psychiatric morbidity following miscarriage in Hong Kong. *Gen Hosp Psychiatry.* 2010; 32(3): 284–293.

102. Kong GW, Lok IH, Yiu AK, Hui AS, Lai BP, Chung TK. Clinical and psychological impact after surgical, medical or expectant management of first-trimester miscarriage—a randomized controlled trial. *Aust N Z J Obstet Gynecol.* 2013; 53(2): 170–177.

103. Toffol E, Koponen P, Partonen T. Miscarriage and mental health: results of two population-based studies. *Psychiatr Res.* 2013; 205: 151–158.

104. Surkan PJ, Rådestad I, Cnattingius S, Steineck G, Dickman PW. Social support after stillbirth for prevention of maternal depression. *Acta Obstet Gynecol Scand.* 2009; 88(12): 1358–1364.

105. Arck PC, Rose M, Hartwig K, Hagen E, Hildebrandt M, Klapp BF. Stress and immune mediators in miscarriage. *Hum Reprod.* 2001; 16(7): 1505–1511.

106. Sugiura-Ogasawara M, Furukawa TA, Nakano Y, Hori S, Aoki K, Kitamura T. Depression as a potential causal factor in subsequent miscarriage in recurrent spontaneous abortions. *Hum Reprod.* 2002; 17(10): 2580–2584.

107. Athanasakis E, Karavasiliadou S, Styliadis I. The factors contributing to the risk of sudden infant death syndrome. *Hippokratia.* 2011; 15(2): 127–131.

108. Bukowski R, Carpenter M, Conway D, et al. Causes of death among stillbirths. *JAMA.* 2011; 306(22): 2459–2468.

109. Bukowski R, Carpenter M, Conway D, et al. Association between stillbirth and risk factors known at pregnancy confirmation. *JAMA.* 2011; 306(22): 2459–2468.

110. Trulsson O, Radestad I. The silent child–mothers' experiences before, during, and after stillbirth. *Birth.* 2004; 31(3): 189–195.

111. Adolfsson A, Larsson PG, Wijma B, Berterö C. Guilt and emptiness: women's experiences of miscarriage. *Health Care Women Int.* 2004; 52: 543–560.

112. Gold KL, Sen A, Hayward RA. Marriage and cohabitation outcomes after pregnancy loss. *Pediatrics.* 2010; 125(5): 1202–1207.

113. Blackmore ER, Côté-Arsenault D, Tang W, et al. Previous prenatal loss as a predictor of perinatal depression and anxiety. *Brit J Psychiatry.* 2011; 198(5): 373–378.

114. Couto B, Couto E, Vian B, et al. Quality of life, depression and anxiety among pregnant women with previous adverse pregnancy outcomes. *Sao Paulo Med J.* 2009; 127(4): 185–189.

115. Lok IH, Yip AS, Lee DT, Sahota D, Chung TK. A 1-year longitudinal study of psychological morbidity after miscarriage. *Fertil Steril.* 2010; 93(6): 1966–1975.

116. Surkan PJ, Rådestad I, Cnattingius S, Steineck G, Dickman PW. Events after stillbirth in relation to maternal depressive symptoms: a brief report. *Birth.* 2008; 35(2): 153–157.

117. Armstrong DS. Perinatal loss and parental distress after the birth of a healthy infant. *Adv Neonatal Care.* 2007; 7(4): 200–206.

118. Turton P, Evans C, Hughes P. Long-term psychosocial sequelae of stillbirth: phase II of a nested case-control cohort study. *Arch Womens Mental Health.* 2009; 12: 35–41.

119. Brier N. Grief following miscarriage: a comprehensive review of the literature. *J Womens Health (Larchmt).* 2008; 17(3): 451–464.

120. Badenhorst W. Psychological aspects of perinatal loss. *Best Pract*

Res Clin Obstet Gynecol. 2007; 21(2): 249–259.

121. Hughes P, Turton P, Hopper E, Evans CD. Assessment of guidelines for good practices in psychosocial care of mothers after stillbirth: a cohort study. *Lancet*. 2002; 360(9327): 114–118.

122. Gong X, Hao J, Tao F, Zhang J, Wang H, Xu R. Pregnancy loss and anxiety and depression during subsequent pregnancies: data from the C-ABC study. *Eur J Obstet Gynecol Reprod Biol*. 2013; 166(1): 30–36.

123. Hughes P, Turton P, Hopper E, McGauley GA, Fonagy P. Disorganised attachment behaviour among infants born subsequent to stillbirth. *J Child Psychol Psychiatry*. 2001; 42(6): 791–801.

124. Lamb EH. The impact of previous perinatal loss on subsequent pregnancy and parenting. *J Perinat Educ*. 2002; 11(2): 33–40.

125. Swanson KM, Chen HT, Graham JC, Wojnar DM, Petras A. Resolution of depression and grief during the first year after miscarriage: a randomized controlled clinical trial of couples-focused interventions. *J Womens Health (Larchmt)*. 2009; 18(8): 1245–1257.

126. Kersting A, Kroker K, Schlicht S, Wagner B. Internet-based treatment after pregnancy loss: concept and case study. *J Psychosom Obstet Gynecol*. 2011; 32(2): 72–78.

127. Cacciatore J, Schnebly S, Frøen JF. The effects of social support on maternal anxiety and depression after stillbirth. *Health Soc Care Community*. 2009; 17(2): 167–176.

128. Dabelea D, Snell-Bergeon JK, Hartsfield CL, Bischoff KJ, Hamman RF, McDuffie RS. Increasing prevalence of gestational diabetes mellitus (GDM) over time and by birth cohort. *Diabetes Care*. 2005; 28(3): 579–584.

129. Kozhimannil KB, Pereira MA, Harlow BL. Association between diabetes and perinatal depression among low-income mothers. *JAMA*. 2009; 301(8): 842–847.

130. Lydon K, Dunne FP, Owens L, et al. Psychological stress associated with diabetes during pregnancy: a pilot study. *Ir Med J*. 2012; 105(5 Suppl): 26–28.

131. Katon JG, Russo J, Gavin AR, Melville JL, Katon WJ. Diabetes and depression in pregnancy: is there an association? *J Womens Health (Larchmt)*. 2011; 20(7): 983–989.

132. Langer N, Langer O. Comparison of pregnancy mood profiles in gestational diabetes and preexisting diabetes. *Diab Educ*. 2000; 26: 667–672.

133. Nicklas JM, Miller LJ, Zera CA, Davis RB, Levkoff SE, Seely EW. Factors associated with depressive symptoms in the early postpartum period among women with recent gestational diabetes mellitus. *Matern Child Health J*. 2013; 17(9): 1665-1672.

134. Heitritter SM, Solomon CG, Mitchell GI, Skali-Ouris N, Seely EW. Subclinical inflammation and vascular dysfunction in women with previous gestational diabetes mellitus. *J Clin Endocrinol Metab*. 2005; 90(7): 3983–3988.

135. Pedersen P, Baker JL, Henriksen TB, et al. Influence of psychosocial factors on postpartum weight retention. *Obesity (Silver Spring)*. 2011; 19(3): 639–646.

136. Dennis CL, McQueen K. Does maternal postpartum depressive symptomatology influence infant feeding outcomes? *Acta Paediatr*. 2007; 96(4): 590–594.

137. Mulhoolad C, Njoroge T, Mersereau P, Williams J. Comparison of guidelines available in the United States for diagnosis and management of diabetes before, during, and after pregnancy. *J Womens Health*. 2007; 16(6): 790–801.

138. Crowther CA, Hiller JE, Moss JR, et al. Effect of treatment of gestational diabetes mellitus on pregnancy outcomes. *New Eng J Med*. 2005; 352(24): 2477–2486.

139. Landon MB, Spong CY, Thom E, et al. A multicenter, randomized trial of treatment for mild gestational diabetes. *New Eng J Med*. 2009; 361(14): 1339–1348.

140. Markowitz S, Gonzalez JS, Wilkinson JL, Safren SA. A review of Treating Depression in Diabetes: Emerging Findings. *Psychosomatics*. 2011; 52(1): 1–18.

141. Lustmann PJ, Griffiths LS, Freedland KE, Kissel SS, Clouse RE. Cognitive behavioral therapy for depression in type 2 diabetes mellitus. A randomized, controlled trial. *Ann Intern Med*. 1998; 129: 613–621.

142. Barakat R, Pelaez M, Lopez C, Lucia A, Ruiz JR. Exercise during pregnancy and gestational diabetes-related adverse effects: a randomised controlled trial. *Br J Sports Med*. 2013; 47(10): 630–636.

143. McIntyre RS, Soczynska JK, Konarski JZ, Kennedy SH. The effect of antidepressants on glucose homeostasis and insulin sensitivity: synthesis and mechanisms. *Expert Opin Drug Saf*. 2006; 5(1): 157–168.

144. Fava M. Weight gain and antidepressants. *J Clin Psychiatry*. 2000; 61(Suppl 11): 37–41.

145. Society of Maternal Fetal Medicine. *Maternal-Fetal Medicine: High-Risk Pregnancy Care, Research, and Education for Over 35 Years*. Available from https://www.smfm.org/attachedfiles/SMFMMonograph3.1.pdf. Washington, DC; 2010.

146. Thiagayson P, Krishnaswamy G, Lim ML, et al. Depression and anxiety in Singaporean high-risk pregnancies—prevalence and screening. *Gen Hosp Psychiatry*. 2013; 35: 112–116.

147. Brandon AR, Trivedi MH, Hynan LS, et al. Prenatal depression in women hospitalized for obstetric risk. *J Clin Psychiatry*. 2008; 69(4): 635–643.

148. Adouard F, Glangreaud-Freudenthal NM, Golse B. Validation of the Edinburgh postnatal depression scale in a sample of women with high-risk pregnancies in France. *Arch Womens Ment Health*. 2005; 8: 89–95.

149. Zadeh MA, Khajehei M, Sharif F, et al. High risk pregnancy: effects on postpartum depression and anxiety. *Brit J Midwifery*. 2012; 20(2): 104–113.

150. Osborne LM, Monk C. Perinatal depression—the fourth inflammatory morbidity of pregnancy? Theory and literature review. *Psychoneuroendocrinology*. 2013; 38(10): 1929–1952.

151. King NM, Chambers J, O'Donnell K. Anxiety, depression and saliva cortisol in women with medical disorder during pregnancy. *Arch Womens Ment Health*. 2010; 13: 339–345.

152. Heaman M. Psychosocial impact of high-risk pregnancy: hospital and home care. *Clin Obstet Gynecol*. 1998; 41(3): 629–639.

153. Maloni J, Park S, Anthony M, et al. Measurement of antepartum depressive symptoms during high risk pregnancy. *Res Nurs Health*. 2005; 28: 16–26.

154. Maloni JA, Kane JH, Suen L, et al. Dysphoria among high-risk pregnant hospitalized women on bed rest: a longitudinal study. *Nurs Res*. 2002; 51(2): 92–99.

155. Guclu S, Gol M, Dogan E, et al. Mirtazipine use in resistant hyperemesis gravidarum: report of three cases and review of the literature. *Arch Gynecol Obstet*. 2005; 272: 298–300.

156. Spinelli MG, Endicott J. Controlled clinical trial of interpersonal psychotherapy versus parenting education program for depressed pregnant women. *Am J Psychiatry*. 2003; 160: 555–562.

157. O'Hara M, Stuart S, Gorman LL, et al. Efficacy of interpersonal psychotherapy for postpartum depression. *Arch Gen Psychiatry*. 2000; 57: 1039–1045.

第 10 章

抑郁症与
风湿免疫疾病

戴维·克罗尔
David Kroll

因德尔·卡拉
Inder Kalra

娜奥米·施梅尔策
Naomi Schmelzer

查尔斯·瑟伯
Charles Surber

杰弗里·卡茨
Jeffrey Katz

陈旻 译

引言

在谈到风湿病,包括慢性炎症和关节炎[如类风湿性关节炎(rheumatoid arthritis, RA)]等疾病时,人们很容易想到其对骨骼肌肉和免疫系统的影响。但这些风湿性疾病也会涉及一些重要的神经精神症状和许多其他复杂因素。所有风湿病的伴随症状(疼痛、全身炎症、残疾、疲劳、睡眠中断和治疗副作用等)都与抑郁症有关。

尽管有些风湿病,尤其是系统性红斑狼疮,会直接引起神经精神症状,但大多数患者的抑郁症仍然是多因素导致的。本章主要回顾共病抑郁症的风湿病患者其关于抑郁症的诊断和治疗,初步探讨系统性炎症和类固醇皮质激素治疗这两个风湿免疫病的重要因素,然后讨论某一具体疾病,如系统性红斑狼疮、类风湿性关节炎、硬皮病和纤维肌痛症与抑郁症之间的关系。

系统性炎症和抑郁

抑郁症与炎症的关系一直是研究的热点[1]。根据流行病学观察(女性患者占比高于男性患者,饮食文化中含有丰富鱼类的地区抑郁症发病率低)和生物学相关研究(如抑郁症症状和促炎细胞因子之间的联系),我们已经发现炎症和抑郁症显著相关。尽管拥有强有力的证据表明抑郁症和炎症之间存在联系,但具体的机制尚未明确。

风湿性疾病患者的抑郁症患病率比普通人群高[2],且在这类人群当中,抑郁症与风湿性疾病的发病率高度相关。与其他主要的并发症相比,风湿性疾病患者表现出的抑郁症和生活质量下降的相关性最强[3]。风湿病并发抑郁症的患者比没有风湿病的抑郁症患者更容易出现工作障碍[4]。

抑郁症和风湿病之间的联系可能包括心理和生理因素。风湿病患者独立生活能力受限、医疗负担增加,且患者会关注自己外表的变化(如皮肤损伤或肌肉骨骼畸形),这些都是抑郁症的促发因素[5,6]。

目前对于抑郁和系统性炎症之间生物学联系的认识仍然有限,但是有些关联已被研究证实(第1章,第2章)。给予健康的测试对象内毒素以促发系统性炎症反应(表现为体温和促炎细胞因子的上升,见表10-1),可使其产生抑郁情绪、焦虑和记忆障碍[7]。抑郁症患者即使没有内毒素的刺激,体内肿瘤坏死因子-α和白细胞介素-6浓度也较高[8]。

此外,抗抑郁药物可以减少一些系统性炎症的标志物。一项荟萃分析显示,选择性5-羟色胺再摄取抑制

表 10-1　抑郁症相关的促炎性细胞因子

肿瘤坏死因子-α[a, b]
白细胞介素-6[a, b]
白细胞介素-1β[a]
干扰素-γ
白细胞介素-10
白细胞介素-4
白细胞介素-2
白细胞介素-8

a. 抗抑郁治疗可能会影响浓度水平。

b. 抑郁症患者体内该因子水平升高。

数据来自 Dowlati Y, Herrmann N, Swardfager W, et al. A meta-analysis of cytokinesin major depression. *Biol Psychiatry*, 2010, 67(5): 446–457.

剂、5-羟色胺和去甲肾上腺素再摄取抑制剂、三环类抗抑郁药的治疗与肿瘤坏死因子-α和白细胞介素-6水平的下降不一致，与白细胞介素-1β水平的下降一致[9]。与其他抗抑郁药物相比，选择性5-羟色胺再摄取抑制剂与白细胞介素-6水平降低之间的相关性更强。

在这方面，抑郁症非药物治疗的相关研究较少。风湿病患者使用这些治疗的证据会在后续章节讨论。值得注意的是，一项研究表明认知行为疗法与没有风湿性疾病的女性抑郁症患者白细胞介素-6水平降低相关[10]。相比之下，单次电休克治疗（ECT）可以增加促炎标志物，包括肿瘤坏死因子-α和白细胞介素-6，尽管重复治疗并不会进一步影响这些参数[11]。对反复经颅磁刺激（rTMS）治疗风湿性疼痛的疗效进行了研究，但尚未一致显示其益处[12]。

相反地，一些免疫抑制剂和抗炎药物被认为有抗抑郁的作用。尽管这些药物在降低疾病发作（从而减轻疼痛和功能丧失）方面确实有明显作用，但是仍然需要谨慎地理解这些研究发现。依那西普可以改善银屑病患者的抑郁症状[13]。与安慰剂和舍曲林联合用药相比，塞来昔布与舍曲林联合用药能明显地减轻抑郁症状，降低白细胞介素-6水平[14]。

● 规定计量的糖皮质激素所起的作用

糖皮质激素（glucocorticoid，GC）是治疗风湿性疾病常用的药物，它会影响情绪和其他精神症状。糖皮质激素治疗不光有带来全身疾病，比如骨质疏松症、心血管疾病、糖尿病和体重增加的风险[15]，也会产生精神病学方面的副作用，包括抑郁、躁狂、精神病、谵妄、认知障碍、记忆障碍、自杀[16, 17]和睡眠障碍[18]。长期以来，在泼尼松药物（或其他拥有同等效果的药物）剂量方面，我们普遍认为，每天服用40毫克以下触发神经精神方面副作用的风险非常低，而每天服用80毫克以上的剂量则

会导致风险升高[19]。然而，最近的证据表明，如果服用时间达到6个月及以上，即使是少量泼尼松（每天7.5毫克或更多）也会增加患抑郁症的风险[20]。

在情绪症状中，抑郁情绪似乎与长期的糖皮质激素治疗关系最密切[16]，而短期治疗通常与躁狂有关[21, 22]。然而，矛盾的是，有些先前患有抑郁症的患者在接受糖皮质激素治疗后，情绪往往会有所改善[21]。一些作者认为，类固醇诱发的心境障碍（抑郁或躁狂）可能更像双相障碍，而不是抑郁症——不仅在症状学上如此，在治疗反应上可能也是如此[16]。

治疗类固醇激素引起的心境障碍的药物选择数量有限，传统抗抑郁药的研究表明，传统抗抑郁药对一些患者的抑郁症状有所改善[16, 23]，而另一些患者则会产生易激惹、精神错乱等不良后果[24]。锂可以有效预防类固醇诱发的精神疾病[25]，拉莫三嗪可减少糖皮质激素对记忆的损伤[26]。虽然有证据证明抗精神病药物治疗类固醇诱发的情绪症状的有效性，但其主要来源于缺乏控制的实验[27]和病例报告[16]，与此同时，使用这些治疗方法有必要考虑到其潜在的不良反应。随着糖皮质激素治疗停止，类固醇诱导的心境障碍通常是可消除的[16]。

系统性红斑狼疮

系统性红斑狼疮（systemic lupus erythematosus，SLE）是一种自身免疫性疾病，可引起多器官系统的炎症和组织损伤。全世界狼疮的患病率在0.03%至0.14%[28]，这在女性和非白种人族群中更为普遍[29]。

● 流行病学

系统性红斑狼疮患者报告的抑郁症患病率为17%~71%（图10-1）。尽管患病率的变化区间很大，但能够确定的是系统性红斑狼疮患者患抑郁症的比率比一般人群更大[30, 31]，自杀情况也更普遍[32]。抑郁症会导致患者的生活质量下降，它甚至可能比认知功能的损伤[34]和较差的治疗依从性这些疾病活动指标更能预测病情的变化[33, 35]。

一些研究（框10-1）也发现了抑郁严重程度和系统性红斑狼疮疾病变化的相关性[36, 37]，然而，这一发现并没有在所有人群中显示出一致性[38]。在系统性红斑狼疮患

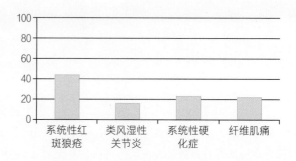

图10-1　特定疾病的平均抑郁风险［特定疾病的患病率（%）］

临床

疾病严重程度（不一致）

疼痛

类固醇的使用

失眠

医疗

白质信号升高

血管病变（数据有限）

者中，抑郁严重程度还与疼痛、关节炎和泼尼松剂量大于7.5 mg等因素呈正相关[31]。

● **病理生理学**

美国风湿病学会正式定义了19种影响中枢和外周神经系统的综合征，它们属于"神经精神狼疮"（框10-2），已在表10-2中列出。5种精神类神经精神狼疮综合征包括谵妄、焦虑障碍、心境障碍、认知功能障碍和精神病。区分神经精神狼疮（又称"疾病引起"的精神障碍）和在系统性红斑狼疮中发生的其他抑郁障碍十分困难，尤其是考虑到系统性红斑狼疮过程中的任何时候都可能发生神经精神症状，甚至有可能在发病前就已经发生了[39]。事实上，试图把二者区分开来的想法可能会误导我们，就像试图把抑郁理解为一种纯粹的生理疾病或者纯粹的心理现象会误导我们一样。目前已经有几种神经精神狼疮的神经生物学机制，下面我们描述其中四种。

框10-2

风湿性疾病和抑郁症之间可能的媒介

躯体残疾

自身免疫

炎症

脑血管功能不全

血脑屏障受损

神经递质功能障碍

下丘脑-垂体-肾上腺轴高反应性

脑血管功能障碍

系统性红斑狼疮与血管疾病关系密切[40]，炎症和血栓现象都会导致血管发生变化[41]。有学者提出，脑血管闭塞或出血可能是神经精神狼疮的根本或部分原因[42]。尽管对这一机制还没有进行严格的实验研究，然而与此假说

一致的脑血管病理学模型在系统性红斑狼疮患者尸体检验中被证实[43]。磁共振成像结果显示系统性红斑狼疮患者与健康对照组的脑灌注有差异[44]。

表 10-2　神经精神狼疮症状

中枢神经系统	周围神经系统
无菌性脑膜炎	急性炎症
	脱髓鞘
	多发性神经根病
脑血管疾病	自主神经障碍
脱髓鞘综合征	单一神经病变
头痛	重症肌无力
运动障碍	颅神经病变
脊髓病	神经丛疾病
癫痫	多发性神经病
谵妄	
焦虑障碍	
认知功能障碍	
心境障碍	
精神病	

经许可改编自 The American College of Rheumatology nomenclature and case definitions for neuropsychiatric lupus syndromes, *Arthritis Rheum,* 1999, 42(4): 599–608.

抗体介导

系统性红斑狼疮患者的血清N-甲基-D-天冬氨酸NR2受体的血清循环抗体水平升高与系统性红斑狼疮患者抑郁症、轻度躁狂和认知测验升高相关[45]，尽管至少一项研究发现这个关系仅存在于脑脊液NR2抗体中，而不是血清抗体中[46]。抗核糖体P的抗体可能也参与了神经精神狼疮的发病机制，但现有文献的荟萃分析结果并不支持这个相关性[47]。因此，抗体在神经精神狼疮发病机制中所起的作用有待进一步阐明。

炎症因子

与非系统性红斑狼疮抑郁症患者炎症标志物的研究结果一致，神经精神狼疮患者的脑脊液白细胞介素-6水平明显高于其他系统性红斑狼疮患者和健康对照组[48]。小鼠研究表明，肿瘤坏死因子家族配体［肿瘤坏死因子样弱凋亡诱导物（TNF-like weak inducer of apoptosis，TWEAK）］是系统性红斑狼疮、神经精神狼疮和抑郁症之间的另一种潜在介导因子[49]。

血脑屏障受损

尽管一些病例报告表明血脑屏障受损与神经精神狼疮之间存在相关[50]，但目前仍缺乏二者确切关系的研究。

检测血脑屏障受损的巨大难度可能是研究上没有突破的原因之一。系统性红斑狼疮患者血脑屏障破坏的程度通常是通过计算脑脊液中蛋白（如白蛋白或免疫球蛋白）或血清分子的存在或数量来间接测量的。这些标志物需要腰椎穿刺才能获得，过程通常短暂，可以通过皮质类固醇治疗减少或逆转。

● 临床表现、过程和自然病程

系统性红斑狼疮患者通常表现出《精神障碍诊断与统计手册》（第五版）中抑郁症的症状，包括疲劳、精神运动迟缓和睡眠障碍（框10-3）[51]。认知问题也经常被报道[34]。因此，系统性红斑狼疮的躯体症状和认知症状可能导致抑郁筛查工具筛查出假阳性症状[51]。

框10-3

重要症状

易混淆

疲劳

精神运动迟滞

失眠

认知功能障碍

食欲失调

对外表的变化过分关注

更多抑郁症经典症状

快感缺失

自杀意念

● 评估与鉴别诊断

当对系统性红斑狼疮患者进行抑郁症诊断时，认知功能、能量和睡眠的评估都应该作为初始诊断工作的一部分（框10-4，框10-5）。神经精神狼疮很难排除，因此在有条件的情况下，应该咨询风湿病学家来协助调查其他疾病参数。根据具体的神经精神狼疮综合征情况，进一步的治疗可能涉及使用糖皮质激素、免疫调节剂、抗疟剂或抗凝剂，因此还应考虑这些治疗对神经精神症状的影响。

框10-4

鉴别诊断

原发性抑郁症伴风湿性疾病

风湿病继发的抑郁症（如神经精神狼疮）

其他神经精神障碍（谵妄、焦虑障碍、其他情绪障碍、认知障碍、精神病）

框10-5

常见共病

疼痛

性功能障碍

认知损害

失眠

焦虑

外表改变

其他生理疾病：

胃肠道功能紊乱

肺部疾病

肾脏疾病

脑血管痉挛

糖尿病

● 治疗

虽然临床经验表明选择性5-羟色胺再摄取抑制剂类药物是首选的一线药物，但缺乏明确的抑郁症和系统性红斑狼疮共病的患者最佳抗抑郁药物使用的对照研究（框10-6，框10-8）。然而，也有病例报告显示安非他酮[52]和舍曲林[53]分别与皮肤和全身狼疮症状有关。有研究发现电休克疗法能够成功治疗神经精神狼疮的抑郁症[54]。

目前尚无研究证实心理治疗对共病系统性红斑狼疮患者抑郁症的疗效。然而，认知行为疗法已被证明可以改善系统性红斑狼疮患者的抑郁症状、压力和其他生活质量指标[55]。与外表相关的负面认知在系统性红斑狼疮患者中很常见，是系统性红斑狼疮患者抑郁症的预测因素，因此可在心理治疗中预先考虑[6]。

框10-6

风湿性疾病患者抑郁的治疗

选择性5-羟色胺再摄取抑制剂

5-羟色胺和去甲肾上腺素再摄取抑制剂（共病疼痛）

三环类抗抑郁药（共病疼痛）

电休克疗法

认知行为疗法

锻炼（纤维肌痛）

抗精神病药物或情绪稳定剂（同时使用皮质类固醇）

依那西普（银屑病，来自初步研究数据）

塞来昔布（辅助治疗，来自初步研究数据）

风湿性关节炎

类风湿性关节炎是一种特发性、慢性、多系统疾病，发病率为0.5%～1.0%[56]。它对女性的影响是男性的3倍。类风湿性关节炎表现为对称的周围性炎性滑膜炎。有实验表明，类风湿性关节炎患者既存在自身抗体，也有系统性炎症[57]。滑膜炎对软骨和骨的破坏和侵蚀是疾病晚期的标志。这些破坏性的变化会损害患者身体的功能状态，导致患者无法从事很多有价值的活动，包括就业、娱乐活动和获得更高的独立性。

● 流行病学

类风湿性关节炎患者抑郁患病率为13%～20%[58-61]，类风湿性关节炎症状严重程度与抑郁症状的数量相关（图10-1）[62]。虽然类风湿性关节炎患者的抑郁症通常被归因于慢性疼痛，但对慢性疼痛综合征患者的荟萃分析显示，疼痛严重程度相同时，患抑郁症的类风湿性关节炎患者比骨关节炎患者更多[61]。类风湿性关节炎患者抑郁与抗肿瘤坏死因子治疗效果差之间也存在相关[63,64]。

● 病理生理学

系统性炎症可能是类风湿性关节炎和抑郁症之间的关键因素，尽管支持这种相关性的证据在类风湿性关节炎患者身上仍然很少（框10-2）。一项研究发现白细胞介素-17与类风湿性关节炎患者的焦虑（尽管不是抑郁）之间存在显著相关性[65]。p38丝裂原活化蛋白激酶（mitogen-activated protein kinase，MAPK）的激活是类风湿性关节炎发病机制中的一个重要因素[66]，在动物实验中，p38丝裂原活化蛋白激酶的激活与脑脊液中血清素代谢产物水平下降有关[67]。类风湿性关节炎对睡眠的负面影响也可能在抑郁症的发病机制中起到直接作用，因为睡眠不足会增加患者对疼痛的感知，降低他们的整体幸福感[67,68]。

● 临床表现、过程和自然病程

在类风湿性关节炎患者中，那些同时出现抑郁的患者炎症、疼痛[69]和身体残疾的程度更高[70]。类风湿性关节炎患者也经常出现性功能障碍[71]。与一般人群相比，认知障碍在类风湿性关节炎患者中更为普遍[72]，但类风湿性关节炎是否真的会导致认知功能障碍仍存在争议[73]。类风湿性关节炎与许多睡眠参数的紊乱有关，而疾病变化和抑郁症都与更严重的睡眠紊乱有关[74]。（框10-3）

● 评估与鉴别诊断

由于类风湿性关节炎与上述躯体症状之间有很强的相关性，所有患者都应该评估睡眠、认知、疼痛和性功能（框10-4，框10-5）。还应注意患者目前是否正在服用糖皮质激素，这不仅是因为其对情绪的潜在影响，还因为这些药物独立地与类风湿性关节炎患者的认知障碍相关[72]。与普通人群相比，类风湿性关节炎患者吸烟的可能性更大[75]，而吸烟状况对这些患者来说至关重要，他们患心血管疾病和脑卒中的风险也因此升高[76]。

● 治疗

目前对类风湿性关节炎共病抑郁症患者的治疗方案研究较少（框10-6）。一项小样本的随机对照研究进行了药物治疗加认知行为疗法、药物治疗加注意控制治疗、单独药物治疗三种治疗方案的疗效研究，与选择不接受治疗的非随机组相比，接受不同治疗方案的三组患者均得到改善，且这三组间无统计学差异[77]。

硬皮病

硬皮病是指一组以皮肤和其他器官系统硬化为特征的自身免疫性结缔组织疾病。存在一种弥漫性、进行性和局限性（包括钙化、雷诺现象、食管受累、硬指、毛细血管扩张）的系统性硬化；也存在局限性的硬皮病综合征。与局限性硬皮病相比，系统性硬化症（systemic sclerosis，SSc）与抑郁症之间的关系的研究更为严格。

● 流行病学

系统性硬化症在美国成年人中的患病率约为0.03%，在女性和非裔美国人中更为普遍[78]。发病年龄通常在40～60岁[79]，平均生存期约为11年[78]。据报道，系统性硬化症中重性抑郁症终身患病率为23%[80]，而抑郁症似乎是硬皮病患者社会适应不良的最强的症状预测因素[81]。

● 病理生理学

系统性硬化症的神经精神症状在病因上可能是多因素的，例如睡眠中断、疼痛、瘙痒、疲劳、身体形象困扰和性功能障碍。这些因素都已被证明与系统性硬化症患者的抑郁症有关，并可能在其生物学和心理学方面的病因中发挥作用[82]。在系统性硬化症患者的脑磁共振成像中，经常出现白质信号升高的现象，这与抑郁、头痛、外周血管疾病程度相关，说明中枢神经系统血管病也可能与神经精神症状有关[83]，尽管这方面的研究还很有限。

● 临床表现、过程和自然病程

系统性硬化症典型表现为多器官系统的症状。几乎所有病例的皮肤都会发生变形和损伤，许多患者的最终器官表现可能为肺动脉高压、肺纤维化、胃肠道症状，偶尔还会出现肾衰竭。系统性硬化症患者还会出现典型的全身症状，如疲劳和睡眠中断。

睡眠障碍与呼吸和胃肠道症状[84]、疼痛[85]以及抑郁症有独立的相关性。不难想象抑郁症共病硬皮病的患者对外表的负面认知（尤其是面部外表[86]）很大程度会导致心理压力过大。

● 评估和鉴别诊断

躯体系统性硬化症与抑郁症有症状重叠（如能量下降、睡眠变化），可能使诊断工作和抑郁严重程度的测量复杂化。如果要使用患者健康问卷进行评估，一定要注意，系统性硬化症患者的躯体调查项目（如睡眠、食欲）得分会明显高于非慢性炎症患者，因此躯体项目可能在其患者健康问卷总分中所占比例过高[87]。

抑郁的系统性硬化症患者常伴发焦虑、疲劳、全身残疾（global disability）和手口残疾（hand and mouth disability），因此，评估也应注意这些疾病[88]。

● 治疗

关于硬皮病的存在如何影响抑郁症的治疗的问题还有待进一步了解。抗抑郁药物或认知行为疗法可能对硬皮病患者也有帮助，正如它们在其他炎症性疾病中的疗效一样，但目前仍缺乏这方面的研究。类似地，虽然对与硬皮病相关的社会心理损伤的关注可以确定重要的治疗靶点，但是目前还没有成功的系统性硬化症抑郁症社会心理干预的随机对照研究发表[82]。

纤维肌痛

纤维肌痛是一种常见、复杂的疾病，其特征是广泛的疼痛以及一些非特异性症状，包括疲劳、睡眠障碍、认知功能障碍和抑郁发作。由于缺乏客观的生理或明确的病理表现，这种疾病被冠以各种各样的名称。最初美国风湿病学会的诊断标准要求除了广泛的疼痛外，在18个指定的痛点中要有11个存在疼痛。此后，美国风湿病学会诊断标准进行了修订，纳入了其他相关症状，包括疲劳、醒着时精神不振和认知症状，并取消了对指定痛点进行检查的必要性，使其在初级护理中易于使用[89]。

● 流行病学

纤维肌痛在普通人群中的患病率为2%~8%[90]。一项对全球流行病学研究的综述发现，女性的平均患病率为2.7%~4.1%，男性为1.4%，各国差异很大[91]。纤维肌痛通常与其他躯体疾病共病，包括偏头痛、慢性疲劳综合征和肠易激综合征，这些疾病也很难通过客观测试来衡量[92]。

纤维肌痛与显著的精神共病有关。在加拿大的一项调查中，22%的纤维肌痛患者同时患有抑郁症[93]。在这项研究中，共病抑郁症与年轻、女性、未婚、食品问题、慢性疾病发生的次数以及活动受限的因素有关。一项在美国进行的研究表明，纤维肌痛患者中抑郁症的患病率可能更高[94]。焦虑障碍和双相障碍在这个群体中也很常见，它们与纤维肌痛的关系还没有得到广泛的研究[95]。

● 病理生理学

纤维肌痛与抑郁症的高共病率可能与几种病理生理联系有关，但确切的联系尚未确定。事实上，目前我们对纤维肌痛本身的病理生理学机制仍然知之甚少，尽管许多专家认为它主要是集中性疼痛障碍[90]，这个术语强调了中枢神经系统（而不是周围的痛觉感受器）在放大身体疼痛体验中的作用。由于纤维肌痛病例有家族聚集性，因此该病可能存在遗传因素[94]。

神经递质和神经内分泌功能的异常可能在异常情绪调节和疼痛通路信号传导中发挥重要作用。纤维肌痛患者脑脊液中5-羟色胺和去甲肾上腺素代谢物水平较对照组下降[96]，这一相对不足可能是中枢疼痛处理异常的一种解释机制[97]。下丘脑-垂体-肾上腺轴的功能障碍可能也发挥了作用。因此，与对照组相比，纤维肌痛患者的皮质醇基线水平可能有所下降[98]，而且已有研究证明地塞米松对纤维肌痛患者皮质醇的抑制作用更强[99]。

纤维肌痛共病抑郁症患者的功能性脑神经成像研究显示大脑中负责处理疼痛的感觉成分和疼痛的情感成分的是两种不同的通路[100]。这表明，尽管抑郁症和纤维肌痛有共同之处，但两者之间的联系可能是间接的或多因素的。此外，抑郁可能使患者纤维肌痛加重或对其生活质量和职业产生不利的影响[101]。

● 临床表现、过程和自然病程

纤维肌痛和抑郁症有相当多的症状重叠。由于疲劳、睡眠困难、虚弱、注意力和记忆力下降、食欲和体重波动的情况在这两种疾病中都会出现，因此纤维肌痛患者的抑郁症诊断可能会被耽误或掩盖。还可能存在其他的共病疼痛障碍，纤维肌痛患者可能表现出感觉的高反应性，这一现象在文献中被描述为"躯体感觉放大"，在考虑病史时，这种现象通常与"系统的泛阳性回顾"有关，可能会使临床情况更加复杂[90,102]。

一些研究试图描述纤维肌痛患者的气质和性格特征[103]，但发现他们属于一个异质群体[104]。患者常有药物滥用史[105]，有报告认为紧张的生活事件会诱发易感人群的纤维肌痛[106]。

● 评估和鉴别诊断

对于疑似纤维肌痛的诊断，应收集肌肉骨骼病史，进行完整的体格检查和基本的实验室检查，包括甲状腺激素检测。应避免对抗核抗体和其他自身抗体滥用检测，因为它们在健康或无症状的个体中往往是异常的[90]。患者在确诊纤维肌痛后，应进行抑郁、双相障碍和焦虑障碍的筛查（框10-9）。

● 治疗

纤维肌痛共病抑郁症的患者需要跨学科、多模式的治疗方法，除了药物治疗和认知行为治疗外，通常还包括规律的锻炼计划[90]。幸运的是，抑郁症和纤维肌痛的推荐精神治疗方案有相当多的相同之处，并且可以根据患者的症状和应对方式来调整治疗策略。

度洛西汀已被美国食品药品监督管理局批准用于纤维肌痛症和抑郁症的治疗，剂量为60 mg/d，降低剂量后，它减轻疼痛的效果下降[107]。目前尚缺乏更有力的证据来证明文拉法辛治疗纤维肌痛共病抑郁症患者的疗效，但它仍然可以是一种合适的选择[108]。米那普仑，一种用于治疗抑郁症的5-羟色胺和去甲肾上腺素再摄取抑制剂，已被美国食品药品监督管理局批准用于治疗纤维肌痛，但并没有被批准用于抑郁症。然而，其作为抗抑郁药物的疗效和耐受性似乎与其他抗抑郁药物的疗效和耐受性相当[109]。5-羟色胺选择性再摄取抑制剂治疗纤维肌痛的疗效较差，尤其是选择性高的选择性5-羟色胺再摄取抑制剂，如西酞普兰[110]。

框10-9
焦虑的总结

* 焦虑在系统性红斑狼疮[a]、类风湿性关节炎[b]、系统性硬化症[c]和纤维肌痛[d]中更为普遍，常与抑郁症共病
* 苯二氮䓬类药物在治疗风湿性疾病引起的焦虑和疼痛方面可能具有双重作用，但也可能加重疲劳和其他躯体症状[e]；加巴喷丁被认为可能是一种替代药物，其作为抗焦虑药物使用的依据基础较弱[f]

参考文献

a Meszaros ZS, Perl A, Faraone SV. Psychiatric symptoms in systemic lupus erythematosus: a systematic review. *J Clin Psychiatry*. 2012;73(7): 993–1001.

b Covic T, Cumming SR, Pallant JF, et al. Depression and anxiety in patients with rheumatoid arthritis: prevalence rates based on

comparison of the depression, anxiety and stress scale (DASS) and the hospital, anxiety and depression scale (HADS). *BMC Psychiatry*. 2012; 12: 6.

c Del Rosso A, Mikhaylova S, Baccini M, Lupi I, Cerinic MM, Bongi SM. In systemic sclerosis, anxiety and depression assessed by Hospital Anxiety Depression Scale are independently associated with disability and psychological factors. *BioMed Res Int*. 2013; doi:10.1155/2013/507493.

d Arnold LM, Hudson JI, Keck PE, Auchenbach MB, Javaras KN, Hess EV. Comorbidity of fibromyalgia with psychiatric disorders. *J Clin Psychiatry*. 2006; 67: 1219–1225.

e Tarpley EL. Evaluation of diazepam (Valium) in the symptomatic treatment of rheumatic disorders: a controlled comparative study. *J Chron Dis*. 19645; 18: 99–106.

f Pande AC, Pollack MH, Crockatt J, et al. Placebo-controlled study of gabapentin treatment of panic disorder. *J Clin Psychiatr*. 2000; 20(4): 467–471.

在三环类抗抑郁药中，阿米替林被证明可以减轻纤维肌痛患者的疼痛[111]。然而，尽管三环类抗抑郁药作为单一疗法对这些患者很有帮助，但最近一项由行业资助的研究发现，临床很少使用三环类抗抑郁药，即便使用，也常与其他药物联合[112]。

如果患者对最初的单一治疗反应不佳，可以考虑采用其他策略，包括改用第二种抗抑郁药物或增加另一种抗抑郁药物。美国食品药物监督管理局批准普瑞巴林（Pregabalin）用于纤维肌痛的治疗，它能减轻疼痛，但不能减轻抑郁症[113]。

慢性疲劳综合征

虽然抑郁症和肌痛性脑脊髓炎/慢性疲劳综合征（myalgic encephalomyelitis/chronic fatigue syndrome，ME/CFS）之间的关系似乎也很密切，但本章不会详细讨论两者之间的关系。肌痛性脑脊髓炎/慢性疲劳综合征本身仍未被充分理解，而该诊断似乎代表了一个异质性非常高的患者群体[114]，因此，试图在现有（有限）证据的基础上公平、准确地描述这种复杂的关系超出了本章的范围。值得注意的是，关于肌痛性脑脊髓炎/慢性疲劳综合征是具有特定的躯体疾病病因还是主要是精神病学病因仍然存在着争论[114]。

多项研究试图证明传统抑郁症治疗方法，包括认知行为疗法和抗抑郁药物，能有效治疗肌痛性脑脊髓炎/慢性疲劳综合征症状，但这些研究的结果好坏参半。这使得这个问题变得更加扑朔迷离[115, 116]。然而，涌现了很多新的证据，支持肌痛性脑脊髓炎/慢性疲劳综合征

是一种基本躯体疾病的假设，并且描述和探究了一些可能的生物学病因[117, 118]。共病抑郁症的肌痛性脑脊髓炎/慢性疲劳综合征患者，其肌痛性脑脊髓炎/慢性疲劳综合征的治疗考虑结合锻炼或瑜伽，稳定睡眠，减少或消除镇静药物的使用[119-121]。美国医学研究所（Institute of Medicine）最近的一份报告为这种疾病提出了一套经过修订的诊断标准，并将其更名为"系统性劳累不耐受疾病"（systemic exertion intolerance disease，SEID），以进一步明确哪些患者应该接受这种诊断，并促进更高质量的相关研究[122]。

结论

　　风湿病和抑郁症之间的关系十分复杂（框10-10）。这类疾病与抑郁症之间可能存在一些直接的病理生理联系。这些疾病中常见的慢性疼痛、炎症、残疾和失眠会对心理和行为健康产生不利影响。关于这个话题还有很多要研究。然而，可以肯定的是，针对这些疾病的生物学和心理社会方面的综合诊断和治疗方法将为患者带来最好的结果。

框 10-10

总结

- 风湿性疾病和抑郁症之间的关系是复杂的，但最有可能存在直接的病理生理学联系
- 疼痛和失眠等症状对原发性疾病和抑郁症都有不利影响
- 治疗需要综合多种方法，包括生物治疗和心理社会治疗

参考文献

1. Smith RS. The macrophage theory of depression. *Med Hypotheses*. 1991; 35: 298–306.

2. Sundquist K, Li X, Hemminki K, Sundquist J. Subsequent risk of hospitalization for neuropsychiatric disorders in patients with rheumatic diseases. *Arch Gen Psychiatry*. 2008; 65(5): 501–507.

3. Wolfe F, Michaud K, Li T, Katz RS. Chronic conditions and health problems in rheumatic diseases: comparisons with rheumatoid arthritis, noninflammatory rheumatic disorders, systemic lupus erythematosus, and fibromyalgia. *J Rheumatol*. 2010; 37: 305–315.

4. Lowe B, Willand L, Eich W, et al. Psychiatric comorbidity and work disability in patients with inflammatory rheumatic diseases. *Psychosom Med*. 2004; 66: 395–402.

5. Fuller-Thomson E, Shaked Y. Factors associated with depression and suicidal ideation among individuals with arthritis or rheumatism: findings from a representative community survey. *Arthritis Rheum*. 2009; 61(7): 944–950.

6. Monaghan SM, Sharpe L, Denton F, Levy J, Schrieber L, Sensky T. Relationship between appearance and psychological distress in rheumatic diseases. *Arthritis Rheum*. 2007; 57(2): 303–309.

7. Reichenberg A, Yirmiya R, Schuld A, et al. Cytokine-associated emotional and cognitive disturbances in humans. *Arch Gen Psychiatry*. 2001; 58: 445–452.

8. Dowlati Y, Hermann N, Swardfager W, et al. A meta-analysis of cytokines in major depression. *Biol Psychiatry*. 2010; 67: 446–457.

9. Hannestad J, DellaGiola N, Block M. The effect of antidepressant medication treatment on serum levels of inflammatory cytokines: a meta-analysis. *Neuropsychopharmacology*. 2011; 36: 2452–2459.

10. Doering LV, Cross R, Vredevoe D, Martinez-Maza O, Cown MJ. Infection, depression, and immunity in women after coronary artery bypass: a pilot study of cognitive behavioral therapy. *Altern Ther Health Med*. 2007; 13(3): 18–21.

11. Fluitman S, Heijnen CJ, Denys DA, Nolen WA, Balk FJ, Westenberg HG. Electroconvulsive therapy has acute immunological and neuroendocrine effects in patients with major depressive disorder. *J Affect Disord*. 2011; 131: 388–392.

12. Perocheau D, Laroche F, Perrot S. Relieving pain in rheumatology patients: repetitive transcranial magnetic stimulation (rTMS), a developing approach. *Joint Bone Spine* 2013; 81: 22–26.

13. Krishnan R, Cella D, Leonard C, et al. Effects of etanercept therapy on fatigue and symptoms of depression in subjects treated for moderate to severe plaque psoriasis for up to 96 weeks. *Br J Dermatol*. 2007; 157: 1275–1277.

14. Abbasi S, Hosseini F, Modabbernia A, Ashrafi M, Akhondzadeh S. Effect of celecoxib add-on treatment on symptoms and serum I6-6 concentrations in patients with major depressive disorder: randomized double-blind placebo-controlled study. *J Affect Disord*. 2012; 141: 308–314.

15. Duru N, van der Goes MC, Jacobs JW, et al. EULAR evidencebased and consensus-based recommendations on the management of medium to high-dose glucocorticoid therapy in rheumatic diseases. *Ann Rheum Dis*. 2013; 0: 1–9.

16. Brown ES. Effects of glucocorticoids on mood, memory, and the hippocampus. *Ann NY Acad Sci*. 2009; 1179: 41–55.

17. Lupien SJ, McEwen BS. The acute effects of corticosteroids on cognition: integration of animal and human model studies. *Brain Res Rev*. 1997; 24: 1–27.

18. Chrousos GA, Kattah JC, Beck RW, Cleary PA. Side effects of glucocorticoid treatment. *JAMA*. 1993; 259: 2110–2112.

19. The Boston Collaborative Drug Surveillance Program. Acute adverse reactions to prednisone in relation to dosage. *Clin Pharmacol Therapeut*. 1972; 13(5): 694–698.

20. Bolanos SH, Khan DA, Hanczyc M, Bauer MS, Dhanani N, Brown ES. Assessment of mood states in patients receiving long-term corticosteroid therapy in controls with patient-rated and clinicianrated scales. *Ann Allergy Asthma Immunol*. 2004; 92: 500–505.

21. Brown ES, Suppes T, Khan DA, Carmody TJ. Mood changes during prednisone bursts in outpatients with asthma. *J Clin Psychopharmacol*. 2002; 22(1): 55–61.

22. Naber DN, Sand P, Heigl B. Psychopathological and neuropsychological effects of d-days' corticosteroid treatment. A

prospective study. *Psychoneuroendocrinology*. 1996; 21(1): 25–31

23. Wada K, Yamada N, Sato T, et al. Corticosteroid-induced psychotic and mood disorders. *Psychosomatics*. 2001; 42: 461–466.

24. Hall RC, Popkin MK, Kirkpatrick B. Tricyclic exacerbation of steroid psychosis. *J Nerv Ment Dis*. 1978; 166(10): 738–742.

25. Falk WE, Mahnke MW, Poskanzer DC. Lithium prophylaxis of corticotropin-induced psychosis. *JAMA*. 1979; 241: 1011–1012.

26. Brown ES, Zaidel L, Allen G, McColl R, Vazquez M, Ringe WK. Effects of lamotrigine on hippocampal activation in corticosteroid-treated patients. *J Affect Disord*. 2010; 126(3): 415–419.

27. Brown ES, Chamberlain W, Dhanani N, Paranjpe P, Carmody TJ, Sargeant M. An open-label trial of olanzapine for corticosteroid-induced mood symptoms. *J Affect Disord*. 2004; 83: 277–281.

28. Fortuna G, Brennan MT. Systemic lupus erythematosus: epidemiology, pathophysiology, manifestations, and management. *Dent Clin N Am*. 2013; 57: 631–655.

29. Gonzalez LA, Toloza SM, McGwin G, Alarcon GS. Ethnicity in systemic lupus erythematosus (SLE): its influence on susceptibility and outcomes. *Lupus*. 2013; 22: 1214–1224.

30. Bachen EA, Chessney MA, Criswell LA. Prevalence of mood and anxiety disorders in women with systemic lupus erythematosus. *Arthritis Rheum*. 2009; 61(6): 822–829.

31. Karol DE, Criscione-Schreiber LG, Lin M, Clowse ME. Depressive symptoms and associated factors in systemic lupus erythematosus. *Psychosomatics*. 2013; 54: 443–450.

32. Harris EC, Barraclough BM. Suicide as an outcome for medical disorders. *Medicine (Baltimore)*. 1994; 73(6): 281–96.

33. Moldovan I, Katsaros E, Carr FN, et al. The patient reported outcomes in lupus (PATROL) study: role of depression in healthrelated quality of life in a Southern California lupus cohort. *Lupus*. 2011; 20: 1285–1292.

34. Petri M, Naqibuddin M, Carson KA, et al. Depression and cognitive impairment in newly diagnosed systemic lupus erythematosus. *J Rheumatol*. 2008; 37(10): 2032–2038.

35. Julian LJ, Yelin E, Yazdany J, et al. Depression, medication adherence, and service utilization in systemic lupus erythematosus. *Arthritis Rheum*. 2009; 61(2): 240–246.

36. Nery FG, Borba EF, Hatch JP, Soares JC, Bonfa E, Neto FL. Major depressive disorder and disease activity in systemic lupus erythematosus. *Compr Psychiatry*. 2007; 48: 14–19.

37. Skare T, de Silva Magalhaes VD, Siqueira RE. Systemic lupus erythematosus activity and depression. *Rheumatol Int*. 2012; 34(3): 445–446.

38. Jarpa E, Babul M, Calderon J, et al. Common mental disorders and psychological distress in systemic lupus erythematosus are not associated with disease activity. *Lupus*. 2011; 20: 58–66.

39. ACR Ad Hoc Committee on Neuropsychiatric Lupus Nomenclature. The American College of Rheumatology nomenclature and case definitions for neuropsychiatric lupus syndromes. *Arthritis Rheum*. 1999; 42(4): 599–608.

40. Greco CM, Li T, Sattar A, et al. Association between depression and vascular disease in systemic lupus erythematosus. *J Rheumatol*. 2012; 39(2): 262–268.

41. Belmont HM, Abramson SB, Lie JT. Pathology and pathogenesis of vascular injury in systemic lupus erythematosus. *Arthritis Rheum*. 1996; 39(1): 9–22.

42. Rhiannon JJ. Systemic lupus erythematosus involving the nervous system: presentation, pathogenesis, and management. *Clinic Rev Allerg Immunol*. 2008; 34: 356–360.

43. Hanly JG, Harrison MJ. Management of neuropsychiatric lupus. *Best Pract Res Clin Rheumatol*. 2005; 19(5): 799–782.

44. Gasparovic C, Qualls C, Greene ER, Sibbitt WL, Roldan CA. Blood pressure and vascular dysfunction underlie elevated cerebral blood flow in systemic lupus erythematosus. *J Rheumatol*. 2012; 39(4): 752–758.

45. Omdal R, Brokstad K, Waterloo K, Koldingsnes W, Jonsson R, Mellgren SI. Neuropsychiatric disturbances in SLE are associated with antibodies against NMDA receptors. *Eur J Neurol*. 2005; 12: 392–298.

46. Fragoso-Loyo H, Cabiedes J, Orozco-Narvaez A, et al. Serum and cerebrospinal fluid autoantibodies in patients with neuropsychiatric lupus erythematosus. Implications for diagnosis and pathogenesis. *PLoS One*. 2008; 3(10): e3347.

47. Karassa FB, Afeltra A, Ambrozic A, et al. Accuracy of anti-ribosomal P protein antibody testing for the diagnosis of neuropsychiatric systemic lupus erythematosus. *Arthritis Rheum*. 2006; 54(1): 312–324.

48. Fragoso-Loyo H, Richaud-Patin Y, Orozco-Narvaez A, et al. Interleuki6-6 and chemokines in the neuropsychiatric manifestations of systemic lupus erythematosus. *Arthritis Rheum*. 2007; 56(4): 1242–1250.

49. Wen J, Xia Y, Stock A, et al. Neuropsychiatric disease in murine lupus is dependent on the TWEAK/Fn14 pathway. *J Autoimmun*. 2013; 43: 44–54.

50. Abbot NJ, Mendonca LL, Dolman DE. The blood-brain barrier in systemic lupus erythematosus. *Lupus*. 2003; 12: 908–915.

51. Iverson GL. Screening for depression in systemic lupus erythematosus with the British Columbia major depression inventory. *Psychol Rep*. 2002; 90: 1091–1096.

52. Cassis TB, Callen JP. Bupropin-induced subacute cutaneous lupus erythematosus. *Australas J Dermatol*. 2005; 46: 266–269.

53. Hussain HM, Zakaria M. Drug-induced lupus secondary to sertraline. *Aust N Z J Psychiatry*. 2008; 42: 1074–1075.

54. Douglas CJ, Schwartz HI. ECT for depression caused by lupus cerebritis: a case report. *Am J Psychiatry*. 1982; 139(12): 1631–1632.

55. Navarrete-Navarrete N, Peralta-Ramirez MI, Sabio-Sanchez JM, et al. Efficacy of cognitive behavioural therapy for the treatment of chronic stress in patients with lupus erythematosus: a randomized controlled trial. *Psychother Psychosom*. 201; 79: 107–115.

56. Helmick CG, Felson DT, Lawrence RC, et al. Estimates of the prevalence of arthritis and other rheumatic conditions in the United States. Part I. *Arthritis Rheum*. 2008; 58(1): 15–25.

57. Aletaha D, Neogi T, Silman AJ, et al. An American College of Rheumatology/European League Against Rheumatism collaborative initiative. *Arthritis Rheum*. 2010; 62(9): 2569–2581.

58. Creed F. Psychological disorders in rheumatoid arthritis: a growing consensus? *Ann Rheum Dis*. 1990; 49: 808–812

59. Creed F, Murphy S, Jayson MV. Measurement of psychiatric disorder in rheumatoid arthritis. *J Psychom Res*. 1990; 34: 79–87.

60. Murphy S, Creed FH, Jayson MI. Psychiatric disorders and illness behavior in rheumatoid arthritis. *Br J Rheumatol*. 1988; 27: 357–363.

61. Dickens C, McGowan L, Clark-Carter D, Creed F. Depression in Rheumatoid Arthritis: A Systematic Review of the Literature with Meta-Analysis. *Psychosom Med*. 2002; 64: 52–60.

62. Godha E, Shi L, Mavronicolas H. Association between tendency towards depression and severity of rheumatoid arthritis from a national representative sample: the Medical Expenditure Panel Survey. *Curr Med Res Opin*. 2010; 26(7): 1685–1690.

63. Hider SL, Tanveer W, Brownfield A, Mattey DL, Packham JC. Depression in RA patients treated with anti-TNF is common and under-recognized in the rheumatology clinic. *Rheumatology*. 2009; 48: 1152–1154.

64. Mattey DL, Dawes PT, Hassell AB, Brownfield A, Packham JC. Effect of psychological distress on continuation of anti-Tumor Necrosis Factor therapy in Patients with Rheumatoid Arthritis. *J Rheumatol*. 2010; 37: 2021–2024.

65. Liu Y, Ho RC, Mak A. The role of interleukin (IL)—17 in anxiety and depression of patients with rheumatoid arthritis. *Int J Rheum Dis*. 2012; 15: 183–187.

66. Malemud CJ, Miller AH. Pro-inflammatory cytokine-induced SAPK/MAPK and JAK/STAT in rheumatoid arthritis and the new anti-depression drugs. *Expert Opin Ther Targets*. 2008; 12(2): 171–183.

67. Sanchez MM, Alagbe O, Felger JC, et al. Activated p38 MAPK is associated with decreased CSF H-HIAA and increased maternal rejection during infancy in young adult rhesus monkeys. *Mol Psychiatry*. 2007; 10: 895–897.

68. Nicassio PM, Ormseth SR, Kay M, Custodio M, Iwin MR, Olmstead R, Weisman MH. The contribution of pain and depression to self-reported sleep disturbance in patients with rheumatoid arthritis. *Pain*. 2011; 153: 107–112.

69. Kojima M, Kojima T, Suzuki S, et al. Depression, inflammation, and pain in patients with rheumatoid arthritis. *Arthritis Care Res*. 2009; 61(8): 1018–1024.

70. Van den Hoek J, Roorda LD, Boshuizen HC, et al. Long-term physical functioning and its associated with somatic comorbidity and comorbid depression in patients with established rheumatoid arthritis: a longitudinal study. *Arthritis Care Res*. 2013; 65(7): 1157–1165.

71. Coskun B, Coskun BN, Atis G, Ergenekon E, Dilek K. Evaluation of sexual function in women with rheumatoid arthritis. *Urol J*. 2013; 10(4): 1081–1087.

72. Shin SY, Katz P, Wallhagen M, Julian L. Cognitive impairment in persons with rheumatoid arthritis. *J Rheumatol*. 2013; 40(3): 236–243.

73. Meade T. Assessing cognitive function in rheumatoid arthritis: comment on the article by Shin et al. *Arthritis Care Res*. 2013; 65(8): 1390–1392.

74. Sariyildiz MA, Batmaz I, Bozkurt M, et al. Sleep quality in rheumatoid arthritis: relationship between the disease severity, depression, functional status and the quality of life. *J Clin Med Res*. 2014; 6(1): 44–52.

75. Boyer J, Gourraud P, Cantagrel A, Davignon J, Constantin A. Traditional cardiovascular risk factors in rheumatoid arthritis: a meta-analysis. *Joint Bone Spine*. 2011; 78: 179–183.

76. Dougados M, Soubrier M, Antunez A, et al. Prevalence of comorbidities in rheumatoid arthritis and evaluation of their monitoring: results of an international, cross-sectional study (COMORA). *Ann Rheum Dis*. 2014; 73: 62–68.

77. Parker JC, Smarr KL, Slaughter JR, et al. Management of depression in rheumatoid arthritis: a combined pharmacologic and cognitivebehavioral approach. *Arthritis Rheum*. 2003; 49(6): 766–777.

78. Mayes MD, Lacey JV, Beebe-Dimmer J, et al. Prevalence, incidence, survival, and disease characteristics of systemic sclerosis in a large US population. *Arthritis Rheum*. 2003; 48(8): 2246–2255.

79. Thombs BD, Van Lankveld W, Bassel M, et al. Psychological health and well-being in systemic sclerosis: state of the science and consensus research agenda. *Arthritis Care Res*. 2010; 62(8): 1181–1189.

80. Jewett LR, Razykov I, Husdon M, Baron M, Thombs BD. Prevalence of current, 1m-month and lifetime major depressive disorder among patients with systemic sclerosis. *Rheumatology*. 2013; 52: 669–675.

81. Benrud-Larson LM, Haythornthwaite JA, Heinberg LJ, et al. The impact of pain and symptoms of depression in scleroderma. *Pain*. 2002; 95: 267–275.

82. Malcarne VL, Fox RS, Mills SD, Gholizadeh S. Psychosocial aspects of systemic sclerosis. *Curr Opin Rheumatol*. 2013; 25: 707–713.

83. Mohamed RH, Nassef AA. Brain magnetic resonance imaging findings in patients with systemic sclerosis. *Int J Rheum Dis*. 2010; 13: 61–67.

84. Frech T, Hays RD, Maranian P, Clements PJ, Furst DE, Khanna D. Prevalence and correlates of sleep disturbance in systemic sclerosis– results from the UCLA scleroderma quality of life study. *Rheumatology*. 2011; 50: 1280–1287.

85. Milette K, Razykov I, Pope J, et al. Clinical correlates of sleep problems in systemic sclerosis: the prominent role of pain. *Rheumatology*. 2011; 50: 921–925.

86. Amin K, Clarke A, Sivakumar B, et al. The psychological impact of facial changes in scleroderma. *Psychol Health Med*. 2011; 16(3): 304–312.

87. Leavens A, Patten SB, Hudson M, Baron M, Thombs BD. Influence of somatic symptoms on Patient Health Questionnair9-9 depression scores among patients with systemic sclerosis compared to a health general population sample. *Arthritis Care Res*. 2012; 64(8): 1195–1201.

88. Del Rosso A, Mikhaylova S, Baccini M, Lupi I, Cerinic MM, Bongi SM. In systemic sclerosis, anxiety and depression assessed by Hospital Anxiety Depression Scale and independently associated with disability and psychological factors. *Biomed Res Int*. 2013; 2013: 507493.

89. Wolfe F, Clauw DJ, Fitzcharles M, et al. The American College of Rheumatology preliminary diagnostic criteria for fibromyalgia

and measurement of symptoms severity. *Arthritis Care Res.* 2010; 62(5): 600–610.

90. Clauw DJ. Fibromyalgia: a clinical review. *JAMA.* 2014; 311(15): 1547–1555.

91. Querioz LP. Worldwide epidemiology of fibromyalgia. *Curr Pain Headache Rep.* 2013; 17(8): 356.

92. Hudson JI, Goldenberg DL, Pope HG, Keck PE, Schlesinger L. Comorbidity of fibromyalgia with medical and psychiatric disorders. *Am J Med.* 1992; 92: 363–367.

93. Fuller-Thompson E, Nimigon-Young J, Brennenstuhl S. Individuals with fibromyalgia and depression: findings from a nationally representative Canadian survey. *Rheumatol Int.* 2012; 32: 853–862.

94. Hudson JI, Arnold LM, Keck PE, Auchenbach MB, Pope HG. Family study of fibromyalgia and affective spectrum disorder. *Biol Psychiatry.* 2004; 56: 884–891.

95. Arnold LM, Hudson JI, Keck PE, Auchenbach MB, Javaras KN, Hess EV. Comorbidity of fibromyalgia with psychiatric disorders. *J Clin Psychiatry.* 2006; 67: 1219–1225.

96. Russell IJ, Vaeroy H, Javors M, Nyberg F. Cerebrospinal fluid biogenic amine metabolites in fibromyalgia/fibrositis syndrome and rheumatoid arthritis. *Arthritis Rheum.* 1992; 35(5): 550–556.

97. Smith HS, Harris R, Clauw D. Fibromyalgia: an afferent processing disorder leading to a complex pain generalized syndrome. *Pain Physician.* 2011; 14: E217–E245.

98. Tak LM, Cleare AJ, Ormel J, et al. Meta-analysis and metaregression of hypothalamic-pituitary-axis activity in functional somatic disorders. *Biol Psychiatry.* 2011; 87: 183–194.

99. Wingenfeld K, Wagner D, Schmidt I, Meinlschmidt G, Hellhammer DH, Heim C. The low dose dexamethasone suppression test in fibromyalgia. *J Psychosom Res.* 2007; 62: 85–91.

100. Giesecke T, Gracely RH, Williams DA, Geisser ME, Petzke FW, Claw DJ. The relationship between depression, clinical pain, and experimental pain in a chronic pain cohort. *Arthritis Rheum.* 2005; 52(5): 1577–1584.

101. Kurtze N, Gundersen KT, Svebak S. Quality of life, functional disability and lifestyle among subgroups of fibromyalgia patients: the significance of anxiety and depression. *Br J Med Psychol.* 1999; 72: 471–484.

102. Nakao M, Barsky AJ. Clinical application of somatosensory amplification in psychosomatic medicine. *Biopsychosoc Med.* 2007; 1: 17.

103. Gencay-Can A, Can SS. Temperament and character profile of patients with fibromyalgia. *Rheumatol Int.* 2012; 32: 3957–3961.

104. Salgueiro M, Aira Z, Buesa I, Bilbao J, Azkue JJ. Is psychological distress intrinsic to fibromyalgia syndrome? Cross-sectional analysis in two clinical presentations. *Rheumatol Int.* 2012; 32: 3463–3469.

105. Bohn D, Bernardy K, Wolfe F, et al. The association among child maltreatment, somatic symptoms intensity, depression, and somatoform dissociative symptoms in patients with fibromyalgia syndrome? A single-center cohort study. *J Trauma Dissociation.* 2013; 14: 342–358.

106. Lucini D, Pagani M. From stress to functional syndromes: an internist's point of view. *Eur J Intern Med.* 2012; 23: 295–301.

107. Arnold LM, Zhang S, Pangallo BA. Efficacy and safety of duloxetine 40 mg/d in patients with fibromyalgia. *Clin J Pain.* 2012; 28: 775–781.

108. Sayar K, Aksu G, Ak I, Tosun M. Venlafaxine treatment of fibromyalgia. *Ann Pharmacother.* 2003; 37(11): 1561–1565.

109. Nakagawa A, Watanabe N, Omori IM, et al. Milnacipran versus other antidepressive agents for depression. *Cochrane Database Syst Rev.* 2009; (3): CD006529.

110. Anderberg UM, Marteinsdottir I, von Knorring L. Citalopram in patients with fibromyalgia–a randomized, double-blind, placebo-controlled study. *Eur J Pain.* 2000; 4(1): 27–35.

111. Hauser W, Wolfe F, Tolle T, Uceyler N, Sommer C. The role of antidepressants in the management of fibromyalgia syndrome: a systematic review and meta-analysis. *CNS Drugs.* 2012; 26(4): 298–307.

112. Reed C, Birnbaum HG, Ivanova JI, et al. Real-world role of tricyclic antidepressants in the treatment of fibromyalgia. *Pain Practice.* 2012; 12(7): 533–540.

113. Arnold LM, Leon T, Whalen E, Barrett J. Relationships among pain and depressive and anxiety symptoms in clinical trials of pregabalin in fibromyalgia. *Psychosomatics.* 2010; 51(6): 489–497.

114. Christley Y, Duffy T, Everall IP, Martin CR. The neuropsychiatric and neuropsychological features of chronic fatigue syndrome: revisiting the enigma. *Curr Psychiatry Rep.* 2013; 15: 353.

115. Arnold LM, Blom TJ, Welge JA, Mairutto E, Heller A. A randomized, placebo-controlled, double-blinded trial of duloxetine in the treatment of general fatigue in patients with chronic fatigue syndrome. *Psychosomatics.* 2015; 56(3): 242–253.

116. Flo E, Chalder T. Prevalence and predictors of recovery from chronic fatigue syndrome in a routine clinical practice. *Behav Res Ther.* 2014; 63: 1–8.

117. Maes M, Ringel K, Kubera M, et al. In myalgic encephalomyelitis/chronic fatigue syndrome, increased autoimmune activity against H-HT is associated with immuno-inflammatory pathways and bacterial translocation. *J Affective Disord.* 2013; 150: 223–230.

118. Barnden LR, Crouch B, Kwiatek R, Burnet R, Del Fante P. Evidence in chronic fatigue syndrome for severity-dependent upregulation of prefrontal myelination that is independent of anxiety and depression. *NMR Biomed.* 2015; 28: 404–413.

119. Larun L, Brurberg KG, Odgaard-Jensen J, Price JR. Exercise therapy for chronic fatigue syndrome. *Cochrane Database Syst Rev.* 2015; 2: CD003200.

120. Oka T, Tanahashi T, Chijiwa T, Lkhagvasuren B, Sudo N, Oka K. Isometric yoga improves the fatigue and pain of patients with chronic fatigue syndrome who are resistant to conventional therapy: a randomized, controlled trial. *Biopsychosocial Med.* 2014; 8(1): 27.

121. Kallestad H, Jacobsen HB, Landro N, Borchgrevink PC, Stiles TC. The role of insomnia in the treatment of chronic fatigue. *J Psychosom Res.* 2015; 78(5): 427–432.

122. Committee on the Diagnostic Criteria for Myalgic Encephalomyelitis/Chronic Fatigue Syndrome; Board on the Health of Select Populations; Institute of Medicine. Beyond myalgic encephalomyelitis/chronic fatigue syndrome: redefining an illness. Washington (DC): National Academies Press (US); 2015.

第 11 章

抑郁症与
传染性疾病

约翰·格里马尔迪
John Grimaldi

杰西卡·哈德
Jessica Harder

梅甘·奥泽
Megan Oser

保罗·萨克斯
Paul Sax

李金阳　译

引言

抑郁症与传染性疾病存在多种联系。抑郁症可导致多种传染性疾病的初始感染，如抑郁症患者易患丙型肝炎（hepatitis C，HCV）和感染艾滋病病毒（human immunodeficiency virus, HIV）。相反地，抑郁症有可能由因患有严重传染病而产生的压力引起，也可能由传染病对免疫系统和中枢神经系统的影响引起。此外，用于治疗传染性疾病的药物也可能导致抑郁症。这种相互作用的关系更加复杂，因为在感染风险较高的群体中，例如物质依赖或无家可归、生活贫困的个体，抑郁症可能更普遍。

对抑郁症的早识别、早治疗可改善生活质量，并可通过提高对医疗方案的参与度和依从性来改善医疗结果。鉴于共同的潜在病理生理机制，抑郁症的有效治疗在某些情况下甚至可能影响疾病的进程。本章将讨论在与情绪紊乱关系最密切的传染病中发现的抑郁症的显著特征。

丙型肝炎

● 流行病学（图 11-1）

抑郁症患病率和发病率

丙型肝炎病毒的携带者在不同程度上受到抑郁症的影响，抑郁症是丙型肝炎病毒感染者中最常见的心理健康问题[1-4]。与一般人群相比，丙型肝炎病毒携带者的抑郁症患病率是他们的 3 ~ 4 倍[5-7]。据报道，丙型肝炎病毒携带者抑郁症的当前患病率为 28% ~ 35%[3, 7-9]，终身患病率为 34% ~ 44%[3, 7]。研究表明，特定抑郁症的患病率差异很大，重性抑郁症的患病率为 8% ~ 25%[3, 7, 10]。最常见的抑郁诊断是伴有抑郁情绪的适应障碍，在 40% 的病例中出现，而最不常见的是心境障碍或未特定的抑郁障碍（3%）[3]。

对于重性抑郁症须警惕自杀意念和自杀企图。与对照组相比，丙型肝炎病毒携带者自杀企图的可能性是其 2 倍[11]。男性和 45 岁以下的人的自杀风险更大[12]。

抑郁症的危险因素与相关因素

年龄的增长与丙型肝炎病毒携带者的抑郁风险及抑郁严重程度相关（框 11-1）[3, 13]。与一般人群一致，丙型肝炎女性患者（44%）的患病率高于男性（22%）[3]。

对丙型肝炎病毒携带者抑郁症患病率增加的一种可能的解释是该人群中物质使用率的增加，在美国，静脉注射毒品是丙型肝炎病毒感染的主要原因[14]。抑郁症患者更可能通过静脉注射或鼻内吸毒，这使他们患丙型肝炎风险更高[7]。丙型肝炎患者共病抑郁症的另一个可能原因是疾病本身的病理生理的改变[3, 15, 16]，抑郁症可能是感染过程的直接结果[17]。最后，承受被污名化、严重疾病的生活压力也可能增加患抑郁症的易感性。事实上，抑郁症状严重程度的增加与患者对丙型肝炎及其耻辱感的接受度差相关[3]。

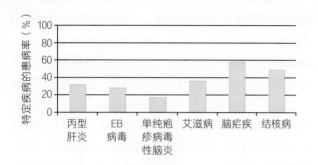

图11-1 特定疾病的平均抑郁风险

框11-1
传染病抑郁症的重要危险因素

社会人口统计
年龄（增加）
伴随着传染病的耻辱感

临床
物质使用

医学
传染病恶化

● 病理生理学

抑郁症状可能由免疫功能的变化引起。特别是白细胞介素-1和肿瘤坏死因子[19]的变化或血小板5-羟色胺功能的变化（框11-2）[3, 15, 16, 20]。

框11-2
传染病与抑郁症之间可能的调解因素

免疫功能
  白细胞介素-1
  肿瘤坏死因子
血小板5-羟色胺功能的变化
改变单胺活性
杏仁核和海马体积的变化
皮质下体积的变化
前额叶低灌注
表观遗传变化

续框

疾病不确定性的压力
依从性差

● 临床表现

丙型肝炎患者的抑郁症通常以疲劳和不适为特征（框11-3）[21, 22]。然而，抑郁症的自主神经系统症状和躯体症状通常由肝炎感染本身引起[23]。贝克抑郁自评量表通过躯体因子和认知-情感因子来区分抑郁症状和丙型肝炎症状。在伴发重性抑郁症的患者中，这两种因子得分均显著高于不伴有重性抑郁症的患者，但随着肝病进展，认知-情感因素可能成为抑郁症更有力的指标[23]。

框11-3
重要症状

神经衰弱症状：例如疲劳（可能是感染的主要症状）
情感症状和认知症状等更可靠的抑郁指标

慢性丙型肝炎患者的生活质量会受到影响[21]。这与年龄、性别、获得病毒的方式、丙氨酸氨基转移酶（alanine aminotransferase，ALT）水平、物质使用或社会支持无关[24, 25]，而与抑郁症状及疲劳有关[22, 23]。生活质量下降的原因之一是伴随丙型肝炎出现的情绪困扰和不确定性[18, 26, 27]。在丙型肝炎患者的横断面研究中，疾病的不确定性与抑郁症状有关。疾病的模糊性是疾病不确定性的主要组成部分，与抑郁症状、生活质量下降和疲劳相关。

在感染丙型肝炎病毒的退伍军人中，有85%既往或近期患有一种或多种精神疾病[11]。除共病抑郁症外，最普遍的丙型肝炎共病的精神疾病有酒精滥用、物质滥用和焦虑症等（框11-4）。酒精滥用的终身患病率为81%~86%[8, 9]，物质滥用的患病率为30%~60%[1, 8, 9, 11]。大约71%的丙型肝炎患者既往或现在患有焦虑症[11]，62%既往或现在患有创伤后应激障碍[8]。（框11-5）

框11-4
常见并发症

酒精和物质使用障碍
焦虑症
创伤后应激障碍
其他传染病（艾滋病和丙型肝炎）

框 11-5
焦虑症与传染病

- 在美国有代表性的对接受艾滋病治疗者的估计中，广泛性焦虑症和惊恐障碍的患病率分别为 15.8% 和 10.5%，大大超过了普通人群中的患病率[a]。
- 同样，退伍军人健康管理局医院样本中有慢性丙型肝炎的患者焦虑症的患病率为 32%。而未患丙型肝炎的退伍军人焦虑症的患病率则为 17%[b]。广泛性焦虑症和惊恐障碍的比例过高[c]。
- 创伤后应激障碍和社交焦虑可能导致易受艾滋病、丙型肝炎和梅毒的感染[d,e]。
- 共病焦虑不是开始治疗艾滋病、丙型肝炎、结核病的禁忌证。通过充分管理焦虑症状，可以成功完成治疗。单独或组合使用选择性 5-羟色胺再摄取抑制剂、苯二氮䓬类药物和认知行为疗法，是焦虑症的首选治疗方法[f-h]。
- 以下用于治疗艾滋病、丙型肝炎、结核病和疟疾的药物可能分别与焦虑症有关：依法韦仑、干扰素、异烟肼、环孢素和甲氟喹[h-k]。

参考文献

a Bing EG, Burnam MA. Longshore D, Fleishman JA, et al. Psychiatric disorders and drug use among human immunodeficiency virus-infected adults in the United States, *Arch Gen Psychiatry*. 2001; 58(8): 721-728.

b Rifai MA, Gleason OC, Sabouni D. Psychiatric care of the patient with hepatitis C: a review of the literature. *Prim Care Companion J Clin Psychiatry*. 2010; 12(6) pii: PCC .09r00877.

c Adinolfi LE, Nevola R, Lus G, Restivo L, et al. Chronic hepatitis C virus infection and neurological and psychiatric disorders: an overview. *World J Gastroenterol*. 2015; 21(8): 2269-2280.

d Shoptaw S, Peck J, Reback CJ, Rotheram-Fuller E. Psychiatric and substance dependence comorbidities, sexually transmitted diseases, and risk behaviors among methamphetamine-dependent gay and bisexual men seeking outpatient drug abuse treatment. *J Psychoactive Drugs*. 2003; 35 Suppl 1: 161-168.

e Pantalone DW, Hessler DM, Bankoff SM, Shah BJ. Psychosocial correlates of HIV-monoinfection and HIV/HCV-coinfection among men who have sex with men. *J Behav Med*. 2012; 35(5): 520-528.

f Willie TC, Overstreet NM, Sullivan TP, Sikkema KJ, Hansen NB. Barriers to HIV medication adherence: examining distinct anxiety and depression symptoms among women living with HIV who experienced childhood sexual abuse. *Behav Med*. 2016; 42(2): 120-127.

g Martin-Santos R, Diez-Quevedo C, Castellvi P, Navines R, et al. De novo depression and anxiety disorders and influence on adherence during peginterferon-alph2-2a and ribavirin treatment in patients with hepatitis C. *Aliment Pharmacol Ther*. 2008; 27(3): 257-265.

h Vega P, Sweetland A, Acha], Castillo H, Guerra D, et al. Psychiatric issues in the management of patients with multi-drug-resistant tuberculosis. *Int J Tuberc Lung Dis*. 2004; 8(6): 749-759.

i Dieperink E. Wiilenbring M, Ho S. Neuropsychiatric symptoms associated with hepatitis C and interferon alpha: A review. Am J of Psychiatry. 2000;157(6):867-876.

j Rihs TA, Begley K, Smith DE, Sarangapany J, et al. Efavirenz and chronic neuropsychiatric symptoms: a cross-sectional case control study. *HIV Med*. 2006; 7(8): 544-548.

k Schneider C, Adamcova M, Jick SS, Schlagenhauf P, Miller MK, Rhein HG. Meier CR. Antimalarial chemoprophylaxis and the risk of neuropsychiatric disorders. *Travel Med Infect Dis*. 2013; 11(2): 71-80.

● 病程和自然病史
抑郁症和抗病毒药物

有证据表明，丙型肝炎患者在抗病毒治疗（antiviral therapy，AVT）或肝移植后生活质量有所提高[21]。抗病毒治疗含干扰素和利巴韦林，这是丙型肝炎的标准治疗方法，但抗病毒治疗领域正在迅速发生变化。更有效和毒性更小的抗病毒剂已经出现了，提高了它对最常见的基因型的丙型肝炎病毒的治疗成功率[14]。无干扰素丙型肝炎治疗的副作用明显改善，精神病学的副作用明显减少。

用干扰素治疗的丙型肝炎患者中有 50%～60% 有临床显著的抑郁症状[28-31]，25% 的人患有抑郁症[32]。有趣的是，干扰素用于治疗丙型肝炎患者时，与抑郁症的相关性要高于用于治疗其他患者群体（例如多发性硬化症）时。[33]（框 11-6）

框 11-6
可能导致抑郁症状的药物

艾滋病治疗药物	不良反应
依法韦仑	抑郁、幻觉、人格解体和睡眠障碍
丙型肝炎治疗药物	**不良反应**
干扰素	抑郁症
结核病治疗药物	**不良反应**
异烟肼	抑郁症和妄想症
环孢素	抑郁症和焦虑症
疟疾治疗药物	**不良反应**
甲氟喹	抑郁症

参考文献：28-31，131，138，139，140，161，186

抑郁症、抗病毒药物的依从性和疾病的影响

未经治疗的抑郁症会对丙型肝炎病程产生负面影响。它影响丙型肝炎患者接受治疗和参与护理[3]。在抗病毒治疗期间，抑郁症会导致不依从、酒精或药物滥用复发[34]。尽管有两项研究发现，抗病毒治疗期间抑郁症的增加与治疗的病毒学应答率降低有关[35,36]，但其他研究表明，抑郁症开始于抗病毒治疗期间的患者治疗完成率明显较高[34,37]。此外，抗病毒治疗期间抑郁症的发展并未对病毒学应答率产生负面影响[34,37,38]。一种可能的解释是，丙型肝炎患者在抗病毒治疗期间经历更多抑郁和神经精神副作用，也可能经历更强烈的免疫激活反应，导致病毒抑制[34,39]。

共病抑郁症对丙型肝炎进程、严重程度和慢性化的影响

抑郁症可能对躯体症状、治疗参与度及依从性、躯体功能和生活质量产生不利影响[3,7]。一些研究发现，抑郁症对丙型肝炎严重程度没有显著影响[7]。然而，与丙型肝炎疾病严重程度相比，抑郁症对疲劳和功能损伤的影响更大[7]。

● 评估和鉴别诊断

根据治疗和实践指南以及共识报告的建议，应对所有丙型肝炎患者进行精神疾病的系统评估，特别是抑郁症（框11-7）[40,41]。如上所述，抑郁症的躯体症状与丙型肝炎及抗病毒治疗副作用的躯体症状之间的重叠，使得评估丙型肝炎患者中的抑郁症状变得更加困难。然而，因为丙型肝炎患者中抑郁症的持续检测不足[3,8]，所以建议评估和监测所有抑郁症状[42]。建议在该人群中使用如下几种自我报告量表和临床医生管理的抑郁量表。自我报告量表包括患者健康问卷、流调用抑郁自评量表和贝克抑郁自评量表[43]。汉密尔顿量表（HAM-7）是一种临床医生管理的量表，其在丙型肝炎患者中检测抑郁症的准确性与患者健康问卷相当[43]。

框11-7

鉴别诊断

传染病本身

传染病的并发症（例如性腺功能减退）

在检测到抑郁症的同时犯错误

自我报告量表可能有所帮助

● 丙型肝炎中抑郁症的治疗

药物治疗

选择性5-羟色胺再摄取抑制剂被认为是这种情况下的一线治疗药物。抑郁症的一般治疗原则对丙型肝炎抑郁症仍然适用。副作用特征和药代动力学因素应为药剂选择做出指导。例如，由于消化道出血或肝功能不全的相关风险，选择性5-羟色胺再摄取抑制剂的治疗可能对某些患者无法适用。研究显示，电休克疗法也是有效的[44]。

丙型肝炎抑郁症药物治疗的大部分实证证据都来自干扰素抗病毒治疗的试验[45-49]。鉴于无干扰素的丙型肝炎疗法的发展，这些数据可能仅有有限的相关性。在最大规模的基于干扰素治疗的随机对照试验中，艾司西酞普兰在预防抑郁症和治疗抑郁症状方面均优于安慰剂[50]。

心理干预

在引入无干扰素的丙型肝炎疗法之前，已经发展出了在丙型肝炎治疗之前和期间评估和监测抑郁症的指南。在没有干扰素的情况下，这些评估和监测的相关性是有限的。对于接受干扰素治疗的患者，建议在抗病毒治疗过程中定期监测抑郁症状（大约每4周一次），即使是在开始治疗前没有出现抑郁症状的患者也需要定期监测。中度至重性抑郁症患者应由精神卫生专业人员密切关注（比如至少2周），并考虑服用抗抑郁药[38]。在这种情况下，丙型肝炎共病抑郁症的特征是明显的躯体和自主神经功能紊乱症状，与认知-情感症状相反，可能需要调整抑郁症心理治疗的标准。因此，认知和行为干预可能需要首先针对躯体副作用工作[51]。目前没有足够的数据为接受新型抗病毒药物治疗的丙型肝炎患者提供类似指南。

当前对抑郁症心理干预的研究不多。为了培养应对技能，建议已经出现情绪障碍前驱症状的患者在开始干扰素的抗病毒治疗之前启动认知行为疗法[51]。在一项随机对照试验中，使用认知行为疗法对接受基于干扰素抗病毒治疗的丙型肝炎患者进行抑郁症预防的干预，尽管整体结果尚无定论，但报告显示了有利于认知行为疗法预防的趋势[52]。治疗包括监测情绪、安排愉快的活动、培养建设性思维、学习社交技巧和训练自信心[52]。

有实证支持的心理疗法可用于治疗丙型肝炎中的共病抑郁症。其中包括针对抑郁症和依从性的认知行为疗法模型，该模型结合了认知行为疗法与针对药物依从性和动机访谈的解决问题的技能[53]。另一个模型是认知行为压力管理干预，这是一种基于团队的干预，侧重于压力管理和放松技巧、自信和沟通培训以及愤怒管理[53,54]。一些基于接受的行为疗法，例如接受和承诺疗法，有可能治疗丙型肝炎患者的抑郁症[52]。

● 总结

丙型肝炎病毒携带者患抑郁症的风险显著上升，并且由于与丙型肝炎本身症状的重叠，患者会出现更多以自主神经功能紊乱和躯体症状为特征的抑郁症状。美国实践指南建议评估所有丙型肝炎患者的抑郁情况，并向他们提供有关治疗方案的信息。对于药物治疗、结构化

的基于技能的心理治疗以及两者的综合的行为医疗服务的有效性，都存在可靠的实证基础。

疱疹病毒

包括单纯疱疹病毒（HSV-1，HSV-2）、水痘带状疱疹病毒、EB病毒和巨细胞病毒在内的疱疹病毒在世界范围内遍布。并且有证据表明，对这些病毒的免疫反应都与抑郁和焦虑有关[55]。

EB病毒

● 流行病学（图11-1）

EB病毒感染在世界范围内中非常普遍，通常在儿童早期有亚临床原发感染或在青春期有传染性单核细胞增多症（腺热）病史的人群中发作[56]。证据表明，EB病毒感染活跃期或病毒的再激活与抑郁症有关。一项研究评估了"腺热"后的抑郁症状，发现重性抑郁症是EB病毒患者（28%的受试者）和非EB病毒腺热（14%的受试者）患者中最常见的新诊断，比上呼吸道感染（upper respiratory infection，URI）的抑郁患者还要常见。EB病毒患者新发重性抑郁症的相对风险是普通上呼吸道感染的2.5倍。有趣的是，所有在腺热后发生的抑郁症都能很快缓解，缓解时间的中位数为3周[57]。抑郁症与高度症状性EB病毒原发感染（单核细胞增多症综合征）的相关性最强。

● 病理生理学、临床表现、病程和自然史

据报道，季节性情感障碍（seasonal affective disorder，SAD）患者的抑郁症状严重程度与EB病毒抗体血清阳性之间存在关联[58]。在夏季季节性情感障碍患者不受抑郁症状的影响时，这种关系仍然存在，并且慢性疲劳综合征患者也表现出症状严重程度与EB病毒抗体血清阳性之间的相似关系，因此EB病毒血清阳性可能表明疲劳性疾病的易感性[58]。然而，EB病毒抗体与慢性疲劳综合征之间的关系仍存在争议。许多传染病专家认为这种关联未经证实，因为在非疲劳对照中发现了相同的抗体模式。

在控制混杂因素后，孕期抑郁女性（48%）比孕期非抑郁女性（30%）更容易使EB病毒再激活[59]。这表明抑郁和压力导致EB病毒再激活，而不是EB病毒再激活本身导致抑郁。然而，到目前为止还没有任何研究可以明确地解释其因果关系。

一些病例表明，妄想性抑郁症可能与EB病毒滴度升高有关[60]。EB病毒感染的精神病学影响可能不仅限于抑郁症，评估早期暴露于EB病毒与青春期早期精神疾病史之间的关系发现，EB病毒暴露使精神疾病的风险增加了5倍[61,62]。

● 评估和鉴别诊断

虽然尚无对EB病毒感染患者的抑郁症进行评估的研

究，但这是一项有价值的诊断考虑因素。慢性疲劳综合征是一个备受争议的实体理论，该理论认为某些病毒感染和潜在的其他免疫触发因素可能会导致许多与抑郁相同的症状（如疲劳、情绪低落、躯体症状），并且认为这是一个重要的鉴别诊断考虑因素。

● 治疗

EB病毒感染后的抗体可能与抑郁症状存在一定程度上的相关。免疫调节疗法除了是常见的抗抑郁药物治疗的额外疗法外，还可能是一种治疗考虑因素。一项小型开放标签研究表明，在EB病毒抗体和慢性疲劳综合征升高并伴有抑郁症状的患者亚组中，抗病毒治疗可通过抑制病毒活性来减轻中枢神经系统症状[63]。

● 总结

虽然有证据表明EB病毒的原发感染和再激活可能同时与抑郁症和其他精神症状相关，但在这种情况下，还没有足够的数据来阐明在这些人群中的抑郁症的病理生理学机制，或评价其治疗需独特考虑的因素。

单纯疱疹病毒

● 流行病学

单纯疱疹病毒感染很常见，一般人群对病毒HSV-1、HSV-2或两者的感染率约为90%[64]。唇腭裂或口周病变由HSV-1引起，而肛门生殖器疱疹通常由HSV-2感染引起。在这两种类型中，症状通常是轻微的。虽然治疗可加速愈合并降低活动性病变的风险，但感染后病毒会慢性潜伏并且无法清除。在血清反应阳性患者中，症状再激活的频率存在很大差异[65]。

相比之下，单纯疱疹病毒性脑炎（herpes simplex virus encephalitis，HSVE）是一种罕见但严重的坏死性脑部感染，死亡率高，幸存者常伴有永久性神经精神后遗症。它是西方最常见的散发性脑炎，发病率为每年1/250 000到每年1/1 000 000[66]。超过90%的单纯疱疹病毒性脑炎病例由HSV-1感染引起，其余由HSV-2引起[66]。单纯疱疹病毒性脑炎多偶发，既往没有系统性疾病或局部病例聚集或流行的案例[66]。

在横断面研究中，单纯疱疹病毒感染与抑郁症状有关。在急性冠状动脉综合征患者中，症状最严重的抑郁症患者100%存在慢性潜伏性单纯疱疹病毒感染，显著高于症状最轻组（43%）[67]。通过对单纯疱疹病毒、巨细胞病毒和EB病毒的抗体测量，更高的总体病原体负荷与更严重的抑郁症状显著相关[67]。

在一项关于单纯疱疹病毒和抑郁症的纵向研究中，超过95%的患者的血清虽然已经呈HSV-1抗体阳性，但在这种感染与抑郁症的发生之间没有发现任何关系[65]。尽管文献支持证据有限，但肛门生殖器疱疹（HSV-2）患者可能会因为疾病慢性化、无法治愈、性传播感染的耻辱感、羞耻感或焦虑感增加患抑郁症的风险。即使病毒只处于潜伏期也可能存在与抑郁症的相关性，因为病毒仍然可以传播给其他人。

单纯疱疹病毒性脑炎后抑郁症的患病率有所不同。这种严重感染后患者往往存在神经功能缺损。一项针对单纯疱疹病毒性脑炎幸存者的研究发现，45%的人行为和性格发生了变化，其中17%的人先前有消极的精神病史，患病后仍罹患抑郁症[68]。其他研究发现数量略低：在13名单纯疱疹病毒性脑炎幸存者中，2名患者有严重的行为障碍，2名患有抑郁症[69]。包括抑郁症在内的精神症状可能先于单纯疱疹病毒性脑炎的诊断出现，也可能在急性疾病治疗后的某个时间出现[64]。

● 病理生理学

在动物模型中，单纯疱疹病毒性脑炎对神经递质水平的影响说明了几种该疾病的神经精神特征的可能机制（框11-2）。患单纯疱疹病毒性脑炎的兔子中缝核内的5-羟色胺和5-羟色胺代谢物水平显著降低，半球血清素水平也降低[70]。多巴胺水平的改变也有影响：患有单纯疱疹病毒性脑炎的兔子在接种对侧的黑质和腹侧被盖区域的多巴胺受体（D_2）密度降低，并伴有相关的运动障碍[71]。这可能涉及乙酰胆碱。某些病毒基因的表达似乎与乙酰胆碱酯酶活性降低有关，至少在体外表现如此[72]。

行为改变与左前额叶灌注不足和左侧杏仁核损伤有关。单纯疱疹病毒性脑炎患者的杏仁核和海马体积减小，前额叶低灌注。后者可能是由受损的杏仁核传出物向额叶的输入减少所致[69]。单纯疱疹病毒性脑炎后常见的精神障碍可能与杏仁核-前额叶回路的功能障碍有关。

在遗传水平上，HSV-1与许多蛋白质结合并修饰多个基因的表达，产生宿主/病原体"相互作用组"，涉及超过1000个宿主基因，包括被认为能够增加对抑郁症和其他神经精神疾病易感性的基因[73]。

● 临床表现

如上所述，单纯疱疹病毒性脑炎是一种急性疾病，患者通常出现发热、意识不清和烦躁的症状。也可能发生精神疾病相关症状，通常包括抑郁、攻击行为、焦虑、冷漠、烦躁、躁狂和恐慌。如前文所述，这些症状可以在神经系统症状之前出现，也可能在开始治疗脑炎甚至患者出院后出现[64]。反复出现的与社会和职业功能有关的问题与行为变化密切相关，而不是与单纯疱疹病毒性脑炎幸存者常见的记忆缺陷有关[69]。这是脑炎患者康复的一个重要考虑因素。

与潜伏性单纯疱疹病毒感染相关的精神病症状尚不明确。上文讨论了肛门生殖器疱疹的心理影响以及与无法治愈的遗传性疾病相关的羞耻感和耻辱感。

● 病程和自然病史

据调查，在急性疾病之前、期间和之后均可发生与单纯疱疹病毒性脑炎相关的精神症状[64]。最初它们被认为是由功能障碍导致的精神状态的急性和亚急性变化，实际上可能是单纯疱疹病毒性脑炎的早期表现，并且反映了阿昔洛韦治疗对其有效[74]。除非实验室或影像学检查正常，在任何精神状态急性变化的患者的鉴别诊断中应考虑急性脑炎。

虽然许多单纯疱疹病毒性脑炎患者在疾病早期表现出精神症状，但也可能会延迟表现。据调查，单纯疱疹病毒性脑炎治愈后6个月内会出现行为和情绪障碍（包括失眠、敌意和激越）。在这种情况下，没有脑电图异常或其他医学发现来解释这种表现，但在颞叶和额叶中出现脑软化和神经胶质增生，这可能是延迟表现的病因[75]。另一方面，也有证据表明许多患者在急性损伤后病情能够继续改善，并且抑郁症并不是大多数单纯疱疹病毒性脑炎幸存者持续发病的主要原因[76]。

● 评估和鉴别诊断

对单纯疱疹病毒感染或单纯疱疹病毒性脑炎抑郁症的评估知之甚少，鉴别诊断考虑因素应包括复发的可能性。在一项研究中，相当一部分单纯疱疹病毒性脑炎患者出现复发。因此，即使在使用阿昔洛韦治疗成功的患者中，精神状态急剧恶化也应引起对单纯疱疹病毒性脑炎复发的关注，而不仅仅关注继发性精神病的表现。

● 治疗

目前没有针对单纯疱疹病毒性脑炎后抑郁症治疗的大规模研究。对某些药剂是否比其他的更有益的评估具有很高的研究价值。在没有这些证据的情况下，治疗抑郁症和其他伴随的疾病应该注意药物副作用和可能影响治疗的并发症。例如，具有单纯疱疹病毒性脑炎病史的患者癫痫发作的风险很高，这可能排除安非他酮的治疗选择，即使在具有显著的缺乏动机的症状的患者中也是如此。相反，共病癫痫发作的治疗应考虑到可能因选择癫痫药物而加重精神症状。一些病例报告表明，卡马西平可能对单纯疱疹病毒性脑炎后残留精神障碍的治疗有一定的益处[75,77]，罗匹尼罗也有一定的效果[78]。

● 总结

慢性单纯疱疹病毒感染在一般人群中很常见，尽管有一些研究支持，但尚未明确证实其与抑郁症的风险增加相关。然而，单纯疱疹病毒性脑炎与严重的精神病学表现和后遗症有关，包括抑郁症。用阿昔洛韦治疗感染是消除该疾病的所有表现的重要步骤，但是由于内侧颞叶和额叶脑区域的损伤可能导致抑郁和其他使人衰弱的精神症状持续存在，这可能需要独立治疗。

艾滋病

● 流行病学

抑郁症的发病率

据美国疾病预防控制中心2013年的监测数据估计，美国有114.82万人感染艾滋病病毒，其中18.1%的人不知道自己感染了艾滋病病毒[79, 80]。尽管大众熟知有效的预防方法，但艾滋病病毒的发病率在过去十年中仍保持不变，每年约有5万例新感染[81]。

在许多研究中，抑郁的实际终身患病率和当前患病率超过了艾滋病病毒高风险感染者和艾滋病病毒血清反应阳性者的预期率。根据艾滋病病毒感染者的艾滋病病毒成本和服务利用率研究数据估计，重性抑郁症的12个月患病率为36%，几乎是美国家庭药物滥用调查（7.6%）的5倍[82]。26.5%的样本心境恶劣筛查阳性（未通过美国家庭药物滥用调查评估），21%的样本抑郁症和心境恶劣筛查阳性[82]。2009年，美国接受医疗护理的艾滋病病毒感染者最近的全国代表性数据显示，近期抑郁症患病率

为12.4%，是一般人群的3.1倍[83]。在早期研究中，艾滋病患者的自杀率高达一般人群的36倍[84, 85]。最近的研究发现，与20世纪90年代中期引入抗逆转录病毒治疗时相比，这一比率下降了[86]。艾滋病病毒抑郁症流行病学研究的比较见表11-1 [82, 87-90]。

● 病理生理学

艾滋病病毒对皮质下结构有偏好，包括壳核、苍白球以及海马（框11-2）。将神经心理学评估结果与神经影像学结果相关联的尝试尽管一直存在问题，但神经认知障碍似乎与突触和树突的丧失以及深层皮质下结构中的神经元丢失和萎缩有关[91-93]。这些研究结果表明，每个人的神经炎症反应部分受遗传控制，并决定了临床观察到的认知和精神病发病率[91]。

艾滋病的精神病学和神经病学过程之间可能存在的几种内源性和外源性分子靶标的联系已有相关研究。调节阿片类药物相关神经递质和受体功能的基因已成为研究的一个领域。δ-阿片受体激动剂具有抗抑郁特性[91, 94]，

表 11-1 艾滋病抑郁症流行病学研究的比较

研究	类型	措施	解释
迪尤（1997）	前瞻性，为期12个月，艾滋病病毒阳性113例，阴性对照57例 宾夕法尼亚州阿勒格尼县	基线时的终身患病率，重性抑郁症的12个月患病率 《精神障碍诊断与统计手册》（第五版）诊断（SCID）	患病率 艾滋病病毒阳性患者：36.5% 艾滋病病毒阴性对照：15.1% 终身患病率 艾滋病病毒阳性：47.8% 艾滋病病毒阴性对照：36.8% 没有显著差异
切希拉，罗伯茨（1988—1998）	艾滋病病毒阳性和阴性对照的10项研究的荟萃分析 $n = 2596$	目前（1~6个月）重性抑郁症的患病率 《精神障碍诊断与统计手册》标准	艾滋病病毒阳性：9.4% 艾滋病病毒阴性对照：5.2%
宾（2001）	使用概率抽样方法进行全国代表性研究（来自艾滋病病毒成本和服务利用率研究数据）[a] $n = 2864$	精神疾病和药物使用障碍的12个月患病率 密歇根大学综合国际诊断访谈简要筛选器	重性抑郁症：36% 心境恶劣：26.5% 共病重性抑郁症和心境恶劣：21%
伊科维奇（2001）	预期为期7年的艾滋病病毒阳性女性队列（艾滋病病毒流行病学研究） $n = 765$	慢性抑郁症间歇性抑郁症状 CES-D[a]	慢性抑郁症：42% 间歇性抑郁症状：35%
洛佩斯（2012）	来自NESARC[b] WAVE 2的美国代表性样本 艾滋病病毒阳性和阴性的成年人按性别分层（2004—2005）	精神疾病的12个月发病率 酒精使用障碍和相关残疾人访谈时间表 《精神障碍诊断与统计手册》（第五版）版本	12.5%的艾滋病病毒感染者患有严重抑郁症，而未感染艾滋病病毒的男性为3.6% 在女性中，重性抑郁症患病率在艾滋病病毒阳性和阴性组之间没有显著差异，分别为5.9%和8.1%

a. 流调用抑郁自评量表：慢性抑郁病。75%的研究访问对象得分≥16；间歇性抑郁，26%~74%研究访问对象得分>16。

b. 关于酒精和相关疾病的国家流行病学调查。

阿片类药物受体可能与细胞对艾滋病病毒的抵抗性有关[91, 95]。吗啡上调了趋化因子受体5（CCR5）表达从而增加了靶细胞艾滋病病毒感染性的研究，这一证据证明了这一假设[91, 96]。

● 临床表现

艾滋病病毒临床抑郁症的准确鉴定可能因艾滋病病毒相关的躯体症状的存在而变得复杂，这些症状难以与抑郁症产生的躯体症状区分开来。此外，精神运动和神经认知障碍，如注意力降低、思维迟钝和运动减慢，可能是艾滋病病毒对中枢神经系统影响的直接后果，很难与简单抑郁症中发现的类似症状区分开来。分清这些临床现象可能更具挑战性，因为联合抗逆转录病毒疗法可能具有类似躯体抑郁症状的中枢神经系统不良反应。患者也延长了生存期，这反过来又与艾滋病病毒相关的较轻微的神经认知障碍的患病率增加有关。

一些研究报道了继发于艾滋病对皮质下脑结构影响的抑郁症亚型[97]。例如，多中心艾滋病队列研究的数据显示，艾滋病诊断前18个月开始出现抑郁症状的患者显著增加。这一发现表明，抑郁症状是疾病的先兆表现，也是中枢神经系统艾滋病病毒活性的一个指标。然而，其他研究并未支持这些发现[98]。

● 病程和自然病史

抑郁症和艾滋病的病情进展、发病率及死亡率

在引入有效联合疗法之前和之后的几项大型纵向队列研究，试图阐述抑郁症对艾滋病疾病结局的过程和变异性的影响[98-103]。旧金山男性健康研究对一群感染艾滋病病毒的男同性恋者进行了9年的随访调查，结果发现，在第7年调整抗逆转录病毒的使用后，每次随访时均存在明显抑郁症状的男性比没有抑郁症状的男性死亡风险增加67%[104, 105]。

在引入高效抗逆转录病毒疗法（highly active antiretroviral therapy，HAART）之后，艾滋病病毒流行病学研究对一组艾滋病病毒阳性女性进行了长达7年的跟踪研究，并测量了艾滋病病毒相关死亡率和CD4细胞数的下降程度。慢性抑郁症状与艾滋病进展、患者死亡及CD4细胞计数下降有关。在调整物质滥用、临床特征、抗逆转录病毒药物使用、病毒载量和基线CD4细胞计数后，这些发现仍然成立[98]。类似的研究发现，在控制临床和社会人口学变量及物质滥用后，患有慢性抑郁症的女性比没有抑郁症的女性更容易死亡[102]。超过50%的女性患者在艾滋病晚期伴有严重的抑郁症状[102]。然而拉布金（Rabkin）对感染艾滋病病毒的同性恋男子进行了为期4年的纵向研究发现，尽管疾病进展和死亡率显著，但抑郁症状并没有变化[106]。

抑郁症和持续抗逆转录病毒药物治疗

抑郁症已成为与药物不依从性关联最紧密的精神疾病[104, 105]。对包括35 000名患者在内的95项研究进行的荟萃分析发现，抑郁症和艾滋病治疗不依从性之间存在关联，其影响大小与抑郁症和治疗其他慢性疾病（如糖尿病）的不依从性相似[104, 107]。

重要的是，用抗抑郁药物治疗的抑郁症患者比未治疗的抑郁症患者更可能坚持抗逆转录病毒药物治疗[99, 108-110]。

● 评估和鉴别诊断

如前文所述，艾滋病的症状和抑郁症的症状之间存在相当大的重叠，在重性抑郁症《精神障碍诊断与统计手册》诊断标准列出的9种症状中，有4种也可能由艾滋病病毒引起：①食欲和体重变化；②睡眠障碍；③疲劳或精力下降；④思考能力、注意力及决策力下降（框11-7）。该领域的许多临床医生或研究者建议通过对这些症状计数来全面地评估抑郁症。其他认知和情感症状不同程度的存在也将增加诊断的可靠性。

受到艾滋病病毒影响中枢神经系统的个体可能出现临床上类似抑郁症状的症状，包括情绪迟钝、冷漠、嗜睡和精神运动减慢。他们也可能表现出轻度至中度的认知障碍，并抱怨阅读理解能力和阅读速度以及精细运动灵活性方面的问题。此外，抑郁症可能与艾滋病相关的神经认知障碍共存，两者都可能需要治疗干预。

影响中枢神经系统的条件性疾病可能表现为伴有抑郁症状的精神状态的快速波动，包括弓形虫病、隐球菌性脑膜炎、巨细胞病毒性脑炎、神经梅毒、结核、进行性多灶性白质脑病（progressive multifocal leukoencephalopathy，PML）和淋巴瘤。在任何具有显著免疫抑制作用的患者中，通常表现为CD4细胞计数低于200。在这种情况下，应对新发病的精神症状（包括抑郁症）进行全面的医学和神经学检查，以排除中枢神经系统艾滋病病毒相关感染和癌症。

由于具有共同传播危险因素，15%~30%的艾滋病感染者同时感染丙型肝炎病毒[111]。丙型肝炎可能与疲劳和烦躁有关，与抑郁症状类似，因此在鉴别诊断中也应予以考虑[112]。性腺功能减退也可能与抑郁症症状类似，对于体重减轻、疲劳和性功能障碍的男性和女性都应该考虑抑郁症[113, 114]。

情绪低落时心理状态改变的医学鉴别诊断见表11-2。

表11-2　抑郁情绪下心理状态变化的医学鉴别诊断

中枢神经系统感染条件
弓形虫病
隐球菌性脑膜炎
巨细胞病毒性脑炎

进行性多灶性白质脑病

淋巴瘤

结核

神经梅毒

艾滋病/相关的神经认知障碍

营养不良

维生素 B_{12} 缺乏症

叶酸不足

性腺功能减退

慢性丙型肝炎感染

艾迪生病

贫血

免疫重建综合征

艾滋病药物

依法韦仑，拉替拉韦

● 艾滋病共病抑郁症的治疗

药物治疗

精神药理学试验主要集中在三环类抗抑郁药和选择性5-羟色胺再摄取抑制剂，尽管还研究了其他非常规药物如睾酮和莫达非尼（框11-8），但总的来说，这些研究得出结论，艾滋病患者使用抗抑郁药物是安全、有效的，不会对免疫功能产生负面影响，且没有对艾滋病患者疗效特别突出的抗抑郁药。对研究三环类抗抑郁药和选择性5-羟色胺再摄取抑制剂抗抑郁药的七项随机对照试验的荟萃分析得出结论，抗抑郁药物治疗艾滋病中的抑郁症有效，并且与在非艾滋病病毒感染抑郁门诊患者中一样有效[115]。

一项抗抑郁药物的双盲和开放标签研究以及抑郁症的心理治疗研究的重要综述提供了有用的指导。尽管氟西汀是研究最多的选择性5-羟色胺再摄取抑制剂，但西酞普兰可能是更好的选择。西酞普兰通过细胞色素P450途径与艾滋病药物相互作用的可能性较小，初步证据表明其与氟西汀的疗效相当[116, 117]。然而，鉴于最近美国食品药品监督管理局和制造商警告，当西酞普兰每日剂量大于40毫克（老年人每日20毫克）时，心脏不良事件风险会升高。因此医生考虑在一线治疗使用西酞普兰时会更加谨慎[118]。

由于精神病药物与艾滋病相关药物之间的药物相互作用，建议采用类似于老年人群的谨慎方法，低剂量起始，缓慢滴定[119]。

有关上文未包含的其他研究，请参阅框11-8。

心理干预

在心理和社会心理治疗的干预研究中，证明了认知行为压力管理的有效性，包括个体和团体认知行为疗法以及其他纳入认知行为成分的疗法[120]。一项随机对照试验发现认知行为疗法对治疗抑郁症和提高药物依从性均有效[120, 121]。马科维茨（Markowitz）等比较了4个治疗组，包括人际关系治疗、认知行为疗法、支持治疗和丙

	框11-8			
	艾滋病患者抑郁症的治疗			
药物	研究	对照组		评价
氟西汀	齐苏克 等（1998）[124]	氟西汀和团体治疗对比单独治疗		组间结果差异仅在严重抑郁症中显著表现
氟西汀	拉布金 等（1999）[125]	氟西汀对比安慰剂		氟西汀优于安慰剂
氟西汀	施瓦茨与麦克丹尼尔（1999）[126]	氟西汀对比地昔帕明		两组均显示出对治疗的显著反应
帕罗西汀	埃利奥特 等（1998）[127]	帕罗西汀对比丙咪嗪对比安慰剂		帕罗西汀和丙咪嗪均优于安慰剂
氟西汀	拉布金 等（2004）[128]	氟西汀对比睾酮对比安慰剂，男性患者		睾酮不劣于氟西汀
丙咪嗪	拉布金 等（1994）[129]	丙咪嗪对比安慰剂		丙咪嗪优于安慰剂
氟西汀	塔尔格 等（1994）[130]	氟西汀和团体治疗对比安慰剂和团体治疗		两组之间的结果没有差异

咪嗪联合治疗以及单独支持治疗。他发现人际关系治疗和丙咪嗪联合支持疗法比单独的认知行为或支持疗法更有效[122]。

药物相互作用

在治疗艾滋病的抗逆转录病毒药物类别中，蛋白酶抑制剂，尤其是利托那韦和非核苷类逆转录酶抑制剂（如依法韦仑和奈韦拉平），在与精神病药物的相互作用方面被研究得最多。涉及这些药物的相互作用可能是双向的，涉及抑制或诱导影响精神病药物代谢的CYP450 2D6和3A4通路（框11-9）。

尽管利托那韦可能对西酞普兰没有显著的临床影响，但依法韦仑可能会增加或降低其血液水平[123]。有关抗逆转录病毒药物与其他艾滋病相关药物和精神药物之间特定药物相互作用的进一步信息，建议查看以下两个网站：http://hivinsite.ucsf.edu 和 http://hiv-druginteractions.org.

艾滋病/结核病（HIV/TB）与抗抑郁药物之间的重要药物-药物相互作用见框11-9[115, 118, 119, 123, 134-137]。

框11-9 抗抑郁药与艾滋病/结核病治疗之间的 重要药物相互作用		
艾滋病毒 药物	抗抑郁药物	建议的替代 方案
利托那韦	氟西汀与5-羟色胺综合征有关 喹硫平毒性 安非他酮水平降低或升高 曲唑酮水平升高 三环类抗抑郁药水平升高 美沙酮水平下降 西地那非、他达拉非、伐地那非 水平升高 卡马西平水平升高 阿普唑仑和三唑仑水平升高 哌甲酯和右旋安非他明水平升高 拉莫三嗪水平下降	西酞普兰， 艾司西酞 普兰
依法韦仑	氟西汀与5-羟色胺综合征有关 安非他酮水平下降 卡马西平和美沙酮水平下降	劳拉西泮， 奥沙西泮
利奈唑胺	选择性5-羟色胺再摄取抑制剂及 5-羟色胺和去甲肾上腺素再摄取 抑制剂与5-羟色胺综合征有关	

抗逆转录病毒药物的神经精神不良反应

抗逆转录病毒药依法韦仑与大约50%的患者的神经精神副作用有关，如抑郁、解离、去人格化和突出的睡眠障碍（包括最频繁的生动或不寻常的梦，框11-6）[131, 138, 139]。

在大多数情况下，这些影响在第一周内出现，并在约4周后消退。在一组患者中，这些不良反应可能持续更长时间，包括烦躁、焦虑以及抑郁情绪[138, 139]。有一些病例报告患者既往患有抑郁症，其情绪症状在开始使用拉替拉韦后加重[140]。

● 总结

抑郁症是艾滋病病毒感染者中最常见的精神疾病。它通常早于艾滋病病毒感染，可能导致传播风险，并经常与其他行为健康并发症一起出现，如酒精和物质滥用以及创伤后应激障碍和其他情绪障碍、焦虑障碍。尽管有大量研究记录了其高患病率和对生活质量、治疗参与度及疗效的不利影响，但在很大比例的患者中，抑郁症未得到充分诊断和治疗。鉴于抑郁症对药物治疗和心理治疗干预的反应良好，这种改善与患者艾滋病治疗依从性有关，因此积极识别并治疗艾滋病伴有抑郁症的患者应该作为公共卫生的优先事项。

莱姆病

● 流行病学

莱姆病是由有机体伯氏疏螺旋体（Borrelia burgdorferi）引起的螺旋体感染。它通过硬蜱的叮咬传染给人类。伯氏疏螺旋体需要吸收至少1~2天的营养才能在蜱的肠道中繁殖，然后通过其唾液腺迁移到人类宿主中。在该阶段用单剂量多西环素治疗可有效防止感染[141]。

如果注射足够多的细菌，它们可以繁殖并逐渐从咬伤部位离心移动，通常会导致扩大的圆形或卵圆形皮疹，伴有炎症和恢复的同心环被称为游走性红斑（EM）。莱姆病影响心脏、关节和神经系统，10%~15%的患者出现症状性神经系统受累。重要的是，莱姆病的阳性筛查试验——典型的酶联免疫吸附试验（ELISA，测量抗体水平）的结果往往取决于在成功根除疾病后持续长时间的免疫反应[141]。这表明，如果很久以前就根除活动性感染，简单地将精神症状与抗体水平相关联可能没什么意义。

关于莱姆病对神经系统可能产生的影响以及可能导致精神和全身症状的问题一直存在争议。在这种情况下，并且随着"后莱姆""莱姆相关"和"慢性莱姆"综合征的大量涌现，确定抑郁症的准确患病率数据变得非常困难。

● 病理生理学

莱姆病如何诱导文献中描述的广泛的中枢神经系统异常尚未明确。伯氏疏螺旋体直接侵入中枢神经系统中，单核细胞响应伯氏疏螺旋体外表面蛋白产生吸引B细胞的趋化因子，产生的B细胞增生导致脑脊液中的细胞增多，局部产生特定抗体。尽管治疗了细菌感染，但不太清楚广泛性的炎症是怎样导致的或神经损伤如何持续存在。炎性细胞因子可能是部分原因。

莱姆病也可能涉及心理因素，特别是在慢性后莱姆综合征中，其生物学基础尚不清楚。对包括莱姆病引起的抑郁症在内的持续症状的横断面研究发现，灾难性、低正面和高负面影响与这些持续症状显著相关[142]。

● **临床表现**

莱姆病的神经系统受累可能涉及颅神经麻痹、单神经病、淋巴细胞性脑膜炎、脑病或脑炎[141]。一些数据支持一种疾病综合征，也称为莱姆脑病，其特征是记忆力测试表现不佳[143,144]和其他认知缺陷[143]。除了应用于描述活动性、持续性、全身性疾病症状的莱姆脑病外，可能还有一个称为治疗后莱姆病综合征的实体，指的是在对刺激机体症状的治疗后仍存在的持续症状[145]。"慢性莱姆病"是一个含有许多非特异性症状的模糊实体，甚至其情况还不太明确[145]。此外，有研究称莱姆病有多种神经精神症状[146]，包括抑郁症、焦虑症、偏执症和幻觉。本节将重点关注感染后期抑郁症的存在，而不是急性脑炎。

抑郁症不是莱姆病的主要症状。已有的研究对患有晚期播散性莱姆病（具有例如心脏传导异常或关节炎）的患者在抗生素治疗前后进行了广泛调查。一些患者具有脑病（例如认知障碍）的临床症状，而没有莱姆病的典型外周神经系统表现（例如神经病、神经根病变）。多种形式存在的认知缺陷随莱姆病的治疗而改善。患者的贝克抑郁量表评分虽然低于临床治疗阈值，但随着莱姆病的治疗而降低，这可能反映了整体健康状况的改善[147]。文献表明，虽然莱姆病可能确实伴有微弱的中枢神经系统紊乱，如疲劳、记忆困难和执行功能受损，但抑郁不是这种综合征的核心组成部分。

如果在莱姆病感染后确实发生抑郁症，其严重程度通常低于临床诊断的临界值。一项关于存在明显和可定义的后莱姆伯氏疏螺旋体综合征的文献的荟萃分析证实在莱姆病感染后可存在持续长达数年的疲劳、肌肉骨骼疼痛和神经认知困难三联征[143]。莱姆病患者抑郁症状评分低于临床抑郁患者的评分，并且抑郁症状似乎不会影响受损的认知能力[148]。一项大型回顾性队列研究发现抑郁和抗螺旋体IgG抗体无关[149]。

然而，一些研究表明，莱姆病患者的抑郁症状比对照组更多。有莱姆病既往史或莱姆病后症状的患者比一般对照组具有更多的神经心理缺陷和更高的抑郁评分[140]。在一项研究中，30%有严重神经源性骨质疏松病史患者的贝克抑郁自评量表评分在抑郁范围内[150]。

一些研究没有检查莱姆病患者的抑郁率，而是评估了精神病人群中莱姆病感染的流行程度。对伯氏疏螺旋体流行地区的精神病住院患者进行的一项前瞻性研究发现只有一个假阳性结果[151]。表明这种筛查阳性率很低，

并且精神病患者中莱姆感染的可能性很低。

总体而言，证据不一，但并未表明莱姆病或莱姆病后感染综合征中抑郁症的突出或独特作用。

● **病程和自然病史**

由于对莱姆病相关症状（包括抑郁症等神经精神症状）的过程有诸多争论，因此无法准确描述该疾病中共病抑郁症的病程和自然病史。以下链接提供了莱姆相关争议的优秀摘要：http://www.thelancet.com/journals/laninf/article/PIIS1473-3099(11)70034-2/abstract.

● **评估和鉴别诊断**

贝克抑郁自评量表是评估莱姆病抑郁症最常用的工具，明尼苏达多项人格调查（Minnesota Multiphasic Personality Inventory，MMPI）量表2，也是一种常见的选择。鉴别诊断考虑因素包括拟议的后莱姆综合征、纤维肌痛和慢性疲劳综合征等。评估人格结构和应对方式也有助于确定所呈现的抑郁症是对神经系统或全身性炎症的生理反应还是对慢性疾病的心理反应。

● **治疗**

由于对于已知的莱姆脑病、神经源性骨质疏松症或慢性莱姆病综合征存在争议，有效的评估治疗变得非常困难。目前，一项针对持续性莱姆症状的大型随机对照试验以及科克伦（Cochrane）系统评价正在进行中，但尚未完成[152]。在一小部分莱姆脑病患者中，50%的患者贝克抑郁自评量表报告有轻度抑郁。通过头孢曲松钠2 g静脉注射治疗30天后，在6个月、12个月至24个月时，主观全面改善及客观记忆和脑脊液蛋白质质量改善[153]。然而，神经精神病学结果尚未得到很好的表征，且该研究缺乏安慰剂组。另一项研究评估了对有莱姆病病史及既往治疗后仍有持续症状的患者每天给予头孢曲松钠2 g静脉注射30天，每日口服多环西素200 mg，持续60天的治疗的疗效。贝克抑郁自评量表和明尼苏达多项人格调查量表2的初始平均评分均表明轻度抑郁。虽然治疗后抑郁症评分显著改善，但这种改善与安慰剂无显著差异[154]。总体而言，使用抗生素可治疗莱姆病后抑郁症尚未得到足够的证据支持。

目前尚不清楚标准的抗抑郁药方案是否有效治疗莱姆病后抑郁症，或者是否需要对该人群中使用抗抑郁药时特别考虑。但是，有效治疗抑郁症似乎可以加速康复。低剂量三环类抗抑郁药物可能对睡眠障碍或神经性疼痛患者有用[155]。

● **总结**

总之，抑郁症与莱姆病之间的关系仍未完全弄清，其中流行和表现的数据相互矛盾。至多，可以说抑郁症有时共病或伴发于伯氏疏螺旋体感染，其合理的机制包括免疫介导和心理机制。原发性莱姆病感染的治疗可能

有助于缓解抑郁症的原因有很多，但反复的抗生素疗程可能对治疗抑郁症无益。

疟疾

● **流行病学**

疟疾是由原生动物疟原虫引起并由蚊子传播的疾病，是全世界最大的疾病负担之一。2019年全球报告2.29亿病例，估算死亡人数超过40.9万[156]。尽管其发病率很高，但关于抑郁症或其他疟疾神经精神障碍的文献却很少。一项关于加纳社区居民成年人的研究发现，恶性疟疾（恶性疟原虫感染）史与抑郁和焦虑相关的自我报告项目显著升高有关[157]。尽管这些症状是亚临床的，但值得注意的是这些症状在最近的疟疾病症之后至少持续了一年[157]。

● **病理生理学**

疟疾感染的脑病理生理学是复杂的，但所有过程都继发于感染，实际上寄生虫本身并不进入脑实质。隔离、局部释放的细胞因子、血脑屏障渗透性的变化和代谢异常都可能发生感染。隔离是指红细胞寄生在小血管中，并通过黏附在未感染的红细胞上进一步阻碍血液流动。炎症介质也对感染起作用，细胞因子影响神经功能的介质之一是一氧化氮，它可以很容易地扩散到血脑屏障上。然而，这方面的证据好坏参半。目前尚不清楚是什么改变了疟疾患者的血脑屏障渗透性，并且提出了pH、隔离、细胞因子活性、微出血和由于局部代谢需求增加引起的脑血流量增加的变化。所有这些都可能导致与疟疾相关的精神疾病，但需要更多的研究来阐明这些多种病理过程之间的相互作用[158]。

● **临床表现、病程及自然病史**

在急性疾病治愈后，疟疾相关的行为和认知变化可能会持续很长时间。亚临床抑郁和焦虑症状可在感染后持续至少一年[157]。越南战争时期，患有脑疟疾的退伍军人（58%）比感染多年后未再感染的受伤退伍军人（30%）更容易患上重性抑郁症。此外，脑疟疾的幸存者更容易出现情绪不稳定、主观痛苦、性格改变和记忆力下降等问题，更可能有家庭暴力[159]。即使患者感染疟疾20多年后，仍存在这些情绪和行为障碍，这表明即使只感染一次，也会产生持久的神经精神影响。

儿童患疟疾的后果可能会更糟。患有脑疟疾的肯尼亚儿童在感染后数年内行为问题以及一系列神经认知发育障碍（注意力、记忆力、言语和语言以及运动技能）的风险增加[160]。

● **评估和鉴别诊断**

尽管疟原虫感染会增加患抑郁症和产生其他神经精神症状的风险，但治疗和预防感染本身也会带来类似的

风险。许多病例报告表明，甲氟喹尤其可能导致急性抑郁症状[161]、精神病[162]或两者兼有[163]，因此，对于近期有抑郁症、广泛性焦虑症或有精神病史的患者，严禁使用甲氟喹[66, 164]。在美国的临床实践中，对于有精神疾病病史的人一般不用甲氟喹。

一些研究试图阐明甲氟喹和其他主要预防治疗药物，如氯喹或阿托伐醌／氯胍，相较之下相关的精神症状的风险。一项研究的发现令人惊讶：当使用预防性药物时神经精神障碍的风险增加相对较少[165]。一项疟疾预防的随机对照研究同样发现，尽管服用甲氟喹的女性比男性更容易出现疲劳和思维混乱[166]，年轻患者的耐受性似乎比老年人更好，但四种不同治疗方案的情绪特征没有显著差异。

● **治疗**

没有具体数据可用于指导治疗疟疾中的抑郁症，因此临床医生应遵循医学上一般使用抗抑郁药的指导原则。

● **总结**

疟疾很常见，并且在急性感染的患者中有显著的发病率。有证据表明，既往的疟疾感染与多种行为和认知障碍（包括抑郁症）的风险增加有关。此外，预防和治疗，尤其是用甲氟喹治疗，可能会带来自身的情绪和行为障碍风险。目前，关于疟疾与神经精神疾病之间关联的数据很少，但鉴于这种疾病是全球的难题，相关的研究已经越来越多。

神经囊尾蚴病

● **流行病学及病理生理学**

当人类从受污染的食物或水中摄取猪绦虫卵时，会导致神经囊尾蚴病（neurocysticercosis，NCC），并且囊尾蚴幼虫会滞留在大脑中，经常导致癫痫。尽管神经囊尾蚴病的全球患病率尚不清楚，但拉丁美洲、撒哈拉以南非洲和东南亚的癫痫患病率估计为29%[167]。墨西哥农村地区神经囊尾蚴病病变时点患病率为9.15%[167]。最近的研究发现，神经囊尾蚴病患者的抑郁症患病率为85%[168]。

● **临床表现**

神经囊尾蚴病可以以无数种方式表现，局灶性癫痫发作或脑积水颅内压升高是最常见的。然而，该疾病也可以表现为突然的变化（例如脑梗死），更多表现为痴呆症、精神病、躁狂症、紧张症或抑郁症[169]。

● **病程和自然病史**

巴西的一项研究发现，活动性神经囊尾蚴病与抑郁症有关[170]。然而，另一项研究发现，神经囊尾蚴病囊肿患者和钙化患者的抑郁率无差异。而在这项研究中活动性疾病的测量，如脑脊液中总蛋白的升高，与轻度或无抑郁症有关[171]。

● 评估和鉴别诊断

神经囊尾蚴病的诊断通常通过将疾病的征兆（例如癫痫发作）与脑成像中的囊性变变的观察相关联来进行，也可以确认血清抗体。对于不受神经囊尾蚴病影响的患者可以进行抑郁评估，没有证据说明在这一人群中需使用特定的量表或方法。

● 治疗

用抗蠕虫药物治疗潜在的疾病同样有助于治疗继发性精神疾病，但尚未有数据支持。此外，神经囊尾蚴病的许多临床表现来自宿主对垂死生物的炎症反应，因此，一些患者的抗菌治疗可能会使症状恶化。抗抑郁治疗的同时需注意这一人群癫痫发作的风险可能会增加，这能指导我们，抗抑郁药的选择应尽量避免那些降低癫痫发作阈值的药物，如安非他酮和氯米帕明，可以选择那些使治疗水平的神经元膜稳定的药物，例如选择性5-羟色胺再摄取抑制剂。

该群体中另外的治疗并发症源于在疟疾治疗过程中使用类固醇。可能需要对使用类固醇加剧或引发精神疾病的相关风险进行额外的监测。

● 总结

有限的现有数据表明，抑郁症在神经囊尾蚴病患者中非常普遍，要阐明患病率、自然病史和治疗的最佳方式，还需更多的研究。

梅毒

梅毒是一种由梅毒螺旋体（一种螺旋体细菌）感染引起的性传播疾病。其临床过程分为四个阶段：原发性梅毒在初次接触后不久就会发生，表现为肛门生殖器区域或口腔黏膜中常见的皮肤病变或"硬下疳"；二期梅毒在四到十周内发生，并伴有躯干和四肢的皮疹；三期梅毒前通常有持续数年的无症状潜伏期，而三期梅毒反过来又以许多不同的临床表现而闻名。在原发性或继发性梅毒期间可出现更急性的形式，并与脑膜炎或脑卒中有关。

梅毒螺旋体和中枢神经系统受累导致了精神症状的产生。中枢神经系统的侵袭发生在感染过程的早期，并且可能导致一系列神经精神症状，而神经梅毒包含了整个病程中的所有神经精神症状。然而，精神病学表现最常见于疾病的晚期，并被认为与脑实质受累有关。

● 流行病学

在2000年，美国一期和二期梅毒的发病率已低到极限，达到每10万人中2.1例。本已近乎根除，随着绝大多数病例发生在男男性接触者中，梅毒发病率随后增加了1倍多[172]。虽然原发性或继发性梅毒患者抑郁症的患病率和发病率尚未得到很好的调查，但似乎很可能与艾滋病病毒感染者的情况相似[173]。据推测，并发感染艾滋病病毒和梅毒的人在早期中枢神经系统受累后清除梅毒螺旋体的可能性低。因此，共感染的男男性接触者可能更容易发生晚期神经梅毒和相关的神经精神并发症。

● 病理生理学

神经梅毒的精神病学表现的潜在机制尚不完全清楚。在有症状的晚期，神经梅毒可能累及中枢神经系统血管和脑膜或脑实质或具有两者都累及的临床特征[174]。精神症状由实质结构损伤和神经元丢失引起[175]。一项研究评估了抑郁症与磁共振成像神经放射学检查结果之间的关系[176]。20名新诊断为神经梅毒的艾滋病病毒阴性患者与20名健康受试者进行了比较，与健康受试者相比，具有活动性疾病的患者在多个动脉分布区中的皮质灰质和白质中具有更多显著的局灶性病变，这可能反映了缺血区域。额叶病变与更严重的抑郁症状之间也存在显著相关性。然而，一名患有重度抑郁的患者没有显著的神经放射学结果[177]。另一项使用单光子发射计算机断层扫描（SPECT）和正电子发射断层扫描（PET）的研究发现，精神症状与脑血流量减少之间存在相关性[178]。

● 临床表现

我们对梅毒神经精神并发症的临床表现的大部分知识来自对精神病人群的回顾性研究和病例报告。尽管在许多情况下对临床情感特征普遍缺乏严格描述，但最初陈述包括了抑郁或躁狂症状。在一项研究中，27%的神经梅毒患者出现了单纯性抑郁症。大多数人还表现出神经系统症状，如反射异常、震颤、言语不清、共济失调和瞳孔异常[179]。这与另一项研究形成对比，其中只有5%的患者表现出抑郁症状，3.3%的患者表现出躁狂症状[180]。在一篇综述中，患有神经梅毒的抑郁症患者被描述为"通常行动缓慢，安静，经常有自杀倾向，并且可能表现出忧郁感、虚无妄想症和其他所有自主神经系统症状"[181, 182]。如前文所述，许多病例中神经梅毒感染与艾滋病病毒感染相关。然而，在一项研究中，大约1/3的神经梅毒患者为艾滋病病毒阴性。该组出现精神状态异常，包括行为异常或幻觉[183]。

● 病程及自然病史

尽管对潜在感染进行了充分的治疗，如果存在明显的神经元损伤，神经梅毒的神经精神并发症也可能无法改善[175]。神经梅毒相关的情绪障碍的预后意义尚不清楚。然而，在没有初始神经症状的情况下出现情绪症状的患者，似乎与没有神经精神病症状的梅毒感染患者有着相同的病程。如果不及时治疗，会出现明显的认知障碍，接下来通常会痴呆和死亡[175]。

梅毒与耻辱和羞耻有关，耻辱感可能影响情绪，尤其是已经患抑郁症的易感人群。此外，目前大多数梅毒感染都发生在男男性接触者身上，他们是一个被污名化的精神病易感者群体。药物滥用也会带来感染精神病并发症的风险。

● 评估和鉴别诊断

关于神经梅毒诊断的讨论超出了本章的范围，大多数对该领域精神病学方面感兴趣的研究人员都致力于为精神病人群制定梅毒筛查指南。筛查具有防止早期疾病患者恶化，以及识别那些精神症状可归因于既往未被发现的梅毒患者的双重目的[175]。在这种情况下，没有确定的指导方针来帮助识别情绪障碍，因此评估时应该与没有梅毒的患者一样。

● 治疗

尽管病例报告提供了一些指导建议，但关于治疗神经梅毒抑郁症的文献是有限的。常识表明，适用于艾滋病病毒和其他中枢神经系统疾病抑郁症药物治疗的原则也适用于梅毒。在5例神经梅毒的报告中，每天使用150 mg包括安非他酮缓释剂的抗抑郁药物治疗快感缺失和乏力，每天使用30 mg米氮平治疗快感缺失、乏力和失眠[178]。氟哌啶醇、利培酮和喹硫平用于控制激动、攻击性行为和精神病症状，而双丙戊酸钠用于治疗情绪不稳定[178]。

● 总结

在过去的十年中，梅毒的发病率一直在上升，主要涉及的群体是男男性接触者，这与艾滋病的流行密切相关。这两种疾病都通过性接触传播，并且这两种疾病的病原体都在疾病早期就进入中枢神经系统。在两种疾病的潜伏期中，最初感染神经精神症状后数年可能出现持续的中枢神经系统受累。早期识别和有效治疗精神症状以及潜在的感染可以极大地降低发病率和死亡率，增强对治疗的依从性，并改善生活质量。

结核病

结核病（tuberculosis，TB）是由结核分枝杆菌引起的传染病。只有一小部分感染者患上了活动性结核病。结核病最常影响肺，但也可能涉及包括中枢神经系统在内的其他器官系统。

结核病的危险因素包括艾滋病、营养不良、糖尿病、过度拥挤的生活条件、无家可归以及吸毒和酗酒。由于其对发病率和死亡率、药物依从性、抗生素耐药性和传播发展的影响，人们越来越关注结核病与抑郁症共病。

● 流行病学

尽管共病抑郁症患病率存在很大差异（图11-1）[184]，但结核病患者的情绪障碍比其他躯体疾病更常发生。一项重要文献综述表明，目前接受结核病治疗的个体抑郁症患病率为11.3%~80.2%，平均加权患病率为48.9%。另一项综述报告结核病患者目前的抑郁和焦虑发生率为46%~72%[185]。68%的住院结核病患者被发现患有轻

度至重性抑郁症[184]。据调查，结核病门诊患者的抑郁症患病率比健康对照组高3~6倍[135]。一项回顾性研究报道，52%开始耐多药结核病治疗的患者在开始时出现抑郁，12%的患者在治疗期间出现抑郁症[186]。

相反，与其他精神疾病相比，被诊断为心境障碍似乎会增加患有潜伏性结核病的风险。

● 病理生理学

介导结核病与抑郁症之间相关的病理生理机制尚不清楚。与其他慢性传染病相似的神经内分泌和心理神经免疫过程显然也起作用[188]。与社会支持减弱及耻辱感等危险因素相关的心理压力也起一定作用。

抗药性结核病的出现威胁着全球公共卫生，并引起人们对抗结核药物的不良精神影响的关注。了解常见的导致治疗中断和治疗时不遵医嘱的副作用机制可能为结核病和抑郁症之间的联系提供线索。环丝氨酸（cycloserine，CS）是一种二线抗结核药物，可能引起精神症状，包括抑郁和焦虑。异烟肼是一种强效的一线抗结核药物，也与精神病的副作用有关，包括抑郁和妄想症（框11-6）。异烟肼诱导的神经毒性可能是由于其抑制单胺氧化酶或通过异烟肼诱导的吡哆醇缺乏导致了去甲肾上腺素、多巴胺、5-羟色胺和γ-氨基丁酸的产生减少[186]。

● 临床表现

抑郁症既是神经免疫过程的结果，也是结核病相关的社会、人际关系、心理和经济因素作用的结果。例如，患者可能会感到内疚或害怕感染他人。此外，职业功能丧失和活动限制可能导致抑郁症。

在结核病高患病率人群中，结核性脑膜炎在幼儿中更常见；而在低流行地区，成人更容易受到影响。艾滋病大大增加了结核病共病感染的风险，更具体地说是结核病中枢神经系统感染。然而，共病艾滋病似乎并没有改变结核性脑膜炎的临床表现[187]。关于结核性脑膜炎的神经精神并发症的文献是有限的。在对194名结核性脑膜炎患儿进行的一项回顾性研究中，43%的儿童患有轻度或严重的精神障碍[188]。另一项研究显示，在74名结核性脑膜炎患儿中有10%患有长期精神病并发症[189]。

● 病程及自然病史

有2/3接受耐多药结核病治疗的患者在接受抗结核治疗前出现轻度或自发缓解的抑郁症状。在开始治疗后出现抑郁症状的患者中，大多数患者需要抗抑郁药物治疗，这些药物都是有效的。研究者无法确定与抑郁症相关的任何社会或医学变量[186]。

抑郁症与结核病的严重程度、持续时间以及对治疗的反应之间存在关联[185, 190]。证据还表明，积极的心理治疗干预与改善结核病治疗和临床预后有关[135, 136]。如前所述，不管是在结核病诊断前还是后出现的抑郁症，均降

低了治疗依从性。

● **评估和鉴别诊断**

在评价与任何有重叠躯体症状的疾病共病的抑郁症时，评估和鉴别诊断都应遵循相同的原则。疲劳、厌食、体重减轻以及精神运动减慢应被纳入考虑，而自杀意念、绝望、社交退缩和快感缺失增加了诊断把握。贝克抑郁自评量表是最常用的筛查工具[135]。

● **治疗**

治疗结核病抑郁症的药物选择没有对照研究或共识指南来指导。5-羟色胺选择性再摄取抑制剂通常被建议作为一线药物，因为与三环类抗抑郁药及单胺氧化酶抑制剂相比，它们的副作用更小。选择性5-羟色胺再摄取抑制剂和异烟肼之间由于单胺氧化酶抑制剂活性可能发生相互作用，这是最具争议的问题之一。一般而言，严禁将5-羟色胺选择性再摄取抑制剂与单胺氧化酶抑制剂联用，因为它们的相互作用可能导致5-羟色胺综合征。然而，根据现有的一些资料，没有足够的证据来反对这种组合[137,191]。特伦顿等人认为，在选择性5-羟色胺再摄取抑制剂中帕罗西汀可能是最安全的选择，因为它主要经CYP 2D6同工酶代谢，其在异烟肼代谢中具有有限的活性[184]。利奈唑胺用于治疗耐多药结核病并且具有微弱的单胺氧化酶抑制剂活性，当与选择性5-羟色胺再摄取抑制剂及5-羟色胺和去甲肾上腺素再摄取抑制剂组合使用时，与5-羟色胺综合征相关。病例报告表明了利奈唑胺与西酞普兰、依他普仑、舍曲林、氟西汀、帕罗西汀、文拉法辛和度洛西汀之间存在这种不良相互作用[191]。利奈唑胺与单胺氧化酶抑制剂的组合应谨慎进行，并且仅在必要时进行。

环丝氨酸是一种二线抗结核药物，可能与抑郁症有关，在大多数情况下，抗抑郁药物的反应良好，不会中断抗结核治疗[186]。（见框11-9：抗抑郁药与艾滋病/结核病治疗之间重要的药物相互作用[115,118,119,123,131-134,137,184,191]。）

与药物治疗一样，结核病共病抑郁症的心理治疗没有具体指导。抑郁症的个人心理治疗对结核病治疗依从性和结果有益[136]。心理社会支持团体可有效解决耻辱感、悲伤和绝望[186]。

● **总结**

抑郁症通常与结核病共同发生，并且在结核病中的发病率可能高于其他躯体疾病。中枢神经系统受累频繁，抑郁症和结核病共享的多种危险因素可能解释了它们的共病的一部分原因。此外，抑郁症可能来自抗结核治疗，特别是异烟肼和环孢素。抑郁症与结核病药物治疗依从性差有关，这会导致耐多药结核病的出现。有证据表明，有效治疗抑郁症可以提高对结核病治疗的依从性，从而改善预后。这些研究结果共同表明，早期识别和治疗这

些患者的抑郁症是有效的。

细菌、病毒和真菌性脑膜炎

● **流行病学及病理生理学**

细菌性脑膜炎（bacterial meningitis，BM）的最常见病因是感染脑膜炎奈瑟菌、肺炎链球菌和金黄色葡萄球菌，而病毒性脑膜炎（viral meningitis，VM）通常是由季节性肠道病毒和虫媒病毒引起的[192]。新生隐球菌是真菌性脑膜炎的最常见原因。脑膜炎恢复后的抑郁率的流行病学研究出现了矛盾的结果。一项研究比较了17名已成功治疗隐球性菌脑膜炎（cryptoccocal meningitis，CM）的艾滋病病毒血清反应阴性患者和26名健康对照者，35%的患者有轻度至重性抑郁症。他们比对照组更有可能在脑磁共振成像上发现与隐球菌性脑膜炎相关的阳性结果，以及出现执行和视觉功能障碍。抑郁症患者在执行功能和视觉-建构功能的测试中也表现较差，这将抑郁与前额-皮质下回路联系起来。此外，丘脑、基底神经节和大脑皮质中与隐球菌性脑膜炎相关的结构性损伤可能与抑郁症状有关[193]。相比之下，另一项研究将118名已完全从细菌性脑膜炎或病毒性脑膜炎中恢复的患者与30名健康对照者进行了比较。尽管细菌性脑膜炎组与病毒性脑膜炎组相比表现出更大的神经心理损伤，但抑郁症在任何一组之间均无显著差异[194]。脑膜炎继发儿童脑积水也可能与高于预期的抑郁率相关[195]。

● **临床表现**

抑郁症可能是脑膜炎的表现，也可能是患者完全康复的后遗症。病例报告了患有抑郁症并伴有认知功能恶化的隐球菌性脑膜炎患者，在发现潜在的真菌感染之前接受了抗抑郁药物治疗[196]。和薛（Hesueh）与林（Lin）记录了一名患者经抑郁症治疗10个月而没有疗效，在他表现出认知障碍恶化后，磁共振成像显示双侧心室扩大，患者的脑脊液中出现新生隐球菌[197]。

● **临床病程及自然病史**

无论是伴随急性脑膜炎发作的症状还是后遗症，关于抑郁症的临床过程和病史的数据都有限。病例报告表明，医学干预潜在传染病可导致抑郁症状消退，无须直接进行药物治疗[196]。

● **评估和鉴别诊断**

鉴于抑郁症与神经心理学和神经影像学阳性结果之间的关联，需要对脑膜炎治愈后出现抑郁症状的患者进行仔细的神经认知评估。没有证据表明任何一种特定诊断方法优于其他，并且没有指南可用于评估这种情况下的抑郁症状。

● **治疗**

没有证据支持在脑膜炎患者中采用任何特定的抗抑

郁药。治疗潜在的传染病应先于或治疗抑郁症同时进行似乎是不言而喻的，但并没有数据支持其中一种方法优于另外一种。对于癫痫发作风险较高的患者，应避免使用安非他酮和氯米帕明，因为它们可能比其他药物更大限度地降低癫痫发作阈值。

● 总结

目前的证据表明，抑郁症可能是脑膜炎的一种表现症状，尤其是隐球菌性脑膜炎，也可能是脑膜炎的有效治疗的后遗症。抑郁症与神经认知及神经影像学研究之间的关联提示了与潜在的神经炎症或结构异常相关的常见病理生理机制。还需要进一步的研究来阐明这种关系。

结论

临床医生应筛查传染病中的抑郁症（框 11-10）。早期检测和干预抑郁症的基本原理基于一些观察结果。抑郁症在传染病患者中的患病率似乎超过一般人群中的患病率，并且至少与其他躯体疾病中的发病率相当。药理学和心理社会疗法与对非医学抑郁症患者一样安全有效。抑郁症状缓解可能与改善生活质量和医疗结果二者有关。通过提高对医学治疗的依从性或更直接地影响潜在感染的过程可缓解抑郁症状。要阐明抑郁症与感染性疾病中涉及的神经免疫过程之间的双向关系需要进一步的研究，这会加深我们对情绪障碍的病理生理学的理解。

框 11-10

总结

- 患有传染病的个体患抑郁症的风险显著增加
- 鉴于重叠症状（神经移植症状）可能很难区分抑郁症
- 标准抑郁症治疗有良好的证据基础，包括药理治疗和结构性心理治疗

参考文献

1. Yates W, Gleason O. Hepatitis C and depression. *Depress Anxiety*. 1998; 7(4): 188–193.

2. Bayliss MS, Gandeck KM, Bungay KM, Sugano D, Hsu MA, Ware JE. A questionnaire to assess the generic and disease-specific health outcomes of patients with chronic hepatitis C. *Qual Life Res*. 1997; 7(1): 39–55.

3. Golden J, O'Dwyer A, Conroy R. Depression and anxiety in patients with hepatitis C: prevalence, detection rates and risk factors. *Gen Hosp Psych*. 2005; 27(6): 431–438.

4. Fontana RJ, Hussain K B, Schwartz SM, Moyer CA, Su GL, Lok AS. Emotional distress in chronic hepatitis C patients not receiving antiviral therapy. *J Hepatology*. 2002; 36(3): 401–407.

5. Nelligan JA, Loftis JM, Matthews AM, Zucker BL, Linke AM, Hauser P. Depression comorbidity and antidepressant use in veterans with chronic hepatitis C: results from a retrospective chart review. *J Clin Psych*. 2008; 69: 810–816.

6. Basseri B, Yamini D, Chee G, Enayati P, Tran T, Poordad F. Comorbidities associated with the increasing burden of hepatitis C infection. *Liver Int*. 2010; 30: 1012–1018.

7. Dwight M, Kowdley K, Russo J, Ciechanowski P, Larson A, Katon W. Depression, fatigue, and functional disability in patients with chronic hepatitis C. *J Psychosomatic Research*. 2000; 49(5): 311 317.

8. Lehman C, Cheung R. Depression, anxiety, post-traumatic stress, and alcohol-related problems among veterans with chronic hepatitis C. *Am J Gasteroenterol*. 2002; 97: 2640–2646.

9. Fireman M, Indest DW, Blackwell A, Whitehead AJ, Hauser P,. Addressing tri-morbidity (hepatitis C, psychiatric disorders, and substance use): The importance of routine mental health screening as a component of a comanagement model of care. *Clin Infectious Dis*. 2005; 40(S5): S286–S291.

10. Yovtcheva S, Aly Rifai M, Moles J, Van Der Linden B. Psychiatric comorbidity among hepatitis C-positive patients. *Psychosomatics*. 2001; 42(5): 411–415.

11. El-Serag H, Kunik M, Richardson P, Rabeneck L. Psychiatric disorders among veterans with hepatitis C infection. *Gastroenterol*. 2002; 123: 476–482.

12. Kristiansen MG, Lochen ML, Gutteberg TJ, Mortensen L, Eriksen BO, Florholmen J. Total and cause specific mortality rates in a prospective study of community-acquired hepatitis C virus infection in northern Norway. *J Viral Hepat*. 2011; 18(4): 237–244.

13. Kraus MR, Schafer A, Schottker K, et al. Therapy of interferoninduced depression in chronic hepatitis C with citalopram: a randomised, double-blind, placebo-controlled study. *Gut*. 2008; 57(4): 531–536.

14. Centers for Disease Control and Prevention. Hepatitis C information for professionals. Available at http: //www.cdc.gov/hepatitis/ HCV/index.htm. Accessed June 15, 2013.

15. McDonald E, Mann A, Thomas H. Interferons as mediators of psychiatric morbidity: an investigation in a trial of recombinant α-interferon in hepatitis-B carriers. *Lancet*. 1987; 330(8569): 1175–1178.

16. Denicoff KD, Rubinow DR, Papa MZ, Simpson C, Seipp CA, Lotze MT, Rosenberg SA. The neuropsychiatric effects of treatment with interleuki2-2 and lymphokine-activated killer cells. *Ann intern med*. 1987; 107(3): 293–300.

17. Carta M, Hardoy M, Garofalo A, et al. Association of chronic hepatitis C with major depressive disorders: irrespective of interferon-alpha therapy. *Clin Pract Epidemiol Ment Health*. 2007; 3(1): 22.

18. Glacken M, Kernohan G, Coates V. Diagnosed with hepatitis C: a descriptive exploratory study. *Int J Nurs Stud*. 2001 ; 38(1): 107–116.

19. Loftis J, Huckans M, Ruimy S, Hinrichs D, Hauser P. Depressive symptoms in patients with chronic hepatitis C are correlated with elevated plasma levels of interleuki1-1beta and tumor necrosis factor-alpha. *Neurosci Lett*. 2008; 430: 264–268.

20. Schwaiger M, Pich M, Franke L, et al. Chronic hepatitis C infection, interferon-alpha treatment and peripheral serotenergic dysfunction. Poster presented at: 54th Annual Meeting of the American Association for the Study of Liver Diseases; October 24–28, 2004; Boston, Mass.

21. Lim JK, Cronkite R, Goldstein MK, Cheung RC. The impact of chronic hepatitis C and comorbid psychiatric illnesses on health-related quality of life. *J Clin Gastroenterol*. 2006; 40(6): 528.

22. Bailey D Jr, Landerman L, Barroso J, et al. Uncertainty, symptoms, and quality of life in persons with chronic hepatitis C. *Psychosomatics*. 2009; 50(2): 138–146.

23. Patterson A, Morasco B, Fuller B, Indest D, Loftis J, Hauser P. Screening for depression in patients with hepatitis C using the Beck Depression Inventory-II: do somatic symptoms compromise validity? *Gen Hospital Psychiatry*. 2011; 33(4): 354–362.

24. Miller ER, Hiller JE, Shaw DR. Quality of life in HCV infection: lack of association with ALT levels. *Aust NZ J Public Health*. 2001; 25: 355–361.

25. Hussain KB, Fontana R J, Moyer CA, Su GL, Sneed-Pee N, Lok AS. Comorbid illness is an important determinant of healthrelated quality of life in patients with chronic hepatitis C. *Am J Gastroenterol* 2001; 96(9): 2737–2744.

26. Grassi L, Satriano J, Serra A, et al. Emotional stress, psychosocial variables and coping associated with hepatitis C virus and human immunodeficiency virus infections in intravenous drug users. *Psychother Psychosom*. 2002; 71: 342–349.

27. Sgorbini M, O'Brien L, Jackson D. Living with hepatitis C and treatment: The personal experiences of patients. *J Clin Nursing*. 2009; 18: 2282–2291.

28. Dieperink E, Willenbring M, Ho S. Neuropsychiatric symptoms associated with hepatitis C and interferon alpha: A review. *Am J Psychiatry*. 2000; 157(6): 867–876.

29. Loftis J, Socherman R, Howell C, Whitehead A, Hill J, Dominitz J, Hauser P. Association of interferon-alpha-induced depression and improved treatment response in patients with hepatitis C. *Neurosci Lett*. 2004; 365(2): 87–91.

30. Dieperink E, Ho S, Thuras P, Willenbring M. A prospective study of neuropsychiatric symptoms associated with interferon-2-2b and ribavirin therapy for patients with chronic hepatitis C. *Psychosomatics*. 2003; 44(2): 104–112.

31. Smith KJ, Norris S, O'Farrelly C, O'Mara SM. Risk factors for the development of depression in patients with hepatitis C taking interferon-α. *Neuropsychiatr Dis Treat*. 2011; 7: 275.

32. Udina M, Castellvi P, Moreno-Espana J, et al. Interferon-induced depression in chronic hepatitis C: a systematic review and meta-analysis. *J Clin Psych*. 2012; 73(8): 1128–1138.

33. Pavlovic Z, Jasovic-Gasic M, Delic D, Maric N, Vukovic O, Pejovic S. Prevalence, severity and course of depressive symptomatology in chronic hepatitis c patients on pegylated interferon alpha: a 7w-week prospective study. *Eur Psychiatry*. 2013; 28: 1680–1681.

34. Evon D, Ramcharran D, Belle S, Terrault N, Fontana R, Fried M; Virahep-C study group. Prospective analysis of depression during peginterferon and ribavirin therapy of chronic hepatitis C: Results of the Virahep-C study. *Am J Gastroenterol*. 2009; 104:

2949–2958.

35. Raison C L, Broadwell SD, Borisov AS, et al. Depressive symptoms and viral clearance in patients receiving interferon-α and ribavirin for hepatitis C. *Brain Behav Immun*. 2005; 19(1): 23–27.

36. Maddock C, Landau S, Barry K, et al. Psychopathological symptoms during interferon-alpha and ribavirin treatment: effects on virologic response. *Mol Psychiatry*. 2005; 10: 332–333.

37. Chapman J, Oser M, Hockemeyer J, Weitlauf J, Jones S, Cheung R. Changes in depressive symptoms and impact on treatment course among Hepatitis C patients undergoing Interferon-α and Ribavirin therapy: A prospective evaluation. *Am J Gastroenterol*. 2011; 106: 2123–2132.

38. Loftis J, Hauser P. Hepatitis C in patients with psychiatric disease and substance abuse: screening strategies and co-management models of care. *Curr Hepat Rep*. 2003; 2: 93–100.

39. Loftis JM, Hauser P. The phenomenology and treatment of interferon-induced depression. *J Affective Disorders*. 2004; 82(2): 175–190.

40. Yee H, Chang M, Pocha C, et al. Update on the management and treatment of hepatitis C virus infection: recommendations from the Department of Veterans Affairs Hepatitis C Resource Center Program and the National Hepatitis C Program Office. *Am J Gastroenterol*. 2012; 107(5): 669–689.

41. Management of hepatitis C: 2002. *NIH Consens State Sci Statements*. 2002; 19(3) 1–46.

42. Ramasubbu R, Taylor VH, Samaan Z. The Canadian Network for Mood and Anxiety Treatments (CANMAT) task force recommendations for the management of patients with mood disorders and select comorbid medical conditions. *Ann Clin Psychiatry*. 2012; 24: 91–109.

43. Sockalingam S, Links P, Abbey S. Suicide risk in hepatitis C and during interferon alpha therapy: a review and clinical update. *J viral hepatitis*. 2011; 18(3): 153–160.

44. Lotrich FE. Psychiatric clearance for patients started on interferon–alpha-based therapies. *Am J Psych*. 2013; 170(6): 592–597.

45. Batki SL, Canfield KM, Ploutz Snyder R. Psychiatric and substance use disorders among methadone maintenance patients with chronic hepatitis C infection: effects on eligibility for hepatitis C treatment. *Am J Addictions*. 2011; 20(4): 312–318.

46. Morasco BJ, Rifai MA, Loftis JM, Indest DW, Moles JK, Hauser P. A randomized trial of paroxetine to prevent interferon-α-induced depression in patients with hepatitis C. *J Affective Disorders*. 2007; 103(1): 83–90.

47. Morasco BJ, Loftis JM, Indest DW, et al. Prophylactic antidepressant treatment in patients with hepatitis C on antiviral therapy: a double-blind, placebo-controlled trial. *Psychosomatics*. 2010; 51: 401–408.

48. Diez-Quevedo C, Masnou H, Planas R, et al. Prophylactic treatment with escitalopram of pegylated interferon alf2-2a-induced depression in hepatitis C: a 1w-week, randomized, double-blind, placebo-controlled trial. *J Clin Psych*. 2011; 72: 522–528.

49. De Knegt RJ, Bezemer G, Van Gool AR, et al. A Randomised

clinical trial: escitalopram for the prevention of psychiatric adverse events during treatment with peginterferon-alf2-2a and ribavirin for chronic hepatitis C. *Aliment Pharmacol Ther*. 2011; 34: 1306–1317.

50. Schaefer M, Sarkar R, Knop V, et al. Escitalopram for the prevention of peginterferon-α2a–associated depression in hepatitis C virus–infected patients without previous psychiatric disease: a randomized trial. *Ann Intern Med*. 2012; 157: 94–103.

51. Evon DM, Golin CE, Fried MW, Keefe FJ. Chronic hepatitis C and antiviral treatment regimens: Where can psychology contribute? *J Consul Clin Psychol*. 2013; 81(2): 361–374.

52. Ramsey SE, Engler PA, Stein MD, et al. Effect of CBT on depressive symptoms in methadone maintenance patients undergoing treatment for hepatitis C. *J Addict Res Ther*. 2011; 2(2): 2–10.

53. Safren SA, O'Cleirigh C, Tan JY, et al. A randomized controlled trial of cognitive behavioral therapy for adherence and depression (CBT-AD) in HIV-infected individuals. *Health Psychology*. 2009; 28: 1–10.

54. Antoni M, Ironson G, Schneiderman N. *Cognitive-Behavioral Stress Management: Treatments that Work*. New York, NY: Oxford University Press: 2007.

55. Coughlin S. Anxiety and depression: linkages with viral disease. *Public Health Rev*. 2012; 34(2): 92.

56. Hjalgrim H, Friborg J, Melbye M. The epidemiology of EBV and its association with malignant disease. In: Arvin A, Campadelli-Fiume G, Mocarski E, et al. eds. *Human Herpesviruses: Biology, Therapy, and Immunoprophylaxis*. Cambridge: Cambridge University Press; 2007.

57. White PD, Thomas JM, Amess J, et al. Incidence, risk and prognosis of acute and chronic fatigue syndromes and psychiatric disorders after glandular fever. *Br J Psychiatry*. 1998; 173: 475–481.

58. Natelson B, Ye N, Moul D, et al. High titers of anti-Epstein–Barr virus DNA polymerase are found in patients with severe fatiguing illness. *J Med Virol*. 1994 42: 42–46.

59. Haeri S, Johnson N, Baker AM, et al. Maternal depression and Epstein-Barr virus reactivation in early pregnancy. *Obstet Gynecol*. 2011; 117(4): 862–866.

60. White PD, Lewis SW. Delusional depression after infectious mononucleosis. *Br Med J*. 1987; 295: 97–98.

61. Khandaker G, Stochl J, Zammit S, Lewis G, Jones P. Childhood Epstein–Barr virus infection and subsequent risk of psychotic experiences in adolescence: A population-based prospective serological study. *Schizophr Res*. 2014; 158: 19–24.

62. Khandaker GM, Zimbron J, Dalman C, Lewis G, Jones PB. Childhood infection and adult schizophrenia: A meta-analysis of population-based studies. *Schizophr Res*. 2012; 139(1–3): 161–168.

63. Kogelnik AM, Loomis K, Hoegh-Petersen M, Rosso F, Hischier C, Montoya J. Use of valganciclovir in patients with elevated antibody titers against human herpesviru6-6 (HH6-6) and Epstein– Barr virus (EBV) who were experiencing central nervous system dysfunction including long-standing fatigue. *J Clin Virology*. 2006; 37(Suppl 1): S33–S38.

64. Hokkanen L, Launes J. Neuropsychological sequelae of acute-onset sporadic viral encephalitis. *Neuropsychol Rehabil*. 2007; 17(4–5): 450–477.

65. Simanek A, Cheng C, Yolken R, Uddin M, Galea S, Aiello A. Herpesviruses, inflammatory markers and incident depression in a longitudinal study of Detroit residents. *Psychoneuroendocrinology*. 2014; 50: 139–148.

66. Granerod J, Crowcroft NS. The epidemiology of acute encephalitis. *Neuropsychol Rehabil*. 2007; 17(4–5): 406–428.

67. Miller GE, Freedland KE, Duntley S, Carney RM. Relation of depressive symptoms to C-reactive protein and pathogen burden (cytomegalovirus, herpes simplex virus, Epstein-Barr virus) in patients with earlier acute coronary syndromes. *Am J Cardiol*. 2005; 95(3): 317–321.

68. McGrath N, Anderson NE, Croxson MC, Powell KF. Herpes simplex encephalitis treated with acyclovir: diagnosis and long term outcome. *J Neurol Neurosurg Psychiatry*. 1997; 63(3): 321–326.

69. Caparros-Lefebvre D, Girard-Buttaz I, Reboul S, et al. Cognitive and psychiatric impairment in herpes simplex virus encephalitis suggest involvement of the amygdalo-frontal pathways. *J Neurol*. 1996; 243(3): 248–256.

70. Paivarinta MA, Marttila RJ, Lonnberg P, Rinne UK. Decreased raphe serotonin in rabbits with experimental herpes simplex encephalitis. *Neurosci Lett*. 1993; 156(1–2): 1–4.

71. Paivarinta MA, Marttila RJ, Rinne JO, Rinne UK. Decrease in mesencephalic dopamine autoreceptors in experimental herpes simplex encephalitis. *J Neural Transm Gen Sect*. 1992; 89(1–2): 71–80.

72. Paivarinta MA, Roytta M, Hukkanen V, Marttila RJ, Rinne UK. Nervous system inflammatory lesions and viral nucleic acids in rabbits with herpes simplex virus encephalitisinduced rotational behaviour. *Acta Neuropathol*. 1994; 87(3): 259–268.

73. Carter CJ. Susceptibility genes are enriched in those of the herpes simplex virus 1/ host interactome in psychiatric and neurological disorders. *Pathog Dis*. 2013; 69: 240–261.

74. Boyapati R, Papadopoulos G, Olver J, Geluk M, Johnson PD. An unusual presentation of herpes simplex virus encephalitis. *Case Rep Med*. 2012; 2012: 241710.

75. Gaber TA, Eshiett M. Resolution of psychiatric symptoms secondary to herpes simplex encephalitis. *J Neurol Neurosurg Psychiatry*. 2003; 74(8): 1164; author reply 1164.

76. Hokkanen L, Launes J. Cognitive recovery instead of decline after acute encephalitis: a prospective follow up study. *J Neurol Neurosurg Psychiatry*. 1997; 63: 222–227.

77. Vallini AD, Burns RL. Carbamazepine as therapy for psychiatric sequelae of herpes simplex encephalitis. *South Med J*. 1987; 80(12): 1590–1592.

78. Kohno N, Nabika Y, Toyoda G, Bokura H, Nagata T, Yamaguchi S. The effect of ropinirole on apathy and depression after herpes encephalitis. *Cogn Behav Neurol*. 2012; 25(2): 98–102.

79. Centers for Disease Control and Prevention. HIV/AIDS Available at http: //www.cdc.gov/hiv/pdf/statistics_2010_HIV_Surveillance_Report_vol_17_no_3. Accessed May 11, 2013.

80. Centers for Disease Control and Prevention. Vital signs: HIV

prevention through care and treatment–United States. *Morb Mortal Wkly Rep*. 2011; 60(47): 1618–1623.

81. Centers for Disease Control and Prevention. HIV/AIDS Available at http: //www.cdc.gov/hiv/surveillance/resources/reports/2010supp_vol17no4/. Accessed May 11, 2013.

82. Bing EG, Burnam MA, Longshore D, et al. Psychiatric disorders and drug use among human immunodeficiency virus-infected adults in the United States. *Arch Gen Psychiatry*. 2001; 58(8): 721–728.

83. Do AN, Rosenberg ES, Sullivan PS, et al. Excess burden of depression among HIV-infected persons receiving medical care in the United States: Data from the Medical Monitoring Project and the Behavioral Risk Factor Surveillance System. *PLoS ONE*. 2014; 9(3): e92842.

84. Komiti A, Judd F, Grech P, et al. Suicidal behaviour in people with HIV/AIDS: a review. *Aust N Z J Psychiatry*. 2001; 35(6): 747–757.

85. Marzuk PM, Tierney H, Tardiff K, et al. Increased risk of suicide in persons with AIDS. *JAMA*. 1988; 259(9): 1333–1337.

86. Jia CX, Mehlum L, Qin P. AIDS/HIV infection, comorbid psychiatric illness, and risk for subsequent suicide: a nationwide register linkage study. *J Clin Psychiatry* 2012; 73(10): 1315–1321.

87. Dew MA, Becker JT, Sanchez J, et al. Prevalence and predictors of depressive, anxiety and substance use disorders in HIVinfected and uninfected men: a longitudinal evaluation. *Psychol Med*. 1997; 27(2): 395–409.

88. Ciesla JA, Roberts JE. Meta-analysis of the relationship between HIV infection and risk for depressive disorders. *Am J Psychiatry*. 2001; 158(5): 725–730.

89. Ickovics JR, Hamburger ME, Vlahov D, et al. HIV Epidemiology Research Study Group Mortality, CD4 cell count decline, and depressive symptoms among HIV-seropositive women: longitudinal analysis from the HIV Epidemiology Research Study. *JAMA*. 2001; 285(11): 1466–1474.

90. Lopes M, Olfson M, Rabkin J, et al. Gender, HIV status, and psychiatric disorders: results from the National Epidemiologic Survey on Alcohol and Related Conditions. *J Clin Psychiatry*. 2012; 73(3): 384–391.

91. Kopnisky KL, Bao J, Lin YW. Neurobiology of HIV, psychiatric and substance abuse comorbidity research: workshop report. *Brain Behav Immun*. 2007; 21(4): 428–441.

92. Woods SP, Moore DJ, Weber E, Grant I. Cognitive neuropsychology of HIV-associated neurocognitive disorders. *Neuropsychol Rev*. 2009; 19(2): 152–168.

93. Masliah E, Heaton RK, Marcotte TD, et al. Dendritic injury is a pathological substrate for human immunodeficiency virus-related cognitive disorders. HNRC Group. The HIV Neurobehavioral Research Center. *Ann Neurol*. 1997; 42(6): 963–972.

94. Jutkiewicz EM. The antidepressant-like effects of delta-opioid receptor agonists. *Mol Interv*. 2006; 6(3): 162–169.

95. McCarthy L, Wetzel M, Sliker JK, Eisenstein TK, Rogers TJ. Opioids, opioid receptors, and the immune response. *Drug Alcohol Depend*. 2001; 62(2): 111–123.

96. Wang GJ, Chang L, Volkow ND, et al. Decreased brain dopaminergic transporters in HIV-associated dementia patients. *Brain*. 2004; 127(Pt 11): 2452–2458.

97. Treisman G, Fishman M, Schwartz J, Hutton H, Lyketsos C. Mood disorders in HIV infection. *Depress Anxiety*. 1998; 7(4): 178–187.

98. Ickovics JR, Hamburger ME, Vlahov D, et al. HIV Epidemiology Research Study Group. Mortality, CD4 cell count decline, and depressive symptoms among HIV-seropositive women: longitudinal analysis from the HIV Epidemiology Research Study. *JAMA*. 2001; 285(11): 1466–1474.

99. R abkin JG. HIV and depression: 2008 review and update. *Curr HIV/AIDS Rep*. 2008 ; 5(4): 163–171.

100. Leserman J. HIV disease progression: depression, stress, and possible mechanisms. *Biol Psychiatry*. 2003; 54(3): 295–306.

101. Farinpour R, Miller EN, Satz P, et al. Psychosocial risk factors of HIV morbidity and mortality: findings from the Multicenter AIDS Cohort Study (MACS). *J Clin Exp Neuropsychol*. 2003; 25(5): 654 670.

102. Cook JA, Grey D, Burke J, Cohen MH, et al. Depressive symptoms and AIDS-related mortality among a multisite cohort of HIV-positive women. *Am J Public Health*. 2004; 94(7): 1133–1140.

103. R abkin J. Depression and HIV. *Focus*. 2004; 19(10): 1–5.

104. Gonzalez JS, Batchelder AW, Psaros C, Safren SA. Depression and HIV/AIDS treatment nonadherence: a review and metaanalysis. *J Acquir Immune Defic Syndr*. 2011; 58(2): 181–187.

105. Starace F, Ammassari A, Trotta MP, et al. AdICoNA Study Group. NeuroICoNA Study Group. Depression is a risk factor for suboptimal adherence to highly active antiretroviral therapy. *J Acquir Immune Defic Syndr*. 2002; 31(Suppl 3): S136–S139.

106. R abkin JG, Goetz RR, Remien RH, Williams JB, Todak G, Gorman JM. Stability of mood despite HIV illness progression in a group of homosexual men. *Am J Psychiatry*. 1997; 154(2): 231–238.

107. Bottonari KA, Tripathi SP, Fortney JC, et al. Correlates of antiretroviral and antidepressant adherence among depressed HIVinfected patients. *AIDS Patient Care STDS*. 2012; 26(5): 265–273.

108. Horberg MA, Silverberg MJ, Hurley LB, et al. Effects of depression and selective serotonin reuptake inhibitor use on adherence to highly active antiretroviral therapy and on clinical outcomes in HIV-infected patients. *J Acquir Immune Defic Syndr*. 2008; 47(3): 384–390.

109. Yun LW, Maravi M, Kobayashi JS, Barton PL, Davidson AJ. Antidepressant treatment improves adherence to antiretroviral therapy among depressed HIV-infected patients. *J Acquir Immune Defic Syndr*. 2005; 38(4): 432–438.

110. Cruess DG, Kalichman SC, Amaral C, et al. Benefits of adherence to psychotropic medications on depressive symptoms and antiretroviral medication adherence among men and women living with HIV/AIDS. *Ann Behav Med*. 2012; 43(2): 189–197.

111. Hughes CA, Shafran SD. Treatment of hepatitis C in HIVcoinfected patients. *Ann Pharmacother*. 2006; 40(3): 479–489; quiz 582–583.

112. Martin KA, Krahn LE, Balan V, Rosati MJ. Selective serotonin

reuptake inhibitors in the context of hepatitis C infection: reexamining the risks of bleeding. *J Clin Psychiatry*. 2007; 68(7): 1024–1026.

113. R ietschel P, Corcoran C, Stanley T, et al. Prevalence of hypogonadism among men with weight loss related to human immunodeficiency virus infection who were receiving highly active antiretroviral therapy. *Clin Infect Dis*. 2000; 31(5): 1240–1244.

114. Grinspoon S, Corcoran C, Stanley T, Rabe J, Wilkie S. Mechanisms of androgen deficiency in human immunodeficiency virusinfected women with the wasting syndrome. *J Clin Endocrinol Metab*. 2001; 86(9): 4120–4126.

115. Himelhoch S, Medoff DR. Efficacy of antidepressant medication among HIV-positive individuals with depression: a systematic review and meta-analysis. *AIDS Patient Care STDS*. 2005; 19(12): 813–822.

116. Ferrando SJ, Freyberg Z. Treatment of depression in HIV positive individuals: a critical review. *Int Rev Psychiatry*. 2008; 20(1): 61–71.

117. R abkin JG, McElhiney MC, Rabkin R, McGrath PJ, Ferrando SJ. Placebo-controlled trial of dehydroepiandrosterone (DHEA) for treatment of nonmajor depression in patients with HIV/AIDS. *Am J Psychiatry*. 2006; 163(1): 59–66.

118. Freudenreich O, Goforth HW, Cozza KL, et al. Psychiatric treatment of persons with HIV/AIDS: an HIV-psychiatry consensus survey of current practices. *Psychosomatics*. 2010; 51(6): 480–488.

119. R epetto MJ, Petitto JM. Psychopharmacology in HIV-infected patients. *Psychosom Med*. 2008; 70(5): 585–592.

120. Sherr L, Clucas C, Harding R, Sibley E, Catalan J. HIV and depression— a systematic review of interventions. *Psychol Health Med*. 2011; 16(5): 493–527.

121. Safren SA, O'Cleirigh C, Tan JY, et al. A randomized controlled trial of cognitive behavioral therapy for adherence and depression (CBT-AD) in HIV-infected individuals. *Health Psychol*. 2009; 28(1): 1–10.

122. Markowitz JC, Spielman LA, Sullivan M, Fishman B. An exploratory study of ethnicity and psychotherapy outcome among HIV-positive patients with depressive symptoms. *J Psychother Pract Res*. 2000; 9(4): 226–231.

123. Hill L, Lee KC. Pharmacotherapy considerations in patients with HIV and psychiatric disorders: focus on antidepressants and antipsychotics. *Ann Pharmacother*. 2013; 47(1): 75–89.

124. Zisook S, Peterkin J, Goggin KJ, et al. Treatment of major depression in HIV-seropositive men. HIV Neurobehavioral Research Center Group. *J Clin Psychiatry*. 1998; 59(5): 217–224.

125. R abkin JG, Wagner GJ, Rabkin R. Fluoxetine treatment for depression in patients with HIV and AIDS: A randomized placebo— controlled trial. *Am J Psychiatry*. 1999; 156: 101–107.

126. Schwartz JA, McDaniel JS. Double-blind comparison of fluoxetine and desipramine in the treatment of depressed women with advanced HIV disease: A pilot study. *Depress Anxiety*. 1999; 9: 70–74.

127. Elliott AJ, Uldall KK, Bergam K, et al. Randomized, placebocontrolled trial of paroxetine versus imipramine in depressed HIV-positive outpatients. *Am J Psychiatry*. 1998; 155(3): 367–372.

128. R abkin JG, Wagner GJ, McElhiney MC, et al. Testosterone versus fluoxetine for depression and fatigue in HIV/AIDS: a placebo controlled trial. *J Clin Psychopharmacol*. 2004; 24: 379–385.

129. R abkin JG, Rabkin R, Harrison W, Wagner G. Effect of imipramine and enumerative measures of immune status in depressed patients with HIV illness. *Am J Psychiatry*. 1994; 151: 516–523.

130. Targ EF, Karasic DH, Diefenbach PN, et al. Structured group therapy and fluoxetine to treat depression in HIV-positive persons. *Psychosomatics*. 1994; 35: 132–137.

131. Watkins CC, Pieper AA, Treisman GJ. Safety considerations in drug treatment of depression in HIV-positive patients: an updated review. *Drug Saf*. 2011; 34(8): 623–639.

132. DeSilva KE, Le Flore DB, Marston BJ, Rimland D. Serotonin syndrome in HIV-infected individuals receiving antiretroviral therapy and fluoxetine. *AIDS*. 2001; 15(10): 1281–1285.

133. Greenblatt DJ, von Moltke LL, Harmatz JS, et al. Short-term exposure to low-dose ritonavir impairs clearance and enhances adverse effects of trazodone. *J Clin Pharmacol*. 2003; 43(4): 414–422.

134. Thompson A, Silverman B, Dzeng L, Treisman G. Psychotropic medications and HIV. *Clin Infect Dis*. 2006; 42: 1305–1310.

135. Sweetland A, Oquendo M, Wickramaratne P, Weissman M, Wainberg M. Depression: a silent driver of the global tuberculosis epidemic. *World Psychiatry*. 2014; 13: 325–326.

136. Janmeja AK, Das SK, Bhargava R, et al. Psychotherapy improves compliance with tuberculosis treatment. *Respiration*. 2005; 72: 375–380.

137. Malek-Ahmadi P, Chavez M, Contreras SA. Coadministration of isoniazid and antidepressant drugs. *J Clin Psychiatry*. 1996; 57(11): 550.

138. R ihs TA, Begley K, Smith DE, et al. Efavirenz and chronic neuropsychiatric symptoms: a cross-sectional case control study. *HIV Med*. 2006; 7(8): 544–548.

139. Mollan KR, Smurzynski M, Eron JJ, et al. Association between efavirenz as initial therapy for HI1-1 infection and increased risk for suicidal ideation or attempted or completed suicide: an analysis of trial data. *Ann Intern Med*. 2014; 161(1): 1–10.

140. Harris M, Larsen G, Montaner JS. Exacerbation of depression associated with starting raltegravir: a report of four cases. *AIDS*. 2008; 22(14): 1890–1892.

141. Halperin J. Nervous system Lyme disease. *J R Coll Physicians Edinb*. 2010; 40: 248–255.

142. Hassett AL, Radvanski DC, Buyske S, Savage SV, Sigal LH. Psychiatric comorbidity and other psychological factors in patients with "chronic Lyme disease". *Am J Med*. 2009; 122(9): 843–850.

143. Cairns V, Godwin J. Post-Lyme borreliosis syndrome: a meta-analysis of reported symptoms. *Int J Epidemiol*. 2005; 34(6): 1340–1345.

144. Kaplan RF, Jones-Woodward L, Workman K, Steere AC, Logigian EL, Meadows ME. Neuropsychological deficits in Lyme disease

patients with and without other evidence of central nervous system pathology. *Appl Neuropsychol.* 1999; 6(1): 3–11.

145. Halperin JJ. Lyme disease: neurology, neurobiology, and behavior. *Clin Infect Dis.* 2014; 58(9): 1267–1272.

146. Fallon BA, Nields JA. Lyme disease: a neuropsychiatric illness. *Am J Psychiatry.* 1994; 151(11): 1571–1583.

147. Halperin JJ, Pass HL, Anand AK, Luft BJ, Volkman DJ, Dattwyler RJ. Nervous system abnormalities in Lyme disease. *Ann N Y Acad Sci.* 1988; 539: 24–34.

148. Kaplan RF, Meadows ME, Vincent LC, Logigian EL, Steere AC. Memory impairment and depression in patients with Lyme encephalopathy: comparison with fibromyalgia and nonpsychotically depressed patients. *Neurology.* 1992; 42(7): 1263–1267.

149. Grabe HJ, Spitzer C, Ludemann J, et al. No association of seropositivity for anti-Borrelia IgG antibody with mental and physical complaints. *Nord J Psychiatry.* 2008; 62(5): 386–391.

150. Gustaw K, Beltowska K, Studzińska MM. Neurological and psychological symptoms after the severe acute neuroborreliosis. *Ann Agric Environ Med.* 2001; 8(1): 91–94.

151. Nadelman RB, Herman E, Wormser GP. Screening for Lyme disease in hospitalized psychiatric patients: prospective serosurvey in an endemic area. *Mt Sinai J Med.* 1997; 64(6): 409–412.

152. Berende A, Ter Hofstede H, Donders A, et al. Persistent Lyme Empiric Antibiotic Study Europe (PLEASE)—design of a randomized controlled trial of prolonged antibiotic treatment in patients with persistent symptoms attributed to Lyme borreliosis. *BMC Infect Dis.* 2014; 14(1): 543.

153. Logigian E, Kaplan R, Steere A. Successful treatment of Lyme encephalopathy with intravenous ceftriaxone. *J Infect Dis.* 1999; 180: 377–383.

154. Kaplan RF, Trevino RP, Johnson GM, et al. Cognitive function in post-treatment Lyme disease: do additional antibiotics help? *Neurology.* 2003; 60: 1916–1922.

155. Nields JA, Grimaldi JA. Infectious Diseases. In: Schein LA, Bernard HS, Spitz HI, Muskin PR, eds. *Psychosocial Treatment for Medical Conditions, Principles and Techniques.* New York, NY: Hove; 2003: 305.

156. http: //www.who.int/mediacentre/factsheets/fs094/en/

157. Dugbartey AT, Dugbartey MT, Apedo MY. Delayed neuropsychiatric effects of malaria in Ghana. *J Nerv Ment Dis.* 1998; 186(3): 183–186.

158. Postels DG, Birbeck GL. Cerebral malaria. *Handb Clin Neurol.* 2013; 114: 91–102.

159. Varney NR, Roberts RJ, Springer JA, Connell SK, Wood PS. Neuropsychiatric sequelae of cerebral malaria in Vietnam veterans. *J Nerv Ment Dis.* 1997; 185(11): 695–703.

160. Carter JA, Ross AJ, Neville BG, et al. Developmental impairments following severe falciparum malaria in children. *Trop Med Int Health.* 2005; 10: 3–10.

161. Caillon E, Schmitt L, Moron P. Acute depressive symptoms after mefloquine treatment. *Am J Psychiatry.* 1992; 149(5): 712.

162. Tran TM, Browning J, Dell ML. Psychosis with paranoid delusions after a therapeutic dose of mefloquine: a case report. *Malar J.* 2006; 5: 74.

163. Peterson AL, Seegmiller RA, Schindler LS. Severe neuropsychiatric reaction in a deployed military member after prophylactic mefloquine. *Case Rep Psychiatry.* 2011; 2011: 350417.

164. Wooltorton E. Mefloquine: contraindicated in patients with mood, psychotic or seizure disorders. *CMAJ.* 2002; 167(10): 1147.

165. Schneider C, Adamcova M, Jick SS, et al. Antimalarial chemoprophylaxis and the risk of neuropsychiatric disorders. *Travel Med Infect Dis.* 2013; 11(2): 71–80.

166. Schlagenhauf P, Johnson R, Schwartz E, Nothdurft HD, Steffen R. Evaluation of mood profiles during malaria chemoprophylaxis: a randomized, double-blind, four-arm study. *J Travel Med.* 2009; 16(1): 42-45.

167. Ndimubanzi PC, Carabin H, Budke CM, et al. A systematic review of the frequency of neurocysticerosis with a focus on people with epilepsy. *PLoS Negl Trop Dis.* 2010; 4: e870.

168. de Almeida SM, Gurjao SA. Frequency of depression among patients with neurocysticercosis. *Arq Neuropsiquiatr.* 2010; 68(1): 76–80.

169. Srivastava S, Chadda RK, Bala K, Majumdar P. A study of neuropsychiatric manifestations in patients of neurocysticercosis. *Indian J Psychiatry.* 2013; 55(3): 264–267.

170. Forlenza OV, Filho AH, Nobrega JP, et al. Psychiatric manifestations of neurocysticercosis: a study of 38 patients from a neurology clinic in Brazil. *J Neurol Neurosurg Psychiatry.* 1997; 62(6): 612–616.

171. de Almeida SM, Gurjao SA. Is the presence of depression independent from signs of disease activity in patients with neurocysticercosis? *J Community Health.* 2011; 36(5): 693–697.

172. Patton ME, Su JR, Nelson R, Weinstock H. Primary and secondary syphilis, United States, 2005–2013. *Morb Mortal Wkly Rep.* 2014; 63(18): 402–406.

173. Su JR, Weinstock H. Epidemiology of co-infection with HIV and syphilis in 34 states, United States–2009. In: proceedings of the 2011 National HIV Prevention Conference, August 13–17, 2011, Atlanta, GA.

174. Tramont EC. Treponema pallidum (Syphilis). In: *Principles and Practice of Infectious Disease.* 7th ed. Philadelphia, PA: Elsevier Churchill Livingston; 2010.

175. Hutto B. Syphilis in clinical psychiatry: A review. *Psychosomatics.* 2001; 42(6): 453–460.

176. Overall JE, Gorham DR. The brief psychiatric rating scale. *Psychol Rep.* 1962; 10: 799–812.

177. Russouw HG, Roberts MC, Emsley RA, Truter R. Psychiatric manifestations and magnetic resonance imaging in HIV-negative neurosyphilis. *Biol Psychiatry.* 1997; 41: 467–473.

178. Sanchez FM, Zisselman MH. Treatment of psychiatric symptoms associated with neurosyphilis. *Psychosomatics.* 2007; 48(5): 440–445.

179. Dewhurst K. The neurosyphilitic psychoses today: A survey of 91 cases. *Br J Psych.* 1969; 115: 3 –38.

180. Hooshmand H, Escobar MR, Kopf SW. Neurosyphilis, A study of 241 patients. *JAMA.* 1972; 219(6): 726–729.

181. Rundell JR, Wise MG. Neurosyphilis: A psychiatric perspective. *Psychosomatics.* 1985; 26(4): 287–295.

182. Lishman WA. Organic psychiatry – the psychological consequences of cerebral disorder. Oxford, Alden Press, 1983: 388–406.

183. Lair L, Naidech AM. Modern neuropsychiatric presentation of neurosyphilis. *Neurology*. 2004; 63: 1331–1333.

184. Trenton AJ, Currier GW. Treatment of comorbid tuberculosis and depression. *Prim Care Companion J Clin Psychiatry*. 2001; 3(6): 236–243.

185. Pachi A, Bratis D, Mousses G, Tselebis A. Psychiatric morbidity and other factors affecting treatment adherence in pulmonary tuberculosis patients. *Tuberc Res Treat*. 2013; 2013: 1–37.

186. Vega P, Sweetland A, Acha J, et al. Psychiatric issues in the management of patients with multi-drug-resistant tuberculosis. *Int J Tuberc Lung Dis*. 2004; 8(6): 749–759.

187. Thwaites G, Chau TT, Mai NT, et al. Tuberculous meningitis. *J Neurol Neurosurg Psychiatry*. 2000; 68: 289–299.

188. Todd RM, Neville JG. The sequelae of tuberculous meningitis. *Arch Dis Childh*. 1964; 39: 213–225.

189. Wait JW, Schoeman JF. Behavioral profiles after tuberculous meningitis. *J Trop Pediatrics*. 2010; 56(3): 166–171.

190. Natani GD, Jain NK, Sharma TN. Depression in tuberculosis patients: correlation with duration of disease and response to anti-tuberculous chemotherapy. *Ind J Tuberc*. 1985; 32(4): 195–198.

191. Doherty AM, Kelly J, McDonald C, et al. A review of the interplay between tuberculosis and mental health. *Gen Hosp Psych*. 2013; 35: 398–406.

192. Rajnik M, Ottolini MG. Serious infections of the central nervous system: encephalitis, meningitis and brain abscess. *Adolesc Med*. 2000; 11(2): 401–425.

193. Chen CH, Chang CC, Chang WN, Tsai NW. Neuropsychological sequelae in HIV-negative cryptococcal meningitis after complete anti-fungal treatment. *Acta Neurologica Taiwanica*. 2012; 21(1): 8–17.

194. Schmidt H, Heiman B, Djukic M, et al. Neuropsychological sequelae of bacterial and viral meningitis. *Brain*. 2006; 129(2): 3333–3345.

195. Gupta N, Park J, Solomon C, Kranz DA, Wrensch M, Wu YW. Long-term outcomes in patients with treated childhood hydrocephalus. *J Neurosurg*. 2007; 106(5 Suppl): 334–339.

196. Holikatti PC, Kar N. Psychiatric manifestations in a patient with HIV-associated neurocognitive symptoms and cryptococcal meningitis. *Indian J Psychol Med*. 2012; 34(4): 381–382.

197. Hsueh KL, Lin PY. Treatment-resistant depression prior to the diagnosis of cryptococcal menintis: a case report. *Gen Hosp Psych*. 2010; 32: 560.e9–560.e10.

第 12 章

抑郁症与
皮肤病

塞哈尔·沙赫
Sejal Shah

娜奥米·施梅尔策
Naomi Schmelzer

维维安·埃克
Vivian Ecker

阿图罗·萨韦德拉
Arturo Saavedra

张敏 译

引言

皮肤是人体最大的器官，通常情况下皮肤疾病可以直接被他人看见。这也是皮肤病常常伴有显著的心理痛苦和精神疾病的原因之一[1,2]。

许多皮肤病与生活质量呈负相关，在这些患者中至少有30%的患者报告患有精神障碍[2,3]。皮肤病患者精神障碍发生率升高的原因有很多，包括毁容、社会羞耻感和生活方式不可预见的变化。虽然不太常见，皮肤科医生也可能会遇到原发性精神障碍，包括强迫症、拔毛癖、畸形恐惧症、寄生虫病妄想症和人为障碍。皮肤疾病和精神症状可能同时出现在某些疾病中，如系统性红斑狼疮或卟啉症。在治疗皮肤病时使用的药物，如皮质类固醇，可能会引起精神症状。

大脑和皮肤之间的连接始于胚胎，在这个时期神经系统和表皮来自于同一组织层（外胚层）。然后，它们在整个生命过程中保持密切的神经、内分泌和免疫联系，包括作为相同免疫过程、神经递质、神经肽和第二信使的靶目标[4,5]。据推测，表皮角质形成细胞释放的化学信息影响大脑，这可以解释某些皮肤疾病的严重程度（例如特应性皮炎、银屑病）与抑郁或焦虑之间的关联[5]。当涉及大面积皮肤时，细胞因子水平的浓度可能足以影响精神状态[6]。

本章主要讨论与抑郁症相关的最常见的皮肤病：寻常痤疮、带状疱疹、疱疹、牛皮癣、白癜风和特应性皮炎（图12-1）。

寻常痤疮

● 简介

痤疮在青春期十分常见并且与抑郁症状密切相关。痤疮对生活质量的不利影响与癫痫、哮喘、糖尿病和关节炎相当。尽管这种疾病对许多人来说是自限的，但即使是轻度到中度的痤疮也会产生明显的社会心理障碍。对不少患者来说，痤疮可能是严重且具有毁容性的，会带来深远的影响。后遗症包括肿胀或凹陷的瘢痕、外貌形象差、人际问题、社会退缩、高失业率、低自尊、抑郁、焦虑、自杀意念和自杀。痤疮因情绪化和社会心理压力加剧，并与抑郁症相关，这进一步增加了护理的复杂性[7,8]。

● 流行病学

面部痤疮的总体患病率为54%，但大多数是轻度的，3%的男性和12%的女性存在临床上显著的面部痤疮（框12-1）[9]。它通常在青春期早期开始，由激素水平

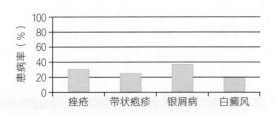

图12-1　特定疾病的平均抑郁风险

框12-1
皮肤病患者抑郁症的重要危险因素

人口学因素
年龄（可能与某些疾病呈负相关，如特应性皮炎）

临床
疼痛和瘙痒
皮肤病症状严重程度与心理症状关系研究不一致

医疗
尽管皮肤病（例如特应性皮炎）可能是直接的风险，但疾病的严重程度通常不是

框12-2
皮肤病与抑郁症的潜在介导因素

常见的化学影响
内分泌变化
免疫学方面
下丘脑-垂体-肾上腺轴
遗传学（如特异性皮炎）
生活方式因素（饮食、卫生）
负面的身体形象，自卑

变化引发。它可能在女孩月经初潮前一年或几年出现[10]。痤疮可能会变成慢性并持续到成年，有少部分病例痤疮发生在25岁以后。85%的痤疮群体处于12～24岁，其中15%～20%的患者是中度至重度痤疮。50% 10岁～11岁的男孩和78% 8～12岁的女孩有不同严重程度的痤疮。可见性痤疮分布于64%的20～29岁人群、43%的30～39岁人群、24.3%的40～49岁人群[11]。

● 病理生理学

痤疮是一种以皮脂腺为单位的疾病，主要与毛囊内的角质形成细胞的梗阻性脱皮、皮脂分泌过多、非炎性病变（开放和闭合粉刺）的发展、炎性病变（丘疹、脓疱、结节）以及痤疮丙酸杆菌感染等因素密切相关（框12-2）[10]。遗传因素在痤疮发生中起重要作用，在一级亲属中的发生率高达78%，在二级亲属中的发生率高达75%[12]。在具有家族史阳性的患者中，痤疮起病年龄更小，病情更严重[13, 14]。

表皮细胞有雄激素和白细胞介素-1受体。在痤疮中，白细胞介素-1上调，触发白细胞介素-1的免疫反应[15]。在微粒体形成之前，免疫系统记忆和效应T细胞的滤泡炎性浸润被认为是对痤疮丙酸杆菌产生抗原的反应。

痤疮丙酸杆菌与皮脂细胞、树突状细胞和角质形成细胞上的受体结合。该受体依次触发多种趋化因子，包括肿瘤坏死因子-α、白细胞介素-8和白细胞介素-6，这导致淋巴细胞、单核细胞、中性粒细胞和巨噬细胞的浸润，这些趋化因子也会产生这些细胞因子。囊泡漏斗内的角质形成细胞增生、延迟脱皮并阻碍皮脂外流，从而导致粉刺形成（图12-2）[15]。

皮脂腺囊还含有多种激素、细胞因子和神经递质受体，响应后增加皮脂的生成。P物质在应激期间释放，并增强皮脂腺对细胞因子和肿瘤坏死因子-α的应答。这一过程的发展可能造成滤泡膜破坏和脂肪酸溶解细胞外基质从而进入真皮，导致丘疹、脓疱和结节的产生。

无论是在正常皮肤还是受痤疮影响皮肤中，皮脂分泌均需要雄激素存在。皮脂细胞和角质形成细胞上的雄激素受体介导角化过度的皮脂腺发育和成人皮脂的产生。皮肤细胞本身也可从胆固醇产生雄激素。

皮脂腺有大量的雄激素和雌激素受体、促甲状腺激素、组胺、前列腺素、促肾上腺皮质激素释放激素、神经递质、神经肽和其他化学信使。在青春期初期，皮脂的量和组成开始产生变化，可能促进痤疮丙酸杆菌的繁殖。虽然青春期和痤疮的发病机制尚不清楚，但推测这是由下丘脑-垂体-肾上腺轴引起的[15]。

● 痤疮患者抑郁症的临床表现与评估

抑郁、心理应激和痤疮的关系是复杂的。痤疮主要发生在青春期，而青少年有很高的自杀行为风险（框12-3）。在阈下焦虑或阈下抑郁的患者中，青少年自杀意念的发生率较高，在达到抑郁或焦虑障碍标准的患者中，其发生率更高[16]。

大多数研究认为痤疮的影响为生活质量下降和精神疾病共病的增加。大多数研究没有严格控制且使用自我报告问卷收集数据，以衡量痤疮和精神症状的严重程度。1981—2007年发表的16项研究[17]的总结表明，虽然研究的方法和人群各异，且其中两项研究并未显示出抑郁或焦虑的风险增加，但总的来说痤疮患者精神病并发症的风险增加[18, 19]。在大多数有显著结果的研究[20]中，痤疮患者比非痤疮对照组有更高的风险患抑郁症（患病率分别为29.5%，0）和焦虑症（患病率分别为26.2%，0），两

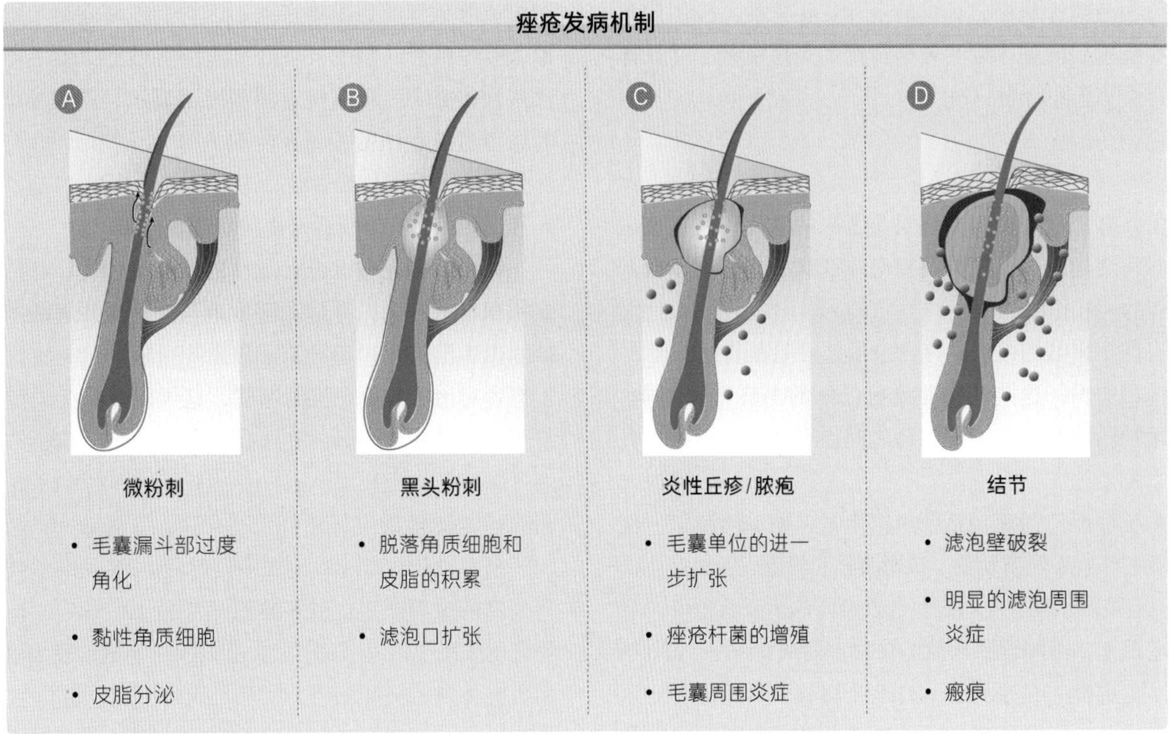

痤疮发病机制

A 微粉刺	B 黑头粉刺	C 炎性丘疹/脓疱	D 结节
• 毛囊漏斗部过度角化	• 脱落角质细胞和皮脂的积累	• 毛囊单位的进一步扩张	• 滤泡壁破裂
• 黏性角质细胞	• 滤泡口扩张	• 痤疮杆菌的增殖	• 明显的滤泡周围炎症
• 皮脂分泌		• 毛囊周围炎症	• 瘢痕

图 12-2 痤疮发病机制

（经许可转载自 Goldsmith L A. Katz S I. Gilchrest B A et al. *Fitzpatrick's Dermatology in General Medicine. 8th ed.* New York: McGraw-Hill, Inc, 2012. ）

框 12-3
重要的混杂症状

能量不足
自杀行为
失眠症
愤怒和敌意

组被试者在年龄和性别上不存在显著差异。研究没有发现痤疮严重程度与抑郁、焦虑或生活质量之间的相关性。

已有研究探讨了痤疮对情绪状态的影响，并与一般群体的随机样本和长期慢性疾病的患者相比较。虽然生活质量与痤疮严重性之间不存在相关，但是痤疮患者的自尊得分明显更低，在女性患者中更甚。痤疮患者（41%）与非痤疮患者（31%）相比患非精神病性精神障碍的风险较高[21]。与患有哮喘、癫痫、糖尿病、关节炎和冠心病的患者相比，痤疮患者在心理健康、社会功能、能量/活力和角色限制方面由于情绪问题受到显著的损害。虽然痤疮患者在健康方面不认为自己生病了（而来自社区的患有长期慢性病的被试患者认为自己生病了），但是痤疮患者的心理健康得分比那些患其他长期慢性病群体更低。除了糖尿病和冠心病，患其他疾病的群体因

情绪问题引起的限制更严重[21]。

痤疮患者中的自杀风险有上升的趋势[22]。一项大型研究调查了患有慢性和潜在毁损的皮肤病，特别是非囊性面部痤疮、斑秃、特应性皮炎和银屑病的患者[23]，研究发现痤疮患者的抑郁风险和主动自杀意念显著高于除银屑病住院患者以外的其他患者。痤疮患者较为年轻，这可能导致更高的主动自杀率。

基于社区的研究显示痤疮、心理困扰、精神障碍和自杀之间存在关联[22]。据新西兰一项大型的青少年调查显示，主观痤疮严重程度（"确实非常严重或可怕的痤疮问题"）与抑郁、焦虑症状严重程度以及自杀企图的风险增加相关[24]。在控制抑郁和焦虑后，痤疮和自杀企图之间仍存在相关[24]。

由于抑郁和焦虑患者的情绪症状对认知情绪的影响，他们可能会认为自身的痤疮更加严重[24]。抑郁和焦虑也有可能在生理上影响了痤疮的真实严重性。另外，青春期的激素变化可能独立地影响痤疮和情绪/焦虑障碍的发生率。此外，痤疮可能通过不良的皮肤体像、低自尊和社会功能受损导致抑郁症和焦虑。

总之，尽管研究结果并不一致，但未确诊的情绪和焦虑症显然对该人群具有重大风险。这些风险包含了患者痤疮的发展、心理社会功能损害以及自杀率的增加。这些风险与痤疮的客观严重程度没有明显关联。自杀意

念和行为与精神病综合征可能不存在相关性。强烈建议治疗痤疮患者的临床医生评估情绪和焦虑症状，并具体询问自杀意念和行为。

● **治疗**

痤疮药物与抑郁症

治疗抑郁症与痤疮共病时要考虑的重要问题是痤疮药物对情绪的影响，精神药物对皮肤病的副作用以及药物之间的相互作用。

有许多典型的痤疮治疗，包括处方药和非处方药[10]。除氨苯砜外[25]，这些药物并没有已知的不良精神影响，并且精神药物与这些局部用药之间尚无已知的药物相互作用（表12-1）。

系统性痤疮治疗包括使用抗生素、糖皮质激素、促性腺激素释放激素激动剂、抗雄激素和异维A酸治疗（框12-4）。异维A酸与抑郁症和自杀倾向的关系有争议，自其发现以来，美国食品药品监督管理局从1982—2000年收到了抑郁症、自杀意念、自杀企图和自杀的报告。这些患者中62%有既往精神疾病史或其他有自杀倾向的危险因素[26]。有110例处于17岁中位年龄的患者在使用异维A酸时或停药后因抑郁症、自杀意念和自杀企图而住院治疗。69%的患者有既往精神疾病史或其他潜在的致病因素。

框12-4

引起抑郁症状的药物

氨苯砜（可能）
异维甲酸（有争议）
皮质类固醇
阿片类
加巴喷丁，普瑞巴林（包括自杀：有争议）

然而，确定异维A酸在自杀行为中的作用是具有挑战性的。如前文所述，因为青少年和痤疮患者增加了情绪症状和自杀意念的患病率。一篇回顾了12项对照研究[26]的综述发现，异维A酸没有增加抑郁、焦虑或自杀企图的风险，相反地，与对照人群或基线患者的状态相比，它改善了抑郁症。在这些研究中，抑郁症状的改善

与痤疮严重程度的改善有关。尽管其他研究显示服用异维A酸的患者抑郁或自杀的风险没有增加，但一项回顾性队列研究和一项病例对照研究都显示，服用异维A酸的患者自杀企图的相对风险略有增加[27, 28]。可能有一小部分患者在服用异维A酸时抑郁或自杀企图的风险增加，并且这些患者在停药后抑郁症状明显改善。

临床医生应考虑患者既往的精神疾病史，评估抑郁症状和自杀意念，并最大限度地与服用异维A酸产生抑郁的患者沟通。讨论异维A酸治疗可能的结果也许有助于患者对治疗有更现实的期望，这可以减少"失望"的发生。在某些情况下，在服用该药物之前，进行心理咨询可能是有益的。

精神药物和痤疮

精神科药物常导致皮肤不良反应，2%~5%服用精神科药物的患者产生皮肤不良反应（框12-5）[29]。痤疮型不良皮肤反应常见于锂[30]。文献表明，痤疮的发病率在服用所有类别的抗抑郁药（三环类抗抑郁药、选择性5-羟色胺再摄取抑制剂、5-羟色胺和去甲肾上腺素再摄取抑制剂、单胺氧化酶抑制剂、安非他酮）后没有明确的增加[31]。除了单独的病例报告外，还没有已知的痤疮频率增加与通常用于精神疾病的抗惊厥药（丙戊酸/双丙戊酸钠、拉莫三嗪、加巴喷丁、奥卡西平、卡马西平）或抗精神病药物有关。然而，痤疮可能继发于部分精神相关内分泌综合征，如高催乳素血症或多囊卵巢综合征[32, 33]。

框12-5

皮肤病患者抑郁症的治疗

选择性5-羟色胺再摄取抑制剂：通常对痤疮安全，可能引发银屑病
安非他酮：研究不一致，可能改善或恶化银屑病
吗氯贝胺：可改善银屑病
一些抗抑郁药，如多塞平和米氮平，也可以减少皮肤病症状（如瘙痒）
光化学疗法
认知行为疗法
行为疗法和放松疗法（例如减少特应性皮炎的抓挠行为）

表12-1　常用外用处方痤疮制剂

维A酸	维甲酸	阿达帕林	他扎罗汀
维A酸类化合物	维甲酸/克林霉素	阿达帕林-过氧化苯甲酰	
抗菌剂	过氧化苯甲酰 过氧化苯甲酰-氢化可的松	克林霉素 过氧化苯甲酰-克林霉素	红霉素，氨苯砜
其他	磺胺醋酰胺钠	磺胺醋酰胺钠和硫黄	壬二酸

表 12-2　精神药物和痤疮药物的选择性相互作用

	磺胺甲噁唑-三甲氧苄啶：可能延长QTc间期	红霉素：可延长QTc间期，抑制CYP3A4	阿奇霉素：可能延长QTc间期	地塞米松	泼尼松	OCP	螺内酯	异维甲酸
抗抑郁药								
阿米替林	↑QTc, TdP	↑QTc, TdP；很少有问题	↑QTc, TdP					
氯丙咪嗪	↑QTc, TdP	↑QTc, TdP；很少有问题	↑QTc, TdP					
地昔帕明	↑QTc, TdP	↑QTc, TdP；很少有问题	↑QTc, TdP					
丙咪嗪	↑QTc, TdP	↑QTc, TdP；很少有问题	↑QTc, TdP					
去甲替林	↑QTc, TdP	↑QTc, TdP；很少有问题	↑QTc, TdP					
安非他酮				癫痫风险增加	癫痫风险增加			
地文拉辛							低钠血症	
西酞普兰	↑QTc, TdP	↑QTc, TdP	↑QTc, TdP			抑制CYP；增加西酞普兰，增加QTc	QTc，如果电解质异常，存在TdP风险	
度洛西汀							低钠血症，低血压	
艾司西酞普兰	↑QTc, TdP	↑QTc, TdP	↑QTc, TdP				低钠血症	
氟西汀	↑QTc, TdP	↑QTc, TdP	↑QTc, TdP				低钠血症	
氟伏沙明							低钠血症	
米氮平		抑制素CYP3A4 → ↑米氮平水平					低钠血症	
帕罗西汀							低钠血症	
舍曲林							低钠血症	

药物	磺胺甲噁唑－三甲氧苄啶：可能延长QTc间期	红霉素：可延长QTc间期，抑制CYP3A4	阿奇霉素：可能延长QTc间期	地塞米松	泼尼松	OCP	螺内酯	异维甲酸
曲唑酮	↑QTc, TdP	抑制素CYP3A4 →↑曲唑酮水平	↑QT, TdP					
文拉法辛	↑QTc, TdP		↑QTc, TdP				低钠血症	
抗焦虑药								
阿普唑仑		抑制素CYP3A4 →↑阿普唑仑水平						
丁螺环酮		抑制素CYP3A4 →↑丁螺环酮水平高达6倍		诱导CYP；丁螺环酮降低				
地西泮		抑制素CYP3A4 →↑地西泮水平						
劳拉西泮								
情绪稳定剂/AEDs								
卡马西平		抑制素CYP3A4 →↑卡马西平水平				诱导CYP；激素效应降低		
加巴喷丁								
锂							锂毒性	
奥卡西平						诱导CYP；激素效应降低		
丙戊酸								

药物	磺胺甲噁唑-三甲氧苄啶：可能延长QTc间期	红霉素：可延长QTc间期，抑制CYP3A4	阿奇霉素：可能延长QTc间期	地塞米松	泼尼松	OCP	螺内酯	异维甲酸
抗精神病药								
阿立哌唑	↑QTc, TdP	↑QTc, TdP; 抑制素CYP3A4→阿立哌唑水平↑	↑QTc, TdP	诱导CYP; 降低阿立哌唑水平				
氯丙嗪	↑QTc, TdP	↑QTc, TdP	↑QTc, TcP					
氯氮平	↑QTc, TdP	↑QTc, TdP; 抑制素CYP3A4→↑氯氮平水平	↑QTc, TdP	诱导CYP; 降低氯氮平水平			低血压	
氟哌嗪	↑QTc, TdP	↑QTc, TdP	↑QTc, TdP					
氟哌啶醇	↑QTc, TdP	↑QTc, TdP	↑QTc, TdP		QTc, 如果电解质异常，存在TdP风险		低血压	
伊潘立酮	↑QTc, TdP	↑QTc, TdP	↑QTc, TdP				低血压（α-肾上腺素能阻滞）	
鲁拉西酮		抑制素CYP3A4; 鲁拉西酮水平↑	↑QTc, TdP	诱导CYP; 降低鲁拉西酮水平			低血压（α-肾上腺素能阻滞）	
奥氮平	↑QTc, TdP	↑QTc, TdP	↑QTc, TdP				低血压	
奋乃静	↑QTc, TdP	↑QTc, TdP	↑QTc, TdP					
喹硫平	↑QTc, TdP	↑QTc, TdP; 抑制素CYP3A4→↑喹硫平水平	↑QTc, TdP		↑QTc, TdP			
利培酮	↑QTc, TdP	↑QTc, TdP	↑QTc, TdP		↑QTc, TdP		低血压	
齐拉西酮	↑QTc, TdP; 禁忌	↑QTc, TdP; 禁忌	↑QTc, TdP					加成的光敏反应

许多精神疾病药物会引发其他轻度的（如皮疹、瘙痒）和重度的［多形红斑、史-约（Steven Johnson）综合征、中毒性表皮坏死松解］皮肤反应。

药物-药物的相互作用

痤疮的系统治疗和精神药物之间存在着许多潜在的药物-药物相互作用，尤其是针对痤疮的许多不同种类的药物（框12-6，表12-2）。潜在的影响包括细胞色素P450介导的相互作用，加性QT间期延长，癫痫发作阈值的逐渐降低，电解质失衡增加QT间期延长的风险，降低锂的肾清除率或对锂水平的不可预测的影响，高催乳素血症协同作用，增加低钠血症和抗利尿激素分泌异常综合征的风险，增加直立性低血压的风险[34]。表12-2总结了所选药物具体的相互作用。

框12-6
抗抑郁药与皮肤病治疗之间重要的药物相互作用

三环类抗抑郁药、选择性5-羟色胺再摄取抑制剂：与磺胺甲噁唑、甲氧苄啶、红霉素或阿奇霉素联合使用，会导致QTc间期上升

西酞普兰：与OCPs*联合使用，会导致QTc间期上升

文拉法辛、地文拉法辛、西酞普兰、依西酞普兰：与螺内酯联合使用可引起低钠血症

● **总结**

寻常痤疮和抑郁症之间存在协同的双向关系。尽管混淆因素（例如痤疮发病的发展阶段）很难排除，但临床研究表明，痤疮患者抑郁和自杀的风险增加。实验室研究阐明了抑郁症和痤疮之间的病理生理关系，皮肤疾病与抑郁症的神经内分泌、神经递质和神经免疫过程可能存在潜在联系。鉴于痤疮的高患病率及其与包括自杀在内的抑郁症状相关，提高对这种共病的认识，识别和积极治疗这两种疾病可能有持久的益处。

带状疱疹

● **介绍**

带状疱疹（herpes zoster，HZ）是在水痘感染后背感觉神经节中的内源性水痘-带状疱疹病毒（varicella zoster virus，VZV）重新被激活引起的神经皮肤感染。在初始感染时，水痘-带状疱疹病毒从皮肤和黏膜病变传入感觉神经末梢，并从感觉神经传入到感觉神经节[35]。感染的T细胞也可通过感觉神经节运输水痘-带状疱疹病毒。病毒在那里潜伏着并驻留直到重新被激活。

再激活最常发生于以下情况：随着年龄的增长细胞免疫力下降，免疫抑制，由疾病（如艾滋病）、情绪应激、肿瘤累及脊髓及背根神经节和附近结构、脊柱放疗、创伤或脊柱手术和额叶鼻窦炎（眼部带状疱疹）而引起的免疫力下降。再激活时病毒从神经节内扩散到神经支配的生皮节。神经病理包括神经坏死和炎症引起的严重疼痛，称为疱疹后神经痛（postherpetic neuralgia，PHN）[36]。

● **流行病学**

美国普通人群带状疱疹发病率每1000例中约有4例，60岁以上者为10例[37]。据估计，美国每年有超过100万例带状疱疹新病例。这些病例中有一半以上发生在年龄超过60岁的患者中。在美国大约有1/3的人在其一生中会患带状疱疹。

抑郁症是带状疱疹发展的危险因素之一。一项病例对照研究发现，医院焦虑抑郁量表抑郁得分超过8分（OR：4.15，95% CI：1.88～9.16），最近的负性生活事件（OR：3.40，95% CI：1.67～6.93），带状疱疹（OR：3.69，95% CI：1.81～7.51）的家族史与带状疱疹显著相关[38]。另一项病例对照研究[39]发现抑郁症增加了带状疱疹10%的风险［调整后OR（99%CI）：1.15（1.10～1.20）］。一项纵向研究[40]表明，调整人口统计学和躯体疾病的共病后，在带状疱疹发病时没有抑郁症既往史的患者与对照组相比，随后发生抑郁症的风险增加，有趣的是，在这项研究中，新诊断的带状疱疹患者患抑郁症的风险降低。

疱疹后神经痛是带状疱疹的严重并发症。尽管疱疹后神经痛的风险随年龄增长而显著增加，但疱疹后神经痛的总发生率为10%[41]。它是仅次于是疼痛性糖尿病神经病变的神经病理性疼痛。虽然目前还没有抑郁症和疱疹后神经痛之间关系的研究，但慢性疼痛与抑郁症的风险增加有关。

● **病理生理学**

一项病例对照研究，探讨了抑郁症患者水痘-带状疱疹病毒细胞介导免疫，指出了带状疱疹与抑郁症的病理生理关系，与前人研究一致，抑郁症可能影响水痘-带状疱疹病毒细胞介导的免疫。细胞免疫又参与了抑郁症的发病机制（框12-2）。

● **临床表现**

带状疱疹具有特征性皮肤痛和水疱性皮疹（框12-3）。最常发生在水痘初始暴发时，来自T_1到L_2的三叉神经第一分支眼神经和脊髓感觉神经节支配的皮节影响最严重。感染集中在脑膜、脊髓和中枢神经系统，导致软脑膜炎、脑脊液细胞增多、脊髓炎和脑膜脑炎。前角运动

---

* 一种口服避孕药。——译者注

神经元也可能被感染，并在皮疹区域引起局部麻痹。急性剧烈疼痛是水痘-带状疱疹病毒的一个主要特征，在治疗水痘-带状疱疹病毒发作导致的疱疹后神经痛后可能持续存在。疱疹后神经痛被定义为皮疹发病后持续90天以上的持续性疼痛[42]。

带状疱疹和疱疹后神经痛对生活质量有显著不利影响[43]，包括自主神经系统症状和一般活动。有疱疹后神经痛的患者更可能有情绪问题，焦虑或抑郁，生活能力受损和睡眠困难。虽然没有发表的研究探明抑郁症是否是带状疱疹的一个诱发因素，但正如水痘-带状疱疹病毒特异性应答细胞频率（responder cell frequency，RCF）[44]所测量的，抑郁症可能影响水痘-带状疱疹病毒细胞介导的免疫，并且可能增加带状疱疹的风险（图12-3）。到目前为止，还没有已发表的研究探讨抑郁症与带状疱疹共同发生的标志。

- ● 治疗

带状疱疹的治疗旨在减少发疹期的严重程度和持续时间并减少急性期疼痛[45]。疼痛减轻是重要的，因为它影响生活质量，并且严重急性疼痛是疱疹后神经痛的危险因素。系统性抗病毒药物、阿昔洛韦、伐昔洛韦和泛昔洛韦用于发疹期治疗。在带状疱疹和疱疹后神经痛的急性期可使用多种镇痛剂。对乙酰氨基酚、非甾体抗炎药（nonsteroidal anti-inflammatory medication，NSAID）或曲马多常用于轻度至中度疼痛。加巴喷丁、普瑞巴林、

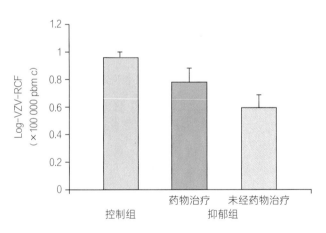

水痘-带状疱疹病毒特异性应答细胞频率在三组之间存在差异（F=7.6；df=2，103；P<0.001），与对照组（t=4.0，P<0.001）相比，未服用抗抑郁药的抑郁受试者的水痘—带状疱疹病毒特异性应答细胞频率水平较低，以及服用抗抑郁药的抑郁受试者的水痘—带状疱疹病毒特异性应答细胞频率水平较低（t=2.0，P=0.06），Mean±SEM。

图12-3 老年抑郁症患者基线时水痘-带状疱疹病毒特异性应答细胞频率（VZV-RCF）与对照组比较，根据当前抗抑郁药物的使用（n=29）与否（n=23）分组

［经许可后转载，资料来源：Irwin M R, Levin M J, Carrillo C, et al. Major depressive disorder and immunity to varicella-zoster virus in the elderly. *Brain Behav Immun*, 2011, 25(4): 759–766.］

三环类抗抑郁药、皮质类固醇和阿片类镇痛药可用于中度至重度疼痛。对于对全身药物无反应的严重病例，应考虑使用神经阻滞剂。此外，局部利多卡因和局部辣椒素可能缓解疱疹后神经痛的一些疼痛。

带状疱疹/疱疹后神经痛药物与抑郁症

在带状疱疹患者中，尚无阿昔洛韦、伐昔洛韦或泛昔洛韦与抑郁症之间的关联的报道。伐昔洛韦[46]的制造商处方信息提示在生殖器疱疹（单纯疱疹）治疗中抑郁的发病率升高，但在带状疱疹的治疗并未出现。抑郁症可能是皮质类固醇和阿片类药物的副作用。使用加巴喷丁[47]和普瑞巴林[48]的患者患抑郁症的风险大约为2%。这两种抗癫痫药都因存在增加自杀行为和自杀意念风险而受到美国食品药品监督管理局警告。镇静药治疗的患者自杀行为和意念的比率为0.43%，而在对用于一些医学和精神疾病的抗癫痫药物的汇总分析中，安慰剂治疗的患者的比率为0.24%[49]。然而，自杀行为和意念与抗惊厥药物的关联仍然存在争议[50-52]。

精神药物与带状疱疹/疱疹后神经痛

抑郁症可能影响水痘-带状疱疹病毒细胞介导的免疫功能。一项2013年的研究表明，抑郁症患者对带状疱疹疫苗的细胞介导免疫减弱，抗抑郁药物的治疗与细胞介导免疫对疫苗反应的正常化有关[53]。

药物-药物的相互作用

带状疱疹、疱疹后神经痛疼痛的系统治疗和抗抑郁药物之间有多种药物-药物相互作用（框12-6，表12-3）。这些可能是药效学的相互作用，例如，5-羟色胺综合征的风险、癫痫发作阈值的降低或附加镇静作用；也可能是药代动力学的相互作用，例如，P450介导的相互作用。在这些精神药物和阿昔洛韦、伐昔洛韦和泛昔洛韦之间没有发现药物-药物相互作用[34]。在表12-3中总结了所选药物特定的相互作用。

- ● 总结

带状疱疹很常见，尤其是在年纪较大的成年人中，它显著地降低了生活质量。抑郁会增加带状疱疹的风险和发病率。进一步的研究有助于确定抑郁症的病理生理学对带状疱疹细胞介导免疫的影响。

银屑病

银屑病是一种慢性全身性炎症性疾病，多发于皮肤。

- ● 病理生理学

银屑病涉及浸润性T淋巴细胞、常驻皮肤细胞和一系列促炎性细胞因子、趋化因子和化学介质的自身免疫炎症反应。然而，确切的机制仍在探究中[54]。肿瘤坏死因子-α、干扰素-γ、白细胞介素-6、白细胞介素-8、白细胞介素-12、白细胞介素-22等细胞因子的释放导致全

表 12-3　特定抗抑郁药与水痘 – 带状疱疹病毒 – 疱疹后神经痛药物的特异性相互作用

	曲马多	羟考酮	吗啡	加巴喷丁;普瑞巴林	非甾体抗炎药	泼尼松
抗抑郁药	癫痫发作风险↑;血清抗体风险↑,同步					
阿米替林	癫痫发作风险↑;血清抗体风险↑,同步			中枢神经系统抑制↑;癫痫发作风险↑		
氯丙咪嗪	癫痫发作风险↑;血清抗体风险↑,同步			中枢神经系统抑制↑;癫痫发作风险↑		
地昔帕明	癫痫发作风险↑;血清抗体风险↑,同步			中枢神经系统抑制↑;癫痫发作风险↑		
丙咪嗪	癫痫发作风险↑;血清抗体风险↑,同步			中枢神经系统抑制↑;癫痫发作风险↑		
去甲替林	癫痫发作风险↑;血清抗体风险↑,同步			中枢神经系统抑制↑;癫痫发作风险↑		
安非他酮	血清抗体风险↑,同步					癫痫发作风险↑
地文拉法辛	癫痫发作风险↑;血清抗体风险↑,同步					
西酞普兰	癫痫发作风险↑;血清抗体风险↑,同步		血清抗体风险↑,同步		血小板聚集↓,血流↑	QTc↑,如果电解质异常,存在Tdp风险
度洛西汀	癫痫发作风险↑;血清抗体风险↑,同步				血小板聚集↓,血流↑	
艾司西酞普兰	癫痫发作风险↑;血清抗体风险↑,同步				血小板聚集↓,血流↑	
氟西汀	癫痫发作风险↑;血清抗体风险↑,同步		血清抗体风险↑,同步		血小板聚集↓,血流↑	
氟伏沙明	癫痫发作风险↑;血清抗体风险↑,同步	抑制素CYP3A4→氧含量↑;血清抗体风险↑,同步			血小板聚集↓,血流↑	
米氮平	癫痫发作风险↑;血清抗体风险↑,同步				血小板聚集↓,血流↑	
帕罗西汀	癫痫发作风险↑;血清抗体风险↑,同步				血小板聚集↓,血流↑	
舍曲林	癫痫发作风险↑;血清抗体风险↑,同步		血清抗体风险↑,同步		血小板聚集↓,血流↑	
曲唑酮	癫痫发作风险↑;血清抗体风险↑,同步		中枢神经系统抑制↑;血清抗体风险↑,同步			
文拉法辛	癫痫发作风险↑;血清抗体风险↑,同步				血小板聚集↓,血流↑	
锂	血清抗体风险↑,同步				酒精中毒风险↑	

身炎症反应。在银屑病中，这些细胞因子会引起表皮增生以及浅表血管的生长和扩张，从而导致变红、隆起和鳞状皮肤损伤的特征[55]。

除了银屑病皮损的心理影响，银屑病和精神疾病之间的共同病理生理机制也与这两种疾病的共病有关。炎症细胞因子的浓度升高与银屑病和抑郁症的发病机制有关，减少这些介质的作用可能改善这两种情况的症状[56, 57]。

● 流行病学

银屑病在一般群体中的发生率为 1.5%～2%，并且不存在性别差异[58]。虽然可在任何年龄发病，但通常发病时期在成年初期，平均发病年龄为 33 岁[54, 59]。银屑病患者比其他皮肤病患者更容易患精神疾病[56]。这一人群会出现广泛的精神问题，包括抑郁、焦虑、酗酒、自卑、性功能障碍和自杀意念的增加（框 12-7，框 12-8）。银屑病对心理社会障碍的影响常与皮肤病严重程度无关[56, 61]。

框 12-7
常见共病

自杀行为
焦虑
酗酒
性功能障碍

框 12-8
皮肤病患者的焦虑

- 焦虑症在皮肤科人群中非常普遍，在世界范围内对住院患者和门诊患者的研究中为 8%～52%[a, b]
- 在各种焦虑症中，轻度焦虑症（25%）、重度焦虑症（8.7%）、社交恐惧症（4%）和强迫症（1.4%）最为常见[b]
- 银屑病患者焦虑症的患病率最高，非黑色素瘤皮肤癌患者的患病率最低[c]
- 在皮肤病患者中，焦虑与较高的失业率相关，女性、较高的受累关节计数和患者报告的因素，如残疾、疼痛和疲劳，都与抑郁和焦虑相关[d]
- 早发性银屑病患者比晚发性银屑病患者更焦虑[e]
- 寻常痤疮患者的焦虑和抑郁风险显著增加，但在一些研究中，焦虑的患病率似乎大于抑郁症[f-h]

参考文献

a AlShahwan MA. The prevalence of anxiety and depression in Arab dermatology patients. J Cutaneous Med Surg. 2014; (18): 1–7.

b Woodruff PWR, Higgins EM, Du Vivier AWP, et al. Psychiatric illness in patients referred to a dermatology-psychiatry clinic. Gen Hosp Psychiatr.1997; 19(1): 29–35.

---

c Dalgard F, Gieler U, Tomas-Aragones L, et al. The psychological burden of skin diseases: a cross-sectional multicenter study among dermatological out-patients in 13 European countries. J Invest Dermatol. 2015; 135(4): 984–991.

d McDonough E, Ayearst R, Eder L, et al. Depression and anxiety in psoriatic disease: prevalence and associated factors. J Rheumatol. 2014; 41(5): 887–896.

e Remrod C, Sjostrom K, Svensson A. Psychological differences between early-and late-onset psoriasis: a study of personality traits, anxiety and depression in psoriasis. Brit J Dermatol. 2013; 169(2): 344–350.

f Gul AI, Colgecen E. Personality traits and common psychiatric conditions in adult patients with acne vulgaris. Ann Dermatol. 2015; 27: 48–52.

g Silverberg JI, Silverberg NB. Epidemiology and extracutaneous comorbidities of severe acne in adolescence: a U.S. population-based study. Brit J Dermatol. 2014; 170: 1136–1142.

h Niemeier V, Kupfer J, Gieler U. Acne Vulgaris – Psychosomatic Aspects. Journal der Deutschen Dermatologischen Gesellschaft 2006; 4: 1027–1036.

银屑病患者的抑郁症患病率为 10%～62%。抑郁症患病率估计值较大的差异是由研究方法上的差异所致，因为抑郁症通常用筛选工具来评估而不是诊断访谈[56, 62]。门诊和住院银屑病患者自杀意念的患病率分别为 2.5% 和 7.2%[23]。一项回顾性研究发现，银屑病患者回忆显示在发病前存在中重性抑郁症[63]。

● 临床表现

皮肤表现以焦痂、发炎的红色斑块为特征。除了皮肤表面的缺陷，银屑病与显著的心理社会发病率[23]以及心血管、代谢、胃肠道和眼部疾病有关[56]。一项文献回顾没有发现银屑病与抑郁症共同发生所特有的任何特定因素。

● 治疗

银屑病并发抑郁症的治疗包括多种方式，包括药物治疗、光化学疗法、心理治疗和互助小组（框 12-5）[60]。针对炎症因子和其他免疫调节药物的新生物疗法可用于治疗中重度银屑病。这些药物除了能降低皮肤损伤的临床严重程度，还能改善抑郁症状[57, 64]。相比之下，补骨脂素加紫外线 A（PUVA）的光化学治疗尽管显著减少银屑病相关的问题，但并不能改善抑郁、焦虑或忧虑[65]。

银屑病患者使用抗抑郁药时需要慎重考虑。很少有严格的研究评估抗抑郁药在该特定人群中的功效，并且病例报告表明特定的药物可能诱发银屑病症状。在一项小型的研究中，接受抗肿瘤坏死因子-α 治疗的银屑病患者，同时使用艾司西酞普兰治疗的患者抑郁、焦虑和瘙痒症状都有所缓解[66]。然而，也有案例报告表明在开始治疗的几个月后选择性5-羟色胺再摄取抑制剂诱发了银屑病[67,68]。相反，有一例案例表明安非他酮加重了既往银屑病的症状[69]。然而，在另一项小型研究中，非抑郁患者服用安非他酮后，银屑病症状改善，停药后恢复到基线水平[70]。一项单胺氧化酶抑制剂吗氯贝胺的研究表明银屑病的严重程度和贝克抑郁自评量表评分在第6周均有改善[71]。

● **总结**

银屑病患者抑郁症的病理生理学机制和治疗需要进一步研究。新的生物疗法有望同时减轻银屑病的临床严重程度和抑郁症状。抗抑郁药和抗精神病药物对银屑病的作用尚不清楚。当决定治疗策略时，精神病医生、皮肤科医生和患者之间的合作应考虑到抑郁症和银屑病的严重性，并制定一个特定的方法，这个方法应包括药理学和非药理学的选择。应谨慎使用抗抑郁药，提供者在开这些药物时应密切监测银屑病症状的恶化。

白癜风

● **简介**

白癜风是一种由黑素细胞选择性破坏引起的色素脱失性皮肤病。

● **流行病学**

美国人群患病率为1%，世界范围的患病率为0.1%~8%。尽管男女间不存在显著差异，但因为女性更倾向于寻求治疗，所以女性看起来所占比例更多[72,73]。

● **病理生理学**

该病根据色素沉着的程度和分布分类，全身性白斑是最常见的表现。白癜风的病因不明，有假说认为它是自身免疫、自体细胞毒性或由神经介导。

● **临床表现**

白癜风的临床表现为色素减退的斑疹或连续的斑块。这种疾病通常在20岁之前开始。较晚的发病年龄多与自身免疫性疾病相关，如甲状腺功能障碍、类风湿性关节炎、糖尿病、贫血或斑秃等。

色素脱失的外貌损毁对心理的影响是毁灭性的，但对感知生活质量和心理幸福感的影响是可变的。白癜风患者可能广泛存在与银屑病、湿疹、慢性手部皮炎和痤疮患者一样严重的情绪问题[74]。有报告显示白癜风患者可能存在焦虑、尴尬、受歧视、污名化、自我形象差、缺乏自信、自卑和对性关系困扰的增加等问题。该病的社会耻辱和对潜在病因的误解（例如，有人认为它由麻风病或性传播感染引起）可能会使患者在某些地区的婚姻和就业机会复杂化。有些陌生人会盯着他们看并做出

粗鲁评论或歧视，这会让患者感到非常不舒服[72,73,75]。

● **评估与鉴别诊断**

精神疾病共病包括抑郁症、持续性抑郁障碍（心境恶劣障碍）、适应障碍、焦虑和睡眠障碍（框12-9）。国际研究报告抑郁症患病率为16%~22%，持续性抑郁症（心境恶劣障碍）为7%~9%，自杀意念为10%，自杀企图为3.3%，适应障碍为56%~75%[75]。一项土耳其研究将青少年白癜风患者与年龄匹配的对照组进行比较，发现白癜风与儿童期抑郁有关，但在青少年组中没有发现同样的结果[76]。

框12-9
鉴别诊断

其他精神疾病
焦虑
物质使用障碍
调节障碍

● **治疗**

由于心理上的困扰，白癜风的治疗应兼顾天然肤色的恢复和心理社会负担的缓解[77]。成功地降低色素脱失这种可见性的临床干预可以缓解精神症状。但很少有研究评估这种或其他干预对该疾病心理方面的影响[75]。无论患者的白癜风有多严重，鉴于精神疾病共病的高患病率，建议患者均应筛查精神疾病，如抑郁症、适应障碍与抑郁情绪。迄今为止，对白癜风和抑郁共病患者的专门治疗策略知之甚少。

特应性皮炎

● **简介**

特应性皮炎，也被称为播散性神经性皮炎，是一种慢性易复发的皮肤疾病，最常诊断于婴儿早期和儿童时期。它被认为是特应性状态的皮肤表达，以哮喘、过敏性鼻炎或湿疹的家族史为特征。特应性皮炎没有明显的特征，更确切地说，它是根据一系列临床表现来诊断的，包括强烈的瘙痒、干燥、炎性病变和弯曲区域的苔藓化。结节性病变也称为结节性痒疹，与抑郁和焦虑的联系最为密切。值得注意的是，结节性痒疹患者有可能存特应性皮炎的其他特征。

● **流行病学**

儿童特应性皮炎患病率为10%~20%[78]，成人为1%~3%[1]。20世纪60年代以来特应性皮炎的患病率增加了3倍多[1]。这一增长归因于环境过敏原的变化，缺乏早期生活中的抗原暴露（卫生假说），气候、环境污染和烟草

烟雾暴露。

特应性皮炎患者抑郁症患病率没有确切的数据。然而，医院就诊特应性皮炎患者发生严重抑郁的风险高了3倍[79]。生活质量的健康程度与精神疾病发病率更密切相关，而不是医生评定的疾病严重程度[3]，表明疾病对患者日常活动产生影响是心理问题的驱动因素，而不是疾病本身[80]。

虽然性别研究数据很少，但女性对皮肤疾病的反应与男性是不同的，尤其如果该疾病具有毁容性[81]。女性皮肤病患者报告更多的主观压力和焦虑[82]，因此，女性抑郁症的发病率更高。临床上显示特应性皮炎使女性诊断为抑郁症的风险增加了2.7倍，而对男性没有影响[83]。一项31年的前瞻性随访表明，特应性皮炎使女性抑郁症的风险增加了4.7倍。然而，值得注意的是，在所有研究中都没有发现与疾病相关的生活质量存在性别差异[84]。

年龄和与心理症状和疾病相关的生活质量呈负相关[85]，这可以解释为年纪较长的成年人对皮肤疾病的情绪反应较少，或者年纪较长的成年人已经形成更能适应慢性疾病的应对机制。

● 病理生理学

遗传学

特应性和抑郁症之间大部分（64%）关系是由于累加的遗传效应[86]，这表明特应性疾病和抑郁症状之间存在一些共同的遗传学因素。

压力与心理社会效应

各种研究中，精神病学评估和自我报告均表明，特应性皮炎患者共病抑郁症和焦虑症的水平有所提高[87, 88]，但是尚不清楚在皮肤疾病发生之前心理症状的严重程度以及该疾病导致心理症状增加的程度。在考虑心理困扰和特应性皮炎时，往往会考虑单向关系，皮肤疾病被认为会降低生活质量和造成心理功能障碍。然而，现在认为心理症状与皮肤疾病之间的关系是双向的。

心理社会因素对特应性疾病的发展和预后有消极影响，特应性疾病对未来心理健康的影响比心理社会因素对特应性疾病的发展的影响更大[89]。然而，特应性皮炎的发作或加重往往伴随着应激性生活事件，而感知心理压力的增加与皮肤通透性屏障功能下降有关[90]。心理社会因素与特应性疾病之间的相互关系也可以通过行为和社会经济因素来调节。例如，心理社会应激可能通过行为，如饮食不良、缺乏运动、睡眠障碍、频繁吸烟、药物滥用、不卫生的生活环境，以及较差的医疗依从性加重特应性障碍。相反，特应性疾病可能通过躯体症状困扰，持续不成功的治疗和累积的医疗费用以及家庭、学校或工作场所的社会功能损害而对心理健康产生不利影响[91]。在类似生活经历的人中，应激相关疾病易感性的个体差

异主要取决于压力源的感知方式和社会支持的质量[92-93]。

常见生物学通路

免疫和血清素通路

过敏性疾病和抑郁症之间似乎有一种生物学联系，因为成人抑郁症患者有更强的IgE介导过敏反应[93, 94]。细胞因子在过敏性疾病的发病机制中起着关键作用，并且担任免疫系统与脑之间的化学介质[95]。在特应性状态下，T-淋巴细胞前体从Th1细胞转移到Th2细胞应答。Th2细胞产生白细胞介素-4，这对5-羟色胺代谢有影响，对5-羟色胺转运体基因型有调节作用[96]。5-羟色胺是神经系统和免疫系统双向相互作用的重要中介物，5-羟色胺转运体的遗传多态性与抑郁症有关[97]。因此，特应性皮炎和抑郁症之间的联系可以通过大脑中5-羟色胺代谢的改变来解释。

此外，下丘脑-垂体-肾上腺轴和交感神经系统这两个主要通路参与了大脑和免疫系统之间的双向交互作用。促炎性细胞因子在过敏性超敏反应中通过组织肥大细胞和嗜碱性粒细胞的IgE刺激释放，随后激活下丘脑-垂体-肾上腺轴和交感神经系统。这反过来又会引起抑郁的情绪状态。

组胺

并不是所有的研究都表明IgE介导的免疫反应与抑郁症之间存在联系[98]，抑郁症和特应性障碍的共病可能与慢性瘙痒性皮肤病有关，这会导致抑郁、焦虑和睡眠障碍。这可能涉及组胺的代谢，它是在过敏反应中从活化的肥大细胞释放出来的。组胺介导某些白细胞介素的抑制并刺激其他的白细胞介素分泌[99]。此外，组胺为脑内的神经递质，间脑的组胺转换可能与抑郁状态的病理有关[100]，组胺H3受体拮抗剂具有抗抑郁作用[101]。抗组胺药或H1受体拮抗剂，也具有免疫效果，因为它们抑制了对过敏原的红斑和风团反应和心理影响，包括减轻焦虑。

● 临床表现

污名化、社会隔离、就医频繁和需要不断应用局部治疗措施都加重了疾病负担，这导致了特应性皮炎的各种精神症状[102]。抑郁和焦虑最为常见，特应性皮炎患者更多地出现抑郁症状和医学上无法解释的躯体症状[103]。与健康对照组相比，他们的生活质量显著降低[104]，状态焦虑和特质焦虑水平也更高，以及存在处理愤怒和敌意的困难[105]。特应性皮炎还影响人际关系。例如，一项大型研究表明，一半以上的湿疹患者和1/3的患者配偶报告该疾病对他们的性生活有消极影响[106]。

这些患者的情绪障碍可能会非常严重，从而导致自杀意念的出现。2.1%的轻度至中度成人特应性皮炎患者有自杀意念[107]。一项对完成自杀的湿疹患者的研究表明，72%的患者自杀发生在湿疹出现的第一年的上半年[108]。在非特

应性患者中没有发现这种自杀的季节分布[108]。特应性患者自杀的季节性与抑郁症相似[109]，这表明可能存在共同的病因学基础。

● **进程和自然发展史**

特应性皮炎的抑郁症病程与皮肤疾病本身的病程相似，并遵循复发缓解过程。瘙痒和抑郁等级之间有直接的相关性，这表明抑郁的临床状态可能降低瘙痒的阈值[110]。

抑郁症导致慢性疾病的治疗依从性降低[111, 112]，特别是对于特应性皮炎[113]，虽然缺乏实证证据表明在这个群体中抑郁症和药物不依从性之间的联系。然而，这样的关系很可能确实存在，其有助于解释心理困扰与不良疾病结果之间的关系[114]。

● **评估和鉴别诊断**

目前还没有特定的工具来评估特应性皮炎患者的抑郁症状。请参阅第3章对抑郁症筛查的概述，特应性皮炎患者抑郁和焦虑症状评分升高不一定表明存在可诊断的疾病。事实上，许多这样的患者存在没有完全达到诊断障碍水平的阈下症状[115, 116]。

目前有多种评价皮肤病患者生活质量的评估工具，如皮肤科生活质量指标[117]和皮肤指标[118]。还有一个用于评估成人特应性皮炎患者的心身和心理社会问题的工具[119]。特应性皮炎心身量表是一种简单而可靠的测量工具，可用于测量与皮炎相关的应激性疼痛、生活质量和情绪（如愤怒）。筛查焦虑也很重要，因为这种症状可能是潜在抑郁症的线索。

鉴于特应性皮炎患者抑郁症的患病率升高，应督促皮肤科医生对其进行筛查，以确定受影响的患者。

● **治疗**

有几种行为技术可减少往往在这种疾病中持续的瘙痒行为。这些行为技术包括生物反馈[120]、认知行为疗法[121]、瘙痒行为的具体管理[122]和放松训练（框12-5）[121]。放松训练和认知行为疗法的联合治疗可显著提高治疗效果[123]。因此，采用标准皮肤病治疗与渐进性放松和催眠相结合的方式，在14个月的随访中显示比单纯的标准治疗更能改善特应性皮炎症状[124]。放松训练可改善应激导致的特应性皮炎的加重[125]，并可改善心理功能，尤其是与逃避有关的心理功能[126]。

关于特应性皮炎抑郁症的药物治疗没有明确规定，并且上述一些认知和行为技术可以减少或避免依赖抗抑郁药物治疗[125]。特应性皮炎的药物治疗应旨在阻断患者困扰——痒-挠循环并优化夜间睡眠[127]。一些研究建议使用具有镇静成分的抗抑郁药来治疗继发于瘙痒的失眠症[70]。抗抑郁药也被用来专门治疗瘙痒：安非他酮可减少不伴有抑郁的特应性皮炎患者受影响的体表面积[128]。在一项病例报告[129]和实验研究中米氮平可减少瘙痒[130]。因此，即使在不伴有抑郁症的情况下，抗抑郁药物也可能有助于治疗这些皮肤病[107]。据推测，这与抗组胺、抗胆碱能和中枢介导的镇痛作用有关，与抗抑郁作用无关[123]。

● **总结**

特应性皮炎与抑郁症之间的明确关联使得皮肤科和精神科医生的合作显得尤为重要（框12-10）。需要特别谨慎地同时解决两方面的问题，特别需要考虑到心理症状与皮肤症状之间的双向关系。

框12-10

总结

- 在皮肤病患者中，至少有30%的患者报告患有精神疾病，这主要是由于毁容、社会耻辱感和生活方式的不可预见的变化
- 皮肤病和精神病具有共同的病理生理机制，包括炎症、免疫介导、激素、神经介导和遗传
- 考虑到皮肤病药物与精神药物的相互作用、精神药物的皮肤病副作用以及皮肤病药物的精神病副作用，应仔细考虑对皮肤病的药物干预

参考文献

1. Hughes JE, Barraclough BM, Hamblin LG, White JE. Psychiatric symptoms in dermatology patients. *Br J Psychiatry*. 1983; 143: 51–54.

2. Fried RG, Gupta MA, Gupta AK. Depression and skin disease. *Dermatol Clin*. 2005; 23: 657–664.

3. Picardi A, Abeni D, Melchi C, Puddu P, Pasquini P. Psychiatric morbidity in dermatological outpatients: an issue to be recognized. *Br J Dermatol*. 2000; 143: 983–991.

4. Arck PC, Slominski A, Theoharides TC, Peters EM, Paus R. Neuroimmunology of stress: skin takes center stage. *J Invest Dermatol*. 2006; 126(8): 1697–1704.

5. Denda M, Takei K, Denda S. How does epidermal pathology interact with mental state? *Med Hypotheses*. 2013; 80(2): 194–196.

6. Miller AH, Maletic V, Raison CL. Inflammation and its discontents: the role of cytokines in the pathophysiology of major depression. *Biol Psychiatry*. 2009; 65: 732–741.

7. Chiu A, Chon SY, Kimball AB. The response of skin disease to stress: changes in the severity of acne vulgaris as affected by examination stress. *Arch Dermatol*. 2003; 139(7): 897–900.

8. Gupta MA, Gupta AK. Psychiatric and psychological co-morbidity in patients with dermatologic disorders: epidemiology and management. *Am J Clin Dermatol*. 2003; 4(12): 833–842.

9. Goulden V, Stables GI, Cunliffe WJ. Prevalence of facial acne in adults. *J Am Acad Dermatol*. 1999; 41(4): 577–580.

10. Zaenglein AL, Graber EM, Thiboutot DM. Chapter 80. Acne

Vulgaris and Acneiform Eruptions. In: Goldsmith LA, Katz SI, Gilchrest BA, Paller AS, Leffell DJ, Dallas NA, eds. *Fitzpatrick's Dermatology in General Medicine*. 8th ed. New York, NY: McGraw-Hill; 2012. http://www.accessmedicine.com.ezp-prod1.hul.harvard.edu/content.aspx?aID = 56046904.

11. Burke BM, Cunliffe WJ. The assessment of acne vulgaris–the Leeds technique. *Br J Dermatol*. 1984; 111(1): 83–92.

12. Wei B, Pang Y, Qu L, et al. The epidemiology of adolescent acne in North East China. *J Eur Acad Dermatol Venereol*. 2010; 24: 953–957.

13. Ghodsi SZ, Orawa H, Zouboulis CC. Prevalence, severity, and severity risk factors of acne in high school pupils: a community based study. *J Invest Dermatol*. 2009; 129: 2136–2141.

14. Schäfer T, Nienhaus A, Vieluf D, Berger J, Ring J. Epidemiology of acne in the general population: the risk of smoking. *Br J Dermatol*. 2001; 145(1): 100–104.

15. Taylor M, Gonzalez M, Porter R. Pathways to inflammation: acne pathophysiology. *Eur J Dermatol*. 2011; 21(3): 323–333.

16. Balazs J, Miklosi M, Kereszteny A, et al. Adolescent subthreshold-depression and anxiety: psychopathology, functional impairment and increased suicide risk. *J Child Psychol Psychiatry*. 2013; 54(6): 670–677.

17. Saitta P, Keehan P, Yousif J, Way BV, Grekin S, Brancaccio R. An update on the presence of psychiatric comorbidities in acne patients, part 1: overview of prevalence. *Cutis*. 2011; 88(1): 33–40.

18. Aktan S, Ozmen E, Sanli B. Anxiety, depression, and nature of acne vulgaris in adolescents. *Int J Dermatol*. 2000; 39: 354–357.

19. Niemeier V, Kupfer J, Demmelbauer-Ebner M, Stangier U, Effendy I, Gieler U. Coping with acne vulgaris. Evaluation of the chronic skin disorder questionnaire in patients with acne. *Dermatology*. 1998; 196(1): 108–115.

20. Yazici K, Baz K, Yazici AE, et al. Disease-specific quality of life is associated with anxiety and depression in patients with acne. *J Eur Acad Dermatol Venereol*. 2004; 18: 435–439.

21. Mallon E, Newton JN, Klassen A, Stewart-Brown SL, Ryan TJ, Finlay AY. The quality of life in acne: comparison with general medical conditions using generic questionnaires. *Br J Dermatol*. 1999; 140(4): 672–676.

22. Picardi A, Lega I, Tarolla E. Suicide risk in skin disorders. *Clin Dermatol*. 2013; 31(1): 47–56.

23. Gupta MA, Gupta AK. Depression and suicidal ideation in dermatology patients with acne, alopecia areata, atopic dermatitis, and psoriasis. *Br J Dermatol*. 1998; 139(5): 846–850.

24. Purvis D, Robinson E, Merry S, et al. Acne, anxiety, depression and suicide in teenagers: a cross-sectional survey of New Zealand secondary school students. *J Paed Child Health*. 2006; 42: 793–796.

25. Highlights of Prescribing Information ACZONE (dapsone) Gel 5%, 2013. Allergan, Inc. http://www.allergan.com/assets/pdf/aczone_pi.pdf. Accessed April 30, 2013.

26. Wolverton SE, Harper JC. Important controversies associated with isotretinoin therapy for acne. *Am J Clin Dermatol*. 2013; 14(2): 71–76.

27. Sundstrom A, Alfredsson L, Sjolin-Forsberg G, Gerdén B,

Bergman U, Jokinen J. Association of suicide attempts with acne and treatment with isotretinoin: retrospective Swedish cohort study. *BMJ*. 2010; 341: c5812.

28. Azoulay L, Blais L, Koren G, LeLorier J, Bérard A. Isotretinoin and the risk of depression in patients with acne vulgaris: a case-crossover study. *J Clin Psych*. 2008; 69(4): 526–532.

29. Bliss SA, Warnock JK. Psychiatric medications: Adverse cutaneous drug reactions. *Clin Dermatol*. 2013; 31: 101–109.

30. Yeung CK, Chan HH. Cutaneous adverse effects of lithium: epidemiology and management. *Am J Clin Dermatol*. 2004; 5(1): 3–8.

31. Du-Thanh A, Kluger N, Bensalleh H, Guillot B. Drug-Induced Acneiform Eruption. *Am J Clin Dermatol*. 2011; 12(4): 233–245.

32. Carvalho MM, Góis C. Hyperprolactinemia in mentally ill patients. *Acta Med Port*. 2011; 24(6): 1005–1012.

33. Ajmal A, Joffe H, Nachtigall LB. Psychotropic-induced hyperprolactinemia: a clinical review. *Psychosomatics*. 2014; 55: 29–36.

34. http://www.clinicalpharmacology-ip.com.ezp-prod1.hul.harvard.edu/Forms/Reports/intereport.aspx Drug Interaction Reporting. Accessed April 30, 2014.

35. Schmader KE, Oxman MN. Chapter 194. Varicella and herpes zoster. In: Goldsmith LA, Katz SI, Gilchrest BA, Paller AS, Leffell DJ, Dallas NA, eds. *Fitzpatrick's Dermatology in General Medicine*. 8th ed. New York, NY: McGraw-Hill; 2012. http://www.accessmedicine.com.ezp-prod1.hul.harvard.edu/content.aspx?aID=56046904.

36. Gharibo C, Kim C. Neuropathic Pain of Postherpetic Neuralgia. *Pain Medicine News*. 2011; 9: 84–92

37. http://www.cdc.gov/shingles/hcp/clinical-overview.html#reference. Accessed May 8, 2014.

38. Lasserrea A, Blaizeaua F, Gorwood P, et al. Herpes zoster: Family history and psychological stress—Case–control study. *J Clin Virol*. 2012; 55: 153–157.

39. Forbes HJ, Bhaskaran K, Thomas SL, Smeeth L, Clayton T, Langan SM. Quantification of risk factors for herpes zoster: population based case-control study. *BMJ*. 2014; 348: g2911.

40. Chen MH, MD, Wei HT, MD, Su TP, MD, et al. Risk of depressive disorder among patients with herpes zoster: A Nationwide Population-Based Prospective Study. *Psychosom Med*. 2014; 76: 285–291.

41. Watson CP. Herpes zoster and postherpetic neuralgia. *CMAJ*. 2010; 182(16): 1713–1714.

42. Coplan PM, Schmader K, Nikas A, et al. Development of a measure of the burden of pain due to herpes zoster and postherpetic neuralgia for prevention trials: adaptation of the Brief Pain Inventory. *J Pain*. 2004; 5: 344–356.

43. Drolet M, Brisson M, Schmader KE, et al. The impact of herpes zoster and postherpetic neuralgia on health-related quality of life: a prospective study. *CMAJ*. 2010; 182: 1731–1736.

44. Irwin MR, Levin MJ, Carrillo C, et al. Major depressive disorder and immunity to varicella- zoster virus and the elderly. *Brain Behav Immun*. 2011; 25(4): 759–766.

45. Gan EY, Tian EA, Tey HL. Management of herpes zoster and postherpetic neuralgia", *Am J Clin Dermatol*. 2013; 14(2):

77–85.

46. *Valtrex (Valacyclovir) Package Insert.* Research Triangle Park, NC: GlaxoSmithKline; 2013.

47. *Neurontin (gabapentin) package insert.* New York, NY: Parke Davis; 2013.

48. *Lyrica (pregabalin) package insert.* New York, NY: Pfizer; 2012.

49. US Food and Drug Administration. Guidance for industry: suicidal ideation and behavior: prospective assessment of occurrence in clinical trials. Available at http: //www.fda.gov/ downloads/drugs/guidancecomplianceregulatory information/ guidances/ucm225130.pdf; 2012.

50. Pugh MJ, Hesdorffer D, Wang CP, et al. Temporal trends in new exposure to antiepileptic drug monotherapy and suicide-related behavior. *Neurology.* 2013; 81: 1900–1906.

51. Harden CL, Meador KJ. Do antiepileptic drugs cause suicidal behavior? *Neurology.* 2013; 81(22): 1889–1890.

52. Pereira A, Gitlin MJ, Gross RA, Posner K, Dworkin RH. Suicidality associated with antiepileptic drugs: implications for the treatment of neuropathic pain and fibromyalgia. *Pain.* 2013; 154(3): 345–349.

53. Irwin MR, Levin MJ, Laudenslager ML, et al. Varicella zoster virus-specific immune responses to a herpes zoster vaccine in elderly recipients with major depression and the impact of antidepressant medications. *Clin Infect Dis.* 2013; 56(8): 1085–1093.

54. Krueger JG, Bowcock A. Psoriasis pathophysiology: current concepts of pathogenesis. *Ann Rheum Dis.* 2005; 64(suppl II): ii30–ii35.

55. Mattozzi C, Salvi M, D'Epiro S, et al. Importance of regulatory T cells in the pathogenesis of psoriasis: review of the literature. *Dermatology.* 2013; 227: 134–145.

56. Rieder E, Tausk F. Psoriasis, a model of dermatologic psychosomatic disease: psychiatric implications and treatments. *Int J Dermatol.* 2012; 51: 12–26.

57. Tyring S, Gottlieb A, Papp K, et al. Etanercept and clinical outcomes, fatigue, and depression in psoriasis: double-blind placebo-controlled randomized phase III trial. *Lancet.* 2006; 367: 29–35.

58. Russo PA, Ilchef R, Cooper AJ. Psychiatric morbidity in psoriasis: A review. *Aust J Dermatol.* 2004; 45: 155–161.

59. Nevitt GJ, Hutchinson PE. Psoriasis in the community: prevalence, severity and patient's beliefs and attitudes towards the disease. *Br J Dermatol.* 1996; 135: 533–537.

60. Gupta MA, Gupta AK. Psychodermatology: An update. *J Am Acad Derm.* 2006; 34: 1030–1046.

61. Remrod C, Sjostrom K, Svensson A. Psychological differences between early and late onset psoriasis: A study of personality traits, anxiety and depression. *Br J Dermatol.* 2013; 169(2): 344–350.

62. Esposito M, Saraceno R, Giunta A, Maccarone M, Chimenti S. An Italian study on psoriasis and depression. *Dermatology.* 2006; 212: 123–127.

63. Devrimci-Ozguven H, Kundakci N, Kumbasar H, Boyvat A. The depression, anxiety, life satisfaction and affective expression levels in psoriasis patients. *JEADV.* 2000; 14: 267–271.

64. Langley RG, Feldman SR, Han C, et al. Ustekinumab significantly improves symptoms of anxiety, depression, and skin-related quality of life in patients with moderate-to-severe psoriasis: Results from a randomized, double-blind, placebo-controlled phase III trial. *J Am Acad Derm.* 2010; 63: 457–465.

65. Fortune DG, Richards HL, Kirby B, McElhone K, Main CJ, Griffiths CE. Successful treatment of psoriasis improves psoriasis-specific but not more general aspects of patients' well-being. *Br J Dermatol.* 2004; 151: 1219–1226.

66. D'Erme AM, Zanieri F, Campolmi E, et al. Therapeutic implications of adding the psychotropic drug escitalopram in the treatment of patients suffering from moderate-severe psoriasis and psychiatric comorbidity: a retrospective study. *JEADV.* 2012; 28(2): 246–249.

67. Hemlock C, Rosenthal JS, Winston A. Fuoxetine-induced psoriasis. *Ann Pharmacother.* 1992; 26(2): 211–212

68. Osborne SF, Stafford L, David G. Paroxetine-Associated Psoriasis. *Am J Psychiatry.* 2002; 159: 2113–2113.

69. Cox NH, Gordon PM, Dodd H. Generalized Pustular and erythodermic psoriasis associated with bupropion treatment. *Br J Dermatol.* 2002; 146: 1061–1063.

70. Modell JG, Boyce S, Taylor E, Katholi C. Treatment of atopic dermatitis and psoriasis vulgaris with bupropion-SR: a pilot study. *Psychosom Med.* 2002; 64: 835–840.

71. Alpsoy E, Ozcan E, Cetin L, et al. Is the efficacy of topical corticosteroid therapy for psoriasis vulgaris enhanced by concurrent moclobemide therapy? *J Am Acad Derm.* 1997; 38: 197–200.

72. Alikhan A, Felsten LM, Daly M, Petronic-Rosic V. Vitiligo: A comprehensive overview. *J Am Acad Derm.* 2011; 65: 473–491.

73. Kovacs SO. Vitiligo. *J Am Acad Derm.* 1998; 38: 647–664.

74. Linthorst Homan MW, Spuls PI, de Korte J, Bos JD, Sprangers MA, Wietze van der Veen JP. The burden of vitiligo: Patient characteristics associated with quality of life. *J Am Acad Derm.* 2009; 61: 411–419.

75. Ongenae K, Beelart L, van Geel N, Naeyaert JM. Psychosocial effects of vitiligo. *JEADV.* 2006; 20: 1–8.

76. Bilgic O, Bilgic A, Akis HK, Eskioglut F, Kilic EZ. Depression, anxiety and health-related quality of life in children and adolescents with vitiligo. *Clin Exp Dermatol.* 2011; 36: 360–365.

77. Chan MF, Chua TL, Goh BK, Derrick CW, Thng TG, Lee SM. Investigating factors associated with depression of vitiligo patients in Singapore. *J Clin Nurs.* 2011; 21: 1614–1621.

78. Odhiambo JA, Williams HC, Clayton TO, Robertson CF, Asher MI; ISAAC Phase Three Study Group. Global variations in prevalence of eczema symptoms in children from ISAAC Phase Three. *J Allergy Clin Immunol.* 2009; 124: 1251–1258.

79. Gupta MA. Psychiatric comorbidity in dermatologic disorders. In: Walker C, Papadopoulos L, eds. *Psychodermatology: The Psychological Impact of Skin Disorders.* New York, NY: Cambridge University Press; 2005: 30–34.

80. Schulz-Larsen F, Hanifin JM: Epidemiology of atopic dermatitis. *Immunol Allergy Clin N Am.* 2002; 22: 1.

81. Alexander F. *Psychosomatic Medicine.* New York, NY: Norton; 1950.

82. Wittkowski A, Richards HL, Griffiths CE, Main CJ. The impact of psychological and clinical factors on quality of life in individuals with atopic dermatitis. *J Psychosom Res*. 2004; 57: 195–200.

83. Timonen M, Hakko H, Miettunen J, et al. Association between atopic disorders and depression: findings from the Northern Finland 1966 birth cohort study. *Am J Med Genet*. 2001; 105: 216–217.

84. Roenigk RK, Roenigk HH Jr. Sex differences in the psychological effects of psoriasis. *Cutis*. 1978; 21: 529–533.

85. Ginsburg IH. The psychosocial impact of skin disease. *Dermatol Clin*. 1996; 14: 473–484.

86. Timonen M, Jokelainen J, Silvennoinen-Kassinen S, et al. Association between skin-test diagnosed atopy and professionally diagnosed depression: a Northern Finland 1966 birth cohort study. *Biol Psychiatry*. 2002; 52: 349–355.

87. Zachariae R, Zachariae C, Ibsen HH, Mortensen JT, Wulf HC. Psychological symptoms and quality of life of dermatology outpatient and hospitalized dermatology patients. *Acta Derm Venereol*. 2004; 84: 205–212.

88. Wamboldt M, Hewitt J, Schmitz S, et al. Familial association between allergic disorders and depression in adult Finnish twins. *Am J Med Genet*. 2000; 6: 146–153.

89. Ginsburg IH, Pystowsky JH, Kornfield DS, Wolland H. Role of emotional factors in adults with atopic dermatitis. *Int J Dermatol*. 1993; 32: 656–660.

90. Buske-Kirschbaum A, Geiben A, Hellhammer D. Psychobiological aspects of atopic dermatitis: an overview. *Psychchother Psychosom*. 2001; 70: 6–16.

91. Seiffert K, Hilbert E, Schaechinger H, Zouboulis CC, Deter H. Psychophysiological reactivity under mental stress in atopic dermatitis. *Dermatology*. 2005; 210: 286–293.

92. Garg A, Chren M, Sands LP, et al. Psychological stress perturbs epidermal permeability barrier homeostasis: Implications for the pathogenesis of stress-associated skin disorders. *Arch Dermatol*. 2001; 137: 53–59.

93. Chida Y, Hamer M, Steptoe A. A birdrectional relationship between psychosocial factors and atopic disorders: a systematic review and meta-analysis. *Psychosom Med*. 2008; 70: 102–116.

94. Marshall GD, Roy SR. Stress and allergic diseases. In: Ader R, ed. *Psychoneuroimmunology*. Amersterdam: Academic Press; 2007; 799–824.

95. McEwen BS. Protective and damaging effects of stress mediators. *N Engl J Med*. 1998; 338: 171–179.

96. Bell I, Jasnoski M, Kagan J, Kin D. Depression and allergies: survey of a nonclinical population. *Psychother Psychosom*. 1991; 55: 24–31.

97. Kennedy B, Morris R, Schwab J. Responsivity of allergic depressed subjects to antidepressant medications: a preliminary study. *Depression*. 1996; 3: 286–289.

98. Kronfol Z, Remick DG. Cytokines and the brain: implications for clinical psychiatry. *Am J Psychiatry*. 2000; 157: 683–694.

99. Mossner R, Daniel S, Schmitt A, Albert D, Lesch KP. Modulation of serotonin transporter function by interleukin-4. *Life Sci*. 2001; 68: 873–880.

100. Lesch KP. Serotonergic gene expression and depression: implications for developing novel antidepressants. *J Affect Disord*. 2001; 62: 57–76.

101. Yang YW, Tseng KC, Chen YH, Yang JY. Associations among eczema, asthma, serum immunoglobulin E and depression in adults: a population-based study. *Allergy*. 2010; 65: 801–802.

102. Lundberg L, Johannesson M, Silverdahl M, Hermansson C, Lindberg M. Health-related quality of life in patients with psoriasis and atopic dermatitis measured with SF-36, DLQI and a subjective measure of disease activity. *Acta Derm Venereol*. 2000; 80: 430–434.

103. Elenkov IJ, Wilder RL, Chrousos GP, Vizi ES. The sympathetic nerve—an integrative interface between two supersystems: the brain and the immune system. *Phamacol Rev*. 2000; 52: 595–638.

104. Ito C, Shen H, Toyota H, et al. Effects of the acute and chronic restraint stresses on the central histaminergic neuron system of Fischer rat. *Neurosci Lett*. 1999; 262: 143–145.

105. Ito C. The role of brain histamine in acute and chronic stresses. *Biomed Pharmacother*. 2000; 54: 263–267.

106. Hashiro M, Okumura M. Anxiety, depression and psychosomatic symptoms in patients with atopic dermatitis: comparison with normal controls and among groups of different degrees of severity. *J Dermatol Sci*. 1997; 14: 63–67.

107. Linnet J, Jemec GB. An assessment of anxiety and dermatology life quality in patients with atopic dermatitis. *Br J Dermatol*. 1999; 140: 268–272.

108. White A, Horne DJ, Varigos GA: Psychological profile of the atopic eczema patient. *Australas J Dermatol*. 1990; 31: 13–16.

109. Misery L, Finlay AY, Martin N, et al. Atopic dermatitis: impact on the quality of life of patients and their partners. *Dermatology*. 2007; 215: 123–129.

110. Gupta MA, Gupta AK, Ellis CN. Antidepressant drugs in dermatology: an update. *Arch Dermatol*. 1987; 123: 647–652.

111. Timonen M, Viilo K, Helina H, Särkioja T, Meyer-Rochow VB, Räsänen PK. Is seasonality of suicides stronger in victims with hospital-treated atopic disorders? *Psych Res*. 2004; 126: 167–175.

112. Maes M, Meltzer HY, Suy E, De Meyer F. Seasonality in severity of depression: relationships to suicide or homicide. *Acta Psychiatrica Scandinavica*. 1998; 43: 313–314.

113. Gupta MA, Gupta AK, Schork MA, Ellis CN. Depression modulates pruritus perception: A study of pruritus in psoriasis, atopic dermatitis, and chronic idiopathic urticaria. *Psychom Med*. 1994; 56: 36–40.

114. Dimatteo R, Lepper H, Croghan T. Depression is a risk factor for noncompliance with medical treatment: meta-analysis of the effects of anxiety and depression on patient adherence. *Arch Intern Med*. 2000; 160: 2101–2107.

115. Krejci-Manwaring J, Tusa M, Carroll C, et al. Stealth monitoring of adherence to topical medication: adherence is very poor in children with atopic dermatitis. *J Am Acad Dermatol*. 2007; 56: 1–9.

116. Kelsay K, Klinnert M, Bender B. Addressing psychosocial aspects of atopic dermatitis. *Immunol Allergy Clin N Am*. 2010; 30: 385–396.

117. Leung DY, Bieber T. Atopic dermatitis. *Lancet*. 2003; 361: 151–160.

118. Misery L, Thomas L, Jullien D, et al. Comparative study of stress and quality of life in outpatients consulting for different dermatoses in 5 academic departments of dermatology. *Eur J Dermatol*. 2008; 18: 412–415.

119. Magin P, Pond C, Smith W, Watson AB, Goode SM. A cross-sectional study of psychological morbidity in patients with acne, psoriasis, and atopic dermatitis in specialist dermatology and general practices. *J Eur Acad Dermatol Venereol*. 2008; 22: 1435–1444.

120. Finlay AY, Khan GK. Dermatology life quality index (DLQI)-A simple practical measure for routine clinical use. *Clin Exp Dermatol*. 1994; 19: 210–216.

121. Chren MM, Lasek RJ, Flocke SA, Zyzanski SJ. Improved discriminative and evaluative capability of a refined version of Skindex, a quality-of-life instrument for patients with skin disease. *Arch Dermatol*. 1997; 133: 1433–1440.

122. Ando T, Hashiro M, Noda K, et al. Development and validation of the psychosomatic scale for atopic dermatitis in adults. *J of Dermatol*. 2006; 33: 439–450.

123. Brown D, Bettley F. Psychiatric treatment of eczema: a controlled trial. *Br Med J*. 1971; 2: 729–734.

124. Haynes SN, Wilson CC, Jaffe PG, Britton BT. Biofeedback treatment of atopic dermatitis: controlled case studies of eight cases. *Biofeedback Self Regul*. 1979; 4: 195–209.

125. Horne DJ, White AE, Varigos GA. A preliminary study of psychological therapy in the management of atopic eczema. *Br J Med Psychol*. 1989; 62: 241–248.

126. Cole WC, Roth HL, Saches LB. Group psychotherapy as an aid in the medical treatment of eczema. *J Am Acad Dermatol*. 1988; 18: 286–291.

127. Chida Y, Steptoe A, Hirakawa N, Sudo N, Kubo C. The effects of psychological intervention on atopic dermatitis. *Int Arch Allergy Immunol*. 2007; 144: 1–9.

128. Wittkowski A, Richards H. How beneficial is cognitive behaviour therapy in the treatment of atopic dermatitiss? A single-case study. *Psychol Health Med*. 2007; 12: 445–449.

129. Ehlers A, Stangier U, Gieler U. Treatment of atopic dermatitis: a comparison of psychological and dermatological approaches to relapse prevention. *J Consult Clin Psychol*. 1995; 63: 624–635.

130. Bender B, Ballard R, Canono B, Murphy JR, Leung DY. Disease severity, scratching, and sleep quality in patients with atopic dermatitis. *J Am Acad Dermatol*. 2008; 58: 415–420.

第 13 章

抑郁症与
胃肠道疾病

罗伯特·博兰
Robert Boland

弗洛琳娜·哈伊莫维奇
Florina Haimovici

梅甘·奥泽
Megan Oser

帕梅拉·米尔斯基
Pamela Mirsky

乔舒亚·科尔奇内克
Joshua Korzinek

卢馨 译

精神疾病与胃肠道（gastrointestinal，GI）疾病间存在着一种特别有趣的关系，脑-肠间的关系被认为是心理压力影响自主神经过程的核心案例之一[1]，直到对于胃和十二指肠疾病的病理生理学有了更多了解，研究人员对这种关系的兴趣才逐渐减淡。尽管如此，大脑与消化道紧密联系是毋庸置疑的。新近且更为合理的研究为两者间的直接和间接影响提供了有力证据。考虑到抑郁症可能是生理应激和心理应激综合作用的结果，抑郁障碍通常伴随着胃肠道疾病出现也就不足为奇了。本章将呈现一些抑郁症与胃肠道疾病之间具有复杂关系的例子，包括消化性溃疡病、肠易激综合征（irritable bowel syndrome，IBS）、炎性肠道疾病（inflammatory bowel disease，IBD）和各种肝脏疾病。

消化性溃疡

● 简介

消化性溃疡是指从胃肠道内腔中的黏膜糜烂延伸出来的胃肠道内壁糜烂。溃疡可能发生在消化道的任何地方，但是它们最可能发生在胃或十二指肠的近端球部，即"消化"区。之所以将其称为"消化"区，是因为这些区域与腐蚀性消化液胃酸和胃蛋白酶密切相关，这就是胃溃疡和十二指肠溃疡被统称为"消化性溃疡"的原因。同时出于对两者在病理上相似的考虑，它们通常被放在一起。消化腔通过黏膜内层及其保护性黏液层的作用，防止其与酸和蛋白水解酶长期接触带来不良影响，只有在某些病理过程破坏了这一正常保护时，溃疡才会发生。消化性溃疡被认为是一种现代社会疾病[2]，19世纪，其发病率急剧上升，在20世纪上半叶达到顶峰。随着诊断和治疗的发展，20世纪50年代后其发病率开始下降。尽管取得了一些进展，这一疾病仍然很普遍。据统计，该病的患病率在美国约为8%，医疗花费超过30亿美元。消化性溃疡与精神病学之间的关系尤为有趣，在20世纪的大部分时间里，它被认为是一种典型的"心身疾病"。然而，当发现这一疾病绝大多数具有传染性时，关于溃疡病心理学方面的研究在很大程度上被放弃了。然而，这种理解是不完整的，人们很快对心理应激和精神疾病的作用又产生了新的兴趣。对于消化性溃疡而言，它们既是危险因素、持续性因素，也是这种疾病可能的并发症。

● 流行病学

流行病学研究支持抑郁症与消化性溃疡间存在联系（图13-1，框13-1）。在美国，大量流行病学研究表明，心境障碍和焦虑障碍都与消化性溃疡存在关联，其中慢性抑郁障碍和持续性抑郁障碍（心境恶劣）与其关系最为密切（比值比为3.59）[3]。酒精和尼古丁可以解释其中一部分关联，但并非全部。一项大型国际流行病学调查发现，抑郁症与首发消化性溃疡之间存在独立性相关［对于重性抑郁或持续性抑郁（心境恶劣）比值比为1.3］[4]。这一研究的优势在于被试者都处于首发消化性溃疡的抑郁发作期。

研究还表明，复发性抑郁症患者也有很高的溃疡发生率。例如，一项大型的个案控制研究表明，曾经出现两次及以上抑郁发作的患者更有可能出现消化性溃疡（比值比为4.31）[5]。然而，另一项研究发现[6]，在过去一年中曾出现抑郁发作的患者，消化性溃疡的发病率并未增加。慢性疾病可能是这种差异的原因之一，因为第二项研究的被试者是非复发抑郁症患者。

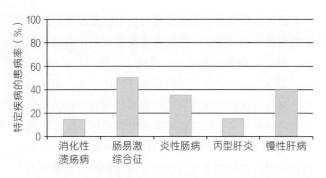

图13-1　特定疾病的抑郁风险

框13-1

胃肠道疾病中抑郁症产生的重要危险因素

临床

酒精使用

尼古丁使用

失眠

不良饮食习惯

非甾体抗炎药的使用

身体或性虐待

● 病理生理学

大多数溃疡是由幽门螺杆菌感染所致，它会引起炎症并破坏黏膜的正常防御和修复过程。引起溃疡的另一普遍因素是非甾体类抗炎药物对前列腺素正常防护作用的阻滞。其他一些不常见的诱因还包括胃肠道疾病［例如克罗恩病（Crohn disease，CD）］，其他感染，药物，肿瘤，由于辐射或食管疝气对黏膜造成的机械损伤以及高分泌状态［如佐林格-埃利森综合征（Zollinger-Ellison syndrome）］。溃疡也可能是身体遭受严重损害的结果，比如严重系统性疾病、大型外科手术、严重头部损伤或烧伤，这类溃疡被称为"应激性溃疡"。由于"应激"一词具有多重含义，这种表达偶尔会引起误解，在这里，"应激"指的是严重身体应激。应激性溃疡的病因并不明确，但多被认为是由内脏血流灌注不足导致的。在危及生命的情况下，循环系统通常将血液从胃肠道系统转移到其他需求更紧迫的肌肉和器官。

高达20%的消化性溃疡没有明确的病因。据推测在这些病例中，患者可能有未被检测到的幽门螺杆菌，或者不知道他们服用的一些药物具有非甾体抗炎特性。然而，在某些情况下，情绪应激被认为在消化性溃疡的产生中发挥了作用。

心理因素和消化性溃疡

关于消化性溃疡的心理学解释有着悠久而有趣的历史。19世纪关于"酸分泌过多"的模型只解释了一小部分现象，并且由于没有其他明显原因，许多人开始寻求心理学的解释。这些解释来自于精神分析理论，援引了各种冲突和挫折驱动的概念，对这些理论的支持主要来自于传闻病例和非实验控制下的相关研究，从20世纪初开始，这一直是消化性溃疡的主要解释。直到20世纪70年代，随着幽门螺杆菌在炎症周围的胃上皮组织中被识别和培养，又衍生出了新的解释[7]。随后消灭杆菌的研究和一名研究人员摄入杆菌后出现溃疡的研究取得了引人注目的进步。这一系列的发展最终标志着溃疡成因的心身理论终结[8]。

随后，一些研究者研究了应激对疾病的影响。这些研究指出，完全放弃心理学相关研究是错误的，和大多数慢性疾病一样，消化性溃疡是生理-心理-社会整合作用的结果。值得注意的一个例子是中枢神经受阻会影响消化性溃疡和其他胃肠道疾病，因为这两个系统之间存在着复杂而密切的联系，包括自主神经系统与下丘脑-垂体-肾上腺轴多个触点的关联。除此之外还有一个值得注意的例子，在应激性群体事件中，人们患消化性溃疡的风险显著上升[9]。一些前瞻性的研究表明，心理社会因素与消化性溃疡间存在关联[10]。这种关联在很大程度上可能反映了错误的诊断和回忆偏差，并且这种关联主要是由与应激和溃疡共同相关的行为，比如吸烟、失眠、不良饮食、酒精使用和药物使用（特别是非甾体类抗炎药物）导致的。然而，即使把所有因素都考虑在内，心理社会应激与消化性溃疡间依旧存在着小但重要的关联。因此，在那些控制了风险行为的研究中，经历过高应激水平的个体，其消化性溃疡的患病率依旧增加（比值比为1.7～2.9）[11-13]。虽然每一项研究都存在方法学的问题，没有一个实验能够考虑到所有可能的影响因素，但大量的证据表明，应激和消化性溃疡间存在着某种直接联系。这些流行病学数据也得到了动物模型的部分支持，这些动物学研究显示诱导的心理应激增加了消化性溃疡的风险，以及受影响动物溃疡的持续性和程度[14]。

应激对溃疡的形成机制尚不清楚，但这是一个成熟并可供思考的领域。正如之前提到的那样，胃肠道系统和中枢神经系统是紧密相连的（框13-2）。最常见的是以下丘脑-垂体-肾上腺轴及自主神经系统介导的神经内分泌系统对应激的反应[15, 16]。例如，自主神经亢进减少胃的排空和灌流[17]，这两者均可导致溃疡形成，而且应激相关的肾上腺皮质醇增多症会延迟伤口愈合[18]。另外，各种其他的机制也都是溃疡产生的可能原因之一，例如对于幽门螺杆菌的抵抗减弱是因为糖皮质激素中介抑制了免疫应答反应。

我们必须认识到的是，这种相关关系并非因果关系。事实上，我们只知道应激和溃疡形成之间存在联系，但对于这种联系的本质属性知之甚少。例如，一项研究表明通过根除幽门螺杆菌治疗消化性溃疡后[19]，患者的焦虑程度明显降低，这一研究支持了心理应激是由消化性溃疡引发而非病因。尽管两者间的关系问题仍待解决，但假设其为一种复杂的双向关系似乎是合理的。

框13-2
胃肠道疾病和抑郁症间可能的介导因素

神经内分泌反应
下丘脑-垂体-肾上腺轴失调
免疫系统
自主神经功能障碍
炎症

抑郁和消化性溃疡

基于以上应激和溃疡间关系的探讨，我们可以预料到消化性溃疡的患者有着较高的抑郁症发病率，因为抑郁症被认为是一种慢性应激导致的疾病。事实上，大多数抑郁症的动物模型就是轻度慢性应激模型[20]。因此，用于动物应激研究（例如，强迫游泳实验、慢性厌恶刺激）的策略同样可以用来支持抑郁症与消化性溃疡的关系研究[21]。类似的作用机制已经被提出，其中最常见的包括下丘脑-垂体-肾上腺轴的中断[21]。

如前文所述，流行病学研究也支持抑郁症和消化性溃疡之间的关系。世界调查数据显示，消化性溃疡的患者患抑郁症的风险增加。然而，这种关系的方向依旧不明确，最有可能是双向关系。

● 临床表现、评估和鉴别诊断

诊断抑郁症患者共病消化性溃疡与诊断抑郁症共病其他躯体疾病一样遭遇着困境（框13-3，框13-4）。许多与溃疡相关的症状，包括由疼痛、食欲不振和偶尔的虚弱引起的心理痛苦，都可能与抑郁症状重叠，而消化性溃疡的患者通常不会出现全身症状。那么在这种情况下，我们建议采用一种更加包容性的诊断方法，即对表现出与重性抑郁相关的所有谱系症状的患者予以治疗，即使对个别症状可能存在其他解释。

框13-3
重要症状

混淆
心理压力
食欲不振
虚弱
性功能障碍

更典型的抑郁
快感缺失
内疚或其他抑郁反刍
自杀倾向

在这类群体中，除了诊断抑郁症外，寻找其他常见的精神障碍共病也是非常重要的，因为这类共病会加重抑郁症和消化性溃疡。最令人担忧的是酒精和尼古丁使用障碍，因为两者都是消化性溃疡的危害因素。此外，也可能存在共病焦虑障碍（尤其是惊恐障碍）的可能性。

框13-4
常见的并发症

酒精使用障碍
尼古丁使用障碍
焦虑障碍

● 病程和自然史

通常难治性溃疡是很罕见的，一般来说溃疡可以通过适当的药物治疗（针对幽门螺杆菌感染的抗菌治疗和质子泵抑制剂）来根除。对于难治性溃疡，我们应该怀疑有不依从或一些其他潜在的病理（如高分泌状态）。在非甾体抗炎药物相关溃疡中，停止使用非甾体类抗炎药物应该被加入标准抗溃疡方案中。

有证据表明，抑郁症会加重消化性溃疡，一项对75例十二指肠溃疡患者的研究发现，相比心理健康的患者，抑郁状态下的患者在未来三年中经历更多溃疡相关症状[22]，这种差异可能是由生活和社会经济压力调节不同所致。

虽然对于这一特殊的疾病还没有充分的研究，但我们知道，共病的躯体疾病总是会加重抑郁发作的病程[23]，因此我们主张对抑郁症状要及早进行积极治疗。

● 治疗

鉴于抑郁症常与消化性溃疡有关，并且抑郁症的存在可能会使消化性溃疡病程恶化，因此治疗抑郁症能改善消化性溃疡病程的主张是可信的（框13-5）。然而，对于这一主张的调查结果却令人失望。关于心理治疗的研究（包括认知疗法和应激管理策略）都没有表现出对消化性溃疡病程的影响。同样，抗抑郁药物对于治疗溃疡也几乎没有作用。研究员意外发现，一些抗抑郁药，尤其是三环类抗抑郁药，作为抗溃疡剂具有一定的效果，这主要归功于抗组胺药的效力。此外，氟西汀也可能具有抗溃疡作用，但其作用机制尚不清楚[24]。然而，这两种药物都不如目前使用的治疗溃疡的药物，因此，在实践中很少将其用于治疗溃疡。

框13-5

胃肠道疾病患者的抑郁症治疗

选择性5-羟色胺再摄取抑制剂，5-羟色胺和去甲肾上腺素再摄取抑制剂（需要监测胃出血和其他胃肠道副作用，特别是消化性溃疡患者和其他出血危险因素）

三环类抗抑郁药（疼痛或腹泻时可有所缓解）

认知行为疗法

锻炼

对于消化性溃疡和抑郁症共病的患者来说，治疗抑郁症和治疗消化性溃疡同等重要。虽然有研究表示对消化性溃疡患者进行初步治疗后精神病性症状也随之改善，但两种疾病仍应该独立治疗。关于抑郁症共病消化性溃疡的治疗研究在很大程度上是缺乏的，但在心理治疗和药理学两个方面对于抑郁症标准化的治疗假设是有意义的。这种方法在某种程度上缓和了选择性5-羟色胺再摄取抑制剂可能通过抑制血小板功能而引起胃肠道出血的忧虑[25]，尤其是在老年人中[26]。一些人质疑这种副作用的普遍性，至少有一项内窥镜研究表明，某种上消化道疾病患者在服用选择性5-羟色胺再摄取抑制剂药物至少一个月后，并未出现任何副作用[27]。也就是说，消化性溃

疡患者（尤其是老年患者）应考虑非选择性5-羟色胺再摄取抑制剂类抗抑郁药。对于那些倾向使用选择性5-羟色胺再摄取抑制剂类药物的患者（例如，以往对该类药物表现出良好的反应的患者），应仔细监测胃肠道出血指标，并考虑联合使用酸抑制剂。

● 总结

消化性溃疡与精神病学有着特别显著的关系，在20世纪的大部分时间里都被认为是一种心身障碍，在发现大多数病例都具有传染性后，对消化性溃疡心理学方面的研究几乎停止了。然而在过去十几年的时间里，人们对心理社会因素（尤其是心理应激）在发病和病程中的作用有了一些不太起眼但有意义的发现。有充分的证据支持应激和溃疡之间存在直接的关系，并且是以下丘脑-垂体-肾上腺轴或肠道自主调节系统介导的。因此，与慢性应激相关的精神障碍（包括抑郁症）都与消化性溃疡有关，且可能是独立作用的危险因素。今后的研究需要进一步阐明疾病间关联的机制，以及改善两者的治疗方法。

肠易激综合征

● 简介

肠易激综合征是最常见的"功能性肠病"，这样命名的原因是出于它们对肠道功能的影响，而不是有任何一致的病理发现来定义。肠易激综合征的主要特征是慢性腹部疼痛，这种疼痛可以通过排便缓解。其他特征还包括排便频率和粪便外观的变化以及腹胀、尿急、不完全排便和胃肠胀气。肠易激综合征通常分为两类，这两种类型取决于它是否与腹泻或便秘有关。这些症状出现在许多胃肠道疾病中，诊断时通常 缺乏系统性症状（发热、体重减轻）或其他暗示特定疾病的潜在症状（例如胃肠道出血）。针对这一疾病，大量的研究都无法阐明一致的病理学或病理生理学机制。它通常与其他非胃肠道疾病有关，例如慢性头痛、纤维肌痛和其他形式的慢性疼痛，同时它也常与许多精神障碍相关。

● 流行病学

大多数的肠易激综合征患者并不会寻求医疗服务[28]，这使得流行病学研究很难对其进行解释。但我们认为这一疾病仍是非常普遍的，影响了10%～15%的人群（图13-1）[29]。有趣的是，在美国和其他西方国家，这一疾病更常见于女性，而在亚洲国家更常见于男性。

如前文所述，共病精神类疾病是非常常见的，虽然报告中提及的范围非常广泛，但50%～100%的肠易激综合征患者都会出现此类共病[30]。在共病的精神类疾病中，抑郁症是最常见的，其次是焦虑症（框13-6）。肠易激综合征患者患抑郁症或焦虑症可能性比正常人高出2～5

倍（OR 2.7 ~ 4.6）[31-38]。抑郁症和肠易激综合征之间关系的方向性是很难确定的，通常抑郁症状先于胃肠道症状，然而也有相反的情况被报告[29]。

框 13-6
焦虑症和胃肠道疾病

寻找共病焦虑。连同心境障碍、焦虑障碍（包括惊恐障碍和广泛性焦虑障碍）与消化性溃疡、肠易激综合征、炎性肠病、丙型肝炎以及其他胃肠道疾病有着密切的联系。

寻找亚临床焦虑。焦虑的一些症状在胃肠道紊乱中很常见，即使它们没有达到离散性疾病的水平。

考虑焦虑是次要的医疗原因的可能性。促炎性细胞因子，如炎性肠病中所见，可以引起包括焦虑症状在内的疾病综合征。

对主要病因的治疗。至少有一项研究表明，在根除幽门螺杆菌的同时，焦虑症状缓解，这与原发性焦虑的治疗无关。

症状治疗。焦虑症状会使胃肠道疾病恶化并对生活质量产生负面影响。在这些情况下，焦虑的标准治疗似乎也很有效。

尽管有研究称肠易激综合征与抑郁症的联系非常密切，但这可能是人群的特异性导致的，这种情况往往常见于寻求医疗服务的患者，特别是在三级医疗中心。而大多数社区样本表明，在不定期就医的肠易激综合征患者中，精神病症的发生率要低得多。

肠易激综合征和抑郁症一些共同的致病因素可能有助于解释两者间的关系。特别值得注意的是，肠易激综合征患者常有身体虐待、性虐待或其他早期创伤史[39-42]。

● **病理生理学**

关于肠易激综合征背后潜在的病理学有很多猜测，然而这种疾病没有办法被简单解释，这也反映了这种疾病异质性的本质（框 13-2）。病理生理学的理论解释包括应激反应（类似于上述的消化性溃疡）、自主性超敏反应、炎症过程和异常的 5-羟色胺信号。在一些研究中已经注意到应激反应的影响，例如，促肾上腺皮质激素对促肾上腺皮质激素释放因子的反应增加以及下丘脑-垂体-肾上腺轴的变化[43]。同样，交感神经和副交感神经的异常活动也在一些肠易激综合征患者中被报道[44]。除此之外，对疼痛的超敏反应也可能在其中起作用。例如，直肠或肠道的扩张，即使在正常范围内，也会使肠易激综合征患者有更强烈的感受，他们对疼痛的感觉阈限降低[45]。炎症似乎也是这一疾病的形式之一，这一观点被一些事实所支持，例如肠易激综合征患者在早前通常会有胃肠道感染的症状，一些活检也发现了炎症类细胞（例如T细胞、肥大细胞）的增加[46]。这些观察结果形成了"感染后"肠易激综合征亚型的表征。5-羟色胺的

作用也受到广泛关注。从精神科的角度来看，值得注意的是，身体中90%的5-羟色胺位于胃肠道的肠嗜铬细胞中，是调节胃蠕动的激素，而肠易激综合征患者胃肠道系统中5-羟色胺的正常功能被破坏[47,48]。

然而需要强调的是所有的这些理论解释都缺乏实证支持，也没有发现肠易激综合征背后一致的病理基础。当然，这些假设间并非互相排斥，很可能肠易激综合征是一种由多种生理失调引起的异质性疾病。

鉴于缺乏明确的病理学机制，许多关于抑郁症在肠易激综合征中作用的推测同样是初步的。然而，许多抑郁症和肠易激综合征之间的病理生理联系已经被提出。抑郁症会影响疼痛的感知，使个体对正常刺激过度敏感，抑郁症对痛觉阈值的影响可能是抑郁症与炎症的介导因素[34]。然而，可能有更多的直接联系。如上所述，自主神经系统、5-羟色胺和下丘脑-垂体-肾上腺轴的失调都被推测为肠易激综合征的基础，这些因素也被认为是心境障碍中重要的病理生理学机制。由于大脑和胃肠道系统之间存在的诸多联系，一些研究者提出了"脑-肠"轴[49]。有些理论认为抑郁症和肠易激综合征虽然有一些相同的潜在机制，但是仍是两种不同的疾病，然而有一些理论认为肠易激综合征是抑郁症的一种表现形式。关于两者关系更确定的陈述，需要对于抑郁症的病理生理学有更好的理解。

● **临床表现**

肠易激综合征这一疾病的主要症状与抑郁的主要症状的区别在于反复的腹痛或不适以及排便频率或外观的变化（框 13-2，表 13-1）。然而，一些全身症状也可能与肠易激综合征有关，尤其是一些更严重的症状，包括疲劳、失眠和性功能障碍，这些与抑郁症的症状重叠。与消化性溃疡的讨论一样，在症状重叠的情况下，最好的方法通常是采取包容性诊断方法，即患者在符合两种标准的情况下既诊断肠易激综合征又诊断抑郁症。

表 13-1　肠易激综合征的罗马 III 诊断标准*

在过去3个月内至少3天/月出现复发性腹痛或不适**，并伴有以下两种或以上症状：

1. 排便改善
2. 发病与排便频率的改变有关
3. 发病与排便形态（外观）的改变有关

---

*在确诊前至少6个月出现症状，符合最后3个月的标准。

**"不适感"指的是一种不舒服的感觉，而不是疼痛。

在病理生理学研究和临床试验中，被推荐的受试者在筛查评估期间的疼痛/不适频率为每周至少2天。

2014年版权归罗马基金会所有。

（数据来自 Rome III Diagnostic Criteria for Functional Gastrointestinal Disorders. Appendix A. Rome Foundation, Inc., 2014.）

● 评估和鉴别诊断

由于功能性障碍的异质性特点，想要明确诊断是困难的。然而，基于肠易激综合征更严格的诊断标准［例如罗马亚诊断标准（the Rome Criteria Ⅲ），表13-1］和临床特征，我们也划分了一些同质的子群，包括以腹泻为主要表现的肠易激综合征、以便秘为主要表现的肠易激综合征以及感染后肠易激综合征。肠易激综合征的大部分诊断工作涉及排除腹痛的其他潜在原因，这类潜在的原因很多，但通常会有诸如发热、体重减轻或胃肠道出血等"警报"症状做提示[29]。

当抑郁症作为共病诊断时，我们可以看到患者的症状是普通的抑郁表现加上增强的肠易激综合征症状。如上所述，这是一种常见的共病情况，但没有必然的联系。因此，我们应该了解肠易激综合征患者是否存在心境障碍，但我们不能假定它的存在。要想做出关于抑郁症和精神病理学的全面诊断，上面提到过，最好的方法通常是采取包容性的诊断方式，当出现抑郁症的症状时就考虑该诊断。

● 治疗

肠易激综合征的初步治疗通常涉及腹泻或便秘的对症治疗。最近的一项针对多种治疗手段的比较研究并没有发现填充剂（即纤维补充剂）的优势，但看到了抗痉挛药（如西咪替丁/双环维林、薄荷油、匹维溴铵、曲美布汀）的效果[50]。受教育程度是此类疾病护理的关键部分，它能够使人们加强对疾病本身的认识，以及促进养成良好的饮食和卫生习惯。

许多肠易激综合征患者接受抗焦虑和抗抑郁药物的治疗[31]。即使没有共病抑郁症，抗抑郁药物对肠易激综合征患者来说也是有效的。选择性5-羟色胺再摄取抑制剂被证明能够改善整体症状，且三环类抗抑郁药能优先对腹部疼痛起效[50]。三环类抗抑郁药在使用上由于诸多副作用而受到限制，尤其是抗胆碱能的副作用。在未共病抑郁症的患者中，低剂量的使用可以发挥抗胆碱能效应，又不会让人感到无法忍受。在抑郁症患者中选择性5-羟色胺再摄取抑制剂可能是首选药物。在选择性5-羟色胺再摄取抑制剂中，帕罗西汀尤其表现出抗胆碱能效应，这通常是药物的缺点，但对于腹泻型肠易激综合征患者来说，它却是一种优势[51, 52]。非选择性5-羟色胺再摄取抑制剂，如5-羟色胺和去甲肾上腺素再摄取抑制剂类的度洛西汀，对肠易激综合征患者来说也是有效的，尽管支持这一说法的证据主要是来自开放性研究。虽然缺乏数据，但这是有道理的——我们可以假定，在其他情况下对抑郁症有效的标准抗抑郁药，在这种情况下也是有用的。

各种心理治疗手段也被用于肠易激综合征中——既治疗疾病本身也治疗共病的抑郁症，这些治疗方法包括认知行为疗法、心理动力学治疗、各种放松训练以及催眠疗法。所有的治疗手段都有一些积极的临床试验[29]，然而当将这些治疗的效果作为整体考虑时，对于那些没有共病抑郁症的肠易激综合征患者效果是不明确的[54]。这些令人失望的结果可以归因于许多研究的方法学问题，更严格的研究表明认知行为疗法能够显著改善肠易激综合征症状[56, 57]，包括自我管理认知行为疗法[58]。认知行为疗法在使用中强调自我监控、认知重评、焦虑控制和问题解决训练等技术。

认知行为疗法是治疗抑郁症的有效方法，包括治疗共病肠易激综合征的抑郁症。心理治疗对肠易激综合征症状的改善是否与潜在的抑郁症的治疗有关尚不清楚，但其作用的机制经常被认为与一些非特异性的因素有关，如一般性压力降低[58]。然而，有一项有趣的研究也表明可能存在更多具体的改善，这一研究使用正电子发射断层扫描设备检查肠易激综合征患者对认知行为疗法的反应，研究发现症状的改善与关注恐惧刺激、危险取向和警惕相关的脑区有关（例如，前扣带回和杏仁核）[59]。

炎性肠病

● 流行病学

炎性肠病患者的精神疾病共病率很高，主要包括抑郁症和焦虑症。与普通人群相比，炎性肠病患者抑郁症的发病率是其两倍（图13-1），而心境恶劣的发病率与其持平[60]。缓解期的炎性肠病患者，其抑郁和焦虑的发病率在15%～35%，而复发期的患者，其发病率会上升至60%～80%[61]。炎性肠病的症状包括腹痛、腹泻、疲劳、营养不良、体重减轻、贫血、关节疼痛、便血和皮肤病变[62]，这类症状会给患者带来很大的精神痛苦，并导致生活质量显著下降[63]。

● 病理生理学

炎性肠病是一种包括肠黏膜炎症的慢性、复发性和缓解性肠道疾病。它包括两个主要的亚型：克罗恩病和溃疡性结肠炎（ulcerative colitis，UC）。两者的区别在于胃肠道累及和黏膜损伤程度不同。炎性肠病的确切病因尚不清楚，但免疫、遗传和环境因素被认为是潜在病因之一（框13-2）[64]。

炎症也可能是抑郁症的发病机制之一[65, 66]，抑郁症患者具有较高的促炎性细胞因子水平[67, 68]，它可能会影响单胺类的代谢水平，包括5-羟色胺、多巴胺和去甲肾上腺素，这几个是目前使用的抗抑郁药的所有靶点[69]。细胞因子还会引起下丘脑-垂体-肾上腺轴功能的改变，反过来又会引起情绪的变化[70, 71]。

● 临床表现

克罗恩病和溃疡性结肠炎可能有一些重叠的临床表

现，并且在发病初期往往难以区分（框13-3）。炎性肠病的常见症状包括腹泻、发热、腹痛、胃肠道出血、体重减轻和疲劳。溃疡性结肠炎的一个特征是出血性腹泻，而克罗恩病（尤其是回肠或右结肠）则不太可能出血。多达10%的克罗恩病患者表现为暴发型而没有腹泻，有一些儿童可能只会表现出较差的生长状况。克罗恩病和溃疡性结肠炎都会表现出疲劳、低烧及腹痛的全身症状，但这些症状更常见于克罗恩病。克罗恩病的并发症包括肠梗阻、穿孔、腹腔脓肿和瘘管。症状的不同更多取决于胃肠道的负重程度。

抑郁症如何影响这些疾病的临床表现还未得到很好研究，可能并不会造成影响。并且没有证据表明，抑郁症在炎性肠病患者身上的表现不同于一般人群。然而，由于与炎症相关的症状（如疲劳和睡眠障碍）也可能是抑郁症的症状，因此对临床表现进行彻底评估是非常重要的。

病程和自然史

抑郁症和炎性肠病之间的因果关系仍存在争议[63]。大多数关于抑郁症与炎性肠病病程关系的研究表明，抑郁症的相关症状更容易在炎性肠病的症状明显期出现。在炎性肠病的诊断期和暴发期，个体特别容易患上抑郁症[72-74]。

还未达到临床诊断的抑郁可能是克罗恩病（RR：2.39；CI：1.40~3.98）的易感因素之一，但对溃疡性结肠炎没有影响[75]。抑郁症会导致炎性肠病更早、更频繁的复发[60,72,74]，然而，这样的说法依旧存在争议[61,73]，没有确凿的证据表明抑郁症会导致或加重炎性肠病暴发。抑郁症对炎性肠病患者的生活质量[76]和治疗效果[77]都存在负面影响。

皮质类固醇能对炎性肠病的症状进行有效治疗，但在一些个体中会引发他们的抑郁症状[78]。这种情况通常发生在治疗的晚期而非治疗早期，且与使用的剂量有关系[79]。在门诊治疗中，肾上腺皮质激素的首选剂量是40 mg/d或更少，但在实际使用中往往会选用较高的剂量。治疗的周期一般要求在3个月以内，然而，在临床实践中皮质类固醇的使用时间往往被延长，这可能加重抑郁症的负担。由于皮质类固醇在缓解期维持上并不十分有效，并且长期使用会带来诸多风险，因此皮质类固醇在大多数患者中都只是偶尔使用。另一方面，对炎性肠病患者的成功治疗有效降低了炎性肠病患抑郁症的风险[73]。

评估和鉴别诊断

临床病史是诊断炎性肠病最重要的工具，其次我们还补充了实验室测试（C-反应蛋白和沉积速率）、放射学测验（特别是CT扫描或磁共振成像）以及内窥镜检查炎症的性质和程度。

由于炎性肠病患者常共病抑郁症，因此临床医生需要对可能共病的精神疾病保持警惕。伴随炎性肠病的抑郁症并没有独特的临床表现以区别于伴随其他躯体疾病的抑郁症；但鉴于抑郁症在炎性肠病患者中的发病率及其对病程和生活质量的影响，建议对患者进行常规的筛查[61]。目前在筛查工具的选择上并没有达成一致的共识，但患者健康问卷-9常被用于一些初级保健和专业筛查中。

常见于炎症状态下（如炎性肠病）的促炎性细胞因子，会造成一些"疾病综合征"，类似于抑郁症包含的睡眠障碍、厌食、认知功能障碍、疲劳、焦虑（易怒）和快感缺失[80]。由于这些症状与抑郁症的症状重叠，所以使用筛查工具帮助诊断炎性肠病患者的抑郁症是非常重要的。

在炎性肠病中也发现了较高的焦虑率，炎性肠病患者的惊恐障碍、广泛性焦虑障碍以及强迫症的终身患病率上升[60]。

治疗

用于治疗炎性肠病的药物包括氨基水杨酸盐（溃疡性结肠炎患者）、皮质类固醇、免疫调制剂、生物制剂和抗生素（克罗恩病患者）。这些药物中有些会对情绪产生副作用。如上所述，糖皮质激素常常会引起抑郁症，躁狂或轻躁狂症状，焦虑或易怒，甚至精神疾病[79]。

目前还没有可靠的数据以指导炎性肠病患者的抑郁症状。因此，在进一步的证据可及之前，临床医生应该选用大众化的指导方针来治疗抑郁症（框13-5）。需要注意的是，选择性5-羟色胺再摄取抑制剂与5-羟色胺和去甲肾上腺素再摄取抑制剂对肠道有副作用，包括恶心、呕吐和腹泻。这种情况通常与使用剂量的增加有关，一般在使用1~2周后副作用会减少。舍曲林似乎会引起比其他选择性5-羟色胺再摄取抑制剂更多的腹泻反应。我们还必须考虑上消化道出血的风险，因为选择性5-羟色胺再摄取抑制剂和文拉法辛会增加出血的可能性[26]。

在心理治疗的选择上，也遵循常规的抑郁症治疗指南，因为目前还没有证据表明哪种心理治疗对共病炎性肠病的抑郁症患者更有效。心理治疗，尤其是认知行为疗法，可能对治疗炎性肠病患者的抑郁症有效果[81]，同时也可以改善整体功能，降低炎性肠病疾病的严重性[81,82]。通过认知行为疗法改善患者的精神病性症状，症状改善可持续一年以上[83]。

总结

抑郁症在炎性肠病患者中非常常见，我们应该对这些患者进行定期筛查。对抑郁症的治疗可以改善生活质量，并可能改善炎性肠病症状。

与胃肠道疾病相关的肝病

简介

胃肠道疾病患者中有很大一部分患有慢性肝病（chronic

liver disease，CLD）。慢性肝病通常是由嗜肝病毒、脂肪肝、酒精和自体免疫性肝炎造成的长期肝损伤导致的[84]。在慢性肝病患者中，绝大多数关于抑郁障碍的研究都集中在丙型肝炎病毒上。肝病这一节被分为两个部分，第一部分专门讨论丙型肝炎，第二部分则涉及其他肝病。

丙型肝炎

● 流行病学

患有丙型肝炎的人受抑郁症的影响尤为严重，该人群抑郁症的患病率是普通美国人的3～4倍（图13-1）[85-87]。丙型肝炎患者的抑郁症患病率在34%至44%[87, 88]，目前的患病率在28%至81%[85, 87-91]。在退伍军人和普通民众样本中，抑郁症的患病率在8%～23%[87, 88, 92]。目前最常见的诊断是伴有抑郁情绪的适应障碍（40%），最不常见的诊断是持续性抑郁障碍（心境恶劣）或未分型的抑郁障碍[88]。

在这个群体中，自杀是一个重要的考虑因素。在丙型肝炎患者中，男性以及45岁以下的人群自杀风险更高[93]。与对照组相比，丙型肝炎患者有自杀企图记录的可能性是前者的2倍[94]。在抗病毒治疗中自杀意念的发生率在3.5%至26%[95, 96]，自杀意念是早期终止抗病毒治疗的原因之一[94]。然而，在抗病毒治疗过程中，真正尝试自杀或成功自杀的很少见（0.02%）[97]。

除了抑郁症之外，丙型肝炎患者中最常见的精神疾病包括酒精和物质使用障碍及焦虑症。目前酒精使用障碍的患病率为21%，终身酒精使用障碍的患病率达到86%[89-91]。物质使用障碍的患病率在30%～60%[90, 91]，创伤后应激障碍的发生率在19%～62%。焦虑症的终身患病率可以达到71%[89-91, 95, 98]。

年龄与抑郁症的发病率成正比[88, 99]，女性的发病率是男性的2倍[88]。美沙酮治疗对丙型肝炎患者而言是一个令人担忧的危险因素，目前正在接受美沙酮治疗的丙型肝炎患者患抑郁症的风险增加了5倍[88]。

● 病理生理学

在美国，丙型肝炎患者有较高的静脉注射（intravenous，IV）和鼻吸（intranasal，IN）毒品使用率。当前和以往的数据显示，静脉注射和鼻吸吸毒者患精神障碍的风险增加，这与丙型肝炎无关（框13-1）[100]。这被认为是解释丙型肝炎患者中抑郁症发病率上升的原因之一，也就是说丙型肝炎患者中抑郁症高发可能与静脉注射和鼻吸吸毒者的患病率增加有关，而不是丙型肝炎本身导致的。另一个导致抑郁的原因可能是丙型肝炎带来的病耻感[87, 101]。因此，抑郁加重与丙型肝炎带来的病耻感和难以接受患病有关[88]。丙型肝炎患者由疾病引发的不良情绪后果会导致生活质量的下降，并导致抑郁症[101, 102]。最后，丙型肝炎特殊的病理生理学也被认为是导致抑郁症

高患病率的原因[88, 103, 104]，因为即使那些没有物质使用障碍的患者也被发现有较高的抑郁症患病率[105]。

中枢神经系统和外周神经系统病变都与丙型肝炎相关的抑郁症有关[106]。抑郁症状可能是免疫学上的变化引起的，特别是白细胞介素-1、肿瘤坏死因子[107]或血小板5-羟色胺的改变[88, 103, 104, 108]。经历过干扰素抗病毒治疗的患者可能会产生干扰素诱导的抑郁症状，它可能涉及5-羟色胺、下丘脑-垂体-肾上腺轴和细胞因子激活强度的降低，一氧化碳水平和细胞间黏附分子-1上升及肽酶水平的降低[109]。在干扰素抗病毒治疗开始前出现的较高的肿瘤坏死因子-α和较低的5-羟色胺水平，与抗病毒治疗最初几周内出现的抑郁症的躯体表现有关[110]。

● 临床表现和病程

丙型肝炎疾病的严重程度与是否共病抑郁症之间不存在显著差异[87]。然而，抑郁症似乎会加重患者的疲劳感和功能损伤程度，有时甚至会超过丙型肝炎的严重程度[87]，并且抑郁症可能通过加重身体症状，降低治疗依从性、治疗参与度和生活质量，对丙型肝炎患者产生不利影响[87, 88]。慢性丙型肝炎患者往往会经历生活质量的下降[111]。有趣的是，生活质量的下降与抑郁症状和疲劳有关，但与年龄、性别、病毒感染的方式、丙氨酸氨基转移酶检测水平（肝脏疾病严重程度和损伤的指标）、物质滥用和社会支持无关[112, 113]。

在接受肝移植的丙型肝炎病毒感染者中，丙型肝炎的复发与抑郁症有关[114]。在2011年的一项研究中，研究者评估了酒精肝患者在接受肝移植后三种不同的抑郁症发展轨迹：轻度抑郁、抑郁加重、重度抑郁。研究发现，重度抑郁组的患者比例高于轻度抑郁组和抑郁加重组。抑郁症状的严重程度是酒精肝患者进行肝脏移植后的生存率最强有力的预测因子，而较低的生存率与丙型肝炎的病情无关[115]。

抑郁症的自主神经系统和躯体化症状也是慢性丙型肝炎的常见症状[102, 111]。疲劳乏力是丙型肝炎和抑郁症患者中最常见的症状。由于这些症状的重叠，区分抑郁症和丙型肝炎是非常重要的。在这类患者中，贝克抑郁自评量表中的认知-情感分量表相比躯体分量表似乎是更有效的抑郁测量方法[116]。贝克抑郁自评量表躯体分量表与抗病毒治疗的副作用之间重叠，为使用贝克抑郁自评量表中的认知-情感分量表区分抑郁症和丙型肝炎提供了另一个理由。

目前尚无证据表明未经治疗的丙型肝炎患者会出现抑郁的自然程，但在干扰素抗病毒治疗过程中，有大量关于抑郁症的数据资料。直到2013年，干扰素抗病毒治疗一直是治疗丙型肝炎的黄金标准。这一治疗方式与抑郁症状的发作或加重有关[95, 107, 117-119]。接受干扰素抗病毒治疗的患者中有20%～60%可能发展成抑郁症[120]。

抑郁症可以通过行为和生物学两方面对干扰素抗病毒治疗产生深远影响。首先，在行为方面，抑郁症会降低患者治疗的参与度和依从性[85]。因此，在丙型肝炎治疗期间，抑郁症可能导致酒精或物质滥用[121]。此外，突发性抑郁症是阻断和终止干扰素抗病毒治疗的主要原因[122]。然而，一些数据表明，在抗病毒治疗期间，抑郁症与较低的治疗中断率有关，这可能是由于这些患者能够得到更好的心理治疗以及丙型肝炎治疗援助资源有关[121, 123]。其次，在生物学方面，关于抑郁对丙型肝炎治疗的病毒性影响有着不同的发现。一些研究表明，抑郁症状可能与较低的病毒性应答率有关[124, 125]，而另一些研究表明抑郁发作不会对病毒性应答产生消极影响[121, 123, 124]。

● 评估和鉴别诊断

丙型肝炎实践指南和共识报告建议对所有丙型肝炎患者进行系统的精神疾病评估[126, 127]。由于在丙型肝炎患者中，持续存在抑郁障碍诊断不足的情况[88, 89]，同时由于抑郁症和丙型肝炎症状重叠的情况，我们强烈建议对抑郁症进行重复评估[128]。在该人群中推荐使用自我报告量表，包括患者健康问卷-9、流调用抑郁自评量表和贝克抑郁自评量表[129, 130]。汉密尔顿量表-7是一种临床给药量表，在这类人群中，其检测抑郁症的准确度与患者健康问卷-9相当[130]。

● 治疗

药物治疗

关于丙型肝炎患者抑郁症药物治疗的许多经验证据，来自对接受干扰素抗病毒治疗时经历紧急或恶化的抑郁症状的丙型肝炎患者的研究（框13-5，框13-7）。许多临床试验明确排除了那些在接受干扰素抗病毒治疗之前就已经患有抑郁症的患者。少数随机安慰剂对照试验使用了小样本，研究了使用抗抑郁药物进行预防或治疗抗病毒治疗后出现的抑郁症状[131]。与安慰剂相比，帕罗西汀或西酞普兰对抑郁症的预防性治疗没有优势[132, 133]，然而在治疗突发性抑郁症（incident depression）时，西酞普兰可以有效缓解抑郁症状[134]。在无既往精神病史的丙型肝炎患者接受抗病毒治疗的情况下，在抑郁症的预防和治疗中，艾司西酞普兰优于安慰剂[135]。选择性5-羟色胺再摄取抑制剂被认为是一线治疗用药，在药物的选择上应考虑其副作用以及潜在的药物间相互作用，尤其是有些患者联合使用了包含某些蛋白酶抑制剂的抗病毒治疗，有可能干扰细胞色素3A4肝脏代谢。此外，电休克疗法也被报道是有效的方法之一[136]。

由于目前丙型肝炎抗病毒治疗的格局正在迅速改变，下面的网站有助于获取有关药物相互作用的最新信息：www.hep-druginteractions.org.

框13-7
能引起抑郁症的药物

糖皮质激素
以干扰素为基础的抗病毒药物

心理治疗

埃翁（Evon）等[137]概述了对接受丙肝治疗的患者进行抑郁症治疗的经验支持。赛峰（Safren）等开发的抑郁症患者认知行为治疗和依从性（The Cognitive Behavioral Treatment for Depression and Adherence，CBT-AD）模型，将认知行为疗法与解决问题的技能结合起来，以药物依从性和动机性访谈为治疗目标[138]。这种方法有望成功治疗丙型肝炎患者的抑郁症状。治疗抑郁症的另一个模型是基于群体的认知行为压力管理（Cognitive Behavioral Stress Management，CBSM）[137, 139]。运动有助于缓解抑郁症状，也可以减少抗病毒治疗期间的疲劳感[140, 141]。物质滥用与健康服务管理局（Substance Abuse and Mental Health Service Administration，SAMHSA）和退伍军人事务部丙型肝炎治疗指南建议，如果得到医疗机构的批准，可以进行低强度的运动。

其他肝病

在这一部分我们将对肝病中的抑郁症进行广泛的讨论。慢性肝病这个术语包含了几种不同病因的诊断实体：病毒性（肝炎）、毒性（酒精）和代谢［非酒精性脂肪肝（nonalcoholic fatty liver disease，NAFLD）］。肝硬化是肝脏的瘢痕，可能发生在许多类型的肝病中，但肝硬化最常见的原因是慢性重度酒精使用和肝炎。

● 流行病学

在慢性肝病患者中，14%~24%共病抑郁症，高达53%的慢性肝病患者有亚临床抑郁症状（图13-1）[142]。过度饮酒的妇女和患者最有可能患有抑郁症[142]。

1988—2008年，美国慢性肝病的患病率稳步上升。非酒精性脂肪肝对这一增长的贡献最大[143]。在非酒精性脂肪肝患者中，高血压、吸烟、肺病史、女性、非裔美国人等因素增加了抑郁的风险[142]。在非酒精性脂肪肝患者中，抑郁症与更严重的肝细胞气球样变（即变性）显著相关[142]。

根据贝克抑郁自评量表[144]和汉密尔顿抑郁量表[145]的测量结果表明，24%~57%的肝硬化患者患有中度至重性抑郁症。在肝硬化患者中，随着胃肠道症状数量的增加，抑郁症的严重程度和生活质量的损害程度也随之增加[146]。慢性肝病可导致肝移植。在进行肝移植后，抑郁症的患病率上升，发生率为20%~30%[147]。在接受肝移植的患者中，年龄小、未婚、有物质滥用史和抑郁病史的患者，患抑郁症的概率增加[115]。在肝移植后出现抑郁症状和严重并发症的患者，其生存率显著降低。移植后出现的抑郁症状似乎很重要，但移植前的抑郁症状无法预测移植后的生存率[114]。然而，在肝病严重程度改变后，在等待移植的过程中，患有抑郁症的肝移植候选者比未患有抑郁症的肝移植候选者更有可能死亡[114]。

在乙型肝炎病毒（hepatitis B virus，HBV）患者中，抑郁障碍的发病率高于一般人群，这可能与过度饮酒有关[3]。非酒精性脂肪肝患者中抑郁症的患病率高于乙型肝炎患者（分别为27%，4%），这反映了对抑郁症患病率的低估[148]。有证据表明，HBV的严重程度与生活质量呈负相关，然而与丙型肝炎患者相比，乙型肝炎患者通常具有更高的生活质量，以及不那么严重和普遍的抑郁症[148]。

除抑郁症外，其他精神障碍在慢性肝病患者中也普遍存在。在非酒精性脂肪肝患者中，25%的人患有焦虑症，另有45%的人患有亚临床焦虑症[142]。在肝硬化患者中，睡眠障碍是非常普遍的（69%），并且与抑郁症和心理痛苦显著相关[144]。

● 病理生理学

肝硬化患者的抑郁症状伴随着免疫反应出现。对年龄和肝病预后进行控制后，T淋巴细胞亚群中CD8水平升高与抑郁程度呈正相关[145]。

● 临床表现

对于不同类型的慢性肝病患者抑郁表现的异同，目前尚无相关数据。一般来说，慢性肝病患者抑郁症表现出的躯体症状较一般抑郁症患者更多[144]。在慢性肝病患者中，抑郁可能是由于健康状况下降引起的反应性抑郁，抑郁症状的严重程度与肝功能之间有很强的相关性[144]。

● 诊断和鉴别诊断

如前文所述，向所有慢性肝病患者推荐经验验证的自我报告和临床医生的抑郁治疗措施。一旦诊断评估完成，下一步就是寻找病因和维持因素以指导治疗方法的选择。例如，如果抑郁评估显示慢性肝病患者对健康状况下降和功能受限的看法维持了抑郁性的认知和反刍，并使活动减少，那么认知行为疗法就会指导患者中断反刍循环并进行行为激活。此外，如果慢性肝病患者出现了明显的疲劳感，也可以使用具有兴奋性的药物或抗抑郁药物来激活患者的活动。

● 治疗

很少有关于治疗非丙型肝炎肝病患者抑郁症的数据，这可能是因为抑郁症在丙型肝炎患者中最普遍，也最有影响力。从有关丙型肝炎患者的抑郁症治疗文献中推断，

我们推荐使用循证心理治疗方式来治疗慢性肝病患者的抑郁症，心理治疗的重点是进行心理教育以及关注由肝病引起的躯体症状和由抑郁引起的躯体症状之间的重叠。此外，抗抑郁药物的使用也至关重要，但使用抗抑郁药物的同时会引起药物性肝损伤。抗抑郁药物中对肝脏影响最小的是西酞普兰、艾司西酞普兰、帕罗西汀和氟伏沙明，影响最大的是单胺氧化酶抑制剂、三环/四环素、奈法唑酮、度洛西汀和丁丙胺[149]。对于肝硬化的患者，不应给予度洛西汀和单胺氧化酶抑制剂。艾司西酞普兰的剂量不应超过10 mg/d，丁胺苯丙酮要慎用且剂量不能超过75 mg/d。文拉法辛用量应减少50%，米氮平用量应减少30%[150]。

● 结论

尽管身心理论的早期目标是寻找因果关系和相关治疗的例子，现在看来，这似乎太过天真，但情绪可以影响内部自主过程的基本概念已经成为医学界公认的信条（框13-8）。很明显，抑郁和其他精神障碍会加重胃肠道疾病的病程，而减轻情绪症状的干预措施可以帮助患者从这两种疾病中恢复过来。未来的研究强调对这些疾病进行整体治疗，这有望帮助慢性疾病患者减轻痛苦。

框13-8
总结

- 大脑和肠道关系紧密，所以它们之间存在着相互影响的双向关系也就不足为奇了
- 依赖因果关系的解释模型通常过于简单，思考胃肠道疾病和精神疾病如何相互影响更有用
- 虽然标准的抗抑郁治疗（包括药理学和心理治疗）对共病胃肠道疾病的患者仍然有效，但仍有一些特定的副作用需要考虑

参考文献

1. Alexander F. The influence of psychological factors upon gastro-intestinal disturbances: a symposium. *Psychoanal Quarter*. 1934; 3: 501–588.

2. Malfertheiner P, Chan FK, McColl KE. Peptic ulcer disease. *Lancet*. 2009; 374: 1449–1461.

3. Goodwin RD, Keyes KM, Stein MB, Talley NJ. Peptic ulcer and mental disorders among adults in the community: the role of nicotine and alcohol use disorders. *Psychosom Med*. 2009; 71: 463–468.

4. Scott KM, Alonso J, de Jonge P, et al. Associations between DSM-IV mental disorders and onset of self-reported peptic ulcer in the World Mental Health Surveys. *J Psychosom Res*. 2013; 75: 121–127.

5. Farmer A, Korszun A, Owen MJ, et al. Medical disorders in people with recurrent depression. *Br J Psychiatry*. 2008; 192: 351–355.

6. Patten SB, Beck CA, Kassam A, Williams JV, Barbui C, Metz LM. Long-term medical conditions and major depression: strength of association for specific conditions in the general population. *Can J Psychiatry*. 2005; 50: 195–202.

7. Yeomans ND. The ulcer sleuths: The search for the cause of peptic ulcers. *J Gastroenterol Hepatol*. 2011; 26(Suppl 1): 35–41.

8. Hyman SE. Another one bites the dust: an infectious origin for peptic ulcers. *Harv Rev Psychiatry*. 1994; 1: 294–295.

9. Matsushima Y, Aoyama N, Fukuda H, et al. Gastric ulcer formation after the Hanshin-Awaji earthquake: a case study of Helicobacter pylori infection and stress-induced gastric ulcers. *Helicobacter*. 1999; 4: 94–99.

10. Levenstein S. The very model of a modern etiology: a biopsychosocial view of peptic ulcer. *Psychosom Med*. 2000; 62: 176–185.

11. Levenstein S, Kaplan GA, Smith MW. Psychological predictors of peptic ulcer incidence in the Alameda County Study. *J Clin Gastroenterol*. 1997; 24: 140–146.

12. Anda RF, Williamson DF, Escobedo LG, Remington PL, Mast EE, Madans JH. Self-perceived stress and the risk of peptic ulcer disease. A longitudinal study of US adults. *Arch Intern Med*. 1992; 152: 829–833.

13. Levenstein S, Kaplan GA, Smith M. Sociodemographic characteristics, life stressors, and peptic ulcer. A prospective study. *J Clin Gastroenterol*. 1995; 21: 185–192.

14. Overmier JB, Murison R. Restoring psychology's role in peptic ulcer. *Appl Psychol Health Well Being*. 2013; 5: 5–27.

15. Fink G. Stress controversies: post-traumatic stress disorder, hippocampal volume, gastroduodenal ulceration*. *J Neuroendocrinol*. 2011; 23: 107–117.

16. Ulrich-Lai YM, Herman JP. Neural regulation of endocrine and autonomic stress responses. *Nat Rev Neurosci*. 2009; 10: 397–409.

17. Yano S, Fujiwara A, Ozaki Y, Harada M. Gastric blood flow responses to autonomic nerve stimulation and related pharmacological studies in rats. *J Pharm Pharmacol*. 1983; 35: 641–646.

18. Ebrecht M, Hextall J, Kirtley LG, Taylor A, Dyson M, Weinman J. Perceived stress and cortisol levels predict speed of wound healing in healthy male adults. *Psychoneuroendocrinology*. 2004; 29: 798–809.

19. Wilhelmsen I, Berstad A. Reduced relapse rate in duodenal ulcer disease leads to normalization of psychological distress: twelve-year follow-up. *Scand J Gastroenterol*. 2004; 39: 717–721.

20. Levinstein MR, Samuels BA. Mechanisms underlying the antidepressant response and treatment resistance. *Front Behav Neurosci*. 2014; 8: 208.

21. Zhang S, Xu Z, Gao Y, et al. Bidirectional crosstalk between stress-induced gastric ulcer and depression under chronic stress. *PloS One*. 2012; 7: e51148.

22. Levenstein S, Prantera C, Varvo V, et al. Long-term symptom patterns in duodenal ulcer: psychosocial factors. *J Psychosom Res*. 1996; 41: 465–472.

23. Boland RJ. Depression in medical illness. In: Stein MD, Kupfer D, Schatzberg AF, eds. *The American Psychiatric Press Textbook of Mood Disorders*. Washington, DC: American Psychiatric Press; 2006.

24. Abdel-Sater KA, Abdel-Daiem WM, Sayyed Bakheet M. The gender difference of selective serotonin reuptake inhibitor, fluoxetine in adult rats with stress-induced gastric ulcer. *Eur J Pharmacol*. 2012; 688: 42–48.

25. Andrade C, Sandarsh S, Chethan KB, Nagesh KS. Serotonin reuptake inhibitor antidepressants and abnormal bleeding: a review for clinicians and a reconsideration of mechanisms. *J Clin Psychiatry*. 2010; 71: 1565–1575.

26. de Abajo FJ. Effects of selective serotonin reuptake inhibitors on platelet function: mechanisms, clinical outcomes and implications for use in elderly patients. *Drugs Aging*. 2011; 28: 345–367.

27. Itatsu T, Nagahara A, Hojo M, et al. Use of selective serotonin reuptake inhibitors and upper gastrointestinal disease. *Intern Med*. 2011; 50: 713–717.

28. Talley NJ, Boyce PM, Jones M. Predictors of health care seeking for irritable bowel syndrome: a population based study. *Gut*. 1997; 41: 394–398.

29. Crone CC, Dobbelstein CR. Gastrointestinal disorders. In: Levenson JL, ed. *The American Psychiatric Publishing Textbook of Psychosomatic Medicine*, 2nd ed. Washington, DC: American Psychiatric Press; 2011.

30. Palsson OS, Drossman DA. Psychiatric and psychological dysfunction in irritable bowel syndrome and the role of psychological treatments. *Gastroenterol Clin N Am*. 2005; 34: 281–303.

31. Ladabaum U, Boyd E, Zhao WK, et al. Diagnosis, comorbidities, and management of irritable bowel syndrome in patients in a large health maintenance organization. *Clin Gastroenterol Hepatol*. 2012; 10: 37–45.

32. Okami Y, Kato T, Nin G, et al. Lifestyle and psychological factors related to irritable bowel syndrome in nursing and medical school students. *J Gastroenterol*. 2011; 46: 1403–1410.

33. Tosic-Golubovic S, Miljkovic S, Nagorni A, Lazarevic D, Nikolic G. Irritable bowel syndrome, anxiety, depression and personality characteristics. *Psychiatr Danub*. 2010; 22: 418–424.

34. Thijssen AY, Jonkers DM, Leue C, et al. Dysfunctional cognitions, anxiety and depression in irritable bowel syndrome. *J Clin Gastroenterol*. 2010; 44: e236–e241.

35. Mykletun A, Jacka F, Williams L, et al. Prevalence of mood and anxiety disorder in self reported irritable bowel syndrome (IBS). An epidemiological population based study of women. *BMC Gastroenterol*. 2010; 10: 88.

36. Ladep NG, Okeke EN, Samaila AA, et al. Irritable bowel syndrome among patients attending General Outpatients' clinics in Jos, Nigeria. *Eur J Gastroenterol Hepatol*. 2007; 19: 795–799.

37. Son YJ, Jun EY, Park JH. Prevalence and risk factors of irritable bowel syndrome in Korean adolescent girls: a school-based study. *Int J Nurs Stud*. 2009; 46: 76–84.

38. Dong YY, Zuo XL, Li CQ, Yu YB, Zhao QJ, Li YQ. Prevalence of irritable bowel syndrome in Chinese college and university students assessed using Rome III criteria. *World J Gastroenterol*.

2010; 16: 4221–4226.

39. Beesley H, Rhodes J, Salmon P. Anger and childhood sexual abuse are independently associated with irritable bowel syndrome. *Br J Health Psychol*. 2010; 15: 389–399.

40. Lessa LM, Chein MB, da Silva DS, et al. Irritable bowel syndrome in women with chronic pelvic pain in a Northeast Brazilian city. *Rev Bras Ginecol Obstet*. 2013; 35: 84–89.

41. Bradford K, Shih W, Videlock EJ, et al. Association between early adverse life events and irritable bowel syndrome. *Clin Gastroenterol Hepatol*. 2012; 10: 385–390.e1–3.

42. Heitkemper MM, Cain KC, Burr RL, Jun SE, Jarrett ME. Is childhood abuse or neglect associated with symptom reports and physiological measures in women with irritable bowel syndrome? *Biol Res Nurs*. 2011; 13: 399–408.

43. Grover M, Herfarth H, Drossman DA. The functional-organic dichotomy: postinfectious irritable bowel syndrome and inflammatory bowel disease-irritable bowel syndrome. *Clin Gastroenterol Hepatol*. 2009; 7: 48–53.

44. Furgala A, Mazur M, Jablonski K, et al. Myoelectric and autonomic nervous system activity in patients with irritable bowel syndrome. *Folia Med Cracov*. 2008; 49: 49–58.

45. Ringel Y, Drossman DA, Leserman JL, et al. Effect of abuse history on pain reports and brain responses to aversive visceral stimulation: an FMRI study. *Gastroenterology*. 2008; 134: 396–404.

46. Long MD, Drossman DA. Inflammatory bowel disease, irritable bowel syndrome, or what?: A challenge to the functional-organic dichotomy. *Am J Gastroenterol*. 2010; 105: 1796–1798.

47. Keszthelyi D, Troost FJ, Jonkers DM, et al. Serotonergic reinforcement of intestinal barrier function is impaired in irritable bowel syndrome. *Aliment Pharmacol Ther*. 2014; 40: 392–402.

48. Spiller R. Recent advances in understanding the role of serotonin in gastrointestinal motility in functional bowel disorders: alterations in 5-HT signalling and metabolism in human disease. *Neurogastroenterol Motil*. 2007; 19(Suppl 2): 25–31.

49. Bellini M, Gambaccini D, Stasi C, Urbano MT, Marchi S, Usai-Satta P. Irritable bowel syndrome: A disease still searching for pathogenesis, diagnosis and therapy. *World J Gastroenterol*. 2014; 20: 8807–8820.

50. Ruepert L, Quartero AO, de Wit NJ, et al. Bulking agents, antispasmodics and antidepressants for the treatment of irritable bowel syndrome. *Cochrane Database Syst Rev*. 2011; (8): Cd003460.

51. Trinkley KE, Nahata MC. Medication management of irritable bowel syndrome. *Digestion*. 2014; 89: 253–267.

52. Masand PS, Pae CU, Krulewicz S, et al. A double-blind, randomized, placebo-controlled trial of paroxetine controlled-release in irritable bowel syndrome. *Psychosomatics*. 2009; 50: 78–86.

53. Kaplan A, Franzen MD, Nickell PV, Ransom D, Lebovitz PJ. An open-label trial of duloxetine in patients with irritable bowel syndrome and comorbid generalized anxiety disorder. *Int J Psychiatry Clin Pract*. 2014; 18: 11–15.

54. Zijdenbos IL, de Wit NJ, van der Heijden GJ, Rubin G, Quartero AO. Psychological treatments for the management of

irritable bowel syndrome. *Cochrane Database Syst Rev*. 2009; (1): CD006442.

55. Li L, Xiong L, Zhang S, Yu Q, Chen M. Cognitive-behavioral therapy for irritable bowel syndrome: a meta-analysis. *J Psychosom Res*. 2014; 77: 1–12.

56. Kennedy TM, Chalder T, McCrone P, et al. Cognitive behavioural therapy in addition to antispasmodic therapy for irritable bowel syndrome in primary care: randomised controlled trial. *Health Technol Assess*. 2006; 10: iii-iv, ix-x, 1–67.

57. Lackner JM, Jaccard J, Krasner SS, Katz LA, Gudleski GD, Holroyd K. Self-administered cognitive behavior therapy for moderate to severe irritable bowel syndrome: clinical efficacy, tolerability, feasibility. *Clin Gastroenterol Hepatol*. 2008; 6: 899–906.

58. Lackner JM, Jaccard J, Krasner SS, Katz LA, Gudleski GD, Blanchard EB. How does cognitive behavior therapy for irritable bowel syndrome work? A mediational analysis of a randomized clinical trial. *Gastroenterology*. 2007; 133: 433–444.

59. Lackner JM, Lou Coad M, Mertz HR, et al. Cognitive therapy for irritable bowel syndrome is associated with reduced limbic activity, GI symptoms, and anxiety. *Behav Res Therapy*. 2006; 44: 621–638.

60. Walker JR, Ediger JP, Graff LA, et al. The Manitoba IBD cohort study: a population-based study of the prevalence of lifetime and 12-month anxiety and mood disorders. *Am J Gastroenterol*. 2008; 103: 1989–1997.

61. Mikocka-Walus AA, Turnbull DA, Moulding NT, Wilson IG, Andrews JM, Holtmann GJ. Controversies surrounding the comorbidity of depression and anxiety in inflammatory bowel disease patients: a literature review. *Inflamm Bowel Dis*. 2007; 13: 225–234.

62. Szigethy E, McLafferty L, Goyal A. Inflammatory bowel disease. *Child Adolesc Psychiatr Clin N Am*. 2010; 19: 301–318, ix.

63. Lesage AC, Hagege H, Tucat G, Gendre JP. Results of a national survey on quality of life in inflammatory bowel diseases. *Clin Res Hepatol Gastroenterol*. 2011; 35: 117–124.

64. Actis GC, Pellicano R, Rosina F. Inflammatory bowel diseases: Current problems and future tasks. *World J Gastrointest Pharmacol Ther*. 2014; 5: 169–174.

65. Maes M. Major depression and activation of the inflammatory response system. *Adv Exp Med Biol*. 1999; 461: 25–46.

66. Haroon E, Raison CL, Miller AH. Psychoneuroimmunology meets neuropsychopharmacology: translational implications of the impact of inflammation on behavior. *Neuropsychopharmacology*. 2012; 37: 137–162.

67. Howren MB, Lamkin DM, Suls J. Associations of depression with C-reactive protein, IL-1, and IL-6: a meta-analysis. *Psychosom Med*. 2009; 71: 171–186.

68. Dowlati Y, Herrmann N, Swardfager W, et al. A meta-analysis of cytokines in major depression. *Biol Psychiatry*. 2010; 67: 446–457.

69. Dunn AJ, Wang J, Ando T. Effects of cytokines on cerebral neurotransmission. Comparison with the effects of stress. *Adv Exp Med Biol*. 1999; 461: 117–127.

70. Raison CL, Capuron L, Miller AH. Cytokines sing the blues:

inflammation and the pathogenesis of depression. *Trends Immunol*. 2006; 27: 24–31.

71. Raison CL, Borisov AS, Woolwine BJ, Massung B, Vogt G, Miller AH. Interferon-alpha effects on diurnal hypothalamic-pituitary-adrenal axis activity: relationship with proinflammatory cytokines and behavior. *Mol Psychiatry*. 2010; 15: 535–547.

72. Kurina LM, Goldacre MJ, Yeates D, Gill LE. Depression and anxiety in people with inflammatory bowel disease. *J Epidemiol Community Health*. 2001; 55: 716–720.

73. Nahon S, Lahmek P, Durance C, et al. Risk factors of anxiety and depression in inflammatory bowel disease. *Inflamm Bowel Dis*. 2012; 18: 2086–2091.

74. Mittermaier C, Dejaco C, Waldhoer T, et al. Impact of depressive mood on relapse in patients with inflammatory bowel disease: a prospective 18-month follow-up study. *Psychosom Med*. 2004; 66: 79–84.

75. Ananthakrishnan AN, Khalili H, Pan A, et al. Association between depressive symptoms and incidence of Crohn's disease and ulcerative colitis: results from the Nurses' Health Study. *Clin Gastroenterol Hepatol*. 2013; 11: 57–62.

76. Nigro G, Angelini G, Grosso SB, Caula G, Sategna-Guidetti C. Psychiatric predictors of noncompliance in inflammatory bowel disease: psychiatry and compliance. *J Clin Gastroenterol*. 2001; 32: 66–68.

77. Persoons P, Vermeire S, Demyttenaere K, et al. The impact of major depressive disorder on the short- and long-term outcome of Crohn's disease treatment with infliximab. *Aliment Pharmacol Ther*. 2005; 22: 101–110.

78. Yang YX, Lichtenstein GR. Corticosteroids in Crohn's disease. *Am J Gastroenterol*. 2002; 97: 803–823.

79. Warrington TP, Bostwick JM. Psychiatric adverse effects of corticosteroids. *Mayo Clin Proc*. 2006; 81: 1361–1367.

80. Graff LA, Walker JR, Bernstein CN. Depression and anxiety in inflammatory bowel disease: a review of comorbidity and management. *Inflamm Bowel Dis*. 2009; 15: 1105–1118.

81. Szigethy E, Carpenter J, Baum E, et al. Case study: longitudinal treatment of adolescents with depression and inflammatory bowel disease. *J Am Acad Child Adolesc Psychiatry*. 2006; 45: 396–400.

82. Mackner LM, Greenley RN, Szigethy E, Herzer M, Deer K, Hommel KA. Psychosocial issues in pediatric inflammatory bowel disease: report of the North American Society for Pediatric Gastroenterology, Hepatology, and Nutrition. *J Pediatr Gastroenterol Nutr*. 2013; 56: 449–458.

83. Szigethy E, Hardy D, Craig AE, Low C, Kukic S. Girls connect: effects of a support group for teenage girls with inflammatory bowel disease and their mothers. *Inflamm Bowel Dis*. 2009; 15: 1127–1128.

84. Weinstein AA, Kallman Price J, Stepanova M, et al. Depression in patients with nonalcoholic fatty liver disease and chronic viral hepatitis B and C. *Psychosomatics*. 2011; 52: 127–132.

85. Nelligan JA, Loftis JM, Matthews AM, Zucker BL, Linke AM, Hauser P. Depression comorbidity and antidepressant use in veterans with chronic hepatitis C: results from a retrospective chart review. *J Clin Psychiatry*. 2008; 69: 810–816.

86. Basseri B, Yamini D, Chee G, Enayati PD, Tran T, Poordad F. Comorbidities associated with the increasing burden of hepatitis C infection. *Liver Int*. 2010; 30: 1012–1018.

87. Dwight MM, Kowdley KV, Russo JE, Ciechanowski PS, Larson AM, Katon WJ. Depression, fatigue, and functional disability in patients with chronic hepatitis C. *J Psychosom Res*. 2000; 49: 311–317.

88. Golden J, O'Dwyer AM, Conroy RM. Depression and anxiety in patients with hepatitis C: prevalence, detection rates and risk factors. *Gen Hosp Psychiatry*. 2005; 27: 431–438.

89. Lehman CL, Cheung RC. Depression, anxiety, post-traumatic stress, and alcohol-related problems among veterans with chronic hepatitis C. *Am J Gastroenterol*. 2002; 97: 2640–2646.

90. Fireman M, Indest DW, Blackwell A, Whitehead AJ, Hauser P. Addressing tri-morbidity (hepatitis C, psychiatric disorders, and substance use): the importance of routine mental health screening as a component of a comanagement model of care. *Clin Infect Dis*. 2005; 40(Suppl 5): S286–S291.

91. El-Serag HB, Kunik M, Richardson P, Rabeneck L. Psychiatric disorders among veterans with hepatitis C infection. *Gastroenterology*. 2002; 123: 476–482.

92. Yovtcheva SP, Rifai MA, Moles JK, Van der Linden BJ. Psychiatric comorbidity among hepatitis C-positive patients. *Psychosomatics*. 2001; 42: 411–415.

93. Kristiansen MG, Løchen ML, Gutteberg TJ, Mortensen L, Eriksen BO, Florholmen J. Total and cause-specific mortality rates in a prospective study of community-acquired hepatitis C virus infection in northern Norway. *J Viral Hepat*. 2011; 18: 237–244.

94. Rifflet H, Vuillemin E, Oberti F, et al. [Suicidal impulses in patients with chronic viral hepatitis C during or after therapy with interferon alpha]. *Gastroenterol Clin Biol*. 1998; 22: 353–357.

95. Dieperink E, Ho SB, Tetrick L, Thuras P, Dua K, Willenbring ML. Suicidal ideation during interferon-alpha2b and ribavirin treatment of patients with chronic hepatitis C. *Gen Hosp Psychiatry*. 2004; 26: 237–240.

96. Papafragkakis H, Rao MS, Moehlen M, et al. Depression and pegylated interferon-based hepatitis C treatment. *Int J Infereron Cytokine Mediator Res*. 2012; 4: 25–35.

97. Sockalingam S, Links PS, Abbey SE. Suicide risk in hepatitis C and during interferon-alpha therapy: a review and clinical update. *J Viral Hepat*. 2011; 18: 153–160.

98. Yates WR, Gleason O. Hepatitis C and depression. *Depress Anxiety*. 1998; 7: 188–193.

99. Kraus MR, Schafer A, Csef H, Scheurlen M, Faller H. Emotional state, coping styles, and somatic variables in patients with chronic hepatitis C. *Psychosomatics*. 2000; 41: 377–384.

100. Prevention. CfDCa. Hepatitis C Information for Professionals [6/15/2013]. Available at http: //www.cdc.gov/hepatitis/HCV/index.htm.

101. Glacken M, Kernohan G, Coates V. Diagnosed with Hepatitis C: a descriptive exploratory study. *Int J Nurs Stud*. 2001; 38: 107–116.

102. Bailey DE Jr, Landerman L, Barroso J, et al. Uncertainty, symptoms, and quality of life in persons with chronic hepatitis C. *Psychosomatics*. 2009; 50: 138–146.

103. McDonald EM, Mann AH, Thomas HC. Interferons as mediators of psychiatric morbidity. An investigation in a trial of recombinant alpha-interferon in hepatitis-B carriers. *Lancet*. 1987; 2: 1175–1178.

104. Denicoff KD, Rubinow DR, Papa MZ, et al. The neuropsychiatric effects of treatment with interleukin-2 and lymphokine-activated killer cells. *Ann Intern Med*. 1987; 107: 293–300.

105. Carta MG, Hardoy MC, Garofalo A, et al. Association of chronic hepatitis C with major depressive disorders: irrespective of interferon-alpha therapy. *Clin Pract Epidemiol Ment Health*. 2007; 3: 22.

106. Giunta B, Somboonwit C, Nikolic WV, et al. Psychiatric implications of hepatitis-C infection. *Crit Rev Neurobiol*. 2007; 19: 79–118.

107. Loftis JM, Huckans M, Ruimy S, Hinrichs DJ, Hauser P. Depressive symptoms in patients with chronic hepatitis C are correlated with elevated plasma levels of interleukin-1beta and tumor necrosis factor-alpha. *Neuroscie Lett*. 2008; 430: 264–268.

108. Schaefer M, Schwaiger M, Pich M, Lieb K, Heinz A. Neurotransmitter changes by interferon-alpha and therapeutic implications. *Pharmacopsychiatry*. 2003; 36(Suppl 3): S203–S206.

109. Asnis GM, De La Garza R 2nd. Interferon-induced depression in chronic hepatitis C: a review of its prevalence, risk factors, biology, and treatment approaches. *J Clin Gastroenterol*. 2006; 40: 322–335.

110. Loftis JM, Patterson AL, Wilhelm CJ, et al. Vulnerability to somatic symptoms of depression during interferon-alpha therapy for hepatitis C: a 16-week prospective study. *J Psychosom Res*. 2013; 74: 57–63.

111. Lim JK, Cronkite R, Goldstein MK, Cheung RC. The impact of chronic hepatitis C and comorbid psychiatric illnesses on health-related quality of life. *J Clin Gastroenterol*. 2006; 40: 528–534.

112. Miller ER, Hiller JE, Shaw DR. Quality of life in HCV-infection: lack of association with ALT levels. *Aust N Z J Public Health*. 2001; 25: 355–361.

113. Hussain KB, Fontana RJ, Moyer CA, Su GL, Sneed-Pee N, Lok AS. Comorbid illness is an important determinant of health-related quality of life in patients with chronic hepatitis C. *Am J Gastroenterol*. 2001; 96: 2737–2744.

114. Singh N, Gayowski T, Wagener MM, Marino IR. Depression in patients with cirrhosis. Impact on outcome. *Dig Dis Sci*. 1997; 42: 1421–1427.

115. DiMartini A, Dew MA, Chaiffetz D, Fitzgerald MG, Devera ME, Fontes P. Early trajectories of depressive symptoms after liver transplantation for alcoholic liver disease predicts long-term survival. *Am J Transplant*. 2011; 11: 1287–1295.

116. Patterson AL, Morasco BJ, Fuller BE, Indest DW, Loftis JM, Hauser P. Screening for depression in patients with hepatitis C using the Beck Depression Inventory-II: do somatic symptoms compromise validity? *Gen Hosp Psychiatry*. 2011; 33: 354–362.

117. Dieperink E, Ho SB, Thuras P, Willenbring ML. A prospective study of neuropsychiatric symptoms associated with interferon-alpha-2b and ribavirin therapy for patients with chronic hepatitis C. *Psychosomatics*. 2003; 44: 104–112.

118. Udina M, Castellvi P, Moreno-Espana J, et al. Interferon-induced depression in chronic hepatitis C: a systematic review and meta-analysis. *J Clin Psychiatry*. 2012; 73: 1128–1138.

119. Pavlovic Z, Delic D, Maric NP, Vuković O, Jašović-Gašić M. Depressive symptoms in patients with hepatitis C treated with pegylated interferon alpha therapy: a 24-week prospective study. *Psychiatr Danub*. 2011; 23: 370–377.

120. Smith KJ, Norris S, O'Farrelly C, O'Mara SM. Risk factors for the development of depression in patients with hepatitis C taking interferon-alpha. *Neuropsychiatr Dis Treat*. 2011; 7: 275–292.

121. Evon DM, Ramcharran D, Belle SH, Terrault NA, Fontana RJ, Fried MW; Virahep-C Study Group. Prospective analysis of depression during peginterferon and ribavirin therapy of chronic hepatitis C: results of the Virahep-C study. *Am J Gastroenterol*. 2009; 104: 2949–2958.

122. Ho SB, Groessl E, Dollarhide A, Robinson S, Kravetz D, Dieperink E. Management of chronic hepatitis C in veterans: the potential of integrated care models. *Am J Gastroenterol*. 2008; 103: 1810–1823.

123. Chapman J, Oser M, Hockemeyer J, Weitlauf J, Jones S, Cheung R. Changes in depressive symptoms and impact on treatment course among hepatitis C patients undergoing interferon-alpha and ribavirin therapy: a prospective evaluation. *Am J Gastroenterol*. 2011; 106: 2123–2132.

124. Raison CL, Broadwell SD, Borisov AS, et al. Depressive symptoms and viral clearance in patients receiving interferon-alpha and ribavirin for hepatitis C. *Brain Behav Immun*. 2005; 19: 23–27.

125. Maddock C, Landau S, Barry K, et al. Psychopathological symptoms during interferon-alpha and ribavirin treatment: effects on virologic response. *Mol Psychiatry*. 2005; 10: 332–333.

126. Yee HS, Chang MF, Pocha C, et al. Update on the management and treatment of hepatitis C virus infection: recommendations from the Department of Veterans Affairs Hepatitis C Resource Center Program and the National Hepatitis C Program Office. *Am J Gastroenterol*. 2012; 107: 669–689; quiz 90.

127. Seeff LB, Hoofnagle JH. National Institutes of Health Consensus Development Conference: management of hepatitis C: 2002. *Hepatol (Baltimore, Md)*. 2002; 36: S1–S2.

128. Ramasubbu R, Patten SB. Effect of depression on stroke morbidity and mortality. *Canad J Psychiatry*. 2003; 48: 250–257.

129. Navines R, Castellvi P, Moreno-Espana J, et al. Depressive and anxiety disorders in chronic hepatitis C patients: reliability and validity of the Patient Health Questionnaire. *J Affect Disord*. 2012; 138: 343–351.

130. Sockalingam S, Blank D, Al Jarad A, Alosaimi F, Hirschfield G, Abbey SE. A comparison of depression screening instruments in hepatitis C and the impact of depression on somatic symptoms. *Psychosomatics*. 2011; 52: 433–440.

131. Morasco BJ, Rifai MA, Loftis JM, Indest DW, Moles JK, Hauser P. A randomized trial of paroxetine to prevent interferon-alpha-induced depression in patients with hepatitis C. *J Affect Disord*. 2007; 103: 83–90.

132. Morasco BJ, Loftis JM, Indest DW, et al. Prophylactic antidepressant treatment in patients with hepatitis C on antiviral therapy: a double-blind, placebo-controlled trial. *Psychosomatics*. 2010; 51: 401–408.

133. Diez-Quevedo C, Masnou H, Planas R, et al. Prophylactic treatment with escitalopram of pegylated interferon alfa-2a-induced depression in hepatitis C: a 12-week, randomized, double-blind, placebo-controlled trial. *J Clin Psychiatry*. 2011; 72: 522–528.

134. Kraus MR, Schafer A, Schottker K, et al. Therapy of interferon-induced depression in chronic hepatitis C with citalopram: a randomised, double-blind, placebo-controlled study. *Gut*. 2008; 57: 531–536.

135. Schaefer M, Sarkar R, Knop V, et al. Escitalopram for the prevention of peginterferon-alpha2a-associated depression in hepatitis C virus-infected patients without previous psychiatric disease: a randomized trial. *Ann Intern Med*. 2012; 157: 94–103.

136. Lotrich FE. Psychiatric clearance for patients started on interferon-alpha-based therapies. *Am J Psychiatry*. 2013; 170: 592–597.

137. Evon DM, Golin CE, Fried MW, Keefe FJ. Chronic hepatitis C and antiviral treatment regimens: where can psychology contribute? *J Consult Clin Psychology*. 2013; 81: 361–374.

138. Safren SA, O'Cleirigh C, Tan JY, et al. A randomized controlled trial of cognitive behavioral therapy for adherence and depression (CBT-AD) in HIV-infected individuals. *Health Psychol*. 2009; 28: 1–10.

139. Antoni MH, Ironson GH, Scheiderman N. *Cognitive-Behavioral Stress Management*. New York; Oxford: Oxford University Press; 2007: vi, 125.

140. USDVA. Viral Hepatitis. Available at http: //www.hepatitis. va.gov/patient/hcv/treat/single-page.asp.

141. SAMHSA. Addressing Viral Hepatitis in People with Substance Disorders. Available at http: //store.samhsa.gov/product/ Addressing-Viral-Hepatitis-in-People-With-Substance-Use-Disorders/SMA13–4791.

142. Youssef NA, Abdelmalek MF, Binks M, et al. Associations of depression, anxiety and antidepressants with histological severity of nonalcoholic fatty liver disease. *Liver Int*. 2013; 33: 1062–1070.

143. Younossi ZM, Stepanova M, Afendy M, et al. Changes in the prevalence of the most common causes of chronic liver diseases in the United States from 1988 to 2008. *Clin Gastroenterol Hepatol*. 2011; 9: 524–530.e1; quiz e60.

144. Bianchi G, Marchesini G, Nicolino F, et al. Psychological status and depression in patients with liver cirrhosis. *Dig Liver Dis*. 2005; 37: 593–600.

145. Ko FY, Tsai SJ, Yang AC, Zhou Y, Xu LM. Association of CD8 T cells with depression and anxiety in patients with liver cirrhosis. *Int J Psychiatry Med*. 2013; 45: 15–29.

146. Fritz E, Hammer J. Gastrointestinal symptoms in patients with liver cirrhosis are linked to impaired quality of life and psychological distress. *Eur J Gastroenterol Hepatol*. 2009; 21: 460–465.

147. DiMartini A, Dew MA, Trzepacz PT. Organ transplantation. In: Levenson JL, ed. *Textbook of Psychosomatic Medicine*. Washington, DC: American Psychiatric Press; 2004: 775–803.

148. Modabbernia A, Ashrafi M, Malekzadeh R, Poustchi H. A review of psychosocial issues in patients with chronic hepatitis B. *Arch Iran Med*. 2013; 16: 114–122.

149. Voican CS, Corruble E, Naveau S, Perlemuter G. Antidepressant-induced liver injury: a review for clinicians. *Am J Psychiatry*. 2014; 171: 404–415.

150. Lewis JH, Stine JG. Review article: prescribing medications in patients with cirrhosis - a practical guide. *Aliment Pharmacol Ther*. 2013; 37: 1132–1156.

第 14 章

抑郁症与
内分泌疾病

约翰·弗罗森
John Fromson

查尔斯·瑟伯
Charles Surber

马修·金
Matthew Kim

卢馨 译

引言

内分泌紊乱常常会引发抑郁症或共病抑郁症。甲状腺、甲状旁腺和肾上腺疾病以及糖尿病，下丘脑-垂体-甲状腺轴和下丘脑-垂体-肾上腺轴的异常，都可能导致抑郁症。对这些内分泌疾病的治疗通常能改善抑郁症状，但如果想要持久改善，就需要通过躯体疗法、行为疗法和心理疗法来解决。

糖尿病

● 简介

糖尿病是一组代谢性疾病，其特征是由于胰岛素分泌减少或组织对胰岛素的反应受损而引起的高血糖[1]。1型糖尿病是由于胰岛β细胞自身免疫破坏，从而导致胰岛素分泌减少。2型糖尿病是最常见的，是由于组织对胰岛素的反应受损导致胰岛素分泌减少。未经治疗的糖尿病会导致心血管、肾脏、神经系统和眼部损伤。糖尿病与抑郁症有着密切联系，糖尿病患者的抑郁症发病率与普通成年人相比显著上升[2]。糖尿病患者如果对抑郁症听之任之，会严重影响糖尿病患者的血糖控制和生活自理能力，引起诸如器官末端并发症、残疾、生活质量下降和死亡率上升的风险增加。

● 流行病学

在美国，有2910万人（总人口的9.3%）患有糖尿病。然而，其中仍有超过1/4的患者未确诊（图14-1）[3]。在美国，1型糖尿病占所有确诊的病例的5%，2型糖尿病占90%~95%[3]。由于儿童肥胖率的上升，儿童和青少年确诊的概率越来越高[3]。妊娠糖尿病影响了3%~5%的孕妇[4]。患有妊娠糖尿病的女性在产后5~16年内被诊断为2型糖尿病的风险为17%~63%[5]。

在美国，年龄在20岁及以上的糖尿病患者存在明显的种族和民族差异（表14-1）。

1型糖尿病患者抑郁症的患病率是普通人群的3倍，而2型糖尿病患者抑郁症的患病率是普通人群的2倍[6]。具体来说，抑郁症在糖尿病患者中的发病率约为11%，而在普通人群中的发病率为3%~4%[2]。曾有过抑郁病史的患者，其患病率增加至28.5%[6]。女性糖尿病患者的抑郁症患病率高于男性[7]。

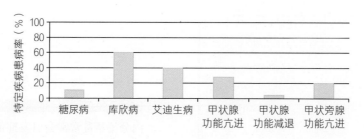

图14-1　特定疾病的平均抑郁风险

表14-1　调整后的[a] 20 岁或 20 岁以上被诊断为糖尿病的人群百分比，按种族/民族，美国，2010—2012[3]

种族	患病人数百分比（%）
美国印第安人/阿拉斯加原住民	15.9
非西班牙裔黑种人	13.2
西班牙裔	12.8
亚裔美国人	9.0
非西班牙裔白种人	7.6

a. 基于 2000 年美国标准人口。

数据来自 2010—2012 年美国健康访谈调查及 2012 年印度卫生服务国家患者信息报告系统。

● 病理生理学

两种类型的糖尿病都会导致碳水化合物、脂肪和蛋白质代谢受损。妊娠期糖尿病的特征是葡萄糖耐受不良，通常会在妊娠的第 2 或第 3 个月被诊断出来（框14-1）[3]。

框 14-1
内分泌失调和抑郁症之间可能的介导因素

高血糖（糖尿病）

抗抑郁剂诱发的代谢综合征（糖尿病）

体重增加和饮食变化（糖尿病）

缺乏身体活动（糖尿病）

胰岛素敏感度（糖尿病）

肾上腺皮质醇增多症（库欣病）

糖皮质激素和受体的影响（库欣病、艾迪生病）

电解质、代谢失衡

下丘脑-垂体-肾上腺轴和下丘脑-垂体-甲状腺轴失调

减少中枢 5-羟色胺活动（甲状腺功能减退）

其他形式的糖尿病包括青少年型糖尿病和成人晚发自身免疫性糖尿病。青少年型糖尿病患者在 25 岁前出现症状，由于常染色体显性遗传模式的 β 细胞单基因缺陷，导致胰岛素分泌受损[8]。成人晚发自身免疫性糖尿病

的特点是确诊较晚，并伴有胰腺自身抗体的存在[9]。引发糖尿病的其他原因包括胰腺疾病、感染、药物副作用和手术[8]。患 1 型和 2 型糖尿病的风险在近亲中都有所增加，尽管尚未发现直接的遗传联系，但这表明了一种遗传易感性[1]。

虽然研究证实了糖尿病和抑郁症状之间存在双向关系，但是其病理生理学机制仍不确定[7]。吕斯特曼（Lustman）和克劳斯（Clouse）认为抑郁症会诱发高血糖，尤其是对于糖尿病患者[10]。伊顿（Eaton）[11] 和川上（Kawakami）[12] 等的研究结果证实了这一点，他们发现抑郁症或抑郁症状的出现可能增加 2 型糖尿病的患病风险。

相反，高血糖可能会导致烦躁[11,12]。此外，抗抑郁药物，如选择性 5-羟色胺再摄取抑制剂，可以通过减肥或增重影响代谢功能，通过肼单胺氧化酶抑制剂增加胰岛素敏感性。吕斯特曼和克劳斯指出抗抑郁药物还可以通过改善抗糖尿病药物依从性和饮食依从性来改善高血糖症状[10]。

● 临床表现

糖尿病的典型症状包括多尿、多饮、体重减轻、多食和视力模糊（框14-2）[13]。儿童和青少年时期的慢性高血糖可能导致生长迟缓和对感染的抵抗力降低[13]。控制血糖非常重要，如果对糖尿病不加以控制，会导致危及生命的高血糖症伴酮症酸中毒或非酮症高渗综合征[13]。

框 14-2
重要症状

高血糖相关症状（包括自主神经系统）

精神运动发育迟缓

严重疲劳

易怒

情绪不稳定

焦虑

认知异常

精神错乱

没有研究表明抑郁症的临床表现在糖尿病患者和非糖尿病患者中有所不同。然而，1 型和 2 型糖尿病患者的抑郁症与高血糖显著相关，并且可能干扰血糖控制[14]。在 1 型糖尿病中，抑郁症状与死亡风险之间存在着直接关系[15]。在 2 型糖尿病中，抑郁症状不一定是精神障碍疾病的表现，而是对这种压力性疾病的反应，所以说这种疾病需要严格和广泛的自我管理。生活、适应和管理糖尿病的压力被称为"糖尿病困扰"[15]。

● 病程和自然史

控制血糖对降低心血管疾病和脑卒中、肾功能不全、下肢截肢、周围神经病变、非酒精性肝病、牙周病、听力丧失、勃起功能障碍和糖尿病性视网膜病变及失明这些疾病的风险至关重要[3]。共病抑郁症的糖尿病患者，如果血糖控制不住会增加视网膜病变[16]、微血管并发症和死亡率[17, 18]。而低血糖可能导致癫痫发作、意识丧失和死亡。2010 年，糖尿病是美国第七大死亡原因，且这一概率有可能被大大低估[3]。根据人口年龄差异进行调整后，糖尿病患者的全因死亡率大约是无疾病人群的 1.5 倍[3]。

与一般人群一样，抑郁症在糖尿病患者中也表现为缓解和复发性疾病[10]。尽管大多数人会从第一次抑郁发作中恢复过来，但复发的可能性很高[10]，其病程往往被描述为"慢性和重度"，坚持使用抗抑郁药物似乎能有效降低复发率[10]。在横断面研究中，共病抑郁症的糖尿病患者的血糖控制情况明显比不共病抑郁症的患者差[19]。

抑郁诊断更多发生在诊断 1 型糖尿病之后而不是之前[10]。纵向研究表明，抑郁症可能会增加 2 型糖尿病的患病率[20]。这可能是由多种不同的机制导致的，包括"抗抑郁药物的高血糖作用，饮食和体重的变化，以及与慢性抑郁症相关的缺乏运动"[11]。也有可能是由于反调节激素的释放增加，对碳水化合物负荷的处理能力遭到损害，从而增加了 2 型糖尿病加重的风险。此外，高血糖可能导致觉醒状态，使得出现环境压力和抑郁症的风险增加。

● 评估和鉴别诊断

糖尿病患者通常年龄超过 45 岁，体重超重，有不明原因的体重减轻、多饮和多尿。确定诊断的标准包括空腹血糖水平 >126 mg/dL，随机血糖水平 >200 mg/dL；特征性症状包括糖化血红蛋白水平 >6.5% 或口服葡萄糖激发后 2 小时血糖水平 >200 mg/dL（框 14-3，框 14-4）[21]。患有高血压或高血脂的患者应筛查糖尿病。妊娠期间，女性患糖尿病的风险增加，患妊娠期糖尿病的女性终身患 2 型糖尿病的风险增加。

框 14-3
鉴别诊断

内分泌失调的直接影响
内分泌治疗的副作用
其他精神障碍（焦虑、物质使用）
睡眠障碍
慢性疲劳综合征
纤维肌痛
肥胖
躯体形式障碍

框 14-4
常见的并发症

焦虑障碍
物质使用障碍
谵妄

尽管糖尿病患者的抑郁症状总体上与一般抑郁症相似，但某些特定的因素会指向抑郁症的诊断，如框 14-5 中所示。

强烈推荐使用筛查工具来识别和监测糖尿病患者的抑郁情况[10]。筛查工具包括自我报告问卷，如贝克抑郁自评量表、患者健康问卷-9、抑郁认知量表，以及访谈管理问卷，如汉密尔顿抑郁量表、诊断访谈时间表和《精神障碍诊断与统计手册》（第五版）结构式临床访谈。

框 14-5
在内分泌疾病中抑郁的重要危险因素

社会人口学
女性
抑郁或其他精神障碍（焦虑、精神活性物质使用）
年龄 >60

临床
"糖尿病困扰"
性功能障碍
慢性疼痛

医疗
糖尿病并发症（如心血管、神经病）

● 治疗

糖尿病的治疗从患者/家庭教育、降糖药物治疗、有益的饮食摄入、有规律的身体活动和控制体重开始。其他重要生活方式的改变途径还包括控制血压、血脂以及减少尼古丁的摄入，从而减少心血管疾病的危险因素。1型糖尿病患者需要每日多次注射或连续注射胰岛素以维持生命。2型糖尿病患者可以通过类似的行为干预，使用胰岛素和口服药物来控制[3]。

2/3共病抑郁症的糖尿病患者没有接受相应的心境障碍的治疗（框14-6）[22]。通过饮食、胰岛素或口服降糖剂来控制血糖是有效的[23]。当满足抑郁症的诊断标准时，推荐使用循证躯体治疗，可以同时结合认知行为疗法[10]。认知行为疗法能有效治疗共病抑郁症的2型糖尿病患者，并且在血糖控制方面适度改善[24]。在一项随机对照试验中，无论是1型还是2型糖尿病患者，氟西汀都能够缓解患者的抑郁症状[23]。在这项研究中，患者血糖水平有所改善，相比抑郁症状的缓解所带来的影响，更多与氟西汀的降糖作用有关，这也提示氟西汀可能具有胰岛素增敏作用[23]。选择性5-羟色胺再摄取抑制剂可能通过降低激素的反调节反应从而加重糖尿病患者的低血糖[25]。

框14-6
抑郁症患者的抗抑郁治疗

氟西汀
其他选择性5-羟色胺再摄取抑制剂（虽然这一类别药物可能会加剧低血糖）
认知行为疗法
电休克疗法

治疗2型糖尿病所用的不同口服药物与常用的处方药选择性5-羟色胺再摄取抑制剂有着不同的相互作用（框14-7）。二甲双胍没有相互作用，但磺酰脲类药物如格列美脲、格列本脲、格列吡嗪，氯茴苯酸类药物（包括瑞格列奈），以及D-苯丙氨酸衍生物如那格列奈，在临床上可能有显著的相互作用，需要进行监测和调整剂量。

框14-7
2型糖尿病患者的药理学治疗与抗抑郁治疗间重要的药物间相互作用

磺酰脲类药物（w/SSRIs）
氯茴苯酸类（w/SSRIs）
苯丙氨酸派生物（w/SSRIs）

对糖尿病患者进行干预以提高患者的自我管理也很重要。这类干预包括在线糖尿病自我管理项目、解决问题的帮助、个性化的健康风险信息和教育材料[16]。

● 总结

大多数糖尿病病例被归类为1型或2型。糖尿病也可能是胰腺疾病、感染、药物副作用或外科手术的结果。诊断基于糖化血红蛋白水平、空腹或随机血糖水平，或者口服葡萄糖耐量试验结果。抑郁症在1型和2型糖尿病中普遍存在，由于其慢性和严重性的特点对糖尿病的病程和预后有显著影响。任由抑郁症发展可导致治疗依从性降低、代谢控制不良、并发症比率升高、生活质量下降、医疗保健的使用和费用增加，以及残疾风险增加致生产力下降、死亡风险增加。选择性5-羟色胺再摄取抑制剂特别是氟西汀以及认知行为疗法是有效的治疗方法。控制血糖和胰岛素的使用也可以改善抑郁情绪，提高幸福感。2型糖尿病的抑郁表现通常是"糖尿病困扰"的一种形式，而不是抑郁症。因此，它应该通过自我管理，辅以解决问题和心理教育进行改善。

皮质醇增多症

● 简介

皮质醇增多症（库欣综合征）是由内源性慢性皮质醇分泌过多或长期暴露于用于治疗其他疾病的外源性糖皮质激素引起的。实验证实库欣综合征的诊断，该疾病有针对不同诱因的许多治疗方法。抑郁症是影响库欣综合征最常见的精神障碍[26]。库欣病是垂体促肾上腺皮质激素依赖性的库欣综合征。

● 流行病学

内源性库欣综合征是一种罕见的疾病。我们无法确定其精确的发病率，因为除了大量患者使用糖皮质激素治疗外，还有许多患者具有亚临床特征。丹麦的一项研究估计这一疾病每年的发病率为百万分之二到百万分之三，其中良性肾上腺瘤占千万分之六[27]。男女比例为3:1，首次住院的患者其年龄中位数为41岁[27]。初步数据表明，2型糖尿病或骨质疏松症患者可能占了亚临床库欣综合征病例中的大部分[28]。库欣病（垂体促肾上腺皮质激素依赖性库欣综合征）的发病率比促肾上腺皮质激素非依赖性肾上腺库欣综合征高5～6倍，促肾上腺皮质激素非依赖性肾上腺库欣综合征是由良性或恶性肾上腺肿瘤分泌过多的皮质醇引起的[29]。

库欣综合征共病抑郁症的概率很高，50%～70%的患者经历了严重的抑郁症状[26]。

● 病理生理学

皮质醇的产生是由下丘脑-垂体-肾上腺轴介导的。位于腹侧间脑的下丘脑将促肾上腺皮质激素释放激素送到脑垂体（框14-1）。然后促肾上腺皮质激素释放激素使垂体分泌促肾上腺皮质激素，刺激肾上腺，继而释放皮质醇进入血液中。

皮质醇是人体应激反应的一个重要因子。压力会导致交感神经系统迅速（几秒到几分钟）激活，使去甲肾上腺素和肾上腺素从肾上腺髓质释放出来[30]。这一触发会提高患者的警觉、警戒、觉醒和注意力。对盐皮质激素和糖皮质激素受体的刺激会在之后缓慢（几分钟至几小时）发生[31]。

慢性应激导致了行为适应的累积负担，或称"异位负荷"，其干扰体内平衡，最终导致神经退行性改变和认知障碍。因此，由不良的应对方式而造成的循环糖皮质激素持续升高，会导致抑郁症以及腹部肥胖、骨质疏松和心血管疾病的增加[32]。库欣病和库欣综合征的肾上腺皮质醇增多症会导致抑郁症，同时海马体积减小[33]。抑郁症与糖皮质激素信号通过糖皮质激素受体传导增加有关[34]。在糖皮质激素信号不足假说中，肾上腺皮质醇增多症主要是糖皮质激素受体耐药性增加的结果。这与糖皮质激素信号过度活跃的假说相反，后者认为糖皮质激素受体处于上调状态[35]。

● 临床表现

库欣综合征的临床表现（表14-2）取决于皮质醇增多症持续的时间、水平及其原因。例如，肾上腺瘤缓慢地分泌皮质醇导致症状逐渐发展，而肾上腺癌则在较短的时间间隔内分泌大量皮质醇，通常与雄性激素结合（框14-2）。性别和年龄在皮质醇增多症的临床表现中也起着一定的作用。女性通常有痛经或闭经以及面部、颈部、胸部、腹部和大腿多毛症。男性可能会经历性欲减退、勃起功能障碍和不孕不育。不同性别的儿童都经历过发育迟缓和肥胖[36]。

伴随皮质醇增多症的抑郁症在临床表现上与共病其他躯体疾病的抑郁症无明显差异。

● 病程和自然史

皮质醇增多症的病程是可变的，取决于其病因以及患者发病时的年龄。除外源性糖皮质激素引起的病例外，70%的库欣综合征病例是由分泌促肾上腺皮质激素的良性垂体腺瘤引起的[39]。产生肾上腺皮质激素的肿瘤是罕见的，通常以非恶性肾上腺瘤的形式出现，这种肿瘤多见于40岁左右的女性。库欣病最常见于育龄妇女。原发性色素微小结节性肾上腺皮质病伴皮质醇生成的肿瘤是一种常见于儿童和年轻人的疾病。在家族性或遗传性库欣综合征中，皮质醇分泌性肿瘤会在垂体、肾上腺和异位病灶中被发现[40]。皮质醇增多症最常见的病因是脑皮质癌，它会分泌雄激素，从而导致衰弱症状的迅速发展。

表14-2　皮质醇增多症最常见的特征

心血管
- 高血压

向心性肥胖
- 颈背部脂肪垫或"水牛背"
- 圆形或"满月"脸
- 锁骨上脂肪沉积

中枢神经系统
- 焦虑
- 认知异常[37]
- 抑郁
- 失眠
- 易怒
- 严重疲劳

皮肤病
- 皮肤真菌感染
- 容易淤血
- 色素沉着过度
- 难以愈合
- 突出的紫色或粉红色条纹
- 皮肤脆弱

糖尿病
- 高血糖

整形外科
- 骨质疏松
- 病理性骨折
- 近端肌肉无力和萎缩[38]

肾
- 烦渴
- 多尿症

● 评估和鉴别诊断

诊断包括病史、体格检查和实验室检查，实验室检查包括定位垂体或肾上腺肿瘤的影像学检查。诊断库欣综合征的试验包括24小时尿游离皮质醇水平和（或）缺乏小剂量地塞米松诱导后的皮质醇抑制，以及夜间唾液皮质醇测量。地塞米松促肾上腺皮质激素释放激素试验可以用于排除病态肥胖、未控制的糖尿病、酒精中毒、抑郁症和焦虑症引起的皮质醇水平升高。为了区分脑垂体、肾上腺或异位皮质醇激素的来源，进行了一些关于促肾上腺皮质激素水平、促肾上腺皮质激素释放激素刺激试验、高剂量地塞米松试验和影像学研究[37]。对这些患者的鉴别诊断应包括代谢综合征和多囊卵巢综合征，因为这些疾病也会导致月经异常、肥胖、多毛症和胰岛素抵抗。

在抑郁症患者中也发现了皮质醇水平的升高。在地塞米松抑制试验后出现的皮质醇不抑制现象在单相抑郁症和双相情感障碍中都存在。在一项包含了144个研究的荟萃分析中，基线地塞米松抑制试验状态没有预测出抗抑郁药物治疗的效果或出院后的结果。治疗后没有持续的抑制效果与早期复发的高风险和出院后的不良预后有关。该试验缺乏足够的特异性和敏感性[41]。当在新的或持续的精神病理学的存在下考虑医学病因学时，库欣综合征也应该是鉴别诊断的一部分（框14-3）[34]。抑郁、焦虑、情绪不稳定以及不太常见的轻躁狂、精神错乱和躁狂[42, 43]需要仔细评估以排除原发性精神障碍。如果这些症状在精神类药物的干预下难以好转，那么我们考虑皮质醇增多症可能是它们的病因[34]。当非典型抑郁症与皮质醇增多症相关联时，抑郁症状常能够在皮质醇增多症治疗下缓解。

● 治疗

皮质醇增多症的治疗取决于它的病因。如果病因是外源性糖皮质激素，则隔日增加至最低有效剂量的2倍，即可改善症状。另一种策略是改用非皮质激素治疗。如果病因是促肾上腺皮质激素分泌性垂体腺瘤，可以进行蝶窦切除。聚焦放射治疗或立体定向放射手术，可用于治疗难治性病例。对于异位促肾上腺皮质激素综合征，可以进行手术、放疗、化疗、免疫治疗或联合治疗。皮质醇抑制药物或双侧肾上腺切除术是顽固性病例保留的治疗方法。分泌皮质激素的肾上腺肿瘤通常可以通过手术切除。

在一些抑郁症患者中，皮质醇水平降低可以使症状显著减轻[44]。在一项关于库欣综合征的研究中，67%的患者在治疗前有精神病诊断（52%非典型抑郁症和12%重性抑郁症），在成功治疗后，只有24%表现出抑郁症状[45]。然而，即使经过缓解皮质醇增多症的积极治疗，也可能持续存在精神和认知方面的问题[37]。目前还没有数据可以指导与皮质醇增多症有关的难治性重性抑郁症的治疗，难治性重性抑郁症在经过皮质醇增多症治疗后并没有得到缓解。多恩（Dorn）等建议对这些患者进行精神病和内分泌协同随访，并对每个患者进行针对性的治疗[45]。海马体积缩小也发生在库欣综合征中[46]。啮齿动物的研究表明，噻奈普汀（一种选择性5-羟色胺再摄取抑制剂）或电休克疗法对海马有一定的作用，可以抵消在抑郁症影响下的海马体积缩小，并增加成熟的海马神经形成[47, 48]。

● 总结

皮质醇增多症是皮质醇过度产生的结果，皮质醇分泌过剩往往是由良性垂体腺瘤（70%）分泌促肾上腺皮质激素，良性或恶性"异位"肿瘤产生促肾上腺皮质激素，或大部分良性肾上腺肿瘤分泌皮质醇所致。抑郁症

是最常见的共病精神障碍，情绪失调、焦虑和易怒是最主要的症状。

目前还没有数据可用于指导伴有高糖皮质激素血症的重性抑郁症，在经过皮质醇增多症治疗后重性抑郁症症状也未得到缓解。

肾上腺功能不全

● 简介

肾上腺皮质功能可能是原发性（艾迪生病）的，也可能是继发性的，表现为由脑垂体糖皮质激素功能紊乱导致的促肾上腺皮质激素分泌减少，而三级肾上腺功能不全则表现为下丘脑抑制促肾上腺皮质激素释放激素分泌而导致的促肾上腺皮质激素分泌减少。肾上腺功能不全有可能会危及生命，这一疾病的诊断主要是通过实验室检测做出，在最初发病时可能会出现精神病性症状。

● 流行病学

艾迪生病在发达国家每百万人中有110～144人患病[49]，在白种人中每年每百万人中有4.7～6.2人患病，这一疾病高发于40多岁的人群中[2]。然而，继发性肾上腺功能不全比艾迪生病更为常见，患病率估计每百万人中有150～280人患病，这一疾病高发于60多岁的人群[50]。在原发性和继发性肾上腺功能不全的病例中，女性占大多数。在最近的文献中，少量文献报告了伴精神病学症状艾迪生病的流行病学现状。然而，21世纪中期有报告称这一疾病的患病率在64%到84%[51-54]。安格林（Anglin）等[55]回顾了这些研究并得出结论，艾迪生病表现出的主要精神症状是情绪、动机和行为受到轻度干扰。严重的艾迪生病以及肾上腺皮质危象表现出的症状可以是精神病、认知障碍和谵妄[55]。

● 病理生理学

艾迪生病主要是由自身免疫性肾上腺炎引起的，即可能是由于肾上腺特异性，也可能是多腺体自身免疫综合征的一部分（框14-1）[56]。在发展中国家，肺结核仍然是最常见的病因，就像托马斯·艾迪生1855年首次被诊断出肺结核一样。其他病因还包括先天性肾上腺增生导致肾上腺类固醇生物合成酶先天错误、凝血功能障碍或感染导致肾上腺出血、机会性感染、转移性恶性肿瘤和医源性原因。后者包括抑制皮质醇生物合成的药物（酮康唑、氨基磺酸、依托咪酯和苏拉明）或通过肝脏微体酶诱导增强皮质醇分解代谢的药物（利福平、苯妥英和托格列酮）[57]。

继发性肾上腺功能不全主要是由于突然停止外源性糖皮质激素治疗，这种疗法用于治疗引起下丘脑-垂体-肾上腺轴抑制的其他疾病。醋酸甲地孕酮，一种用于厌食症、恶病质或由艾滋病引起的明显的体重减轻的药物，

也会引起下丘脑-垂体-肾上腺轴抑制。由肿块、手术或辐射引起的垂体疾病以及自身免疫、感染性、缺血性、出血性或外伤性原因可导致全垂体功能减退。

虽然目前还不清楚肾上腺功能不全的精神病性症状确切的神经病理生理学，但安格林等提出了六种可能性[55]。第一种可能性是电生理异常，因为患有伴神经精神病学症状的艾迪生病患者通常有异常的脑电图。在小部分病例中，能够观察到缓慢的慢波和慢波放电的暴发。第二种可能的机制是电解质和代谢异常。包括通常发生的低钠血症，可能导致脑病的认知变化，以及（较不常见的）低血糖和低氧引起的严重低血压。第三种可能性是由于海马齿状回颗粒细胞消亡引起糖皮质激素缺乏，导致记忆损伤和认知改变[58]。亨金（Henkin）[59]假设糖皮质激素的减少可以增加外周轴突的传导速度并延长突触传导，导致感知能力和感觉输入整合的受损。这可能更容易发展为精神病[59-62]。第四种可能是内分泌的增加，这可能是由垂体前叶合成的阿黑皮素原（proopiomelanocorrin，POMC）所引起的。阿黑皮素原分裂释放促肾上腺皮质激素和β-内啡肽，从而诱发精神病[63]。第五种可能的机制涉及肾上腺脑白质营养不良（adrenoleukodystrophy，ALD），这是由β-氧化作用而导致长链脂肪酸不断积累而形成的一种伴X染色体的突发性疾病[64, 65]。肾上腺脑白质营养不良通常在男性儿童中表现为伴注意缺陷障碍的精神症状，其次是智力、行为和神经系统的恶化[55]。肾上腺脑白质营养不良也发生在青少年和成人身上，成年肾上腺脑白质营养不良患者具有肾上腺功能不全、步态异常、上运动神经元受累、躁狂和精神病的症状[55]。由肾上腺脑白质营养不良导致的肾上腺功能不全占所有病例的10%[66]。第六种可能的机制与桥本脑病（一种存在争议的诊断）相关联，这一疾病表现为在有过甲状腺功能减退病史并且患有伴精神病性的艾迪生病的患者中，抗甲状腺过氧化物酶抗体水平升高[55]。

● 临床表现

60%~90%的艾迪生病患者表现为冷漠、社交退缩、疲劳、快感缺失、思维贫乏和消极情绪[67]。其中30%~50%的患者被诊断为抑郁症[68]。严重的病例，尤其是在肾上腺皮质危象期间，表现为精神错乱、认知障碍和谵妄[7]。极少数会出现畸张症和自残。然而，超过60%的肾上腺脑白质营养不良青年患者在出现神经问题之前可能会出现肾上腺功能不全的症状[69]。

在艾迪生病中，一致发现由促黑激素增加引起皮肤和黏膜色素沉着[55]。其他症状、体征和实验室特征见表14-3。

表14-3　艾迪生病的表现、症状和实验室结果

表现
色素沉着过度
低血压
腋毛和阴毛变细
白癜风
体重减少

症状
腹痛
闭经
厌食
关节痛
便秘
腹泻
疲劳
肌痛
直立性低血压
虚弱和呕吐

实验室结果
贫血
血尿素氮和肌酸酐升高
嗜酸性粒细胞增多
高血钙
高氯血症
高钾血症
低钠血症
淋巴细胞增多
代谢性酸中毒

● 病程和自然史

尽管大多数肾上腺功能不全的患者会因为上述症状而接受治疗，但有些患者在受伤、感染、手术或怀孕等应激源引起的急性肾上腺功能不全时也会表现出上述症状。这些患者会因呕吐和腹泻导致脱水，背部、腹部或腿部严重疼痛、低血压甚至失去意识。不治疗肾上腺功能不全可导致死亡。

● 评估和鉴别诊断

评估包括疾病史、体格检查和实验室测验。通过低剂量的促肾上腺皮质激素刺激试验来诊断，该试验使用1微克剂量来区分原发性和继发性肾上腺功能不全（框14-2，框14-3）。在肾上腺危象时，促肾上腺皮质激素和皮质醇水平有助于明确诊断。其他实验室检查还包括高钾血症、低钠血症和低血糖。肾上腺超声、结核菌素皮肤试验和自身免疫性肾上腺抗体检测用于确定肾上腺功能不全的确切病因。手术切除产生促肾上腺皮质激素的垂体或下丘脑肿瘤可导致继发性肾上腺功能不全。血

液供应减少、传染病、肿瘤和放射治疗后遗症造成的脑垂体异常状态也可以导致促肾上腺皮质激素低水平或缺失。计算机断层扫描成像和磁共振成像可用于确定诊断。继发性肾上腺皮质功能不全在使用高剂量皮质类固醇治疗其他疾病的患者中，可能被误诊为重性抑郁症。因为它表现出的症状包括严重的疲劳、食欲减退、体重减轻、胃肠道紊乱、肌肉无力、易怒和抑郁。如果排除这些因素之后，抑郁症状仍持续存在，那么就该凭借经验对抑郁症进行治疗。

● 治疗

肾上腺功能不全是用皮质类固醇替代疗法进行治疗的，通常用的是地塞米松、氢化可的松或泼尼松。原发性肾上腺功能不全会出现醛固酮缺乏症，可用盐皮质激素氟磷酸可的松进行治疗。急性肾上腺危象快速干预逆转症状措施包括立即静脉注射皮质类固醇。在对若干艾迪生病例研究的回顾中，我们发现80%的病例在诊断之前已经发展出精神病性症状，这表明精神症状是由艾迪生病而不是皮质类固醇治疗导致的[55]。抑郁症状一般在皮质类固醇治疗后1周内得以解决。然而，在某些情况下，这些症状可能持续几个月，并在肾上腺危象期间复发[55]。针对肾上腺功能不全缓解后依旧持续出现持续性抑郁的情况，目前尚无明确的研究建议来指导进行特定的治疗。

● 总结

原发性肾上腺功能不全（艾迪生病），是肾上腺皮质醇减少和部分患者醛固酮生成的结果。继发性肾上腺功能不全是由脑垂体分泌促肾上腺皮质激素不足引起的，而促肾上腺皮质激素不足反过来又是循环肾上腺皮质醇减少的基础。原发性和继发性肾上腺功能不全的病例中女性占多数。肾上腺功能不全的病程通常是缓慢、渐进的。常见的身体症状包括疲劳、肌肉无力、食欲不振、体重减轻和腹痛。大多数艾迪生病患者表现出冷漠、社交退缩、疲劳、快感缺失、思维贫乏和消极主义等精神病性症状。在这些患者中有30%～50%的人患有抑郁症。严重的病例，尤其是在艾迪生病危象，表现出的症状包括精神错乱、认知障碍和谵妄。这些症状可以通过即刻替换糖皮质激素减轻。关于肾上腺功能不全的精神病性症状的确切神经病理生理学尚不清楚，然而，随着神经内分泌学的进步，可能会对这一领域有所启发。

甲状腺功能亢进

● 简介

甲状腺功能亢进是由甲状腺分泌过多甲状腺激素引起的。非甲状腺功能性甲状腺中毒症可能由摄入过量的外源性甲状腺激素引起。甲状腺功能亢进最常见的病因是毒性弥漫性甲状腺肿［格雷夫斯（Graves）病］，这是一种自身免疫性疾病。其他原因包括自主高功能性甲状腺结节的生长导致甲状腺激素分泌过多，甲状腺炎导致的甲状腺激素释放过多，饮食中碘补充过量，过量使用处方类或天然的甲状腺激素替代品。特殊人群，特别是老年人和怀孕期间与怀孕后的妇女患甲状腺功能亢进的风险更大。包括抑郁和焦虑的情绪不稳定都是普遍存在的[70]。

● 流行病学

甲状腺功能亢进患者约占美国人口的1%。女性患病率是男性的2～10倍，主要是由格雷夫斯病引起。60岁以上的男性和女性更容易受到影响，这主要是由于自主功能性甲状腺结节的增长[71]，良性甲状腺结节或腺瘤会产生过多的激素，患此类疾病的患者占这类人群的3%～7%[72]。每500个孕妇中就有一个患有格雷夫斯病[73]，产后第一年，4%～10%的孕后女性会患上甲状腺炎，病情通常会持续1～2个月[74]。其他危险因素很多，包括既往有甲状腺病史或家族史，进食过量的食物或药物（如含碘的胺碘酮），其他疾病诱发，包括1型糖尿病，维生素B_{12}缺乏性贫血或原发性肾上腺功能不全。

在甲状腺功能亢进症患者中，抑郁症的发生率高达28%[75]。表现出的症状包括精神运动迟缓、自责自罪、肌肉疼痛、乏力和疲劳[76]。

● 病理生理学

格雷夫斯病是一种自身免疫性疾病，促甲状腺免疫球蛋白（thyroid-stimulating immunoglobulin, TSI）结合并模拟促甲状腺激素受体导致甲状腺激素分泌过多。甲状腺炎可以分为亚急性、无痛性和产后三种情况。亚急性甲状腺炎表现为持续数月的甲状腺疼痛性炎症，通常具有自限性。无痛甲状腺炎可能是由自身免疫性导致的，表现为无痛性甲状腺肿大，可导致甲状腺功能减退。

虽然下丘脑-垂体-甲状腺轴与抑郁症相关[77]，但抑郁症与甲状腺功能亢进之间确切的病理生理机制尚不清楚。然而，有研究表明甲状腺激素水平的微小变化可直接影响中枢神经系统功能并导致抑郁[78]。此外，无甲状腺疾病的抑郁症患者仍存在各种甲状腺激素紊乱[77, 79-83]。

● 临床表现

由于甲状腺激素几乎影响到每一个器官，同时它的临床表现差异很大，因此这一疾病呈现出的症状是非常多样的。包括易怒、心境不稳（包括抑郁）、焦虑、强制言语、上肢颤抖、无变应性、睡眠障碍、肌肉无力、反射亢进、伴有或不伴有体重减轻的摄食过量、腹泻、心动过速、心房颤动和热不耐受。甲状腺肿大多与格雷夫斯病或毒性多结节性甲状腺肿有关，这一疾病会导致青年和中年人气道和食道梗阻。患有格雷夫斯病的老年人甲状腺可能触诊阴性。无痛或淋巴细胞性甲状腺炎以及外源性激素源引起的甲状腺功能亢进也可能出现轻微肿大或触诊阴性的甲状腺肿。如果存在单发结节，则必须排除自主功能性甲状腺腺瘤。在格雷夫斯病中，眼睑退缩和滞后、眼球突出、眶周和结膜水肿、皮肤病胫前黏液性水肿都可能存在。

共病抑郁症的格雷夫斯病患者，即使恢复到正常的甲状腺状态，仍然表现出抑郁情绪、嗜睡、食欲不振和睡眠障碍。

● 病程和自然史

妊娠期的女性对碘的需求增加。自身免疫性格雷夫斯病是这一时期最常见的甲状腺功能亢进。如果不加以治疗可能会出现后遗症，包括先兆子痫、流产和早产。怀孕期间由于甲状腺增大，许多女性会感到疲劳，特别是在孕期最后 3 个月，甲状腺功能紊乱很容易被忽视。产后甲状腺炎是一种无痛的自身免疫性疾病，病情通常会持续 1~2 个月。

在老年人中，亚临床甲状腺功能亢进可引起心房颤动伴心力衰竭和脑卒中，以及妇女骨质疏松。甲状腺制剂过度治疗甲状腺功能减退可产生甲状腺功能亢进的症状。过量食用富含碘的食物（如海带）也会导致甲状腺功能亢进。

目前还没有关于甲状腺功能亢进共病抑郁症的确切病程、抑郁症在甲状腺疾病前或后发生的频率、甲状腺疾病缓解时抑郁症缓解的程度，以及抑郁症复发的可能性的研究发表。

● 评估和鉴别诊断

由于甲状腺功能亢进的临床症状与许多其他医学诊断相类似，因此要确诊该病除了仔细的病史和体格检查外，实验室结果也是必不可少的（框 14-2，框 14-3）。甲状腺功能检查包括血促甲状腺激素、T_3、T_4、促甲状腺免疫球蛋白、放射性碘摄取和甲状腺扫描研究。甲状腺功能亢进患者的 TSH 水平通常低于 0.05 mU/L，游离 T_4、总 T_4 或总 T_3 水平可能升高。甲状腺功能亢进的确切病因通常通过以下测验确定：促甲状腺免疫球蛋白检测促甲状腺抗体，诊断是否为格雷夫斯病；放射性碘摄取测试测量了甲状腺从血液中收集的碘量[84]。低水平的碘摄取表明可能为甲状腺炎，而高水平可能反映由自主功能结节引起的格雷夫斯病或甲状腺功能亢进[85]。甲状腺扫描显示了甲状腺碘的分布和冷结节或热结节的存在。

在急性甲状腺功能亢进期，抑郁症和焦虑症在情绪变化上有一些相似的特点（框 14-8）。在充分了解甲状腺功能亢进的病因学并进行适当治疗后，如果还存在持续的精神运动迟缓、自责自罪、肌肉疼痛、乏力和疲劳，则应进行精神评估，以明确是否共病心境障碍和焦虑障碍[86]。

框 14-8
处理内分泌失调患者的焦虑：考虑皮尔斯病

- 焦虑症状常与内分泌失调有关，尤其是甲状腺功能亢进、真性糖尿病、嗜铬细胞瘤和肾上腺功能亢进[a]
- 其他引起焦虑的内分泌因素包括甲状腺功能减退、艾迪生病、甲状旁腺功能亢进和甲状旁腺功能减退，以及较不常见的恶性肿瘤、垂体功能减退和垂体功能亢进[b]
- 一旦诊断出内分泌失调，那么原发性焦虑是否存在就要通过仔细的病史来确定，包括首发时间、与内分泌失调出现的前后关系、家族史、是否存在精神活性物质使用，以及焦虑是否与疾病有关
- 原发性焦虑障碍通常与明确的社会心理压力有关，表现为急性发作，通常至少持续 2 年[b]
- 内分泌失调疾病中的焦虑迹象和症状包括发汗、换气过度、脉搏升高、睡眠障碍、体重和性欲变化、疲劳、肌痛、慢性疼痛，以及惊恐和强迫症特征[c]
- 治疗应针对潜在的内分泌失调
- 对于共病内分泌失调的原发性焦虑障碍，应根据焦虑障碍的类型选择行为和躯体疗法
- 急性焦虑——苯二氮䓬类药物、放松技巧和社会支持
- 注意事项：使用苯二氮䓬类药物治疗物质使用障碍的患者时要谨慎，仅用于急性戒断或躁狂治疗
- 广泛性焦虑障碍，惊恐障碍——选择性 5-羟色胺再摄取抑制剂、短效苯二氮䓬类药物、$α_2$ 受体拮抗剂、认知行为疗法或精神分析，几种方法单独或联合治疗[d]

参考文献

a Jefferson JW, Marshall JR, eds. Neuropsychiatric Features of Medical Disorders. New York: Plenum;1981:6–7.

b Hall RCW. Anxiety. In: Hall RCW, ed. Psychiatric Presentations of Medical Illness. New York: Spectrum;1980:13–35.

c Available at http://www.drrichardhall.com/Articles/anxiety.pdf; Accessed August 31, 2015.

d Hunot V, Churchill R, Silva de Lima M, Teixeira V. Psychological therapies for generalised anxiety disorder. *Cochrane Database Syst Rev.* 2007.

● 治疗

治疗的主要目标是使甲状腺激素恢复到正常水平。治疗可以采取减少过量的碘摄入、抗甲状腺药物、放射性碘治疗和手术的形式。β-受体阻滞剂能有效地抑制焦虑、颤抖和脉搏升高，但不改变甲状腺激素的分泌。然后可以使用硫胺酰胺进行抗甲状腺治疗，例如卡比马唑、甲巯咪唑（Methimazole，MMI）或甲硫氧嘧啶（Propylthiouracil，PTU）。一旦患者恢复了正常的甲状腺功能，最终阶段的治疗可能涉及放射性碘治疗、大型甲状腺肿大的手术和结节切除术。孕妇或哺乳期妇女禁止

使用放射性碘治疗。这一治疗可能导致甲状腺功能减退而不得不需要合成甲状腺激素替代治疗。

共病抑郁症的甲状腺功能亢进患者比单独患抑郁症或甲状腺功能亢进的患者症状更严重，也更难适应他们的身体状况，且医疗费也比那些仅患甲状腺功能亢进的患者要高。抑郁症的治疗可提高甲状腺功能亢进的治疗效果。对于共病抑郁症的治疗包括抗抑郁药物、短期心理治疗或联合治疗，也可以考虑电休克法。甲状腺功能亢进的治疗可以减轻抑郁症状，抗抑郁药物降低甲状腺素水平可提高治疗效果[87]。锂盐治疗也可以降低甲状腺水平[88]。服用锂盐和三环类抗抑郁药物的患者，应监测其甲状腺功能异常的发展情况。用于治疗双相情感障碍的锂盐会导致甲状腺肿、甲状腺功能减退、甲状腺自身免疫和甲状腺功能亢进发生率较高[89]。注意事项：在锂盐治疗期间即使出现甲状腺功能不全，锂盐依旧可以在甲状腺疾病中使用。

只有那些可能出现甲状腺功能异常的人，才需要在使用非三环类抗抑郁药物时注意监测甲状腺[88]。

● 总结

甲状腺功能亢进的症状经常表现为焦虑、情绪低落、震颤和脉搏升高。这些症状大多可以用β-受体阻滞剂进行治疗。然而还可能需要进行进一步的治疗，包括硫胺素、放射性碘治疗或手术，以准确控制甲状腺激素的过度分泌。这些治疗可能最终导致甲状腺功能减退，需要合成甲状腺激素来恢复正常的甲状腺功能。目前还没有数据可以指导在对甲状腺功能亢进进行治疗的基础上抑郁却未得到缓解的情况。由于缺乏指导此类抑郁症的治疗的经验证据，应采用无甲状腺疾病的抑郁症使用的标准治疗方法。

甲状腺功能减退

● 简介

甲状腺功能减退是一种甲状腺分泌甲状腺激素不足的疾病。它在美国最常见的病因是慢性淋巴细胞性甲状腺炎（桥本病）[71]。其他的病因还包括手术、放射治疗和其他疾病（包括甲状腺功能亢进、双相情感障碍、心脏病以及癌症）的药物治疗。我们必须考虑到这一疾病在孕妇或产后女性这类特殊人群中的发生。抑郁症通常与甲状腺功能减退有关[90]。

● 流行病学

在美国，12岁以上的人群中，甲状腺功能减退的患病率约为4.6%（图14-1）[71]。女性的患病率高于平均水平5~8倍，尤其高发于那些在出生和童年时期体型娇小的女生[91, 92]。在甲状腺功能减退患者中，抑郁症状的发生率约为50%[75]。

● 病理生理学

下丘脑-垂体-甲状腺轴参与了抑郁症的病理生理学[78]。然而，抑郁症与甲状腺功能减退之间的直接病理生理机制尚不清楚。甲状腺激素水平的微小变化可能直接影响中枢神经系统功能并导致抑郁[79]。将抑郁症患者与健康人群对照进行比较，发现一些复杂的现象[93]。没有甲状腺疾病的抑郁症患者有出现各种甲状腺激素紊乱的迹象[77, 80-83]。克利尔（Cleare）等探讨了中枢5-羟色胺活性在甲状腺功能减退中是否降低，因为这可能会降低患抑郁症的阈值[93]。抑郁症患者促甲状腺激素水平高于非抑郁患者，促甲状腺素水平与汉密尔顿抑郁量表和贝克抑郁自评量表得分呈正相关。较高的促甲状腺激素水平预示着较低的5-羟色胺介导的内分泌反应，以及临床抑郁症的存在。这些结果表明甲状腺功能减退降低了中枢5-羟色胺活性[94]。

● 临床表现

甲状腺功能减退通常发展缓慢，因此患者可能没有意识到全身代谢减缓所致的症状（表14-4）[95]。代谢异常包括低钠血症，血清肌酸酐升高[96]，高胆固醇血症和高脂血症。心境稳定剂、苯二氮草类药物、阿片类药物和抗凝药物等药物的代谢可能会受到影响，导致药物循环水平升高。血液学变化包括正常细胞性贫血、造血不良性贫血、失血过多造成的贫血[97]。

表 14-4 甲状腺功能减退的症状

- 无力
- 寒冷耐受不良
- 便秘
- 心率降低
- 抑郁
- 皮肤干燥
- 甲状腺肿大
- 不孕
- 月经不规律或月经过多
- 关节和肌肉疼痛
- 眉毛外侧1/3脱落
- 眼睑和颊部虚肿
- 头发脱落
- 体重增加

● 病程和自然史

甲状腺功能减退最常见的原因是自身免疫性甲状腺炎（或慢性淋巴细胞性甲状腺炎）。这一疾病主要发生在中年妇女身上，病情发展缓慢，因此可能要等上几年才能被发现。它也可能是多内分泌腺自身免疫性综合征Ⅱ型（type 2 polyglandular autoimmune syndrome，PGA

Ⅱ）并发有肾上腺功能不全，1型糖尿病或多内分泌腺自身免疫性综合征Ⅰ型（type 1 polyglandular autoimmune syndrome，PGA Ⅰ）并伴有肾上腺功能不全，甲状旁腺功能减退和皮肤真菌感染。

甲状腺功能减退也可能源于其他形式的甲状腺炎，最初引起甲状腺中毒，随后导致甲状腺功能减退。包括疼痛的亚急性甲状腺炎、怀孕期间的慢性淋巴细胞性甲状腺炎、自身免疫性和无痛性产后甲状腺炎（可能被误认为产后抑郁症）无痛或"无声"的自身免疫性甲状腺炎（可导致永久性甲状腺功能减退）。

甲状腺功能减退也可能是医源性的，包括甲状腺功能亢进患者进行甲状腺切除手术后，阻塞性甲状腺肿或良性/恶性结节。用放射性碘治疗甲状腺功能亢进，或用外照射治疗霍奇金病或头颈部癌也可能导致甲状腺功能减退。在其他医疗条件下可能导致甲状腺功能减退的药物包括锂、胺碘酮、干扰素-α和白细胞介素-2。在双相情感障碍的背景下，如果补充T_4后促甲状腺激素有轻微的升高，可以改善情绪症状。对于甲状腺功能减退，甲状腺激素替代治疗往往是必要的，但通常不需要停止锂的治疗。也可以使用替代情绪稳定剂，但如果锂和甲状腺补充药物对患者起效，那么这种替代介入就不是必要的了。

目前还没有明确的经验证据表明，共病甲状腺功能减退的抑郁症的确切病程及在甲状腺疾病前后抑郁症的发生频率或复发频率。

60岁以上的人群或女性（尤其是在过去6个月内怀孕或已经生育），患甲状腺功能减退的风险增加。需要详细询问既往史以寻找诱因。这些既往史包括甲状腺疾病、手术、甲状腺肿、甲状腺/颈部/胸部放射，以及其他自身免疫性疾病，包括系统性红斑狼疮、干燥综合征、1型糖尿病或类风湿关节炎的个人史或家族史。体格检查可以发现甲状腺肿大或结节的存在。

出现首发或非典型抑郁症的患者应进行甲状腺功能测试（血清促甲状腺激素和游离T_4）以排除甲状腺功能减退的存在。即使没有明显临床甲状腺功能低下症状和体征的抑郁症患者也需要进行甲状腺功能测试，因为甲状腺功能障碍常常没有症状表现（亚临床）[98]。

由于存在多种甲状腺病理学形式，且甲状腺功能减退常伴有多种非特异性症状，因此我们需要进行广泛的鉴别诊断（框14-3）。就抑郁症状而言，需要考虑的鉴别诊断包括睡眠障碍、慢性疲劳综合征、纤维肌痛、肥胖[99]和疑病症[100]。

● 治疗

治疗的主要目标是改善症状，延缓疾病进展，纠正代谢异常。对于原发性甲状腺功能减退，可以通过密切监测和对高促甲状腺激素和低游离T_4的逆转来促进左甲状腺素（levothyroxine，LT_4）替代治疗[101]。游离T_4水平可以用于监测和调整中心脑垂体或下丘脑介导的甲状腺功能减退症患者的治疗。在妊娠患者中，使用促甲状腺激素和游离T_4水平滴定左甲状腺素剂量[90]。

共病抑郁症的患者往往有更严重的抑郁症状和甲状腺功能减退症状，更难适应他们的身体状况及更高的医疗费用。治疗抑郁症可改善甲状腺功能减退的治疗进程。对于那些对甲状腺替代治疗没有反应的抑郁症患者，可以尝试抗抑郁药物治疗、短期心理治疗或两种治疗结合使用，也可考虑使用电休克疗法治疗。治疗甲状腺功能减退也会减缓抑郁症状。锂治疗可能导致较低的甲状腺水平[87]。接受锂和三环类抗抑郁药物治疗的患者应监测甲状腺功能。而使用非三环类抗抑郁药物时，只有对那些有可能出现甲状腺功能异常的人才应该进行监测[102]。

● 总结

甲状腺功能减退通常发生于孕期女性，以及60岁以上的人群。病因包括慢性淋巴细胞性甲状腺炎、甲状腺炎和甲状腺功能亢进的过度治疗。治疗原发性甲状腺功能减退的主要方法是合成左甲状腺素，同时监测促甲状腺激素和游离T_4。研究表明甲状腺功能减退会降低中枢5-羟色胺的活性。较高的促甲状腺激素水平可预测低5-羟色胺介导的内分泌反应和抑郁症的存在。用T_4替代或联合T_3治疗甲状腺功能减退可以缓解抑郁症状。对于甲状腺激素替代无应答者，抗抑郁药物、短期心理治疗或联合疗法都可以使患者恢复健康。

甲状旁腺功能亢进

● 简介

甲状旁腺功能亢进分为原发性和继发性。原发性甲状旁腺功能亢进是由于四个甲状旁腺中的一个或多个分泌的甲状旁腺激素增加引起的，这会导致高钙血症和低磷血症，原发性甲状旁腺功能亢进通常是单一腺瘤生长的结果；继发性甲状旁腺功能亢进是由于血液中钙含量降低或磷酸盐含量增加引起的，这可能是由饮食中缺乏维生素D、日晒减少、吸收不良综合征和肾衰竭造成。

● 流行病学

原发性甲状旁腺功能亢进（primary hyperparathyroidism，PHPT），美国每年每10万人中约22例，并伴有显著的认知和情绪症状（图14-1）[103]。甲状旁腺功能亢进高发于30~50岁人群，但也可以发生在所有年龄阶段。抑郁症在原发性甲状旁腺功能亢进患者中非常普遍，共病率为10%~30%[104-106]。

● 病理生理学

抑郁症与甲状旁腺功能亢进相关的直接病理生理机

制尚不清楚。一些研究发现，神经精神病学症状与钙和甲状旁腺激素（parathyroid hormone，PTH）水平升高有关，但另一些研究并未得到相同的结论。有报道称甲状旁腺切除术前后患者的大脑生理功能和神经递质发生了变化[107]。情绪和生活质量的改善与脑血流量[107]、5-羟基吲哚乙酸（5-羟色胺代谢物）的脑脊液水平、高香草酸（去甲肾上腺素和多巴胺的代谢物）[108]和内侧前额皮质活动[109]有关。

● **临床表现**

大多数患者在被诊断时是无症状的，往往需要通过血清钙的常规筛查确定。对于病情进展异常迅速或没有进行常规医学检查的人来说，最初的表现和症状可能包括肾结石、厌食、恶心、呕吐、便秘、骨痛、抑郁、焦虑、疲劳、嗜睡和记忆力减退。

● **病程和自然史**

甲状旁腺功能亢进的过程是可变的，这取决于它是原发性的还是继发性的，以及患者在发病时的年龄。轻度到中度钙升高的患者需要密切监测其钙水平的变化，他们中的大多数不会演变为症状性疾病。有一些患者的病程发展很快，极高的钙浓度会导致心律失常以及高钙血症和低磷血症。

● **评估和鉴别诊断**

在没有临床症状的患者中，实验室检查发现高钙血症和血钙水平高时甲状旁腺激素升高或正常，通常是原发性甲状旁腺功能亢进症的第一个征兆（框14-2，框14-3）。原发性甲状旁腺功能亢进的、具有临床症状的患者，表现为多饮、多尿、便秘、恶心和高钙血症引起的食欲下降。甲状旁腺激素水平升高可引起由囊性纤维性骨炎导致的骨痛、肾结石以及神经肌肉虚弱和乏力的症状。钙含量异常升高的其他情况包括继发性甲状旁腺功能亢进、家族性低钙血症（familial hypocalciuric hypercalcemia，FHH）和恶性肿瘤。

神经精神病学的症状包括抑郁、神经衰弱、精神运动障碍、认知障碍、甚至精神错乱[110]。目前尚无经验证据来区分共病甲状旁腺功能亢进的抑郁症和共病其他疾病的抑郁症。

● **治疗**

手术切除过度活跃的甲状旁腺是治疗的首选。通常情况下，这一做法能够解决甲状旁腺功能亢进状态，但未来其他甲状旁腺仍有可能过度活动，并需要进行额外的手术。然而，切除全部或大部分甲状旁腺组织会导致甲状旁腺功能减退。

埃斯皮里图（Espiritu）等[104]探讨了当抑郁作为一种共病症状时，实行甲状旁腺切除术的可能性，研究比较了不进行任何干预的原发性甲状旁腺功能亢进患者、进行甲状旁腺切除术的原发性甲状旁腺功能亢进患者以及进行甲状腺切除手术的对照组三组之间的抑郁评分。三组的抑郁症状都有所减轻，但进行甲状旁腺切除术组的抑郁症状减轻最多。这一研究的局限在于，进行手术治疗的患者在基线期的抑郁评分明显较高，且甲状旁腺功能亢进更严重。

要指导共病甲状旁腺功能亢进抑郁症的治疗需要进一步的研究，以及在进行甲状旁腺功能亢进的治疗后，抑郁症状依旧持续的情况下，应如何进行治疗。在此之前，我们遵循第4章抑郁症治疗的一般指导原则。

● **总结**

当症状出现时，甲状旁腺功能亢进常伴有抑郁症。当抑郁症与甲状旁腺功能亢进有关时，它常常随着甲状旁腺功能亢进的治疗而缓解。目前还没有数据可以指导，当甲状旁腺功能亢进得到有效治疗，而共病的抑郁症却无法得到缓解时应如何处理。在这种情况下，前面概述的一般原则适用。

甲状旁腺功能减退

● **简介**

甲状旁腺功能减退是一种甲状旁腺分泌甲状旁腺激素不足的疾病，它会导致低钙血症和高磷血症。

● **流行病学**

原发性甲状旁腺功能减退是非常罕见的。关于甲状旁腺功能减退共病抑郁症的流行病学的文献很少。有报道称，在先天性甲状旁腺缺失（DiGeorge综合征）、22q11染色体异常和腭心面综合征中存在情绪和行为问题，但这些病例的抑郁症状像是这些疾病的其他临床表现，而不是甲状旁腺功能减退或低钙血症直接导致的。甲状旁腺功能减退患者的抑郁症发病率尚不清楚。

● **病理生理学**

甲状旁腺激素的主要功能是维持细胞外液中钙的正常范围。甲状旁腺功能减退导致钙含量降低，可能是先天性的，也可能是特发性的。然而，大多数病例继发于颈部手术中的腺体摘除术[111]。

● **临床表现**

甲状旁腺功能减退表现为钙含量低或缺乏甲状旁腺激素。症状表现为肌肉痉挛和抽搐、神经功能异常，包括口周麻木、感觉异常和严重的癫痫发作[111]。

● **病程和自然史**

原发性甲状旁腺功能减退由于低钙表现出上述症状。大多数甲状旁腺功能减退症是医源性腺体损伤的结果。少数由放射性碘治疗/外照射治疗甲状腺功能亢进、代谢性碱中毒、低镁症、DiGeorge综合征、肾上腺功能不全或多内分泌腺自身免疫综合征Ⅰ型引起。关于共病性抑郁症的确切性质、患病率、发病率、症状和病程，目前没有实证证据。

● 评估和鉴别诊断

评估主要包括病史和体格检查，尤其是患者曾进行过颈部手术时。随后的实验室评估显示出低钙水平和低甲状旁腺激素水平，以帮助诊断。低钙与正常/高甲状旁腺激素表明维生素D水平不足，应减少钙在肠道的吸收或肾脏钙的浪费。由于没有清楚的指南来评估甲状旁腺功能减退患者的共病性抑郁症，因此鉴别诊断应参考第4章所述。

● 治疗

针对甲状旁腺功能减退的治疗方式是补充钙和维生素D。需要进一步研究来指导共病抑郁症的治疗。在这种情况下，我们的治疗遵循第4章抑郁症治疗的一般指导原则。

● 总结

甲状旁腺功能减退非常罕见，在大多数情况下是医源性的。没有文献表明甲状旁腺功能减退与抑郁症之间有联系。

结论

抑郁症可由内分泌失调引起，也可与内分泌失调同时发生。通常情况下，内分泌引起的抑郁症和其他原因引起的抑郁是一样的（框14-9）。这需要仔细地诊断评估，包括实验室检测。当发现内分泌异常时，我们通常会对潜在疾病进行治疗。如果抑郁症状依旧没有缓解，我们就要采取标准的治疗方案。

框14-9
总结

• 抑郁症在内分泌疾病中很常见，但未被充分认识到
• 抑郁症不加以治疗会加重内分泌紊乱
• 在这些病例中，标准的抗抑郁药物治疗仍然有效

参考文献

1. Tuomi T. Type 1 and type 2 diabetes: what do they have in common? *Diabetes*. 2005; 54(suppl 2): S40–S45.

2. Gavard JA, Lustman PJ, Clouse RE. Prevalence of depression in adults with diabetes: An epidemiological evaluation. *Diabetes Care*. 1993; 16: 1167–1178.

3. Centers for Disease Control and Prevention. *National Diabetes Statistics Report*. 2014. Available at http://www.cdc.gov/diabetes/pubs/statsreport14.htm. Accessed August 23, 2014.

4. Ben-Haroush A, Yogev Y, Hod M. Epidemiology of gestational diabetes mellitus and its association with Type 2 diabetes. *Diabet Med*. 2004; 21: 103–113.

5. Hanna FW, Peters JR. Screening for gestational diabetes; past, present and future. *Diabet Med*. 2002; 19: 351–358.

6. Anderson RJ, Freedland KE, Clouse RE, Lustman PJ. The prevalence of comorbid depression in adults with diabetes: a meta-analysis. *Diabetes Care*. 2001; 24: 1069–1078.

7. Roy T, Lloyd CE. Epidemiology of depression and diabetes: a systematic review. *J Affect Disord*. 2012; 142Suppl: S8–S21.

8. American Diabetes Association. Diagnosis and classification of diabetes mellitus. *Diabetes Care*. 2010; 33(suppl 1): S62–S69.

9. Unger J. Latent autoimmune diabetes in adults. *Am Fam Physician*. 2010; 81(7): 843–847.

10. Lustman PJ, Clouse RE. Depression in diabetic patients, the relationship between mood and glycemic control. *J Diabetes and Its Complications*. 2005; 19:)113–122.

11. Eaton WW, Armenian H, Gallo J, Pratt L, Ford DE. Depression and risk for onset of type II diabetes. A prospective population-based study. *Diabetes Care*. 1996; 19: 1097–1102.

12. Kawakami N, Takatsuka N, Shimizu H, Ishibashi H. Depressive symptoms and occurrence of type 2 diabetes among Japanese men. *Diabetes Care*. 1999; 22: 1071–1076.

13. American Diabetes Association. Diagnosis and classification of diabetes mellitus. *Diabetes Care*. 2009; 32(Suppl 1): 62–67.

14. Lustman PJ, Anderson RJ, Freedland KE, de Groot M, Carney RM, Clouse RE. Depression and poor glycemic control: a meta-analytic review of the literature. *Diabetes Care*. 2000; 23: 934–942.

15. *American Diabetes Association's 74th Scientific Sessions*. Available at http://www.diabetes.org/newsroom/press-releases/2014/diabetes-disrress-vs-depression.html#sthash.X2Dem0u1.dpuf. Accessed August 24, 2014.

16. Kovacs M, Mukerji P, Drash A, Iyengar S. Biomedical and psychiatric risk factors for retinopathy among children with IDDM. *Diabetes Care*. 1995; 18: 1592–1599.

17. Lloyd CE, Matthews KA, Wing RR, Orchard TJ. Psychosocial factors and complications of IDDM. The Pittsburgh Epidemiology of Diabetes Complications Study. VIII. *Diabetes Care*. 1992; 15, 166–172.

18. Katon WJ, Rutter C, Simon G, et al. The association of comorbid depression with mortality in patients with type 2 diabetes. *Diabetes Care*. 2005; 28(11): 2668–2672.

19. Lustman PJ, Griffith LS, Freedland KE, Clouse RE. The course of major depression in diabetes. *General Hospital Psychiatry*. 1997; 19: 138–143.

20. Talbot F, Nouwen A. A review of the relationship between depression and diabetes in adults: is there a link? *Diabetes Care*. 2000; 23: 1556–1562.

21. Patel P, Macerollo A. Diabetes mellitus: diagnosis and screening. *Am Fam Physician*. 2010; 81(7): 863–870.

22. Kovacs M, Obrosky DS, Goldston D, Drash A. Major depressive disorder in youths with IDDM: a controlled prospective study of course and outcome. *Diabetes Care*. 1997; 20: 45–51.

23. Lustman PJ, Freedland KE, Griffith LS, Clouse RE. Fluoxetine for depression in diabetes: a randomized double-blind placebo-controlled trial. *Diabetes Care*. 2000; 23: 618–623.

24. Lustman PJ, Griffith LS, Freedland KE, Kissel SS, Clouse RE. Cognitive behavior therapy for depression in type 2 diabetes mellitus. A randomized, controlled trial. *Annals of Internal Medicine*. 1998; 129: 613–621.

25. Sanders NM, Wilkinson CW, Taborsky Jr GJ, et al. The selective serotonin reuptake inhibitor sertraline enhances counterregulatory responses to hypoglycemia. *Am J Physiol Endocrinol Metab*. 2008; 294(5): E853–E860.

26. Sonino N, Fava GA. Psychosomatic aspects of Cushing's disease. *Psychother Psychosom*. 1998; 67: 140–146.

27. Lindholm J, Juul S, Jorgensen JO, et al. Incidence and late prognosis of Cushing's syndrome: a population-based study. *J Clin Endocrinol Metab*. 2001; 86: 117–123.

28. Steffensen C, Bak AM, Rubeck KZ, Jørgensen JO. Epidemiology of Cushing's syndrome. *Neuroendocrinology*. 2010; 92 Suppl 1: 1–5.

29. Carpenter PC. Diagnostic evaluation of Cushing's syndrome. *Endocrinol Metab Clin North Am*. 1988; 17: 445–472.

30. de Kloet ER, Joëls M, Holsboer F: Stress and the brain: from adaptation to disease. *Nat Rev Neurosci*. 2005; 6: 463–475.

31. Pereira AM, Tiemensma J, Romijn JA. Neuropsychiatric disorders in Cushing's syndrome. *Neuroendocrinology*. 2010; 92(suppl 1): 65–70

32. Brown ES, Varghese FP, McEwen BS. Association of depression with medical illness: does cortisol play a role? *Biol Psychiatry*. 2004; 55: 1–9.

33. Sheline YI, Sanghavi M, Mintun MA, Gado MH. Depression duration but not age predicts hippocampal volume loss in medically healthy women with recurrent major depression. *J Neurosci*. 1999; 19: 5034–5043.

34. Tang A, O'Sullivan AJ, Diamond T, Gerard A, Campbell P. Psychiatric symptoms as a clinical presentation of Cushing's syndrome. *Ann Gen Psychiatry*. 2013; 12: 23.

35. Wolkowitz OM, Burke H, Epel ES, Reus VI. Glucocorticoids: mood, memory and mechanisms. Glucocorticoids and mood. *Ann N Y Acad Sci*. 2009, 1179: 19–40.

36. Chan LF, Storr HL, Grossman AB, Savage MO. Pediatric Cushing's syndrome: clinical features, diagnosis, and treatment. *Arq Bras Endocrinol Metab*. 2007; 51(8): 1261–1271.

37. Arnaldi G, Angeli A, Atkinson B, et al. Diagnosis and complications of Cushing's syndrome: a consensus statement. *J Clin Endocrinol Metab*. 2003; 88(12): 5593–5602.

38. Ross EJ, Linch DC. Cushing's syndrome–killing disease: discriminatory value of signs and symptoms aiding early diagnosis. *Lancet*. 1982; 2: 646–649.

39. Nieman LK, Ilias I. Evaluation and treatment of Cushing's syndrome. *The Journal of American Medicine*. 2005; 118(12): 1340–1346.

40. NIH Conference. Multiple endocrine neoplasia type 1: Clinical and genetic topics. *Ann Int Med*. 1998; 29(6): 484–494.

41. Ribeiro SC, Tandon R, Grunhaus L, Greden JF. The DST as a predictor of outcome in depression: A meta-analysis. *Am J Psychiatry*. 1993; 150(11): 1618–1629.

42. Kathol RG, Delahunt JW, Hannah L. Transition from bipolar affective disorder to intermittent Cushing's syndrome: case report. *J Clin Psychiatry*. 1985; 46: 194–196.

43. Hirsh D, Orr G, Kantarovich V, Hermesh H, Stern E, Blum I. Cushing's syndrome presenting as a schizophrenia-like psychotic state. *Isr J Psyuchiatry Relat Sci*. 2000; 37: 46–50.

44. Kelly WF, Kelly MJ, Faragher B. A prospective study of psychiatric and psychological aspects of Cushing's syndrome. *Clin Endocrinol*. 1996; 45: 715–720.

45. Dorn LD, Burgess ES, Friedman TC, Dubbert B, Gold PW, Chrousos GP. The longitudinal course of psychopathology in Cushing's syndrome after correction of hypercortisolism. *J Clin Endocrinol Metab*. 1997; 82: 912–919.

46. Starkman M, Gebarski S, Berent S, Schteingart D. Hippocampal formation volume, memory dysfunction, and cortisol levels in patients with Cushing's syndrome. *Biol Psychiatry*. 1992; 32: 756–764.

47. Malberg J, Eisch A, Nestler E, Duman R. Chronic antidepressant treatment increases neurogenesis in adult rat hippocampus. *J Neurosci*. 2000; 20: 9104–9110.

48. Scott B, Wojtowicz J, Burnham W. Neurogenesis in the dentate gyrus of the rat following electroconvulsive shock seizures. *Exp Neurol*. 2000; 165: 2231–2237.

49. Betterle C, Morlin L. Autoimmune Addison's disease. In: Ghizzoni L, Cappa M, Chrousos G, eds. *Pediatric Adrenal Diseases. Endocrine Development*. Vol. 20. Padova, Italy: Karger Publishers; 2011: 161–172.

50. Arlt W, Allolio B. Adrenal insufficiency. *Lancet*. 2003; 361(9372): 1881–1893.

51. Engel GI, Margolin SG. Neuropsychiatric disturbances in internal disease. *Arch Int Med*. 1942; 70: 236–259.

52. Sorkin SZ. Addison's disease. *Medicine*. 1949; 28: 371–425.

53. Cleghorn RA. Adrenal cortical insufficiency: psychological and neurological observations. *Can Med Assoc J*. 1951; 65: 449–454.

54. Smith CK, Barish J, Correa J, et al. Psychiatric disturbance in endocrinologic disease. *Psychosom Med*. 1972; 34: 69–86.

55. Anglin RE, Rosenbush PI, Mazurek MF. The neuropsychiatric profile of Addison's disease: revisiting a forgotten phenomenon. *J Neuropsychiatry Clin Neurosci*. Fall 2006; 18(4): 450–459.

56. Betterle C, Dal Pra C, Mantero F, et al. Autoimmune adrenal insufficiency and autoimmune polyendocrine syndromes: Autoantibodies, autoantigens, and their applicability in diagnosis and disease prediction. *Endocr Rev*. 2002; 23(3): 327–364.

57. Edwards OM, Courtenay-Evans RJ, Galley JM, Hunter J, Tait AD. Changes in cortisol metabolism following rifampicin therapy. *Lancet*. 1974; 304(7880): 549–551.

58. Squire LR, Zola-Morgan S. Memory: brain systems and behavior. *Trends Neurosci*. 1988; 11: 170–175.

59. Henkin RI. The effects of corticosteroids and ACTH on sensory systems. *Prog Brain Res*. 1970; 32: 270–294.

60. Henkin RU, Gill JR, Warmolts JR, et al. Steroid-dependent increase of nerve conduction velocity in adrenal insufficiency. *J Clin Invest*. 1963; 42: 941.

61. Henkin RI, Gill JR, Bartter FC. Studies on taste thresholds in normal man and in patients with adrenal cortical insufficiency: the role of adrenal cortical steroids and of serum sodium concentration. *J Clin Invest*. 1973; 42: 727–735.

62. Henkin FI, Daly RL. Auditory detection and perception in normal man and in patients with adrenal cortical insufficiency: effect of adrenal cortical steroids. *J Clin Invest*. 1968; 47: 1269–1280.

63. Johnstone PA, Rundell JR, Esposito M. Mental status changes of Addison's disease. *Psychosomatics*. 1990; 31: 103–107.

64. Garside S, Rosebush PI, Levinson AJ, et al. Late-onset adrenoleukodystrophy associated with long-standing psychiatric symptoms. *J Clin Psychiatry*. 1999; 60: 460–468.

65. Rosebush PI, Garside S, Levinson AJ, et al. The neuropsychiatry of adult-onset adrenoleukodystrophy. *J Neuropsychiatry Clin Neurosci*. 1999; 11: 315–327.

66. Laureti S, Aubourg P, Calcinaro F, et al. Etiological diagnosis of primary adrenal insufficiency using an original flow chart of immune and biochemical markers. *J Clin Endocrinol Metab*. 1998; 83: 3163–3168.

67. Popkin MK, MacKenzie TB. Psychiatric presentations of endocrine dysfunction. In: Hall RC, eds. *Psychiatric Presentations of Medical Illness*. New York, NY: Spectrum Publications; 1980: 139–156.

68. Kornstein SG, Sholar EF, Gardner DG. Endocrine disorders. In: Stoudemire A, Fogel BS, Greenberg D, eds. *Psychiatric Care of the Medical Patient*. 2 nd ed. New York, NY: Oxford Univ Press; 2000: 801–819.

69. Sadeghi-Dejad A, Senior B. Adrenomyeloneuropathy presenting as Addison's disease in childhood. *N Engl J Med*. 1990; 322: 13–16.

70. Trzepacz PT, Klein I, Roberts M, et al. Graves' disease: an analysis of thyroid hormone levels and hyperthyroid signs and symptoms. *Am J Med*. 1989; 87: 558–561.

71. Golden SH, Robinson KA, Saldanha I, et al. Prevalence and incidence of endocrine and metabolic disorders in the United States: a comprehensive review. *J Clin Endocrinol Metabolism*. 2009; 94(6): 1853–1878.

72. Gharib H, Papini E, Paschke R, et al. American Association of Clinical Endocrinologists, Associazione Medici Endocrinologi, and European Thyroid Association medical guidelines for clinical practice for the diagnosis and management of thyroid nodules. *Endocr Pract*. 2010; 16(s1)1–43.

73. Komal PS, Mestman JH. Graves hyperthyroidism and pregnancy: a clinical update. *Endocr Pract*. 2010; 16(1): 118–129.

74. Ogunyemi DA. Autoimmune thyroid disease and pregnancy. Available at http: //emedicine.medscape.com/article/261913-overview. Updated March 12, 2012. Accessed August 8, 2014.

75. Boswell EB, Anfinson TH, Nemeroff CB. Depression associated with endocrine disorders. In: Robertson MM, Katona CL, eds. *Depression and Physical Illness*. England: Wiley, Chichester; 1997: 256–292.

76. Demet MM, Ozmen B, Deveci A, Boyvada S, Adigüzel H, Aydemir O. Depression and anxiety in hyperthyroidism. *Arch Med Res*. 2002; 33(6): 552–556.

77. Stipcevic T, Pivac N, Kozaric-Kovacic D, Mück-Seler D. Thyroid Hormones in Depression, Coll. *Antropol*. 2008; 32: 973–976

78. Bahls SC, Carvalho GA. Relation between thyroid function and depression. *Rev Bras Psiquiatr*. 2004; 26(1): 40–48

79. Berlin I, Payan C, Corruble E, Puech AJ. Serum thyroid-stimulating-hormone concentration as an index of severity of major depression. *Int J Neuropsychopharmacol*. 1999; 2: 105.

80. Rao ML, Ruhrmann S, Retey B, Liappis N, Fuger J, Kraemer M. Low plasma thyroid indices of depressed patients are attenuated by antidepressant drugs and influence treatment outcome. *Pharmacopsychiat*. 29(5): 180–186.

81. Sagud M, Pivac N, Muck-Seler D, Jakovljevic M, Mihaljevic-Peles A, Korsic M. Effects of sertraline treatment on plasma cortisol, prolactin and thyroid hormones in female depressed patients. *Neuropsychobiol*. 45(3): 139–143.

82. Rupprecht R, Rupprecht C, Rupprecht M, Noder M, Mahlstedt J. Triiodothyronine, thyroxine, and TSH response to dexamethasone in depressed patients and normal controls. *Biol Psychiat*. 25(1): 22–32.

83. Kirkegaard C, Korner A, Faber J. Increased production of thyroxine and inappropriately elevated serum thyrotropin in levels in endogenous depression. *Biol Psychiat*. 27(5): 472–476.

84. Davey RX, Clarke MI, Webster AR. Thyroid function testing based on assay of thyroid-stimulating hormone: assessing an algorithm's reliability. *Med J Aust*. 1996; 164: 329–331.

85. *National Endocrine and Metabolic Diseases Information Service (NEMDIS) fact sheet Thyroid Function Tests*. Available at http: //www.endocrine.niddk.nih.gov/. Accessed August 11, 2014.

86. Sauvage MF, Marquet P, Rousseau A, Raby C, Buxeraud J, Lachâtre G. Relationship between psychotropic drugs and thyroid function: a review. *Toxicol Appl Pharmacol*. 1998; 149(2): 127–135.

87. Kupka RW, Nolen WA, Post RM, et al. High rate of autoimmune thyroiditis in bipolar disorder: lack of association with lithium exposure. *Biol Psychiatry*. 2002; 51(4): 305–311.

88. Barbesino G. Drugs affecting thyroid function. *Thyroid*. 2010; 20(7): 763–770.

89. Bou Khalil R, Richa S. Thyroid adverse effects of psychotropic drugs: a review. *Clin Neuropharmacol*. 2011; 34(6): 248–255.

90. Rack SK, Makela EH. Hypothyroidism and depression: a therapeutic challenge. *Ann Pharmacother*. 2000; 34(10): 1142–1145.

91. Aoki Y, Belin RM, Clickner R, et al. Serum TSH and total T4 in the United States population and their association with participant characteristics: National Health and Nutrition Examination Survey (NHANES 1999–2002). *Thyroid*. 2007; 17: 1211–1223.

92. Kajantie E, Phillips DI, Osmond C, et al. Spontaneous hypothyroidism in adult women is predicted by small body size at birth and during childhood. *J Clin Endocrinol Metab*. 2006; 91: 4953–4956.

93. Cleare AJ, McGregor A, O'Keane V. Neuroendocrine evidence for an association between hypothyroidism, reduced central 5-HT activity and depression. *Clin Endocrinol*. 1995; 43(6): 713–719

94. Smith TJ, Bahn RS, Gorman CA. Connective tissue, glycosaminoglycans, and diseases of the thyroid. *Endocr Rev*. 1989; 10: 366–391.

95. Kreisman SH, Hennessey JV. Consistent reversible elevations of serum creatinine levels in severe hypothyroidism. *Arch Intern Med*. 1999; 159: 79–82.

96. Green ST, Ng JP. Hypothyroidism and anaemia. *Biomed*

Pharmacother. 1986; 40: 326–331.

97. Hollowell JG, Staehling NW, Flanders WD, et al. Serum TSH, T(4), and thyroid antibodies in the United States population (1988 to 1994): National Health and Nutrition Examination Survey (NHANES III). *J Clin Endocrinol Metab*. 2002; 87: 489–499.

98. Luppino FS, de Wit LM, Bouvy PF, et al. Overweight, obesity, and depression: A systematic review and meta-analysis of longitudinal studies. *Arch Gen Psychiatry*. 2010; 67(3): 220–229.

99. Kreitman N, Sainsbury P, Pearce K, Costain WR. Hypochondriasis and depression in out-patients at a General Hospital. *Br J Psychiatry*. 1965; 111: 607–615.

100. Grozinsky-Glasberg S, Fraser A, Nahshoni E, Weizman A, Leibovici L. Thyroxine-triiodothyronine combination therapy versus thyroxine monotherapy for clinical hypothyroidism: meta-analysis of randomized controlled trials. *J Clin Endocrinol Metab*. 2006; 91(7): 2592–2599.

101. LeBeau SO, Mandel SJ. Thyroid disorders during pregnancy. *Endocrinol Metab Clin North Am*. 2006; 35(1): 117–136, vii.

102. Bou Khalil R, Richa S. Thyroid adverse effects of psychotropic drugs: a review. *Clin Neuropharmacol*. 2011; 34(6): 248–255.

103. Wermers RA, Khosla S, Atkinson EJ, et al. Incidence of primary hyperparathyroidism in Rohester, Minnesota, 1993–2001: an update on the changing epidemiology of the disease. *J Bone Miner Res*. 2006; 21: 171–177.

104. Espiritu RP, Kearns AE, Vickers KS, Grant C, Ryu E, Wermers RA. Depression in Primary Hyperparathyroidism: Prevalence and Benefit of Surgery. *J Clin Endocrinol Metab*. 2011; 96(11): E1737–E1745.

105. Weber T, Keller M, Hense I, et al. Effect of parathyroidectomy on quality of life and neuropsychological symptoms in primary hyperparathyroidism. *Wrold J Surg*. 2007; 31: 1202–1209.

106. Wilhelm SM, Lee J, Prinz RA. Major depression due to primary hyperparathyroidism: a frequent and correctable disorder. *Am Surg*. 2004; 70: 175–179; discussion 179–180.

107. Mjaland O, Normann E, Halvorsen E, Rynning S, Egeland T. Regional cerebral blood flow in patients with primary hyperparathyroidism before and after successful parathyroidectomy. *B J Surg*. 2003; 90: 732–737.

108. Joborn C, Hetta J, Rastad J, Agren H, Akerstrom G, Ljunghall S. Psychiatric symptoms and cerebrospinal fluid monoamine metabolites in primary hyperparathyroidism. *Biol Psychiatry*. 1988; 23: 149–158.

109. Perrier ND, Coker LH, Rorie KD, et al. Preliminary report: Functional MRI of the brain may be the ideal tool for evaluating neuropsychologic and sleep complaints of patients with primary hyperparathyroidism. *World J Surg*. 2006; 30: 686–696.

110. Coker LH, Rorie K, Cantley L, et al. Primary hyperparathyroidism, cognition, and health-related quality of life. *Ann Surg*. 2005; 242: 642–650.

111. Cusano NE, Rubin MR, Sliney J Jr, Bilezikian JP. Mini-Review: new therapeutic options in hypoparathyroidism. *Endocrine*. 2012; 41: 410–414.

第 15 章

抑郁症与慢性肾脏疾病、高血压、营养缺乏

凯蒂·拉洛恩
Katy LaLone

伊丽莎白·阿尔夫森
Elizabeth Alfson

戴维·吉特林
David Gitlin

王慧 译

引言

1/5 的慢性肾脏病（chronic kidney disease，CKD）患者至少会经历一次严重的抑郁发作，他们的病程受到有害影响，并且生活质量也受到影响。慢性肾脏病患者大多都患有重性抑郁症，但都未被诊断，也没有接受相关治疗。这为精神科医生提供了一个重要机会，可以协作优化该高危人群的抑郁症治疗，并为患者和他们的家人围绕像透析戒断这样的复杂问题提供指导。

抑郁症和高血压之间有明显的直接联系，两者都被认为是互相导致另一疾病发生的危险因素。精神科医师应警惕高血压的适当管理，并熟悉可能加重高血压的药物。

根据美国饮食标准，多达 4/5 的美国成年人水果和蔬菜摄入不足，维生素缺乏和抑郁症状之间有直接关系。精神科医师有机会应对患者进行适当的营养教育，并应特别小心识别和适当治疗营养不足。

慢性肾脏疾病和抑郁症

● 流行病学

慢性肾脏病被定义为肾损害或肾功能下降〔肾小球滤过率（glomerular filtration rate，GFR）〕<60 mL/（min·1.73 m²）3 个月或 3 个月以上。这是一种非常普遍的疾病，每年影响超过 800 万美国人[1]。常见的病因包括糖尿病、高血压、全身动脉硬化、狼疮、艾滋病和原发性肾脏疾病，如慢性肾小球肾炎、多囊肾病及其他先天性和遗传性肾脏疾病。每年约有 8 万名美国人进入终末期肾病（end-stage renal disease，ESRD），加入超过 50 万名接受终末期肾病治疗的患者队伍中。在终末期肾病的患者中，有 75% 的人在进行维持透析，其中大多数采用血液透析（hemodialysis，HD）治疗，而腹膜透析（peritoneal dialysis，PD）的治疗率低于 10%。其余 25% 的患者接受了功能良好的肾移植，这对患者来说是一种首选治疗方案，因为它提高了患者的生存率和生活质量[2]。

抑郁症是慢性肾脏病和终末期肾病人群最常见的精神障碍，近期研究表明其患病率高达 20%～25%，尽管这些研究中的许多研究使用了非标准方法评估抑郁症[3,4]。在一项研究中，27.4% 的慢性肾脏病患者有抑郁症状[5]，而在另外一些研究中，20%～22% 的慢性肾脏病患者患有重性抑郁症[6,7]。肾病各个阶段的发病率似乎没有太大差异[8]。与抑郁症发作相关的变量包括糖尿病、共病精神疾病和滥用药物或酗酒史。综合来看，目前的数据显示，每 5 名慢性肾脏病患者中至少有 1 名患有抑郁症[8]。

早期对终末期肾病患者自杀的研究报告显示，终末期肾病患者自杀率非常高（比一般人群高 100～400 倍），但是这些研究没有区分自杀和透析戒断，后者现在被认为是不同的实体[9]。此外，早期数据来自一个高度选择的人群，他们经历了更为简陋和艰苦的透析过程[9]。自 1990 年以来，终末期肾病死亡通知表格将透析戒断和自杀分开列出，以更准确地收集数据。在这一人群中，自杀问题的独特之处在于，他们更容易获得致命的方法，即不遵守药物或透析治疗、饮食过量或操纵分流术。尽管如此，来自美国肾脏数据系统的最新数据显示，与普通人群相比，自杀的发生率略有提高[9,10]。来自美国肾脏数据系统的数据显示，与一般人群相比，终末期肾病患者的自杀率高达 84%，但这一比率与其他慢性或衰弱性疾病（如艾滋病、慢性肺病和脑卒中）相当。

终末期肾病似乎加剧了某些高风险群体预先存在的脆弱性或自杀行为倾向，特别是有酒精依赖史和既往因药物滥用或精神疾病住院的个人[10]。自杀风险增加与年龄大于 75 岁、男性、白种人或亚洲种族、缺血性心脏病、外周血管疾病、癌症、慢性阻塞性肺疾病、酒精或药物依赖、低血清白蛋白以及在过去 12 个月内住院有关[9]。例如，既往精神病住院治疗可能会使自杀风险增加 5 倍。在透析开始的前 3 个月里，自杀风险最高，但随着时间的推移，自杀风险逐渐降低。自杀可能是由无法适应透析的压力而导致的[9]。显然，应该对终末期肾病人群的自杀风险进行深思熟虑的评估，尤其是那些除了高度疾病负担之外还有精神病史的人群[9]。

在非裔美国人和西班牙裔美国人中，终末期肾病的发病率要高得多（与白种人相比），而且被认为与基因和社会经济因素有关[11]。非裔美国终末期肾病患者大约占美国终末期肾病患者的 1/3，发病率大约是白种人患者的 3 倍[10]。在非裔和西班牙裔美国人中观察到，在西非人的祖先中，有越来越多的 "APOL1" 基因出现，这似乎是导致慢性肾脏病的常见病因（例如局灶性节段性肾小球硬化）[11]。

慢性肾脏病和抑郁症患者的社会经济地位较低（框 15-1）。中度至重性抑郁症的患者更有可能未获得高中文凭，年收入不超过 2 万美元，并依靠公共医疗保险[5]。的确，社会经济因素如收入低、受教育程度低、居住于低收入地区和医疗条件差等都是终末期肾病发展的有力预测因素[12]。终末期肾病中的少数族裔人口是社会经济地位低的患者的 2 倍，这可能导致慢性肾脏病患者抑郁症患病率的增加，这些患者不太可能寻求心理健康治疗，并使用抗抑郁药物[5,12]。慢性肾脏病患者抑郁的其他危险因素有老年、女性、单身和失业。在慢性血液透析患者中，女性、失业和受教育程度较低的患者在伴有抑郁症的亚组中过度表现。在筛查抑郁症阳性的患者

中，60% 为单亲或寡居[6,11,13]。

最后，一些数据表明，抑郁症本身可能是慢性肾脏病发展的一个危险因素。在一个多变量分析中，抑郁患者的慢性肾脏病患病率比非抑郁患者高。抑郁症与终末期肾病事件的预测性有关，比如肾小球滤过率迅速下降和急性肾损伤（acute kidney injury，AKI）[14]。抑郁症状的升高还与随后的不良肾脏疾病结果有关[14]。在透析患者血清白蛋白浓度下降之前，抑郁症已被证实，这意味着抑郁症可能导致营养不良[12]。

抑郁症状也会大大增加成人慢性肾脏病患者肾功能不良的风险。一次严重抑郁发作可能令死亡、透析治疗或患有慢性肾脏病的男性退伍军人住院的风险几乎提升至 2 倍[4]。即使在调整了其他临床共病症之后，共病慢性肾脏病和重性抑郁症的患者入院的可能性也是未发生抑郁症的慢性肾脏病患者的 2 倍，并且共病患者发展到终末期肾病和维持透析的可能性是无抑郁症的慢性肾脏病患者的 3 倍[7]。在一项 5 期伴有慢性肾脏病的糖尿病患者的前瞻性队列研究中，伴有重性抑郁症的患者死亡风险几乎是没有严重抑郁症患者的 3 倍[6]。更重要的是，抑郁症是引起腹膜炎的危险因素，并与腹膜透析患者的死亡率独立相关[15]。

影响慢性肾脏病发展的其他危险因素包括高血压、糖尿病、自身免疫性疾病、肾脏疾病家族史、急性肾损伤先前发作、蛋白尿沉淀物、尿沉渣异常或尿路结构异常[11]。在美国，终末期肾病的主要原因是糖尿病，约占终末期肾病新诊断病例的 55%，与没有糖尿病的患者相比，终末期肾病患者的死亡风险增加了 15%～25%[6,16]。

人们发现抑郁症通常与糖尿病和高血压并存。除了既往抑郁史外，慢性疼痛和失眠也会增加慢性肾脏病患者的抑郁风险。

● 病理生理学

虽然大多数慢性肾脏病的危险因素都是相对固定的，但是抑郁症仍然是终末期肾病（框15-2）患者的一个重要的可控的危险因素[3]。一些行为和生理因素被认为是抑郁症可以影响肾脏疾病患者预后的机制。

框15-2
肾脏疾病、高血压和抑郁症的潜在介导因素

不依从性
久坐和不健康的生活方式
细胞因子和其他炎症过程
压力反应，包括交感神经、副交感神经和昼夜节律失调
失眠
肥胖

抑郁症已经被证明对所有的终末期肾病治疗的成分都有负面影响，包括医疗预约、透析过程本身、饮食控制、流体限制以及药物治疗方案[5]。在抑郁症透析患者中发现抗高血压药物（85.2%）和口服磷酸盐结合剂（72.9%）的服药依从性差，抑郁、焦虑和压力与服药依从性呈负相关[17]。此外，抑郁症与坚持透析疗法也呈负相关[10]。最后，抑郁症患者更可能参与不健康的行为，包括久坐、吸烟和过度饮酒[6, 14]。

越来越多的证据证实了抑郁和压力对免疫系统和内部细胞因子环境的直接生理效应[3, 12]。抑郁症可增加炎症，改变血小板反应性，导致自主神经系统和下丘脑-垂体-肾上腺轴失调，并造成内皮功能障碍[5]。基梅尔（Kimmel）等发现促炎细胞因子（如白细胞介素-1和β-内啡肽）的升高与抑郁及婚姻不和有关，并且与死亡率增加有关[3, 10]。C-反应蛋白是另一种炎症生物标志物，它与无慢性肾脏病患者的抑郁症有关。这一点尤其重要，因为在终末期肾病中C-反应蛋白的升高与死亡率的增加有关[18]。研究表明，肿瘤坏死因子-α和白细胞介素-6水平在尿毒症患者中发生变化，肿瘤坏死因子-α水平升高可能导致慢性肾脏病患者发生恶病质[12]。由于肽和类固醇激素（例如皮质醇）经过肾脏的代谢，它们在肾脏疾病患者中的水平经常比没有肾脏疾病的患者高得多，从而产生了一种类似于慢性应激反应的内部生化环境[12]。这种终末期肾病固有的慢性炎症状态，由于抑郁症的存在而加剧，可能导致心血管疾病和其他医学并发症的发生率高于预期，造成该人群的死亡率增加[12]。

● 临床表现

慢性肾脏病患者临床抑郁症的评估具有挑战性，应将抑郁症与阈下抑郁和心境恶劣区分开（框15-3）。探究抑郁症的认知症状（而不是躯体症状）有助于区分慢性肾脏病的生理效应的适当的适应性反应和暗示抑郁障碍的适应不良的认知模式[19]。标志着终末期肾病患者出现抑郁症的症状包括无价值、内疚、出现有关死亡的想法和自杀意念[10]。在诊断中考虑抑郁症状的时间进程也是很重要的，例如，透析的过渡期压力可能非常大。在这种情况下，有人建议，开始透析后3~6个月内不应进行抑郁症的诊断，因为这时可能存在正常的"稳定期"，随后抑郁症状趋于缓解。抑郁症状在适应急性压力源后有所改善，这意味着一种适应障碍，而那些持续存在的症状则意味着更严重的临床抑郁表现[10]。

框15-3
重要的症状

常见的症状
躯体/神经系统的症状
抑郁症的症状
没有价值，有罪恶感，有死亡的想法，有自杀意念

文献中的缺点之一是使用不同的工具来评估慢性肾脏病中的抑郁症[15]。早期的研究大多依赖于诸如汉密尔顿抑郁量表或贝克抑郁自评量表等筛查工具来量化抑郁症状，而不是进行抑郁障碍的临床诊断[3]。贝克抑郁自评量表已广泛用于终末期肾病人群中，许多作者认为，由于终末期肾病患者躯体症状的发生率较高，包括疲劳、精力丧失、食欲减退、睡眠障碍、注意力难以集中[4]，因此较一般人群（截断值为10）的截断值更高（截断值为15）。维特（Wuerth）等表明贝克抑郁自评量表截断值为11时对抑郁症的诊断具有84%的敏感度[18]。近年的研究使用贝克抑郁自评量表筛查患者，转诊给精神科医师，然后使用《精神障碍诊断与统计手册》标准进行临床评估以确认诊断[4]。评估慢性肾脏病患者生活质量的量表常常与抑郁症维度测量成反比，因为慢性疼痛和失眠常常使肾脏疾病患者的抑郁症复杂化[3]。抑郁症导致的负面影响很难与过敏性尿毒症的常见症状、认知障碍和脑病相区别[19]。虽然慢性肾脏病的早期阶段通常与躯体症状无关，但后期患者可能发展为尿毒症综合征，其临床特征包括厌食、味觉障碍、恶心、呕吐、便秘、乏力、瘙痒、记忆和注意力集中障碍及睡眠改变。神经肌肉效应包括肌肉抽搐、肌肉痉挛、不宁腿综合征（restless legs syndrome，RLS）和周围神经病变[8, 11, 12]。

在终末期肾病的背景下，透析的启动常常伴随着严重的心理和生物压力、生活方式的改变以及生活质量的下降[6]。导致情绪困扰的几个因素包括身体和认知功能的损害、行动能力的下降、家庭内的角色功能降低、职业丧失和独立性丧失[8, 20]。婚姻满意度下降、家庭动态紊乱、社会经济地位较低都与较差的健康结果相关。这些因素也可能影响患者对社会支持的感知，增加抑郁情绪[12]。终末期肾病和透析也会影响患者的家庭。超过40%的透析患者的配偶经历由角色改变、失业或收入减少、家庭责任增加以及娱乐和社交活动减少而导致的中度至重度痛苦[21]。腹膜透析，通常是治疗首选，因为它可以在家中完成，有更多的自主权，但仍然对患者和他的支持系统有许多要求。腹膜透析需要大量的时间投入，可能导致家庭环境的破坏，大型卧室机器可能会影响床伴，以及手术植入的导管可能影响自尊、身体形象和性功能[21]。此外，透析患者有明显的性功能障碍，部分原因是激素失调[15]。性功能障碍影响生活质量，性功能的改善会带来生活质量的提高[21]。最后，腹膜手术带来的残疾和不适感也会导致抑郁和绝望的症状[15]。

患有慢性肾脏病的抑郁患者也可能共病焦虑症（框15-4）。多种压力在该人群中引起焦虑，最显著的是功能受损、活动时间受限、对残疾和死亡的恐惧、支持关系破裂、失业和经济压力[21]。慢性肾脏病患者的焦虑率估计高达27%，但共病抑郁症和焦虑症的发生率明显较低，并且这种人群似乎存在与抑郁症无关的焦虑[19]。一项对城市慢性血液透析患者的研究发现，29%的人患有抑郁症，27%的人患有焦虑症，19%的人患有物质使用障碍，10%的人患有精神障碍（框15-5）[19]。

框15-4

肾功能障碍和焦虑

焦虑在终末期肾病人群中非常常见，在透析过程中或预期透析期间可能会尤为强烈。流体超负荷会加剧缺氧、呼吸短促、心动过速，导致恐慌症状。透析后，电解质和液体转移通常会导致恶心、呕吐、低血压和肌肉痉挛，这些症状都可能加剧焦虑。

1/3的慢性肾脏病患者患有焦虑症，他们通常担心自己的疾病影响日常生活、饮食变化、功能受限、对残疾和死亡的恐惧、人际关系紧张、婚姻不和、性功能障碍、失业以及经济困难。

焦虑和坚持透析疗法之间存在负相关。帮助确定焦虑的主要来源对临床医生有用，这样他们可以直接针对这些问题进行治疗。

有关治疗焦虑症的常用药物的详细信息，请参见表15-2。

来源：参考文献4、12、17、21和97。

框15-5

常见的并发症

焦虑障碍
物质使用障碍
精神障碍

● **历史和自然进程**

抑郁症会导致终末期肾病患者功能性损伤和生活质量下降，而在未接受治疗的患者中，抑郁症状并不会自行缓解[4]。未经治疗的抑郁症很可能对肾脏疾病的发展产生不利影响。科普（Kop）等发现，抑郁症状会增加肾功能低下、临床进展到终末期肾病和急性肾损伤的风险[14]。有一种假设认为对抑郁症的有效治疗将改善终末期肾病不良预后，包括不良的营养状况和治疗依从性，进而改善生存[12]。然而，鉴于现有的低水平的治疗，这种情况仍未得到证实。虽然有将近1/4的患者符合《精神障碍诊断与统计手册》的诊断标准，但只有16%～20%的患者接受了抗抑郁药物治疗[4, 15, 19]。需要更多的研究来证明有效治疗的好处，有可能适当的治疗可以改善抑郁症状，进而改善生活质量和功能[18]。

随着慢性肾脏病的进展，抑郁症状也增加了。费舍尔（Fischer）等证明肾小球滤过率每下降10 mL/（min·1.73 m²），抑郁症状升高的概率增加9%。作者还发现肾小球滤过率小于30 mL/（min·1.73 m²）患者的贝克抑郁自评量表评分 >11（抑郁症筛查阳性）的概率更高[5]。

最后，渐进性肾功能不全导致健康状况较差。在共病抑郁症情况下，这种慢性肾脏病进展与低生活质量的认知显著相关[19]。抑郁症患者有更高的期望，他们的需求（包含安全、接受和尊重）难以得到满足[19]。抑郁症患者也表现出自主性受到损害，这与他们感知到的生存能力、独立功能或成功表现的能力有关[19]。这些发现与心理动力学文献一致，该文献以"孤独"和"无效率"为主题进行探讨，并将"孤独"和"无效率"作为与终末期肾病治疗相关的抑郁症变化的标志[19]。

透析停止

尽管在过去30年里取得了重大的技术进步，但透析的短期和长期调整仍然对终末期肾病患者造成了严重的影响。停止透析很常见，大约有20%的患者自愿停止，这导致美国每年约有1万这类人死亡[10, 22]。尽管长期以来一直存在关于患者决策能力的争议，但现在停止透析被认为是一种适当的治疗方案。临床实践指南[23]关于透析停止提出了一个共同的决策过程，将预后信息与个人治疗偏好一同考虑。不到1/3的终末期肾病患者完成了预前指示。在停止透析的时候，将近一半的患者缺乏参与这个复杂决定的能力，因此，负担将落在他们的代理人身上[23]。可以确定的是，停止透析通常会导致平静无痛苦的死亡，并且从停止治疗的最后一天到死亡的平均持续时间是8天[23]。（来自美国肾脏病学会和肾内科医师协会的实践指南，可在http://www.renalmd.org上找到[23]。）

年龄、医学并发症、痴呆和生长迟缓是与撤销终末期肾病治疗决定相关的常见重要原因[10]。在回顾性分析美国肾脏病数据系统46万例患者时看到，停止透析的患者平均年龄为71岁，以白种人为主，这些患者更可能经历血液透析（而非腹膜透析），并且承受患病、营养不良、躯体损伤、痴呆、恶性肿瘤和其他共病的慢性疾病的负担更重。非裔美国人患者停止透析的可能性是白种人或亚裔患者的一半，而停止透析的可能性在开始透析后的第一年里最高[9, 22]。

抑郁症也是影响决定退出透析的一个重要因素。与那些没有抑郁症的患者相比，抑郁症患者更有可能最终从透析中退出[22, 23]。虽然人们担心抑郁症可能导致患者过早决定退出透析，但目前尚不清楚这种情况是否会随着对抑郁症认识的提高和治疗的改善而减少。尽管如此，当终末期肾病患者做出停止透析的决定时，应该慎重考虑抑郁症的精神评估。当患者达到重性抑郁症的标准时，无论是心理治疗、药物治疗，还是两者兼而有之，其需要的治疗阈值都很低。

● 评估和鉴别诊断

慢性肾脏病患者的抑郁症评估和鉴别诊断与所有医疗患者相似（见抑郁症评估章节）（框15-6）。既往抑郁史、家族史和其他与抑郁症有关的疾病都不应被忽视。应经常考虑的鉴别诊断包括其他情绪障碍，特别是双相情感障碍、焦虑障碍和物质使用障碍。在慢性或终末期肾病患者中，额外的考虑应包括睡眠障碍、痴呆或其他认知障碍和谵妄。

框15-6
鉴别诊断

其他情绪障碍
焦虑障碍
物质使用障碍
睡眠障碍
痴呆
认知障碍
谵妄

● 治疗

慢性肾病可能对抗抑郁药（AD）的药代动力学有

着不可预测的影响（框15-7）。最重要的是，肾小球滤过率的减少可能导致药物排泄受损。除非超过70%的药物排泄是通过非肾脏途径如肝脏排泄，否则许多药物的维持剂量可能需要调整[11]。抗抑郁药物是与蛋白质高度结合的，并不能通过透析过程明显地清除，因此在透析后不需要进行替代。它们通常经肝脏代谢，但许多活性代谢物经肾排泄，这就导致肾小球滤过率降低的患者体内潜在毒性代谢物的积累（表15-1）[4]。晚期慢性肾脏病清除率降低的特异性药物包括司来吉兰、阿米替林、文拉法辛、去甲文拉法辛和安非他酮。建议使用这些药剂时减少剂量。米氮平在口服摄入后血浆清除率降低，但不能延长消除半衰期，因此可能不需要调整剂量（表15-2）[24]。

框15-7
患有肾脏疾病的抑郁症患者的治疗

抗抑郁药：缺乏数据支持
选择性5-羟色胺再摄取抑制剂常作为一线药物（需注意流血、跌倒）
由于三环类抗抑郁药和单胺氧化酶对心血管的影响，常避免使用
5-羟色胺和去甲肾上腺素再摄取抑制剂与盐酸安非他酮：可能会增加血压
非典型抗精神病药（需注意新陈代谢副作用）
认知行为疗法
伴侣及家人帮助
更频繁地透析
锻炼

表 15-1　终末期肾病的药代动力学变化

尿素升高可引起胃液的碱化，降低药物的肠吸收
体脂肪/瘦体重组成的变化a分布的体积变化
过多给药，尿素和其他毒素水平升高，血清白蛋白的丧失增加了对白蛋白结合位点的竞争
减少化学还原和水解（同时保持葡萄糖醛酸、微体氧化和硫酸结合）可能导致药物和代谢物的积累
肾小球滤过率的下降导致药物的肾间隙减小，其代谢产物可能导致毒性积聚

来源：参考文献4、11和97。

由于担心不良反应，这些患者一般被排除在大型抗抑郁药物试验之外，因此很少有数据描述抗抑郁药物在晚期慢性肾脏病和终末期肾病患者中的安全性和有效性。

表 15-2 慢性肾脏病和终末期肾病药物治疗

药物分类	评论
选择性5-羟色胺再摄取抑制剂 监测出血风险 胃肠道症状：恶心，腹泻 中枢神经系统的影响：激动，焦虑 性功能障碍，低钠血症	被认为是治疗患有抑郁的慢性肾脏病/终末期肾病患者的一线用药 最大剂量不超过2/3 减少帕罗西汀剂量：最大 20 mg/d 监测CYP1A2抑制：氟伏沙明 监测CYP2D6抑制：氟西汀，帕罗西汀，舍曲林
5-羟色胺和去甲肾上腺素再摄取抑制剂 监测出血风险 胃肠道症状：恶心，腹泻 中枢神经系统的影响：激动，焦虑， 性功能障碍，低钠血症 监测高血压	由于更好的耐受性，可以考虑替代三环类抗抑郁药治疗神经性疼痛 最大剂量不超过2/3 减少文拉法辛的剂量：最大 112.5 mg/d 监测CYP2D6抑制：度洛西汀
非典型抗抑郁药 **米氮平** 可能会增强中枢神经系统的影响，嗜睡，体重增加，低血压 **安非他酮** 活性代谢物积累可增加癫痫发作、心律失常、扩增QRS、胃肠道反应、恶心、失眠、食欲抑制等风险 **曲唑酮/奈法唑酮** 可能会增强中枢神经系统的影响，嗜睡，低血压，阴茎异常勃起，QT延长 肝毒性（奈法唑酮）	在慢性肾脏病/终末期肾病患者中使用更谨慎 剂量可减少30%~50% 在慢性肾脏病/终末期肾病患者中使用更谨慎 不超过2/3的最大剂量 监测CYP2D6抑制 在慢性肾脏病/终末期肾病患者中使用更谨慎 不超过2/3的最大剂量
三环类抗抑郁药 抗胆碱能作用：尿潴留，便秘，心动过速 监测低血压，QRS延长，心律失常风险增加，影响中枢神经系统如镇静，跌倒	一般不推荐 应监测血清水平和心电图
单胺氧化酶抑制剂 药物与药物相互作用的重大风险 富含酪胺的食物可能导致高血压危象 监测直立性低血压	一般不推荐
抗焦虑药和镇静剂 **苯二氮䓬类** 监测增强的中枢神经系统效应：嗜睡，共济失调，跌倒，呼吸抑制 谵妄风险增加 **丁螺环酮** 监测增强中枢神经系统的效果：嗜睡，眩晕，跌倒 **唑吡坦** 监测增强中枢神经系统的效果：嗜睡，眩晕，跌倒	大多数是肝脏代谢，耐受性良好，具有广泛的治疗指标 大多数是与高蛋白结合，在慢性肾脏病/终末期肾病中具有更高的效力 剂量应谨慎滴定 可能与其他镇静剂具有累加效应 母体化合物和活性代谢物在终末期肾病中的代谢变化相当大 在慢性肾脏病/终末期肾病患者中使用更谨慎 剂量减少25%~50% 在慢性肾脏病/终末期肾病患者中使用更谨慎 剂量减少50%

来源：参考文献4、24和97。

此外，没有足够的数据清楚地表明重性抑郁症的治疗在慢性肾脏病中有效或抑郁症的治疗改变了晚期慢性肾脏病或终末期肾病的结果[4]。大多数已知的研究规模很小，缺乏安慰剂对照，并且未能利用基于《精神障碍诊断与统计手册》的标准来诊断抑郁症[4]。

尽管有限的证据表明抗抑郁药物在治疗慢性肾脏病患者方面比安慰剂更有效，但它们仍被推荐为抑郁症的一线治疗药物[24]。最近一项关于慢性肾脏病患者抗抑郁药物治疗的综述显示，抗抑郁药物比安慰剂更有效，需治疗人数为6[24]。在对慢性肾脏病3至5期患者使用抗抑郁药物的随机对照试验和观察性研究的系统评价中，仅发现了28项研究，这些研究中的数据非常稀疏和异质，因此排除了荟萃分析[24]。9项非随机试验均表明，接受调查的抗抑郁药物有益，但反应并未显著高于安慰剂，多达1/3的患者对安慰剂有反应。尽管大多数患者的不良反应被认为是轻微的，但平均21%的患者停止治疗，这使得准确评估结果更加困难[24]。作者认为目前的证据是不够的，但仍然建议积极治疗抑郁症，因为它对生存和生活质量有负面影响。当选择一种药物时，选择性5-羟色胺再摄取抑制剂是首选，作者建议进行8至12周的试验，并将起始剂量减少1/3[12, 24]。一旦开始服药，应密切监测患者对治疗的反应、剂量调整的需要以及不良反应的发展。剂量递增不应超过1至2周，且仅在耐受的情况下进行，要特别注意药物相互作用和评估自杀意念（框15-8）。

框15-8
重症抗抑郁药与肾脏治疗之间的
重要药物-药物相互作用

透析影响：
司来吉兰、阿米替林、文拉法辛、去甲文拉法辛和安非他酮

许多障碍阻碍了被诊断患有抑郁症的患者获得适当的治疗。这些包括患者拒绝精神病转诊，在已经复杂的药物治疗方案下不愿接受抗抑郁药物治疗，以及药物副作用[15]。在一项关于12周内几种不同抗抑郁药物的疗效的研究中，观察到所有组中抑郁症状的改善。然而，只有50%抑郁筛查呈阳性的患者同意转诊，其中近25%的患者拒绝接受药物治疗。在那些服用药物的人中，只有50%成功完成了为期12周的试验[25]。

抑郁症治疗似乎因社会人口统计学因素和共病精神疾病而异。患有抑郁症的女性患者比男性更容易服用药物。少数民族人群的抑郁症患病率增加1.5倍，但他们服

用药物的可能性要小得多[5]。使用烟草或非法药物的抑郁症患者更有可能接受抗抑郁药物治疗。令人欣慰的是，那些有更严重抑郁症状的人更有可能接受抗抑郁药物的治疗[5]。共病物质滥用和Ⅱ型人格障碍的患者更可能过早地停止抗抑郁治疗[18]。

除了抗高血压药（本章其他部分对此进行了综述）外，有限的数据表明肾脏药物对抑郁症状有直接影响。然而，慢性肾脏病患者的药物-药物相互作用风险增加，因为他们通常使用多种药物治疗，经常有其他医学并发症，并且增加了代谢紊乱的风险。

几种抗抑郁药物，如5-羟色胺调节剂、三环类抗抑郁药和四环类药物，都可能对心脏有影响，如QTc延长、心律失常和直立性低血压。这对于大部分患有心血管疾病的慢性肾脏病和终末期肾病患者来说尤其值得关注[4]。由于心律失常、其他心脏事件和直立性低血压的风险，终末期肾病患者应避免使用三环类抗抑郁药、单胺氧化酶抑制剂和草药（如金丝桃）治疗[12, 18]。此外，一些观察数据显示，三环类抗抑郁药和选择性5-羟色胺再摄取抑制剂抗抑郁药可能增加老年患者跌倒的风险。选择性5-羟色胺再摄取抑制剂类药物会增加出血的风险。这可能会在晚期慢性肾脏病患者中出现问题，因为尿毒症也会导致血小板功能障碍，从而增加风险。选择性5-羟色胺再摄取抑制剂的胃肠道不良反应可加重慢性肾脏病和终末期肾病患者恶心和呕吐的症状[4]。鉴于这些相互作用，肾脏学家常常对已经接受复杂治疗的患者谨慎地增加额外的药物[4]。

● 锂和慢性肾病

自20世纪70年代以来，锂一直被用作治疗难治性重性抑郁症的重要增强剂，并与自残、自杀和全因死亡率降低有关[26, 27]。最近，对锂的独特的神经保护特性的研究表明，锂对急性脑损伤的愈合和慢性神经退行性疾病稳定有潜在的好处，而且它很有可能在未来几年继续作为精神疾病的主要治疗药物[26, 28]。锂主要通过三种方式影响肾脏：①急性肾损伤常与急性锂中毒有关；②尿液浓缩能力受损或肾性尿崩症（nephrogenic diabetes insipidus，NDI）；③锂诱导的肾病，肾小球滤过率下降，并发展为慢性肾脏病[29]。

锂有一个狭窄的治疗指标（0.8~1.2 mEq/L），需要定期进行血清监测和肾功能评估[30]。高于1.5 mEq/L的水平可能会发生锂中毒，高于2 mEq/L可能危及生命，甚至可能需要进行紧急血液透析。锂中毒的症状包括恶心、腹泻、视力模糊、震颤、意识模糊和嗜睡，如果不及时治疗，还会导致抽搐和死亡[31, 32]。急性肾损伤的危险因素包括年龄较大，既往急性肾损伤，既往锂中毒事件，使用某些抗高血压药、利尿剂和抗炎药（表15-3）[33]。为

了将急性锂中毒的风险降至最低，补充水分非常重要。其他考虑因素包括在急性疾病期间停止或减少锂，更频繁地监测60岁以上患者和任何有肾病史的患者的血清锂水平和肾功能（每3~6个月）[33]。

表15-3　可能影响锂的排泄的药物

环氧合酶-2抑制剂
非甾体抗炎药
血管紧张素转换酶抑制剂
血管紧张素受体拮抗剂
噻嗪类药物
袢利尿剂

来源：参考文献31。

据估计，由于锂对肾脏集合管的直接影响，高达40%的锂治疗患者出现尿液浓缩能力受损（UOsm<300 mOsm/kg）的情况。肾性尿崩症的症状包括口渴、多饮或多尿（定义为每天多于3升尿量）[34]。大多数患者可以通过增加液体摄入量来弥补增加的排尿量。然而，在老年患者或无法获得充足水分的患者中，肾性尿崩症可能导致脱水、高钠血症和急性锂中毒[35]。肾性尿崩症的危险因素包括高龄、同时使用抗精神病药物、使用缓释锂、较高的锂血浓度以及较长的锂使用时间[33]。此外，一些研究表明，每天服用一次锂可减少不良反应，提高依从性，并减少多尿情况[32]。对于肾性尿崩症的筛查没有标准建议，并且收集24小时尿液样本可能会很烦琐。有证据表明尿液比重（urine-specific gravity，USG）作为标准尿液分析的一部分，可能具有一些作为肾性尿崩症筛查工具的效用。雷伊（Rej）等证实USG<1.010（在水限制10小时后进行）与UOsm<300 mOsm/kg强烈相关，灵敏度为0.78，特异性为0.93。幸运的是，肾性尿崩症的存在似乎并不能预测肾小球滤过率的丧失[27]。然而，如果病情严重，它可能导致锂中毒和急性肾损伤，从而促进慢性肾脏病的长期发展。

最令人担心的有关锂使用的肾脏并发症是终末期肾病，这比较罕见并且与锂的长期使用有关。慢性锂疗法患者接受10年或更长时间的治疗，持续表现出的病理变化包括管状萎缩、间质纤维化以及在萎缩和纤维化区域发现的1~2 mm微囊，并且这些似乎起源于皮质和髓质集合管[29, 36]。虽然尚不清楚这些解剖学变化如何直接影响肾小球功能，但多达15%~30%的超过10年锂治疗患者与正常对照组相比，肾小球滤过率降低了，这可能是由年龄增长而进一步引起的复杂的肾功能改变。在第4个10年后，肾功能开始每10年下降10%[31]。在年龄大于70岁的社区居民中，有40%的人有中度至重度的慢性肾脏

病［GFR<60 mL/（min·1.73 m²）］。同样，多达50%的超过20年锂治疗患者会有慢性肾脏病的表现，因此有必要向肾脏科医生转诊并考虑停用锂，这可能有助于减缓终末期肾病的进展速度[31, 37]。慢性肾脏病的其他危险因素包括急性肾损伤的重复发作、高维持血浆锂水平、同时使用药物和共病（例如高血压、糖尿病、缺血性心脏病）[30]。降低慢性肾脏病风险的策略包括使用最低有效锂剂量，定期监测肾功能以及优化对血压、糖尿病、肥胖和其他可改变的危险因素的治疗[32]。

● **慢性肾病患者抑郁症的非药物治疗**

几种非药物治疗方法已被证明对抑郁症的治疗是有效的，包括更频繁地透析、运动疗法和认知行为疗法。在一项研究中，85名重性抑郁症患者被分配到标准治疗或认知行为组治疗。在随访期间，与对照组相比，研究组的贝克抑郁自评量表评分显著下降[4, 38]。在另一项研究中，对血液透析患者进行为期6个月的锻炼康复计划，其贝克抑郁自评量表评分在统计上显著下降[18]。在终末期肾病人群中需要考虑的其他社会心理干预包括婚姻和家庭咨询，转介到适当的治疗机构（如成瘾中心），并吸引其他支持服务的参与，例如教会团体、大家庭、社区机构或团体，以支持治疗依从性和整体功能[18, 21]。在终末期肾病患者中，社会支持与抑郁情绪下降有关[39]。

● **总结**

有1/5的慢性肾脏病患者会经历严重的抑郁发作，而在终末期肾病患者和接受透析的患者中，抑郁症状与预后较差有关。鉴于这种高患病率，慢性肾脏病患者应该定期进行抑郁筛查。对女性、少数民族或社会经济地位较低的患者，应格外警惕。慢性肾脏病病情较严重和既往有精神病史或药物滥用史的患者患抑郁症的风险也较高[5]。此外，还应加强对抑郁症及其对肾脏疾病的影响的教育，以减少对抑郁症的污名化，鼓励患者积极治疗[24]。

研究者需要更多基于证据的数据，以便为慢性肾脏病和终末期肾病患者的抗抑郁药物治疗开发最佳实践。人们希望进一步的研究能够证明适当的抑郁症治疗不仅可以改善抑郁症状和生活质量，还可以改善医疗效果[3]。非药物治疗可提供无潜在危害的同等效益，并且可替代抗抑郁药物治疗[24]。另一个需要进一步研究的领域是肾移植对抑郁症的影响[3]。最后，停止透析是严重肾病的自然结果，支持患者停止透析是医生可以帮助患者减少痛苦和最大化患者自主权的重要方式[22]。

高血压和抑郁症

● **流行病学**

在美国，大约30%的成年人（6500万人）患有高血

压，他们有以下任何一种情况：收缩压≥140 mmHg；舒张压≥90 mmHg；服用抗高血压药物[40]。高血压被认为是过早发病和死亡的最重要的可预防因素之一，并且使患有肾衰竭、心血管疾病、脑卒中和外周动脉疾病的风险加倍[41]。尽管降压治疗明显降低了心血管和肾脏疾病的风险，但有50%的高血压患者没有得到治疗或没有得到充分的治疗[40]。

高血压的发病率随年龄增长而增加，在60岁以上的个体中发病率高达65%[40]。男性性别是高血压发展的危险因素，部分原因与男性性激素有关[42]。此外，男性更可能有不健康的行为习惯，更不容易察觉自己的健康问题。绝经前女性由于雌激素的保护作用发病率相对较低，但随着年龄的增长，绝经后妇女的高血压患病率增加[42]。美国高血压患病率的增加被认为与肥胖率的增加有关。肥胖和体重增加被认为是高血压的独立危险因素，据估计，60%的高血压患者的体重超过了标准体重的20%。高血压的患病率也与膳食中大量摄入氯化钠有关[40]。

家庭研究表明，血压水平和高血压的显著遗传率在15%~35%。55岁以前高血压的发病率在有高血压家族史的人群中高达3.8倍[40]。有人认为高血压和抑郁症可能具有共同的遗传易感性[43]。在非裔美国人中，高血压出现的年龄更早，通常更为严重，其导致的终末期肾病、一般医疗发病率和死亡率高于美国白种人[40]。较低的社会经济地位也与高血压患病率升高有关，这可能表明该人群对高血压风险的了解较少，治疗机会较少[42]。

重性抑郁症患者的高血压发生率略高于非抑郁症患者，尤其在高龄人群中[42]。抑郁症与高血压的横断面患病率和纵向发病率都相关[43,44]。几项大型队列研究报告显示，基线抑郁症状的成人患高血压的概率提高了2倍[45]。最近的一项荟萃分析得出结论，抑郁患者中患高血压的风险增加了42%，并且抑郁可能是高血压的独立危险因素[43]。一项前瞻性队列研究发现，随着时间的推移，复发性抑郁症发作的患者患高血压的风险在中老年时期明显增加。即使在控制了年龄和其他协变量之后，那些患有更严重抑郁和复发性抑郁的患者也会更频繁地出现高血压（约7%的发病率），并且男性的发病比女性早[46]。另一项研究显示，中年抑郁症患者在随访期间有65%的可能性被诊断为高血压[4]。与此相反，一项研究发现，重性抑郁症患者的平均收缩压明显较低，并且不太可能有单独的收缩期高血压[47]。

● 病理生理学

抑郁与高血压的关系是复杂的、双向的。抑郁症与儿茶酚胺分泌的改变及昼夜节律失调有关。慢性高血压可能会进一步影响儿茶酚胺的稳态，从而影响患者对慢性压力的反应能力，进而加剧抑郁障碍[45]。

失眠和睡眠时间缩短是抑郁症的常见症状，而这些症状被认为与高血压有关[45]。正常情况下，睡眠时的血压通常比白天低10%~20%[40]。人们认为抑郁症可能会影响夜间生理上的血压下降，一项研究表明抑郁症状与减弱的夜间收缩血压下降之间有关联[45]。在一项前瞻性研究中，刚维施（Gangwisch）等发现，参与研究的抑郁症患者中，报告长期的短睡眠时间（每晚少于5小时）的人比每晚7~8小时睡眠的人患高血压的可能性高50%。作者认为长期睡眠剥夺可以调节心血管系统以适应更高的压力平衡[44]。此外，失眠还可促进下丘脑-垂体-肾上腺轴的活化，使皮质醇水平升高[44,48]，而在地塞米松抑制试验中，皮质醇水平升高，从而缺乏抑制，它与血压升高密切相关[46]。

抑郁症与自主神经功能障碍有关，包括交感神经活动的增加和副交感神经活动的减少，这也可能导致血压升高。迷走神经功能减弱可能导致自主神经失调，心率变异性降低就是证据[43,49]。当遇到压力时，即使是自主神经调节的细微变化也会导致血压反应性地升高，而这已经被认为是心理特征和压力可能导致高血压的机制[50,51]。抑郁症（和焦虑症）可以改变神经肽Y，神经肽Y通过抑制交感神经活动来调节去甲肾上腺素信号，从而降低血压，这或许可以解释为什么一些抑郁症患者的收缩压也较低[41,52]。

越来越多的证据表明，抑郁症患者明显地表现出免疫功能障碍，炎症性细胞因子的释放增加，高血压患者的循环炎症标志物（如C-反应蛋白）也会增加，它可以预测高血压的发生[49]。

抑郁症通常与焦虑症相关，而焦虑症本身也与高血压的发展有关。对抑郁症患者的横断面研究提供了交感神经活动增加的证据，如自主觉醒和血压反应性增加。这表明，焦虑和抑郁可能会对心血管系统产生压力，从而导致过度紧张[48]。

最后，患有重性抑郁症的人可能更频繁地接触精神药物，这可能导致体重增加，进而发展为高血压[42]。

● 临床表现

高血压是相对无症状的，所以不太可能出现与抑郁症重叠的症状。因此，高血压患者的抑郁症的诊断与第3章所讨论的并无显著差异。

● 历史和自然进程

抑郁症和高血压有几个共同的危险因素，包括自理能力减弱、久坐不动的生活方式、饮酒、吸烟和肥胖（框15-1）。缺乏体育活动、吸烟、酗酒、代谢综合征和肥胖占抑郁症患者高血压发病风险的很大一部分，这表明这些行为可能是抑郁症和高血压之间关系的介导因素[43]。

这些不健康的生活方式会影响高血压的管理和预后，

患者对药物的不依从性也是如此[42]。抗高血压药物治疗的依从性差是导致血压控制不良和预后不良临床结果的主要原因。大量社区老年人的样本显示，那些患有抑郁症的患者依从性较差，女性比男性更容易坚持治疗。随着时间的推移，药物治疗的依从性显著下降，而在抑郁症患者中，2年后，服药率下降到59%[53]。一项荟萃分析也显示，抑郁症和对抗高血压药物的依从性差之间存在统计学上的显著关系[54]。

未经治疗的高血压也会导致老年抑郁症的发展。因此，有抑郁症状的老年男性患者在早期的生活中有较高的高血压发病频率[49]。早年的高血压可导致脑血管改变、白质病变和涉及前额和前纹状体通路的皮质萎缩，这些导致随后的情绪变化。

● 评估和鉴别诊断

高血压患者的抑郁评估与第3章所讨论的抑郁评估没有显著的不同。鉴别诊断包括双相情感障碍、焦虑症、共病物质使用障碍、睡眠障碍、痴呆或认知障碍以及急性医学环境谵妄（框15-6）。在患有高血压的抑郁症患者中，评估应考虑高血压发病与抑郁症发展之间的时间关系。如果存在很强的关系，就可以更加重视高血压的积极管理。此外，提示与高血压相关的脑血管疾病的症状应采取更完整的神经精神评估方式，比如增加神经影像学检查，这有助于指导抑郁症治疗。

● 治疗

除了管理饮食习惯、低盐饮食、减肥和经常锻炼，药物治疗是治疗高血压的主要方法（框15-7）[53]。此外，注意减少烟草、酒精和药物的使用也很重要。短睡眠时间和高血压之间的相互作用表明，改善睡眠卫生习惯对高血压和共病抑郁症患者尤其重要[44]。

抗高血压药物的精神副作用

利血平、可乐定、甲基多巴、β-受体阻滞剂、钙通道阻滞剂和靶向血管紧张素的药物，如血管紧张素转换酶（ACE）抑制剂，血管紧张素Ⅱ受体阻滞剂（ARB），都与抑郁症有关，但这些相关性可能比原先认为的要弱得多（框15-9）[55,56]。

框15-9

会引起抑郁症状的药物

经典描述：利血平、可乐定、甲基多巴、β-受体阻滞剂、钙通道阻滞剂、血管紧张素转换酶抑制剂、血管紧张素Ⅱ受体阻滞剂。

请注意，现代研究发现，这些药物和抑郁症状的相关性比最初描述的要弱得多。

利血平通过单胺氧化酶消耗儿茶酚胺神经递质。早期研究报道，使用利血平时，亚综合征抑郁症状（包括疲劳、不适和镇静）的发生率高达15%。但最近的研究发现，与利血平相关的抑郁症发病率较低[55]。中枢作用的α受体激动剂可乐定与多达1/3的患者的镇静和疲劳有关，但很少（1%~2%）导致情绪障碍。早期研究发现，一种中枢α₂受体激动剂甲基多巴（目前很少使用，除了妊娠高血压综合征），多达1/3的患者在使用它后出现疲劳、镇静和抑郁的副作用（被认为与去甲肾上腺素水平降低有关），尤其是有抑郁病史的患者。然而，最近的综述未显示甲基多巴与抑郁症之间的显著相关性[55]。

β受体阻滞剂是研究最广泛的一种抗高血压药物。尽管亲脂性β受体阻滞剂（如普萘洛尔、美托洛尔）比非亲脂性β受体阻滞剂更容易穿过血脑屏障，但没有明确证据表明它们能使神经精神后遗症发生率更高。一项大型荟萃分析未发现β受体阻滞剂与抑郁症状之间存在显著关联，在这方面亲脂性和非亲脂性药物之间没有差异[55]。此外，已经积极地研究了对5-HT1A受体具有作用的吲哚洛尔作为治疗抑郁症的潜在增强剂已经被积极研究，并且已经发现它会提高对选择性5-羟色胺再摄取抑制剂的反应速度。最后，切拉诺（Celano）等发现β受体阻滞剂与抑郁症的认知症状无关，但确实增加了一些可能被误解为抑郁症的躯体症状（疲劳和睡眠问题）[55]。

对钙通道阻滞剂的研究表明，疲劳的增加与抑郁没有联系。在血管性抑郁症患者中，尼莫地平在增强抗抑郁治疗方面优于安慰剂。一项对使用维拉帕米缓释剂治疗冠状动脉疾病和高血压患者的研究发现，1年随访时患者的抑郁症状有显著改善，这表明维拉帕米可能比其他β受体阻滞剂更适用于治疗冠心病和抑郁症患者[57]。

其他抗高血压药，包括利尿剂、血管紧张素转换酶抑制剂和血管紧张素Ⅱ受体阻滞剂，通常与神经精神效应或抑郁症无关[55]。一些病例报告显示，血管紧张素转换酶抑制剂和血管紧张素Ⅱ受体阻滞剂在抑郁症发作时出现，但缺乏对照研究数据。尽管如此，所有抗高血压药物都有可能引起抑郁症的一些症状，最常见的是疲劳，并且这可能与亚综合征抑郁症恶化为更具临床意义的抑郁发作有关。因此，要谨慎地监测服用这些药物，以治疗有抑郁症状的患者[56]。

抗抑郁药物对血压的影响

抗抑郁药物的使用与重性抑郁症患者的血压升高有关[42]。除5-羟色胺和去甲肾上腺素再摄取抑制剂文拉法辛外，单胺氧化酶抑制剂和三环类抗抑郁药似乎对血压有直接影响，并可能导致高血压的恶化[58]。这种对血压的影响可能是由去甲肾上腺素的增强和抗胆碱能对心率的影响所介导的[58]。其他可能影响血压的药物包括安非他酮和抗精神病药物，这些药物在治疗抑郁症的过程中被用作辅助药物[56, 58]。

三环类抗抑郁药可通过阻断α_1受体产生直立性低血压，并通过其对心脏迷走神经控制的抗胆碱能作用升高收缩压[52]。在对2600名患有高血压和共病抑郁症的成年人的研究中，与其他抗抑郁药相比，服用三环类抗抑郁药患者的收缩压和舒张压均较高[52]。德莱尼（Delaney）等的一项研究的事后分析揭示了三环类抗抑郁药与高血压之间的强烈关联[47]。最近的一项关于文拉法辛和丙咪嗪对血压影响的荟萃分析显示，使用丙咪嗪治疗后的血压变化相对良性，75%的收缩压和舒张压升高的病例在延续期自行缓解[58]。许多关于三环类抗抑郁药和血压的研究都集中在老年患者身上，他们往往患有严重的并发症，这些患者可能更容易发生直立性低血压，这是一种潜在的严重副作用，应对所有服用三环类抗抑郁药患者进行监测[58]。

与三环类抗抑郁药相似，非选择性的单胺氧化酶抑制剂可以引起相对较高的直立性低血压，这也需要密切的临床监测[58]。单胺氧化酶抑制剂通过抑制单胺氧化酶来表现它们的抗抑郁作用，它能提高多巴胺、5-羟色胺和去甲肾上腺素的突触水平。这些药物与高血压和严重的高血压风险有关。在患有慢性高血压的患者中需避免使用单胺氧化酶抑制剂。最重要的是，必须对服用单胺氧化酶抑制剂的患者适当地进行关于饮食摄入酪胺（一种血管活性胺）的教育，这种胺在陈年的肉类、酒精饮料和陈年奶酪中自然产生。饮食中的酪胺会转化为去甲肾上腺素。如果一种单胺氧化酶抑制剂抑制了去甲肾上腺素的退化，即使是适量的酪胺摄入也会导致血压的快速升高，并可能引起高血压危象。当单胺氧化酶抑制剂与其他提高儿茶酚胺或5-羟色胺水平的药物联合使用时，血压和5-羟色胺中毒水平（如5-羟色胺综合征）也会升高[59]。所有服用单胺氧化酶抑制剂的患者在使用其他药物制剂（包括非处方药物）时必须被密切监测，以避免这些危险的药物相互作用（表15-4）[41, 58, 59]。

已经发现5-羟色胺和去甲肾上腺素再摄取抑制剂比三环类抗抑郁药或单胺氧化酶抑制剂能更缓和地升高舒张压。部分可能是由于迷走神经控制的影响，但完整的机制仍然未知。在对使用文拉法辛的抑郁症患者进行的一项大型研究中，那些服用>300 mg/d 文拉法辛的患者血压的升高幅度较小，但有统计学意义。这种效应在持续治疗期间持续存在，在长期治疗期间，出现血压升高的新病例的发生率虽小，但意义重大。在使用文拉法辛治疗的患者中，观察到血压影响的患者多达11%。值得注意的是，文拉法辛对抗高血压治疗的患者的血压控制并无负面影响。因此，建议在增加到300 mg或以上剂量

之前，应先使用较低剂量的文拉法辛，并对使用剂量高于300 mg/d的患者的血压进行连续监测[58]。

安非他酮已被证明可以通过多巴胺能途径升高血压，但无论是剂量-反应关系还是血压持续升高的确切发生率都缺乏详细研究[58]。

非典型抗精神病药物越来越多地被用作加强治疗重性抑郁症的药物[42]。第一代和第二代抗精神病药物都与重性抑郁症患者的血压升高有关。最近的一篇综述表明，尽管与安慰剂相比，这些药物在治疗抑郁方面确实有效，但它们可能带来严重的、相对常见的长期副作用，如体重增加、高胆固醇血症和代谢综合征，因此应谨慎使用，并持续监测血压[42]。

表 15-4　与单胺氧化酶抑制剂禁忌的药物

拟交感神经药
安非他明
去氧肾上腺素
可卡因
血管收缩剂
阿片类/镇痛药
右美沙芬
美沙酮
哌替啶
曲马多
麻醉剂
抗生素
利奈唑胺
抗抑郁药和抗焦虑药
选择性5-羟色胺再摄取抑制剂、5-羟色胺和去甲肾上腺素再摄取抑制剂、三环类抗抑郁药和其他的单胺氧化酶抑制剂
安非他酮、丁螺环酮
抗癫痫药物
卡马西平
奥卡西平
二苯相关药剂
环苯扎林
奋乃静
金丝桃

来源：参考文献59。

● **总结**

高血压是导致过早发病和死亡的最可预防的原因之一，并且有一些证据表明抑郁症与高血压有关。抑郁症和高血压相互影响的双向机制尚不清楚。除了皮质醇和

炎症的作用外，还提出了多种途径，包括睡眠中断、儿茶酚胺分泌的改变和自主神经调节。抑郁症的早期识别和治疗可能有助于降低患高血压的风险以及在何种程度上可能降低与高血压相关的长期发病率和死亡率，关于这些影响的数据有限。有些抗抑郁药会直接导致血压升高，使病情更加复杂。然而，鉴于两种病症的高患病率，评估高血压患者的抑郁和抑郁症患者的高血压，并确保对这两种疾病进行充分治疗，能改善其预后。

营养不良

● 简介

维生素和营养缺乏可能是由躯体疾病，或是导致躯体疾病的饮食模式引起的，如糖尿病或心血管疾病。许多营养不良与抑郁症有关（表15-5）。营养因子可通过作用于神经递质形成或直接作用于神经元受体而影响抑郁症病理生理学。营养因子还能保护神经元膜免受活性氧的损害，无论它是作为抗氧化剂本身还是作为抗氧化系统中的辅助因子，如谷胱甘肽循环。

精神科医生可以通过筛查营养缺乏的症状和体征，使患者处于危险中的医疗或手术条件以及干扰营养吸收或利用的药物来识别营养缺乏。他们还需要建议患者，尤其是那些患有慢性疾病的患者，注意健康饮食。2009年，只有14%的美国成年人做到了政府建议的每天服用两份或更多份水果和三份或更多份蔬菜[60]。根据不良饮食和慢性病之间的联系，这一数字在那些患有疾病的人群中可能更低。精神科医生可能会选择推荐地中海饮食模式，这个饮食模式除了能降低心血管疾病的风险和改善肾脏疾病的肾小球滤过率外[61]，还可以降低患抑郁症的风险[62]，并且当它与坚果摄入相结合时，可以提高抑郁症患者的脑源性神经营养因子水平[63]。

叶酸和维生素 B_{12}

● 流行病学

叶酸对抑郁症患者尤其重要，因为研究表明重性抑郁症患者的叶酸水平低于健康对照组[64,65]。抑郁症恶化严重程度和增加的发作时长都与低血清或红细胞叶酸有关[66,67]。叶酸缺乏症可能是由膳食叶酸不足、溶血性贫血、长期血液透析、肝病、充血性心力衰竭、慢性炎症性疾病、慢性感染和吸收不良所致[68]。大量饮酒会减少叶酸的摄入和吸收。叶酸需求随着细胞分裂率的升高而增加，如怀孕和癌症[69]。一些药物，特别是抗惊厥药物和甲氨蝶呤，会干扰叶酸摄入或利用（表15-5）。

在60岁以上的人群中，维生素 B_{12} 缺乏的比例为10%~15%[69]。一项研究显示，30%的维生素 B_{12} 缺乏患者因抑郁症住院[70]。然而，与低叶酸不同，低维生素 B_{12} 并

不影响抗抑郁药物的疗效[71]。缺乏维生素 B_{12} 的条件包括严格的素食、艾滋病、恶性贫血、萎缩性胃炎、腹腔疾病或热带性腹泻引起的吸收不良、胃或小肠部分切除、酗酒和胰功能不全。连续三年或更长时间使用质子泵抑制剂也会干扰维生素 B_{12} 的吸收[69]。

● 病理生理学

叶酸和维生素 B_{12} 都是单碳循环的甲基化途径所必需的，这是单胺神经递质合成的关键步骤。以5-甲基四氢叶酸的形式存在的叶酸和维生素 B_{12} 与甲硫氨酸合酶相互作用，甲硫氨酸合酶将同型半胱氨酸转化为甲硫氨酸。叶酸或维生素 B_{12} 缺乏导致同型半胱氨酸升高，这在抑郁症患者中更为常见[72]，然后将同型半胱氨酸转化为S-腺苷甲硫氨酸，这是一种内源性抗抑郁药和单胺类神经递质的构建单元[69,72]。在这种情况下，叶酸缺乏会导致5-羟色胺、去甲肾上腺素和多巴胺代谢紊乱，这与抑郁症的病理生理变化有关。

叶酸不能以饮食形式穿过血脑屏障，必须首先通过亚甲基四氢叶酸还原酶（methylenetetrahydrofolate reductase, MTHFR）转化为5-甲基四氢叶酸。抑郁症患者的亚甲基四氢叶酸还原酶基因更容易发生点突变[73]，这就导致他们的叶酸需求高于没有突变的人[74]。5-甲基四氢叶酸是合成四氢生物素的必要条件，也是酪氨酸羟化酶和色氨酸羟化酶在单胺合成中的限速因子[75]。这代表了另一种机制，叶酸缺乏可能破坏神经递质平衡。

● 临床表现

由营养缺乏导致的抑郁症表现与其他原因引起的抑郁症没有显著差异。发现可能的营养缺乏需要临床医生询问非精神病性症状。除抑郁症状外，叶酸或维生素 B_{12} 缺乏症患者也可能出现贫血症状，如呼吸短促、虚弱和疲劳[68,69]。叶酸或维生素 B_{12} 缺乏也可能导致厌食、腹泻或便秘、角化性角膜炎、舌炎、黄疸和皮肤色素沉着过度[68]。维生素 B_{12} 缺乏直接影响神经系统，可能导致周围神经病变、共济失调、失忆、失血、痴呆或无情绪障碍[68,69]。由于维生素 B_{12} 缺乏会使叶酸以无法使用的形式存在，因此维生素 B_{12} 缺乏会导致叶酸缺乏症（包括巨幼红细胞性贫血）。

● 历史和自然进程

早期叶酸和维生素 B_{12} 缺乏可能是无症状的，仅存在降低的血清水平或升高的同型半胱氨酸和（或）甲基丙烯酸甲酯。在更严重的叶酸和维生素 B_{12} 缺乏病例中观察到的巨幼红细胞性贫血可能需要长达4个月才能显现，因为红细胞在循环中可存活4个月[69]。一旦巨幼红细胞性贫血出现，2/3的患者会有相关的神经系统症状表现[76]。情感障碍如抑郁症，是叶酸缺乏症中最常见的神经精神障碍，而周围神经病变最常见于维生素 B_{12} 缺乏症。当贫

表 15-5 营养缺乏和抑郁症[a]

营养素成分	与缺乏相关的条件	导致缺乏的药物	症状和体征	在抑郁症的机制	食物来源
叶酸	大量饮酒、饮食不足、怀孕和哺乳期、癌症、溶血性贫血、血液透析、肝脏疾病、吸收不良、烟草	口服避孕药、柳氮磺胺吡啶、苯妥英、扑米酮、甲氨蝶呤、氨苯蝶啶、乙胺嘧啶、甲氧苄啶	同型半胱氨酸↑，高度分化的中性粒细胞、大细胞性贫血、气短、虚弱	在单碳循环中合成单胺类神经递质所需的	绿叶蔬菜、豆类、橙汁
镁	吸收不良、克罗恩病、腹腔疾病、长期腹泻、肠部分切除术、辐射引起的肠道炎症、糖尿病、酗酒、老年	长期使用利尿剂	低镁血症、低钙血症（尽管有足够的膳食钙）、低钾血症、甲状旁腺素↓、恶心和呕吐、震颤、手足抽搐、肌肉痉挛、厌食、人格改变	作为神经元传递和谷胱甘肽合成的一部分，需要在细胞膜上进行离子传输	燕麦麸、100%麸合类、糙米、菠菜、瑞士甜菜、鲑鱼、利马豆、糖蜜、杏仁
硒	饮食不全、小肠部分切除、克罗恩病、需要特殊饮食的代谢紊乱	无	除非严重缺乏，否则无临床表现、免疫功能受损、肌肉无力和消瘦	甲状腺激素激活所必需的；合成谷胱甘肽过氧化物酶的成分；支持维生素E的抗氧化作用	巴西坚果、内脏、海鲜、肉类、一些全谷物
维生素 B₂（核黄素）	饮食不全、酗酒、厌食症、乳糖不耐受、肾上腺功能不全、甲状腺功能减退	无	咽喉肿痛、黏膜肿胀、发红、裂唇、角膜炎、口炎、红肿、舌炎、脂溢性皮炎、角膜血管化	叶酸的活化，谷胱甘肽的再生以及尿酸的生成，一种抗氧化剂	牛奶、鸡蛋、杏仁、菠菜、鸡肉、牛肉、芦笋、鲑鱼、西蓝花
维生素 B₆（吡哆醇）	血液透析、酗酒	口服避孕药[d]	癫痫发作和脑电图改变、烦躁、抑郁、意识模糊、舌头发炎、口腔溃疡、口角炎	神经递质合成中的辅助因子	马铃薯、鸡肉、三文鱼、香蕉、火鸡、波菜、蔬菜汁、榛子
维生素 B₁₂	恶性贫血、萎缩性胃炎、胃或回肠部分切除、吸收不良、胰腺功能不全、酗酒、艾滋病、严格素食	质子泵抑制剂（≥3年使用）、二甲双胍、氧化亚氮、秋水仙碱、新霉素、氯霉素、考来烯胺	同型半胱氨酸↑、甲基丙二酸↑、叶酸缺乏的症状、周围神经病变、共济失调、记忆力减退、定向障碍、痴呆±情绪障碍	在单碳循环中合成单胺神经递质所必需的；用于生产S-腺苷甲硫氨酸的辅助因子；叶酸代谢所需的	肉类、家禽、鱼类、贝类、牛奶

营养成分	与缺乏相关的条件	导致缺乏的药物	症状和体征	在抑郁症中的机制	食物来源
维生素C	饮食不足	含雌激素的口服避孕药 阿司匹林（频繁使用）	疲劳、关节疼痛和肿胀、容易擦伤和出血、脱发和牙齿脱落	生产四氢生物蝶呤（BH4）的必需品，四氢生物蝶呤是一种产生单胺类神经递质的酶的共激活剂；抗氧化剂；参与甲基化循环	水果蔬菜
维生素D	年龄较大、阳光照射较少、皮肤较黑、户外皮肤遮盖、囊性纤维化、胆汁淤积性肝病、炎症性肠病、小肠切除、肥胖	无	佝偻病、骨软化、肌肉无力和疼痛	可能影响神经生长因子的产生、神经递质的合成、脑钙的稳态、炎症[b]	三文鱼罐头、沙丁鱼、鲭鱼、强化食品
维生素E	严重营养不良、脂肪吸收不良、囊性纤维化、胆汁淤积性肝病	考来烯胺 考来替泊 异烟肼 奥利司他 硫糖铝 卡马西平 苯妥英 苯巴比妥	在成年期，症状可能会延迟10～20年；共济失调、周围神经病变、色素沉着病	抗氧化剂；增强血管舒张	植物油、坚果、绿叶蔬菜、全谷物
锌	婴儿和儿童、65岁及以上人群、怀孕和哺乳期的女性、严重烧伤、长期腹泻、肠炎性皮炎、全肠外营养、营养不良、神经性厌食症、吸收不良、炎症性肠病、镰状细胞性贫血、酒精性肝病	补铁剂	生长发育迟缓、青春期延迟、皮肤改变、腹泻、免疫缺乏、伤口愈合受损、厌食、味觉受损、夜盲症、角膜肿胀和混浊、行为障碍	参与突触神经传递[c]，缺乏时可能破坏下丘脑-垂体-肾上腺轴[f]，酶的辅助因子的生物利用度、可提高膳食叶酸的生物利用度	贝类、牛肉、其他红肉、坚果、豆类

a. 除非另有说明，否则来自 Higdon 和 Drake（2012）的信息。

b. Harrisons（2012）。

c. Stahl（2008）。

d. Bjelland 等（2003）。

e. Papakostas 等（2004）。

f. Descombes 等（1993）。

血严重时，患者可能会出现轻度发热[68]。

● 评估和鉴别诊断

维生素B_{12}和叶酸缺乏症是通过实验室检测来诊断的。血清叶酸反映了最近的饮食，而红细胞叶酸（RBC folate）检测了全身叶酸，最近的饮食对其影响较小。严重钴胺素缺乏时，红细胞叶酸水平可能较低。正常血清钴胺素水平范围为118～148 pmol/L（160～200 ng/L）至738 pmol/L（1000 ng/L），74～148 pmol/L（100～200 ng/L）为临界值[68]。300 ng/L是老年人正常的下限，因为他们的钴胺素缺乏风险较高[77]。

升高的血清同型半胱氨酸和甲基丙烯酸甲酯是功能性或亚临床叶酸和维生素B_{12}缺乏的更敏感的标志物[69, 78]。过高的同型半胱氨酸可能是早期叶酸缺乏的唯一标志物[69]，但它在维生素B_{12}缺乏症中也是升高的。正常的甲基丙二酸有效地排除了维生素B_{12}缺乏症[78]，甲基丙二酸在缺乏维生素B_{12}而不缺乏叶酸时升高，这可以帮助临床医生区分这些缺乏状态。

在实验室检查中也可以看到大细胞性贫血和高度分化的中性粒细胞。叶酸缺乏症和维生素B_{12}缺乏症的贫血是难以区分的，因此发现大细胞性贫血需要进一步的研究。

精神科医生应该考虑将患者推荐给他们的初级保健医生，以检查维生素B_{12}缺乏的原因。

● 治疗

即使在严重的吸收不良的情况下，每天5～15 mg的口服叶酸补充剂也足够了。治疗应至少持续4个月，直到新的富含叶酸的红细胞取代叶酸缺乏的红细胞。因为大剂量的叶酸可以掩盖维生素维生素B_{12}缺乏症，所以患者在接受补充叶酸治疗前应进行B_{12}缺乏症的检测。服用甲氨蝶呤的患者可能需要亚叶酸——一种稳定形式的完全还原的叶酸。德普林（Deplin）提供了一种具有代谢活性的叶酸（L-甲基叶酸），不需要5-甲基四氢叶酸代谢，理论上可能有益于那些在叶酸激活途径突变的患者。维生素B_{12}缺乏症患者通常需要肌内注射补充。如果不能纠正导致缺乏症的原因，治疗可能是终身的。如果无法进行肌内注射补充，也可以提供口服和舌下制剂[68]。

锌

● 流行病学

大量的研究记录了抑郁症患者的锌水平较低[79, 80]，以及低锌与治疗抗性和抑郁严重程度之间的联系[81]。缺锌在老年人和婴幼儿中更为常见。与缺锌有关的条件包括严重烧伤、长期腹泻、妊娠和哺乳期、肢端皮炎、营养

不良、神经性厌食症、吸收不良、炎症性肠病、镰状细胞性贫血和酒精性肝病[69]。青霉胺、乙胺丁醇和铁补充剂也会导致缺锌[68]。

● 病理生理学

锌是大脑中仅次于铁的第二丰富的过渡金属[82]。它既能影响神经递质，又能作为神经递质发挥作用[82]。

锌在大脑区域和参与抑郁症病理生理学的神经递质系统中具有活性。它可阻断N-甲基-D-天冬氨酸受体[83]并防止谷氨酸能兴奋性中毒[84, 85]。锌还调节氨甲基膦酸和γ-氨基丁酸受体[86, 87]。锌特异性突触小泡含有大脑中的大部分锌[88]，它集中在杏仁核和海马中[89]，海马似乎对慢性缺锌特别敏感[90]。缺锌会激活下丘脑-垂体-肾上腺轴[91, 92]，这被认为介导了锌缺乏大鼠中抑郁样行为的增加[93]。

● 临床表现

轻度缺锌会损害儿童的生长发育，导致发育不良[68]。糖皮质激素分泌的改变会带来体液免疫受损[92]，导致在缺锌的养老院居民中肺炎发病率较高[94]。

● 历史和自然进程

更严重的慢性锌缺乏症是造成中东地区性腺功能减退和侏儒症的原因之一[68]。缺锌的其他症状包括腹泻、伤口愈合功能受损、厌食症、夜盲症、角膜混浊和肿胀[69]。肠黏膜炎（一种常染色体隐性遗传病）的锌吸收改变，导致特征性皮疹，并伴有脱发、肌肉萎缩、腹泻、抑郁和易怒[68]。

● 评估和鉴别诊断

血锌水平低于12 μmol/L可诊断为锌缺乏症。在怀孕和使用口服避孕药时，锌的含量可能会降低。低白蛋白血症和急性疾病也降低了锌的水平[68]。

● 治疗

每天摄入60 mg的锌元素可有效地治疗缺锌[68]。每日25 mg的补锌是传统抗抑郁药物治疗的一种有效的辅助手段，与单独使用抗抑郁药物治疗相比，6周和12周时抑郁评分显著改善[95]。每天25 mg锌的增加改善了治疗抵抗性抑郁症患者对丙咪嗪的反应[96]。

结论

许多维生素和矿物质的缺乏都与抑郁症有关（表15-5）。精神科医生可以通过饮食史，通过筛选作为营养缺乏的危险因素，或通过获得血液水平来确定饮食对抑郁症的影响。当需要补充营养时，精神科医生根据舒适程度，与初级保健提供者联络（框15-10）。

1/5 的慢性肾脏病患者会经历至少一次重性抑郁发作；抑郁症很可能会对肾脏疾病和生活质量产生不利影响

大多数患有慢性肾脏病的重性抑郁症患者未被诊断和治疗

精神科医生有机会与医疗服务提供者合作，最大限度地治疗这一高危人群中的抑郁症，并为患者及其家人提供围绕停止透析等复杂问题的指导

抑郁症和高血压之间有直接的联系，因为两者都被认为是促成另一种疾病发生的危险因素

精神科医生应该与医疗服务提供者密切合作，以确保适当管理高血压，并谨慎使用精神药物，因为其有可能进一步加剧高血压

根据美国饮食标准，美国有多达 4/5 的成年人报告水果和蔬菜摄入量不足

维生素缺乏和抑郁症状之间存在直接关系

精神科医生有机会来指导患者适当的营养，应特别小心识别和适当治疗患者的营养缺乏症

参考文献

1. KDIGO. 2012 Clinical practice guidelines for the evaluation and management of chronic kidney disease. *Kidney Int Suppl.* 2013; 3: 5.

2. Levenson JL. *Textbook of Psychosomatic Medicine: Psychiatric Care of the Medically Ill.* IInd ed. Arlington, VA: American Psychiatric Publishing; 2010.

3. Kimmel PL, Cukor D, Cohen S, Peterson RA. Depression in end-stage renal disease patients: A critical review. *Adv Chronic Kidney Dis.* 2007; 14(4): 328–334.

4. Hedayati SS, Yalamanchili V, Finkelstein FO. A practical approach to the treatment of depression in patients with chronic kidney disease and end-stage renal disease. *Kidney Int.* 2012; 81(3): 247–255.

5. Fischer MJ, Xie D, Jordan N, et al. Factors associated with depressive symptoms and use of antidepressant medications among participants in the Chronic Insufficiency Cohort (CRIC) and Hispanic-CRIC Studies. *Am J Kidney Dis.* 2012; 60(1): 27–38.

6. Young BA, Von Kroff M, Heckbert SR, et al. Association of major depression and mortality in Stage 5 diabetic chronic kidney disease. *Gen Hosp Psychiatry.* 2010; 32(2): 119–124.

7. Hedayati SS, Minhajuddin AT, Afshar M, Toto RD, Trivedi MH, Rush AJ. Association between major depressive episodes in patients with chronic kidney disease and initiation of dialysis, hospitalization, or death. *JAMA.* 2010; 303(19): 1946–1953.

8. Hedayati SS, Minhajuddin AT, Toto RD, Morris DW, Rush AJ. Prevalence of major depressive episode in CKD. *Am J Kidney Dis.* 2009; 54(3): 424–432.

9. Kurella M, Kimmel P, Young B, Chertow GM. Suicide in the United States End-Stage Renal Disease Program. *J Am Soc Nephrol.* 2005; 16(3): 774–781.

10. Kimmel PL, Peterson RA. Depression in end-stage renal disease patients treated with hemodialysis: tools, correlates, outcomes, and needs. *Semin Dial.* 2005; 18(2): 91–97.

11. Bargman JM, Skorecki K. Chronic kidney disease. In: Longo DL, Fauci AS, Kasper DL, et al. *Harrison's Principles of Internal Medicine.* 18th ed. New York, NY: McGraw-Hill Inc.; 2012.

12. Cukor D, Cohen SD, Peterson RA, Kimmel PL. Psychosocial aspects of chronic disease: ESRD as a paradigmatic illness. *J Am Soc Nephrol.* 2007; 18(12): 3042–3055.

13. Ibrahim S, El Salamony O. Depression, quality of life and malnutrition-inflammation scores in hemodialysis patients. *Am J Nephrol.* 2008; 28(5): 784–791.

14. Kop WJ, Seliger SL, Fink JC, et al. Longitudinal association of depressive symptoms with rapid kidney function decline and adverse clinical renal disease outcomes. *Clin J Am Soc Nephrol.* 2011; 6(4): 834–844.

15. Lew SQ, Piraino B. Quality of life and psychological issues in peritoneal dialysis patients. *Semin Dial.* 2005; 18(2): 119–123.

16. Liu KD, Chertow GM. Dialysis in the Treatment of Renal Failure. In: Longo DL, Fauci AS, Kasper DL, et al. *Harrison's Principles of Internal Medicine.* 18th ed. New York, NY: McGraw-Hill Inc.; 2012.

17. Garcia-Llana H, Remor E, Selgas R. Adherence to treatment, emotional state and quality of life in patients with end-stage renal disease undergoing dialysis. *Psicothema.* 2013; 25(1): 79–86.

18. Wuerth D, Finkelstein SH, Finkelstein FO. The Identification and Treatment of Depression in Patients Maintained on Dialysis. *Semin Dial.* 2005; 18(2): 142–146.

19. Cukor D, Coplan J, Brown C, et al. Depression and anxiety in urban hemodialysis patients. *Clin J Am Soc Nephrol.* 2007; 2(3): 484–490.

20. Turk S, Atalay H, Altintepe L, et al. Treatment with antidepressant drugs improved quality of life in chronic hemodialysis patients. *Clin Nephrol.* 2006; 65(2): 113–118.

21. Wuerth D, Finkelstein SH, Finklestein FO. Psychosocial assessment of the patient on chronic peritoneal dialysis: An overview. *Adv Chronic Kidney Dis.* 2007; 14(4): 353–357.

22. Tamura MK, Goldstein MK, Perez-Stable EJ. Preferences for dialysis withdrawal and engagement in advance care planning within a diverse sample of dialysis patients. *Nephrol Dial Transplant.* 2010; 25(1): 237–242.

23. Cohen LM, Germain MJ, Poppel DM. Practical considerations in dialysis withdrawal: "To Have That Option Is a Blessing," *JAMA.* 2003; 289(16): 2113–2119.

24. Nagler EV, Webster AC, Vanholder R, Zoccali C. Antidepressants for depression in stage 3–5 chronic kidney disease: a systematic review of pharmacokinetics, efficacy and safety with recommendations by European Renal Best Practice (ERBP). *Nephrol Dial Transplant.* 2012; 27(10): 3736–3745.

25. Wuerth D, Finkelstein SH, Kilger AS, Finkelstein FO. Chronic peritoneal dialysis patients diagnosed with clinical depression: Results of pharmacologic therapy. *Semin Dial.* 2003; 16(6): 424–427.

26. Kishore BK, Ecelbarger CM. Lithium: a versatile tool for

understanding renal physiology. *Am J Physiol Renal Physiol.* 2013; 304(9): F1139–F1149.

27. Adam WR, Sshweitzer I, Walker R. Editorial. Trade-off between the benefits of lithium treatment and the risk of chronic kidney disease. *Nephrology.* 2012; 17: 772–779.

28. Aprahamian I, Santos FS, dos Santos B, et al. Long-term, low-dose lithium treatment does not impair renal function in the elderly: A 2-year randomized, placebo-controlled trial followed by single-blind extension. *J Clin Psychiatry.* 2014; 75(70): e672–e678.

29. Karaosmanoğlu AD, Butros SR, Arellano R. Imaging findings of renal toxicity in patients on chronic lithium therapy. *Diagn Interv Radiol.* 2013; 19: 299–303.

30. Minay J, Paul R, McGarvey D, et al. Lithium usage and renal function testing in a large UK community population: A case-control study. *Gen Hosp Psychiatry.* 2013; 35: 631–635.

31. Rej S, Herrmann N, Shulman K. The effects of lithium on renal function in older adults—a systematic review. *J Geriatric Psychiatr Neurol.* 2012; 25(1): 51–61.

32. Carter L, Zolezzi M, Lewczyk A. An updated review of the optimal lithium dosage regimen for renal protection. *Can J Psychiatry.* 2013; 58(10): 595–600.

33. Rej S, Elie D, Mucsi I, et al. Chronic kidney disease in lithium-treated older adults: A review of the epidemiology, mechanisms, and implications for the treatment of late-life mood disorders. *Drugs Aging.* 2015; 32: 31–42.

34. Rej S, Segal M, Low NC, et al. The McGill Geriatrics Lithium-Induced Diabetes Insipidus Clinical Study (McGLIDICS). *Can J Psychiatry.* 2014; 59(6): 327–334.

35. Lam SS, Kjellstrand C. Emergency treatment of lithium-induced diabetes insipidus with nonsteroidal anti-inflammatory drugs. *Ren Fail.* 1997; 19(1): 183–188.

36. Wu JY, Wadhwa N. Case 192: Lithium-induced nephropathy. *Radiology.* 2013; 267(1): 308–312.

37. Boccheta A, Ardau R, Fanni T, et al. Renal function during long-term lithium treatment: A cross-sectional and longitudinal study. *BMC Med.* 2015; 13(12): 1–7.

38. Duarte PS, Miyazaki MC, Blay SL, Sesso R. Cognitive-behavioral group therapy is an effective treatment for major depression in hemodialysis patients. *Kidney Int.* 2009; 76(4): 414–421.

39. Stenvinkel P, Ketteler M, Johnson R, et al. Interleukin-10, IL-6, and TNF-alpha: Central factors in the altered cytokine network of uremia-the good, bad, and the ugly. *Kidney Int.* 2005; 67: 1216–1233.

40. Kotchen T. Hypertensive vascular diseases. In: Longo DL, Fauci AS, Kasper DL, et al. *Harrison's Principles of Internal Medicine.* 18th ed. New York, NY: McGraw-Hill Inc.; 2012.

41. Michal M, Wiltink J, Lackner K, et al. Association of hypertension with depression in the community: results from the Gutenberg Health Study. *J Hypertens.* May; 31(55): 893–899.

42. Wu EL, Chen IC, Lin CH, Chou YJ, Chou P. Increased risk of hypertension in patients with major depressive disorder: A population-based study. *J Psychosomatic Res.* 2012; 73: 169–174.

43. Meng L, Chen D, Yang Y, Zheng Y, Hui R. Depression increases the risk of hypertension incidence: a meta-analysis of prospective cohort studies. *J Hypertens.* 2012; 30(55): 842–851.

44. Gangwisch J, Malaspina D, Posner K, et al. Insomnia and sleep duration as mediators of the relationship between depression and hypertension incidence. *Am J Hypertens.* 2010; 23(1): 62–69.

45. Hamer M, Fraser-Smith N, Lespérance F, Harvey BH, Malan NT, Malan L. Depressive symptoms and 24-hour ambulatory blood pressure in Africans: The SABPA Study. *Int J Hypertens.* 2012; 2012: 426803.

46. Nabi H, Chastang JF, Lefèvre T, et al. Trajectories of depressive episodes and hypertension over 24 years: The Whitehall II Prospective Cohort Study. *Hypertension.* 2011; 57(4): 710–716.

47. Delaney J, Oddson B, Kramer H, Shea S, Psaty BM, McClelland RL. baseline depressive symptoms are not associated with clinically important levels of incident hypertension during two years of follow-up: The multi-ethnic study of atherosclerosis. *Hypertension.* 2010; 55: 408–414.

48. Jonas B, Franks P, Ingram D. are symptoms of anxiety and depression risk factors for hypertension?: Longitudinal Evidence from the National Health and Nutrition Examination Survey I Epidemiologic Follow-Up Study. *Arch Fam Med.* 1997; 6: 43–49.

49. Siennicki-Lantz A, Andre-Peterson L, Elmstahl S. Decreasing blood pressure over time is the strongest predictor of depressive symptoms in octogenarian men. *Am J Geriatr Psychiatry.* 2013; 21(9): 863–871.

50. Rutledge T, Hogan B. A quantitative review of prospective evidence linking psychological factors with hypertension development. *Psychosom Med.* 2002; 64: 758–766.

51. Yan L, Liu K, Matthews K, et al. Psychosocial factors and the risk of hypertension: the coronary artery risk development in young adults (CARDIA) study. *JAMA.* 2003; 290(7): 2138–2148.

52. Licht C, de Geus E, Seldenrijk A, et al. Depression is associated with decreased blood pressure, but antidepressant use increases the risk for hypertension. *Hypertension.* 2009; 53: 631–638.

53. Gentil L, Vasiliadis HM, Preville M, Bossé C, Berbiche D. Association between depressive and anxiety disorders and adherence to antihypertensive medication in community-living elderly adults. *J Am Geriatr Soc.* 2012; 60(12): 2297–2301.

54. Eze-Nilam C, Thombs B, Lima B, Smith C, Ziegelstein RC. The association of depression with adherence to antihypertensive medications: a systematic review. *J Hypertens.* 2010; 28(9): 1785–1795.

55. Celano C, Freudenreich O, Fernandez-Robles C, Stern TA, Caro MA, Huffman JC. Depressogenic effects of medications: A review. *Dialogues Clin Neurosci.* 2011; 13: 109–125.

56. Kotlyar M, Dysken M, Adson D. Update on drug-induced depression in the elderly, *Am J Geriatr Psychopharmacol.* 2005; 3(4): 29–300.

57. Reid ID, Tueth M, Handberg E, Kupfer S, Pepine CJ; INVEST Study Group. A Study of antihypertensive drugs and depressive symptoms (SADD-Sx) in patients treated with a calcium antagonist versus an atenolol hypertension treatment strategy in the International Verapamil SR-Trandaloprol Study (INVEST). *Psychosom Med.* 2005; 67: 398–406.

58. Thase M. Effects of venlafaxine on blood pressure: A meta-analysis of original data from 3744 depressed patients. *J Clin Psychiatry.* 1998; 59: 502–508.

59. Flockhart DA. Dietary restriction and drug interactions with monoamine oxidase inhibitors: an update. *J Clin Psychiatry*. 2012; 73(I): 17–24.

60. Center for Disease Control and Prevention. "State Indicator Report on Fruits and Vegetables. 2009. " Available at http: // www.cdc.gov/nutrition/downloads/StateIndicatorReport2009.pdf Accessed on March 30, 2013.

61. Diaz-Lopez A, Bullo M, Martinez-Gonzales MA, et al.; PREDIMED Reus Study Investigators. Effects of Mediterranean diets on kidney function: a report from the PREDIMED trial. *Am J Kidney Dis*. 2012; 60(3): 380–389.

62. Sánchez-Villegas A, Delgado-Rodríguez M, Alonso A, et al. Association of the Mediterranean dietary pattern with the incidence of depression: the Seguimiento Universidad de Navarra/ University of Navarra follow-up (SUN) cohort. *Arch Gen Psychiatry*. 2009; 66: 1090–1098.

63. Sanchez-Villegas A, Galbete C, Martinez-Gonzales MA, et al. The effect of the Mediterranean diet on plasma brain-derived neurotrophic factor (BDNF) levels: The PREDIMED-NAVARRA randomized trial. *Nutr Neurosci*. 2011; 14(5): 195–201.

64. Ghadhiran AM, Anath J, Engelsmann F. Folic acid deficiency in depression. *Psychosomatics*. 1980; 21: 926–929.

65. Bottiglieri T, Hyland K, Laundy M, et al. Folate deficiency, biopterin and monoamine metabolism in depression. *Psychol Med*. 1992; 22: 871–876.

66. Abou-Saleh MT, Coppen A. Serum and red blood cell folate in depression. *Ata Psychiatr Scand*. 1989; 80: 78–82.

67. Wesson VA, Levitt AJ, Joffe RT. Change in folate status with antidepressant treatment. *Psychiatry Res*. 1994; 53: 313–322.

68. Longo DL, Fauci AS, Kasper DL, et al. *Harrison's Principles of Internal Medicine*. 18th edi. New York, NY: McGraw-Hill Medical; 2012

69. Higdon J, Drake VJ. *An Evidence-based Approach to Vitamins and Merinals: Health Benefits and Intake Recommendations*. New York, NY: Thieme; 2012.

70. Carney MW, Sheffield BF. Serum folic acid and B12 in 272 psychiatric in-patients. *Psychol Med*. 1978; 8: 139–144.

71. Papakostas GI, Petersen T, Mischoulon D, et al. Serum folate, vitamin B12, and homocysteine in major depressive disorder, Part 1: predictors of clinical response in fluoxetine-resistant depression. *J Clin Psychiatry*. 2004; 65: 1090–1095.

72. Bottiglieri T, Laundy M, Crellin R, Toone BK, Carney MW, Reynolds EH. Homocysteine, folate, methylation, and monoamine metabolism in depression. *J Neurol Neurosurg Psychiatry*. 2000; 69: 228–232.

73. Bjelland I, Tell GS, Vollset SE, Refsum H, Ueland PM. Folate, vitamin B12, homocysteine, and the NTHFR 677C->T polymorphism in anxiety and depression: the Hordaland Homocysteine Study. *Arch Gen Psychiatry*. 2003; 60: 618–626.

74. deBree A, Verschuren WM, Bjorke-Monsen AL, et al. Effect of the methylenetetrahydrofolate reductase 677C->T mutation on the relations among folate intake and plasma folate and homocysteine concentrations in a general population sample. *Am J Clin Nutr*. 2003; 77: 687–693.

75. Stahl SM. L-methylfolate: a vitamin for your monoamines. *J Clin Psychiatry*. 2008; 69: 1352–1353.

76. Shorvon SD, Carney MW, Chanarin I, Reynolds EH. The neuropsychiatry of megaloblastic anaemia. *Br Med J*. 1980; 281(6247): 1036–1038.

77. Yao Y, Yao SL, Yao SS, Yao G, Lou W. Prevalence of vitamin B12 deficiency among geriatric outpatients. *J Fam Pract*. 1992; 35: 524–528.

78. Carmel R. Biomarkers of cobalamin (vitamin B-12) status in the epidemiological setting: a critical overview of content, applications, and performance characteristics of cobalamin, methylmalonic acid, and holotranscobalamin II. *Am J Clin Nutr*. 2011; 94: 348S–358S.

79. Maes M, D'Haese PC, Scharpe S, D'Hondt P, Cosyns P, De Broe ME. Hypozincemia in depression. *J Affect Disord*. 1994; 42: 349–358.

80. Maes M, De Vos N, Demedts P, Wauters A, Neels H. Lower serum zinc in major depression in relation to changes in serum acute phase proteins. *J Affect Disord*. 1999; 56: 189–194.

81. Maes M, Vandoolaeghe E, Neels H, et al. Lower serum zinc in major depression is a sensitive marker of treatment resistance and of the immune/inflammatory response in that illness. *Biol Psychiatry*. 1997; 42: 349–358.

82. Huang EP. Metal ions and synaptic transmission: Think zinc. *Proc Natl Acad Sci U S A*. 1997; 94: 13386–13387.

83. Vogt K, Mellor J, Tong G, Nicoll R. The actions of synaptically released zinc at hippocampal mossy fiber synapses. *Neuron*. 2000; 26: 187–196.

84. Bancila V, Nikonenko I, Dunant Y, Bloc A. Zinc inhibits glutamate release via activation of pre-synaptic KATP channels and reduces ischaemic damage in rat hippocampus. *J Neurochem*. 2004; 90: 1243–1250.

85. Cohen-Kfir E, Lee W, Eskandari S, Nelson N. Zinc inhibition of gamma-aminobutyric acid transporter 4 (GAT4) reveals a link between excitatory and inhibitory neurotransmission. *Proc Natl Acad Sci U S A*. 2005; 102: 6154–6159.

86. Smart TG, Xie X, Krishek BJ. Modulation of inhibitory and excitatory amino acid receptor ion channels by zinc. *Prog Neurobiol*. 1994; 42: 393–441.

87. Nakashima AS, Dyck RH. Zinc and Cortical Plasticity. *Brain Res Rev*. 2009: 59: 347–373.

88. Frederickson CJ. Neurobiology of zinc and zinc-containing neurons. *Int Rev Neurobiol*. 1989; 31: 145–238.

89. Takeda A, Sawashita J, Okada S. Biological half-lives of zinc and manganese in rat brain. *Brain Res*. 1995; 695: 53–58.

90. Takeda A, Minami A, Takefuta S, Tochigi M, Oku N. Zinc homeostasis in the brain of adult rats fed zinc-deficient diet. *J Neurosci Res*. 2001; 63: 447–452.

91. Fraker PJ, Osati-Ashtiani F, Wagner MA, King LE. Possible roles for glucocorticoids and apoptosis in the suppression of lymphopoiesis during zinc deficiency: a review. *J Am Coll Nutr*. 1995: 14: 11–17.

92. King LE, Osati-Ashtiani F, Fraker PJ. Apoptosis plays a distinct role in the loss of precursor lymphocytes during zinc deficiency in mice. *J Nutr*. 2002; 132: 974–979.

93. Takeda A, Tamano H, Ogawa T, et al. Significance of serum

glucocorticoid and chelatable zinc in depression and cognition in zinc deficiency. *Behav Brian Res.* 2012; 226(1): 259–264.

94. Meynadi SN, Barnett JB, Dallal GE, et al. Serum zinc and pneumonia in nursing home elderly. *Am J Clin Nutrition.* 2007; 86: 1167–1173.

95. Nowak G, Siwek M, Dudek D, Zieba A, Pilc A. Effect of zinc supplementation on antidepressant therapy in unipolar depression: a preliminary placebo-controlled study. *Pol J Pharmacol.* 2003; 55: 1143–1147.

96. Siwek M, Dudek D, Paul IA, et al. Zinc supplementation augments efficacy of imipramine in treatment resistant patients: a double blind, placebo-controlled study. *J Affect Disord.* 2009; 118(1–3): 187–195.

97. Cohen LM, Tessier EG, Germain MJ, Levy NB, et al. Update on medication use in renal disease. *Psychosomatics.* 2004; 45: 34–48.

第 16 章

抑郁症与肺病

戴维·沃尔夫
David Wolfe

希拉里·戈德堡
Hilary Goldberg

王慧 译

流行病学

肺病在病理生理学、病程和治疗方面存在差异，这为评估和治疗共病抑郁症带来了一些挑战。由呼吸急促而引起的焦虑——有时几乎无法与恐慌症区分开来——可能是患有肺部疾病的个人最突出的精神症状。不同程度的抑郁症状也很常见（图16-1），并且与显著的发病率和死亡率相关。本章将首先回顾肺部疾病的主要分类和在这些人群中已知的抑郁症流行病学。随后的章节将讨论总的病理生理机制，以及这些人群抑郁症发病、进展和治疗方式的新特征。

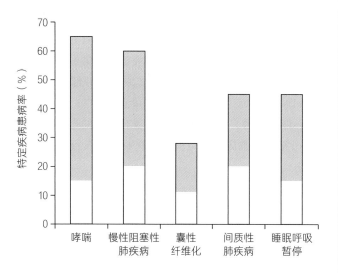

图16-1 肺部疾病的抑郁症患病率范围

哮喘是一种很常见的以平滑肌高反应性为特征的气道慢性炎症，可能是环境和遗传因素共同作用的结果。近年来，世界范围内哮喘的发病率急剧上升，特别是在儿童和青少年中。在美国，哮喘病的发病率从2001年的7.3%上升到2010年的8.4%，成为最常见的慢性病之一[1]。运动、感染、过敏原和其他空气传播的刺激物都可能与哮喘发作有关，哮喘发作的典型特征是气喘、呼吸困难、胸部不适和咳嗽。虽然哮喘目前尚无治愈方法，但有有效的方法来预防和治疗急性哮喘发作。据报道，有15%～50%的哮喘患者患有抑郁症[2-4]。哮喘也与自杀想法、自杀意图和自杀行为有关，尽管这其中的原因我们尚不清楚[5]。

慢性阻塞性肺疾病（chronic obstructive pulmonary disease，COPD）是指随着时间的推移呼吸道逐渐缩小的疾病，但与哮喘不同的是，这种变化是不可逆转的。相关的组织病理可能由吸烟、其他环境暴露或遗传倾向引起，如 α_1 抗胰蛋白酶缺乏症。慢性阻塞性肺疾病的进展可能会缓慢到足以使患者的心理和社会方面适应这种疾病，尽管如此，抑郁症仍然出现在 20%～25% 的病例中，且这一比例高于一般人群[6,7]。一项针对慢性阻塞性肺疾病老年患者的研究发现，临床抑郁症的发生率在 40% 以上[8]。该疾病的偶发性并发症（包括感染、住院治疗及需要补充氧气）也可能使情绪严重恶化。虽然抑郁症与肺功能没有直接关系［例如，预期的第一秒用力呼气量（forced expiratory volume in 1 second，FEV 1）百分比］，但有证据表明情绪会随着疾病的进展而恶化[9]。

囊性纤维化（cystic fibrosis，CF）是由在囊性纤维化跨膜电导（CF transmembrane conductance regulator，CFTR）基因中一个常染色体的隐性突变所引起的。因此，钠和氯的平衡在上皮细胞膜上受到干扰，最严重的是在肺部，同时在肝脏和胰腺中也受到影响。糖尿病、不孕症和胃肠道吸收不良以及随后的营养不良都是囊性纤维化的典型并发症，但由炎症和感染引起的呼吸系统并发症仍然是最常见的死亡原因。抑郁症患病率为 11%～17%，与较差的生活质量有关[10,11]。一份研究中心报告表明，有 33% 的囊性纤维化患者的患者健康问卷-9 得分在临床抑郁范围内，有 10% 的人报告有自杀想法[12]。

间质性肺疾病（interstitial lung disease，ILD）可以由环境损伤、自身免疫过程或特发性机制引起。硅沉着病、系统性红斑狼疮、类风湿性关节炎和药物不良反应都与其相关。由于病因不同，这组疾病的病程、严重程度和预后是可变的和不可预测的，并且严重时可能发展为肺纤维化。结节病是一种全身炎症性疾病，其中肺是最常受影响的器官，大约一半的患者发展为永久性疾病，只有不到 15% 的患者发展为肺纤维化。特发性肺纤维化（idiopathic pulmonary fibrosis，IPF）通常在 50 岁以后发病，症状可能会突然恶化而且不可预测。严重的间质性肺疾病患者，特别是特发性肺纤维化患者，器官移植可能成为一个需要迫切考虑的问题。与慢性阻塞性肺疾病相似，间质性肺疾病患者的抑郁症患病率为 20%～25%，并且与呼吸困难的程度和功能状态有显著的相关性[13-15]。与对照组相比，职业性硅沉着病患者的抑郁评分显著升高[16]。

睡眠呼吸暂停（sleep apnea，SA）以睡眠期间呼吸减少或异常为特征，可由中枢性或阻塞性睡眠呼吸暂停（obstructive sleep apnea，OSA）引起，其中绝大多数为阻塞性病因。令人惊讶的是，许多患者都没有意识到他们有呼吸困难和睡眠障碍。因此，睡眠呼吸暂停可以长时间存在而不被发现和治疗，并且逐渐导致认知障碍和情绪变化。该人群中抑郁症的患病率为 15%～30%，多变量

模型显示，睡眠呼吸暂停的严重程度增加了抑郁症的纵向风险[17]。初步证据还表明，与单独一种疾病相比，失眠和严重抑郁的组合似乎会增加患阻塞性睡眠呼吸暂停的风险[18]。白天疲劳是最能预示抑郁的症状，并且可以作为该人群中睡眠障碍和抑郁情绪之间关系的介导因素[19]。值得注意的是，即使是在没有阻塞性睡眠呼吸暂停的情况下，睡眠中断也常见于一般肺部疾病；"消极"睡眠研究不应该排除对睡眠障碍的进一步评估和治疗。

肺动脉高压的特征是肺部脉管中的血压升高。它可以代表一种原发性疾病的过程，或作为心脏、血管或肺功能障碍的并发症出现。与由硬皮病、类风湿性关节炎或系统性红斑狼疮引起的肺动脉高压相比，特发性和家族性变体相对较少。引起肺动脉高压的原因包括慢性阻塞性肺疾病、间质性肺疾病和睡眠呼吸暂停，尽管后者往往具有相对最小的影响。在肺动脉高压患者中，患者健康问卷-8 的测量显示，在 15% 的病例中有重性抑郁症，有 40% 的个体报告症状为轻度至中度[20]。

病理生理学

虽然相关研究并未展开（框 16-1），但肺部疾病与抑郁症有共同的潜在病理生理学基础的可能性。人们越来越多地认识到抑郁症的"炎症类型"，其特征是促炎细胞因子的升高，如白细胞介素-1、白细胞介素-6 和肿瘤坏死因子-α，最终导致氧化和亚硝化应激以及脑中的 5-羟色胺代谢紊乱。

框 16-1
肺病和抑郁症之间可能的介导因素

细胞因子
维生素D缺乏症
睡眠中断
低睾丸激素
氧化应激
环境压力

虽然细胞因子和其他压力源会产生抑郁表现，但炎症不一定在所有的抑郁症病例中都能被观察到。这种差异可能在一定程度上取决于测量与情绪症状发作相关的炎症标志物的时间。慢性阻塞性肺疾病也与全身和局部炎症有关，但并非所有病例都有炎症[21]。人们越来越重视了解这些炎症因子，因为它们在肺部疾病中有一定的区别，并且可以指导更有效的治疗[22]。

抑郁症可能是炎症因子变异的原因或结果。一项将这些现象联系起来的少数研究表明，与匹配的非抑郁性

哮喘患者和健康对照组对比，中度至重度抑郁的哮喘患者血清和痰液中肿瘤坏死因子-α水平显著升高，抗炎细胞因子干扰素-γ水平降低[23]。一项慢性阻塞性肺疾病患者的研究显示，血清肿瘤坏死因子-α水平升高与更严重的抑郁症状相关[24]。然而，在更大的慢性阻塞性肺疾病队列中，炎症的生理指标与抑郁症的发生率无关[25]。炎症在囊性纤维化和间质性肺疾病的病理生理学中也起着重要的作用，但它与情绪障碍的具体联系尚未阐明。

可能存在其他共享发病机制。维生素D缺乏症是囊性纤维化的常见并发症，是发展抑郁症的一个理论危险因素。虽然对维生素D水平与情绪之间的关系的研究总休上是混合的，但一项对囊性纤维化儿童的横向研究发现，血清中维生素D水平较低，抑郁评分较高[26]。虽然建议该人群主动监测维生素D水平和补充维生素D是合理的，但必须进行更大规模的纵向研究以证实这一发现。尽管将维生素D与抑郁症联系起来的确切机制尚不清楚，但囊性纤维化患者的高剂量补充确实会降低白细胞介素-6和肿瘤坏死因子-α的水平，但其他因素，包括白细胞介素-1，并未发生显著变化[27]。

尽管在睡眠呼吸暂停和抑郁症中均观察到睡眠功能障碍，但是与这些疾病相关的准确生理关系仍然未知。一项针对中年男性的研究发现，与对照组相比，阻塞性睡眠呼吸暂停患者的血清睾酮水平较低，抑郁评分显著较高[28]。另一种不断兴起的理论认为氧化应激可能介导了这种关系。超氧化物自由基的不断增加，以及血清硝酸盐和亚硝酸盐水平的降低，是全身氧化应激的一个指标。氧化应激的总体水平似乎与睡眠破碎程度、夜间低氧血症、白天疲劳和抑郁症状呈正相关[29]。氧化应激也激活炎症通路，为睡眠呼吸暂停导致心脏和代谢疾病以及情绪和认知障碍提供理论解释。

值得注意的是，环境压力和相关暴露可导致共病肺病和情绪障碍。这种现象最引人注目的例子包括经历战争和恐怖主义行为，如2001年恐怖组织对世界贸易中心的袭击。在"9·11"事件之后的几年中，20%～30%的警察和民事救援人员因暴露于灰尘和烟雾而出现上下呼吸道疾病，主要是哮喘[30]。流行病学研究发现在这一人群中有大约10%的人患有创伤后应激障碍，在袭击附近的人群中也有9%～10%的人可能患有抑郁症[31, 32]。因此，对抑郁症和创伤后应激障碍的症状进行筛查，对于因职业或创伤性接触而出现肺部后遗症的患者来说是至关重要的。

临床表现

在肺疾病中，抑郁症的临床表现有几个明显的特点（图16-2）。共病焦虑，尤其是呼吸困难和缺氧，是普遍存在的，惊恐发作与哮喘或慢性阻塞性肺疾病的急性加重非常相似（框16-2）[33]。因为焦虑是一种显著的、剧烈的症状，它可能掩盖潜在的抑郁和其他精神疾病。疲劳是慢性肺病和抑郁症的常见症状，但不是特定的。因此，仔细检查消极或抑郁的想法（无望、无助和自责）比依

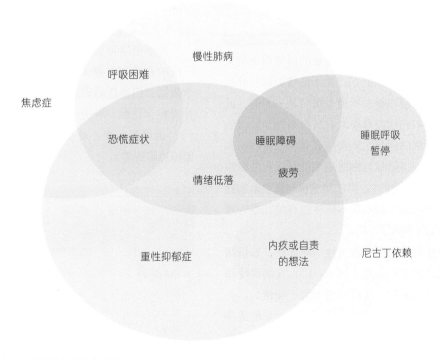

图16-2　肺部和精神疾病常见症状的重叠

赖抑郁症的自主神经或者躯体指标更有用。

框16-2
焦虑和肺部疾病

焦虑在肺部疾病中很常见，并且可能严重到足以掩盖抑郁症的其他症状。

与呼吸困难相关的急性焦虑可能与惊恐发作类似，需要彻底评估症状的触发因素、质量和持续时间。

一些肺部药物，如吸入β受体激动剂，可能引起急性焦虑症。鉴于哮喘和惊恐发作之间的症状重叠，醋甲胆碱或组胺激发有助于指导不明病例的诊断和治疗。

依赖于补充氧气的患者通常会对他们的外表产生一些早期焦虑，或者担心在家庭外面缺氧。在某些情况下，这些恐惧会导致社交焦虑或广场恐惧症。

对于慢性肺病患者，尤其是慢性阻塞性肺疾病或间质性肺疾病，任何吸烟史，不论持续时间长短或已知的因果关系，都会导致特定的罪恶感。同样，随着病情的发展，无法戒烟也会导致自责和绝望。鼓励、安慰和积极干预以促进戒烟可以解决这些问题。值得注意的是，抑郁症的存在预示着戒烟成功率的降低，这也强调了积极筛查和治疗情绪症状的必要性[34]。

考虑到情绪、睡眠和肺功能的广泛重叠，失眠可能是抑郁症的先兆。应评估患有主观睡眠障碍和白天疲劳症状的患者的抑郁情况，同时记住原发性肺病共存的情况。任何难治性睡眠障碍的患者都应考虑进行睡眠研究，特别是当他们白天感到疲劳时。

历史和自然进程

由于在这些人群中许多关于抑郁症的研究都是交叉的，或者涉及相对较少的测量点，关于情绪如何与肺疾病过程相互作用的问题在很大程度上仍然是未知的。此外，肺部疾病本身的病程差异很大，从自限性、轻微的哮喘症状到快速发展的间质性肺疾病或系统性疾病，如硬皮病。也就是说，抑郁症与慢性阻塞性肺疾病及哮喘的死亡风险总体增加有关[35-37]。抑郁情绪也与慢性阻塞性肺疾病和囊性纤维化患者的药物不依从性有关，尽管这些关系似乎很复杂且多因素[38,39]。

肺病中的里程碑事件可导致急性情绪症状，如情绪调节障碍或重性抑郁症的恶化（框16-3）。在间质性肺疾病病例中，肺部症状的发作可以是无害、突然的，并且发生在生命中相对较晚的时期，从而产生严重的适应障碍症状。住院治疗患者的慢性阻塞性肺疾病发作或囊性纤维化清理会导致患者出现沮丧和绝望情绪。患者在

第一次需要补充氧气的时候可能会特别紧张，这种疾病的外在表现会限制患者的行动能力并导致尴尬感，在严重的情况下会导致内疚感。纵向评估情绪是有用的，尤其是在这些压力点。

框16-3
肺病中抑郁的重要危险因素

晚年肺病突然发病（间质性肺疾病）
戒烟失败
开始补充氧气
急性功能衰退（无法工作或进行日常生活活动）
肺病住院治疗
移植评估

对于晚期、进行性疾病的患者，可考虑进行肺移植。虽然具体的筛查程序在移植中心之间有所不同，但通常需要将心理和社会评估作为候选资格评估的一部分。这些评估为抑郁筛查提供了一个重要的机会，因为抑郁症状往往出现在疾病末期、生活质量受损及移植危险所导致的压力状态中。在严重的情况下，如未经治疗的重性抑郁症，在确定移植候选资格之前可能需要进一步的精神病治疗。列入肺移植名单的患者面临着不可预测的等待，与正常人相比，这些患者通常表现出抑郁和焦虑的增加及生活质量的降低[40]。甚至在肺移植成功后的2年，我们发现重性抑郁症和抑郁型适应障碍的患病率分别为30%和10%[41]。

评估和鉴别诊断

抑郁情绪可能由多种原因引起，并且记住它们具有广泛的差异很重要（框16-4）。虽然缺乏详细的流行病学数据，但适应障碍在这一人群中很常见，尤其是在有并发症、住院、补充氧气和器官移植的情况下（框16-5）；也可能出现心境恶劣、重性抑郁和共病焦虑障碍，如惊恐障碍等。

框16-4
不同诊断

适应障碍
焦虑症
谵妄
痴呆
睡眠障碍

<table>
<tr><td>

框16-5

常见的并发症

混合焦虑

惊恐症状

广场恐惧症

睡眠障碍

疲劳

尼古丁依赖

</td></tr>
</table>

在患有晚期肺部疾病或急性加重的患者中，谵妄应在一开始就被排除。更常见的低活性谵妄表现为情感迟钝和社交退缩，类似于抑郁症，但通常没有真正的烦躁感。同样，由慢性缺氧或睡眠呼吸暂停引起的认知障碍可表现为精神运动迟缓、疲劳和意志减弱[42]。然而，许多肺部疾病会引起睡眠障碍，而不仅仅是阻塞性睡眠呼吸暂停。一些肺部药物如类固醇（下文将更详细地讨论）可以直接影响情绪症状，在病程中要仔细考虑这些药物的使用时间和剂量等重要因素。神经心理学测试或睡眠研究可能有助于指导复杂病例的治疗。

治疗

● 药物

选择性5 羟色胺再摄取抑制剂仍然是肺部疾病引起的抑郁症的优先治疗方法（框16-6）。西酞普兰、依他普仑和安非他酮在抑郁症哮喘共病患者中的初步试验都显示出降低抑郁和哮喘严重程度的希望，尽管还需要进行更大规模的研究去进一步佐证这些成果[43-45]。虽然选择性5-羟色胺再摄取抑制剂通常具有良好的耐受性，并且与常规肺部药物相互作用的可能性极小，但是在理论上这些药物与动脉型肺动脉高压之间存在一些联系。抑郁症和动脉型肺动脉高压共享5-羟色胺假说，受体和转运体变异与两种疾病的发病机制相关。因此，选择性5-羟色胺再摄取抑制剂可能会影响外周动脉疾病的病程，尽管这种关系的临床意义仍然未知。在各种观察性研究中，选择性5-羟色胺再摄取抑制剂与死亡率的增加和降低有关，目前尚不清楚这是否可归因于药物本身或潜在的抑郁症（及相关因素）[46,47]。

安非他酮是一种抑制去甲肾上腺素和多巴胺再摄取的非典型抗抑郁药，在促进戒烟和治疗抑郁症方面已显示出有效性。在吸烟和抑郁症并存的患者中，安非他酮作为一线药物特别有益，尽管其相对活跃的临床效果可能会加重一些患者的焦虑症状。它的多巴胺能活性也能使有谵妄风险的患者产生混乱，这限制了它在急性医院

环境的常规使用[48]。

恶病质常伴有晚期慢性阻塞性肺疾病，并且与存活率降低有关。虽然这种体重减少的确切机制仍在研究中，但炎症、营养不良和失用性萎缩都是可能的原因。对于体重明显减轻或食欲不振的患者，去甲肾上腺素和5-羟色胺拮抗剂米氮平可针对这些症状以及抑郁症和睡眠障碍。虽然没有专门针对慢性阻塞性肺疾病的这种适应证的测试，但米氮平在减缓由癌症引起的厌食和恶病质方面显示出了希望[49]。

<table>
<tr><td>

框16-6

肺疾病患者抑郁症的治疗

选择性5-羟色胺再摄取抑制剂

安非他酮（可能是尼古丁依赖共病的一线药物）

米氮平（可能有助于厌食症和恶病质）

认知行为疗法

肺康复

</td></tr>
</table>

肺病和抗抑郁药物之间的药物相互作用相对较少，但氟伏沙明除外，由于其对细胞色素P4501A2有抑制作用，可导致茶碱水平升高和产生相关毒性（框16-7）[50]。另一个相对不常见的情况是需要抗生素利奈唑胺的患者。利奈唑胺通常是治疗囊性纤维化相关感染的最后手段，当与选择性5-羟色胺再摄取抑制剂一起服用时，可导致5-羟色胺综合征和高血压危象[51]。因此，通常建议将来可能需要利奈唑胺的患者服用半衰期相对较短的抗抑郁药（如排除氟西汀）以促进快速降压。

<table>
<tr><td>

框16-7

抗抑郁药与肺部治疗之间的重要药物-药物相互作用

氟伏沙明-茶碱（导致茶碱水平升高）

5-羟色胺能药物-利奈唑胺（5-羟色胺综合征和高血压危象的风险）

</td></tr>
</table>

尽管这种风险似乎有些特殊，但肺类药物可能导致某些患者抑郁（框16-8）。皮质类固醇（主要是口服泼尼松）可引起抑郁和精神病性症状，以及（低）躁狂症状，这通常与剂量有关[52]。也有茶碱引起抑郁症的病例报道，一项对664名患者进行的队列研究发现，茶碱的使用与自杀意念之间有关联[53,54]。尽管尚未进行大规模队列研究来探索这种风险，但白三烯修饰剂，如孟鲁司特、扎鲁司特和齐留通都与自杀病例有关，这些药物受到美

国食品药品监督管理局警告[55]。

框16-8
可能导致抑郁症状的药物
茶碱 孟鲁司特 扎鲁司特 齐留通 罗氟司特 泼尼松

最近被批准用于减少慢性阻塞性肺疾病加重的磷酸二酯酶抑制剂罗氟司特也与自杀行为有关[56]。虽然这一发病率相对较低，大约为1∶10,000，但我们对这一现象仍没有明确的认识，也没有任何可修正的危险因素。因此，对于服用罗氟司特的患者，建议进行频繁的情绪监测和自杀念头的筛查。

● **行为和心理治疗**

在心理治疗中，认知行为疗法的变体是肺病（主要是慢性阻塞性肺疾病）研究中最为正式的方法。对慢性阻塞性肺疾病患者认知行为疗法的系统回顾确实揭示了对抑郁症的一些积极作用，尽管证据仍然有限[57, 58]。一组认知行为疗法的随机临床试验表明，慢性阻塞性肺疾病患者的生活质量和抑郁评分有显著改善[59]。

对晚期肺疾病患者来说，有一种独特的治疗方法是肺部康复。这些方案为患者提供教育、支持、社会化和鼓励。在对接受肺康复的个体的研究中，通常发现患者的肺功能及抑郁评分都有所改善[60]。初步证据表明，这些项目实际上可以提高患者应对疾病的能力[61]。小样本量和相对较低的基线情绪症状可能掩盖了这种干预的潜在积极效果，但幸运的是，研究者已经提出了更大规模的试验研究。[62, 63]

总结

抑郁症和焦虑症一样，在肺病中很常见（框16-9）。炎症和5-羟色胺代谢异常可能是许多肺部疾病和抑郁症之间的直接病理生理联系，尽管还需要进一步的研究来阐明这些相关性并确定潜在因果关系的方向。尽管如此，大多数肺部疾病导致的抑郁症与死亡率升高、生活质量下降以及相关的不良后果（如戒烟成功率较低）有关。因此，在整个疾病过程中，协调一致的、反复的抑郁症筛查是必不可少的，尤其是在诸如住院治疗、开始补充氧气和移植评估等易受伤害的时间点。对于有白天疲劳症状的患者，可以通过睡眠研究来辨别阻塞性睡眠呼吸暂停或其他睡眠障碍。由于类固醇和其他肺部药物会在一定程度上导致情绪症状，当药物改变或增加时，应考虑药物引起抑郁症的可能性。对于已确诊的抑郁症患者，通常建议采用一线抑郁治疗方法，相对独特的治疗方法，如肺部康复和团体治疗，可能为这一人群提供额外的选择。

框16-9
总结
● 抑郁症以及焦虑症在肺病中很常见 ● 大多数肺部疾病中未经治疗的抑郁症与死亡率增加、生活质量下降以及相关的不良后果（如戒烟成功率较低）有关 ● 肺疾病过程中的某些时间点患抑郁症的风险升高，包括首次诊断、住院治疗、开始补充氧气和移植评估

参考文献

1. Akinbami LJ, Moorman JE, Bailey C, et al. Trends in asthma prevalence, health care use, and mortality in the United States, 2001–2010. *NCHS data brief*. 2012(94): 1–8.

2. Zielinski TA, Brown ES, Nejtek VA, Khan DA, Moore JJ, Rush AJ. Depression in Asthma: Prevalence and Clinical Implications. *Prim Care Companion J Clin Psychiatry*. 2000; 2(5): 153–158.

3. Lavoie KL, Joseph M, Favreau H, et al. Prevalence of Psychiatric Disorders among Patients Investigated for Occupational Asthma. *Am J Respir Crit Care Med*. 2013; 187(9): 926–932.

4. Katz PP, Morris A, Julian L, et al. Onset of depressive symptoms among adults with asthma: results from a longitudinal observational cohort. *Prim Care Respir J*. 2010; 19(3): 223–230.

5. Goodwin RD, Demmer RT, Galea S, Lemeshow AR, Ortega AN, Beautrais A. Asthma and suicide behaviors: results from the Third National Health and Nutrition Examination Survey (NHANES III). *J Psychiatr Res*. 2012; 46(8): 1002–1007.

6. Schnell K, Weiss CO, Lee T, et al. The prevalence of clinically-relevant comorbid conditions in patients with physician-diagnosed COPD: a cross-sectional study using data from NHANES 1999–2008. *BMC Pulm Med*. 2012; 12: 26.

7. Zhang MW, Ho RC, Cheung MW, Fu E, Mak A. Prevalence of depressive symptoms in patients with chronic obstructive pulmonary disease: a systematic review, meta-analysis and meta-regression. *Gen Hosp Psychiatry*. 2011; 33(3): 217–223.

8. Yohannes AM, Baldwin RC, Connolly MJ. Depression and anxiety in elderly outpatients with chronic obstructive pulmonary disease: prevalence, and validation of the BASDEC screening questionnaire. *Int J Geriatr Psychiatry*. 2000; 15(12): 1090–1096.

9. Iguchi A, Senjyu H, Hayashi Y, et al. Relationship Between Depression in Patients With COPD and the Percent of Predicted FEV1, BODE Index, and Health-Related Quality of Life. *Respir*

Care. 2013; 58(2): 334–339.

10. Burke P, Meyer V, Kocoshis S, et al. Depression and anxiety in pediatric inflammatory bowel disease and cystic fibrosis. *J Am Acad Child Adolescent Psychiatry*. 1989; 28(6): 948–951.

11. Yohannes AM, Willgoss TG, Fatoye FA, Dip MD, Webb K. Relationship between anxiety, depression, and quality of life in adult patients with cystic fibrosis. *Respir Care*. 2012; 57(4): 550–556.

12. Latchford G, Duff AJ. Screening for depression in a single CF centre. *J Cyst Fibros*. 2013; 12(6): 794–796.

13. Ryerson CJ, Arean PA, Berkeley J, et al. Depression is a common and chronic comorbidity in patients with interstitial lung disease. *Respirology*. 2012; 17(3): 525–532.

14. Ryerson CJ, Berkeley J, Carrieri-Kohlman VL, Pantilat SZ, Landefeld CS, Collard HR. Depression and functional status are strongly associated with dyspnea in interstitial lung disease. *Chest*. 2011; 139(3): 609–616.

15. Goracci A, Fagiolini A, Martinucci M, et al. Quality of life, anxiety and depression in sarcoidosis. *Gen Hosp Psychiatry*. 2008; 30(5): 441–445.

16. Wang C, Yang LS, Shi XH, Yang YF, Liu K, Liu RY. Depressive symptoms in aged Chinese patients with silicosis. *Aging Ment health*. 2008; 12(3): 343–348.

17. Peppard PE, Szklo-Coxe M, Hla KM, Young T. Longitudinal association of sleep-related breathing disorder and depression. *Arch Intern Med*. 2006; 166(16): 1709–1715.

18. Ong JC, Gress JL, San Pedro-Salcedo MG, Manber R. Frequency and predictors of obstructive sleep apnea among individuals with major depressive disorder and insomnia. *J Psychosom Res*. 2009; 67(2): 135–141.

19. Jackson ML, Stough C, Howard ME, Spong J, Downey LA, Thompson B. The contribution of fatigue and sleepiness to depression in patients attending the sleep laboratory for evaluation of obstructive sleep apnea. *Sleep Breath*. 2011; 15(3): 439–445.

20. McCollister DH, Beutz M, McLaughlin V, et al. Depressive symptoms in pulmonary arterial hypertension: prevalence and association with functional status. *Psychosomatics*. 2010; 51(4): 339–339 e338.

21. Burgel PR, Mannino D. Systemic inflammation in patients with chronic obstructive pulmonary disease: one size no longer fits all! *Am J Respir Crit Care Med*. 2012; 186(10): 936–937.

22. Sethi S, Mahler DA, Marcus P, Owen CA, Yawn B, Rennard S. Inflammation in COPD: implications for management. *Am J Med*. 2012; 125(12): 1162–1170.

23. Du YJ, Li B, Zhang HY, et al. Airway inflammation and hypothalamic-pituitary-adrenal axis activity in asthmatic adults with depression. *J Asthma*. 2013; 50(3): 274–281.

24. Al-shair K, Kolsum U, Dockry R, Morris J, Singh D, Vestbo J. Biomarkers of systemic inflammation and depression and fatigue in moderate clinically stable COPD. *Respir Res*. 2011; 12: 3.

25. Hanania NA, Mullerova H, Locantore NW, et al. Determinants of depression in the ECLIPSE chronic obstructive pulmonary disease cohort. *Am J Respir Crit Care Med*. 2011; 183(5): 604–611.

26. Smith BA, Cogswell A, Garcia G. Vitamin D and Depressive Symptoms in Children with Cystic Fibrosis. *Psychosomatics*. 2013; 55(1): 76–81.

27. Grossmann RE, Zughaier SM, Liu S, Lyles RH, Tangpricha V. Impact of vitamin D supplementation on markers of inflammation in adults with cystic fibrosis hospitalized for a pulmonary exacerbation. *Eur J Clin Nutr*. 2012; 66(9): 1072–1074.

28. Bercea RM, Patacchioli FR, Ghiciuc CM, Cojocaru E, Mihaescu T. Serum testosterone and depressive symptoms in severe OSA patients. *Andrologia*. 2012; 45(5): 345–350.

29. Franco CM, Lima AM, Ataide L Jr, et al. Obstructive sleep apnea severity correlates with cellular and plasma oxidative stress parameters and affective symptoms. *J Mol Neurosci*. 2012; 47(2): 300–310.

30. Luft BJ, Schechter C, Kotov R, et al. Exposure, probable PTSD and lower respiratory illness among World Trade Center rescue, recovery and clean-up workers. *Psychol Med*. 2012; 42(5): 1069–1079.

31. Stellman JM, Smith RP, Katz CL, et al. Enduring mental health morbidity and social function impairment in world trade center rescue, recovery, and cleanup workers: the psychological dimension of an environmental health disaster. *Environ Health Perspect*. 2008; 116(9): 1248–1253.

32. Galea S, Ahern J, Resnick H, et al. Psychological sequelae of the September 11 terrorist attacks in New York City. *N Eng J Med*. 2002; 346(13): 982–987.

33. Livermore N, Butler JE, Sharpe L, McBain RA, Gandevia SC, McKenzie DK. Panic attacks and perception of inspiratory resistive loads in chronic obstructive pulmonary disease. *Am J Respir Crit Care Med*. 2008; 178(1): 7–12.

34. Berlin I, Covey LS. Pre-cessation depressive mood predicts failure to quit smoking: the role of coping and personality traits. *Addiction*. 2006; 101(12): 1814–1821.

35. Atlantis E, Fahey P, Cochrane B, Smith S. Bidirectional associations between clinically relevant depression or anxiety and chronic obstructive pulmonary disease (COPD): a systematic review and meta-analysis. *Chest*. 2013; 144(3): 766–777.

36. Walters P, Schofield P, Howard L, Ashworth M, Tylee A. The relationship between asthma and depression in primary care patients: a historical cohort and nested case control study. *PloS One*. 2011; 6(6): e20750.

37. Abrams TE, Vaughan-Sarrazin M, Van der Weg MW. Acute exacerbations of chronic obstructive pulmonary disease and the effect of existing psychiatric comorbidity on subsequent mortality. *Psychosomatics*. 2011; 52(5): 441–449.

38. Khdour MR, Hawwa AF, Kidney JC, Smyth BM, McElnay JC. Potential risk factors for medication non-adherence in patients with chronic obstructive pulmonary disease (COPD). *Eur J Clin Pharmacol*. 2012; 68(10): 1365–1373.

39. Smith BA, Modi AC, Quittner AL, Wood BL. Depressive symptoms in children with cystic fibrosis and parents and its effects on adherence to airway clearance. *Pediatr Pulmonol*. 2010; 45(8): 756–763.

40. Chen L, Huang D, Mou X, Chen Y, Gong Y, He J. Investigation of quality of life and relevant influence factors in patients

awaiting lung transplantation. *J Thorac Dis*. 2011; 3(4): 244–248.

41. Dew MA, DiMartini AF, DeVito Dabbs AJ, et al. Onset and risk factors for anxiety and depression during the first 2 years after lung transplantation. *Gen Hosp Psychiatry*. 2012; 34(2): 127–138.

42. Grant I, Prigatano GP, Heaton RK, McSweeny AJ, Wright EC, Adams KM. Progressive neuropsychologic impairment and hypoxemia. Relationship in chronic obstructive pulmonary disease. *Arch Gen Psychiatry*. 1987; 44(11): 999–1006.

43. Brown ES, Vigil L, Khan DA, Liggin JD, Carmody TJ, Rush AJ. A randomized trial of citalopram versus placebo in outpatients with asthma and major depressive disorder: a proof of concept study. *Biol Psychiatry*. 2005; 58(11): 865–870.

44. Brown ES, Howard C, Khan DA, Carmody TJ. Escitalopram for severe asthma and major depressive disorder: a randomized, double-blind, placebo-controlled proof-of-concept study. *Psychosomatics*. 2012; 53(1): 75–80.

45. Brown ES, Vornik LA, Khan DA, Rush AJ. Bupropion in the treatment of outpatients with asthma and major depressive disorder. *Int J Psychiatry Med*. 2007; 37(1): 23–28.

46. Shah SJ, Gomberg-Maitland M, Thenappan T, Rich S. Selective serotonin reuptake inhibitors and the incidence and outcome of pulmonary hypertension. *Chest*. 2009; 136(3): 694–700.

47. Sadoughi A, Roberts KE, Preston IR, et al. Use of Selective Serotonin Reuptake Inhibitors and Outcomes in Pulmonary Arterial Hypertension. *Chest*. 2013; 144(2): 531–541.

48. Mack DR, Barbarello-Andrews L, Liu MT. Agitated delirium associated with therapeutic doses of sustained-release bupropion. *Int J Clin Pharm*. 2012; 34(1): 9–12.

49. Riechelmann RP, Burman D, Tannock IF, Rodin G, Zimmermann C. Phase II trial of mirtazapine for cancer-related cachexia and anorexia. *Am J Hosp Palliat Care*. 2010; 27(2): 106–110.

50. Sperber AD. Toxic interaction between fluvoxamine and sustained release theophylline in an 11-year-old boy. *Drug Saf*. 1991; 6(6): 460–462.

51. Go AC, Golightly LK, Barber GR, Barron MA. Linezolid interaction with serotonin reuptake inhibitors: report of two cases and incidence assessment. *Drug Metabol Drug Interact*. 2010; 25(1–4): 41–47.

52. Brown ES, Vera E, Frol AB, Woolston DJ, Johnson B. Effects of chronic prednisone therapy on mood and memory. *J Affect Disord*.

2007; 99(1–3): 279–283.

53. Murphy MB, Dillon A, Fitzgerald MX. Theophylline and depression. *Br Med J*. 1980; 281(6251): 1322.

54. Favreau H, Bacon SL, Joseph M, Labrecque M, Lavoie KL. Association between asthma medications and suicidal ideation in adult asthmatics. *Respir Med*. 2012; 106(7): 933–941.

55. Schumock GT, Lee TA, Joo MJ, Valuck RJ, Stayner LT, Gibbons RD. Association between leukotriene-modifying agents and suicide: what is the evidence?. *Drug Safety*. 2011; 34(7): 533–544.

56. Pinner NA, Hamilton LA, Hughes A. Roflumilast: a phosphodiesterase-4 inhibitor for the treatment of severe chronic obstructive pulmonary disease. *Clin Ther*. 2012; 34(1): 56–66.

57. Coventry PA, Gellatly JL. Improving outcomes for COPD patients with mild-to-moderate anxiety and depression: a systematic review of cognitive behavioural therapy. *Br J Health Psychol*. 2008; 13(Pt 3): 381–400.

58. Hynninen MJ, Bjerke N, Pallesen S, Bakke PS, Nordhus IH. A randomized controlled trial of cognitive behavioral therapy for anxiety and depression in COPD. *Respir Med*. 2010; 104(7): 986–994.

59. Kunik ME, Veazey C, Cully JA, et al. COPD education and cognitive behavioral therapy group treatment for clinically significant symptoms of depression and anxiety in COPD patients: a randomized controlled trial. *Psychol Med*. 2008; 38(3): 385–396.

60. Bhandari NJ, Jain T, Marolda C, ZuWallack RL. Comprehensive pulmonary rehabilitation results in clinically meaningful improvements in anxiety and depression in patients with chronic obstructive pulmonary disease. *J Cardiopulm Rehabil Prev*. 2013; 33(2): 123–127.

61. Stoilkova A, Janssen DJ, Franssen FM, Spruit MA, Wouters EF. Coping styles in patients with COPD before and after pulmonary rehabilitation. *Respir Med*. 2013; 107(6): 825–833.

62. Swigris JJ, Fairclough DL, Morrison M, et al. Benefits of pulmonary rehabilitation in idiopathic pulmonary fibrosis. *Respir Care*. 2011; 56(6): 783–789.

63. Dowman L, McDonald CF, Hill C, et al. The benefits of exercise training in interstitial lung disease: protocol for a multicentre randomised controlled trial. *BMC Pulm Med*. 2013; 13: 8.

第 17 章

抑郁症与慢性疼痛

罗伯特·贾米森
Robert Jamison

阿杰伊·瓦桑
Ajay Wasan

王驰悦 译

引言

临床医师在处理那些主诉为慢性疼痛同时伴有抑郁症和其他共病的患者时，会面临很多具有挑战性的问题（表17-1，框17-1）。在这一章中，我们概述了疼痛与抑郁的流行病学，讨论了抑郁和疼痛的生物学基础，回顾了慢性疼痛患者常用的抑郁评估方法，以及包括精神药理学和心理治疗在内的目前针对抑郁和慢性疼痛的治疗策略。同时，对疼痛和抑郁及躯体化和自杀意念进行简短的讨论。最后，我们将讨论与此主题相关的未来问题。

流行病学

在美国，疼痛是就诊最常见的原因。疼痛现在被认为是住院患者的第五大生命体征（表17-2，图17-1）。国际疼痛研究协会将疼痛定义为"一种与实际或潜在组织损伤或描述为损伤的相关的不愉快的感觉和情绪体验"[1]。这个定义将疼痛描述为情绪与感觉现象。慢性疼痛通常被分为两大类：癌症疼痛（包含化疗引起的癌症相关疼痛等）与非癌症疼痛（如慢性腰痛）。慢性非癌症疼痛在世界范围内是一个巨大的问题[2, 3]，大约每3个人中就有1个人在一生中的某个时候会经历慢性疼痛[4]。在美国，慢性疼痛占急诊人次的21%，占每年旷工天数的25%。事实上，慢性疼痛是所有健康状况中的最大经济负担[5, 6]。持久性背痛是这些成本的主要驱动因素之一，在美国和国际范围内均如此[7, 8]，而间接费用（如失去或降低工作效率）占了经济负担的一半以上[9]。除此以外，持久的疼痛综合征的存在是自杀的主要危险因素，同时心理社会变量是导致疼痛患者自杀的重要危险因素[10]。

慢性疼痛，通常定义为持续6个月以上，或超过正常愈合时间的疼痛，会影响个人生活质量的各个方面。它经常干扰睡眠、工作、社会功能和日常活动。持续疼痛患者经常报告抑郁、焦虑、易怒、性功能障碍以及精力下降[11, 12]。对家庭角色被改变、经济限制和生活方式受限的后果担忧是常见的问题[13-17]。研究表明大多数慢性疼痛患者都会有一些精神症状。在这些患者中，有接近50%的人共病精神障碍，有35%的慢性背部和颈部疼痛患者共病抑郁症或焦虑障碍（框17-2）[18-20]。在对慢性疼痛临床人群的调查中，发现50%~70%的患者有明显的精神病理，并且精神共病是慢性非癌症疼痛患者中最普遍的共病[21-23]。许多慢性疼痛患者曾经遭受过身体虐待或性虐待，或者有情绪障碍病史[24]。

表 17-1　慢性疼痛和抑郁症相关问题

- 医学共病（如糖尿病、哮喘、高血压）
- 有情绪障碍和药物滥用家族病史
- 有心境障碍和药物滥用的个人病史
- 有犯罪活动或法律问题的历史，包括酒驾被逮捕
- 曾经戒毒或戒酒
- 经常接触高风险人群或高风险环境
- 与前任雇主、家庭成员和朋友的问题（精神障碍）
- 冒险或寻求刺激的行为
- 严重依赖易使人上瘾的物质（如烟草）
- 有自杀企图和精神病住院史
- 心理社会压力源

表 17-2　慢性疼痛的患病率及对社会的影响

- 慢性疼痛是人们寻求医学治疗的最常见症状之一
- 35%的美国人会遭受慢性疼痛
- 超过5000万美国人因慢性疼痛而部分或全部残疾
- 每年损失5000万个工作日
- 疼痛是长期工作障碍的主要原因
- 年生产力损失、医疗成本和收入损失估计为1000亿美元
- 慢性疼痛的医疗成本高于癌症、糖尿病和心脏病的总和
- 慢性疼痛患者的情绪和焦虑障碍高出2～3倍
- 慢性疼痛显著增加了患抑郁症的风险
- 精神疾病增加了与慢性疼痛相关的残疾

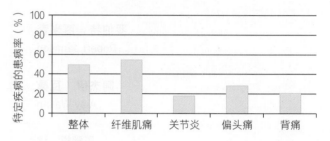

图17-1　特定疾病的平均抑郁风险

框 17-1
案例病史

　　琼斯先生是一名49岁的残疾建筑工人，有4年慢性背部和左下肢疼痛病史。他被卷入了一起工作事故，从梯子上摔下来，伤了背部。尽管他接受了神经阻滞、物理治疗和许多药物治疗，但仍存在明显的背部和腿部疼痛。他有明显的腰椎间盘突出，并做了背部手术。手术失败后他的症状恶化了。随着时间的推移，他的背部和腿部疼痛加剧，他的初级保健医生给他开了羟考酮。他变得不太愿意离开家，大部分时间都坐在沙发上看电视。他经常在和别人讨论自己的处境时流泪，对周围的人越来越易怒。他喜欢独处，在社交上变得更加孤立。他很生气同事们不再联系他，觉得自己被老板和朋友抛弃了。他反复地想，如果他要一直忍受痛苦，活着还有什么意义。

　　最后，他对妻子说，由于疼痛，他不再想活下去，因此他被转介给精神科医生进行评估。在最初的访谈中，他描述了他的背部疼痛非常剧烈（0～10级中的8～10级），并指出疼痛本质上是灼痛、隐痛、拉扯和尖锐的，并且随着站立、行走、抬起、弯曲或长时间坐着等任何活动变得更加严重。他晚上睡得不舒服，所以睡眠有问题。他经常感到疲劳，短期记忆和注意力也有问题。他经常有自杀和过量服药的想法，尽管从未采取过这个计划。在最初的评估中，得知他有一个艰难的童年。他不认识亲生父亲，跟继父相处也不和睦。在他青春期的一段时间里，他和姑姑、叔叔住在一起，觉得他们虐待自己。他后来因吸毒和酗酒而陷入法律纠纷。他的第一次婚姻以离婚告终，他有一个16岁的儿子，但很少接触。他的现任妻子在第一次婚姻中有两个孩子，家里压力很大。琼斯先生说，他戒酒3年了，但之前每日饮酒且有过两次酒后驾车。他现在仍然一天抽一包烟。他有精神病住院史，且曾在17岁时尝试过量服用处方药。他曾接受过高血压和边缘型糖尿病的治疗，家庭成员对他的支持微乎其微。

框 17-2
焦虑和疼痛

焦虑和疼痛

- 慢性疼痛患者经常出现焦虑和反复担忧[a, b]
- 慢性疼痛患者的焦虑障碍比无疼痛患者高2～3倍[b, c]
- 对疼痛、焦虑和负面影响的恐惧加剧疼痛强度等级[d, e]
- 焦虑和情绪障碍增加了与慢性疼痛相关的残疾[f]
- 高度焦虑的疼痛患者：① 重复手术次数更多；② 医疗费用更高；③ 与疼痛和焦虑水平较低的患者相比，补偿费用较高[g]
- 关于疼痛不可避免、害怕受伤和感知到残疾等的消极信念与旷工和较低的成功复工率显著相关[f, h]
- 术前焦虑和抑郁是手术不良反应的最佳预测因素[i, j]
- 焦虑和灾难性思维预示着慢性疼痛患者从阿片类药物中获益较低，处方阿片类药物滥用的风险较高[k-m]

参考文献

a Jamison RN, Craig KD. "Psychological assessment of persons with chronic pain." In ME Lynch, KD Craig, PWH Peng, Eds., *Clinical Pain Management: A Practice Guide,* Wiley-Blackwell Publishing, Oxford, pp. 81–91.

b Jamison RN, Edward RR. "Integrating pain management into clinical practice." *J Clin Psych Med Settings* 19:49–64.

c Burke AL, Mathias JL., et al. "Psychological functioning of people living with chronic pain: A meta-analytic review." *Br J Clin Psychol.* 2015 54(3):345–360.

d Vlaeyen JW, Linton SJ. Fear-avoidance and its consequences inchronic musculoskeletal pain: A state of the art. *Pain.* 2000; 85: 317–322.

e Jamison RN, Edwards RR, Liu X, et al. Effect of negative affect on outcome of an opioid therapy trial among low back pain patients. *Pain Pract.* 2013;13:173–181.

f Main CJ, Spanswick CC. *Pain Management: An Interdisciplinary Approach.* New York, NY: Churchill Livingstone; 2000.

g DeBerard MS, Masters KS, Colledge AL, Holmes EB. Presurgical biopsychosocial variables predict medical and compensation costs of lumbar fusion in Utah workers' compensation patients. *Spine J.* 2003;3(6):420–429.

h Boersma K, Linton SJ. Screening to identify patients at risk: Profiles of psychological risk factors for early intervention. *Clin J Pain.* 2005;21:38–43.

i Celestin J, Edwards RR, Jamison RN. Pretreatment psychosocial variables as predictors of outcomes following lumbar surgery and spinal cord stimulation: a systematic review. *Pain Med.* 2009;10:639–653.

j Sparkes E, Duarte RV, Mann S, Lawrence TR, Raphael JH. Analysis of psychological characteristics impacting spinal cord stimulation treatment outcomes: a prospective assessment. *Pain Physician.* 2015;18(3):369–377.

k Quello S, Brady K, Sonne S. Mood disorders and substance use disorder: A complex comorbidity. *Sci Pract Perspect.* 2005;3:13–24.

l Wasan AD, Gudarz D, Jamison RN. The association between negative affect and opioid analgesia in patients with discogenic low back pain. *Pain.* 2005;117:450–461.

m Martel MO, Dolman AJ, Edwards RR, Jamison RN, Wasan AD. The association between negative affect and prescription opioid misuse in patients with chronic pain: the mediating role of opioid craving. *J Pain.* 2014;15:90–100.

与没有共病精神障碍的患者相比，共病精神疾病的慢性疼痛患者更有可能报告更大的疼痛强度、更多疼痛相关的残疾以及更大的疼痛情感成分[25, 26]。有慢性疼痛和精神病理学的患者，尤其是患有慢性腰痛的患者，通常在治疗后，具有更严重的疼痛和残障结果[27-30]。共病慢性疼痛和抑郁/焦虑障碍的患者在受伤后1年的复工率明显低于那些没有任何精神病理的患者[31, 32]。医生更有可能根据情感痛苦和疼痛行为加剧使用阿片类药物治疗非癌症疼痛，而不是患者的疼痛严重程度或客观的生理病理[33]。此外，有证据表明阿片类药物可能对共病精神障碍的慢性疼痛患者效果较差。在一项研究中，在吗啡静脉注射镇痛的效果上，高负面情绪的慢性腰痛患者的吗啡效果比低负面情绪组低40%[34]。总而言之，精神疾病共病（尤其是抑郁和焦虑障碍）与更严重的慢性疼痛、更多的残

疾、更差的治疗效果以及更大的接受处方阿片类药物的可能性相关。

许多共病情感障碍的疼痛患者也会有物质使用障碍。尽管这些患者仍然有复发的风险，但治疗情感障碍应减少药物滥用行为[35-39]。哈辛（Hasin）等发现一些患者滥用阿片类药物以试图缓解精神症状[40]。因此，即使没有物质使用障碍史，共病抑郁症、焦虑障碍也与较多的阿片类药物滥用有关。瓦桑（Wasan）等也发现对处方类阿片药物渴望的增加与自我治疗焦虑和抑郁的动机有关，且这些焦虑和抑郁情绪发生在对药物渴望之前[41]。这些有情绪障碍的人，如果自我药物治疗中出现负面的情绪症状，就会增加药物滥用的风险[42]。由于很多慢性疼痛患者经常出现情绪波动及显著的焦虑和抑郁症状，因此仔细监测所有患者的精神疾病共病仍然很重要。自我使用镇痛药治疗烦躁情绪的个体将有更大的机会接受适当的抗抑郁药物和行为治疗，而不是继续使用无效和有潜在危险的阿片类镇痛药物。

病理生理学

由于评估方式不同，疼痛中心患者的抑郁发病率为10%~100%[43]。大多数研究表明50%以上的慢性疼痛患者有抑郁症状[24, 44]，而且疼痛时长与抑郁症发病率有直接关系。与其他慢性疼痛患者相比，纤维肌痛、慢性日常头痛和慢性盆腔疼痛患者的抑郁症发病率最高[45-47]。有两种或更多种疼痛的患者与只有一种疼痛的患者相比更易抑郁，同时相对于疼痛等级与疼程，疼痛症状的数量更能预测抑郁症[48]。一项关于初级保健系统中背痛患者的研究发现，随着时间推移，背痛缓解的患者也同时显出了抑郁和情绪方面显著的改善[49]。综上所述，这些研究为慢性疼痛和抑郁症之间的联系提供了坚实的支持。

针对慢性非癌症疼痛患者的前瞻性研究表明，慢性疼痛会引发抑郁[50]，同时抑郁也会增加慢性疼痛[51]，它们存在一种相互负强化的恶性循环（图17-2）[52, 53]。尽管很多慢性疼痛患者有早期儿童创伤和在疼痛问题出现前的抑郁发作，但在大多数案例中抑郁发作都在疼痛发病之后[54, 55]。在开始治疗抑郁之前接受疼痛促成抑郁而非反之这个观念也许对治疗有帮助。如此概念化避免了患者担心疼痛"完全来自大脑"，并且也有很多来自流行病学的实证支持疼痛与抑郁关系的方向性[56]。

不管这种关系的方向性如何，精神症状和无效的应对方式都是预后不佳的指标（框17-3）。应对方式较差的患者往往卧床不起，因为他们误认为慢性疼痛是持续性组织损伤的反应。这些患者往往不使用积极的自我管理策略。疼痛灾难化是一种以疼痛和低自我效能为中心的认知扭曲，它与高程度的疼痛、残疾和更糟的生活质

量有关（图17-3）[57, 58]。精神共病症状和疼痛病程是疼痛等级和残疾的独立预测因子[10]。高水平的愤怒也解释了疼痛严重程度的很大一部分差异[59, 60]。

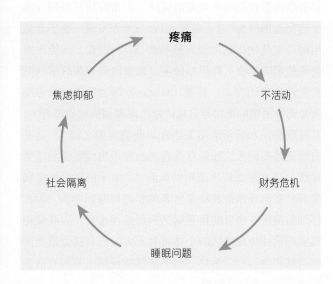

图17-2 疼痛的恶性循环

恐惧回避模型

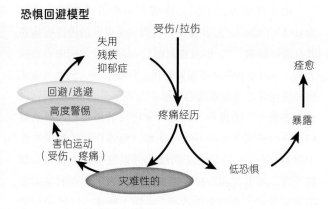

图17-3 疼痛的恐惧回避模型

［经许可修改，资料来源：Vlayeen JW, Linton SJ. Fear-avoidance and its consequences in chronic musculoskeletal pain: a state of the art. *Pain*, 2000, 85(3): 317–332.］

框17-3
疼痛障碍抑郁的重要危险因素

慢性疼痛和疼痛敏感性增强
现有的人格特质包括高负面情绪
不良的应对和疼痛灾难化
神经衰弱症状和躯体性焦虑
低自我形象
儿童早期创伤、虐待史和混乱的家庭背景
物质使用障碍和对阿片类药物的渴望

疼痛患者的重性抑郁症的三个核心症状是情绪低落、自我态度受损和神经衰弱症状[61, 62]。对于这些患者中的许多人来说，睡眠不佳、注意力不集中以及快感缺失都被归因于疼痛而不是抑郁。重性抑郁症患者的疼痛症状比无抑郁症患者更为突出。30%～60%的抑郁症患者抱怨疼痛[63]。事实上，抑郁症患者对有害刺激的敏感性提高，疼痛耐受性降低[64, 65]。因此，比起仅患有颞下颌关节（temporamandibular，TMJ）疾病的患者，同时患有颞下颌疾病和抑郁症状的患者有更低的疼痛阈值和更高的有害刺激物敏感性[66, 67]。

对大脑的研究有助于理解疼痛与抑郁之间的关系。下行疼痛抑制系统由5-羟色胺和去甲肾上腺素调节，5-羟色胺和去甲肾上腺素具有调节情绪的作用（框17-4）。在诸如前额区域（如前额皮质和杏仁核）和导水管周围灰质的区域中，下行/调节性疼痛系统的功能障碍被认为是负性情感性疾病放大疼痛症状的机制[68, 69]。选择性5-羟色胺和去甲肾上腺素再摄取抑制剂对于缓解抑郁和疼痛有积极作用。这些药物增强了下行抑制系统中5-羟色胺和去甲肾上腺素的神经传递。其他研究表明，在同时使用抗抑郁药治疗的情况下，阿片类药物的镇痛效果增强[70]，而当5-羟色胺和去甲肾上腺素耗尽时，阿片类药物镇痛效果减弱[71]。也有证据表明，比起正常对照组，仅患有抑郁症的患者对于内源性阿片类药物反应减弱[72]。因此，生物胺似乎在内源性疼痛调节中发挥作用，并且抑郁症患者的疼痛增加可能与5-羟色胺和去甲肾上腺素等胺类物质功能衰竭或受损有关。

框17-4
疼痛与抑郁之间可能的介导因子

单胺类神经递质
细胞因子
皮质调制
下行疼痛通路

细胞因子反应可以影响慢性疼痛的发作和维持[73]，这些反应也可能影响抑郁症的发展[74]。在一般人群中，抑郁症患者往往具有更高水平的促炎细胞因子和急性期蛋白质，给予细胞因子干扰素-α可导致50%的患者抑郁。促炎细胞因子似乎也会影响神经递质的代谢、神经内分泌功能和突触可塑性。

最近的脑成像研究揭示了痛苦和情绪的处理过程[75]。皮质区域，如前扣带回皮质、岛叶、杏仁核和背外侧前额皮质，形成可以放大疼痛和残疾的功能单元。这些区域还含有阿片受体[76]。有证据表明在高抑郁、焦虑和易怒（负面影响）但没有疼痛的人中，前扣带回皮质、岛叶和背外侧前额皮质对内源性阿片类药物的反应较低[77]。因此，受脊髓上的阿片类物质结合的直接影响，负性影响高的个体可能会体验到内源性和外源性阿片类物质的作用减弱。疼痛感知和精神疾病的多重交互作用仍然是未知的，但似乎脊髓抑制通路（包括下行疼痛的抑制）受到精神病理学的负面影响，这可能反过来导致疼痛感增强。研究还表明，患者间疼痛敏感性的差异可能与前扣带回皮质、岛叶和背外侧前额皮质的激活模式的不同有关[78]。焦虑也被认为是一种放大疼痛感知的机制。研究表明，在健康志愿者中，对急性疼痛刺激的预期是通过整个内侧疼痛系统的大脑激活模式来标记的[79]。

临床表现与诊断

关于评估慢性疼痛患者的抑郁症状及消极情绪的方式存在争议，需要考虑的方面见表17-3。最常用来评估慢性疼痛患者性格和情绪困扰的方法包括明尼苏达多相人格调查表-2[80-82]、症状自评量表[83]、米隆健康行为调查表[84]、病态行为调查表[85]、贝克抑郁量表[86]、流调用抑郁自评量表[87]及医院焦虑和抑郁量表（框17-5）[88]。更广泛的抑郁症状自我报告指标的讨论详见本书第3章。

表17-3　患者访谈过程中需要了解的方面

1. 疼痛描述
2. 恶化和减弱因素
3. 过去和现在的治疗，包括药物治疗
4. 日常活动：内容和水平
5. 相关病史
6. 发展、教育和就业历史
7. 赔偿状况，涉及的诉讼
8. 药物或酒精滥用史
9. 精神障碍史
10. 目前的情绪状态
11. 财政和社会支持
12. 接受治疗说明

明尼苏达多相人格调查表由567个真假项组成并产生一个独特的心理学特征描述[82]。这些特征可以预测男性的复工及对手术治疗的反应[89]。也可以使用简略的明尼苏达多相人格调查表[90]。不幸的是，由于这些患者经常报告的身体症状，获得的描述特征可能被误解[91]。慢性疼痛患者往往也不喜欢这种强调精神病理学的测试。因此，它在疼痛患者群体中的使用频率较低。

症状自评量表是一个有90个项目的五分制清单，它提供总体指数分及9个分量表分数作为情绪困扰的总体评估。缺点包括分量表之间的高度相关性和缺乏效度量表来检测细微的差异[92]。它不适用于患有疾病的患者，同时它倾向于将身体不适归因于躯体化。因此，对于疼痛患者来说，这是一个糟糕的选择。

米隆健康行为调查表包括150个是非题，并提供20个分量表，用于衡量：①受测者的风格；②社会心理压力因素；③对疾病的反应。米隆健康行为调查表的优点是量表不会因身体症状而被误解。相反，与其他指标不同，米隆健康行为调查表强调医疗而非情感问题。

病态行为调查表是常用的自我报告测量方法，用于评估慢性疼痛患者的情绪和疾病行为。该问卷包括62个对错项目，包含7个分量表，以测量症状和异常的疾病行为。有机病理学不能解释疼痛的患者有更高的病态行为调查表评分，这些评分往往与焦虑测量相关。

框17-5
疼痛和抑郁常见的重要症状

烦躁不安
低自尊
神经衰弱的迹象
自杀

贝克抑郁自评量表[86]是评估慢性疼痛患者抑郁症状的常用问卷。这个21项的自我报告问卷通常用于评估治疗结果。其局限在于，慢性疼痛患者认可躯体项目可能导致抑郁评分升高的误会。当使用较高临界值（如>20）时，它对于识别疼痛患者的抑郁症具有较高的阳性预测价值[93]。

流调用抑郁自评量表是评估疼痛患者抑郁症状的另一种工具[87]。流调用抑郁自评量表是一种由20个项目组成的抑郁症状的自我报告测量问卷。它对慢性病患者很有用，因为它有较少的关于躯体方面的项目。流调用抑郁自评量表在高临界值前提下，在区分有无抑郁症的慢性疼痛患者方面具有良好的敏感性和特异性[93, 94]。流调用抑郁自评量表的简短版本也可用[95]。

医院焦虑和抑郁量表[88]是一个有14个条目的评估焦虑和抑郁症状的量表。它已被翻译成多种语言并被广泛使用。癌症相关疼痛患者的抑郁量表得分高于11分，腰痛患者的抑郁量表得分高于9分，则与共病抑郁症或焦虑症高度相关[96]。医院焦虑和抑郁量表在保持良好的病例发现能力的同时，最适合作为衡量负面影响的一维指标[97, 98]。

在这些测量方法中，贝克抑郁自评量表、流调用抑郁自评量表、医院焦虑和抑郁量表在管理慢性疼痛患者的临床医生中得到了最广泛的应用。

治疗

● **精神药理学**

慢性疼痛患者通常伴有多种并发症、身体不适、职业和婚姻问题、睡眠障碍、社会隔离和药物滥用（框17-6）。将这些都考虑在内的治疗计划可增加成功的可能性。当慢性疼痛缓解，对疼痛的应对也会随着抑郁症状的改善而改善时，抑郁就会消退（但可能无法得到解决）[99]。抑郁有所改善的患者报告他们可能仍然有疼痛，但疼痛不会像以前那么困扰他们，也不像以前那么令人不适，也就是说，疼痛体验的情感成分减少了（框17-7）。

框17-6

常见共病

物质使用障碍
躯体形式障碍
焦虑症
睡眠障碍
躯体疾病

框17-7

疼痛和抑郁症的治疗选择

药物治疗

• 非甾体抗炎药
• 阿片类药物
• 抗抑郁药（三环类抗抑郁药与5-羟色胺和去甲肾上腺素再摄取抑制剂也有镇痛作用）
• 抗癫痫药物
• 肌肉松弛剂
• 苯二氮䓬类药物
• 抗精神病药

心理治疗

• 认知-行为疗法
• 接受和承诺治疗
• 团体和家庭治疗

放松训练
生物反馈
催眠治疗
物理疗法
分级暴露（体内）
神经阻滞疗法
植入式设备
手术

在一项针对慢性腰背痛或膝关节疼痛和几种不同抗抑郁药的大型随机对照试验中[100]，经过6个月的治疗后，有47%的受试者在日均疼痛和功能方面取得了30%以上的改善[101]，抑郁症状改善50%或以上。两种结果均提高了29%。绝大多数调查对象在4个月后达到了这些基准，并在1年的随访中保持了疗效。文拉法辛、西酞普兰、米氮平或安非他酮的疗效无差异。一些研究发现抗抑郁药物（西酞普兰、舍曲林、米氮平和安非他酮）对那些没有抑郁症的患者的疼痛无效[102, 103]。另一项针对骨关节炎疼痛和严重抑郁症患者的抗抑郁药物随机对照试验也有类似的发现[104]。总的来说，这些发现进一步支持了治疗抑郁症可以改善共发疼痛的观点。

抗抑郁药可有效改善非癌症疼痛和精神病共病症患者的情绪和疼痛。三环类抗抑郁药与选择性5-羟色胺和去甲肾上腺素再摄取抑制剂是具有止痛特性的两类抗抑郁药，它们可以在不对情绪产生任何影响的情况下改善疼痛。有证据表明，影响5-羟色胺和去甲肾上腺素的药物与更快的改善率和较低的复发率相关[105]。单胺氧化酶抑制剂由于其副作用和药物相互作用而很少使用。然而它们确实具有镇痛作用，特别是在慢性日常头痛中（框17-8）。

框17-8

抗抑郁药与疼痛治疗之间的重要药物-药物相互作用

细胞色素P450与某些阿片类药物的相互作用可能导致阿片类药物代谢产物水平升高
用某些抗抑郁药和美沙酮延长QTc间期
阿片类药物、神经调节剂和肌肉松弛剂混合的副作用
使用某些抗抑郁药和曲马多会增加癫痫发作的风险
曲马多、戊巴比妥或环苯扎林导致潜在5-羟色胺综合征

与共病慢性疼痛和抑郁症的患者建立治疗联盟非常重要。这有助于找到令人满意的药物治疗方案和患者可以忍受的副作用。必须注意给患有慢性疼痛的患者进行抗抑郁药副作用的宣教，因为他们可能对新的症状过度警惕并且容易担心副作用。以较低剂量开始服药可以帮助患者适应不良反应。

尽管三环类抗抑郁药被认为是一线治疗选择，但与5-羟色胺和去甲肾上腺素再摄取抑制剂相比，其副作用和较慢的滴定速率可能会限制其有效性。三环类抗抑郁药通常与一系列的副作用有关，包括体重增加、镇静、性功能障碍、烦躁不安、抗胆碱能作用和直立性低血压。阿米替林和去甲替林镇痛率相当。然而，由于去甲替林

副作用发生率比其他三环类抗抑郁药低，因此它是首选的三环类抗抑郁药，去甲替林和阿米替林比地昔帕明镇静效果更好。

选择性5-羟色胺再摄取抑制剂因其微弱的副作用而广受欢迎。然而，他们的镇痛特性并不为人所知。安非他酮因其能量特性而可用于慢性疼痛，因为许多患者报告疲劳和注意力不集中。一项研究表明，安非他明在神经性疼痛中具有镇痛作用[106]，但其他研究未能证实这一点[107]。在那些有抗抑郁治疗的慢性疼痛患者中，有一些证据表明电休克疗法对抑郁和疼痛都有帮助[108, 109]。

患有慢性疼痛的人经常报告失眠和焦虑。因此，这些患者中有许多人接受苯二氮䓬类或其他肌肉松弛剂治疗。不幸的是，患者可能会长期服用这些药物并产生依赖。苯二氮䓬类药物并不能有效治疗抑郁症和疼痛，随着时间的推移会使症状恶化（框17-9）。长期苯二氮䓬类药物治疗的选择并不受到支持，大多数患者在长期使用后应逐渐减少直至停用[110]。抗抑郁药是治疗长期焦虑和抑郁症状的首选药物[111, 112]。

框 17-9
可能导致抑郁症状的药物

通常取决于止痛药的有效性
阿片类药物
苯二氮䓬类药物
神经调节剂，如加巴喷丁

● 心理治疗

慢性疼痛患者抑郁症的最佳治疗方法是联合心理治疗和药物治疗[113, 114]。慢性疼痛最常用和最有效的心理治疗方法之一是认知行为疗法。认知行为疗法认为，慢性疼痛患者产生抑郁的部分原因是他们无法控制症状及他们对症状含义的理解。许多抑郁患者专注于疼痛，对疼痛、运动和再次受伤过度恐惧[115]。这些因疼痛造成的生活中断使患者感到无助和不堪重负[116]。治疗目标是将他们对自己处境的看法从绝望、无助和失控感转变为感到更有能力，并且能够对自己的处境施加一些控制。目标是改变他们对自己及未来状况的信息的解释，并改变与这些解释相关的一些行为（表17-4）[117, 118]。

认知行为治疗师使用应对和沟通的技巧及解决问题的策略，并指导患者识别和挑战他们与疼痛相关的适应不良评估、解释和信念。表17-4列出了这些内容。技术包括分级练习、家庭作业的使用、应对技巧培训、问题解决、放松训练和复发预防[119]。治疗师还会建议患者逐步地恢复健康活动。

表 17-4　认知行为疗法的目标和组成部分

- 将患者对问题的看法从压倒性转变为可管理性
- 转变个人观点：从被动到有能力和足智多谋
- 教导患者监控适应不良的想法
- 演示如何使用和何时使用这些技能
- 将问题分解成一个个能够解决的小问题
- 识别消极的想法和行动
- 学习积极的自我陈述
- 学习分散注意力的技巧
- 采用放松策略
- 排练应对策略
- 保持收益并防止复发

在一项以慢性腰痛患者为研究对象的设计良好的大型对照干预试验中，与对照组相比，接受认知行为疗法治疗的患者的满意度更高，残疾评分更低，总体医疗保健利用成本低于对照组[120]。霍夫曼（Hoffman）等[121]对认知行为疗法治疗背痛进行了仔细而严格的荟萃分析，得出结论：认知行为疗法和自我调节治疗是有效的。与主动控制条件相比，包括心理因素在内的多学科方法对疼痛干扰有积极的短期影响，对重返工作也有积极的长期影响。

针对慢性疼痛患者的接受与承诺疗法最近得到了实证支持[122]。接受与承诺疗法使用接受和正念策略，结合承诺和行为改变策略，以提高心理灵活性[123]。旨在通过发展控制策略和鼓励提高对不愉快的情绪、感觉和想法的容忍度来减少疼痛的致残后果。接受与承诺疗法和传统认知行为疗法的不同之处在于，接受与承诺疗法不是教导患者如何控制他们的思想、感觉、知觉和记忆，而是教他们觉察、接受并接纳这些私人事务，特别是以前不想接受的事务。接受与承诺疗法有助于改变导致疼痛增加和生活质量降低的不健康行为的联想和思维过程。

躯体化和抑郁症

慢性疼痛患者伴发躯体化和抑郁症的概率为1%~12%。经典的躯体化概念，即没有病理生理学基础的身体不适，这对慢性疼痛患者来说是有问题的。这是因为这些患者中的大多数都有一些潜在的身体状况，至少部分原因是他们的疼痛[124]。由生理或躯体原因（如腰椎退行性椎间盘疾病）引起的疼痛症状可能会被精神病因素（如抑郁、焦虑、疼痛灾难化、运动恐惧或应对不良）放大。大脑中共同处理疼痛和情绪的区域（如前额、前扣带回皮质和岛叶，通常被称为内侧疼痛系统）可能是潜在的脑基质，通过这些潜在脑基质，来自脊髓的疼痛信号被放大并被视为高度疼痛。因此，将躯体化视为内脏躯体刺激的神经放大更为合适。异常的身体感觉可能有也可能没有明显的临床依据[125,126]。

当慢性疼痛患者被转诊给心理健康服务提供者时，他们往往不会对单峰治疗做出反应。具有治疗慢性疼痛经验并能提供多模式干预的工作人员采用跨学科团队方法最有可能对其进行改善。治疗师间的相互沟通也很重要，因为慢性疼痛患者倾向于寻找多个专家，经历过许多检查和治疗，并且被开了多种药物。有确凿证据表明，对于具有强烈负面情绪的患者，重复侵入性手术和植入装置几乎都不成功[127,128]。教育患者关于问题的性质和帮助患者理解反复治疗相关风险也很重要。

治疗师应该抵制一种二元模型，该模型假定疼痛要么完全是身体上的，要么完全是精神上的。该模型排除了可能因疼痛而受到指责的患者，并且与现代疼痛原因模型不一致。多种证据表明，疼痛是神经系统中传出和传入活动的产物。我们知道组织损伤和伤害感受对疼痛不是必需的或是不充分的，疼痛和伤害感受之间的关系非常复杂。我们才刚刚开始理解疼痛与痛苦之间关系的复杂性[118]。

自杀

在患有疼痛和抑郁症的患者中，自杀是一个非常严重的风险，而人格障碍、物质使用障碍或多种医学共病的存在往往会加剧自杀风险[129,130]。患有慢性疼痛的患者与没有疼痛的人群相比有更高的自杀企图和完成自杀的风险。慢性疼痛患者自杀成功的发生率是一般人群的2~3倍[129]。慢性疼痛患者一生中有自杀企图的概率估计为5%~14%，这是普通人群的2倍。然而，从自杀意念产生到自杀尝试再到自杀完成的路径很难预测。慢性疼痛患者会使用多种方法自杀，其中过量用药是最常见的[131]。

抑郁症和慢性病是疼痛患者自杀意念的最一致预测因素[132,133]。绝望、灾难化、低活动水平、社会支持不良及酒精依赖也可以预测慢性疼痛患者的自杀意念[134]。自杀完成的最有效预测因素是家族自杀史、自杀未遂史及共病抑郁症的病史[52]。自杀未遂的危险因素包括疼痛特征（强度、位置、类型、持续时间）、女性、共病失眠、灾难化思维和回避、渴望逃避、无助和绝望，以及解决问题的困难（框17-10）[10,135,136]。

总结

有大量证据表明疼痛和情绪低落之间存在强烈的双向关系。应该避免将疼痛和抑郁视为纯粹的心理或医学上的二元论。在疼痛得到治疗之前，这些患者不能得到充分的抑郁症治疗，这是不正确的。这两种情况都应该同时处理。患有慢性疼痛和抑郁症的人还经常出

框17-10
随访案例

随访案例报告

经评估，琼斯先生具有很高的自杀风险。他通过贝克抑郁自评量表评估获得24分，这表明他患有严重的抑郁症。他经常有消极的想法，经常流泪，对未来绝望。琼斯先生被介绍到一个多学科的疼痛管理项目，以帮助管理他的疼痛和他的情绪障碍。他接受了精神病医生和心理学家的评估，开始服用加巴喷丁和度洛西汀治疗他的疼痛和情绪。他接受了个体认知行为疗法治疗并且接受了他可能在未来一段时间内持续疼痛。他被介绍了应对疼痛的策略，并同意监测他的疼痛、情绪、活动、药物使用和两次就诊之间的副作用。他学会了如何挑战经常出现的令人担忧的想法并调整他的活动。他的妻子参加了治疗并提供了支持。琼斯先生开始明白，管理自己的痛苦是很重要的，他需要重新思考保持一整天活跃的方法。他参加了物理治疗，并能够在使用适当的身体力量的同时增加他的耐力和力量。他承认他无法恢复以前的工作，重新培训对他来说非常重要。渐渐地，他能够增强自己的功能和信心，减少对再次受伤的恐惧。

6个月后重新测试贝克抑郁自评量表，结果表明他的情绪有所改善，抑郁症已有所缓解。他逐渐减少麻醉镇痛，白天继续服用度洛西汀和加巴喷丁，晚上服用巴氯芬和曲唑酮。他还采用舒适措施和定期神经阻滞治疗。随着时间的推移，他的情绪得到了改善，他每天都要出去走走并与他人交往。他最终接受了再培训，成为一名建筑法规检查员，并继续在当地市议会兼职，同时维持稳定剂量的非阿片类药物。

现其他医学并发症，并增加了自杀意念和物质滥用的风险。应鼓励认真监测，以避免处方滥用和识别自杀意图（框17-11）。

框17-11
总结

- 大多数慢性疼痛患者符合抑郁症的标准
- 有许多相关的神经生物学因素导致抑郁、慢性疼痛和物质滥用的风险
- 跨学科护理在管理慢性疼痛和抑郁患者方面最有效，包括药理学、心理治疗和康复方法

慢性疼痛和抑郁症的治疗可能在未来10年内发生巨大变化。随着美国人口老龄化，以及评估策略和干预措施的不断发展，人们将更加关注这些相关的问题。新的、令人振奋的研究领域会出现。第一，基因检测有望作为

鉴定疼痛和疼痛治疗的敏感生物标志物。基于基因组研究，可能会更好地理解遗传易感性对慢性疼痛的作用。第二，先进的影像技术将通过使用高分辨率功能磁共振成像和计算机化疼痛绘图技术，更加客观地评估疼痛。第三，纳米技术将促进更有针对性的药物开发，促进疼痛和情绪障碍患者的个性化治疗。第四，远程数据输入和电子评估程序将提供更好的方式来跟踪个体在自然环境中的疼痛和情绪变化。信息将被远程汇总并反馈给患者。第五，药理学方面的突破将推动疼痛和抑郁症的药物的发现，这些药物滥用和副作用的风险降低。虽然慢性疼痛和抑郁症患者的管理将始终是一项挑战，需要跨学科的投入，但未来有可能为患有这些疾病的人改善治疗提供答案。

参考文献

1. Merskey H, Bogduk N. *Classification of Chronic Pain: Description of Chronic Pain Syndromes and Definitions of Pain Terms.* Seattle, WA; IASP Press: 1994.

2. Ehrlich GE. Back pain. *J Rheumatol Suppl.* 2003; 67: 26–31.

3. Fordyce WE. *Back Pain in the Workplace: Management of Disability in Nonspecific Conditions.* Seattle, WA; IASP Press: 1995.

4. Institute of Medicine (US) Committee on Advancing Pain Research, Care and Education. *Relieving Pain in America: A Blueprint for Transforming Prevention, Care, Education, and Research.* Washington, DC; National Academic Press: 2011

5. Ferrari R, Russell AS. Regional Musculoskeletal Conditions: Neck Pain. *Best Pract Res Clin Rheumato.* 2003; 17(1): 57–70.

6. Stewart WF, Ricci JA, Chee E, Morganstein D, Lipton R. Lost productive time and cost due to common pain conditions in the US workforce. *JAMA.* 2003; 290: 2443–2454.

7. Becker A, Held H, Redaelli M et al. Low back pain in primary care: costs of care and prediction of future health care utilization. *Spine (Phila Pa 1976).* 2010; 35(18): 1714–1720.

8. Hoy D, March L, Brooks P, et al. Measuring the global burden of low back pain. *Best Pract Res Clin Rheumatol.* 2010; 24(2): 155–165.

9. Phillips CJ, Harper C. The economics associated with persistent pain. *Curr Opin Support Palliat Care.* 2011; 5(2): 127–130.

10. Edwards RR, Smith MT, Kudel I, Haythornthwaite J. Pain-related catastrophizing as a risk factor for suicidal ideation in chronic pain. *Pain.* 2006; 126: 272–279.

11. Alschuler KN, Ehde DM, Jensen MP. The co-occurrence of pain and depression in adults with multiple sclerosis. *Rehabil Psychol.* 2013; 58(2): 217–221.

12. Jamison RN. Comprehensive pretreatment and outcome assessment for chronic opioid therapy in nonmalignant pain. *J Pain Symptom Manage.* 1996; 11(4): 231–241.

13. Chapman SL, Jamison RN, Sanders SH. Treatment helpfulness questionnaire: a measure of patient satisfaction with treatment modalities provided in chronic pain management programs. *Pain.* 1996; 68: 349–361.

14. Linton S. The socioeconomic impact of chronic back pain: is anyone benefiting. *Pain.* 1998; 75: 163–168.

15. Ohman M, Soderberg S, Lundman B. Hovering between suffering and enduring: the meaning of living with serious chronic illness. *Qual Health Res.* 2003; 13(4): 528–542.

16. Otis JD, Cardella LA, Kerns RD. The influence of family and culture on pain. In: Dworkin RH, Breitbart WS. *Psychosocial Aspects of Pain: A Handbook for Health Care Providers.* Seattle, WA; IASP Press: 29–45. MCGH377

17. Soderberg S, Strand M, Haapala M, Lundman B. Living with a woman with fibromyalgia from the perspective of the husband. *J Adv Nurs.* 2003; 42: 143–150.

18. Katz JN, Lipson SJ, Lew RA, et al. Lumbar laminectomy alone or with instrumented or noninstrumented arthrodesis in degenerative lumbar spinal stenosis. Patient selection, costs, and surgical outcomes. *Spine (Phila Pa 1976).* 1997; 22(10): 1123–1131.

19. Katz JN, Stucki G, Lipson SJ, Fossel AH, Grobler LJ, Weinstein JN. Predictors of surgical outcome in degenerative lumbar spinal stenosis. *Spine (Phila Pa 1976).* 1999; 24(21): 2229–2233.

20. Peloso PM, Bellamy N, Bensen W, et al. Double blind randomized placebo control trial of controlled release codeine in the treatment of osteoarthritis of the hip or knee. *J Rheumatol Suppl.* 2000; 27(3): 764–771.

21. Caldwell J, Hale M, Boyd RE, et al. Treatment of osteoarthritis pain with controlled release oxycodone or fixed combination oxycodone plus acetaminophen added to nonsteroidal anti-inflammatory drugs: a double blind, randomized, multicenter, placebo controlled trial. *J Rheum.* 1999; 26(4): 862–869.

22. Maier C, Hildebrandt J, Klinger R, Henrich-Eberl C, Lindena G; MONTAS Study Group. Morphine responsiveness, efficacy and tolerability in patients with chronic non-tumor pain–results of a double-blind placebo-controlled trial (MONTAS). *Pain.* 2002; 97(3): 223–233.

23. Von Korff M, Deyo RA. Potent opioids for chronic musculoskeletal pain: flying blind? *Pain.* 2004; 109(3): 207–209.

24. Bair M, Robinson R, Katon W, Kroenke K. Depression and Pain Comorbidity: a literature review. *Arch Int Med.* 2003; 163: 2433–2445.

25. Ang DC, Bair MJ, Damush TM, Wu J, Tu W, Kroenke K. Predictors of pain outcomes in patients with chronic musculoskeletal pain co-morbid with depression: results from a randomized controlled trial. *Pain Med.* 2010; 11(4): 482–491.

26. Moulin DE, Iezzi A, Amireh R, Sharpe WK, Boyd D, Merskey H. Randomised trial of oral morphine for chronic non-cancer pain. *Lancet.* 1996; 347: 143–147.

27. Rakvag TT, Klepstad V, Baar C, et al. The Val 158Met polymorphism of the human catechol-O—methyltransferase (COMT) gene may influence morphine requirements in cancer pain patients. *Pain.* 2005; 116: 73–78.

28. Rivest C, Katz JN, Ferrante FM, Jamison RN. Effects of epidural steroid injection on pain due to lumbar spinal stenosis or herniated disks: a prospective study. *Arthritis Care Res.* 1998; 11(4): 291–297.

29. Rooks DS, Huang J, Bierbaum BE, et al. Effect of preoperative exercise on measures of functional status in men and women undergoing total hip and knee arthroplasty. *Arthritis Care Res.* 2006; 55(5): 700–708.

30. Wasan AD, Kaptchuk TJ, Davar G, Jamison RN. The association between psychopathology and placebo analgesia in patients with discogenic low back pain. *Pain Med.* 2006; 7(3): 217–228.

31. Fishbain D. Approaches to treatment decisions for psychiatric comorbidity in the management of the chronic pain patient. *Med Clin North Amer.* 1999; 83(3): 737–759.

32. Boersma K, Linton S. Screening to identify patients at risk: profiles of psychological risk factors for early intervention. *Clin J Pain.* 2005; 21: 38–43.

33. Breckenridge J, Clark J. Patient characteristics associated with opioid vs. nonsteroidal anti-inflammatory drug management of chronic low back pain. *J Pain.* 2003; 4(6): 344–350.

34. Wasan AD, Davar G, Jamison R. The association between negative affect and opioid analgesia in patients with discogenic low back pain. *Pain.* 2005; 117(3): 450–461.

35. Brady K, Myrick H, Sonne S. eds. *Comorbid addiction and affective disorders. Principles of Addiction Medicine.* Arlington, VA; American Society of Addiction Medicine; 1998.

36. Cornelius J, Salloum I, Salloum IM, Ehler JG, et al. Fluoxetine in depressed alcoholics: a double-blind, placebo-controlled trial. *Arch Gen Psychiatry.* 1997; 54: 700–705.

37. Kessler R, McGonagle K, Zhao S, et al. Lifetime and 1m-month prevalence of DSM-III-R psychiatric disorders in the Unites States: results from the National Comorbidity Survey. *Arch Gen Psychiatry.* 1994; 51: 8–19.

38. Pribor EF, Yutzy SH, Dean JT, Wetzel RD. Briquet's syndrome, dissociation, and abuse. *Am J Psychiatry.* 1993; 150: 1507–1511.

39. Sonne S, Brady K. Substance abuse and bipolar comorbidty. *Psychiatry Clin North America.* 1999; 22: 609–627.

40. Hasin D, Liu X, Nunes E, McCloud S, Samet S, Endicott J. Effects of major depression on remission and relapse of substance dependence. *Arch Gen Psychiatry.* 2002; 59: 375–380.

41. Wasan AD, Ross EL, Michna E, et al. Craving of prescription opioids in patients with chronic pain: a longitudinal outcomes trial. *J Pain.* 2012; 13(2): 146–154.

42. Quello S, Brady K, Sonne SC. Mood disorders and substance use disorder: a complex comorbidity. *Sci Pract Prespect.* 2005; 3: 13–24.

43. Romano JM, Turner JA. Chronic pain and depression: does the evidence support a relationship?. *Psychol Bull.* 1985; 97(1): 18–34.

44. Fishbain D, Goldberg M, Meagher BR, Steele R, Rosomoff H. Male and female chronic pain patients characterized by DSM-III psychiatric diagnostic criteria. *Pain.* 1986; 26: 181–197.

45. White KP, Nielson WR, Harth M, Ostbye T, Speechley M. Chronic widespread musculoskeletal pain with or without fibromyalgia: psychological distress in a representative community adult sample. *J Rheum.* 2002; 29: 588–594.

46. McWilliams L, Goodwin R, Cox BJ. Depression and anxiety associated with three pain conditions: results from a nationally representative sample. *Pain.* 2004; 111: 77–83.

47. Ligthart L, Gerrits MM, Boomsma DI, Penninx BW. Anxiety and depression are associated with migraine and pain in general: an investigation of the interrelationships. *J Pain.* 2013; 14(4): 363–370.

48. Dworkin SF, Von Korff M, LeResche L. Multiple pains and psychiatric disturbance. An epidemiologic investigation. *Arch Gen Psychiatry.* 1990; 47(3): 239–244.

49. Von Korff M, Deyo RA, Cherkin D, Barlow W. Back pain in primary care. Outcomes at 1 year. *Spine (Phila Pa 1976).* 1993; 18: 855–862.

50. Atkinson JH, Slater MA, Patterson TL, Grant I, Garfin SR. Prevalence, onset, and risk of psychiatric disorders in men with chronic low back pain: a controlled study. *Pain.* 1991; 45(2): 111–121.

51. Magni G, Moreschi C, Rigatti-Luchini S, Merskey H. Prospective study on the relationship between depressive symptoms and chronic musculoskeletal pain. *Pain.* 1994; 56(3): 289–297.

52. Karp JF, Scott J, Houck P, Reynolds CF 3rd, Kupfer DJ, Frank E. Pain predicts longer time to remission during treatment of recurrent depression. *J Clin Psychiatry.* 2005; 66(5): 591–597.

53. Polatin PB, Kinney RK, Gatchel RJ, Lillo E, Mayer TG. Psychiatric illness and chronic low back pain. *Spine (Phila Pa 1976).* 1993; 18: 66–71.

54. Brown GK. A causal analysis of chronic pain and depression. *J Abn Psychol.* 1990; 99(2): 127–137.

55. Katon W, Egan K, Miller D. Chronic pain: lifetime psychiatric diagnosis and family history. *Am J Psychiatry* 1985; 142(10): 1156–1160.

56. Dersh J, Mayer T, Theodore BR, Polatin P, Gatchel RJ. Do psychiatric disorders first appear preinjury or postinjury in chronic disabling occupational spinal disorders? *Spine (Phila Pa 1976).* 2007; 32: 1045–1051.

57. Edwards RR, Bingham CO, Bathon J, Haythornthwaite JA. Catastrophizing and pain in arthritis, fibromyalgia, and other rheumatic diseases. *Arthritis Rheum.* 2006; 55: 325–332.

58. Keefe FJ, Rumble ME, Scipio CD, Giordano LA, Perri LM. Psychological aspects of persistent pain: current state of the science. *J Pain.* 2004; 5(4): 195–211.

59. Bruehl S, Chung OY, Burns JW, Biridepalli S. The association between anger expression and chronic pain intensity: evidence for partial mediation by endogenous opioid dysfunction. *Pain.* 2003; 106: 317–324.

60. Bruehl S, Liu X, Burns JW, Chont M, Jamison RN. Associations between daily chronic pain intensity, daily anger expression, and trait anger expressiveness; an ecological momentary assessment study. *Pain.* 2012; 153: 2352–2358.

61. Jamison RN, Edwards RR, Edwards RR, Liu X, et al. Effect of negative affect on outcome of an opioid therapy trial among low back pain patients. *Pain Practice.* 2013; 13: 173–181.

62. Novy DM, Nelson DV, Berry LA, Averill PM. What does the Beck depression Inventory measure in chronic pain?: a reappraisal. *Pain.* 1995; 61: 261–270.

63. Kroenke K, Price RK. Symptoms in the community. Prevalence, classification, and psychiatric comorbidity. *Arch Intern Med.* 1993; 153(21): 2474–2480.

64. Adler G, Gattaz WF. Pain perception threshold in major depression.*Biol Psychiatry*. 1993; 34(10): 687–689.

65. Dworkin RH, Clark WC, Lipsitz JD. Pain responsivity in major depression and bipolar disorder. *Psychiatry Res*. 1995; 56(2): 173–181.

66. Widerstrom EG, Aslund PG, Gustafsson LE, Mannheimer C, Carlsson SG, Andersson SA. Relations between experimentally induced tooth pain threshold changes, psychometrics and clinical pain relief following TENS. A retrospective study in patients with long-lasting pain. *Pain*. 1992; 51(3): 281–287.

67. Widerstrom-Noga E, Dyrehag LE, Böglum-Jensen L, Aslund PG, Wenneberg B, Andersson SA. Pain threshold responses to two different modes of sensory stimulation in patients with orofacial muscular pain: psychologic considerations. *J Orofac Pain*. 1998; 12(1): 27–34.

68. Schweinhardt P, Kalk N, Wartolowska K, Chessell I, Wordsworth P, Tracey I. Investigation into the neural correlates of emotional augmentation of clinical pain. *Neuroimage*. 2008; 40(2): 759–766.

69. Apkarian AV, Hashmi JA, Baliki MN. Pain and the brain: specificity and plasticity of the brain in clinical chronic pain. *Pain*.2011; 152(3 Suppl): S49–S64.

70. Gordon NC, Heller PH, Gear RW, Levine JD. Temporal factors in the enhancement of morphine analgesia by desipramine. *Pain*.1993; 53(3): 273–276.

71. Carruba MO, Nisoli E, Garosi V, Sacerdote P, Panerai AE, Da Prada M. Catecholamine and serotonin depletion from rat spinal cord: effects on morphine and footshock induced analgesia. *Pharmacol Res*. 1992; 25(2): 187–194.

72. Kennedy SE, Koeppe RA, Young EA, Zubieta JK. Dysregulation of endogenous opioid emotion regulation circuitry in major depression in women.*Arch Gen Psychiatry*. 2006; 63(11): 1199–1208.

73. Woolf CJ. Pain: moving from symptom control toward mechanism-specific pharmacologic management. *Ann Intern Med*.2004; 140: 441–451.

74. Raison CL, Capuron L, Miller AH. Cytokines sing the blues: inflammation and the pathogenesis of depression. *Trends Immunol*. 2006; 27(1): 24–31.

75. Sprenger T, Valet M, Boecker H, et al. Opioidergic activation in the medial pain system after heat pain. *Pain*. 2006; 122: 63–67.

76. Peyron R, Laurent B, García-Larrea L. Functional imaging of brain responses to pain. a review and meta-analysis. *Neurophysiol Clin*. 2000; 30: 263–288.

77. Zubieta JK, Ketter TA, Ketter TA, et al. Regulation of human affective responses by anterior cingulate and limbic mu-opioid neurotransmission.*Arch Gen Psych*. 2003; 60(11): 1145–1153.

78. Coghill RC, McHaffie JG, Yen YF. Neural correlates of interindividual differences in the subjective experience of pain. *Proc Natl Acad Sci U S A*. 2003; 100(14): 8538–8542.

79. Ploghaus A, Tracey I, Gati JS, et al. Dissociating pain from its anticipation in the human brain. *Science*. 1999; 284(5422): 1979–1981.

80. Ben-Porth Y, Tellegen A. *Minnesota Multiphasic Personality Inventory - 2 Restructured Form: Technical Manual*. Minneapolis; University of Minnesota Press: 2008.

81. Block AR, Ohnmeiss DD, Guyer RD, Rashbaum RF, Hochschuler SH. The use of presurgical psychological screening to predict the outcome of spine surgery.*Spine J*. 2001; 1: 274–282.

82. H athaway SR, McKinley JC, Butcher JN, et al. *Minnesota Multiphasic Personality Inventory2-2: Manual for Administration*. Minneapolis, MN; University of Minnesota Press: 1989.

83. Derogatis LR, Melisaratos N. The Brief Symptom Inventory: an introductory report. *Psychol Med*. 1983; 13: 595–605.

84. Millon T, Green CJ, Meagher RB Jr. The MBHI: a new inventory for the psychodiagnostician in medical settings. *Prof Psychol*.1979; 10: 529–539.

85. Pilowsky I, Spence ND. Patterns of illness behavior in patients with intractable pain. *J Psychosom Res*. 1975; 19: 279–287.

86. Beck AT, Steer RA. *Beck Depression Inventory*. San Antonio, TX; Psychological Corporation: 1993.

87. Radloff LS. The CES-D scale: a self-report depression scale for research in the general population. *Appl Psychol Measure*. 1977; 1: 385–401.

88. Zigmond AS, Snaith RP. The hospital anxiety and depression scale. *Acta Psychiatrica Scandinavica*. 1983; 37: 361–370.

89. McCreary C. Empirically derived MMPI profile clusters and characteristics of low back pain patients. *Clin Psychol*. 1985; 53(4): 558–560.

90. Gass CS, Luis CA. MMP2-2 short form: psychometric characteristics in a neuropsychological setting. *Assessment*. 2001; 2: 213–219.

91. Moore JE, McFall ME, Kivlahan DR, Capestany F. Risk of misinterpretation of MMPI Schizophrenia scale elevations in chronic pain patients. *Pain*. 1988; 32: 207–213.

92. Jamison RN, Rock DL, Parris WC. Empirically derived Symptom Checklist 90 subgroups of chronic pain patients: a cluster analysis.*J Behav Med*. 1988; 11(2): 147–158.

93. Geisser ME, Roth RS. Assessing depression among persons with chronic pain using the center for epidemiological studies depression scale and the beck depression inventory: a comparative analysis. *Clin J Pain*. 1997; 13: 163–170.

94. Santor DA, Zuroff DC, Ramsay JO, Cervantes P, Palacios J Examining scale descriminability in the BDI and CES-D as a function of depressive severity. *Psychol Assess*. 1995; 7: 131–139.

95. Andresen EM, Malmgren JA, Carter WB, Patrick DL. Screening for depression in well older adults: evaluation of a short form of the CES-D. *Amer J Prevent Med*. 1994; 10: 77–84.

96. Bjelland I, Dahl AA, Haug TT, Neckelmann D. The validity of the Hospital Anxiety and Depression Scale. An updated literature review. *J Psychosom Res*. 2002; 52(2): 69–77.

97. Cosco TD, Doyle F, Ward M, McGee H. Latent structure of the Hospital Anxiety And Depression Scale: a 1y-year systematic review. *J Psychosom Res*. 2012; 72(3): 180–184.

98. Doyle F, Cosco T, Conroy R. Why the HADS is still important: Reply to Coyne & van Sonderen. *J Psychosom Res*. 2012; 73(1): 74.

99. Salerno SM, Browning R, Jackson JL. The effect of antidepressant treatment on chronic back pain: a meta-analysis. *Arch Int Med*. 2002; 162(1): 19–24.

100. Kroenke K, Bair MJ, Damush TM, et al. Optimized

antidepressant therapy and pain self-management in primary care patients with depression and musculoskeletal pain. *JAMA*.2009; 301: 2099–2110.

101. Farrar JT, Young JP, LaMoreaux L, Werth JL, Poole RM. Clinical importance of changes in chronic pain intensity measured on an 1p-point numerical pain rating scale. *Pain*. 2001; 94: 149–158.

102. Watson CP, Gilron I, Sawynok J, Lynch ME. Nontricyclic antidepressant analgesics and pain: are serotonin norepinephrine reuptake inhibitors (SNRIs) any better? *Pain*. 2011; 152(10): 2206–2210.

103. Dharmshaktu P, Tayal V, Kalra BS. Efficacy of antidepressants as analgesics: a review. *J Clin Pharmacol*. 2012; 52(1): 6–17.

104. Lin EH, Katon W, Von Korff M, et al.; IMPACT Investigators. Effect of improving depression care on pain and functional outcomes among older adults with arthritis: a randomized controlled trial.*JAMA*. 2003; 290(18): 2428–2429.

105. Rosenzweig-Lipson S, Beyer CE, Hughes ZA, et al. Differentiating antidepressants of the future: efficacy and safety. *Pharmacol Therapeutics*. 2007; 113: 134–153.

106. Semenchuk MR, Sherman S, Davis B. Double-blind, randomized trial of bupropion SR for the treatment of neuropathic pain. *Neurol*. 2001; 57(9)1583–1589.

107. Katz J, Pennella-Vaughan J, Hetzel RD, Kanazi GE, Dworkin RH.A randomized, placebo-controlled trial of bupropion sustained release in chronic low back pain. *J Pain*. 2005; 6(10): 656–661.

108. Bloomstein JR, Rummans TA, Maruta T, Lin SC, Pileggi TS. The use of electroconvulsive therapy in pain patients. *Psychosomatics*.1996; 37: 374–749.

109. Wasan AD, Artin K, Clark MR. A case-matching study of the analgesic properties of electroconvulsive therapy. *Pain Med*. 2004; 5(1): 50–58.

110. Salzman C. The APA task force report on benzodiazepine dependence, toxicity, and abuse. *Am J Psychiatry*. 1991; 148(2): 151–152.

111. Jann MW, Slade JH. Antidepressant agents for the treatment of chronic pain and depression. *Pharmacotherapy*. 2007; 27(11): 1571–1587.

112. Rickels K, Schweizer E. The spectrum of generalized anxiety in clinical practice: the role of short-term, intermittent treatment.*Br J Psychiatry Suppl*. 1998; 1: 49–54.

113. Gilbody S, Bower P, Fletcher J, Richards D, Sutton AJ.Collaborative care for depression: a cumulative meta-analysis and review of longer-term outcomes. *Arch Int Med*.2006; 166(21): 2314–2321.

114. Wasan AD, Alpay M. Chapter 78: Pain and the psychiatric comorbidities of pain. Comprehensive Clinical Psychiatry. In: Stern T, Rosenbaum JF, Fava M, Biederman J, Rauch SL. Philadelphia, PA; Elsevier: 2008: 1067–1080.

115. Brox JI, Reikeras O, Nygaard ø, Søensen R, Indahl A, Holm I,Keller A, Ingebrigtsen T, Grundnes O, Lange JE, Friis A. Lumbar instrumented fusion compared with cognitive intervention and exercises in patients with chronic back pain after previous surgery for disc herniation: a prospective randomized controlled study. *Pain*. 2006; 122(1-2): 145–155.

116. Jamison RN. *Learning to Master Your Chronic Pain*. Sarasota, FL; Professional Resource Press: 1996.

117. Elliott RL. Depression in primary care. *Ethn Dis*. 2007; 17(2 Suppl 2): S2–28–33.

118. Manning JS, Jackson WC. Depression, pain, and comorbid medical conditions. *J Clin Psychiatry*. 2013; 74(2): e03.

119. Jamison RN. Psychological evaluation and treatment of chronic pain. In: Vacanti CA,Sikka PK, Urman RD, Dershwitz M, Segal BS.*Essential Clinical Anesthesia*. New York, NY; Cambridge University Press: 2011: 901–907.

120. Lamb SE, Hansen Z, Lall R, et al.; Back Skills Training Trial investigators.Group cognitive behavioural treatment for low-back pain in primary care: a randomised controlled trial and costeffectiveness analysis. *Lancet*. 2010; 375(9718): 916–923.

121. Hoffman BM, Papas RK, Chatkoff DK, Kerns RD. Meta-analysis of psychological interventions for chronic low back pain. *Health Psychol*. 2007; 26(1): 1–9.

122. Veehof MM, Oskam MJ, Schreurs KM, Bohlmeijer ET. Acceptancebased interventions for the treatment of chronic pain: a systematic review and meta-analysis. *Pain*. 2010; 152: 533–542.

123. Johnston M, Foster M, Shennan J, Starkey NJ, Johnson A.The effectiveness of an Acceptance and Commitment Therapy self-help intervention for chronic pain. *Clin J Pain*.2010; 26: 393–402.

124. Kroenke K, Spitzer RL, deGruy FV 3rd, et al. Multisomatoform disorder.An alternative to undifferentiated somatoform disorder for the somatizing patient in primary care. *Arch Gen Psychiatry*.1997; 54(4): 352–358.

125. Barsky AJ 3rd. Patients who amplify bodily sensations.*Ann Intern Med*. 1979; 91(1): 63–70.

126. Barsky AJ, Wyshak G, Klerman GL, Latham KS. (1990). The prevalence of hypochondriasis in medical outpatients. *Soc Psychiatry Psychiatr Epidemiol*. 1990; 25: 89–94.

127. Campbell C, Jamison RN, Edwards RR. Psychological screening/phenotyping as predictors for spinal cord stimulation. *Curr Pain Headache Rep*. 2013; 17: 307–314.

128. Celestin J, Edwards RR, Jamison RN. Pretreatment psychosocial variables as predictors of outcomes following lumbar surgery and spinal cord stimulation: a systematic review and literature synthesis. *Pain Med*. 2009; 10(4): 639–653.

129. Tang NK, Crane C. Suicidality in chronic pain: a review of the prevalence, risk factors and psychological links. *Psychol Med*.2006; 36: 575–586.

130. Bernal M, Haro JM, Bernert S, et al. Risk factors for suicidality in Europe: results from the ESEMED study. *J Affect Disord*. 2007; 101: 27–34.

131. Theodoulou M, Harriss L, Hawton K, Bass C. Pain and deliberate self-harm: an important association. *J Psychosom Res*.2005; 28: 317–320.

132. Moller HJ. Suicide, suicidality and suicide prevention in affective disorders. *Acta Psychiatr Scand Suppl*. 2003; (418): 73–80.

133. Sokero TP, Melartin TK, RytsäläHJ, LeskeläUS, Lestelä-Mielonen PS, IsometsäET.Suicidal ideation and attempts among psychiatric patients with major depressive disorder. *J Clin Psychiatry*. 2003; 64(9): 1094–1100.

134. Juurlink DN, Herrmann N, Szalai JP, Kopp A, Redelmeier DA.Medical illness and the risk of suicide in the elderly. *Arch Intern Med*. 2004; 164: 1179–1184.

135. Smith MT, Edwards RR, Robinson RC, Dworkin RH. Suicidal ideation,plans, attempts in chronic pain patients: factors associated with increased risk. *Pain*. 2004; 111: 201–208.

136. Smith MT, Perlis ML, Haythornthwaite JA. Suicidal ideation in outpatients with chronic musculoskeletal pain: an exploratory study of the role of sleep onset insomnia and pain intensity. *Clin J Pain*. 2004; 20: 111–118.

第 18 章

抑郁症与
睡眠障碍

苏珊·马茨凯
Susan Mackie

约翰·温克尔曼
John Winkelman

王驰悦　译

引言

对人类睡眠的研究是一个引人注目的新兴领域。直到 20 世纪 30 年代，睡眠还被视为大脑"关闭"时的被动状态。因此，很少有人会对正常睡眠的表征或是探究睡眠障碍的研究产生兴趣。1937 年，卢米斯（Loomis）首先描述了非快速眼动睡眠阶段的特征性脑电图，对"睡眠是一种同质和被动模式"的概念提出质疑[1]。随后，在 1951 年，人们发现了快速眼动睡眠及其与做梦的关系[2]。此后不久，研究者提出睡眠结构模式是由非快速眼动和快速眼动睡眠阶段不断的周期性循环组成的，这一概念在现代睡眠医学领域仍受到认可。

对睡眠时脑电图基质的探索使人们对睡眠生理学越来越好奇。夜间多导睡眠图是一种能同时记录患者睡眠脑电图、呼吸参数和肌肉活动的新技术，一般被用来监测并描述正常与异常的睡眠模式（图 18-1）。在 20 世纪下半叶，对阻塞性睡眠呼吸暂停、失眠、睡眠周期性肢体运动（periodic leg movements of sleep，PLMS）、快速眼动行为障碍（REM behavior disorder，RBD）和发作性睡病（嗜睡症）的多导睡眠图表征的研究有助于我们更好地理解这些疾病的病理生理学，从而丰富治疗方案。

除了应用于研究原发性睡眠障碍，多导睡眠图也同样应用于各种神经和精神疾病的研究。抑郁症患者存在睡眠结构的异常[3]，如快速眼动的潜伏期缩短（从睡眠开始至第一次快速眼动的出现）、第一个快速眼动阶段时程较长以及快速眼动阶段动眼运动次数增多。基于这些观察结果，有学者提出这样的假设：快速眼动阶段睡眠的"去抑制"在抑郁症的病理生理中起到重要作用。更重要的是，快速眼动异常可能成为一种生物标志，可预测新的抑郁症的发作和缓解期患者复发风险的增加[4]。因此，抑郁症患者的睡眠异常不仅仅是偶然的，而且可能与疾病的波动密切相关。

根据抑郁症患者明显的睡眠异常表现，可以推断出原发性睡眠障碍可能影响情绪。事实上，在各种睡眠障碍疾病中，如失眠、阻塞性睡眠呼吸暂停及不宁腿综合征等，患者罹患抑郁症的风险大大增加。对流行病学联系的认识促进了对抑郁症患者睡眠障碍的病理生理学和预后意义的进一步研究，这些研究又反过来增加了对两种病症的进一步了解。在这一章节，我们将讨论睡眠障碍和抑郁症的双向和复杂的关系。尽管人们对抑郁-睡眠障碍关系有广泛共识，但对两者的并发疾病的额外影响知之甚少。我们将通过探索共同的病理生理学，阐明不

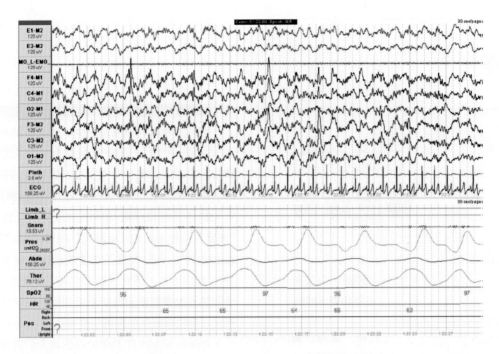

通过多导睡眠图记录30秒的睡眠阶段，参数包括：眼球运动、下巴和腿的肌肉张力、6个脑电图电波、心电图、鼻腔气流及呼吸运作。

图18-1 多导睡眠图

同睡眠障碍疾病和抑郁症的流行病学关系。接着，我们将介绍睡眠障碍患者中抑郁症的临床表现和治疗。最后，我们会讨论抑郁症及其治疗对于睡眠的作用。

流行病学

● 失眠

失眠是指入睡困难、难以维持睡眠或睡眠质量差导致的日间功能受损。尽管在过去失眠被认为是抑郁症的表现，可以通过抑郁症治疗得以缓解，但最近研究表明失眠和抑郁症是两个独立的诊断，有着各自不同的特征[5]。

失眠可能是抑郁症的原因，也可能是结果，因此了解它们的流行病学关系需要对共病进行纵向描述。许多研究已将失眠症状作为重性抑郁症的预测因素。在最近的一项荟萃分析中，相对睡眠健康人群，失眠人群新发抑郁症的总体比值比为2.60［置信区间（confidence interval，CI）：1.98～3.42］[6]。在随访中，睡眠健康人群的新发抑郁症的发病率为4.0%，失眠人群的发病率为13.1%。

尽管相关数据很少，但抑郁症依然有可能是诱发失眠的一个危险因素。在一项大型调查中，在未来10年的随访中不失眠的抑郁症人群罹患抑郁症的比值比为6.7[7]。

一些研究试图梳理失眠与抑郁症之间因果关系的方向性。瓦永（Ohayon）和罗斯（Roth）调查了近1.5万名普通人群的睡眠和精神症状。在该项调查中，失眠症状出现在第一次情绪障碍发作之前的病例占41%，29%的

病例中两者同时出现，在另29%的病例中失眠症状的出现紧随情绪障碍的发作之后[8]。但这项研究也有自身局限性，首先它是一项横断面研究，其次数据的获得主要靠观察者对于症状出现顺序的主观判断。尽管如此，这些发现依然提示在情绪障碍和失眠症之间有很强的双向关系。

尽管多数抑郁症患者存在睡眠困难，但有少数人报告"嗜睡"，并且嗜睡是《精神障碍诊断与统计手册》（第五版）诊断抑郁症的症状之一。不同的研究显示，抑郁症患者的嗜睡发生率差异很大，部分原因可能是该术语的定义不同[9]。和失眠症一样，嗜睡症可以预测抑郁症的首发和复发[10]。尽管有大量关于抑郁症中嗜睡症患病率的文献，但很少有研究确定这种主观抱怨是否与客观评估的睡眠倾向增加相对应。患者可能难以区分疲劳、嗜睡和精神运动迟缓，这迫使他们在床上花费时间，以及增加真正的睡眠压力或过多的总睡眠时长[11]。真正的困倦推动探索原发性睡眠障碍，所以临床医生有责任去了解、区分睡眠障碍。

● 阻塞性睡眠呼吸暂停

阻塞性睡眠呼吸暂停是表现为睡眠过程中周期性完全性或不完全性的气道关闭的综合征。阻塞性睡眠呼吸暂停导致的气流受阻直接影响氧气饱和及睡眠质量。阻塞性睡眠呼吸暂停经常伴发重性抑郁症，据报道，阻塞性睡眠呼吸暂停患者患抑郁症的可能性差异很大，从7%到63%。在美国健康及营养检测调查中，相比于不打鼾人群，打

鼾/呼吸暂停频率≥每周 5 晚的症状与患抑郁症的概率高度相关，男性的比值比为 3.1（CI：1.8～5.2），女性的比值比为 3.0（CI：1.6～5.4）[12]。而在一项横断面的电话调查中，18% 罹患重性抑郁症的患者也报告了疑似阻塞性睡眠呼吸暂停的症状[13]。在控制了已知的共同危险因素影响后，相比于正常对照组，抑郁症患者罹患睡眠呼吸疾病的比值比为 5.26（CI：4.29～6.47）。

● 不宁腿综合征

不宁腿综合征是另一项与抑郁症密切相关的睡眠障碍疾病。不宁腿综合征表现为休息状态引起的腿部不适，可通过抖动或活动缓解，患者常有活动腿部的强烈冲动，这种冲动在夜间更加强烈。据报道，不宁腿综合征患者中重性抑郁症或心境恶劣的终身患病率为 36.9%，而对照组（来自普通人群）为 15.2%[14]。大多数患者（77%）报告不宁腿综合征症状发生在抑郁症之前。另一项横断面研究表明当患者健康问卷-9 评分增加时，不宁腿综合征的发病率也随之增加[15]。不宁腿综合征和心境障碍的关系在一项大型长时间的前瞻性队列研究中也得到验证，相比于正常人群，患不宁腿综合征的女性在 6 年的随访中出现新发抑郁症概率较大［相对危险度（relative risk，RR）1.5，CI：1.1～2.1]￼[16]。另一方面，基线的抑郁症状是发生不宁腿综合征的危险因素[17]。与失眠一样，不宁腿综合征和抑郁症具有双向关系。

大多数不宁腿综合征患者存在睡眠周期性肢体运动，睡眠周期性肢体运动是睡眠中反复出现（通常每 20～40 秒）的固定肢体运动，通常与脑电图唤醒有关。夜间不宁腿综合征症状和睡眠周期性肢体运动都可能影响睡眠质量和时长，并对不宁腿综合征与抑郁之间的关联有影响[18]。但是，睡眠中断似乎不能完全解释这一现象。在一项慢性肾脏疾病患者的队列研究中，圣基拉伊（Szentkiralyi）和他的同事发现相比于未患有不宁腿综合征人群，不宁腿综合征患者的抑郁症状的发生率明显较高（不宁腿综合征患者的抑郁症患病率为 56%，非不宁腿综合征患者的抑郁症患病率为 22%，P<0.001），而且在考虑到失眠因素影响后，不宁腿综合征和抑郁症的关系依然密切，这表明不受睡眠中断支配的机制在该关系中起到一定的作用[19]。

● 其他睡眠障碍疾病

轮班工作睡眠障碍（shift-work sleep disorder，SWSD）发生在经常在夜间加班的患者中，这些患者诉有失眠或睡眠过多症状。尽管夜间加班造成了昼夜节律紊乱，但只有少部分轮班工作者（8%～15%）有适应困难，而这部分工作者即患有轮班工作睡眠障碍[20]。在一项横断面研究中，近 1/3 的轮班工作睡眠障碍患者同样被诊断患有重性抑郁症[20]。需要注意的是，在这项研究分析中，排

除工作本身影响，轮班工作睡眠障碍的症状（失眠或睡眠过多）恰是抑郁症状的危险因素。

噩梦症，为另一种常伴随重性抑郁症的睡眠障碍性疾病。在一项研究中，3/4 的重性抑郁症患者每周至少出现 2 次噩梦症状[21]。

嗜睡症，是一种白天疲倦、嗜睡且常伴有精神疾病（如抑郁症状）的一种睡眠障碍[22]。在不同研究中，使用自陈式量表得出，在嗜睡症患者中抑郁症的患病率为 15%～30%[23]。福图恩（Fortuyn）团队通过正式的精神病学访谈，没有发现过多的重性抑郁症表现，但确实发现抑郁情绪（30%）、病态内疚（22%）、哭泣（25%）和快感缺失（27%）的发生率很高，这表明嗜睡症患者可能会出现亚综合征性抑郁症[22, 24]。

在量化抑郁症和睡眠障碍之间的关联时，它们的众多共同危险因素使问题复杂化。肥胖、缺乏锻炼、社会地位低都是明显的混淆因素。许多多因素分析模型均提示上述因素为危险因素，但是，考虑到剩余因素混杂的可能性，这些数据仍需谨慎看待。

病理生理学

有几项证据均提示睡眠障碍疾病和抑郁症之间存在共同病理生理机制（框 18-1）。

> **框 18-1**
> **失眠和抑郁症之间可能的介导因素**
>
> 过度唤起
> 生理唤起
> 应激
> 海马体积减小
> 枕叶和前额皮质 γ-氨基丁酸降低
> 脑源性神经营养因子

尽管这些联系在失眠中得到了最全面的探索，但是在一系列睡眠障碍中也存在一些共同的异常。这些异常并非仅作为特定疾病的标志，还可能会反映睡眠相关疾病与其他疾病的因果关系并或许解释其自身的影响。在大多数情况下，这些关系的方向性仍然是一个悬而未决的问题。

● 唤醒和应激

过度唤起在失眠的发生发展中至关重要，其表现为自主神经的激活（心率增快、心率变异性降低）、应激性激素上升（皮质醇和去甲肾上腺素）、高代谢率（耗氧量和脑代谢增加）、脑电图唤醒（β 活动频率增加）、睡眠

欲望减低（多次睡眠潜伏时间试验睡眠潜伏期增长，见图18-2）[25-27]。尽管支持的数据很少，但最近一项研究指出不宁腿综合征患者中存在过度唤起[28]。

失眠中的过度唤起迹象

自主心率	内分泌	代谢	脑涨落图（EFG）	行为
• 心动过速 • 变异性心率降低	• 皮质醇升高 • IL-6增加 • NE增加	• 二氧化钠增加 • 大脑代谢增加	• 增加高频β活性 • 降低慢波活性	• 主观觉醒 • MSLT中睡眠开始潜伏期增加

NE，去甲肾上腺素；IL-6，白细胞介素-6；MSLT，多次睡眠潜伏时间试验。

图18-2　失眠中的过度唤起迹象

生理唤起一直被认为是抑郁症三方模型的一个组成部分[29]。最近，新的脑电图分析技术证明抑郁症患者具有高度警惕性，其中枢神经系统兴奋[30,31]。自主神经的激活作为生理唤醒的进一步证据，表现为心率变异性降低，这种异常与抑郁症的严重程度相关[32]。未经治疗的抑郁症患者的血浆去甲肾上腺素水平也有所增加，并随着治疗而恢复正常[33]。下丘脑-垂体-肾上腺轴调节功能也同样失调，表现为在使用地塞米松刺激后，皮质醇昼夜节律振幅的减低和皮质醇负反馈抑制的受损[34]。

虽然其他睡眠障碍的特征更多的是嗜睡，而不是过度唤醒，但长期的应激反应（交感神经系统激活与下丘脑-垂体-肾上腺轴失调）在其他睡眠障碍中也是很常见的。在阻塞性睡眠呼吸暂停患者中，检测到了自主神经功能异常和应激相关激素标志物。异常的心率变异性降低[35]和皮质醇水平升高[36]是阻塞性睡眠呼吸暂停的统一特征，这些改变均可随着持续气道正压通气（continuous positive airway pressure，CPAP）的治疗而改善。肌肉交感神经活性（muscle sympathetic nerve activivty，MSNA）是另一种交感神经激活的衡量标准。在阻塞性睡眠呼吸暂停患者中，肌肉交感神经活性升高水平与嗜睡程度相关，并且可随着治疗过程中嗜睡的减轻而改善[37,38]。同样，在抑郁症患者中，肌肉交感神经活性升高水平与抑郁症的严重程度相关，并随着抗抑郁治疗而有所改善[39]。最后，抑郁症患者和阻塞性睡眠呼吸暂停患者的炎性细胞因子（包括白细胞介素-6和肿瘤坏死因子）都有所升高，这与两种疾病中心血管风险的增加密切相关[40,41]。

● **影像数据**

脑成像为抑郁症和睡眠障碍之间的共同病理生理学提供了进一步的证据。与正常对照组相比，结构磁共振成像显示抑郁症患者的海马区始终较小[42]。海马体积的异常也出现在一些睡眠障碍患者中，包括嗜睡症和失眠[43-45]。质子磁共振波谱是一种磁共振成像技术，用于测量体内的神经递质水平。通过这种技术，可以发现重性抑郁症患者枕叶和前额皮质中的γ-氨基丁酸水平有所下降。与此同时，一些研究表明，失眠患者整个大脑或部分区域的γ-氨基丁酸也有类似的减少[46,47]，这反映了失眠和抑郁症之间可能存在共同神经化学通路[46]。

阻塞性睡眠呼吸暂停患者也同样表现出异常的结构和功能成像。阻塞性睡眠呼吸暂停患者扣带回、额叶皮质、海马区、岛叶皮质、小脑及杏仁核的变化，与重性抑郁症患者的变化有所重叠[48-50]。其中，海马区域尤其突出，数据表明阻塞性睡眠呼吸暂停所造成的缺氧会导致这一区域受损[48,51]。这些研究结果都强调在抑郁症和阻塞性睡眠呼吸暂停之间存在着潜在的有害的相互作用。

● **神经营养因子**

抑郁症的神经营养模型假定，神经重构功能失调和神经重构有助于解释抑郁症病理生理学。脑源性神经营养因子是目前研究最为广泛的神经营养因子。与正常对照组相比，抑郁症患者血清中脑源性神经营养因子水平有所下降[52]，并且脑源性神经营养因子前体基因的功能多态性可能与抑郁症风险增加相关，并可能介导海马区域的萎缩[53,54]。睡眠中的脑源性神经营养因子在调节神经重构的慢波振荡的产生中起作用[55,56]。失眠患者报告缺少慢波睡眠[57,58]，且最近的一项研究表明，失眠症患者的血清脑源性神经营养因子水平较低[59]。这种慢波睡眠的不足与睡眠障碍的严重程度成正比。脑源性神经营养因子的降低可能反映了这些疾病的共同的病理生理学机制，或者说失眠可能介导着抑郁症患者中的异常症状。睡眠异常可以解释在抑郁症治疗中脑源性神经营养因子变化的不一致性。所有的这些关系都说明了抑郁症和失眠之间存在微妙而复杂的病理生理联系。

临床表现

● **抑郁症和失眠共病的表现**

失眠患者可能会因为害怕失眠而感到痛苦，思维会被失眠影响白天状态占据，且会因为使用安眠药而感到罪恶。慢性失眠患者在8个领域的健康调查简表（SF-36）得分均低于睡眠良好者（$P<0.001$）[60]。与那些没有失眠的人相比，失眠患者报告在所有方面的能力（精力、情绪、注意力、人际关系、工作和保持清醒）均有所受损[61]。

与没有睡眠障碍的抑郁症患者相比，失眠患者的抑郁症更为严重。在奥布莱恩（O'Brien）等的一项研究中，对1057名诊断为重性抑郁症的患者使用《精神障碍诊断与统计手册》（第五版）障碍定式临床检查、情感障碍评分表（schedule for Affective Disorders，SADS）以及情绪和心理社会功能的自我报告测量进行评估[62]，结果显示1/4的重性抑郁症患者患有严重失眠，与那些没有严重失眠的人相比，这些严重失眠患者发病时年龄较大，结婚率较低，受教育程度较低，社会功能较差，且有更严重的抑郁症表现。

失眠的症状也受抑郁症影响。失眠的症状可以分为入睡困难、夜间失眠、早醒或睡眠质量差。虽然人们普遍认为重性抑郁症的特征是早醒，但在研究样本中并非如此。在一项关于重性抑郁症患者的大型研究中，最常见的表现是同时存在入睡困难、夜间失眠及早醒症状（27.1%）。在这三种类型的失眠症状中，夜间失眠症状最常单独出现（13.5%），且可与一种或多种其他类型相结合（82.3%）（图18-3）[63]。另一项研究发现，相比非抑郁失眠患者，抑郁症失眠患者的睡眠时间更短[64]。这些发现均表明抑郁症与失眠的严重程度有关。

● **抑郁症共病阻塞性睡眠呼吸暂停的表现**

与失眠一样，患有睡眠呼吸暂停的患者也经常经历痛苦的情绪波动，生活质量降低。对死亡的恐惧以及担心睡眠不足、氧饱和度降低和高碳酸血症的生理影响都会对患者产生影响。缺氧的严重程度和白天过度嗜睡的程度是严重阻塞性睡眠呼吸暂停患者生活质量下降的独立预测因素[65]。

阻塞性睡眠呼吸暂停的表现受到抑郁症的影响，抑郁的阻塞性睡眠呼吸暂停患者会比非抑郁患者表现出更

明显的倦怠感[66]。事实上，一项研究发现与睡眠呼吸暂停的严重程度相比，患者的抑郁症与嗜睡的关系更为密切。阻塞性睡眠呼吸暂停的严重程度只能解释4.2%的嗜睡，而抑郁症状可以解释另外42.3%。在另一项与快速眼动阶段相关的阻塞性睡眠呼吸暂停患者（其中睡眠呼吸暂停的严重程度与嗜睡无关）的横截面评估中，抑郁症状与较差的生活质量及较高的嗜睡评分相关[67]。

此外，不宁腿综合征患者所有与生理及心理健康和活力方面健康相关的生活质量都较差[68]。在罹患重性抑郁症的不宁腿综合征患者中，不宁腿综合征症状发生的频率与抑郁症的严重程度有关[16]。

疾病自然过程

结合上述各种睡眠问题和抑郁症的严重程度之间的关系，睡眠障碍可预示情绪障碍病程的延长并带来更多的负面后果。自杀的想法和行为一直是被关注的焦点。睡眠障碍（尤其是失眠和噩梦）总是能够预示出自杀意念和自杀倾向。在排除抑郁症和其他共病精神障碍后，这种关联仍然存在。一项荟萃分析发现，任何睡眠问题的存在都会增加自杀意念（RR：1.86）、自杀未遂（RR：2.01）及自杀死亡（RR：1.96）的风险[69]。还没有足够的数据得出与特定睡眠障碍相关的不同自杀风险的明确结论。并不是所有的被试者都被诊断为抑郁症，但是抑郁症症状的改善效果不良，表明这种关联可能在抑郁症和非抑郁症患者中都存在。

抑郁症和睡眠障碍的病程往往以旷工或旷课以及短期和长期残疾为标志。因此，失眠和阻塞性睡眠呼吸暂

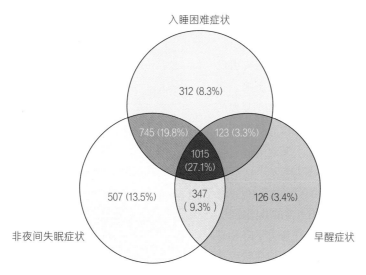

注：无失眠症状的患者 =571 (15.3%)。

图18-3 抑郁症患者失眠症状

[经许可转载自Sunderajan P, Gaynes BN, Wisniewski SR, et al. Insomnia in patients with depression: a STAR*D report. *CNS Spectr*. 2010; 15(6): 394-404.]

停都是后续请长期病假的独立预测因子[70]。对于那些请病假的人来说，失眠症也是失业和延迟返回工作岗位的一个危险因素[71, 72]。抑郁症也是损害职业功能的一个主要原因[73, 74]。大多数证据表明，失眠或抑郁症都增加了与缺勤有关的结果的风险，两者共病情况下的风险最高[71, 72]。除了工作效率下降外，缺乏规律的作息时间也可能会导致长期的睡眠问题，缺乏生活条理和社会刺激也可能会导致长期的抑郁。因此，抑郁、失眠和功能受损状况相互作用加剧，这可能延长三者的病程。

抑郁症缓解后，睡眠问题往往会持续存在。在抑郁症缓解期患者的大样本研究中，失眠和噩梦分别占19.3%和9.3%[75]。那些有残留睡眠障碍的人更有可能出现持续性焦虑症状（框18-2）。另一项研究发现，在抑郁症缓解期患者中，汉密尔顿抑郁量表失眠条目出现阳性反应时，失眠率（53%）明显较高。在这一组中，残留的失眠与持续性的社会和职业功能受损有关[76]。

框18-2
睡眠障碍和焦虑

- 睡眠障碍与几乎所有类型的焦虑障碍都有很强的关联
- 因果关系可能是双向的：睡眠不足会加剧焦虑，而焦虑引起的觉醒反应会损害睡眠
- 睡眠障碍的治疗可以缓解睡眠中断，并经常改善焦虑
- 创伤后应激障碍患者经常遭受做噩梦的痛苦。认知行为疗法和针对噩梦的药物都是有效的
- 强迫症与睡眠延迟相关
- 50%的惊恐障碍患者会在夜间出现惊恐发作。这些应该与其他引起觉醒障碍的原因区分开来，包括阻塞性睡眠呼吸暂停和噩梦

鉴于失眠和首发抑郁症之间的关系，一些研究者已经研究了残留的失眠症状对复发抑郁症风险的影响。在两项对老年抑郁症患者的研究中[77, 78]，失眠增加了复发的风险，但在另一项年轻抑郁症患者研究中没有得到相同的结果[79]。

评估与鉴别诊断

抑郁症与各种原发性睡眠障碍有相当多的共同症状。此外，疲劳、睡眠质量差、性欲低下、注意力下降和易怒是许多睡眠障碍和抑郁症的常见症状，其他症状可被确定为不同情况的特有症状（框18-3）。罪恶感和无用感、哭泣和自杀倾向通常并不仅仅归因于睡眠障碍，应该及时认真考虑原发性情绪障碍。相反，真正的困倦高度预示着原发性睡眠障碍。因此，区分疲劳（一种常见

的情绪症状）和困倦是很重要的。这一区别可以通过详细的病史追溯加以区分。有人可能会问："如果你坐下来看书，你会开始打瞌睡吗？"或者"你在长途开车时很难保持清醒吗？"如果已有充足的睡眠时间，当这些问题的答案是肯定的时候，表明患者具有潜在的睡眠障碍。爱普沃斯（Epworth）嗜睡量表是量化嗜睡程度的有效工具（图18-4）。它可以在5分钟内完成，并就睡眠障碍的可能性向临床医生和患者提供反馈。

框18-3
重要症状

二者常见：
疲劳
无法恢复精神的睡眠
低性欲
注意力降低
易怒

更典型的抑郁症：
罪恶感和无价值感
哭泣
自杀倾向

更典型的睡眠障碍：
困倦（与疲劳相对）
不由自主地打瞌睡
打鼾、喘息（阻塞性睡眠呼吸暂停）
昏厥、入睡前幻觉、睡眠麻痹

表18-1　爱普沃斯嗜睡量表 [a]

状态	打瞌睡的可能性
坐着看书	0 1 2 3
看电视	0 1 2 3
在公共场所（如剧院或会议）静坐不动	0 1 2 3
乘车一个小时不打瞌睡	0 1 2 3
有空的时候躺下午休	0 1 2 3
坐着和某人说话	0 1 2 3
未饮酒的午饭后静坐	0 1 2 3
在一辆汽车上堵车几分钟	0 1 2 3

0=不瞌睡　　1=轻度瞌睡　　2=中度瞌睡　　3=重度瞌睡

a. 这些分数加起来就是爱普沃斯睡眠评分的总和。得分小于10分是正常的；得分为11～17分有中度困倦；得分高于18分严重嗜睡。

在其他疾病共病的患者中，睡眠障碍和抑郁症的区分可能特别复杂。正如本文其他部分所讨论的，抑郁症在各种躯体疾病中经常出现。谨慎的临床医生对抑郁症患者进行评估时，也应该考虑到在这些情况下睡眠障碍经常过多出现。例如，患有心血管疾病的患者同时不同程度地患有抑郁症和阻塞性睡眠呼吸暂停，而这两种疾病都可能表现为疲劳和精神运动迟缓。同样，那些接受血液透析治疗的患有终末期肾病的患者也有患抑郁症和不宁腿综合征的风险，这些疾病的表现很容易与夜间躁动相混淆。在评估患有抑郁症和睡眠障碍相关的主要临床病症的患者时，应仔细考虑上面讨论的特征，以便做出准确的诊断，从而进行适当的治疗。

治疗

对于患有睡眠障碍的抑郁症患者，睡眠障碍的治疗至关重要，因为这可以显著减轻抑郁症状（框 18-4）。抑郁症治疗的选择也可能给睡眠带来或好或坏的影响。当开始治疗睡眠和情绪障碍共病的患者时，考虑每种干预措施对这两种情况的影响是有帮助的。

框 18-4

睡眠障碍和抑郁症共病患者的治疗

专门促进睡眠的抗抑郁药物：
曲唑酮
米氮平（不宁腿综合征恶化）

被认为对睡眠有负面影响的抗抑郁药物：
选择性 5-羟色胺再摄取抑制剂与 5-羟色胺和去甲肾上腺素再摄取抑制剂（可以抑制快速眼动，增加睡眠潜伏期，减少整体睡眠时间。选择性 5-羟色胺再摄取抑制剂也可能影响快速眼动期间的肌肉活动，并使不宁腿综合征恶化）
安非他酮（可能增加引起失眠的担忧）

其他治疗：
非典型抗精神病药（促进睡眠）
兴奋剂（作为增强剂可能加重失眠）
右佐匹克隆（可能强化抗抑郁药效）
普拉克索（除对不宁腿综合征有影响外，可能有抗抑郁作用）
光照疗法
失眠的认知行为疗法
行为时间疗法

● 治疗睡眠障碍患者的抑郁症的一般问题

大多数用于治疗抑郁症的药物也会影响睡眠。选择性 5-羟色胺再摄取抑制剂与 5-羟色胺和去甲肾上腺素再

摄取抑制剂是许多患者的一线抗抑郁药物。对抑郁症患者的研究表明，这些药物除了抑制快速眼动睡眠外，还会增加入睡潜伏期（sleep onset latency，SDL，从就寝时间到第一次入睡的时间）、觉醒指数（每小时睡眠醒来的次数）、入睡后醒来次数（wake after sleep onset，WASO）以及减少总睡眠时间[80, 81]。在临床上，5-羟色胺类抗抑郁药会使某些抑郁症患者产生嗜睡症，而其他患者则会失眠[82]。很少有直接的研究比较各种选择性 5-羟色胺再摄取抑制剂与 5-羟色胺和去甲肾上腺素再摄取抑制剂对睡眠和警觉性的影响。研究证据表明，结果通常没有差异[83-85]。选择性 5-羟色胺再摄取抑制剂类药物也与快速眼动睡眠中的肌肉异常活动和做梦行为有关。后者可能伤害患者与伴侣，应立即考虑减少或更换抗抑郁药物。安非他酮（一种非甾体抗炎药），可以避免这种副作用，它可能比选择性 5-羟色胺再摄取抑制剂更有效地治疗与抑郁症相关的疲劳和困倦[86, 87]。虽然安非他酮理论上会加重失眠，但在临床试验中还没有得到一致的实证结论[87]。

另一方面，一些抗抑郁药物已经被证明可以改善主观和客观的睡眠参数。曲唑酮是一种非典型的抗抑郁药物，常以低剂量用于治疗抑郁症患者的失眠[88]，有降低入睡潜伏期和增加睡眠总时长的效果。这些特点使其被认为是治疗抑郁症和失眠的单一药物。在一些研究中，对曲唑酮与选择性 5-羟色胺再摄取抑制剂类药物进行了比较，发现在改善睡眠的同时，曲唑酮对情绪症状也有相似的疗效[89]。米氮平是另一种具有改善睡眠功能的抗抑郁药。荟萃分析研究了相比于选择性 5-羟色胺再摄取抑制剂，抑郁症患者对米氮平的反应率和米氮平的副作用[90]。比起失眠，米氮平更与白天困倦疲劳有关。相比之下，最近一项使用米氮平（尽管是开放试验）的研究表明，使用多次睡眠潜伏时间试验可以客观改善睡眠，这可能是由于夜间睡眠随之改善[91]。因此，曲唑酮或米氮平可能是重度失眠的抑郁症患者的合适选择。

在抑郁症治疗中辅助使用的其他几类药物也对睡眠产生了明确的影响。第二代抗精神病药物倾向于增加总睡眠时间和提高主观睡眠质量[80]。警觉性药物（如莫达非尼、阿莫达非尼、阿托莫西汀）和兴奋剂（如安非他明）可能有助于增强与阻塞性睡眠呼吸暂停或其他原发性睡眠障碍相关的嗜睡症患者的抗抑郁治疗[92]。

抑郁症的心理治疗和行为干预也可能影响睡眠。总的来说，认知行为治疗和药物治疗对伴发失眠的疗效似乎没有任何区别[93]。除了传统的认知行为治疗外，还研究了利用时间生物学方法（"行为时间疗法"）治疗抑郁症。光照疗法（bright-light therapy，BLT）对季节性情感障碍的有益作用已被广泛接受，包括改善睡眠、警觉性和情绪[94]。在一项针对老年非季节性抑郁症患者的研

究中, 光照疗法改善了情绪, 提高了睡眠效率, 并增加了褪黑素的上升幅度 (是昼夜节律稳健性的标志)。此外, 光照疗法与停止治疗后持续的情绪提升有关[95]。睡眠剥夺疗法 (sleep deprivation therapy, SDT) 也可能通过重置异常昼夜节律机制产生快速抗抑郁反应[96]。尽管这种效果在恢复睡眠后一般不会持续, 但将睡眠剥夺疗法与药物和其他时间治疗干预 (光照疗法, 睡眠阶段提前) 相结合可能会提供持续的改善[97]。

● 抑郁症患者失眠的药物治疗

对于有明显失眠症状的抑郁症患者, 常常不清楚睡眠障碍是抑郁症的原因或症状。然而, 显而易见的是, 对患者的失眠治疗改善了他们的睡眠和生活质量, 尽管效果可能比原发性失眠患者略差[98]。观察性研究表明, 使用安眠药与死亡率增加之间存在联系, 但由于缺乏对失眠本身的存在和严重程度以及共病的精神疾病的控制, 这些数据有很大的局限性[99, 100]。因此, 很难根据这些结果得出结论。建议临床医生在基于方法学对可疑的观察数据产生担忧而决定停用这些药物之前, 仔细权衡随机对照试验 (如下所述) 所显示的益处。

治疗原发性失眠和共病抑郁症的失眠最常用的药物是苯二氮䓬类受体激动剂 (benzodiazepine receptor agonist, BZRA)。一些苯二氮䓬类受体激动剂已被研究作为抗抑郁药物的辅助药物进行抑郁症的初始治疗。在一项研究中, 将唑吡坦缓解剂联合艾司西酞普兰与单独使用艾司西酞普兰进行了比较。延长释放唑吡坦能改善总睡眠时间、早晨精力、注意力和失眠对日常活动的影响。然而, 唑吡坦对艾司西酞普兰的抗抑郁作用没有显著增强[101]。相比之下, 另一项研究比较了右佐匹克隆联合氟西汀与单独使用氟西汀的疗效。除了改善睡眠外, 右佐匹克隆组还表现出更快的抗抑郁反应和更大程度的抗抑郁效果[102]。在该研究结束时, 继续进行氟西汀开放试验, 而右佐匹克隆在2周单盲试验中停止。值得注意的是, 在停用右佐匹克隆2周后, 联合治疗组的情绪和失眠症状均被明显改善[103]。这一发现表明, 抑郁症患者可以安全地使用辅助睡眠药物治疗, 而不用担心会出现反弹或戒断症状, 而且在停止使用睡眠药物后可能会继续受益。唑吡坦和右佐匹克隆对情绪的影响是否存在真正的差异还有待观察。在没有更直接的数据情况下, 对 γ-氨基丁酸 (A) 受体有更广泛的活性的右佐匹克隆可能是该组的合适选择。

苯二氮䓬类受体激动剂也被研究用于治疗重性抑郁症过程中残留的失眠。在一项安慰剂对照试验中, 以抑郁症治疗成功后持续失眠的成年人为被试, 发现唑吡坦与改善主观睡眠质量、少醒、更少的日间困倦和更集中的注意力有关[104]。与右佐匹克隆一样, 没有证据表明在

洗脱安慰剂替代期间存在依赖或戒断症状。

● 抑郁症患者失眠的行为治疗

虽然药物治疗是有帮助的, 但失眠的认知行为疗法 (CBT-i) 能以相当或更好的效果显著改善睡眠, 并具有更持久的效果[105]。失眠的认知行为疗法常与药物辅助使用, 因为最有效的方法可能是联合治疗[106]。虽然失眠的认知行为疗法包含多个领域, 包括睡眠卫生、放松技巧和认知重建, 但具有确定疗效的两个组成部分是睡眠限制和刺激控制。

刺激控制基于操作条件反射和经典条件反射原理。在这个模型中, 卧室和试图睡觉的过程成为干扰睡眠的刺激, 并使失眠持续存在, 因为它们与消极的认知和生理状态相关联。因此, 在失眠的认知行为疗法中, 指示患者在清醒和警觉的时候下床, 以保持床作为睡眠的地方。理想情况下, 其他活动, 如看电视和阅读, 最好转移到另一个房间进行。睡眠限制是失眠的认知行为疗法的另一个关键干预措施, 包括限制总卧床时间。干预前估计的睡眠时间长度应被用于确定计划的卧床时间长度, 将最小持续时间限制在6小时。在不同的日子里, 固定的就寝时间和起床时间变化应不超过1小时 (例如, 在周末, 患者可以选择将上床和起床的计划时间推迟1小时)。虽然最初总的睡眠时间相对于基线会减少, 但随后增加的睡眠动力可以帮助重新建立规律的睡眠模式, 减少焦虑, 并增加对睡眠设置的信心。

抑郁症患者可能难以实施刺激控制和睡眠限制。缺乏动机可能会阻碍严格的睡眠计划的实施, 而严格的睡眠计划是睡眠限制所必需的。缺乏精力和精神运动迟缓可能是刺激控制中身体移动的阻碍。然而, 尽管存在这些理论障碍, 但有证据表明抑郁症患者能够受益于失眠的认知行为疗法。一些研究表明, 失眠的认知行为疗法对失眠症状的疗效在有抑郁和无抑郁的患者中没有差异[107, 108]。也有证据表明, 那些没有接受过该技术高级培训的人可以成功实施基于失眠的认知行为疗法原则的短暂行为干预。因此, 临床医生应该毫不犹豫地将这些技术介绍给患有失眠的抑郁症患者。对于那些有更严重或难治症状的患者, 可以转介到接受过失眠的认知行为疗法训练的治疗师[109]。

● 抑郁症共病阻塞性睡眠呼吸暂停的治疗

在抑郁症共病阻塞性睡眠呼吸暂停的患者中, 一种疾病的治疗可能影响另一种疾病。未经治疗的睡眠呼吸暂停会干扰抑郁症对认知行为疗法[110]和抗抑郁药物的反应[111]。罗斯特 (Roest) 等分析了105例接受舍曲林治疗抑郁症的冠心病患者的数据 (图18-5), 约30%的患者检测到中度至重度阻塞性睡眠呼吸暂停。在为期10周的治疗期结束时, 阻塞性睡眠呼吸暂停患者的贝克抑郁自

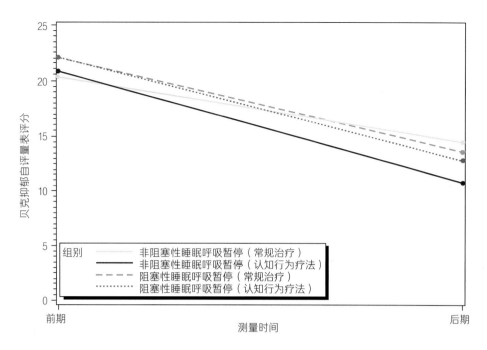

在非阻塞性睡眠呼吸暂停的两组中，认知行为疗法比常规治疗提供了更持续的改善，相比之下，两组阻塞性睡眠呼吸暂停患者贝克抑郁自评量表评分的变化几乎相同。

图18-5　舍曲林治疗冠心病和抑郁症共病的疗效

[经许可转载自 Freedland K E, Carney R M, Hayano J, et al. Effect of obstructive sleep apnea on response to cognitive behavior therapy for depression after an acute myocardial infarction. *J Psychosom Res*, 2012, 72(4): 276-281.]

评量表和汉密尔顿抑郁量表评分显著较高。在控制了基线抑郁评分、人口统计学变量和血清炎症标志物之后，这一结果仍然显著。

阻塞性睡眠呼吸暂停干扰抗抑郁药物反应的机制尚不清楚，但有理由认为睡眠连续性和氧合的正常化可能减轻或消除这种影响。治疗阻塞性睡眠呼吸暂停最有效的方法是持续气道正压通气。持续气道正压通气治疗包括在夜间使用口罩、提供正压支架打开上气道以防止特征性的上气道反复关闭。对许多人来说，坚持使用持续气道正压通气是一个挑战，但有证据表明，抑郁症患者与正常对照组一样，能够成功地使用持续气道正压通气[112-114]。和其他人群一样，抑郁患者成功实施持续气道正压通气的能力最好通过自我效能和预期收益来预测[114]。

关于持续气道正压通气治疗对抑郁性阻塞性睡眠呼吸暂停患者情绪的影响研究数据结果是不一致的[115-127]。无论对情绪的影响如何，都应给予大多数中度至重度睡眠呼吸暂停患者持续气道正压通气治疗，但其对于轻度阻塞性睡眠呼吸暂停和抑郁症患者的治疗价值仍有待进一步研究。

尽管使用了持续气道正压通气，但目前或既往抑郁症是阻塞性睡眠呼吸暂停患者残留嗜睡的危险因素。在一项研究中，200多名睡眠呼吸暂停患者接受适当的持续气道正压通气治疗6个月及以上，且治疗依从性很好[128]。在44名有抑郁症病史的患者中，没有人表现出主观困倦的缓解；在没有情绪障碍病史的患者中，57%的人困倦得到改善。虽然由于缺乏关于药物使用和当前情绪状态的信息，对数据的解释受到限制，但是这些数据强调了阻塞性睡眠呼吸暂停症状和抑郁症之间复杂的双向关系。

● **不宁腿综合征和抑郁症共病患者的治疗考虑因素**

除了上述抗抑郁药物对睡眠连续性和结构的影响，这些药物还可能通过对不宁腿综合征症状和睡眠周期性肢体运动的影响产生对易感人群的睡眠质量的影响。大多数抗抑郁药倾向于加重不宁腿综合征症状，并可能在易感人群中引发新的症状。仅有一项研究表明，选择性5-羟色胺再摄取抑制剂类药物可改善不宁腿综合征症状[129]，而大多数后续报告都认为它们更有可能导致或加剧不宁腿综合征和睡眠周期性肢体运动[130,131]。非典型抗精神病药物的多巴胺阻断效果也有可能导致或加剧不宁腿综合征和睡眠周期性肢体运动，尽管这种副作用的发生率很低[132]。米氮平会加重不宁腿综合征，甚至在那些没有不宁腿综合征或睡眠周期性肢体运动的患者中也会引起睡眠周期性肢体运动[130,133,134]。另一方面，安非他酮可能对不宁腿综合征症状[135]和睡眠周期性肢体运动都有一定的改善[131,136]。

尽管考虑充分地选择抗抑郁药物可能会令不宁腿综合征改善或至少不加重，但通常也需要针对不宁腿综合征症状的药物治疗。多巴胺受体激动剂（普拉克索、罗匹尼罗）和药物活性的 α2δ 钙通道受体（加巴喷丁、普加巴林）都是合适的一线选择。这两种药物都可能产生精神方面的副作用。多巴胺激动剂往往对情绪有积极的影响，并且可作为抗抑郁药物。在一项荟萃分析中，普拉克索在改善抑郁症状方面表现出一致的强效作用（d=0.6～1.1）[137]。这种益处似乎也适用于不宁腿综合征患者，普拉克索改善了与不宁腿综合征有关的情绪症状[138]。多巴胺激动剂的一个罕见副作用是强迫性行为的出现（如赌博、购物、暴饮暴食、性欲亢进），但有证据表明，这在情绪障碍患者中并不常见[137]。因此，多巴胺激动剂可能是治疗抑郁症患者不宁腿综合征的良好选择。另一方面，加巴喷丁和普瑞巴林在某些情况下可能会使情绪恶化并增加自杀风险，尽管这一点尚未有令人信服的证据[139,140]。

● **其他睡眠障碍的治疗**

发作性嗜睡病通常需要药物治疗。其中包括一种警觉性药物（如莫达非尼）和精神刺激性药物（如安非他明），两者都对情绪有积极影响。抑制快速眼动睡眠的抗抑郁药物有助于稳定情绪，在某些情况下被用来治疗猝倒，剂量通常低于治疗抑郁症时的用量。如果这些药物对于猝倒和过度嗜睡症状没有明显作用，可以添加羟丁酸钠。然而，需要注意的是羟丁酸钠可能使情绪恶化，过量使用可能致死，所以在考虑给予抑郁症患者羟丁酸钠时需谨慎。

噩梦症的治疗包括行为和药物治疗。在想象回忆治疗（image rehearsal therapy，IRT）过程中，要求患者重述噩梦，创造一个修改过的、更积极的故事版本，并对新的故事场景进行想象演练。有证据表明，做噩梦的抑郁症患者从想象回忆治疗过程中获益，尽管这种获益可能比没有并发抑郁症的噩梦患者要少。在雷克（Thunker）等的研究中，想象回忆治疗既能降低噩梦频率又能改善抑郁和焦虑情绪[141]。药物治疗也是噩梦症的治疗方法之一，哌唑嗪的疗效最为确定。尽管哌唑嗪的疗效在共病创伤后应激障碍的患者的治疗中有最强有力的研究数据支持，但哌唑嗪也可用于其他噩梦症患者[142,143]。在伴有噩梦症的抑郁症患者中，哌唑嗪在降低噩梦频率的同时还可以稳定情绪[142]。鉴于想象回忆治疗和哌唑嗪的优势不同，询问抑郁患者的噩梦可能有助于改善治疗。

总结

睡眠障碍和抑郁症有着复杂的双向关系。几乎所有原发性睡眠障碍都与情绪障碍的风险增加有关（框18-5）。

这可能是相同的危险因素、近似的病理生理学以及涉及社会和生物因素的复杂因果关系共同作用的结果。尽管睡眠障碍和抑郁症之间具有明显的相关性，但介导这种相关性的神经递质尚未研究清楚，仍需要进一步的研究。各种治疗睡眠障碍的方法与情绪的相互影响也没有得到充分研究。鉴于共病的高发率，这仍然是一个引人注目的研究领域。

框18-5
总结

- 睡眠障碍与抑郁症有密切的流行病学和病理生理学关联，这些关系通常是复杂和双向的
- 尽管在过去，睡眠中断常常被认为只是抑郁症的一种症状，但最近的研究表明，与抑郁症同时出现的睡眠障碍应该被视为不同的诊断实体
- 识别和治疗抑郁症患者的睡眠障碍可能会改善身心健康和生活质量

除了对研究群体的影响，睡眠障碍和抑郁症之间关系，促使临床医生应仔细调查每个抑郁症患者的睡眠体验。虽然睡眠不适可能是情绪障碍本身的一部分，但睡眠不适一部分可归因于需要独立治疗的原发性睡眠障碍。这种区别可能很微妙，但并非微不足道。医生对共病睡眠障碍进行适当治疗，同时考虑这些障碍对抑郁症治疗的影响，有利于大大改善患者的身心健康。

参考文献

1. Loomis AL, Harvey EN, Hobart GA. Cerebral states during sleep, as studied by human brain potentials. *J Exp Psychol*. 1937; 21(2): 127–144.

2. Aserinsky E, Kleitman N. Regularly occurring periods of eye motility, and concomitant phenomena, during sleep. *Science*.1953; 118(3062): 273–274.

3. Kupfer DJ. REM latency: a psychobiologic marker for primary depressive disease. *Biol Psychiatry*. 1976; 11(2): 159–174.

4. Palagini L, Baglioni C, Ciapparelli A, Gemignani A, Riemann D.REM sleep dysregulation in depression: State of the art. *Sleep Med Rev*. 2013; 17: 377–390.

5. Staner L. Comorbidity of insomnia and depression. *Sleep Med Rev*. 2010; 14(1): 35–46.

6. Baglioni C, Battagliese G, Feige B, et al. Insomnia as a predictor of depression: a meta-analytic evaluation of longitudinal epidemiological studies. *J Affect Disord*. 2011; 135(1–3): 10–19.

7. Sivertsen B, Salo P, Mykletun A, et al. The bidirectional association between depression and insomnia: the HUNT study. *Psychosom Med*. 2012; 74(7): 758–765.

8. Ohayon MM, Roth T. Place of chronic insomnia in the course of depressive and anxiety disorders. *J Psychiatr Res*. 2003; 37(1): 9–15.

9. Kaplan KA, Harvey AG. Hypersomnia across mood disorders: a review and synthesis. *Sleep Med Rev*. 2009; 13(4): 275–285.

10. Jaussent I, Bouyer J, Ancelin M-L, et al. Insomnia and daytime sleepiness are risk factors for depressive symptoms in the elderly. *Sleep*. 2011; 34(8): 1103–1110.

11. Billiard M, Dolenc L, Aldaz C, Ondze B, Besset A. Hypersomnia associated with mood disorders: a new perspective. *J Psychosom Res*. 1994; 38(Suppl 1): 41–47.

12. Wheaton AG, Perry GS, Chapman DP, Croft JB. Sleep disordered breathing and depression among U.S. adults: National Health and Nutrition Examination Survey, 2005–2008. *Sleep*. 2012; 35(4): 461–467.

13. Ohayon MM. The effects of breathing-related sleep disorders on mood disturbances in the general population. *J Clin Psychiatry*.2003; 64(10): 1195–120q-qui1-1274–1276.

14. Winkelmann J, Prager M, Lieb R, et al. "Anxietas tibiarum." Depression and anxiety disorders in patients with restless legs syndrome. *J Neurol*. 2005; 252(1): 67–71.

15. Froese CL, Butt A, Mulgrew A, et al. Depression and sleeprelated symptoms in an adult, indigenous, North American population. *J Clin Sleep Med*. 2008; 4(4): 356–361.

16. Li Y, Mirzaei F, O'Reilly EJ, et al. Prospective study of restless legs syndrome and risk of depression in women. *Am J Epidemiol*. 2012; 176(4): 279–288.

17. Szentkiralyi A, Volzke H, Hoffmann W, Baune BT, Berger K. The relationship between depressive symptoms and restless legs syndrome in two prospective cohort studies. *Psychosom Med*.2013; 75(4): 359–365.

18. Hornyak M, Kopasz M, Berger M, Riemann D, Voderholzer U. Impact of sleep-related complaints on depressive symptoms in patients with restless legs syndrome. *J Clin Psychiatry*.2005; 66(9): 1139–1145.

19. Szentkiralyi A, Molnar MZ, Czira ME, et al. Association between restless legs syndrome and depression in patients with chronic kidney disease. *J Psychosom Res*. 2009; 67(2): 173–180.

20. Drake CL, Roehrs T, Richardson G, Walsh JK, Roth T. Shift work sleep disorder: prevalence and consequences beyond that of symptomatic day workers. *Sleep*. 2004; 27(8): 1453–1462.

21. Besiroglu L, Agargun MY, Inci R. Nightmares and terminal insomnia in depressed patients with and without melancholic features. *Psychiatry Res*. 2005; 133(2–3): 285–287.

22. Fortuyn HA, Mulders PC, Renier WO, Buitelaar JK, Overeem S. Narcolepsy and psychiatry: an evolving association of increasing interest. *Sleep Med*. 2011; 12(7): 714–719.

23. Vignatelli L, Plazzi G, Peschechera F, Delaj L, D'Alessandro R. A y-year prospective cohort study on health-related quality of life in patients with narcolepsy. *Sleep Med*. 2011; 12(1): 19–23.

24. Fortuyn HA, Lappenschaar MA, Furer JW, et al. Anxiety and mood disorders in narcolepsy: a case-control study. *Gen Hosp Psychiatry*. 2010; 32(1): 49–56.

25. Riemann D, Spiegelhalder K, Feige B, et al. The hyperarousal model of insomnia: a review of the concept and its evidence.*Sleep Med Rev*. 2010; 14(1): 19–31.

26. Bonnet MH, Arand DL. Hyperarousal and insomnia: state of the science. *Sleep Med Rev*. 2010; 14(1): 9–15.

27. Roehrs TA, Randall S, Harris E, Maan R, Roth T. MSLT in primary insomnia: stability and relation to nocturnal sleep. *Sleep*.2011; 34(12): 1647–1652.

28. Manconi M, Ferri R, Zucconi M, et al. Dissociation of periodic leg movements from arousals in restless legs syndrome. *Ann Neurol*. 2012; 71(6): 834–844.

29. Clark LA, Watson D. Tripartite model of anxiety and depression: psychometric evidence and taxonomic implications. *J Abnorm Psychol*. 1991; 100(3): 316–336.

30. Olbrich S, Sander C, Minkwitz J, et al. EEG vigilance regulation patterns and their discriminative power to separate patients with major depression from healthy controls. *Neuropsychobiology*.2012; 65(4): 188–194.

31. Hegerl U, Wilk K, Olbrich S, Schoenknecht P, Sander C. Hyperstable regulation of vigilance in patients with major depressive disorder.*World J Biol Psychiatry*. 2012; 13(6): 436–446.

32. Kemp AH, Quintana DS, Gray MA, Felmingham KL, Brown K, Gatt JM. Impact of depression and antidepressant treatment on heart rate variability: a review and meta-analysis. *Biol Psychiatry*.2010; 67(11): 1067–1074.

33. Veith RC, Lewis N, Linares OA, et al. Sympathetic nervous system activity in major depression. Basal and desipramineinduced alterations in plasma norepinephrine kinetics. *Arch Gen Psychiatry*. 1994; 51(5): 411–422.

34. Jarcho MR, Slavich GM, Tylova-Stein H, Wolkowitz OM, Burke HM. Dysregulated diurnal cortisol pattern is associated with glucocorticoid resistance in women with major depressive disorder. *Biol Psychol*. 2013; 93(1): 150–158.

35. Kufoy E, Palma J-A, Lopez J, et al. Changes in the heart rate variability in patients with obstructive sleep apnea and its response to acute CPAP treatment. *PLoS ONE*. 2012; 7(3): e33769.

36. Henley DE, Russell GM, Douthwaite JA, et al. Hypothalamicpituitary-adrenal axis activation in obstructive sleep apnea: the effect of continuous positive airway pressure therapy. J Clin Endocrinol Metab. 2009; 94(11): 4234–4242.

37. Donadio V, Liguori R, Vetrugno R, et al. Daytime sympathetic hyperactivity in OSAS is related to excessive daytime sleepiness.J Sleep Res. 2007; 16(3): 327–332.

38. Waradekar NV, Sinoway LI, Zwillich CW, Leuenberger UA. Influence of treatment on muscle sympathetic nerve activity in sleep apnea. Am J Respir Crit Care Med. 1996; 153(4 Pt 1): 1333–1338.

39. Scalco AZ, Rondon MU, Trombetta IC, et al. Muscle sympathetic nervous activity in depressed patients before and after treatment with sertraline. J Hypertens. 2009; 27(12): 2429–2436.

40. Ryan S, Taylor CT, McNicholas WT. Systemic inflammation: a key factor in the pathogenesis of cardiovascular complications in obstructive sleep apnoea syndrome? Postgrad Med J.2009; 85(1010): 693–698.

41. Miller AH, Maletic V, Raison CL. Inflammation and its discontents: the role of cytokines in the pathophysiology of major

depression. Biol Psychiatry. 2009; 65(9): 732–741.

42. Campbell S, Marriott M, Nahmias C, MacQueen GM. Lower hippocampal volume in patients suffering from depression: a meta-analysis. Am J Psychiatry. 2004; 161(4): 598–607.

43. Joo EY, Kim SH, Kim S-T, Hong SB. Hippocampal volume and memory in narcoleptics with cataplexy. Sleep Med. 2012; 13(4): 396–401.

44. Riemann D, Voderholzer U, Spiegelhalder K, et al. Chronic insomnia and MRI-measured hippocampal volumes: a pilot study. Sleep. 2007; 30(8): 955–958.

45. Noh HJ, Joo EY, Kim ST, et al. The relationship between hippocampal volume and cognition in patients with chronic primary insomnia. J Clin Neurol. 2012; 8(2): 130–138.

46. Plante DT, Jensen JE, Schoerning L, Winkelman JW. Reduced γ-aminobutyric acid in occipital and anterior cingulate cortices in primary insomnia: a link to major depressive disorder? Neuropsychopharmacology. 2012; 37(6): 1548–1557.

47. Morgan PT, Pace-Schott EF, Mason GF, et al. Cortical GABA levels in primary insomnia. Sleep. 2012; 35(6): 807–814.

48. Cross RL, Kumar R, Macey PM, et al. Neural alterations and depressive symptoms in obstructive sleep apnea patients.Sleep. 2008; 31(8): 1103–1109.

49. Morrell MJ, Jackson ML, Twigg GL, et al. Changes in brain morphology in patients with obstructive sleep apnoea. Thorax.2010; 65(10): 908–914.

50. Macey PM, Henderson LA, Macey KE, et al. Brain morphology associated with obstructive sleep apnea. Am J Respir Crit Care Med. 2002; 166(10): 1382–1387.

51. Feng J, Wu Q, Zhang D, Chen B-Y. Hippocampal impairments are associated with intermittent hypoxia of obstructive sleep apnea. Chin Med J. 2012; 125(4): 696–701.

52. Molendijk ML, Bus BA, Spinhoven P, et al. Serum levels of brainderived neurotrophic factor in major depressive disorder: statetrait issues, clinical features and pharmacological treatment. Mol Psychiatry. 2011; 16(11): 1088–1095.

53. Frodl T, Schüle C, Schmitt G, et al. Association of the brainderived neurotrophic factor Val66Met polymorphism with reduced hippocampal volumes in major depression. Arch Gen Psychiatry. 2007; 64(4): 410–416.

54. Verhagen M, van der Meij A, van Deurzen PA, et al. Meta-analysis of the BDNF Val66Met polymorphism in major depressive disorder: effects of gender and ethnicity. Mol Psychiatry. 2010; 15(3): 260–271.

55. Bachmann V, Klein C, Bodenmann S, et al. The BDNF Val66Met polymorphism modulates sleep intensity: EEG frequency–and state-specificity. Sleep. 2012; 35(3): 335–344.

56. Faraguna U, Vyazovskiy VV, Nelson AB, Tononi G, Cirelli C. A causal role for brain-derived neurotrophic factor in the homeostatic regulation of sleep. J Neurosci. 2008; 28(15): 4088–4095.

57. Gooneratne NS, Bellamy SL, Pack F, et al. Case-control study of subjective and objective differences in sleep patterns in older adults with insomnia symptoms. J Sleep Res. 2011; 20(3): 434–444.

58. Merica H, Blois R, Gaillard JM. Spectral characteristics of sleep EEG in chronic insomnia. Eur J Neurosci. 1998; 10(5): 1826–1834.

59. Giese M, Unternahrer E, Huttig H, et al. BDNF: an indicator of insomnia? Mol Psychiatry. 2014; 19(2): 151–152.

60. Leger D, Morin CM, Uchiyama M, Hakimi Z, Cure S, Walsh JK.Chronic insomnia, quality-of-life, and utility scores: comparison with good sleepers in a cross-sectional international survey.Sleep Med. 2012; 13(1): 43–51.

61. Espie CA, Kyle SD, Hames P, Cyhlarova E, Benzeval M. The daytime impact of DS5-5 insomnia disorder: comparative analysis of insomnia subtypes from the Great British Sleep Survey. J Clin Psychiatry. 2012; 73(12): e1478–e1484.

62. O'Brien EM, Chelminski I, Young D, Dalrymple K, Hrabosky J, Zimmerman M. Severe insomnia is associated with more severe presentation and greater functional deficits in depression. J Psychiatr Res. 2011; 45(8): 1101–1105.

63. Sunderajan P, Gaynes BN, Wisniewski SR, et al. Insomnia in patients with depression: a STAR*D report. CNS Spectr. 2010; 15(6): 394–404.

64. van Mill JG, Hoogendijk WJ, Vogelzangs N, van Dyck R, Penninx BW. Insomnia and sleep duration in a large cohort of patients with major depressive disorder and anxiety disorders. J Clin Psychiatry. 2010; 71(3): 239–246.

65. Akashiba T, Kawahara S, Akahoshi T, et al. Relationship between quality of life and mood or depression in patients with severe obstructive sleep apnea syndrome. Chest. 2002; 122(3): 861–865.

66. Jacobsen JH, Shi L, Mokhlesi B. Factors associated with excessive daytime sleepiness in patients with severe obstructive sleep apnea. Sleep Breath. 2013; 17: 629–635.

67. Pamidi S, Knutson KL, Ghods F, Mokhlesi B. Depressive symptoms and obesity as predictors of sleepiness and quality of life in patients with REM-related obstructive sleep apnea: crosssectional analysis of a large clinical population. Sleep Med. 2011; 12(9): 827–831.

68. Winkelman JW, Finn L, Young T. Prevalence and correlates of restless legs syndrome symptoms in the Wisconsin Sleep Cohort. Sleep Med. 2006; 7(7): 545–552.

69. Pigeon WR, Pinquart M, Conner K. Meta-analysis of sleep disturbance and suicidal thoughts and behaviors. J Clin Psychiatry.2012; 73(9): e1160–e1167.

70. Sivertsen B, Bjornsdottir E, Overland S, Bjorvatn B, Salo P. The joint contribution of insomnia and obstructive sleep apnoea on sickness absence. J Sleep Res. 2013; 22(2): 223–230.

71. H ajak G, Petukhova M, Lakoma MD, et al. Days-out-of-role associated with insomnia and comorbid conditions in the America Insomnia Survey. Biol Psychiatry. 2011; 70(11): 1063–1073.

72. Overland S, Glozier N, Sivertsen B, et al. A comparison of insomnia and depression as predictors of disability pension: the HUNT Study. Sleep. 2008; 31(6): 875–880.

73. Mykletun A, Overland S, Dahl AA, et al. A population-based cohort study of the effect of common mental disorders on disability pension awards. Am J Psychiatry. 2006; 163(8): 1412–1418.

74. Knudsen AK, Overland S, Aakvaag HF, Harvey SB, Hotopf M, Mykletun A. Common mental disorders and disability pension

award: seven year follow-up of the HUSK study. *J Psychosom Res.* 2010; 69(1): 59–67.

75. Li SX, Lam SP, Chan JW, Yu MW, Wing Y-K. Residual sleep disturbances in patients remitted from major depressive disorder: a y-year naturalistic follow-up study. *Sleep.* 2012; 35(8): 1153–1161.

76. Romera I, Perez V, Ciudad A, et al. Residual symptoms and functioning in depression, does the type of residual symptom matter? A post-hoc analysis. *BMC Psychiatry.* 2013; 13: 51.

77. Buysse DJ, Reynolds CF, Hoch CC, et al. Longitudinal effects of nortriptyline on EEG sleep and the likelihood of recurrence in elderly depressed patients. *Neuropsychopharmacology.* 1996; 14(4): 243–252.

78. Dombrovski AY, Mulsant BH, Houck PR, et al. Residual symptoms and recurrence during maintenance treatment of late-life depression. *J Affect Disord.* 2007; 103(1–3): 77–82.

79. Yang H, Sinicropi-Yao L, Chuzi S, et al. Residual sleep disturbance and risk of relapse during the continuation/maintenance phase treatment of major depressive disorder with the selective serotonin reuptake inhibitor fluoxetine. *Ann Gen Psychiatry.* 2010; 9: 10.

80. DeMartinis NA, Winokur A. Effects of psychiatric medications on sleep and sleep disorders. *CNS Neurol Disord Drug Targets.* 2007; 6(1): 17–29.

81. Wilson S, Argyropoulos S. Antidepressants and sleep: a qualitative review of the literature. *Drugs.* 2005; 65(7): 927–947.

82. Beasley CM, Sayler ME, Weiss AM, Potvin JH. Fluoxetine: activating and sedating effects at multiple fixed doses. *J Clin Psychopharmacol.* 1992; 12(5): 328–333.

83. Thaler KJ, Morgan LC, Van Noord M, et al. Comparative effectiveness of second-generation antidepressants for accompanying anxiety, insomnia, and pain in depressed patients: a systematic review. *Depress Anxiety.* 2012; 29(6): 495–505.

84. Gartlehner G, Hansen RA, Morgan LC, et al. *Second-Generation Antidepressants in the Pharmacologic Treatment of Adult Depression: An Update of the 2007 Comparative Effectiveness Review.* Rockville, MD: Agency for Healthcare Research and Quality (US); 2011.

85. Fava M, Hoog SL, Judge RA, Kopp JB, Nilsson ME, Gonzales JS. Acute efficacy of fluoxetine versus sertraline and paroxetine in major depressive disorder including effects of baseline insomnia. *J Clin Psychopharmacol.* 2002; 22(2): 137–147.

86. Papakostas GI, Nutt DJ, Hallett LA, Tucker VL, Krishen A, Fava M. Resolution of sleepiness and fatigue in major depressive disorder: A comparison of bupropion and the selective serotonin reuptake inhibitors. *Biol Psychiatry.* 2006; 60(12): 1350–1355.

87. Gaynes BN, Farley JF, Dusetzina SB, et al. Does the presence of accompanying symptom clusters differentiate the comparative effectiveness of second-line medication strategies for treating depression? *Depress Anxiety.* 2011; 28(11): 989–998.

88. Walsh JK. Drugs used to treat insomnia in 2002: regulatorybased rather than evidence-based medicine. *Sleep.* 2004; 27(8): 1441–1442.

89. Fagiolini A, Comandini A, Catena Dell'Osso M, Kasper S. Rediscovering trazodone for the treatment of major depressive

disorder. *CNS Drugs.* 2012; 26(12): 1033–1049.

90. Papakostas GI, Homberger CH, Fava M. A meta-analysis of clinical trials comparing mirtazapine with selective serotonin reuptake inhibitors for the treatment of major depressive disorder. *J Psychopharmacol (Oxford).* 2008; 22(8): 843–848.

91. Shen J, Hossain N, Streiner DL, et al. Excessive daytime sleepiness and fatigue in depressed patients and therapeutic response of a sedating antidepressant. *J Affect Disord.* 2011; 134(1–3): 421–426.

92. Krystal AD, Harsh JR, Yang R, Yang RR, Rippon GA, Lankford DA. A double-blind, placebo-controlled study of armodafinil for excessive sleepiness in patients with treated obstructive sleep apnea and comorbid depression. *J Clin Psychiatry.* 2010; 71(1): 32–40.

93. Carney CE, Segal ZV, Edinger JD, Krystal AD. A comparison of rates of residual insomnia symptoms following pharmacotherapy or cognitive-behavioral therapy for major depressive disorder. *J Clin Psychiatry.* 2007; 68(2): 254–260.

94. Golden RN, Gaynes BN, Ekstrom RD, et al. The efficacy of light therapy in the treatment of mood disorders: a review and metaanalysis of the evidence. *Am J Psychiatry.* 2005; 162(4): 656–662.

95. Lieverse R, Van Someren EJ, Nielen MM, Uitdehaag BM, Smit JH, Hoogendijk WJ. Bright light treatment in elderly patients with nonseasonal major depressive disorder: a randomized placebocontrolled trial. *Arch Gen Psychiatry.* 2011; 68(1): 61–70.

96. Bunney BG, Bunney WE. Mechanisms of rapid antidepressant effects of sleep deprivation therapy: clock genes and circadian rhythms. *Biol Psychiatry.* 2012; 73(12): 1164–1171.

97. Tuunainen A, Kripke DF, Endo T. Light therapy for non-seasonal depression. *Cochrane Database Syst Rev.* 2004; (2): CD004050.

98. Krystal AD, McCall WV, Fava M, et al. Eszopiclone treatment for insomnia: effect size comparisons in patients with primary insomnia and insomnia with medical and psychiatric comorbidity. *Prim Care Companion CNS Disord.* 2012; 14(4): pii: PCC.11m01296.

99. Kripke DF, Langer RD, Kline LE. Hypnotics' association with mortality or cancer: a matched cohort study. *BMJ Open.* 2012; 2(1): e000850.

100. Kripke DF, Klauber MR, Wingard DL, Fell RL, Assmus JD, Garfinkel L. Mortality hazard associated with prescription hypnotics. *Biol Psychiatry.* 1998; 43(9): 687–693.

101. Fava M, Asnis GM, Shrivastava RK, et al. Improved insomnia symptoms and sleep-related next-day functioning in patients with comorbid major depressive disorder and insomnia following concomitant zolpidem extended-release 12.5 mg and escitalopram treatment: a randomized controlled trial. *J Clin Psychiatry.* 2011; 72(7): 914–928.

102. Fava M, McCall WV, Krystal A, et al. Eszopiclone co-administered with fluoxetine in patients with insomnia coexisting with major depressive disorder. *Biol Psychiatry.* 2006; 59(11): 1052–1060.

103. Krystal A, Fava M, Rubens R, et al. Evaluation of eszopiclone discontinuation after cotherapy with fluoxetine for insomnia with coexisting depression. *J Clin Sleep Med.* 2007; 3(1): 48–55.

104. Asnis GM, Chakraburtty A, DuBoff EA, et al. Zolpidem for persistent insomnia in SSRI-treated depressed patients. *J Clin Psychiatry*. 1999; 60(10): 668–676.

105. Mitchell MD, Gehrman P, Perlis M, Umscheid CA. Comparative effectiveness of cognitive behavioral therapy for insomnia: a systematic review. *BMC Fam Pract*. 2012; 13: 40.

106. Morin CM, Vallieres A, Guay B, et al. Cognitive behavioral therapy, singly and combined with medication, for persistent insomnia: a randomized controlled trial. *JAMA*. 2009; 301(19): 2005–2015.

107. Manber R, Bernert RA, Suh S, Nowakowski S, Siebern AT, Ong JC. CBT for insomnia in patients with high and low depressive symptom severity: adherence and clinical outcomes. *J Clin Sleep Med*. 2011; 7(6): 645–652.

108. Manber R, Edinger JD, Gress JL, San Pedro-Salcedo MG, Kuo TF, Kalista T. Cognitive behavioral therapy for insomnia enhances depression outcome in patients with comorbid major depressive disorder and insomnia. *Sleep*. 2008; 31(4): 489–495.

109. Watanabe N, Furukawa TA, Shimodera S, et al. Brief behavioral therapy for refractory insomnia in residual depression: an assessor-blind, randomized controlled trial. *J Clin Psychiatry*. 2011; 72(12): 1651–1658.

110. Freedland KE, Carney RM, Hayano J, Steinmeyer BC, Reese RL, Roest AM. Effect of obstructive sleep apnea on response to cognitive behavior therapy for depression after an acute myocardial infarction. *J Psychosom Res*. 2012; 72(4): 276–281.

111. Roest AM, Carney RM, Stein PK, et al. Obstructive sleep apnea/hypopnea syndrome and poor response to sertraline in patients with coronary heart disease. *J Clin Psychiatry*. 2012; 73(1): 31–36.

112. Wells RD, Freedland KE, Carney RM, Duntley SP, Stepanski EJ. Adherence, reports of benefits, and depression among patients treated with continuous positive airway pressure. *Psychosom Med*. 2007; 69(5): 449–454.

113. Lewis KE, Seale L, Bartle IE, Watkins AJ, Ebden P. Early predictors of CPAP use for the treatment of obstructive sleep apnea. *Sleep*. 2004; 27(1): 134–138.

114. Stepnowsky CJ, Bardwell WA, Moore PJ, Ancoli-Israel S, Dimsdale JE. Psychologic correlates of compliance with continuous positive airway pressure. *Sleep*. 2002; 25(7): 758–762.

115. Engleman HM, Martin SE, Deary IJ, Douglas NJ. Effect of continuous positive airway pressure treatment on daytime function in sleep apnoea/hypopnoea syndrome. *Lancet*. 1994; 343(8897): 572–575.

116. Engleman HM, Kingshott RN, Wraith PK, Mackay TW, Deary IJ, Douglas NJ. Randomized placebo-controlled crossover trial of continuous positive airway pressure for mild sleep Apnea/Hypopnea syndrome. *Am J Respir Crit Care Med*. 1999; 159(2): 461–467.

117. Means MK, Lichstein KL, Edinger JD, et al. Changes in depressive symptoms after continuous positive airway pressure treatment for obstructive sleep apnea. *Sleep Breath*. 2003; 7(1): 31–42.

118. Schwartz DJ, Karatinos G. For individuals with obstructive sleep apnea, institution of CPAP therapy is associated with an amelioration of symptoms of depression which is sustained long term. *J Clin Sleep Med*. 2007; 3(6): 631–635.

119. Schwartz DJ, Kohler WC, Karatinos G. Symptoms of depression in individuals with obstructive sleep apnea may be amenable to treatment with continuous positive airway pressure. *Chest*. 2005; 128(3): 1304–1309.

120. Habukawa M, Uchimura N, Kakuma T, et al. Effect of CPAP treatment on residual depressive symptoms in patients with major depression and coexisting sleep apnea: contribution of daytime sleepiness to residual depressive symptoms. *Sleep Med*. 2010; 11(6): 552–557.

121. Millman RP, Fogel BS, McNamara ME, Carlisle CC. Depression as a manifestation of obstructive sleep apnea: reversal with nasal continuous positive airway pressure. *J Clin Psychiatry*. 1989; 50(9): 348–351.

122. Derderian SS, Bridenbaugh RH, Rajagopal KR. Neuropsychologic symptoms in obstructive sleep apnea improve after treatment with nasal continuous positive airway pressure. *Chest*. 1988; 94(5): 1023–1027.

123. Yu BH, Ancoli-Israel S, Dimsdale JE. Effect of CPAP treatment on mood states in patients with sleep apnea. *J Psychiatr Res*. 1999; 33(5): 427–432.

124. Borak J, Cieślicki JK, Koziej M, Matuszewski A, Zieliński J. Effects of CPAP treatment on psychological status in patients with severe obstructive sleep apnoea. *J Sleep Res*. 1996; 5(2): 123–127.

125. Munoz A, Mayoralas LR, Barbe F, Pericas J, Agusti AG. Long-term effects of CPAP on daytime functioning in patients with sleep apnoea syndrome. *Eur Respir J*. 2000; 15(4): 676–681.

126. Lee I-S, Bardwell W, Ancoli-Israel S, Loredo JS, Dimsdale JE. Effect of three weeks of continuous positive airway pressure treatment on mood in patients with obstructive sleep apnoea: a randomized placebo-controlled study. *Sleep Med*. 2012; 13(2): 161–166.

127. Haensel A, Norman D, Natarajan L, Bardwell WA, Ancoli-Israel S, Dimsdale JE. Effect of a 2 week CPAP treatment on mood states in patients with obstructive sleep apnea: a double-blind trial. *Sleep Breath*. 2007; 11(4): 239–244.

128. Koutsourelakis I, Perraki E, Economou NT, et al. Predictors of residual sleepiness in adequately treated obstructive sleep apnoea patients. *Eur Respir J*. 2009; 34(3): 687–693.

129. Dimmitt SB, Riley GJ. Selective serotonin receptor uptake inhibitors can reduce restless legs symptoms. *Arch Intern Med*. 2000; 160(5): 712.

130. Hoque R, Chesson AL. Pharmacologically induced/exacerbated restless legs syndrome, periodic limb movements of sleep, and REM behavior disorder/REM sleep without atonia: literature review, qualitative scoring, and comparative analysis. *J Clin Sleep Med*. 2010; 6(1): 79–83.

131. Yang C, White DP, Winkelman JW. Antidepressants and periodic leg movements of sleep. *Biol Psychiatry*. 2005; 58(6): 510–514.

132. Jagota P, Asawavichienjinda T, Bhidayasiri R. Prevalence of neuroleptic-induced restless legs syndrome in patients taking neuroleptic drugs. *J Neurol Sci*. 2012; 314(1–2): 158–160.

133. Ağargun MY, Kara H, Ozbek H, Tombul T, Ozer OA. Restless legs syndrome induced by mirtazapine. *J Clin Psychiatry*. 2002;

63(12): 1179.

134. Fulda S, Kloiber S, Dose T, et al. Mirtazapine Provokes Periodic Leg Movements during Sleep in Young Healthy Men. *Sleep*.2013; 36(5): 661–669.

135. Bayard M, Bailey B, Acharya D, et al. Bupropion and restless legs syndrome: a randomized controlled trial. *J Am Board Fam Med*.2011; 24(4): 422–428.

136. Nofzinger EA, Fasiczka A, Berman S, Thase ME. Bupropion SR reduces periodic limb movements associated with arousals from sleep in depressed patients with periodic limb movement disorder. *J Clin Psychiatry*. 2000; 61(11): 858–862.

137. Aiken CB. Pramipexole in psychiatry: a systematic review of the literature. *J Clin Psychiatry*. 2007; 68(8): 1230–1236.

138. Montagna P, Hornyak M, Ulfberg J, et al. Randomized trial of pramipexole for patients with restless legs syndrome (RLS) and RLS-related impairment of mood. *Sleep Med*. 2011; 12(1): 34–40.

139. Schmitz B. Effects of antiepileptic drugs on mood and behavior. *Epilepsia*. 2006; 47(Suppl 2): 28–33.

140. Ettinger AB. Psychotropic effects of antiepileptic drugs. *Neurology*.2006; 67(11): 1916–1925.

141. Thunker J, Pietrowsky R. Effectiveness of a manualized imagery rehearsal therapy for patients suffering from nightmare disorders with and without a comorbidity of depression or PTSD.*Behav Res Ther*. 2012; 50(9): 558–564.

142. Raskind MA, Peskind ER, Hoff DJ, et al. A parallel group placebo controlled study of prazosin for trauma nightmares and sleep disturbance in combat veterans with post-traumatic stress disorder.*Biol Psychiatry*. 2007; 61(8): 928–934.

143. Aurora RN, Zak RS, Auerbach SH, et al. Best practice guide for the treatment of nightmare disorder in adults. 2010; 6: 389–401.

第 19 章

抑郁症与
物质使用障碍

铃木让二
Joji Suzuki

胡明慧　译

引言

在医学和精神病学中，抑郁症和物质使用障碍共病是非常普遍的（图19-1）[1-3]，包括酒精和毒品。抑郁症和物质使用障碍都是最常见的精神疾病之一，这两种疾病都有很高的发病率和死亡率，给卫生保健系统造成了沉重的负担[4]。然而，物质使用障碍在临床治疗中常常被误诊或漏诊。即使患者被诊断为物质使用障碍，后续的治疗往往不充分或根本无法得到治疗[5,6]。相关研究一致认为：相比只患有其中一种精神障碍的患者，抑郁症和物质使用障碍共病的患者症状更严重且治疗效果更差，自杀未遂率更高（图19-2）[7,8]。对双重诊断的患者的研究仍处于初期，并且存在很大的差异[9]。很少有关于双重诊断与躯体疾病共病的研究。尽管如此，当接触到抑郁症共病物质使用障碍的患者时，临床医生需要了解这一群体特有的问题。

流行病学

迄今为止，流行病学主要研究的是对物质使用障碍和精神疾病共病的记录。流行病学责任区（Epidemiological Catchment Area，ECA）的研究报告显示：人们抑郁症的终身患病率为5.9%，物质使用障碍的终身患病率为16.7%[3]。被诊断为抑郁症及其他情绪障碍的个体患有物质使用障碍的比率升高——其中16.5%的人同时被诊断为酒精使用障碍，18%的人同时被诊断为药物使用障碍。相反，患有任何一种物质使用障碍的患者被诊断为抑郁症或其他情绪障碍的可能性分别是一般人群的1.9倍和4.7倍。

美国酒精及相关病症流行病学调查研究（National Epidemiological Survey of Alcohol and Related Conditions study，NESARC）[10]采用面谈的方式调查了大量的非住院美国公民。与之前的调查相比，本次使用《精神障碍诊断与统计手册》标准的调查有显著优势，能够区分原发性情绪障碍和由物质使用引发的情绪障碍，由物质使用引发的情绪障碍包括由物质滥用和物质依赖引发的情绪障碍。总之，在过去的一年，9.4%的美国人符合任意一项《精神疾病诊断与统计手册》（第四版）的物质使用障碍诊断标准，其中，19.7%的人符合至少一种独立情绪障碍的诊断标准，17.7%的人符合至少一种焦虑障碍的诊断标准（框19-1，图19-2）；12.3%的酒精使用障碍者伴随独立情绪障碍，31.8%的药物使用障碍者伴随独立情绪障碍；17.1%的酒精使用障碍者同时患有独立的焦虑障

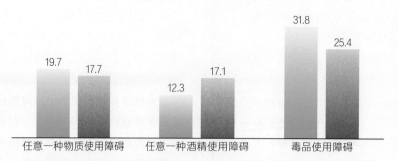

图 19-1　物质使用障碍共病情绪及焦虑障碍患病率

[数据来源于 Grant B F, Dawson D A, Stinson F S, et al. The 12-month prevalence and trends DSM-IV alcohol a huse and dependence: United States, 1991-1992. 2001-2002, *Drug Alcohol De pend,* 2004, 74(3): 223-234.]

碍，25.4% 的药物使用障碍者同时患有独立的焦虑障碍。总体而言，任一种物质使用障碍者最常见的共病诊断为重性抑郁症和特定恐惧症，比例分别为 14.5% 和 10.5%[10]。

相较于物质依赖障碍患者共病情绪障碍，物质使用障碍患者共病情绪障碍的发生率更低。例如，在过去一年中，40% 的药物依赖者共病情绪障碍，而 15.8% 的药物滥用者共病情绪障碍；在酒精依赖者中，20.5% 的人共病任一种情绪障碍，而单纯的酒精滥用者共病情绪障碍的概率只有 8.2%[10]。

当索引障碍（index disorder）属于一种情绪障碍时，研究结果表明：在过去一年中 20% 的情绪障碍患者也符合任意一种物质使用障碍诊断标准。当索引障碍属于一种焦虑障碍时，在过去一年中 15% 的焦虑障碍者也符合

任意一种物质使用障碍诊断标准。患有躁狂或轻度躁狂的受访者共病物质使用障碍的比例最高，分别是 27.9% 和 26.6%。总体而言，对于这些患有酒精使用障碍者，共病任意一种情绪障碍比值比是 2.6。按种族划分，比率分别是白种人 2.1，非洲裔 3.3，美洲原住民 2.8，亚裔 3.7，西班牙裔 2.6[10]。

在寻求治疗的物质使用障碍患者中，抑郁症的患病率显著高于一般人群。在寻求治疗的酒精依赖患者中，抑郁症的终身患病率为 42.2%；在参与物质障碍治疗的患者中，抑郁症的终身患病率为 43.7%[11]。在美国酒精及相关病症流行病学调查研究中[9]，在有任意一种情绪障碍并寻求治疗的个体中，大约 20% 的人符合一种物质使用障碍的诊断标准。这些发现表明物质使用障碍与情绪障碍共病比率非常高，特别是在寻求治疗的人群中。

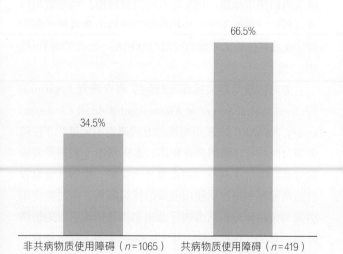

图 19-2　共病物质使用障碍及非共病物质使用障碍的抑郁症患者的自杀企图

[数据来源于 Davis L L, Rush J A, Wisniewski S R, et al. Substance use disorder comorbidity in major depressive disorder: an exploratory analysis of the Sequenced Treatment Alternatives to Relieve Depression cohort. *Compr Psychiatry,* 2005, 46(2): 81-89.]

框 19-1

管理物质使用障碍患者的焦虑症状

物质使用障碍患者常伴随焦虑症，主要包括创伤后应激障碍、广泛性焦虑症和社交恐惧症

患者经常以自我治疗焦虑症为由使用酒精、大麻、镇静剂和阿片类药物

临床医生应该排除由可卡因和兴奋剂中毒或戒断酒精、苯二氮䓬类药物、大麻和阿片类药物后引起的症状

对于物质使用障碍的患者，应谨慎使用苯二氮䓬类药物，仅在处理急性戒断或躁动情况下优先使用

治疗应同时针对潜在物质使用障碍及情绪和焦虑障碍，着重于除苯二氮䓬类药物以外的心理干预和治疗

病理生理学

抑郁症和物质使用障碍之间的关系一直存在争议。抑郁症通常被认为是物质使用障碍的危险因素。在这个

模型中，经历抑郁或焦虑的个体尝试通过使用物质来达到"自我治疗"和控制痛苦症状的目的（框19-2）[12]。例如，患有焦虑症的患者可能因为酒精具有抗焦虑作用而饮酒。高达1/4的患有情绪障碍的普通人群承认曾使用物质以缓解症状[13]，并且其中大部分人仅用酒精来进行自我治疗。酒精依赖共病抑郁症患者的抗抑郁剂使用研究可能支持这一结论。在一项对抑郁的酒精依赖患者的试验中，接受氟西汀治疗的患者在抑郁症状和酒精依赖上的改善程度均高于安慰剂组[14]。尽管如此，自我治疗假说还没有经过实证检验，并且研究没有确定与特定药物有关的特定情绪变化[15]。

框19-2
物质使用障碍和抑郁症间可能的调节机制

"自我治疗"假设
次要假设（如物质使用导致的情绪障碍）
共同的遗传易感性

一种理论认为：慢性物质使用障碍会诱发情绪障碍或焦虑症状[16]。急性中毒和戒断都与显著的情感、精神病或焦虑症状相关[17]。但是，这样的症状通常在戒瘾一段时间后迅速缓解[18, 19]。事实上，物质诱发的情绪障碍是一种与独立情绪障碍相反的情绪障碍，《精神障碍诊断与统计手册》对物质诱发精神障碍的诊断标准是在停止物质使用大约4周后，情绪障碍和焦虑症状会减轻。然而，尽管物质使用在产生抑郁症状中起明显的作用，但在物质使用障碍患者中，由物质使用诱发的情绪障碍患病率远低于独立情绪障碍[10]。

另一种理论假设是情绪障碍和物质使用障碍通过共同的遗传易感性产生联系，因为这两种障碍具有高遗传性[20, 21]。基于双胞胎研究发现，共同环境因素可能仅占酒精依赖风险变异的1%左右，而遗传因素占超过40%变异量[22]。然而，对于这一结论的证据仍不一致。有抑郁症病史父母的后代患有抑郁症的风险是没有抑郁症史父母后代的3倍[23]。同样的研究表明，与没有抑郁症史父母的后代相比，有抑郁症史父母的后代物质依赖的发生率更高，但这一趋势并不显著。在另一项长期研究中，患抑郁症父母的后代出现抑郁症状多于没有患有抑郁症父母的后代[24]，但这两组后代的饮酒或吸烟发生率没有差异[25]。

物质使用障碍的病理生理学研究涉及中脑边缘奖赏通路[26]。为了对物质和自然奖励（如食物、性、社会交往）做出反应，伏隔核中多巴胺的增加似乎是一种预测错误的信号，这可以帮助机体有效地获得奖赏[27]。虽然

这个系统有助于塑造与取得食物和寻求配偶相关的生存行为，但物质似乎劫持了这个系统。尽管关于抑郁症的病理生理学的研究主要集中在海马和前额皮质区域的作用上，但目前越来越多的研究认为边缘奖赏通路也可能在抑郁症的表征中发挥重要作用[28]。虽然目前仍不清楚奖赏通路在抑郁症中承担的角色，但这个研究方向指出抑郁症和物质使用障碍可能存在共同的治疗目标。

因此，抑郁症和物质使用障碍的关系是遗传学和环境之间复杂的相互作用，没有单一的理论可以充分体现两者之间的关系。

临床表现

表19-1列举了目前《精神障碍诊断与统计手册》（第五版）中物质使用障碍的诊断标准。意识到忍耐和戒断是"生理依赖"的重要组成部分是很重要的。尽管生理依赖现象在很多物质使用障碍的患者身上很突出，但

表19 1 《精神障碍诊断与统计手册》（第五版）物质使用障碍诊断标准

标准	诊断和修饰
1.忍耐	**一般**：2~3条标准
2.戒断	**中等**：4~5条标准
3.持续的欲望或无法减少物质使用	**严重**：>5条标准
4.使用比预期更多的物质	**早期缓解**：3~12个月足不符合物质使用障碍的诊断标准但存在一定的渴求
5.尽管知道有害，仍持续地使用物质	**持续缓解**：>12个月不符合物质使用障碍的诊断标准但存在一定的渴求
6.大量时间物质使用并从使用中恢复	**控制环境**：监禁、住院或限制其他获得物质的途径
7.由于物质使用而放弃重要的社交、职业和其他活动	**维持治疗**：药物辅助治疗
8.对使用物质有强烈的渴求	
9.在危险情境中反复使用物质	
10.未能完成角色责任	
11.不管持续或反复的社交或人际交往问题，仍持续使用物质	

数据来源于American Psychiatric Association: *Diagnostic and Statistical Manual of Mental Disorders, 5th ed.* Arlington, VA: American Psychiatric Association, 2013.

只有生理依赖不是物质使用障碍的充分和必要的诊断标准。事实上，使用药物但没有滥用倾向的个体也会存在生理依赖。例如，一位因慢性疼痛而接受疼痛治疗的患者可能也会报告存在忍耐和戒断，但并不会表现出任何物质使用障碍的症状。物质使用障碍诊断的核心特征是对使用物质失去控制能力即没有能力减少物质使用，使用比预期多的物质，即使知道有害仍然使用物质。因此，没有能力调节物质的使用是物质使用障碍的核心特征。

约有1/5的寻求抑郁症治疗的患者同时患有物质使用障碍，并且约有1/2的寻求物质使用障碍治疗的患者同时患有抑郁症[10]。抑郁症的症状很有可能与物质使用障碍的症状重合。例如，一位酒精依赖患者可能表现出慢性睡眠问题、食欲下降、注意力难以集中和抑郁情绪，这是饮酒的副作用；一位阿片类物质依赖的患者可能表现出快感缺乏、体重下降和精神运动性迟滞；一位可卡因依赖患者可能表现出精神运动性兴奋、知觉障碍、睡眠和食欲障碍及注意力不集中。临床医生应该在寻求抑郁症治疗的患者中逐一筛查物质使用问题，并且应该了解既往病史及患者症状与物质使用的关系，而不是仅了解患者现在的症状。

在抑郁症的序贯治疗研究中，28%的抑郁症患者报告的症状与目前的物质使用障碍症状一致[8]。与目前非物质使用障碍者相比，抑郁症共病物质使用障碍的患者更可能是男性、离异或未婚、首发抑郁年龄小并且有更多的自杀企图的人（框19-3）。共病物质使用障碍的抑郁症患者更易嗜睡、有高焦虑障碍及自杀意念。

框 19-3
物质使用障碍共病抑郁症的重要危险因素

社会统计学
低年龄
男性
西班牙裔
分居、离异或未婚
物质使用障碍家族史

临床
焦虑
对负性情绪的自我治疗

在急性中毒情况下，临床患者通常出现情绪低落的症状，并伴有各种物质使用，尤其是酒精。虽然由酒精导致的急性情绪影响包括欣快和焦虑，但酒精是一种中枢神经系统抑制剂，具有抑制执行的功能，将导致激越、易激惹和愤怒。偏执和自杀意念可能在严重的情况下出现[24]。鉴于在物质使用情况下，发生大量的自杀事件[29]，因此即使在急性中毒情况下，也需要密切关注有自杀意念的患者。酒精的急性中毒可能会使抑郁症状恶化，而兴奋剂、致幻剂和分裂剂中毒会导致焦虑和偏执。酒精、苯二氮䓬类药物、可卡因和阿片类药物急性戒断可能会使患者出现抑郁、焦虑或烦躁情绪。在急性戒断中，情绪症状特别常见并且非常突出，因此单独的这些症状可能无法帮助区分急性戒断物质诱发的情绪障碍或独立情绪障碍，但许多患者在戒瘾后情绪会迅速改善[19]。

为了诊断由物质诱发的情绪障碍，《精神障碍诊断与统计手册》（第五版）诊断要求患者在停止使用物质后相当长的时间（如4周）内情绪症状得到缓解后进行。然而，在临床实践中，无论是否存在情绪症状，通常都很难坚持持续戒瘾4周。虽然在停止物质使用后情绪症状会减轻，但在治疗早期易复发，并且持续存在的情绪症状可能会阻碍患者戒瘾。因此，在戒瘾时区分独立情绪障碍和物质引起的情绪障碍是很困难的，需要仔细回顾患者的病史[30]（框19-4）。

框 19-4
重要症状

戒断和中毒的许多症状与抑郁症重合，其中包括许多抑郁症的主要症状：烦躁/易激越、焦虑、快感缺失、低活力、食欲改变、注意力不集中、失眠或嗜睡、易疲劳和产生自杀意念。

通常与物质使用障碍相关的躯体疾病也可能伴随抑郁症状。抑郁症是酒精依赖患者营养缺乏的表现，糙皮病（pellagra，即烟酸缺乏症）由烟酸缺乏引起，是一种以皮炎、腹泻和痴呆为特征的疾病。在病程早期，抑郁症状很突出[31]。韦尼克脑病（Wernicke-Korsakoff syndrome）是硫胺素缺乏症的潜在并发症，可能会因抑郁症的存在而变得更加复杂[32]。抑郁症也可能成为慢性疼痛患者（见17章）因非医学原因使用阿片类药物而引起的一个严重问题。抑郁的慢性疼痛患者不太可能因服用阿片类药物而获得镇痛作用，并且更容易滥用那些用于治疗疼痛的药物[33]。丙型肝炎是阿片类药物依赖患者中极为常见的诊断，报告指出患病率高达66%[34]。尽管现在已经有了新的治疗方法，但抑郁症仍是干扰素治疗的一个明显的并发症[35]。

最后，无论病史如何，鉴于物质使用者的抑郁症患病率很高，仍需要对独立情绪障碍保持高度的怀疑，特别是在寻求物质使用障碍治疗的患者中。

病程和自然病史

抑郁症共病物质使用障碍的自然病史倾向于遵循一个典型的过程：物质使用障碍患者的抑郁症治疗效果会很差，即使这些患者能接受强化治疗[36]。共病物质使用障碍的抑郁症患者也更可能尝试自杀，并且经历更严重的社交和功能障碍[37]。在氟西汀治疗抑郁症的研究中，在基线期饮酒是治疗结果较差的重要预测指标[38]。对抑郁症和物质使用障碍的退伍军人的研究发现，在随访期内，物质使用频率越高，抑郁症状越严重[39]。在抑郁症的序贯治疗研究中，与未共病物质使用障碍的抑郁症患者相比，患有抑郁症共病物质使用障碍的个体报告了更严重的抑郁症、抑郁情绪持续时间更长、焦虑情绪更多及非典型抑郁症特征[40, 41]。仅与酒精依赖或药物依赖共病的患者的反应率或反应时间没有显著的变化[42]。然而，同时使用酒精和药物的患者的缓解率明显较低，并且抑郁症和物质使用的缓解时间也有所增加。此外，共病物质使用障碍的患者经历更多的精神不良事件（如自杀意念、自杀企图）和精神科住院治疗。

相关研究一致表明，如果寻求物质使用障碍治疗的患者感到抑郁，那么物质使用障碍的治疗结果会更差。在住院治疗后，共病抑郁症的酒精依赖患者与无抑郁症的酒精依赖患者相比，更容易复发并饮酒。在酒精依赖者中，在开始治疗时对重性抑郁症的诊断预示复发（风险比2.12）并且在住院一年内复发的时间较短（风险比2.03）[43]。另外，抑郁症越严重，住院治疗后复发的可能性越高。因此，轻度至中度抑郁和酒精依赖的男性退伍军人在治疗一年内复发并再次饮酒的可能性是无抑郁症的酒精依赖军人的2.9倍。共病重度抑郁的退伍军人复发饮酒的可能性是无抑郁症退伍军人的4.9倍[44]。在甲基安非他明的使用者中，基线期抑郁和戒瘾呈负相关，并且可以预测后续使用甲基苯丙胺的频率更高，同时更有可能尝试自杀[45]。

已有研究关注物质使用之前的抑郁症与随后复发物质使用风险之间的关系[46]。与在物质使用之后患有抑郁症的物质使用障碍者相比，有抑郁症病史且抑郁症在物质使用之前发生的物质使用障碍者物质依赖缓解的可能性显著降低[44]。此外，在戒瘾期间经历抑郁症的人比有抑郁史但在戒瘾期间没有经历过抑郁的人更容易复发物质使用障碍。

评估和鉴别诊断

正如所有的临床评估一样，应评估抑郁症患者是否有物质使用障碍的表现。除了指导治疗之外，完整的病史有助于确定抑郁症是一种独立情绪障碍还是由物质诱发的，或者是两者的结合（框19-5）。鉴于在停止物质使

用后情绪症状通常会有所改善，在物质使用期间做出正确的诊断可能有一定难度。可能的话，还应该从家庭成员、患者周边亲近的人和其他临床工作者那里搜集信息。

框19-5
鉴别诊断

情感症状通常对鉴别诊断没有帮助，因为它们在物质使用障碍及情绪障碍中都很常见

独立情绪障碍的表现

- 年轻的成年人最初使用物质是在情绪症状出现后
- 在长期的戒瘾期间存在明显情绪症状
- 戒瘾后情绪症状存在很长的一段时间（4周或更长时间）

患者可能不愿意分享或透露羞耻的、令人尴尬的敏感信息，特别是如果这些信息中包含非法活动。临床医生应该注意患者可能会与其他的临床医生间有消极的互动，因此无偏见的、共情的态度对建立治疗联盟尤为重要。研究表明：当患者能够与帮助者建立强大的治疗联盟时，治疗结果会更好[47]。

至少应该询问所有抑郁症患者酒精、阿片类药物、兴奋剂、镇静剂/安眠药和大麻素等物品的使用情况。临床医生应该尝试确定每种物质的使用时间、使用频率和使用剂量，以及使用途径、首次使用、末次使用和最长清醒时间。此外，临床医生应询问既往治疗情况，包括戒毒（detoxification）、匿名戒酒协会戒酒史、严重戒断史（如震颤性谵妄和戒断性癫痫）、物质使用障碍家族史、由物质使用引发的法律问题、社会和职业损伤。

在评估时，没有明确的方法辨别特定抑郁症状是原发性情绪障碍、独立情绪障碍或由物质诱发的情绪障碍，《精神障碍诊断与统计手册》（第五版）诊断独立情绪障碍的标准为在停止使用所有物质后情绪症状仍持续相当长的一段时间（如4周）。然而，对许多患者来说这是很困难的，特别是情绪症状持续或恶化的患者。停止物质使用后情绪症状完全消失显然是物质诱发的情绪障碍的有力指标。另外，如果情绪症状明显先于初次物质使用出现或在长期的戒瘾期间情绪症状明显，则很有可能发生独立情绪障碍。

治疗

● 药理治疗

共病物质使用障碍和抑郁症的治疗一直是一个有争议的话题。许多临床医生认为除非患者首先完全禁用物质，否则不能治疗抑郁症（框19-6）[48]。但是，关于双重诊断患者治疗的新证据已经开始挑战这种过时的观点

了[49]。尽管达到戒瘾或至少减少物质使用可能会改善情绪是事实，但目前的做法建议即使患者不能实现完全戒瘾，也要开始治疗这两种疾病。

框19-6
物质使用障碍患者的抑郁症治疗

抗抑郁剂（混合数据）

认知行为疗法

特定物质紊乱干预措施（激励性访谈、自主团体）的数据有限，但可能有所帮助

抑郁的物质使用患者的依从性

抗抑郁剂在治疗共病物质使用障碍的抑郁症患者中的作用尚不清楚，因为对照试验的结果是混合的[50]。努涅斯（Nunes）和莱文（Levin）在重要的系统评价和荟萃分析中澄清了抗抑郁剂的作用。他们收录重性抑郁症患者及酒精、阿片类药物和可卡因依赖者，这些患者接受选择性5-羟色胺再摄取抑制剂、三环类抗抑郁药和其他抗抑郁药。抗抑郁剂对抑郁症治疗结果的汇总效应量为0.38（95% CI：0.18～0.58），对物质使用治疗结果总效应量为0.25（95% CI：0.08～0.42）。这些结果表明抗抑郁剂在抑郁症和物质使用障碍的治疗效果上存在一定的益处，与抗抑郁剂治疗重性抑郁症患者的效应量（0.43）相似[51]。然而，作者谨慎地解释了这一发现，因为研究中的效应量（范围为0～0.5）存在着显著的异质性，而且安慰剂反应的差异很大。此外，该研究还表明，使用人工指导的心理干预措施可以降低抗抑郁剂的疗效，这可能是由于心理干预的抗抑郁作用。例如，认知行为疗法本身可以通过减少物质使用来改善情绪，或者利用

特定的用于解决焦虑症状的认知行为疗法模块以达到抗抑郁的作用[50]。因此，作者提出了一种临床方法：该方法首先着重于提供基于证据的心理干预，如果抑郁症状没有改善再加入药物治疗[49]。然而，如果使用抗抑郁剂，整体治疗仍应关注物质使用本身，因为抗抑郁剂对治疗物质使用的作用最多只有中等程度[52]。

酒精

在共病抑郁症的酒精依赖患者中，治疗酒精依赖的重要选择是纳曲酮——一种μ-阿片受体拮抗剂。纳曲酮已经被广泛应用于治疗酒精依赖，并且对50例随机临床试验的系统回顾发现采用纳曲酮治疗后大量饮酒天数和饮酒量均有显著下降[53]。但是，纳曲酮治疗抑郁症的效果未经过系统研究，现有证据并未显示纳曲酮能够显著改善抑郁的酒精依赖患者的情绪[54,55]。临床上，纳曲酮耐受性良好，胃肠道反应和嗜睡是纳曲酮最常见的副反应。但是，像物质使用障碍的其他药物治疗一样，患者的依从性仍然是一个巨大的挑战。佩蒂纳蒂（Pettinati）及其同事进行了一项试验，研究纳曲酮和抗抑郁剂治疗重性抑郁症共病酒精依赖患者[56]。抑郁的酒精依赖患者被随机分配接受舍曲林（200 mg/d）、纳曲酮（100 mg/d）、舍曲林联合纳曲酮或安慰剂治疗。每位患者还接受每周认知行为疗法治疗。结果显示，在14周的研究中，接受联合治疗的患者戒瘾的比率更高（图19-3）。此外，与其他组相比，在试验结束时联合治疗组患者无抑郁情绪的人数显著增加（图19-4）。

接受联合治疗的患者平均复发时间也更长。虽然组间的抑郁症治疗效果对比不显著，但联合治疗组中无抑郁情绪患者的比例较其他组更高。总之，如果对抑郁的酒精依赖患者使用药物治疗，那么纳曲酮和抗抑郁剂的联合治疗可能优于单独使用其中一种药物。

已有研究关注双硫仑用于治疗酒精依赖的效果。一

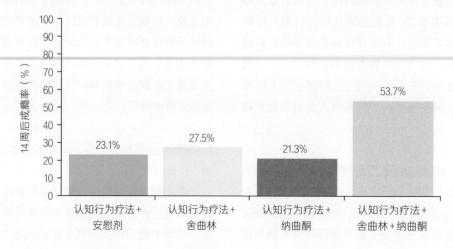

图19-3　联合治疗效果

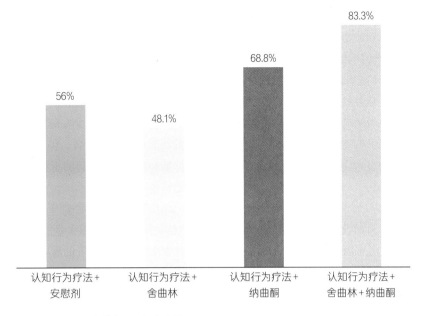

图19-4 14周治疗结束后无抑郁症状

[数据来源于 Pettinati H M, Oslin D W, Kampman K M, et al. A double-blind, placebo-controlled trial combining sertraline and naltrexone for treating co-occurring depression and alcohol dependence. *Am J Psychiatry,* 2010, 167(6): 668–675.]

项系统综述显示，只有一半以上的研究报告使用双硫仑的患者戒瘾率更高[57]。经双硫仑治疗后患者戒瘾的持续时间更长，饮酒的天数更少。在纳曲酮和双硫仑治疗酒精依赖患者的试验中，55%的患者有严重抑郁症病史，患有抑郁症并不影响治疗效果、精神症状和副作用[58]。尽管接受双硫仑、纳曲酮或安慰剂治疗组的抑郁症评分有所改善，但在改善情绪方面，药物并没有比安慰剂更有效。然而，与安慰剂组患者相比，接受纳曲酮或双硫仑治疗的患者每周饮酒的天数明显减少且可以连续数天禁酒。尽管如此，同时服用双硫仑和纳曲酮治疗酒精依赖并没有比单独服用其中一种药物的治疗效果更好。

阿片类药物

美沙酮是一种合成的阿片类兴奋剂，美沙酮替代兴奋剂是治疗上的首选[59]。使用美沙酮治疗的患者在阿片类药物使用方面有明显改善，尤其是在美沙酮剂量大于80 mg/d时[60]。然而，使用美沙酮伴有危险的副作用，包括呼吸抑制和药物的相互作用（框19-7）[61]，并且只有特许的诊所可以使用美沙酮。因此，尽管美沙酮是一种有效的治疗选择，但患者接受美沙酮治疗的可能性受到限制。最近，丁丙诺啡已经上市[62, 63]。丁丙诺啡是一种局部的μ-阿片类兴奋剂，可以作为含纳洛酮的舌下片剂使用。研究一致表明：使用丁丙诺啡治疗的患者在阿片类药物使用上有改善[64]。此外，与美沙酮不同的是，丁丙诺酮可以被临床医生使用，但医生必须获得特殊的许可才能开处方。

框19-7

抗抑郁剂和成瘾治疗之间重要的药物-药物相互作用

氟西汀和氟伏沙明通过抑制CYP4503A4降低美沙酮和丁丙诺啡的代谢

喹硫平可以通过抑制CYP4502D6降低美沙酮代谢

同时使用苯二氮䓬类药物和镇静剂时，如果也一并使用美沙酮和丁丙诺啡，将会大大增加过量使用和呼吸抑制的风险

阿片类药物依赖患者常共病抑郁症。目前对两类疾病的研究大多局限于那些进行美沙酮或丁丙诺啡维持治疗的患者。对该类患者使用抗抑郁剂的系统综述发现，阿片类药物使用结果和治疗保留率与安慰剂无显著差异，但在使用抗抑郁剂治疗者中，患者由于药物副作用而退出治疗的情况更严重[65]。因此，到目前为止，抗抑郁剂在治疗目前正使用阿片类药物兴奋剂维持治疗抑郁的阿片类药物依赖患者中并无明确的作用。努涅斯及其同事的研究得出不同的结论，该研究中抑郁的阿片类药物依赖患者被随机分配服用丙咪嗪或安慰剂[66]。与服用安慰剂组相比，服用丙咪嗪的患者抑郁症改善更明显。也有结果表明，服用丁丙诺啡的抑郁的阿片类药物依赖患者在阿片类药物使用结果上优于单纯的阿片类药物依赖患者：共病抑郁症的阿片类药物依赖患者不再使用阿片

类药物的可能性是未共病抑郁症的阿片类药物依赖患者的1.6倍[67]。即使抑郁症患者可被分为接受或不接受精神治疗这两类，但这两类患者的阿片类药物使用治疗结果并无差异。兴奋剂维持治疗本身可以充分改善抑郁症状，因此额外的治疗并不会带来额外的治疗效果。这也可能是因为阿片类药物依赖的患者的严重抑郁症状可能会刺激患者更多地参与治疗。综上所述，这些数据表明，阿片类药物依赖共病抑郁症的患者应首先给予已被证明有效的兴奋剂维持治疗。

可卡因

对于可卡因依赖患者，目前没有基于数据的药物治疗方案[68]。同样，在抑郁的可卡因使用者中，很少有循证药物治疗方案。一项对照临床试验发现，共病抑郁症的可卡因依赖患者在服用氟西汀（40 mg/d）治疗后，并没发现可卡因使用或抑郁症状有所改善[69]。奈法唑酮（400 mg/d）和文拉法辛（300 mg/d）的试验结果也为阴性[70,71]。此项研究唯一一项结果为阳性的试验表明，与安慰剂组相比，服用地西帕明（300 mg/d）组在抑郁症上有明显好转，但在可卡因使用方面上两组并无差异[72]。

另一方面，社会心理干预在治疗可卡因依赖方面效果更好[73]。综上所述，共病抑郁症的可卡因依赖患者不应该像常规治疗一样提供抗抑郁剂，而在治疗的最初应该关注社会心理干预。

大麻

较少有研究关注大麻依赖和抑郁症的共病。虽然有研究指出，大麻使用和精神病之间存在因果关系，但抑郁症、自杀意念和焦虑症之间的因果关系尚不明确[74]。然而，流行病学研究表明：患有抑郁症的成年人更有可能使用大麻[75]。在对患有抑郁症的大麻使用者进行氟西汀随机对照试验发现：接受氟西汀治疗的患者抑郁症状明显缓解，大麻使用量减少[76]。然而，最近研究发现：并未发现服用艾司西酞普兰组比安慰剂组在大麻使用结果、戒瘾率、抑郁或焦虑症症状方面更有所改善[77]。同样地，给依赖大麻的抑郁症患者服用文拉法辛对戒断或抑郁没有任何治疗作用[78]。因此，到目前为止，现有的证据并不支持在这个人群中常规使用抗抑郁药。

● 心理治疗

认知行为疗法

严谨的研究表明，认知行为疗法是治疗抑郁症和物质使用障碍最为广泛使用的心理治疗方法之一[79]。认知行为疗法的焦点是提供新的策略和技能以处理各种目标行为，认知行为疗法可用于治疗物质使用障碍、抑郁症、焦虑、失眠和创伤后应激障碍[80]。然而，很少有研究专门关注用认知行为疗法治疗共病抑郁症的酒精依赖患者。一项研究表明，在治疗共病抑郁症的物质使用障碍患者

时，与接受12步促进法（12-step facilitation，TSF）治疗的患者相比，接受认知行为疗法治疗的患者在饮酒量方面保持稳定减少，抑郁情绪逐渐缓解[81]。另一项研究中，卡罗尔（Carroll）及其同事发现与控制组相比，接受认知行为疗法治疗的抑郁的可卡因使用者戒瘾持续时间更长[82]。因此，虽然很少有研究评估认知行为疗法治疗抑郁的物质使用者的疗效，但认知行为疗法仍然是同时治疗抑郁和物质使用障碍的重要治疗选择。

动机访谈

动机访谈是一种心理干预措施，为广泛的目标行为（包括物质使用）提供大量的经验支持[83-85]。这已经成为治疗物质使用障碍患者的重要方法[85,86]。动机访谈专注于创造一个合作的环境，特别关注探索和引出患者自身对于改变的观点和理由，同时对患者的自主性表现出共情和尊重。动机访谈被认为是一种帮助患者参与并坚持治疗的方法。遗憾的是，像其他社会心理治疗一样，很少有研究关注动机访谈对治疗共病抑郁症的酒精依赖患者的效果。一项研究将共病抑郁症的可卡因依赖患者分为接受动机访谈或常规治疗组，结果表明：接受动机访谈的患者在出院后维持治疗的依从性更高，并且出院后一年内再次住院的可能性显著下降[87]。由于其在物质使用障碍患者中的强有力的经验支持，因此强烈建议临床医生将动机访谈纳入所有物质使用障碍患者的治疗中。

自助（self-help）

12步项目［如匿名戒酒协会（Alcoholics Anonymous，AA）］是双重诊断患者的关键性治疗选择。系统研究表明，参与12步项目普遍对心理健康和物质使用都有益处[88]。例如劳德（Laudet）等发现，持续参加12步项目与更高的戒瘾概率呈显著相关[89]。为了提高患者对匿名戒酒协会的参与度，临床医生可以使用人工指导方法推荐匿名戒酒协会或相关服务，称为12步促进法[90]。非专业人士也可以使用这些方法促进患者参加12步项目[91]。然而，对抑郁的物质使用者研究发现，认知行为疗法比12步促进法更可能稳定地减少其物质使用量[81,92]。尽管如此，这些研究结果表明，临床医生将合适的患者转诊至12步项目是合理的。

结论

在临床上，共病抑郁症与物质使用障碍的患者很常见，尽管两种疾病均存在有效的治疗方式，但物质使用障碍的治疗并不充分。然而，研究表明，这两种疾病同时可以得到有效治疗。事实上，只试图治疗抑郁症而不解决药物使用问题并不是最佳的治疗方案（框19-8）。所有抑郁症患者应该定期进行物质使用筛查，并被提供适当的治疗方案，临床医生应该以共情和中立的方法全

面地收集患者病史。在诊断上，从由物质诱发的障碍中识别独立情绪障碍是很重要的，因为在积极使用物质的患者中，抑郁症状很常见。初始目标是实现戒瘾，或者至少能够减少物质使用，同时密切监测患者的情绪和安全风险。应该考虑对物质使用采用特定药物治疗（如丁丙诺啡、纳曲酮、双硫仑）。经过短期（1～2周）治疗后，如果抑郁症没有改善，则应该开始针对抑郁症的社会心理治疗。基于实证的方法包括认知行为疗法、动机访谈、12步促进和意外事项管理。除非最初的心理治疗未能改善患者症状，否则不应该墨守成规地提供抗抑郁药物治疗。

框 19-8
总结

- 鉴于共病的高发生率，抑郁症患者应该定期进行物质使用障碍的常规筛查，反之亦然
- 尽管已有研究证明有效的物质使用障碍治疗未被充分利用，但这两种疾病都可以成功治愈，所以将这两种疾病分开治疗并不是最佳治疗方案
- 如果社会心理治疗无法治愈抑郁症，那么应该开始使用抗抑郁药物治疗

参考文献

1. Hasin D, Kilcoyne B. Comorbidity of psychiatric and substance use disorders in the United States: current issues and findings from the NESARC. *Curr Opin Psychiatry*. 2012; 25(3): 165–171.

2. Kessler RC, Chiu WT, Demler O, Merikangas KR, Walters EE. Prevalence, severity, and comorbidity of 1m-month DSM-IV disorders in the National Comorbidity Survey Replication. *Arch Gen Psychiatry*. 2005; 62(6): 617–627.

3. Regier DA, Farmer ME, Rae DS, et al. Comorbidity of mental disorders with alcohol and other drug abuse. Results from the Epidemiologic Catchment Area (ECA) Study. *JAMA*. 1990; 264(19): 2511–2518.

4. Mark TL. The costs of treating persons with depression and alcoholism compared with depression alone. *Psychiatr Serv*. 2003; 54(8): 1095–1097.

5. Mark TL, Kranzler HR, Song X, Bransberger P, Poole VH, Crosse S. Physicians' opinions about medications to treat alcoholism. *Addict Abingdon Engl*. 2003; 98(5): 617–626.

6. Substance Abuse and Mental Health Services Administration. Results from the 2011 National Survey on Drug Use and Health: Summary of National Findings, NSDUH Series 4-44, HHS Publication No. (SMA) 12–4713. [Internet]. Substance Abuse and Mental Health Services Administration; 2012 [cited 2013 Jul 23]. Available at http://www.samhsa.gov/data/NSDUH/2k11Results/NSDUHresults2011.htm

7. Ritsher JB, McKellar JD, Finney JW, Otilingam PG, Moos RH. Psychiatric comorbidity, continuing care and mutual help as predictors of five-year remission from substance use disorders. *J Stud Alcohol*. 2002; 63(6): 709–715.

8. Davis LL, Rush JA, Wisniewski SR, et al. Substance use disorder comorbidity in major depressive disorder: an exploratory analysis of the sequenced treatment alternatives to relieve depression cohort. *Compr Psychiatry*. 2005; 46(2): 81–89.

9. McLellan T. Revisiting the past for a look toward future research: A final editorial. *J Subst Abuse Treat*. 2009; 36(4): 352–354.

10. Grant BF, Dawson DA, Stinson FS, Chou SP, Dufour MC, Pickering RP. The 1m-month prevalence and trends in DSM-IV alcohol abuse and dependence: United States, 1991–1992 and 2001–2002. *Drug Alcohol Depend*. 2004; 74(3): 223–234.

11. Schuckit MA, Tipp JE, Bucholz KK, et al. The life-time rates of three major mood disorders and four major anxiety disorders in alcoholics and controls. *Addiction* 1997; 92(10): 1289–1304.

12. Khantzian EJ. Addiction as a self-regulation disorder and the role of self-medication. *Addiction*. 2013; 108(4): 668–669.

13. Bolton JM, Robinson J, Sareen J. Self-medication of mood disorders with alcohol and drugs in the National Epidemiologic Survey on Alcohol and Related Conditions. *J Affect Disord*. 2009; 115(3): 367–375.

14. Cornelius JR, Salloum IM, Ehler JG, et al. Fluoxetine in depressed alcoholics. A double-blind, placebo-controlled trial. *Arch Gen Psychiatry*. 1997; 54(8): 700–705.

15. Weiss RD, Griffin ML, Mirin SM. Drug abuse as self-medication for depression: an empirical study. *Am J Drug Alcohol Abuse*. 1992; 18(2): 121–129.

16. Boden JM, Fergusson DM. Alcohol and depression. *Addiction*. 2011; 106(5): 906–914.

17. Schuckit MA. Comorbidity between substance use disorders and psychiatric conditions. *Addiction*. 2006; 101(Suppl 1): 76–88.

18. Satel SL, Southwick SM, Gawin FH. Clinical features of cocaineinduced paranoia. *Am J Psychiatry*. 1991; 148(4): 495–498.

19. Brown SA, Schuckit MA. Changes in depression among abstinent alcoholics. *J Stud Alcohol*. 1988; 49(5): 412–417.

20. Schuckit MA. An overview of genetic influences in alcoholism. *J Subst Abuse Treat*. 2009; 36(1): S5–S14.

21. McGuffin P, Cohen S, Knight J. Homing in on depression genes. *Am J Psychiatry*. 2007; 164(2): 195–197.

22. Rietschel M, Treutlein J. The genetics of alcohol dependence. *Ann N Y Acad Sci*. 2013; 1282: 39–70.

23. Weissman MM, Wickramaratne P, Nomura Y, Warner V, Pilowsky D, Verdeli H. Offspring of depressed parents: 20 years later. *Am J Psychiatry*. 2006; 163(6): 1001–1008.

24. Phillips TJ, Shen EH. Neurochemical bases of locomotion and ethanol stimulant effects. *Int Rev Neurobiol*. 1996; 39: 243–282.

25. Timko C, Cronkite RC, Swindle R, Robinson RL, Turrubiartes P, Moos RH. Functioning status of adult children of depressed parents: a 2y-year follow-up. *Psychol Med*. 2008; 38(3): 343–352.

26. Hyman SE, Malenka RC. Addiction and the brain: the neurobiology of compulsion and its persistence. *Nat Rev Neurosci*. 2001; 2(10): 695–703.

27. Hyman SE. Addiction: a disease of learning and memory. *Am J Psychiatry*. 2005; 162(8): 1414–1422.

28. Nestler EJ, Carlezon WA. The mesolimbic dopamine reward circuit in depression. *Biol Psychiatry*. 2006; 59(12): 1151–1159.

29. Substance Abuse and Mental Health Services Administration. *Drug Abuse Warning Network 2009: Area profiles of drug-related mortality. HHS Publication No (SMA) 11-4639, DAWN series 2-24*. Rockville, MD: Substance Abuse and Mental Health Services Administration; 2011.

30. Schuckit MA, Smith TL, Kalmijn J. Relationships among independent major depressions, alcohol use, and other substance use and related problems over 30 years in 397 families. *J Stud Alcohol Drugs*. 2013; 74(2): 271–279.

31. Badawy AA-B. Pellagra and alcoholism: a biochemical perspective. *Alcohol Alcohol*. 2014; 49(3): 238–250.

32. Cocksedge KA, Flynn A. Wernicke-Korsakoff syndrome in a patient with self-neglect associated with severe depression. *JRSM Open*. 2014; 5(2): 2042533313518915.

33. Wasan AD, Michna E, Edwards RR, et al. Psychiatric comorbidity is associated prospectively with diminished opioid analgesia and increased opioid misuse in patients with chronic low back pain. *Anesthesiology*. 2015; 123(4): 861–872.

34. Hagan H, Pouget ER, Des Jarlais DC, Lelutiu-Weinberger C. Meta-regression of hepatitis C virus infection in relation to time since onset of illicit drug injection: the influence of time and place. *Am J Epidemiol*. 2008; 168(10): 1099–1109.

35. Lucaciu LA, Dumitrascu DL. Depression and suicide ideation in chronic hepatitis C patients untreated and treated with interferon: prevalence, prevention, and treatment. *Ann Gastroenterol*. 2015; 28(4): 440–447.

36. Watkins KE, Paddock SM, Zhang L, Wells KB. Improving care for depression in patients with comorbid substance misuse. *Am J Psychiatry*. 2006; 163(1): 125–132.

37. Davis L, Uezato A, Newell JM, Frazier E. Major depression and comorbid substance use disorders. *Curr Opin Psychiatry*. 2008; 21(1): 14–18.

38. Worthington J, Fava M, Agustin C, et al. Consumption of alcohol, nicotine, and caffeine among depressed outpatients. Relationship with response to treatment. *Psychosomatics*. 1996; 37(6): 518–522.

39. Worley MJ, Trim RS, Roesch SC, Mrnak-Meyer J, Tate SR, Brown SA. Comorbid depression and substance use disorder: longitudinal associations between symptoms in a controlled trial. *J Subst Abuse Treat*. 2012; 43(3): 291–302.

40. Rush AJ, Fava M, Wisniewski SR, et al. Sequenced treatment alternatives to relieve depression (STAR*D): rationale and design. *Control Clin Trials*. 2004; 25(1): 119–142.

41. Howland RH, Rush AJ, Wisniewski SR, et al. Concurrent anxiety and substance use disorders among outpatients with major depression: clinical features and effect on treatment outcome. *Drug Alcohol Depend*. 2009; 99(1–3): 248–260.

42. Davis LL, Wisniewski SR, Howland RH, et al. Does comorbid substance use disorder impair recovery from major depression with SSRI treatment? An analysis of the STAR*D level one treatment outcomes. *Drug Alcohol Depend*. 2010; 107(2–3):

43. Greenfield SF, Weiss RD, Muenz LR, et al. The effect of depression on return to drinking: a prospective study. *Arch Gen Psychiatry*. 1998; 55(3): 259–265.

44. Curran GM, Flynn HA, Kirchner J, Booth BM. Depression after alcohol treatment as a risk factor for relapse among male veterans. *J Subst Abuse Treat*. 2000; 19(3): 259–265.

45. Glasner-Edwards S, Mooney LJ, Marinelli-Casey P, et al. Risk factors for suicide attempts in methamphetamine-dependent patients. *Am J Addict*. 2008; 17(1): 24–27.

46. Hasin D, Liu X, Nunes E, McCloud S, Samet S, Endicott J. Effects of major depression on remission and relapse of substance dependence. *Arch Gen Psychiatry*. 2002; 59(4): 375–380.

47. Meier PS, Barrowclough C, Donmall MC. The role of the therapeutic alliance in the treatment of substance misuse: a critical review of the literature. *Addict Abingdon Engl*. 2005; 100(3): 304–316.

48. Pettinati HM, O'Brien CP, Dundon WD. Current status of cooccurring mood and substance use disorders: a new therapeutic target. *Am J Psychiatry*. 2013; 170(1): 23–30.

49. Kelly TM, Daley DC, Douaihy AB. Treatment of substance abusing patients with comorbid psychiatric disorders. *Addict Behav*. 2012; 37(1): 11–24.

50. Nunes EV, Levin FR. Treatment of depression in patients with alcohol or other drug dependence: a meta-analysis. *JAMA*. 2004; 291(15): 1887–1896.

51. Walsh BT, Seidman SN, Sysko R, Gould M. Placebo response in studies of major depression: variable, substantial, and growing. *JAMA*. 2002; 287(14): 1840–1847.

52. Nunes EV, Levin FR. Treating depression in substance abusers. *Curr Psychiatry Rep*. 2006; 8(5): 363–370.

53. Rösner S, Hackl-Herrwerth A, Leucht S, Vecchi S, Srisurapanont M, Soyka M. Opioid antagonists for alcohol dependence. *Cochrane Database Syst Rev*. 2010; (12): CD001867.

54. Salloum IM, Cornelius JR, Thase ME, Daley DC, Kirisci L, Spotts C. Naltrexone utility in depressed alcoholics. *Psychopharmacol Bull*. 1998; 34(1): 111–115.

55. Krystal JH, Gueorguieva R, Cramer J, Collins J, Rosenheck R, VA CSP No. 425 Study Team. Naltrexone is associated with reduced drinking by alcohol dependent patients receiving antidepressants for mood and anxiety symptoms: results from VA Cooperative Study No. 425, "Naltrexone in the treatment of alcoholism." *Alcohol Clin Exp Res*. 2008; 32(1): 85–91.

56. Pettinati HM, Oslin DW, Kampman KM, et al. A double-blind, placebo-controlled trial combining sertraline and naltrexone for treating co-occurring depression and alcohol dependence. *Am J Psychiatry*. 2010; 167(6): 668–675.

57. Jørgensen CH, Pedersen B, Tønnesen H. The efficacy of disulfiram for the treatment of alcohol use disorder. *Alcohol Clin Exp Res*. 2011; 35(10): 1749–1758.

58. Petrakis I, Ralevski E, Nich C, et al. Naltrexone and disulfiram in patients with alcohol dependence and current depression. *J Clin Psychopharmacol*. 2007; 27(2): 160–165.

59. Fullerton CA, Kim M, Thomas CP, et al. Medication-assisted treatment with methadone: assessing the evidence. *Psychiatr Serv*.

2014; 65(2): 146–157.

60. Faggiano F, Vigna-Taglianti F, Versino E, Lemma P. Methadone maintenance at different dosages for opioid dependence. *Cochrane Database Syst Rev*. 2003; (3): CD002208.

61. Kapur BM, Hutson JR, Chibber T, Luk A, Selby P. Methadone: a review of drug-drug and pathophysiological interactions. *Crit Rev Clin Lab Sci*. 2011; 48(4): 171–195.

62. Thomas CP, Fullerton CA, Kim M, et al. Medication-assisted treatment with buprenorphine: assessing the evidence. *Psychiatr Serv*. 2014; 65(2): 158–170.

63. Clark W. The state of buprenorphine treatment [Internet]. 2010 [cited 2012 Aug 30]; Buprenorphine in the treatment of opioid addiction: Reassessment 2010. Available at http: // buprenorphine.samhsa.gov/bwns/2010_presentations_pdf/01_Clark_508.pdf

64. Ling W, Wesson DR, Charuvastra C, Klett CJ. A controlled trial comparing buprenorphine and methadone maintenance in opioid dependence. *Arch Gen Psychiatry*. 1996; 53(5): 401–407.

65. Pani PP, Vacca R, Trogu E, Amato L, Davoli M. Pharmacological treatment for depression during opioid agonist treatment for opioid dependence. *Cochrane Database Syst Rev*. 2010; (9): CD008373.

66. Nunes EV, Quitkin FM, Donovan SJ, et al. Imipramine treatment of opiate-dependent patients with depressive disorders. A placebo-controlled trial. *Arch Gen Psychiatry*. 1998; 55(2): 153–160.

67. Griffin ML, Dodd DR, Potter JS, et al. Baseline characteristics and treatment outcomes in prescription opioid dependent patients with and without co-occurring psychiatric disorder. *Am J Drug Alcohol Abuse*. 2014; 40(2): 157–162.

68. de Lima MS, de Oliveira Soares BG, Reisser AA, Farrell M. Pharmacological treatment of cocaine dependence: a systematic review. *Addiction*. 2002; 97(8): 931–949.

69. Schmitz JM, Averill P, Stotts AL, Moeller FG, Rhoades HM, Grabowski J. Fluoxetine treatment of cocaine-dependent patients with major depressive disorder. *Drug Alcohol Depend*. 2001; 63(3): 207–214.

70. Ciraulo DA, Knapp C, Rotrosen J, et al. Nefazodone treatment of cocaine dependence with comorbid depressive symptoms. *Addict Abingdon Engl*. 2005; 100(Suppl 1): 23–31.

71. Raby WN, Rubin EA, Garawi F, et al. A randomized, doubleblind, placebo-controlled trial of venlafaxine for the treatment of depressed cocaine-dependent patients. *Am J Addict* 2014; 23(1): 68–75.

72. McDowell D, Nunes EV, Seracini AM, et al. Desipramine treatment of cocaine-dependent patients with depression: a placebo-controlled trial. *Drug Alcohol Depend*. 2005; 80(2): 209–221.

73. Farronato NS, Dürsteler-Macfarland KM, Wiesbeck GA, Petitjean SA. A systematic review comparing cognitive-behavioral therapy and contingency management for cocaine dependence. *J Addict Dis*. 2013; 32(3): 274–287.

74. Moore TH, Zammit S, Lingford-Hughes A, et al. Cannabis use and risk of psychotic or affective mental health outcomes: a systematic review. *Lancet*. 2007; 370(9584): 319–328.

75. Shi Y. At high risk and want to quit: Marijuana use among adults with depression or serious psychological distress. *Addict Behav*. 2013; 39(4): 761–767.

76. Cornelius JR, Salloum IM, Haskett RF, et al. Fluoxetine versus placebo for the marijuana use of depressed alcoholics. *Addict Behav*. 1999; 24(1): 111–114.

77. Weinstein AM, Miller H, Bluvstein I, et al. Treatment of cannabis dependence using escitalopram in combination with cognitive-behavior therapy: a double-blind placebo-controlled study. *Am J Drug Alcohol Abuse*. 2014; 40(1): 16–22.

78. Levin FR, Mariani J, Brooks DJ, et al. A randomized double-blind, placebo-controlled trial of venlafaxine-extended release for co-occurring cannabis dependence and depressive disorders. *Addict Abingdon Engl*. 2013; 108(6): 1084–1094.

79. McHugh RK, Hearon BA, Otto MW. Cognitive behavioral therapy for substance use disorders. *Psychiatr Clin North Am*. 2010; 33(3): 511–525.

80. Carroll KM. Behavioral therapies for co-occurring substance use and mood disorders. *Biol Psychiatry*. 2004; 56(10): 778–784.

81. Brown SA, Glasner-Edwards SV, Tate SR, McQuaid JR, Chalekian J, Granholm E. Integrated cognitive behavioral therapy versus twelve-step facilitation therapy for substance-dependent adults with depressive disorders. *J Psychoactive Drugs*. 2006; 38(4): 449–460.

82. Carroll KM, Nich C, Rounsaville BJ. Differential symptom reduction in depressed cocaine abusers treated with psychotherapy and pharmacotherapy. *J Nerv Ment Dis*. 1995; 183(4): 251–259.

83. Hettema J, Steele J, Miller WR. Motivational interviewing. *Annu Rev Clin Psychol*. 2005; 1: 91–111.

84. Lundahl B, Burke BL. The effectiveness and applicability of motivational interviewing: a practice-friendly review of four metaanalyses. *J Clin Psychol*. 2009; 65(11): 1232–1245.

85. Smedslund G, Berg RC, Hammerstrøm KT, et al. Motivational interviewing for substance abuse. *Cochrane Database Syst Rev Online*. 2011; (5): CD008063.

86. Matching alcoholism treatments to client heterogeneity: treatment main effects and matching effects on drinking during treatment. Project MATCH Research Group. *J Stud Alcohol*. 1998; 59(6): 631–639.

87. Daley DC, Salloum IM, Zuckoff A, Kirisci L, Thase ME. Increasing treatment adherence among outpatients with depression and cocaine dependence: results of a pilot study. *Am J Psychiatry*. 1998; 155(11): 1611–1613.

88. Aase DM, Jason LA, Robinson WL. 1s-step participation among dually-diagnosed individuals: a review of individual and contextual factors. *Clin Psychol Rev*. 2008; 28(7): 1235–1248.

89. Laudet AB, Magura S, Cleland CM, Vogel HS, Knight EL, Rosenblum A. The effect of 1s-step based fellowship participation on abstinence among dually diagnosed persons: a two-year longitudinal study. *J Psychoactive Drugs*. 2004; 36(2): 207–216.

90. Donovan DM, Floyd AS. Facilitating involvement in twelve-step programs. *Recent Dev Alcohol*. 2008; 18: 303–320.

91. Kelly JF, McCrady BS. Twelve-step facilitation in non-specialty settings. *Recent Dev Alcohol*. 2008; 18: 321–346.

92. Lydecker KP, Tate SR, Cummins KM, McQuaid J, Granholm E, Brown SA. Clinical outcomes of an integrated treatment for depression and substance use disorders. *Psychol Addict Behav*. 2010; 24(3): 453–465.

第四部分

特殊人群和环境

第 20 章

抑郁症与
儿童躯体疾病

埃莱尼·马内塔
Eleni Maneta

戴维·德马绍
David DeMaso

胡明慧　译

儿童和青少年[*]每天都会面临各种各样的躯体疾病，包括过敏、哮喘、癫痫、癌症、糖尿病和肥胖症，这些疾病的发病率似乎一直在增加[1]。根据2005—2006年对美国有特殊保健需求的儿童进行的调查显示：儿童中最常见的两种疾病是过敏（53%）和哮喘（38.8%）[2]。这两种疾病发病率的上升部分归因于医疗进步所导致的死亡率降低，使患有慢性疾病的儿童寿命更长[3, 4]。儿童疾病患病率的增加还与接触毒性压力（toxic stress）、久坐的生活方式和不健康的饮食导致的儿童肥胖症增加有关，并随后导致共病其他疾病[3]。

在美国，有1000万到2000万的儿童患有躯体疾病，其中有10%的儿童日常生活因此受到影响[5]。疾病会影响儿童和父母的情绪及社会幸福感，并增加家庭的压力水平[6]。例如，疾病特征（如疼痛或疲劳）及必需的治疗（如类固醇药物）可能会干扰儿童参与学校活动，这反过来会导致儿童学业上的困难和社会隔离以及增加父母的陪护时间和父母的经济负担。患有慢性疾病的儿童也很容易被同伴欺负[7]，这会进一步加重他们的躯体症状并产生更严重的心理困扰[8]。虽然大多数患有躯体疾病的儿童都有恢复能力[5]，但与健康儿童相比，他们患有精神疾病的风险也大大增加[6, 9,10]。据统计，有20%的患有慢性疾病的儿童存在精神问题[5]。

患有疾病的儿童可能同时表现出内化和外化的精神问题。内化问题表现为抑郁症状、焦虑症状和躯体症状，而外化的问题表现为多动症、攻击性或“行为失控”（表20-1）。也就是说，内化问题在患有躯体疾病的儿童中更为常见[11, 12]。例如，一项评估患有躯体疾病的儿童的行为结果的荟萃分析表明：内化症状比外化症状更显著[13]。据推测，与身体疾病相关的某些特征，如失控感、积极活动受限制、与同伴分离及疼痛是导致内化症状发展的驱动力。

本章主要关注精神疾病评估过程中的诊断和挑战，以及对患病儿童的抑郁症进行鉴别和诊断。对哮喘、肥胖症、癫痫、癌症和糖尿病均进行了详细的综述。本章也会探讨与治疗有关的问题及美国儿童和青少年精神病学会（the American Academy of Child and Adolescent Psychiatry）的建议。

---

[*]　下文中“儿童”指儿童和青少年，除非有地方特别标注。

表 20-1　儿童内化和外化症状

内化症状	外化症状
焦虑	愤怒
躯体不适	对立性
抑郁	攻击性
孤僻	多动症
低自尊	低自尊

患病儿童的抑郁症——是什么样的?

患有躯体疾病的儿童更容易得抑郁症[14,15]。一般人群中,儿童抑郁症总体患病率为 2%,青少年抑郁症总体患病率为 6%[16],另外 5% ~ 10% 的儿童患有抑郁症的亚综合征症状[17]。患有躯体疾病的儿童患抑郁症的可能性大约是健康儿童的 2 倍[18],也因为患有躯体疾病的儿童经常出现亚临床症状,所以难以被确诊[19]。

虽然已有证据表明,急性躯体疾病会增加儿童患抑郁症的风险,但儿童期患有躯体疾病对成年期心理适应的长远影响尚不明确。一项重要的研究发现,在经历过儿童疾病的年轻人和没有经历过的年轻人中,精神疾病的患病率没有差别[20]。然而,那些在童年时期经历过更严重疾病的成年人的精神症状更严重。一份全面的文献综述指出:儿童期患有躯体疾病的青年人精神疾病的总体患病率与同龄健康对照组相似,但在童年期患有慢性疾病的青年的社会适应功能明显受损[19]。此外,儿童和青少年期患有抑郁症的亚临床症状可能会对成年期的社交能力产生影响[19]。这一发现强调了尽早识别和治疗精神疾病的并发症的必要性。

儿童期抑郁症的症状和成年期抑郁症类似。根据《精神障碍诊断与统计手册》(第五版)[21],如果儿童持续存在抑郁或易怒情绪两周,并伴随愉悦感和兴趣丧失、睡眠和食欲改变以及体验到无价值感和自杀意念,则可以诊断为重性抑郁症。虽然《精神障碍诊断与统计手册》(第五版)对成人和儿童重性抑郁症的诊断标准是相似的,但二者在临床表现上存在一些重要差异,这归因于儿童的发展阶段。

儿童所表现出来的抑郁症状较少,并且不太可能表达抑郁的感觉。相反,他们可能会表现出脾气暴躁、易怒、社会隔离和躯体症状[17]。躯体症状的高发生率增加了诊断患有躯体疾病的儿童的抑郁症的难度,因为这种疾病的症状可能会被误认为是抑郁症,或者由于将这些症状直接归因于躯体疾病而延误了对抑郁症的诊断[22]。在评估抑郁症时,儿童的发展阶段,他们对疾病的理解以及他们表达自己感受的能力可能会带来额外挑战。

与重性抑郁症类似,儿童和成人的持续性抑郁障碍的诊断标准具有可比性,儿童抑郁障碍的病程是 1 年且持续存在低落或易怒情绪,同时伴有睡眠、食欲和能量水平的变化,而成人抑郁障碍的病程是 2 年[21]。

患有躯体疾病的儿童的抑郁症状可能分为不需要治疗的暂时情绪变化及需要住院治疗的严重精神障碍[18]。因此,对于处理全面精神健康症状的初级保健医生而言,专注于诊断疾病的精神卫生分类系统可能没有很大的价值[18]。为了解决广泛的症状带来的问题,美国儿科学会介绍了《青少年初级保健精神诊断的分类》(儿童和青少年版本),该分类提供了一个区分症状从发展变化到问题再到障碍症状的系统[23]。

漏诊躯体疾病[24]的抑郁症将影响生活质量、治疗依从性和住院时间,而这些都与改善抑郁症状密切相关[18]。有很多不同的原因导致了患有躯体疾病儿童抑郁症的漏诊及误诊。例如,烦躁情绪和躯体症状可能比抑郁情绪更加突出。与情绪或认知症状相比,父母和儿童可能更关注躯体不适。初级保健临床医生可能不愿意提出对儿童患有精神疾病的担忧,避免使患者蒙上污名[25]。这些事实进一步突出了早期筛查和准确评估患病儿童抑郁症的重要性。

儿童抑郁症诊断并不罕见,由于共病焦虑症而更加难以诊断。框 20-1 介绍了一些可能导致患躯体疾病的儿童出现临床上显著焦虑症的心理因素。

框 20-1
可能会导致患躯体疾病儿童焦虑或抑郁的潜在心理因素

因素	影响
诊断	• 诊断时恐惧、担忧或悲伤的心情,特别是有特定躯体疾病的家族史的患者 • 实验室检查异常但缺乏具体诊断的情况下的恐惧、担忧和悲伤
身体完整性	• 学龄前儿童对身体健康的担忧或不满 • 青少年对疾病导致的外貌影响的担忧或不满
住院治疗	• 儿童在住院期间因与护理人员分开而导致的恐惧、悲伤或愤怒 • 青少年与同龄人分开的恐惧、悲伤和愤怒
疾病的影响	• 对辍学和落后的担忧 • 对与同龄人不一样的担忧
预后	• 对复发或死亡的恐惧、担忧或悲伤,尤其是有因相同疾病而死亡的家族史时

抑郁症的评估——需考虑的因素

对患有躯体疾病儿童的抑郁评估首先要进行符合《精神障碍诊断与统计手册》（第五版）抑郁发作标准的心理和躯体症状的精神病检查。该检查应该能够得到准确的诊断，并与发展中已知的生物心理机制相结合[26]，在此基础上，根据一系列抑郁症状来观察孩子的表现[23]。在检查中，制定一个准确的生物心理社会机制医治患病儿童时，考虑以下因素是很重要的。

● 与儿童有关的因素

心理压力的水平取决于特定的个人特质。低智商和低自尊是两个可能导致躯体疾病儿童患抑郁症的危险因素[26]。儿童的应对方式（如适应不良、灾难化思维）也会影响他们心理的适应的压力。

● 发展因素

虽然儿童对自己疾病的态度在一定程度上由他们之前的医疗状况所决定[27]，但发育阶段是一个重要的考虑因素，因为儿童对疾病的理解直接影响他们的认知和情绪[28]。非常年幼的孩子的认知理解能力有限，难以记住有关他们病情的信息，这也可能会导致医疗过程中的不良行为[29, 30]。

尽管人们已经提出了各种各样的理论来解释儿童对疾病的理解[31]，但皮亚杰（Piaget）的认知发展阶段论仍然为理解儿童对疾病的看法提供了一种实用的方法（图20-1）[32, 33]。处于前运算阶段的儿童通常将他们的疾病视为一种惩罚，并认为是由于他们做了错事或坏事而生病。他们可能把疾病归因于魔法或邪恶[34]，并假设所有的疾病都是会传染的。到了学龄期，儿童发展出具体的操作，开始意识到其他因素（如"细菌"）可以引起疾病。这些年龄大的儿童容易感到失控、焦虑和对身体伤害的严重恐惧[28]，这可能会使他们患抑郁症的风险更高。

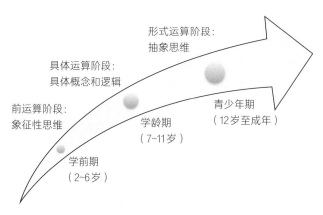

图20-1　认知发展阶段

（经许可转载自 Piaget J. *The child's conception of the world*. New York, NY:Harcourt Brace, 1929. ）

处于形式运算阶段的青少年，对疾病包括各种器官系统的相互作用有更复杂的理解[35]。形式运算阶段的青少年患病可能会严重影响青少年在此期间的个性化、身份形成和性行为的发展任务，特别是在可能导致功能丧失或外貌的改变的医疗情况下[28]。在化疗导致脱发情况下，儿童比青少年受的影响小。干扰正常发展任务会增加青少年患抑郁症的风险。

● 家庭因素

儿童躯体疾病会影响家庭状态、增加抚养者的负担和提高父母对压力的易感性[6]。同时，家庭管理儿童疾病的能力又会影响儿童应对疾病的能力[25, 28]。因此，当评估患病儿童时，考虑儿童家庭的发展阶段是很重要的。

根据家庭的生命周期以及与每个阶段相关的发展任务，分为有儿童的家庭、有青少年的家庭和有未成年子女的家庭[36]。有儿童的家庭必须关注孩子的成长，同时培养其对育儿技能的信心。相反，有青少年的家庭必须接受青少年逐渐独立的事实，同时保持家庭的界限和责任。随着青少年进入青年期，家庭继续促进家庭外的新关系的建立以及医疗和经济独立。当儿童疾病发生在这些阶段中的任何阶段时，都会影响整个家庭的发展。当一个幼儿生病时，家庭可能很难设定适当的限制，这会导致"行为失控"。当青少年生病时，他们可能无法实现独立，这会导致不安全和抑郁的感觉及对家庭的挫败感。同样，患病的青年人将无法实现人生发展的里程碑，如更高的教育水平、经济独立和职业规划，这会给个人和家庭带来更多的负担。父母离异、资金不足及父母对孩子状况的不良适应都与患病儿童的适应能力差有关[35]。

● 自杀风险

不同于成人的研究结果，儿科研究未发现自杀意念与特定疾病（如癌症）之间存在关系[37]。然而，对儿童的研究发现，当慢性疾病与严重精神疾病共同发生时，自杀行为的发生率会增加[38, 39]。患病儿童与身体健康的儿童尝试自杀有相似的危险因素[18]。儿童期遭受性虐待、缺少父母的支持、有限的父母参与以及情绪障碍、药物滥用和反社会行为都与儿童自杀风险的增加有关[40]。家族史和既往自杀史是另外的危险因素，也是致命的危险因素。

患病儿童的鉴别诊断

在医疗环境中，考虑以下三类鉴别诊断是很重要的——原发性抑郁症，对躯体疾病反应的抑郁症，以及由一般医学状况所引发的继发性抑郁症。任何一个患者都可能在某种程度上患有以上三种抑郁症，因此，在确定哪个是抑郁症状的主要诊断方面存在重大的挑战。

● 原发性抑郁症

符合《精神障碍诊断与统计手册》（第五版）诊断标准的患病儿童可以被诊断为共病抑郁发作。虽然一般疾病和抑郁障碍之间的直接影响在神经衰弱症状上存在重叠，但与其他两种类型的抑郁症状相比，患者对无价值感、无望感、不恰当的内疚和自杀倾向的关注与原发性抑郁症的症状更相似[18]。儿童抑郁评定量表（修订版）[41]侧重于非重叠症状以及排除躯体症状，对癌症患儿的原发性抑郁症的临床诊断具有较高的敏感性[42]。儿童抑郁量表（Children's Depression Inventory, CDI）准确地鉴别了临床上患病儿童的抑郁症，并已被推荐用于医疗机构中儿童抑郁症的筛查[21]。快感缺失亚量表是与原发性抑郁症相关程度最高的量表[21]。

与普通人一样，既往抑郁症发作和通过情绪障碍家族史的显著遗传是患病儿童患有原发性抑郁症的两个主要危险因素。抑郁症家族史是患抑郁症最重要的危险因素[42, 43]。诸如虐待、忽视、丧亲、冲突和应激，包括由于生病而引起的环境因素，可能会导致原发性情绪障碍的发展。生活应激源、亚综合征性抑郁症以及抑郁症家族史之间的相互作用可能导致患有原发性抑郁症（图20-2）[16]。

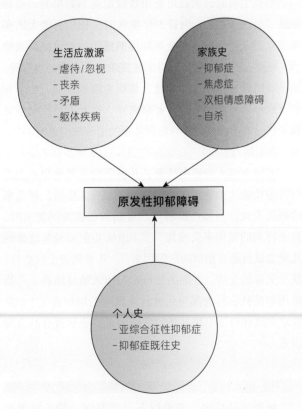

图20-2　抑郁症发展的影响因素

患病儿童的躯体不适、神经衰弱症状和情绪不稳定也可能源于焦虑障碍，焦虑障碍常与抑郁障碍共病。焦虑障碍是儿童最常见的精神病诊断之一，经常与躯体疾

病共病，共病率可达40%[44]。还有一些证据表明：双向情感障碍在儿童期发生频率显著较低，在一般人群中终身患病率约为1%[45]，而在患有躯体疾病的患者中可能更普遍[46]。虽然焦虑障碍的治疗与抑郁症的治疗相似，但对双向情感障碍的治疗却有很大差异，因此必须进行准确的诊断。

● 对躯体疾病反应的抑郁症

在躯体疾病的背景下，心理困扰是很常见的[47]，并且可能带来悲伤和无助感，这样的症状类似于抑郁发作。在得到新的医学诊断后所经历的痛苦是面对疾病的一种合理的反应。在这种情况下，儿童和家庭通常能够在疾病的最初阶段克服他们的愤怒和悲伤的感受，并最终找到应对压力的方法[18]。

当儿童对疾病的反应变得适应不良或疾病持续干扰他们的个人行为能力时，应该考虑诊断为抑郁症的适应障碍。适应障碍的《精神障碍诊断与统计手册》（第五版）标准要求存在一个可识别的应激源，这是对医疗条件的诊断。与患有原发性抑郁障碍的儿童相比，患有适应障碍的儿童表现出较轻的烦躁情绪（并非快感缺失）。适应障碍是对患病且存在心理困扰的儿童最常见的诊断[19]，并且是在持续压力下发展成重性抑郁症的危险因素。适应障碍在疾病的初始阶段最为普遍，并且随着时间的推移而逐渐缓解[48]。为了确定适应障碍是否会缓解或者转换为原发性抑郁症，采用"观察等待方式"[49]是很有必要的。

在适应疾病的儿童中，抑郁情绪也可以表现为行为和情绪退行的形式[18]。退行可以被认为是对照顾者的过度依赖、不适当的哭泣和持续被关注的需要。安娜·弗洛伊德（Anna Freud）将躯体疾病儿童的退行描述为一种适应性机制，通过这种机制，他们可以回到一种早期的状态，在这种状态下，他们可以得到照顾者的照顾和保护[50]。与适应障碍相似，退行常见于疾病的初期阶段，特别是在住院期间，并且随着疾病压力的降低，退行会自行缓解。

患有疾病的儿童，特别是那些患绝症的儿童，可能会出现居丧反应（bereavement），这进一步使抑郁症的鉴别诊断复杂化。居丧反应与无助、易怒或悲伤情绪、躯体抱怨和恐惧有关[51]。然而，在居丧反应中，自尊倾向于被保留，思想内容往往与失去亲人直接相关，而不是在原发性抑郁症中普遍存在的绝望感[21]。居丧反应可能伴随着对死亡的消极思考，然而，主动的自杀更能暗示原发性抑郁障碍，并且需要进一步的评估和治疗（图20-3）[52]。

一般疾病引发的继发性抑郁障碍

儿童因一般疾病而患上抑郁症，这被称为继发性抑

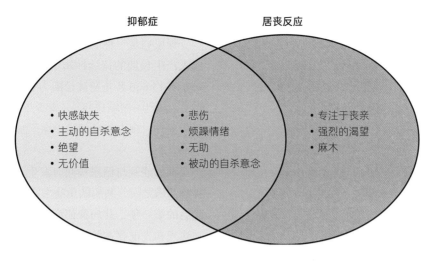

抑郁症　　　　　　　　居丧反应

- 快感缺失　　　　　· 悲伤　　　　　　· 专注于丧亲
- 主动的自杀意念　　· 烦躁情绪　　　　· 强烈的渴望
- 绝望　　　　　　　· 无助　　　　　　· 麻木
- 无价值　　　　　　· 被动的自杀意念

图20-3　抑郁症和居丧反应的重叠症状

郁障碍。例如，甲状腺功能减退、系统性红斑狼疮和威尔逊病都与情绪障碍有关。在继发性抑郁障碍中，症状的出现与躯体疾病的发展有时间上的关系。通常表现为心神不宁，情绪上更加平淡，并且经常出现其他身体变化（如异常的神经症状、体重减轻、异常的实验研究等）[25]。

然而，身体疾病和抑郁症之间并不是单向关系。对成人的研究表明，抑郁症不仅是一种后果，也是某种疾病的原因。例如，抑郁症可能在心脏病、癌症和癫痫等疾病中起着病因学的作用，这进一步强调了抑郁症和躯体疾病的早期诊断和治疗的重要性[49]。

特定的医学情境

到目前为止，我们已经对患病儿童的抑郁症采取了非分类的方法，这种特定的诊断方法在特定躯体疾病背景下观察疾病从而积累经验[49]。尽管非分类法有助于理解一般疾病对儿童的影响[53]，美国儿童和青少年精神病学会建议在评估患病儿童时还是采用特定的方法[28]，特别是由于某些躯体疾病（如神经障碍）的儿童患者更易受到心理困扰的影响[35]。在这种情况下，我们提供了特定疾病与抑郁症共病的研究概述。

● 哮喘

在美国，超过700万的儿童饱受哮喘的困扰，患病率为9.6%[54]。哮喘的发病率和患病率随着时间的推移而不断增加，特别是急性哮喘的发病率的增加，如今已经成为一个主要的公共卫生问题[54]。哮喘与伴发的精神障碍有关，特别是抑郁和焦虑[55, 56]被认为与哮喘具有双向关系[57]。

关于哮喘与精神疾病之间的联系有三种理论解释：① 精神疾病会影响哮喘的治疗（即患有精神疾病的儿童治疗依从性较差）；② 患有哮喘的负担被内化并导致精

神疾病的发展；③ 哮喘的发展与精神疾病的发展有关[55]。有报道称，与健康儿童相比，患有哮喘儿童的母亲和家庭成员患有心境障碍的比率更高，这引发了对和基因相关的问题的思考，尤其是这两种疾病都是可遗传的[57]。哮喘和抑郁症各自独立地与一种炎症状态相关，并且它们的共同出现已经被证明会导致炎症标志物的进一步增加[58]。还有证据表明：抑郁症和哮喘患者存在潜在的胆碱能失调[57]。目前正通过使用抗抑郁药治疗哮喘相关症状，从而研究神经递质失调同时影响哮喘和抑郁症的假说[56]。然而，迄今为止只进行了很少的小型研究，需要更多的研究来进一步阐明哮喘和抑郁症之间的关系。

● 肥胖

在过去30年中，儿童肥胖的发病率和流行率不断上升，这因此也成为一个重要的公共卫生问题[1]。2009年，近17%的儿童肥胖，另有31.8%的儿童超重[59]。肥胖儿童在其一生中都面临严重的医学共病及社会和心理问题的风险。与健康同龄人相比，肥胖儿童更容易自卑和情绪低落[56]。

越来越多的人认为肥胖和抑郁有着双向的关系。已有研究发现，青春期抑郁症是肥胖发展的独立危险因素[57]。目前研究正聚焦于可能导致肥胖和抑郁症共病的常见症状和潜在途径。睡眠障碍、久坐行为、食欲改变和自卑在抑郁症和肥胖症中都是很常见的，它们可以是一种双向关系，两种疾病都会互相影响且因另一种疾病的发展而变化[60]。有证据表明，肥胖和抑郁症的发展中存在一些共同的潜在生物学机制：这两种疾病都与通过增加炎症标记白细胞介素-6的促炎症状态有关，也与下丘脑-垂体-肾上腺轴功能障碍有关[60]。（图20-4）

● 癫痫

每1000名儿童中就有4~5名儿童患有癫痫[61, 62]。癫

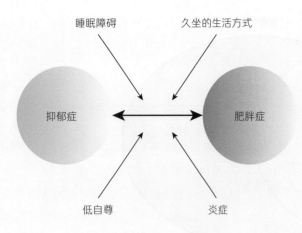

睡眠障碍　　　久坐的生活方式

抑郁症 ⟷ 肥胖症

低自尊　　　炎症

图20-4　导致患有抑郁症和肥胖症的共同因素

痫与很多精神病并发症有关，其发病率高达50%，远高于其他慢性疾病的发病率[63]。抑郁症在癫痫儿童中更为常见，患病率为23%~26%，而在普通儿童群体中，抑郁症患病率在2%~6%[64, 65]。已有部分因素被证实在癫痫和抑郁症的共病中起作用，包括中枢神经系统的参与、社会和家庭因素（如羞耻感）及抗癫痫药物的医源性影响[18]。

共病抑郁症可能会增加癫痫患儿的自杀风险，并可能使疾病本身的病程复杂化[63]。通过抗抑郁药物对抑郁症提供适当的治疗是很重要的，这些药物还可以通过稳定中枢神经系统中的去甲肾上腺素能系统和5-羟色胺能系统来帮助减少癫痫发作的严重程度，这两个系统都与癫痫发作有关[65]。选择性5-羟色胺再摄取抑制剂治疗共病抑郁症的癫痫患儿[66]是安全的，而老一代抗抑郁药，如三环类抗抑郁药，可能会增加癫痫发作的风险[67]。

● 癌症

儿童癌症是一种毁灭性的疾病，对青少年及其家庭产生重大影响。尽管在过去几十年，癌症存活率显著提高，但癌症仍然是儿童死亡的第二大原因[68]。癌症的治疗给家庭带来了挑战，尤其是因为癌症常常伴随着影响生活质量的重大副作用。

抑郁症状在患有癌症的儿童中很常见，患病率在7%到32%[69]。然而由于体重减轻、厌食和疲劳等重叠症状，准确诊断癌症患儿的抑郁症是有困难的。在患癌情况下，抑郁情绪可能继发于癌症诊断后的心理负担，它是癌症治疗的副作用，由于潜在的神经问题、内分泌问题或是转移性疾病而产生。抑郁情绪还可能是先前存在的情绪障碍的复发。儿童共病抑郁症和癌症会导致更高的疾病发病率和更长的住院时间[70]。

儿童癌症幸存者即使从急性疾病中恢复，其患有抑郁症状的风险也会增加。与兄弟姐妹相比，儿童期患癌的青少年幸存者罹患抑郁症的可能是前者的1.5倍[66]。由癌症治疗导致的毁容进一步增加了患抑郁症的风险。

● 糖尿病

糖尿病是一种潜伏性疾病，可在儿童期开始，并对成人产生长期的持续性影响。在2002—2005年，美国每年有15 600名儿童被诊断为1型糖尿病，3600名青少年被诊断为2型糖尿病[71]。青少年中2型糖尿病的患病率逐年提升，现占新病例的45%，而在15年前，这一比例为3%[72]。

抑郁症常与糖尿病同时发生，被认为是最常见的精神病共病之一，共病的患病率高达27.5%[73]。在诊断糖尿病后的第一年，共病抑郁症最为普遍，并且诸如母体精神病理和先前存在的精神疾病等因素进一步增加了患抑郁症的可能性[73]。总而言之，患有糖尿病的女孩比男孩有更高的抑郁患病率，但患有2型糖尿病的男孩比患有1型糖尿病的男孩报告更多的抑郁症状[74]。共病抑郁症和糖尿病与自杀行为的增加有关[38]。

抑郁症的准确诊断和及时治疗是有必要的，因为抑郁症与患有糖尿病青少年较差的预后效果有关。例如，患有糖尿病且抑郁症未得到适当治疗的儿童，血糖控制较差且青少年视网膜病变的风险更高[75, 76]。患有糖尿病青少年的抑郁症也与低治疗依从性和自卑有关[77, 78]。

治疗

患病儿童的抑郁症高发病率强调了准确诊断和适当治疗对儿童身心健康的重要性。研究表明，未经治疗的抑郁症会干扰患者治疗依从性和身体及认知功能，致使预后效果恶化并降低生存率[49]。

治疗患病儿童的抑郁症遵循美国儿童和青少年精神病学会制定的关于治疗所有儿童抑郁症的相同指南[17]。轻度形式最初可以采用心理干预治疗，而更严重的形式则应该接受综合心理治疗和精神药理治疗（表20-2）。最终的治疗选择在一定程度上取决于儿童具体的疾病状况（如肝脏疾病可能会阻碍某些精神药物的使用）及其他因素，包括儿童的年龄、是否有训练有素的临床医生以及家庭的偏好。

表20-2　针对儿童和青少年抑郁症的一线治疗建议

抑郁水平	治疗建议
初级	支持性治疗/CBT/IPT
中等	CBT/IPT
严重（或者中等抑郁但对单独治疗没有反应）	抗抑郁药（SSRI）+CBT/IPT

CBT：认知行为疗法；IPT：人际心理治疗；SSRI：选择性5-羟色胺再摄取抑制剂。

无论是心理治疗还是精神药理治疗，对儿童和家庭进行关于抑郁症的心理教育均是所有治疗方法的关键第一步。向孩子和家庭解释抑郁的症状、预期疗程及可采用的治疗方法，是确保他们积极参与治疗及配合干预的必要条件。

● **心理治疗干预**

由疾病导致的心理困扰可能导致悲伤或愤怒及短暂的抑郁。在这种情况下，支持性心理治疗可用于帮助儿童和家庭发展应对机制，以更好地管理医疗状况和相关的生活改变。在治疗躯体疾病以及在心理治疗过程中需要考虑的具体挑战包括独立性丧失、失控、自卑感减弱，以及儿童和家庭未来计划的重大改变。医疗过程会通过疼痛体验、身体完整性丧失以及由此产生的改变（如瘢痕或截肢）进一步影响儿童和家庭[79]。这些因素给心理科临床医生带来了挑战，临床医生必须帮助孩子表达疾病状况和伴随治疗的感受，并加强孩子对治疗过程的理解，同时也帮助孩子和家庭在新的身体限制的基础上制定新的未来目标。

在轻度抑郁症中，支持性心理治疗和其他治疗方法一样有效，如认知行为疗法和人际关系治疗[17, 80]。在躯体疾病背景下的支持性心理治疗可以用来解决问题，特别是在治疗依从性、希望重塑和应对策略方面。

当支持性治疗没有改善症状或症状变得更加严重时，应该考虑认知行为疗法或人际关系治疗。心理治疗对青少年抑郁症的治疗效果一般[81]，认知行为疗法和人际关系治疗在治疗中度抑郁症中比支持性心理治疗更有效[17, 82-84]。在患病儿童中，认知行为疗法治疗抑郁症通常旨在识别关于身体疾病或其治疗的不适应认知，这些认知可能导致抑郁情绪的发展和维持。例如，一个肥胖的儿童可能会觉得自己的肥胖是天生的错误，因此会变得对减肥计划失去希望。识别歪曲的思维并帮助孩子找到替代性解释可能促进治疗依从性并减轻抑郁情绪的负担。严重的抑郁伴随着强烈的自杀倾向和绝望感，通常需要增加精神药物治疗。使用精神药物治疗的其他适用情况包括对认知行为疗法或人际关系治疗没有反应的中度抑郁症，缺乏有资质的认知行为疗法或人际关系治疗临床医生，或儿童和家庭成员偏好。

● **精神药理学治疗**

尽管精神药物治疗是一项重要的干预措施，可以显著减轻患抑郁症儿童的负担[85]，但在为患病儿童进行药物治疗时需要考虑一些因素。首先，重要的是要记住："儿童不是小成年人。"特别是涉及药代动力学（身体对药物的影响，即吸收和消除等）和药效学（药物对身体的影响，即受体结合）的时候，必须考虑剂量的调整。例如，主要依赖肝脏的药物代谢在具有较低水平的药物

代谢酶和不同代谢能力的儿童中可能是不同的。这会导致更高或更低的血浆药物浓度，血浆药物浓度的高低取决于药物的药代动力学特性[86]。

在涉及精神药物干预时，必须考虑到影响儿童的身体疾病，以避免不良的相互作用（表20-3）。例如，影响肝脏的疾病（如肝硬化）会影响其代谢药物的能力，从而提高他们的血浆水平。与此同时，在进行精神药物治疗时，必须考虑到潜在的躯体疾病的治疗，以避免药物-药物的相互作用。例如，抗抑郁药能够抑制细胞色素P450系统，因此可以通过抑制其他药物的代谢来提高其他药物的水平。

表 20-3　特定儿童疾病治疗的注意事项

疾病	注意事项
肝脏疾病	● 药物分配和清除变化 ● 增加血浆药物水平
胃肠疾病	● 药物吸收 ● 药物引起的胃肠道副作用（即抗胆碱能引起的胃轻瘫）
肾脏疾病	● 血液透析的影响（血浆药物浓度降低，透析后反弹） ● 初始剂量是常规剂量的2/3
心脏病	● 减少吸收部位的灌注 ● 药物引起的心脏副作用（如低血压，QTc间期延长）

精神药物治疗对患有躯体疾病的成年人的抑郁症的有效性已经得到了很好的证实[49]。药物对于儿童抑郁症治疗最有力的证据是选择性5-羟色胺受体抑制剂，尤其是氟西汀，它已被美国食品药品监督管理局批准用于治疗青少年患者[17]。虽然抗抑郁药的剂量与成人相似，但美国儿童和青少年精神病学会为了减少药物副作用，建议使用较低的初始剂量以避免早期剂量调整[17]。

一般来说，儿童对选择性5-羟色胺再摄取抑制剂耐受性良好，副作用与成人相似。然而，由于药代动力学的差异，儿童可能比成人更快地代谢一些短效的选择性5-羟色胺再摄取抑制剂类药物，这使得他们更容易出现每日5-羟色胺戒断症状[17]。可以通过服用氟西汀来避免戒断症状，氟西汀具有很长的半衰期，且在儿童群体中半衰期没有显著的改变。鉴于美国食品药品监督管理局的黑框警告以及抗抑郁药和自杀行为之间微小但显著的相关性[87]，抗抑郁药物治疗的早期阶段，应密切监测患者是否出现自杀意念。值得注意的是，抗抑郁药与自杀之间关联的临床意义尚未明确[87]。但是，有数据表明，随着抗抑郁药物在儿童中的使用量的增加，自杀率大

幅下降[88]，在临床需要时，处方者应该考虑使用抗抑郁药物。

结论

患有躯体疾病的儿童共病抑郁症的风险较高。尽管存在较高共病率，但抑郁症往往被误诊并且没有得到很好的治疗。对患有躯体疾病的儿童采用以发展为基础的生物、心理、社会方法进行精神评估对其抑郁情绪的准确诊断和鉴别有重要意义，这种情绪可能源于原发性抑郁障碍，对躯体疾病反应的抑郁障碍，或因一般疾病引起的继发性抑郁障碍。儿童抑郁症和躯体疾病具有双向关系，因此一种疾病的直接影响可能会加重另一种疾病的严重程度和恶化治疗结果[89]。强有力的证据表明，支持性心理治疗能够有效治疗患病儿童的心境障碍。但关于患病儿童精神药理学的有效性有待进一步的证据支持[18]。鉴于抑郁症状会使医学治疗复杂化，应该尽早发现并积极治疗。

参考文献

1. Van Cleave J, Gortmaker SL, Perrin JM. Dynamics of obesity and chronic health conditions among children and youth. *JAMA*. 2010; 303(7): 623–630.

2. The National Survey of Children with Special Health Care Needs Chartbook 2005–2006. In: Services USDoHaH, ed. Rockville, MD: U.S.: Department of Health and Human Services; 2007.

3. Halfon N, Newacheck PW. Evolving notions of childhood chronic illness. *JAMA*. 2010; 303(7): 665–666.

4. Compas BE, Jaser SS, Dunn MJ, Rodriguez EM. Coping with chronic illness in childhood and adolescence. *Annu Rev Clin Psychol*. 2012; 8: 455–480.

5. American Academy of Pediatrics Committee on Children With Disabilities and Committee on Psychosocial Aspects of Child and Family Health: Psychosocial risks of chronic health conditions in childhood and adolescence. *Pediatrics*. 1993; 92(6): 876–878.

6. Wamboldt MZ, Wamboldt FS. Role of the family in the onset and outcome of childhood disorders: Selected research findings. *J Am Acad Child Adolesc Psychiatry*. 2000; 39(10): 1212–1219.

7. Shaw SR, McCabe PC. Hospital-to-school transition for children with chronic illness: meeting the new challenges of an evolving health care system. *Psychol Sch*. 2008; 45(1): 74–87.

8. Fekkes M, Pijpers FI, Fredriks AM, Vogels T, Verloove-Vanhorick SP. Do bullied children get ill, or do ill children get bullied? A prospective cohort study on the relationship between bullying and health-related symptoms. *Pediatrics*. 2006; 117(5): 1568–1574.

9. Burke P, Elliott M. Depression in pediatric chronic illness: A diathesis-stress model. *Psychosomatics*. 1999; 40(1): 5–17.

10. Wallander JL, Thompson RJ, Alriksson-Schmidt A. Psychosocial adjustment of children with chronic physical conditions. In: Roberts MC, ed. *Handbook of Pediatric Psychology*. 3rd ed. New York, NY: Guilford; 2003: 141–158.

11. Lavigne JV, Faier-Routman J. Psychological adjustment to pediatric physical disorders: a meta-analytic review. *J Pediatr Psychol*. 1992; 17(2): 133–157.

12. Stuber ML. Psychiatric sequelae in seriously ill children and their families. *Psychiatr Clin North Am*. 1996; 19(3): 481–493.

13. Pinquart M, Shen Y. Behavior problems in children and adolescents with chronic physical illness: A meta-analysis. *J Pediatr Psychol*. 2011; 36(9): 1003–1016.

14. Bennett DS. Depression among children with chronic medical problems: A meta-analysis. *J Pediatr Psychol*. 1994; 19(2): 149–169.

15. Barlow JH, Ellard DR. The psychosocial well-being of children with chronic disease, their parents and siblings: an overview of the research evidence base. *Child Care Health Dev*. 2006; 32(1): 19–31.

16. Birmaher B, Arbelaez C, Brent D. Course and outcome of child and adolescent major depressive disorder. *Child Adolesc Psychiatr Clin N Am*. 2002; 11(3): 619–637, x.

17. Birmaher B, Brent D, Bernet W, et al. Practice parameter for the assessment and treatment of children and adolescents with depressive disorders. *J Am Acad Child Adolesc Psychiatry*. 2007; 46(11): 1503–1526.

18. Benton T, DeMaso D. Mood disorders. In: Shaw RJ, DeMaso DR, eds. *Textbook of Pediatric Psychosomatic Medicine*. Washington, DC: American Psychiatric Publishing, Inc.; 2010: 77–100.

19. LeBlanc LA, Goldsmith T, Patel DR. Behavioral aspects of chronic illness in children and adolescents. *Pediatr Clin North Am*. 2003; 50(4): 859–878.

20. Kokkonen J, Kokkonen ER. Prevalence of mental disorders in young adults with chronic physical diseases since childhood as identified by the Present State Examination and the CATEGO program. *Acta Psychiatr Scand*. 1993; 87(4): 239–243.

21. American Psychiatric Association. *Diagnostic and Statistical Manual of Mental Disorders*. 5th ed. Arlington, VA: American Psychiatric Association; 2013.

22. Shemesh E, Yehuda R, Rockmore L, et al. Assessment of depression in medically ill children presenting to pediatric specialty clinics. *J Am Acad Child Adolesc Psychiatry*. 2005; 44(12): 1249–1257.

23. Wolraich ML, Felice ME, Drotar D. *Classification of Child and Adolescent Mental Diagnoses in Primary Care, Child and Adolescent Version*. Elk Grove Village, IL: American Academy of Pediatrics; 1996.

24. Wells KB, Kataoka SH, Asarnow JR. Affective disorders in children and adolescents: addressing unmet needs in primary care settings. *Biol Psychiatry*. 2001; 49: 1111–1120.

25. Shaw RJ, DeMaso DR. *Clinical Manual of Pediatric Psychosomatic Medicine: Mental Health Consultation with Physically Ill Children and Adolescents*. Washington, DC: American Psychiatric Publishing, Inc.; 2006.

26. Goldman S, Shaw RJ, DeMaso DR. The pediatric psychosomatic medicine assessment. In: Shaw RJ, DeMaso DR, eds. *Textbook of Pediatric Psychosomatic Medicine*. Washington, DC: American Psychiatric Publishing, Inc; 2010.

27. Lewis M, Vitulano LA. Biopsychosocial issues and risk factors

in the family when the child has a chronic illness. *Child Adolesc Psychiatr Clin N Am.* 2003; 12(3): 389–399.

28. DeMaso DR, Martini DR, Cahen LA, et al. Practice parameter for the psychiatric assessment and management of physically ill children and adolescents. *J Am Acad Child Adolesc Psychiatry.* 2009; 48(2): 213–233.

29. Melamed BG, Robbins RL, Fernandez J. Factors to be considered in psychological preparation for surgery. In: Routh D, Wolraich ML, ed. *Advances in Developmental and Behavioral Pediatrics.* New York, NY: JAI; 1982: 51–72.

30. Simeonsson RJ, Buckley L, Munson L. Conceptions of illness causality in hospitalized children. *J Pediatr Psychol.* 1979; 4: 77–84.

31. Eiser C. Children's concepts of illness: Towards an alternative to the "stage" approach. *Psychology & Health.* 1989; 3(2): 93–101.

32. Piaget J. *The Child's Conception of the World.* New York, NY: Harcourt Brace; 1929.

33. Bibace R, Walsh ME. Children's conceptions of illness. In: Bibace R, Walsh ME, eds. *Children's Conceptions of Health Illness and Bodily Functions.* San Francisco, CA: Jossey-Bass; 1981.

34. Perrin EC, Gerrity PS. There's a demon in your belly: Children's understanding of illness. *Pediatrics.* 1981; 67: 841–849.

35. Perrin JM, Gnanasekaran S, Delahaye J. Psychological aspects of chronic health conditions. *Pediatr Rev.* 2012; 33(3): 99–109.

36. Carter B, McGoldrick M. Overview: the expanded family life cycle. In: Carter B, McGoldrick M, eds. *The Expanded Family Life Cycle: Individual, Family and Social Perspectives,* 3rd ed. Boston, MA: Allyn and Bacon; 2005: 1–26.

37. Hughes D, Kleespies P. Suicide in the Medically Ill. *Suicide Life Threat Behav.* 2001; 31: 48–59.

38. Goldston DB, Kovacs M, Ho VY, Parrone PL, Stiffler L. Suicidal ideation and suicide attempts among youth with insulin-dependent diabetes mellitus. *J Am Acad Child Adolesc Psychiatry.* 1994; 33(2): 240–246.

39. Robins LN. Suicide attempts in teen-aged medical patients. *Report of the Secretary's Task Force on Youth Suicide.* Vol 4: Strategies for the Prevention of Youth Suicide. Washington, DC: US Government Printing Office; 1989.

40. Beautrais AL, Joyce PR, Mulder RT. Risk factors for serious suicide attempts among youths aged 13 through 24 years. *J Am Acad Child Adolesc Psychiatry.* 1996; 35(9): 1174–1182.

41. Poznanski E, Mokros H. *Children's Depression Rating Scale—Revised (CDRS-R).* Los Angeles, CA: WPS; 1996.

42. Nomura Y, Wickramaratne PJ, Warner V, Mufson L, Weissman MM. Family discord, parental depression, and psychopathology in offspring: ten-year follow-up. *J Am Acad Child Adolesc Psychiatry.* 2002; 41(4): 402–409.

43. Weissman MM, Wickramaratne P, Nomura Y, et al. Families at high and low risk for depression: a g-generation study. *Arch Gen Psychiatry.* 2005; 62(1): 29–36.

44. Pao M, Bosk A. Anxiety in medically ill children/adolescents. *Depress Anxiety.* 2011; 28(1): 40–49.

45. McClellan J, Kowatch R, Findling RL Work Group on Quality Issues. Practice parameter for the assessment and treatment of children and adolescents with bipolar disorder. *J Am Acad Child Adolesc Psychiatry.* 2007; 46(1): 107–125.

46. Krishnan KR. Psychiatric and medical comorbidities of bipolar disorder. *Psychosom Med.* 2005; 67: 1–8.

47. Borowsky IW, Mozayeny S, Ireland M. Brief psychosocial screening at health supervision and acute care visits. *Pediatrics.* 2003; 112(1 Pt 1): 129–133.

48. Gledhill J, Rangel L, Garralda E. Surviving chronic physical illness: psychosocial outcome in adult life. *Arch Dis Child.* 2000; 83(2): 104–110.

49. Evans DL, Charney DS, Lewis L, et al. Mood disorders in the medically ill: scientific review and recommendations. *Biol Psychiatry.* 2005; 58(3): 175–189.

50. Freud A. The role of bodily illness in the mental life of children. *Psychoanal Study Child.* 1952; 7: 69–81.

51. Freyer DR, Kuperberg A, Sterken DJ, Pastyrnak SL, Hudson D, Richards T. Multidisciplinary care of the dying adolescent. *Child Adolesc Psychiatr Clin N Am.* 2006; 15(3): 693–715.

52. Block SD. Assessing and managing depression in the terminally ill patient. ACP-ASIM End-of-Life Care Consensus Panel. American College of Physicians-American Society of Internal Medicine. *Ann Intern Med.* 2000; 132(3): 209–218.

53. Perrin EC, Newacheck P, Pless IB, et al. Issues Involved in the Definition and Classification of Chronic Health Conditions. *Pediatrics.* 1993; 91(4): 787–793.

54. Akinbami LJ, Moorman JE, Liu X. *Asthma Prevalence, Health Care Use and Mortality: United States, 2005–2009.* In: NHSR, ed. Vol no. 32. Hyattsville, MD: National Center for Health Statistics; 2011.

55. Ortega AN, Huertas SE, Canino G, Ramirez R, Rubio-Stipec M. Childhood asthma, chronic illness, and psychiatric disorders. *J Nerv Ment Dis.* 2002; 190(5): 275–281.

56. Zielinski TA, Brown ES, Nejtek VA, Khan DA, Moore JJ, Rush AJ. Depression in asthma: prevalence and clinical implications. *Prim Care Companion J Clin Psychiatry.* 2000; 2(5): 153–158.

57. Galil N. Depression and asthma in children. *Curr Opin Pediatr.* 2000; 12(4): 331–335.

58. Shanahan L, Copeland WE, Worthman CM, Angold A, Costello EJ. Children with both asthma and depression are at risk for heightened inflammation. *J Pediatr.* 2013; 163(5): 1443–1447.

59. Ogden CL, Carroll MD, Kit BK, Flegal KM. Prevalence of obesity and trends in body mass index among US children and adolescents, 1999–2010. *JAMA.* 2012; 307(5): 483–490.

60. Reeves GM, Postolache TT, Snitker S. Childhood obesity and depression: connection between these growing problems in growing children. *Int J Child Health Hum Dev.* 2008; 1(2): 103–114.

61. Waaler PE, Bloom BH, Skeidsvoll H, Mykletun A. Prevalence, classification and severity of epilepsy in children in western Norway. *Epilepsia.* 2000; 41: 802–810.

62. Eriksson KJ, Koivikko MJ. Prevalence, classification and severity of epilepsy and epileptic syndromes in children. *Epilepsia.* 1997; 38(12): 1275–1282.

63. Davies S, Heyman I, Goodman R. A population survey of mental health problems in children with epilepsy. *Dev Med Child Neurol.* 2003; 45: 292–296.

64. Dunn DW, Austin JK, Huster GA. Symptoms of depression in adolescents with epilepsy. *J Am Acad Child Adolesc Psychiatry.* 1999; 38(9): 1132–1138.

65. Ekinci O, Titus JB, Rodopman AA, Berkem M, Trevathan E. Depression and anxiety in children and adolescents with epilepsy: Prevalence, risk factors, and treatment. *Epilepsy Behav.* 2009; 14(1): 8–18.

66. Thome-Souza MS, Kuczynski E, Valente KD. Sertraline and fluoxetine: safe treatments for children and adolescents with epilepsy and depression. *Epilepsy Behav.* 2007; 10(3): 417–425.

67. Montgomery SA. Antidepressants and seizures: emphasis on newer agents and clinical implications. *Int J Clin Pract.* 2005; 59(12): 1435–1440.

68. Jemal A, Siegel R, Ward E, Hao Y, Xu J, Thun MJ. Cancer statistics, 2009. *CA Cancer J Clin.* 2009; 59(4): 225–249.

69. Kersun LS, Elia J. Depressive symptoms and SSRI use in pediatric oncology patients. *Pediatr Blood Cancer.* 2007; 49(7): 881–887.

70. Apter A, Farbstein I, Yaniv I. Psychiatric aspects of pediatric cancer. *Child Adolesc Psychiatr Clin N Am.* 2003; 12(3): 473–492, vii.

71. Centers for Disease Control and Prevention. *National Diabetes Fact Sheet: national estimates and general information on diabetes and prediabetes in the United States.* Atlanta, GA: U.S. Department of Health and Human Services, Centers for Disease Control and Prevention, 2011.

72. Pinhas-Hamiel O, Zeitler P. The global spread of type 2 diabetes mellitus in children and adolescents. *J Pediatr.* 2005; 146(5): 693–700.

73. Kovacs M, Goldston D, Obrosky DS, Bonar LK. Psychiatric disorders in youths with IDDM: rates and risk factors. *Diabetes Care.* 1997; 20(1): 36–44.

74. Lawrence JM, Standiford DA, Loots B, et al. Prevalence and correlates of depressed mood among youth with diabetes: the SEARCH for Diabetes in Youth study. *Pediatrics.* 2006; 117(4): 1348–1358.

75. Kovacs M, Mukerji P, Drash A, Iyengar S. Biomedical and psychiatric risk factors for retinopathy among children with IDDM. *Diabetes Care.* 1995; 18(12): 1592–1599.

76. Kovacs M, Mukerji P, Iyengar S, Drash A. Psychiatric disorder and metabolic control among youths with IDDM. *Diabetes Care.* 1996; 19(4): 318–323.

77. Jacobson AM, Hauser ST, Willett JB, et al. Psychological adjustment to IDDM: 1y-year follow-up of an onset cohort of child and adolescent patients. *Diabetes Care.* 1997; 20(5): 811–818.

78. Hood KK, Huestis S, Maher A, Butler D, Volkening L, Laffel LM. Depressive symptoms in children and adolescents with type 1 diabetes: association with diabetes-specific characteristics. *Diabetes Care.* 2006; 29(6): 1389–1391.

79. Szigethy E, Noll RB. Individual psychotherapy. In: Shaw RJ, DeMaso DR, eds. *Textbook of Pediatric Psychosomatic Medicine.* Washington, DC: American Psychiatric Publishing, Inc.; 2010.

80. Renaud J, Brent DA, Baugher M, Birmaher B, Kolko DJ, Bridge J. Rapid response to psychosocial treatment for adolescent depression: a two-year follow-up. *J Am Acad Child Adolesc Psychiatry.* 1998; 37(11): 1184–1190.

81. Weisz JR, McCarty CA, Valeri SM. Effects of psychotherapy for depression in children and adolescents: a meta-analysis. *Psychol Bull.* 2006; 132(1): 132–149.

82. Barbe RP, Bridge J, Birmaher B, Kolko D, Brent DA. Suicidality and its relationship to treatment outcome in depressed adolescents. *Suicide Life Threat Behav.* 2004; 34(1): 44–55.

83. Mufson L, Dorta KP, Wickramaratne P, Nomura Y, Olfson M, Weissman MM. A randomized effectiveness trial of interpersonal psychotherapy for depressed adolescents. *Arch Gen Psychiatry.* 2004; 61(6): 577–584.

84. Szigethy E, Carpenter J, Baum E, et al. Case study: longitudinal treatment of adolescents with depression and inflammatory bowel disease. *J Am Acad Child Adolesc Psychiatry.* 2006; 45(4): 396–400.

85. Zito JM, Safer DJ, DosReis S, et al. Psychotropic practice patterns for youth: a 1y-year perspective. *Arch Pediatr Adolesc Med.* 2003; 157(1): 17–25.

86. Fernandez E, Perez R, Hernandez A, Tejeda P, Arteta M, Ramos JT. Factors and mechanisms for pharmacokinetic differences between pediatric population and adults. *Pharmaceutics.* 2011; 3: 53–72.

87. Hammad TA, Laughren T, Racoosin J. Suicidality in pediatric patients treated with antidepressant drugs. *Arch Gen Psychiatry.* 2006; 63(3): 332–339.

88. Olfson M, Shaffer D, Marcus SC, Greenberg T. Relationship between antidepressant medication treatment and suicide in adolescents. *Arch Gen Psychiatry.* 2003; 60(10): 978–982.

89. Guite J, Kazak A. Anxiety symptoms and disorders. In: Shaw RJ, DeMaso DR, eds. *Textbook of Pediatric Psychosomatic Medicine.* Washington, DC: American Psychiatric Publishing; 2010.

第 21 章

抑郁症与
老年躯体疾病

马克·爱尔达夫
Mark Eldaief

陈鸿图
Hongtu Chen

迈克尔·加齐亚诺
Michael Gaziano

奥利维亚·奥克雷克
Olivia Okereke

马紫娟　译

引言

● 概述

老年人的健康状况常受抑郁症影响。相较于年轻人，老年人可能患有不同类型的抑郁症。例如，老年抑郁症患者出现心境恶劣的可能性较小，更多表现为烦躁易怒及躯体症状[1]。此外，在逐渐衰老的过程中，社会心理压力会诱发不同情感问题（最常见的是丧偶）[1]。尽管如此，影响老年抑郁症发病和预后的最主要因素之一是相匹配的医疗条件。

本章我们将讨论老年人可能因哪种身体状况引发抑郁症。我们也关注可能引发抑郁症和身体状况的生物-社会心理机制，并着重关注在两种情况下抑郁症共病身体疾病，它们是如何预测亚健康的。然后，我们将探究筛查患有躯体疾病的老年人的抑郁症的方法，将其与可能因身体状况诱发的抑郁症状区分开来。接下来，我们将探索现有医疗条件下抑郁症的药物与非药物治疗方法，并调查那些必然影响老年人健康的因素。最后，我们总结了未来在临床中治疗老年抑郁症的方法及预防已患有身体疾病的老年人发展出抑郁症的新技术（表21-1）。

表 21-1　老年抑郁症和身体疾病的潜在
生物因素的相互关系

医疗条件	将抑郁症和医疗状况联系起来的生物因素
帕金森病	多巴胺能基底节环路的功能低下，路易小体在边缘系统的沉积，细胞因子的精细加工，下丘脑-垂体-肾上腺轴的激活，神经营养因子和神经形成的减少[6]
脑血管病	边缘系统和前额皮质间的白质投射紊乱[7]
冠状动脉疾病	心率变异性改变，血小板聚集增加，同型半胱氨酸代谢改变，儿茶酚胺释放增加，下丘脑-垂体-肾上腺轴激活，免疫反应升高[8]
癌症	血钙过多骨转移，副肿瘤综合征（如边缘脑炎），内分泌异常如肾上腺素减少症和甲状腺功能减退症，化疗剂的抑制性（如皮质类固醇、长春新碱、长春碱、丙卡巴肼、干扰素），整个大脑辐射的抑制性[9]

● 老年抑郁症患者的流行病学和医学共病

总体上，老年人患有抑郁症的负担和影响都较大，尤其是伴随躯体疾病的老年人，晚年发病率较高。抑郁症和持续的抑郁障碍（心境恶劣）的患病率在2%~4%[2,3]。然而，若仅考虑亚综合征或轻度抑郁，老年人的患病率更高。一项基于研究社区老年抑郁症的综合荟萃分析表明，抑郁症（主要或次要）的流行率估计为13%[2]。终身患病率高于当前流行病率。与年轻抑郁症患者一样，老年抑郁症患者的终身患病率存在性别差异，女性与男性的比例约为2:1。一项研究表明：65岁以上男性抑郁症患者的终身患病率为9.6%，而同龄女性的终身患病率为20.4%[3]。

关于流行病学需考虑的另一个重要因素是：老年人的抑郁症是首次发作，还是之前情绪障碍的复发。首发的老年抑郁症患者，医生需了解患者的身体状况和用药情况，这些可能与抑郁症的情况相似（见下文），同时评估老年人的特有社会心理因素。首发与否的区分对预后很重要，因为首发抑郁的老年人的治疗阻力大且预后效果差[4]。吕延代克儿（Luijendijk）等[5]的重要研究显示：每年每1000人中有7人患重性抑郁症，19人共病轻度和重性抑郁症。此发病率与该年龄段的其他主要疾病（如心肌梗死、脑卒中和乳腺癌）的发病率相似。此外，鉴于早年的抑郁发作是老年抑郁症的危险因素，老年抑郁症患者复发率高，超过75%，重性抑郁症的复发率为每年每1000人中有27例，而共病轻度和重性抑郁症的复发率为每年每1000人中有66例[5]。

老年抑郁症的高流行率对医疗费用有实质性的影响。例如，在Medicare医疗保险受益人研究中[10]，抑郁症患者医疗保健费用显著高于非抑郁症患者（抑郁症患者需20,046美元，非抑郁症患者需1196美元；$P<0.01$）。重要的是，查尔森（Charlson）指数表明，与抑郁症相关的保健费用和逐级增加的医学共病的费用之间有很大的差异[10]。抑郁症疾病的治疗费用只占增加的医疗费用的一小部分。此结果说明，适当地治疗伴有躯体疾病的老年抑郁症患者可以成为保健费用的重要调节因素，并且可以提高他们的生活质量。

● 伴随躯体疾病的老年抑郁症患者

抑郁症与躯体疾病相互依存，一般有共同的生物-心理-社会机制，且两者的症状会以有害的方式影响对方的临床进程。卡顿（Katon）[8]总结了几种与抑郁症相互影响的躯体疾病。第一，抑郁症是诱发躯体疾病的危险因素。某些情况下，其影响显而易见。例如，抑郁症患者可能有不良的生活习惯（如吸烟，不健康饮食习惯或久坐不动的生活方式），这些习惯可能诱发心血管和脑血管疾病。第二，躯体疾病可能会加快抑郁症的发作。因此，若伴随一种或多种慢性病，患抑郁症的概率将增加[11]。某些情况下，抑郁是患有躯体疾病时心理压力的反应，特别是慢性疾病、疼痛、虚弱或威胁生命的情况[12]。另

一方面，某些躯体疾病可能通过神经生物学机制诱发抑郁症。特定的躯体疾病比普通疾病更易诱发抑郁症状，这会造成一定程度的残疾和死亡。共病神经系统疾病可能影响调节情绪的皮质脑网络。此外，治疗躯体疾病的药物可能有抑制作用。最后，特定的躯体疾病可能因中枢神经系统的间接作用共病抑郁症。例如，在患有躯体疾病的情况下，促炎细胞因子，如白细胞介素-6，能穿过血脑屏障刺激下丘脑-垂体-肾上腺轴[7]。鉴于老年人患有躯体疾病的比例较高，上文所提及的潜在抑郁症诱发路径需密切关注。

医学共病和抑郁症

● 老年抑郁症患者共病的含义

在老年人中，抑郁症与躯体疾病之间的相互作用被放大了。随着年龄的增长，抑郁症越来越普遍，特别是在住院的老年人中[13]。在老年人群体中，更严重的躯体疾病与严重抑郁有关，医疗资源的利用率更高[13,14]。加强老年抑郁症和躯体疾病之间联系的因素如下：① 65岁以上的人有一种或多种慢性躯体疾病[8]；② 因躯体疾病导致社会功能受损的概率增加；③ 药物因素，如复方药物，药物代谢动力学改变，药物与药物之间相互作用增加；④ 躯体疾病将直接或间接影响情绪脑网络的概率更高；⑤ 神经内分泌和神经炎症功能[12]及神经可塑性的改变[14]；⑥ 睡眠节律的改变[15]；⑦ 晚年某些自然心理和社会心理压力变化。

在患有躯体疾病的老年人中识别抑郁症的难度较大，部分原因是许多躯体疾病与抑郁症的躯体症状相似（如冷漠、不明原因身体不适、疲劳和无力）。然而，抑郁症增加了躯体疾病的发病率和死亡率，慢性疾病又增加了抑郁症的发病率，所以注意到老年抑郁症和躯体疾病之间的关系十分重要。

● 老年抑郁症患者特定的躯体疾病
神经疾病中的抑郁

特定的神经系统疾病可以通过直接破坏调节情绪的神经生物学机制诱发抑郁症状。具体表现为神经递质水平的改变，皮质边缘网络之间的解剖或功能连接的破坏，以及调节神经可塑性紊乱（如改变营养因子的表达）。老年人群中出现越来越多此类神经病症。

例如，神经系统变性疾病与抑郁症的联系印证此论点。共病抑郁症时，认知症状和体征可能被误认为痴呆症——这种病症被称为"假性痴呆"。通过患者的神经心理学特征，由情绪症状诱发的认知缺陷可以区分于真正的神经退行性病症。抑郁症与额叶亚皮质环路紊乱有关，且伴有基于记忆缺陷和执行功能障碍的精神运动减缓[12]。相反，阿尔茨海默病（AD）的典型症状是记忆存

储障碍、语言障碍和语义知识丧失缺陷。此外，认知缺陷的程度有助于区分抑郁症与痴呆。最后，通过使用生物标志物，如结构和功能神经成像与脑脊液分析，可以区分这两种情况。

抑郁症状可能共病神经退行性疾病。某些情况下是因为抑郁和痴呆有相同的神经回路。例如，情感淡漠是抑郁症、额颞叶变性和阿尔茨海默病的常见症状。抑郁症状也可能伴有神经退行性疾病。例如，临床上大约35%的帕金森病患者[16]有抑郁症[6]，其发生率高于其他慢性衰弱疾病。对于这种现象，其中一种解释如下：单胺类神经递质的变化，特别是多巴胺基底节功能障碍，使帕金森病患者易出现抑郁症状（如快感缺失）。路易小体在边缘系统的积淀也诱发抑郁症状[6]。帕金森病共病抑郁症的患者存在严重的身体残疾和认知能力下降[17]。最后，人们目前已经认识到，早几年或几十年出现的抑郁症状可能是帕金森病的前驱症状[6]。抑郁症与阿尔茨海默病的共病症状尚不确定。一些研究表明，抑郁症是遗忘性痴呆病有力的预测指标，但其他研究并没发现这种关系[18]。然而，阿尔茨海默病患者确实更容易抑郁。此外，与帕金森病相似，阿尔茨海默病共病抑郁症的患者可能出现严重的功能下降甚至残疾。

脑血管疾病是老年抑郁发作又一相关因素，且提出了"血管抑郁症假说"[7]。抑郁症的脑血管疾病可以通过临床卒中或亚皮质下白质高信号磁共振成像-T_2加权图像显示。一些报告表明，与年龄匹配的健康对照组相比，有血管缺血性疾病负担的患者更容易患有老年抑郁症。此外，微血管缺血性疾病负担已高于迟发性（而不是早发性）抑郁症，且这种疾病负担的轻重与抑郁症的严重程度有关[7]。由于白质疏松的前额皮质下白质中浓度趋于最高值，微血管缺血性疾病引起的抑郁症表现出类似的额叶皮质下环路紊乱的神经心理学特征。就临床卒中而言，卒中后患者比同等功能水平的对照组表现出更多的功能不足，表明卒中患者的情绪是受神经生物影响而非心理效应。通常卒中影响大脑左半球，包含前额皮质、基底神经节或皮质亚区等结构[19]。尽管如此，在卒中后通常难以从其他常见的脑梗死后遗症中分辨疲劳或冷漠等抑郁症状[20]。此外，卒中后抑郁症的发病率及脑卒中后抑郁症状发展过程在不同的研究中有很大差异，尽管在梗死后的几个月似乎更明显[20]。

抑郁症和心血管疾病

现有大量的文献详细描述了心血管疾病和抑郁症的相互关系。大量研究表明，抑郁症是冠状动脉疾病发展的危险因素，将增加冠状动脉疾病的发病率和死亡率。抑郁症预示心肌梗死和死亡，即使在控制引起冠状动脉疾病和抑郁症的复杂因素（如吸烟和其他行为模式）后，

结论仍旧如此[15]。相反，多达1/3的心肌梗死的成年人在心肌梗死之后的一年内会出现抑郁症状[15]。

已有几种机制来解释这种双向联系，包括心理社会和生物学解释。就前者而言，年龄较大的抑郁症患者的生活方式基本不健康，因此易患心脏病，且抑郁症患者不太可能坚持治疗疾病。从生物学的角度来看，抑郁症通过改变心率变异性、激活下丘脑-垂体-肾上腺轴、激活炎症、增加血小板聚集或通过增加儿茶酚胺释放和交感神经张力而加快心脏病的发展[12, 15]。最后，心脏病和抑郁症可能由共同的基因预先决定，比如同型半胱氨酸代谢的亚甲基四氢叶酸还原酶基因的改变[12]。

抑郁症和癌症

与其他疾病一样，老年抑郁症患者癌症的发病率可能会增加。老年人确诊癌症且近期丧偶，感到痛苦不堪或社会功能严重损坏时，更容易引发抑郁。包括胰腺癌、头颈癌和肺癌等特定类型的癌症更可能诱发老年抑郁症[9]。用于治疗老年人癌症的几种药物可能诱发抑郁症和认知改变。这些药物包括长春新碱、长春碱、丙卡巴肼、皮质类固醇和干扰素。放射治疗，特别是全脑放疗，也可以诱发神经精神症状[9]。

抑郁症和其他躯体疾病

抑郁症可能共病内分泌、肺、肾和胃肠疾病[15]，这些疾病在老年人中更常见。虽然有些争议，但有些学者认为老年男性睾丸激素水平下降可能诱发老年抑郁症，而其他学者认为是甲状腺素水平下降的原因。一些研究表明，糖尿病和胰岛素耐受是诱发抑郁症的危险因素[21]。患慢性阻塞性肺疾病的老年人多共病抑郁症，尤其是在氧依赖性和慢性阻塞性肺病恶化期间[15]。此外，抑郁症在终末期肾病中相当常见，患病率约为21%[15]。抑郁症与肠易激综合征、骨质疏松症和阻塞性睡眠呼吸暂停之间也存在联系[12]。最后，抑郁症与老年人的听力和视力障碍存在相关关系[21]。

老年抑郁症筛查的作用

下面着重讨论老年抑郁的筛查。关于抑郁症筛查的讨论请看第3章。

● 在初级保健中筛查老年抑郁症

医疗机构筛查老年抑郁症临床意义重大，比如在初级保健方面。第一，老年人的自杀风险最高，这是美国社区重大的公共卫生问题[22]，且自杀者中大多数在自杀企图前患有过抑郁。50%~75%自杀的老年人在自杀前的一个月看过初级保健医生，约40%的老年人在自杀前一周看过医生[23]。因此，预防自杀的核心是在初级保健中筛查抑郁症并对其进行治疗[22]。第二，筛查可以帮助临床医生确诊老年抑郁症患者的早期抑郁症。第三，筛

查可改变曾确诊抑郁症但未得到有效治疗的患者的治疗方案，这表明该患者的治疗方案需要调整。

在初级保健中，老年人难以确诊抑郁症有以下几种原因[24, 25]。

- 药物繁多：许多药物可引起疲劳、失眠或嗜睡、食欲改变、体重减轻和注意力不集中等抑郁症状。
- 多种共病：筛查老年抑郁症通常十分复杂，因为老年抑郁症患者共病的医疗情况使得抑郁症的发病率随着寿命的延长而增加。
- 认知障碍或功能受损：听力缺陷、视力下降、言语缺陷等交流障碍，或早期痴呆症可能会使筛查困难。
- 报告偏倚：老年人或家人隐藏问题，因为他们担心被忽视、羞辱或增加额外的医疗护理费用。

● **当前抑郁症筛查的证据和建议**

2010年，多达3/4的初级保健机构进行了包含老年抑郁症的心理健康筛查[26]。但一些研究表明，初级保健筛查漏诊了多达30%~40%的抑郁症患者[27]。

建议在临床实践中对老年人进行抑郁筛查[26]。此建议基于临床筛查提高了初级保健中抑郁症患者识别率，并且对这些患者的治疗可降低临床发病率。然而，评估临床筛查效果的试验表明，仅向初级保健临床医生提供筛查结果的效果并不佳，结合筛查结果交流的随访和治疗可以带来更大的好处。

● **老年抑郁症的筛查工具的使用**

鉴于初级保健中的高工作量，临床医生和患者都喜欢高效的抑郁症筛查工具。在初级保健中，老年抑郁症的高效筛查工具如下。

患者健康问卷-9

在初级保健中，患者健康问卷-9是一项高效的筛查老年抑郁症的工具[28]。患者健康问卷-9也能识别居家老年抑郁症[29]。医疗保险机构将完整的患者健康问卷-9整合到养老院居民最低数据集评估的修订版（MDS 3.0）中[30]。

流调用抑郁自评量表

20项标准流调用抑郁自评量表已被广泛应用，是公认的评估成年人抑郁水平的可靠工具，流调用抑郁自评量表也是很好的筛查老年抑郁的工具[31]。流调用抑郁自评量表也可同时筛查老年人的抑郁症和焦虑症[32]。简化为10个项目的流调用抑郁自评量表[33]效度高，回答时间比20个项目的流调用抑郁自评量表少5分钟，因此可作为老年人抑郁症的筛查工具。但需注意的是，流调用抑郁自评量表不评估食欲、快感、内疚感或自杀意念。

老年抑郁量表-15

老年抑郁量表是用于评估老年抑郁症状的自评量表[34]。最初30个条目的版本[35]已被删减为"是/否"选项的简短版本（老年抑郁量表-15），以免老年人感到疲劳或缺乏注意力[36]。该量表旨在识别老年痴呆症和老年抑郁症。老年抑郁量表测量包含老年人的抑郁情绪（如悲伤、冷漠、哭泣）和认知（如无望、无助、内疚、无价值）的症状。该量表不包含任何在老年人群体中可能混淆的躯体症状条目（如食欲扰乱、睡眠、精力和性欲）[24]。较青年抑郁症患者，老年抑郁症患者更容易出现躯体症状（如常见的胃肠及躯体症状）、激越、疑病症、内疚和性欲下降[37]。

贝克抑郁自评量表

贝克抑郁自评量表是诊断老年抑郁症的有效工具[38]。该量表测量由抑郁症的认知、情感、躯体和神经症状维度组成。贝克抑郁自评量表第二版的7项简化版尚未在老年抑郁症患者中做信效度检验[39]。这种自评量表通常被认为是一种筛查老年抑郁症患者经济有效的方法，但人们担心贝克抑郁自评量表中躯体疾病的症状与抑郁的躯体症状之间有重叠[40]。此外，一些存在阅读困难、身体虚弱或认知受损的老年人可能无法完成该测验[41]。

对患有躯体疾病的老年抑郁症的评估

● **对患有躯体疾病的老年抑郁症的诊断方法**

最有挑战性的任务之一是区分老年抑郁症患者的情绪疾病症状与躯体疾病症状。疲劳、无力、厌食、睡眠紊乱和情感淡漠都可能是由老年人躯体疾病引起的，这可能被误诊为抑郁。因此，需体检以排除患者的躯体疾病，包括检查贫血、甲状腺功能减退症和维生素 B_{12} 缺乏症等[1]。值得注意的是，若仅将这些症状归因于躯体疾病，则可能漏诊抑郁症，因为老年抑郁症患者也有明显的躯体症状[9]。一种有用的方法是了解更具体的症状，如快感缺失、绝望（如无望感）、屡次哭泣、显著的自责或内疚、精神症状、被动或主动的自杀意念。结构化临床会谈和诊断有助于区分抑郁症与衰老的症状及共病症状。

● **当前老年抑郁症患者初级保健中的诊断方法**

筛查工具不足以诊断抑郁症，需要临床医生更细致的随访，以确定个体是否符合抑郁症的诊断标准，了解抑郁症的其他可能原因（如药物或物质使用），并评估是否有精神症状。

一些老年人的抑郁症很难进行诊断，需考虑几种情况。

（1）充分利用评估工具的评估结果：医生通过抑郁症筛查工具了解患抑郁症的可能性。如抑郁症筛查量表-9或老年抑郁量表-15这些工具有明确的分数截点，经验表明其能高度预测抑郁症。如果筛查评分远高于或低于截止点，则筛查结果可预测或排除抑郁症，但它不能代替正式诊断。如果筛查结果接近分数截点，则需要进一步评估。

（2）临床诊断会谈：时间允许的情况下，经过培训的初级保健员可以用观察评定的工具进行临床会谈，如《精神障碍诊断与统计手册》（第五版）障碍定式临床检查[42]，或遵循可信的《精神障碍诊断与统计手册》诊断评估过程。许多初级保健员可能没有时间或技能，并且倾向于转诊给精神科或老年病专科医生。

（3）评估抑郁症的危险因素：至少一半的老年抑郁症患者没有抑郁症病史，表明其病理机制可能与"迟发性抑郁症"有关。迟发性抑郁可能与特定的疾病共病，如与身体素质差、认知障碍和大脑结构改变有关。早期发作的老年抑郁症患者很可能有精神疾病家族史。表21-2列出了增加老年抑郁症风险的相关因素。

然而当存在认知障碍（如谵妄和痴呆）和躯体疾病时，确诊老年抑郁症有一定的挑战性。有时抑郁症可能与慢性疾病（如癌症）有相似症状，都需要治疗。抑郁症状，如无价值感，可能导致患者不诉说身体疾病病情或不求助，这会使得不遵守药物治疗和其他治疗方法的患者病情恶化，在临床上自我忽视或无人照顾的情况会加重抑郁症[43]。

老年抑郁症的确诊和有效管理很困难，要求医生和初级保健员在有限的会诊中高度注意。因此，制定系统的管理方法至关重要。甚至有学者认为，单靠抑郁症筛查可能不会改善健康状况，除非有充足的资源保证准确的诊断、治疗和随访[44-46]。

帮助评估老年抑郁症的工具

表21-3总结了几种常用于初级保健机构评估老年抑郁症筛查工具的特点和优势。除了关注筛查工具和《精神障碍诊断与统计手册》诊断标准间的对应关系，以及筛查工具是否可以作为诊断抑郁症的替代物（请参阅下面部分的内容）之外，在选择评估老年抑郁症的工具时还需要考虑几点。第一个是评估老年抑郁症时要评估躯体症状，忽略躯体症状可能无法确诊抑郁症[47]。

另一个是包括评估自杀意念的条目。由于老年人自杀率很高，因此关注自杀意念是筛查老年抑郁症的重要条目。临床医生需要根据收集到的信息，对自杀意念明显的患者立刻采取预防措施[23]。

第三个问题与被筛查者的负担相关。需要特别关注因医生繁忙而在没有帮助的情况下独自完成筛查量表的人。一些量表（例如贝克抑郁自评量表、流调用抑郁自

表 21-2　抑郁症的心理、社会和医疗危险及诱发因素

心理和社会危险因素	躯体疾病和药物危险因素
• 女性 • 零社交或无社会支持 • 亲人去世（特别是配偶）或其他重大负性生活事件 • 抑郁症家族史	• 脑血管疾病、冠心病、内分泌失调（包括糖尿病、甲状腺疾病和肾上腺功能不全）、睡眠障碍、帕金森病和癌症 • 显著的身体/功能障碍或行动受限，包括因手术导致的身体残缺（如截肢、癌症手术） • 慢性或剧烈疼痛 • 某些药物或药物组合（皮质类固醇、酒精、苯二氮䓬类药物、麻醉剂、其他中枢抑制剂、左旋多巴、抗高血压药、某些癌症化疗药物） • 酒精或物质滥用 • 抑郁既往史或自杀企图

表 21-3　抑郁筛查工具及各自的优点

筛查工具	条目数量	答题形式	优点[a]				应答负担（完成时间）
			基于DSM标准	躯体症状	自杀意图	诊断临界分	
PHQ-9	9	0~3	√	√	√	√	<3分钟
GDS-15	15	是/否	×	×	×	√	2~5分钟
CESD-10	10	是/否，或0~3	×	√	×	×	2~7分钟
BDI-Ⅱ	21	0~3	√	√	√	√	5~10分钟
CES-D	20	0~3	×	√	×	×	7~12分钟

a. 以上所有量表均有良好的心理测量指标，包括敏感性、特异性、效度和信度。

评量表）比其他量表更复杂，完成这些量表对视觉缺陷或因躯体疾病和其他功能受损导致阅读能力受损的老年人来说有一定的挑战性[48]。

治疗躯体共病的老年抑郁症患者的顾虑

● 一般用药原则

开具老年抑郁症患者的处方需考虑一些重要因素。第一，应考虑到年龄变化对药物处理能力或速度的影响。在药物摄入、滴定和维持的过程中需要考虑低新陈代谢速率（如肝酶作用）、蛋白质吸收差异（如蛋白质耗竭的老年患者）或由肾脏受损引起的药物清除率的改变。例如，对一些患有躯体疾病的老年患者来说，初始剂量、滴定速度或目标剂量需要做50%左右的调整。需要根据患者共病的临床症状群决定剂量调整的范围。

第二，老年人群体存在特定的负面影响。例如，老年人多因低血压诱发疾病。老年人发病的另一个主要原因是服用抗胆碱能药物。很多即使没有痴呆症的老年人在服用抗胆碱能药物时也比较容易产生混乱[49-52]。

第三，老年人同样适用于其他年龄段患者的用药原则：剂量增加至患者可承受的最大量，以达到治疗的目标，并保持最短的维持治疗时间。因此，在老年人的治疗中应尽可能降低初始剂量并缓慢地加量。在治疗老年患者时遵循以上的用药原则很重要。尽管众所周知针对老年人用药的原则是"从低剂量开始并缓慢加量"，但这可能使许多老年患者用低治疗剂量治疗太长时间。用药时要注意起始低剂量的选择及加量的速度，只要该药物可耐受，剂量增加不应该低于可达到预期治疗功效的剂量强度。

第四，除特殊情况，老年人抗抑郁药物治疗将和其他非精神药物的治疗同时进行。因此，对有潜在危害的用药管理和监测至关重要。

抗抑郁药的选择及对药物副作用和相互作用的顾虑

针对老年人的常用抗抑郁药见表21-4。药物按类别和特殊考虑分类。虽然治疗老年人可用多种抗抑郁药物，但表21-4重点介绍了在老年患者试验中特定的药物和剂量。基于公开的试验和安全数据，表21-4还列出了老年人的建议剂量。

选择性5-羟色胺再摄取抑制剂是经批准的一线抗抑郁药物。老年患者可使用西酞普兰、艾司西酞普兰和舍曲林等选择性5-羟色胺再摄取抑制剂类药物，这些药物显示最低水平的细胞色素P450相互作用。然而，最近一则建议表明，在60岁以上人群中，服用西酞普兰剂量限制为每天20 mg，这可能是该群体服用西酞普兰的剂量上限。氟西汀、帕罗西汀和氟伏沙明也可用于老年人，但他们很可能存在药物的相互作用。需要注意的是，所

有选择性5-羟色胺再摄取抑制剂类药物会增加胃肠道出血的风险，特别是同时使用抗凝剂或非甾体抗炎药的患者，且在老年人群中较常见[49-52]。

老年人使用5-羟色胺和去甲肾上腺素再摄取抑制剂也有效（表21-4）。度洛西汀还可治疗疼痛症状，可被用于治疗伴有躯体疼痛的抑郁症老年患者。[49,51,53]

最早被广泛应用于老年人群体的三环类抗抑郁药也有一定的疗效。然而，需重点考虑的是这类药物潜在的副作用，如导致心律失常和抗胆碱能作用。已有研究表明，去甲替林和地昔帕明在老年人群体中抗胆碱能活性相对较低。

针对老年患者群体，已研究了包括米氮平、奈法唑酮、安非他酮和单胺氧化酶抑制剂（MAOI）反苯环丙胺等的其他抗抑郁药。其中，奈法唑酮因为增加肝毒性风险而受到关注。安非他酮作为去甲肾上腺素能和多巴胺能药物，有助于老年患者感觉刺激并增强认知能力。单胺氧化酶抑制剂用药管理需对血清素综合征（同时禁用选择性5-羟色胺再摄取抑制剂、5-羟色胺和去甲肾上腺素再摄取抑制剂、三环类抗抑郁药）和摄入酪胺物质导致的高血压风险保持警惕。因此，有必要在换药至单胺氧化酶抑制剂或把单胺氧化酶抑制剂换成服用其他药物时保持药物"洗脱"[49,50,54-60]。

最后，一篇关于老年人服用抗抑郁药强化策略的文献表明，虽然许多药物没有被批准用于治疗抑郁症的适应证，但无论作为主要治疗还是辅助治疗，临床实践说明这些药物均有效。研究表明：在老年患者中可长期存在的增强策略是使用左甲状腺素（25 ~ 50 μg/d）[61]和情绪稳定剂锂（剂量达到0.4 ~ 1 mmol/L血浆浓度）[49,62,63]。近年来，几种非典型抗精神病药物（阿立哌唑、利培酮、奥氮平、喹硫平）已被用于增强老年患者的抗抑郁治疗的研究[16,62,64-67]。阿立哌唑、利培酮、奥氮平和喹硫平的每日剂量范围分别为2 ~ 15 mg/d、0.25 ~ 1 mg/d、2.5 ~ 15 mg/d和50 ~ 200 mg/d。这些药物的副作用包括体重增加、静坐不能（尤其是阿立哌唑和利培酮）、嗜睡和直立性低血压，CYP 450酶抑制剂存在显著的相互作用，如氟西汀、氟伏沙明和帕罗西汀。最后，更多的增强剂以营养剂的形式出现，其针对的是单碳/同型半胱氨酸通路，如叶酸/叶酸或L-5-甲基四氢叶酸[68-70]。

● 非药物学方法

许多随机对照试验、系统综述、荟萃分析研究了心理治疗对60岁以上或65岁以上抑郁症患者的影响，结论表明心理治疗在治疗老年抑郁症方面十分有效[73-83]，且心理治疗配合药物治疗时特别有效。

在一项重要的研究中，雷诺兹（Reynolds）等[78]报道，去甲替林（80 ~ 120 ng/mL）和人际关系治疗对于

表 21-4　老年人常用的抗抑郁药

药品	类型	剂量范围（mg/d）	主要副作用	主要相互作用	研究年龄范围	参考文献
选择性 5-羟色胺再摄取抑制剂						
氟西汀	SSRI	10 ~ 40	低钠血症（疲劳、谵妄），胃肠道反应（恶心、口干、腹泻），失眠，激动，头痛，性功能障碍	SSRI 抑制肝细胞色素 P-450 同工酶影响由这些同工酶（TCA、类固醇、苯二氮䓬类）代谢的药物。与 NSAID 同时使用增加上消化道出血风险	≥60 岁	49—50
帕罗西汀	SSRI	10 ~ 40				
西酞普兰	SSRI	10 ~ 20				
艾司西酞普兰	SSRI	5 ~ 20				
舍曲林	SSRI	25 ~ 150				
氟伏沙明	SSRI	25 ~ 100				
三环类抗抑郁药						
去甲替林	TCA	10 ~ 150	直立性低血压，抗胆碱能作用，心脏异常，镇静	MAOI；SSRI 和其他抑制肝细胞色素 P-450 同工酶抑制剂的药物；抗胆碱能药物	≥60 岁	49—50
阿米替林	TCA	10 ~ 150				
地昔帕明	TCA	10 ~ 200				
5-羟色胺和去甲肾上腺素再摄取抑制剂						
度洛西汀	SNRI	10 ~ 60	血压升高（文拉法辛），恶心，头晕，口干	MAOI；SSRI（增加 5-羟色胺综合征的风险）	≥65 岁	49, 51, 53
文拉法辛	SNRI	37.5 ~ 225				
去甲文拉法辛	SNRI	10 ~ 50				
单胺氧化酶抑制剂						
苯乙肼	MAOI	30 ~ 90	高血压，嗜睡，口干，头痛，体重增加（苯乙肼），低血压	同时使用 MAOI 和 SSRI/TCA 可导致 5-羟色胺综合征。摄入富含酪胺的食物可能诱发高血压	≥19 岁	49, 54, 56, 58, 60
异卡波肼	MAOI	10 ~ 40				
苯环丙胺	MAOI	10 ~ 30				
司来吉兰	MAOI	6 ~ 12				
其他						
米氮平	NaSSA	15 ~ 45	嗜睡，口干，食欲增加，体重增加	MAOI；SSRI（增加 5-羟色胺综合征的风险）	≥55 岁	50, 59
安非他酮	非典型（NEDI）	50 ~ 300	头痛，口干，恶心，失眠，癫痫发作	MAOI，酒精，降低癫痫发作的药物		55, 59
奈法唑酮	非典型	50 ~ 600	头晕，口干，镇静，胃肠不适，肝脏受损	抗高血压药物，SSRI，MAOI，酒精		57
阿戈美拉汀	MASSA	25 ~ 50	镇静，恶心，胃肠不适	SSRI（氟伏沙明），任何急性肝脏疾病		71, 72

60岁以上抑郁症患者疗效相同，然而同时接受去甲替林和人际关系治疗的患者效果更好。在3年的随访期内，3个治疗组的复发率均低于安慰剂组：联合治疗组患者的复发率为20%，低于安慰剂组（$P<0.001$）、人际关系治疗单药治疗组（$P=0.003$）和去甲替林单药治疗组（$P=0.06$）。在随后老年初级保健的试验中，布鲁斯（Bruce）[73]发现联合治疗（参见下一节）干预组的抑郁症状下降幅度明显大于常规治疗组，尤其是在4个月、8个月和12个月的随访中更明显。同样，亨克勒（Hunkeler）等[77]研究了改善情绪促进协作治疗（Improving Mood-Promoting Access to Collaborative Treatment，IMPACT）计划联合护理干预（包括行为激活和解决问题疗法）在60岁以上患有抑郁症、心境恶劣或两者共病的老年人中的疗效。干预组在12个月、18个月和24个月随访时的抑郁评分明显低于对照组。

一些研究专门论述了非药物干预对患有高发病率疾病的老年患者的影响。对比支持性治疗组（对照组），问题解决疗法在伴有执行功能受损的老年抑郁症患者随机对照试验中存在优势[84]。同样，认知行为疗法在治疗老年抑郁症和近期心肌梗死患者中疗效显著：相较于对照组，干预组患者的抑郁严重程度平均下降幅度更大[85]。总的来说，这些文献表明：心理治疗不仅有益于治疗患有抑郁症的老年人，而且干预具有特异性（已确立的可操作的干预方法，如问题解决疗法、认知行为疗法或人际关系治疗）也很重要。

联合治疗在抑郁症患者治疗中的作用

● 联合治疗简介

在初级保健机构实施筛查抑郁症的策略无疑是解决老年抑郁症负担的第一步。更大的挑战是确诊抑郁症后的护理。许多初级保健机构筛查出老年抑郁症患者后，没有能力进行后续治疗[86]。

在过去的20年中，包括一些大样本多点随机对照试验在内的众多研究，为联合治疗提供了强有力的证据基础[87]。目前，联合治疗已被美国卫生局局长关于精神健康的报告[88]、美国总统新精神卫生自由委员会[89]和几个美国联邦机构推荐为最佳治疗方法[90]。

瓦格纳（Wagner）及其同事提出的长期护理模式已提到联合治疗[91]。他们认识到：提高慢性疾病患者的照料质量需要改进自我管理和基本护理，这在普遍短期初级护理中很难做到。他们提出了一个长期护理模式，其包含两个核心部分：建立用于识别慢性病病例的登记处，通过监测初级保健访视情况、药物剂量和治疗依从性及时了解患者治疗情况。

与长期护理模式的一般原则一致，联合治疗模式试图将以上原则整合到初级护理实践中，来改善患者的心理健康和行为护理。确诊抑郁症需要一定的程序，并通过团结合作、团队管理，使患者能自我照料并按时服药[87]。精神保健需要团队的合作，这个团队包括初级保健者（如内科医生或护士）、护理管理者（如护士或临床社会工作者）和精神专家（如精神病医师或临床心理学家）。

初级保健者一般实施常规筛查。护理管理人员以初级保健机构为基础提供教育和合作护理，并在必要时提供简短的干预措施，且定期与患者接触以保证治疗的完成。心理健康专家为初级保健者提供临床支持，包括诊断咨询、评估困难或复杂的病例，在治疗选择上给予建议，与初级保健者合作制订初步治疗计划[92]。

● 联合治疗模式的证据

近期的系统回顾为抑郁症联合治疗模式提供了强有力的证据，联合治疗模式下的治疗依从性增加了约2倍，延长了"无抑郁"的天数。文献还表明：基于成本效益分析，联合治疗提供了"良好的经济效益"[93-99]。

● 老年人初级保健的应用实施

联合治疗模式已开始被大规模应用[100-104]。针对初级保健老年人的方案已被证明可有效降低死亡率。在降低基础照料中老年人自杀率的联合试验的随机对照试验中，提供额外加强的抑郁症管理的老年抑郁症患者，其死亡率低于常规照料患者[105]。较常规照料的患者，被干预的抑郁症患者死亡率相对降低24%。接受干预的老年抑郁症患者的死亡风险与无抑郁的老年人的风险大致相同。

尽管老年抑郁症患者的联合治疗方法已经得到了很大的改进，但在成功实施的路上依旧有障碍存在，具体如下：①用于发展登记处、护理管理者和医生案例监测的时间和经济条件有限；②由于竞争性任务和其他事物，完成目标的时间有限；③主要领导人的频繁更换；④团队成员的技能和培训有限；⑤治疗团队的目标协调困难。

● 未来发展方向

宏观政策

一个变化的宏观政策是，支持通过初级保健为老年人提供抑郁症的护理。医疗保健涵盖了初级保健机构进行15分钟的年度抑郁症筛查。收费服务项目医疗保险B部分的医疗保险受益人可以在医疗保健机构报销此筛查的费用。最低水平的抑郁症护理包含临床工作人员（如护士、医生助理）的帮助，他们可以依据筛查结果向医生提供建议，协调需要必要的精神治疗的转诊患者。

医疗补助计划已经开始设计"健康之家"，为患有慢性病的保险受益人提供全面的联合照料。健康之家服务模式扩展了传统医疗家庭模式，美国许多州开始将其纳入医疗项目，建立了更紧密的联系并加强了医疗和行为健康护理的协调和整合。医疗保险和医疗补助服务中心批准了大部分医疗补助健康之家州立计划，健康之家项目的服务对象为伴有行为健康问题的老年人。在这些计划中，联合抑郁症护理的关键部分可以得到支持[104]。

随着美国各州政策的完善，医疗补助受益人可能成为首批获得综合性初级健康护理的群体之一。尽管在获得充足的资金以实施护理管理和行为健康咨询方面依然存在挑战，但广泛发展联合抑郁症护理仍然很有前景，因为有可靠经验证据的、性价比高的临床模型为老年人提供了广泛的支持。

● 预防老年躯体疾病患者的抑郁症
选择性预防老年抑郁症

近期一个关于在老年易感人群中预防抑郁症的重要研究表明，预防老年抑郁症的一般策略在于生活方式的改变，包括早期做出生活方式的改变。具体地讲，就是重视饮食改变、有规律地进行有氧运动、心理教育、心理治疗（如认知行为疗法）、睡眠模式正常化以及增加社交/社会联结[4]。对严重的躯体疾病及伴随的身体/功能受损增加了老年人患抑郁症的风险的认知，促进了对预防老年抑郁症的研究[106-108]。

老年躯体疾病患者抑郁症的预防策略应用

除了改变生活方式之外，最近几项成功的随机对照试验也说明了在有躯体疾病的老年人中采取其他预防性干预措施的潜在有效性[109-111]。例如，在一项针对脑卒中恢复期的无抑郁症老年患者的随机对照试验中，罗宾逊（Robinson）等发现随机接受安慰剂的患者发生卒中后抑郁的风险明显高于随机接受艾司西酞普兰治疗的患者[110]。在另一项针对近期发生卒中或短暂性脑缺血发作的老年人的随机对照辅助研究中，阿尔梅达（Almeida）等[112]报道，服用叶酸（2 mg/d）、维生素B₆（25 mg/d）和维生素B₁₂（0.5 mg/d）的患者发生严重抑郁症的风险显著低于服用安慰剂的患者。尽管在针对普通人群与老年人的更大规模的随机对照试验中，没有观察到类似的叶酸/维生素B族可以预防抑郁症的结果[113]，但这项研究强调了针对选定高危人群进行预防抑郁症的作用。

总结

抑郁症通常共病多样躯体疾病，特别是神经系统疾病和心血管疾病。随着年龄的增长，共病更加普遍。这是因为老年人更有可能患有一种或多种慢性疾病，但老龄化所特有的心理社会经历及优先影响衰老大脑的躯体疾病的生物学效应也可能发挥关键作用。了解伴有躯体疾病的老年人患有抑郁症增加了共病其他疾病的发病率和死亡率这一点是很重要的，并且患有躯体疾病会显著增加抑郁症的发病率。使用初级保健医生和老年病学家

的常规筛查、临床小组和结构式访谈，可以帮助识别抑郁症。重点应放在筛查患有其他疾病的老年患者，这些老年患者更容易患有抑郁症；也应关注有个人史或家族情感障碍史者及受心理社会危险因素（如由他们的躯体疾病引起的重大残疾）诱发抑郁的老年患者。此外，可以在潜在的易患抑郁症的老年人中采取预防措施。最后，一旦患有躯体疾病的老年人确诊抑郁症，应该通过多学科协作护理模式来实施治疗。

参考文献

1. Taylor WD. Clinical practice. Depression in the elderly. *N Engl J Med*. 2014; 371(13): 1228–1236.

2. Beekman AT, Copeland JR, Prince MJ. Review of community prevalence of depression in later life. *Br J Psychiatry*. 1999; 174: 307–311.

3. Steffens DC, Skoog I, Norton MC, et al. Prevalence of depression and its treatment in an elderly population: the Cache County study. *Arch Gen Psychiatry*. 2000; 57(6): 601–607.

4. Madhusoodanan S, Ibrahim FA, Malik A. Primary prevention in geriatric psychiatry. *Ann Clin Psychiatry*. 2010; 22(4): 249–261.

5. Luijendijk HJ, van den Berg JF, Dekker MJ, et al.. Incidence and recurrence of late-life depression. *Arch Gen Psychiatry*. 2008; 65(12): 1394–1401.

6. Aarsland D, Påhlhagen S, Ballard CG, Ehrt U, Svenningsson P Depression in Parkinson disease–epidemiology, mechanisms and management. *Nat Rev Neurol*. 2011; 8(1): 35–47.

7. Disabato BM, Sheline YI. Biological basis of late life depression. *Curr Psychiatry Rep*. 2012; 14(4): 273–279.

8. Katon W. Clinical and health services relationships between major depression, depressive symptoms, and general medical illness. *Biol Psychiatry*. 2003; 54: 216–226.

9. Roth AJ, Modi R. Psychiatric issues in cancer patients. *Crit Rev Oncol Hematol*. 2003; 48(2): 185–197.

10. Unützer J, Schoenbaum M, Katon WJ, et al. Healthcare costs associated with depression in medically Ill fee-for-service medicare participants. *J Am Geriatr Soc*. 2009; 57(3): 506–510.

11. Patten SB. Long-term medical conditions and major depression in a Canadian population study at waves 1 and 2. *J Affect Disord*. 2001; 63: 35–41.

12. Naismith SL, Norrie LM, Mowszowski L, Hickie IB. The neurobiology of depression in later-life: clinical, neuropsychological, neuroimaging and pathophysiological features. *Prog Neurobiol*. 2012; 98(1): 99–143.

13. Charlson M, Peterson JC. Medical comorbidity and late life depression: what is known and what are the unmet needs?. *Biol Psychiatry*. 2002; 52: 226–235.

14. Pascual-Leone A, Freitas C, Oberman L, et al. Characterizing brain cortical plasticity and network dynamics across the age-span in health and disease with TMS-EEG and TMS-fMRI. *Brain Topogr*. 2011; 24(3–4): 302–315.

15. Gleason OC, Pierce AM, Walker AE, Warnock JK. The two-

way relationship between medical illness and late-life depression. *Psychiatr Clin N Am*. 2013; 36(4): 533–544.

16. Meyers BS, Flint AJ, Rothschild AJ, et al. A double-blind randomized controlled trial of olanzapine plus sertraline vs olanzapine plus placebo for psychotic depression: the study of pharmacotherapy of psychotic depression (STOP-PD). *Arch Gen Psychiatry*. 2009; 66(8): 838–847.

17. Dobkin RD, Menza M, Bienfait KL, et al. Depression in Parkinson's disease: symptom improvement and residual symptoms following acute pharmacological management. *Am J Geriatr Psychiatry*. 2011; 19(3): 222–229.

18. Modrego PJ. Depression in Alzheimer's disease. Pathophysiology, diagnosis, and treatment. *J Alzheimers Dis*. 2010; 21(4): 1077–1087.

19. Whyte E, Mulsant B. Post stroke depression: epidemiology, pathophysiology, and biological treatment. *Biol Psychiatry*. 2002; 52: 253–264.

20. Hackett ML, Köhler S, O'Brien JT, Mead GE. Neuropsychiatric outcomes of stroke. *Lancet Neurol*. 2014; 13: 525–534.

21. Valkanova V, Ebmeier KP. Vascular risk factors and depression in later life: a systematic review and meta-analysis. *Biol Psychiatry*. 2013; 73(5): 406–413.

22. Goldsmith SK, Pellmar TC, Kleinman AM, Bunney WE. *Reducing Suicide: A National Imperative*. Washington, DC: National Academies Press; 2002.

23. Luoma JB, Martin CE, Pearson JL. Contact with mental health and primary care providers before suicide: a review of the evidence. *Am J Psychiatry*. 2002; 159: 909–916.

24. Gallo JJ, Bogner HR, Fulmer T, Paveza J. *Handbook Of Geriatric Assessment*. Sudbury, MA; Jones & Bartlett Publishers; 2005.

25. Unützer J. Diagnosis and treatment of older adults with depression in primary care. *Biol Psychiatry*. 2002; 52(3): 285–292.

26. O'Connor EA, Whitlock EP, Gaynes B, Beil TL. *Screening for Depression in Adults and Older Adults in Primary Care: An Updated Systematic Review*. Available at http: //www.ncbi.nlm.nih.gov/books/NBK36406./ Rockville, MD, Agency for Healthcare Research and Quality.

27. Simon GE, Von Korff M. Recognition, management and outcomes of depression in primary care. *Arch Fam Med*. 1995; 4: 99–105.

28. Kroenke K, Spitzer RL, Williams JB. The PHQ-9: validity of a brief depression severity measure. *J Gen Int Med*. 2001; 16: 606–613.

29. Choi NG, Sirey JA, Bruce ML. Depression in homebound older adults: recent advances in screening and psychosocial interventions. *Curr Transl Geriatr Exp Gerontol Rep*. 2013; 2(1): 16–23.

30. Saliba D, DiFilippo S, Edelen MO, et al. Testing the PHQ-9 interview and observational versions (PHQ-9 OV) for MDS 3.0. *J Am Med Dir Assoc*. 2012; 13: 618–625.

31. Lyness JM, Noel TK, Cox C, King DA, Conwell Y, Caine ED. Screening for depression in elderly primary care patients. A comparison of the Center for Epidemiologic Studies-Depression Scale and the Geriatric Depression Scale. *Arch Intern Med*. 1997; 157(4): 449–454.

32. Dozeman E, van Schaik DJ, van Marwijk HW, Stek ML, van der Horst HE, Beekman AT. The center for epidemiological studies depression scale (CES-D) is an adequate screening instrument for depressive and anxiety disorders in a very old population living in residential homes. *Int J Geriatr Psychiatry*. 2011; 26(3): 239–246.

33. Irwin M, Artin KH, Oxman MN. Screening for depression in the older adult: criterion validity of the 10-item Center for Epidemiological Studies Depression Scale (CES-D). *Arch Intern Med*. 1999; 159(15): 1701–1704.

34. Olin JT, Schneider LS, Eaton EM, Zemansky MF, Pollack VE. The geriatric depression scale and the beck depression inventory as screening instruments in an older adult outpatient population. *Psychol Assess*. 1992; 4: 190–192.

35. Yesavage JA, Brink TL, Rose TL, et al. Development and validation of a geriatric depression screening scale: a preliminary report. *J Psychiatr Res*. 1983; 17: 37–49.

36. Sheikh J, Yesavage JA. Geriatric Depression Scale (GDS): recent evidence and development of a shorter version. *Clin Gerontol*. 1986; 6: 165–173.

37. Hegeman JM, Kok RM, van der Mast RC, Giltay EJ. Phenomenology of depression in older compared with younger adults: meta-analysis. *Br J Psychiatry*. 2012; 200(4): 275–281.

38. Suija K, Rajala U, Jokelainen J, et al. Validation of the Whooley questions and the Beck Depression Inventory in older adults. *Scand J Prim Health Care*. 2012; 30(4): 259–264.

39. Beck AT, Guth D, Steer RA, Ball R. Screening for major depression disorders in medical inpatients with the Beck Depression Inventory for Primary Care. *Behav Res Ther*. 1997; 35(8): 785–791.

40. Norris MP, Arnau RC, Bramson R, Meagher MW. The efficacy of somatic symptoms in assessing depression in older primary care patients. *Clin Gerontol*. 2003; 27: 43–57.

41. Wang YP, Gorenstein C. Assessment of depression in medical patients: A systematic review of the utility of the Beck Depression Inventory-II." *Clinics (Sao Paulo)*. 2013; 68(9): 1274–1287.

42. Spitzer RL, Williams JBW, Gibbon M, et al. *Structured Clinical Interview for the DSM-III-R*. Washington, DC: American Psychiatric Press; 1990.

43. Ormel J, Kempen GI, Penninx BW, Brilman EI, Beekman AT, van Soderen E. Chronic medical conditions and mental health in older people: disability and psychosocial resources mediate specific mental health effects. *Psychol Med*. 1997; 27: 1065–1077.

44. Coyne J, Palmer S, Sullivan P. Screening for Depression in Adults. *Ann Intern Med*. 2003; 138: 767–768.

45. Hickie IB, Davenport TA, Ricci CS. Screening for depression in general practice and related medical settings. *Med J Aust*. 2002; 177(Suppl): S111–S116.

46. Pignone MP, Gaynes BN, Rushton JL, et al. Screening for depression in adults: a summary of the evidence for the U.S. Preventive Services Task Force. *Ann Intern Med*. 2002; 136: 765–776.

47. Gentry RA. Somatic complaints in older adults: aging processes or symptoms of depression. *PSI CHI J Undergraduate Res*. 2002; 7(4): 176–184.

48. Shumway M, Sentell T, Unick G, Bamberg W. Cognitive

complexity of self-administered depression measures. *J Affect Disord.* 2004; 83: 191–198.

49. Kairuz T, Zolezzi M, Fernando A. Clinical considerations of antidepressant prescribing for older patients. *N Z Med J.* 2005; 118(1222): U1656.

50. Montgomery SA. Late-life depression: rationalizing pharmacological treatment options.*Gerontology.* 2002; 48(6): 392–400.

51. Wiese BS. Geriatric depression: the use of antidepressants in the elderly. *BC Med J.* 2011; 53(7): 341–347.

52. Wilson K, Mottram P. A comparison of side effects of selective serotonin reuptake inhibitors and tricyclic antidepressants in older depressed patients: a meta-analysis. *Int J Geriatr Psychiatry.* 2004; 19(8): 754–762.

53. Dolder C, Nelson M, Stump A. Pharmacological and clinical profile of newer antidepressants: implications for the treatment of elderly patients. *Drugs Aging.* 2010; 27(8): 625–640.

54. Amsterdam JD, Shults J. MAOI efficacy and safety in advanced stage treatment-resistant depression—a retrospective study. *J Affect Disord.* 2005; 89(1–3): 183–188.

55. Hewett K, Chrzanowski W, Jokinen R, et al. Double-blind, placebo-controlled evaluation of extended-release bupropion in elderly patients with major depressive disorder. *J Psychopharmacol.* 2010; 24(4): 521–529.

56. Kennedy SH Continuation and maintenance treatments in major depression: the neglected role of monoamine oxidase inhibitors. *J Psychiatry Neurosci.* 1997; 22(2): 127–131.

57. Saiz-Ruiz J, Ibanez A, Diaz-Marsa M, et al. Nefazodone in the treatment of elderly patients with depressive disorders: a prospective, observational study. *CNS Drugs.* 2002; 16(9): 635–643.

58. Shulman KI, Fischer HD, Herrmann N, Huo CY, Anderson GM, Rochon PA. Current prescription patterns and safety profile of irreversible monoamine oxidase inhibitors: a population-based cohort study of older adults. *J Clin Psychiatry.* 2009; 70(12): 1681–1686.

59. Tedeschini E, Levkovitz Y, Iovieno N, Ameral VE, Nelson JC, Papakostas GI. Efficacy of antidepressants for late-life depression: a meta-analysis and meta-regression of placebo-controlled randomized trials. *J Clin Psychiatry.* 2011; 72(12): 1660–1668.

60. Volz HP, Gleiter CH. Monoamine oxidase inhibitors. A perspective on their use in the elderly. *Drugs Aging.* 1998; 13(5): 341–355.

61. Abraham G, Milev R, Stuart Lawson J. T3 augmentation of SSRI resistant depression. *J Affect Disord.* 2006; 91(2–3): 211–215.

62. Cooper C, Katona C, Lyketsos K, et al. A systematic review of treatments for refractory depression in older people. *Am J Psychiatry.* 2011; 168(7): 681–688.

63. Kok RM,. Heeren TJ, Nolen WA. Continuing treatment of depression in the elderly: a systematic review and meta-analysis of double-blinded randomized controlled trials with antidepressants. *Am J Geriatr Psychiatry.* 2011; 19(3): 249–255.

64. Alexopoulos GS. Pharmacotherapy for late-life depression. *J Clin Psychiatry.* 2011; 72(1): e04.

65. Goforth HW, Carroll BT. Aripiprazole augmentation of tranylcypromine in treatment-resistant major depression. *J Clin Psychopharmacol.* 2007; 27(2): 216–217.

66. Sheffrin M, Driscoll HC, Lenze EJ, et al.. Pilot study of augmentation with aripiprazole for incomplete response in late-life depression: getting to remission. *J Clin Psychiatry.* 2009; 70(2): 208–213.

67. Steffens DC, Nelson JC, Eudicone JM, et al. Efficacy and safety of adjunctive aripiprazole in major depressive disorder in older patients: a pooled subpopulation analysis. *Int J Geriatr Psychiatry.* 2011; 26(6): 564–572.

68. Fava M, Mischoulon D. Folate in depression: efficacy, safety, differences in formulations, and clinical issues. *J Clin Psychiatry.* 2009; 70(Suppl 5): 12–17.

69. Papakostas GI, Petersen T, Mischoulon D, et al. Serum folate, vitamin B12, and homocysteine in major depressive disorder, Part 1: predictors of clinical response in fluoxetine-resistant depression. *J Clin Psychiatry.* 2004; 65(8): 1090–1095.

70. Papakostas GI, Shelton RC, Zajecka JM, et al. l-Methylfolate as adjunctive therapy for SSRI-resistant major depression: results of two randomized, double-blind, parallel-sequential trials. *Am J Psychiatry.* 2012; 169(12): 1267–1274.

71. Heun R, Ahokas A, Boyer P. The efficacy of agomelatine in elderly patients with recurrent major depressive disorder: a placebo-controlled study. *J Clin Psychiatry.* 2013; 74(6): 587–194.

72. Luzny J. Agomelatine in elderly–finally a patient friendly antidepressant in psychogeriatry? *Actas Esp Psiquiatr.* 2012; 40(6): 304–107.

73. Bruce ML, Ten Have TR, Reynolds CF 3rd, et al. Reducing suicidal ideation and depressive symptoms in depressed older primary care patients: a randomized controlled trial. *JAMA.* 2004; 291(9): 1081–1091.

74. Ciechanowski P, Wagner E, Schmaling K, et al. Community-integrated home-based depression treatment in older adults: a randomized controlled trial. *JAMA.* 2004; 291(13): 1569–1577.

75. Cuijpers P, van Straten A, Smit F. Psychological treatment of late-life depression: a meta-analysis of randomized controlled trials. *Int J Geriatr Psychiatry.* 2006; 21(12): 1139–1149.

76. Gitlin LN, Harris LF, McCoy MC, et al. A home-based intervention to reduce depressive symptoms and improve quality of life in older African Americans: a randomized trial. *Ann Intern Med.* 2013; 159(4): 243–252.

77. Hunkeler E M, Katon W, Tang L, et al. Long term outcomes from the IMPACT randomised trial for depressed elderly patients in primary care. *BMJ.* 2006; 332(7536): 259–263.

78. Reynolds CF 3rd, Frank E, Perel JM, et al. Nortriptyline and interpersonal psychotherapy as maintenance therapies for recurrent major depression: a randomized controlled trial in patients older than 59 years. *JAMA.* 1999; 281(1): 39–45.

79. Serfaty MA, Haworth D, Blanchard M, Buszewicz M, Murad S, King M. Clinical effectiveness of individual cognitive behavioral therapy for depressed older people in primary care: a randomized controlled trial. *Arch Gen Psychiatry.* 2009; 66(12): 1332–1340.

80. Thompson LW, Coon DW, Gallagher-Thompson D, Sommer BR, Koin D. Comparison of desipramine and cognitive/behavioral

therapy in the treatment of elderly outpatients with mild-to-moderate depression. *Am J Geriatr Psychiatry*. 2001; 9(3): 225–240.

81. van Schaik A, van Marwijk H, Ader H, et al. Interpersonal psychotherapy for elderly patients in primary care. *Am J Geriatr Psychiatry*. 2006; 14(9): 777–786.

82. Wilson KC, Mottram PG, Vassilas CA. Psychotherapeutic treatments for older depressed people. *Cochrane Database Syst Rev*. 2008; 23(1): CD004853.

83. Zhou W, He G, Gao J, Yuan Q, Feng H, Zhang CK. The effects of group reminiscence therapy on depression, self-esteem, and affect balance of Chinese community-dwelling elderly. *Arch Gerontol Geriatr*. 2012; 54(3): e440–e447.

84. Arean PA, Raue P, Mackin RS, Kanellopoulos D, McCulloch C, Alexopoulos GS. Problem-solving therapy and supportive therapy in older adults with major depression and executive dysfunction. *Am J Psychiatry*. 2010; 167(11): 1391–1398.

85. Berkman LF, Blumenthal J, Burg M, et al. Effects of treating depression and low perceived social support on clinical events after myocardial infarction: the Enhancing Recovery in Coronary Heart Disease Patients (ENRICHD) Randomized Trial. *JAMA*. 2003; 289(23): 3106–3116.

86. Druss BG, Marcus SC, Campbell J, et al. Medical services for clients in community mental health centers: results from a national survey. *Psychiatr Serv*. 2008; 59(8): 917–920.

87. Katon W. Collaborative depression care models from development to dissemination. *Am J Prev Med*. 2012; 42: 550–552.

88. National Institute of Mental Health. *Mental Health: A Report of the Surgeon General, Department of Health and Human Services, US Public Health Service*. 1999; Available at http: //www.surgeongeneral.gov/library/mentalhealth/home.html.

89. New Freedom Commission on Mental Health. *Achieving the Promise: Transforming Mental Health Care in America. Final Report*. (DHHS Pub. No. SMA-03-3832). Rockville, MD; 2003.

90. Butler M, Kane RL, McAlpine D, et al. *Integration of Mental Health/Substance Abuse and Primary Care. Evidence Reports/Technology Assessments, No. 173. Report No.: 09-E003*. Rockville, MD: Agency for Healthcare Research and Quality; 2008.

91. Wagner EH, Austin BT, Von Korff M. Organizing care for patients with chronic illness. *Milbank Q*. 2006; 74(4): 511–544.

92. Trangle M, Gursky J, Haight R, Hardwig J. Institute for Clinical Systems Improvement. *Adult Depression in Primary Care*. Updated March 2016.

93. Gilbody S, Bower P, Fletcher J, Richards D, Sutton AJ. Collaborative care for depression: a cumulative meta-analysis and review of longer-term outcomes. *Arch Intern Med*. 2006; 166(21): 2314–2321.

94. Gilbody S, Bower P, Whitty P. Costs and consequences of enhanced primary care for depression: systematic review of randomised economic evaluations. *Br J Psychiatry*. 2006; 189: 297–308.

95. Jacob V, Chattopadhyay SK, Sipe TA, et al. Economics of collaborative care for management of depressive disorders: a Community Guide systematic review. *Am J Prev Med*. 2012; 42(5): 539–549.

96. Katon WJ, Schoenbaum M, Fan MY, et al. Cost-effectiveness of improving primary care treatment of late-life depression. *Arch Gen Psychiatry*. 2005; 62(12): 1313–1320.

97. Simon G, Katon W, Von Korff M, et al. Cost-effectiveness of a collaborative care program for primary care patients with persistent depression. *Am J Psychiatry*. 2001; 158: 1638–1644.

98. Thota AB, Sipe TA, Byard GJ, et al. Collaborative care to improve the management of depressive disorders: a Community Guide systematic review and meta-analysis. *Am J Prev Med*. 2012; 42(5): 525–538.

99. Unutzer J, Katon WJ, Fan MY, et al. Long-term cost effects of collaborative care for late-life depression. *Am J Manag Care*. 2008; 14(2): 95–100.

100. Agency for Healthcare Research & Quality. Integration of Mental Health/Substance Abuse and Primary Care. 2009; AHRQ Evidence Reports Retrieved April 29, 2014.

101. Alexander L, Druss BG. *Behavioral Health Homes for People with Mental Health & Substance Abuse Conditions: The Core Clinical Features*. Washington, DC: SAMHSA-HRSA Center for Integrated Health Solutions; 2012.

102. Katon W, Unützer J, Wells K, Jones L. Collaborative depression care: history, evolution and ways to enhance dissemination and sustainability. *Gen Hosp Psychiatry*. 2010; 32: 456–464.

103. Smith JL, Williams JW Jr, Owen RR, Rubenstein LV, Chaney E. Developing a national dissemination plan for collaborative care for depression: QUERI Series. *Implement Sci*. 2008; 3: 59.

104. Unützer J, Harbin H, Schoenbaum M, Druss B. *The Collaborative Care Model: An Approach for Integrating Physical and Mental Health Care in Medicaid Health Homes. Health Home Information Resource Center. Brief, 1–13*. Centers for Medicare & Medicaid Services; 2013; Available at: https: //www.medicaid.gov/State-Resource-Center/Medicaid-State-Technical-Assistance/Health-Homes-Technical-Assistance/Downloads/HH-IRC-Collaborative-5-13.pdf.

105. Gallo JJ, Morales KH, Bogner HR, et al. Long term effect of depression care management on mortality in older adults: follow-up of cluster randomized clinical trial in primary care. *BMJ*. 2013; 346: f2570.

106. Lyness JM, Yu Q, Tang W, Tu X, Conwell Y. Risks for depression onset in primary care elderly patients: potential targets for preventive interventions. *Am J Psychiatry*. 2009; 166(12): 1375–1383.

107. Reynolds CF 3rd, Cuijpers P, Patel V, et al. Early intervention to reduce the global health and economic burden of major depression in older adults. *Annu Rev Public Health*. 2012; 33: 123–135.

108. Schoevers RA, Smit F, Deeg DJ, et al. Prevention of late-life depression in primary care: do we know where to begin? *Am J Psychiatry*. 2006; 163(9): 1611–1621.

109. Cuijpers P, van Straten A, Smit F, Mihalopoulos C, Beekman A. Preventing the onset of depressive disorders: a meta-analytic review of psychological interventions. *Am J Psychiatry*. 2008; 165(10): 1272–1280.

110. Robinson RG, Jorge RE, Moser DJ, et al. Escitalopram and problem-solving therapy for prevention of poststroke depression: a randomized controlled trial. *JAMA*. 2008; 299(20): 2391–2400.

111. Rovner BW, Casten RJ, Hegel MT, Leiby BE, Tasman WS. Preventing depression in age-related macular degeneration. *Arch Gen Psychiatry*. 2007; 64(8): 886–892.

112. Almeida OP, Marsh K, Alfonso H, Flicker L, Davis TM, Hankey GJ. B-vitamins reduce the long-term risk of depression after stroke: The VITATOPS-DEP trial. *Ann Neurol*. 2010; 68(4): 503–510.

113. Walker JG, Mackinnon AJ, Batterham P, et al. Mental health literacy, folic acid and vitamin B12, and physical activity for the prevention of depression in older adults: randomised controlled trial. *Br J Psychiatry*. 2010; 197(1): 45–54.

第 22 章

外科患者

梅根·科沃杰伊
Meghan Kolodziej

戴维·沃尔夫
David Wolfe

弗里蒙塔·迈耶
Fremonta Meyer

萨姆塔·夏尔马
Samata Sharma

斯坦利·阿什利
Stanley Ashley

马紫娟　译

引言

关于外科患者的精神疾病的相关文献有限，主要局限于对外科专科的研究样本。研究结果表明：与一般人群相比，无论是术前还是术后患者，患有抑郁症、焦虑症和酒精滥用症的比例均更高[1]。除了已有的精神疾病外，术后可能因谵妄、急性应激障碍、创伤后应激障碍、新发心境障碍或物质戒断而使手术更加复杂。

研究表明：在术后阶段，患者可能忽略常见的情绪和与压力相关的疾病[2]。术后阶段抑郁随即发病率是10%~14%，创伤患者术后1~3个月内发病率约40%[3]。未经治疗的术后抑郁症会影响生活质量，这些影响可能会持续几年，且这与较差的手术效果高度相关。

手术患者的精神病学治疗很重要。本章回顾了精神科医生在术前评估患者以及在术后期间控制抑郁症和相关精神病的作用。许多外科专科会诱发特定的抑郁风险，本章对其做了详细的综述。

术前顾虑

术前阶段需收集患者当前和既往精神病史。对于某些类型的手术，如器官移植和减肥手术，推荐进行术前常规精神评估，以发现可能影响术后疗程和结果的社会心理问题。及早发现抑郁症或其他精神病症可以令患者得到足够的治疗，还可以在术前决定用精神药物维持治疗，以确保术后可以监测精神疾病，并在术后评估患者是否获得足够的社会支持。

有很多择期手术的患者使用抗抑郁药。多达35%择期手术患者服用抗抑郁药物[4]，曾建议患者在手术前将其停用。选择性5-羟色胺再摄取抑制剂与5-羟色胺和去甲肾上腺素再摄取抑制剂影响血小板功能，可能导致出血风险。三环类抗抑郁药与麻醉期间心电图改变和心律失常易感性有关。单胺氧化酶抑制剂在手术期间与拟交感神经药物、阿片类药物或5-羟色胺药物联合使用，可能引起不良反应。

然而，对于严重抑郁症患者，停用抗抑郁药可能会增加他们抑郁复发或出现停药综合征的风险。最近的研究表明：抗抑郁药在手术前继续使用是安全的。在心脏病患者中使用选择性5-羟色胺再摄取抑制剂与5-羟色胺和去甲肾上腺素再摄取抑制剂后，没有增加冠状动脉旁路移植术手术后的恢复期出血风险[5]。同样，手术前继续使用三环类和四环类抗抑郁药的患者，心律失常或低血压的发生率也未增加，并且术后出现抑郁症状或谵妄的风险降低[6]。此外，一项研究表明，术前使用单胺氧化酶抑制剂并未使得在手术过程中发生心动过速或高血压的风险增加。在这项研究中，许多患者在麻醉期间用拟交感神经药物，并在术后用阿片类药物治疗。只有一名患者（接受哌替啶）出现不良反应[7]。当担心是否应该继续使用精神病药物，特别是使用单胺氧化酶抑制剂时，精神病学、麻醉和手术的共同作用就会受到重视。

术后注意事项

术后即刻评估和治疗抑郁症面临着诸多困难。许多精神疾病都存在谵妄症状，而谵妄的精神错乱形式容易被误诊为原发性抑郁症。在此期间，麻醉、疼痛和药物治疗改变都导致了这一时期医疗管理的复杂性。更困难的是，患者在手术后数小时至数周内可能无法持续报告他们的症状或口服药物情况。抑郁症患者报告更多疼痛，相反，不适当的疼痛控制会增加术后患抑郁症的风险。

谵妄

谵妄是以注意力受损为标志的一种精神状态的急性变化，是常见于住院手术患者中的严重并发症。谵妄综合征可能表现为幻觉、躁动、睡眠障碍、情绪波动和认知障碍，导致受伤和主观的痛苦。

在医院里，谵妄发病率为14%～56%，随后一年，死亡的可能性翻倍[8-10]。谵妄也被发现是发展为痴呆症的独立危险因素[11]。在术后的几天较易发生谵妄，据报道这一时期的发病概率高达70%[12]。综述发现骨科术后患者与心脏术后患者的谵妄发病率差异很大，分别为3.6%～53.3%和13.5%～41.7%[13, 14]。

临床上，较多关注以躁动和睡眠不足为特征的多动型谵妄，通常需要药物治疗和约束。然而，患者表现出的退缩、互动性差及"安静困惑"的低活动特征，往往被误诊为抑郁症。活动减退性谵妄缺乏抗精神病药物针对的生理激越症状[15]。在心脏手术后的重症监护室中，活动减退性谵妄比活动过度性谵妄更常见，且是长时间机械通气（mechanical ventilation）的独立危险因素[16]。考虑到在此期间谵妄的患病率和发病率相对较高，因此术后情绪改变应被视为谵妄，直至出现其他症状为止。虽然临床表现可能存在较大的差异，但表22-1还是对比了谵妄和抑郁症的一般症状。

典型的活动减退性谵妄患者会否认抑郁情绪，但存在其他相关症状，如精力匮乏、焦虑、注意力不集中和睡眠障碍。进行认知检查时需特别关注患者注意力（如倒背年月份或倒数数字），同时直接检查患者的情绪，以区分活动减退性谵妄和抑郁症。谵妄通常表现为幻视、夜间症状恶化（"日落综合征"）及急性变化的认知功能障碍。

表 22-1　术后谵妄和抑郁症的特征

特征	谵妄	抑郁症
发病	急性——与医疗或外科事件急性相关	急性或慢性——可能早于手术
影响	消极（活动减退），焦虑或不稳定（活动过度）	心悸，绝望，有罪感
心境	通常"焦虑"或"良好"	抑郁
注意力受损	+++	-
其他认知障碍	++	+/-（情感淡漠）
日常活动	衰减，晚上明显（日落综合征）	不变
睡眠紊乱	+++	+
幻视	++	-
幻听	+	+/-（严重情况时）
脑电图（EEG）	弥散缓慢	正常

少数重性抑郁症患者存在认知困难，认知障碍偶尔（误导性地）被称为"假性痴呆"，与真正的认知功能障碍不同，通常表现为缺乏努力或冷漠。在抑郁症和谵妄病情严重情况下都可能发生幻听，但在谵妄时发生幻听的可能性相对更大。对于有明显精神病史或住院时间过长、病情复杂的患者来说，在某些情况下区分这两者可能很困难。在相对罕见的情况下，谵妄患者可能会非常痛苦，并出现抑郁症的某些症状，包括自杀念头。在未知的情况下，可以通过脑电图呈现谵妄中常见的弥散性放缓的脑电活动来排除癫痫发作。未患有谵妄或其他神经疾病的抑郁症患者的脑电图显示是正常的。

值得注意的是，谵妄和抑郁可能会共病，但手术后的直接目标应该是治疗谵妄，同时治疗焦虑、睡眠障碍和抗精神病药物引起的主观痛苦。因此期间加抗抑郁药物可能会加重混淆，所以最好在谵妄症状解决后再考虑使用抗抑郁药物。

谵妄治疗的目标已转向早期认知，为了改善管理，需要识别有患谵妄风险的个体并筛查高风险患者。包括混乱评估量表（Confusion Assessment Method，CAM）或ICU混乱评估量表（CAM-ICU）在内的筛查工具已经过验证，旨在帮助非精神障碍训练的临床医生发现并监测谵妄病例[17, 18]。循证治疗指南，如英国国家健康与临床卓越研究所（the UK National Institute for Health and Care Excellence），可能有助于预防、诊断和治疗谵妄[19]。

术后患者抗抑郁管理

术后患者的抗抑郁药大多需要口服。许多在手术前服用这些药物的患者，在手术期间停药，在术后数小时至数天内重新开始服药。然而，在某些情况下，需要停用口服抗抑郁药很长一段时间。许多抗抑郁药可以通过鼻胃管被粉碎和使用，这是外科重症监护患者常用的方法。然而，释放制剂如安非他酮、文拉法辛、帕罗西汀和度洛西汀这类药物，一般不能以这种方式给药，用替代制剂如口崩片（米氮平）或液体（西酞普兰、舍曲林、氟西汀、锂）可以改善吸收。

但是肠胃外替代品非常少见。已经有静脉注射版本的西酞普兰，其疗效和耐受性与口服版本相当，但在大多数医院中并不常见[20]。透皮性司来吉兰被批准用于治疗重性抑郁症，但作为一种单胺氧化酶抑制剂，其在医院中的使用受限于潜在的药物相互作用和5-羟色胺综合征的风险[21]。

在某些情况下，对一些术后意识不清患者需谨慎使用预防性抗抑郁药。具有显著抗胆碱能活性的药物，如阿米替林、丙咪嗪、去甲替林、多塞平和帕罗西汀，可能直接诱发谵妄和增加发病时间[22]。已有报道用安非他酮治疗谵妄的病例，大概是由于其对多巴胺再摄取相对独特的抑制作用[23]。

在术后患者抗抑郁管理中，特别需要考虑药物的相互作用。例如，抗生素利奈唑胺本身是一种单胺氧化酶抑制剂，与5-羟色胺能药物的结合使用可能会提升5-羟色胺综合征的风险[24]。同时使用选择性5-羟色胺再摄取抑制剂和曲马多治疗疼痛也会增加5-羟色胺毒性[25]。在使用华法林的患者中，氟西汀和其他精神药物与国际标准化比值和出血风险增加有关[26]。

当需要停用抗抑郁药时，可以逐步减少抗抑郁药的剂量，但在随即术后阶段这样做的可能性很小。尽管如此，也应尽力减少药物以避免停药反应，即使这样的反应很短暂。在药物的半衰期短并且基线剂量相对较高的情况下，这就显得特别重要。值得注意的是，帕罗西汀、文拉法辛、去甲文拉法辛、度洛西汀的半衰期都相对较短（而氟西汀为4~6天）。突然停止服药很少会引起危险的副作用，而头痛、胃肠道症状、烦躁不安、眩晕、烦躁和混乱这些副作用都已有报道[27]。在突然停用抗抑郁药的患者出院后，应尽可能持续监测他们抑郁症状的复发或恶化情况。

疼痛和睡眠

围手术期和术后期间疼痛控制不佳是术后抑郁症发生的独立危险因素。整形外科相关文献强调了疼痛和抑郁症之间的关系。一项研究显示：术前疼痛预示术后抑郁症状，术后抑郁症状预测出院时疼痛。这表明在围手术期可能需要同时治疗疼痛和抑郁症状，以达到足够的镇痛效果[28]。其他研究也表明：术前抑郁、焦虑与术后疼痛、功能不良及与健康相关的生活质量有关[29,30]。

睡眠障碍常与抑郁症和焦虑症共病。例如，手术后肩部疼痛与抑郁症、焦虑症和睡眠障碍密切相关[30]。治疗睡眠障碍可改善抑郁评分，反之亦然[31]。在术前或术后对情绪和睡眠障碍进行有效的筛查能及早识别和治疗抑郁症，从而改善预后。咨询联络精神科服务可能有助于评估手术患者常见的精神疾病，也用于评估急性手术恢复阶段后对精神病康复服务的需求并提供所需服务。

肠胃科手术

● 减肥手术

肥胖与抑郁症之间的相互关系已被描述，尽管调节因素仍在研究中[32]。以人为对象的研究表明肥胖导致抑郁症的比值在1.0~2.0[33]。包括Roux-en-Y胃旁路术、胃袖状切除术和其他手术的减肥手术作为治疗病态肥胖（目前定义为BMI≥40 kg/m²）的有效方法继续获得普及。对要做减肥手术的人最好进行精神筛查。筛查结果表明，相对来说，该人群中存在较高水平的精神疾病共病问题，包括情绪、人格和进食障碍[34]。筛查中也发现了该群体有较高比例的自杀意念[35]。虽然影响手术结果的因素有很多，但术前抑郁程度越高，术后体重下降越少[36]。尽管许多患者手术后的情绪和生活质量方面有所改善[37]，但在减肥手术前后，抗抑郁药的使用通常保持不变[38]。在影响吸收的过程中，如Roux-en-Y胃旁路术，可能需要调整药物剂量，正如在舍曲林药理学研究中所表明的一样，与控制组相比，术后患者血浆浓度显著降低，平均浓度-时间减半[39]。在吸收改变的情况下，抗抑郁药的液体制剂可能是有用的选择，尽管尚未有研究证明抗抑郁药的液体制剂在该人群中的应用优于片剂或胶囊。

● 造口术

造口的心理影响往往被低估。大约1/4的造口术患者在术后的恢复受临床显著心理症状（如抑郁、焦虑和窘迫）的影响[40]。这些痛苦的情绪通常随着时间的推移而有所改善。更好的情绪调节与造口术接受度、更好的人际关系和造口护理自我效能有关[41]。男性更容易有抑郁症且感受到生活质量的下降[42]，但这一结论存在争议，因为另一项研究没有发现这种性别差异[41]。

身体症状，如疼痛和恶心，会影响生活质量，社会因素如活动受限制和亲密关系被干扰也会影响生活质量。尽管仍需进一步对这一人群的抑郁症发病率和管理进行前瞻性研究（框22-1），但常规社会心理评估和支持（特别是在手术后早期）似乎是有益的。对于明显受到社会隔离或难以接受其造口存在的患者，建议对其定期监测抑郁症状并评估抗抑郁药治疗的效果。

移植

● 总则

器官移植患者的精神护理分三个阶段进行：评估、手术和移植后。在评估阶段，如果在许多中心都不需要的话，通常为精神、心理或社会评估相结合的评估方式。这一阶段包括对精神障碍的仔细筛查，因为许多患者以前没有进行过正式评估[43]。此时，抑郁症的特征与终末期器官疾病患者的特征类似，但与移植过程相关的检测、治疗计划、不确定性和风险可能会使许多等待移植手术患者的情绪恶化。对于一些等待移植的患者，随着疾病的进展，无助感和绝望感会变得更加普遍。在此期间，移植支持小组和情绪监测尤其显得有用。

手术后，并发症或偏离患者期望的结果可能直接影响患者的心境，尤其是在恢复期延长时更甚。即使没有并发症，对疼痛、恶心和疲劳等的抱怨也在患者中常见。类固醇可能加重一部分患者的抑郁和情感不稳定的症状，特别是在移植手术后需要使用相对较高剂量时。谵妄、睡眠障碍及其他药物副作用（如常用免疫抑制剂他克莫司引起的震颤）和社会支持压力都可能导致急性抑郁症。

在移植后阶段，已故捐赠者的移植所引起的内疚感和过度担心移植失败的心情都可能会引发抑郁症。慢性免疫抑制也会引起精神病性的不良后果。移植后淋巴增生性疾病是由 EB 病毒感染后的 B 细胞增生和长期免疫抑制引起的，在移植后的第一年最常见，但也有罕见的病例，他们可能会在移植几年后发病。预示症状与原发性 EB 病毒感染相似，包括淋巴结肿大、发热和不适。后者可能类似于抑郁症，这种表现可能被认为是认知缺陷。一般而言，根据传播的程度，治疗涉及免疫抑制的减少及抗病毒剂和化疗。

进行性多灶性白质脑病是由 JC（John Cunningham）病毒引起的脱髓鞘性病变，可导致情绪和认知改变。虽然抗逆转录病毒药物是目前治疗的首选药物，但两项小样本系列研究发现米氮平在阻止携带人类免疫缺陷病毒患者的进行性多灶性白质脑病发展方面有一些好处，这引发了一个有趣的问题，即抗抑郁药物在这一过程中是否具有神经保护作用[44,45]。

● 实体器官移植

在术后的第一段时间里，很难区分谵妄、反应性抑郁症和类固醇的直接影响。一般来说，谵妄的管理和支持治疗是这一时期精神病学研究的主要目标，同时需要密切监测患者的心境、睡眠和食欲。抗精神病药物可以改善急性症状，特别是睡眠障碍、焦虑或幻觉。5 周非盲试验显示奥氮平能有效治疗抑郁症和皮质类固醇引起的混合情绪（或躁狂）症状[46]。

尽管移植后的健康状况有所改善，但心理困扰仍然存在且比较常见，手术后 2 年内多达 80% 的实体器官受者存在一定程度的抑郁症状[47]。在此期间，心脏和肺移植受者的严重抑郁症的患病率分别高达 28% 和 32%[48]。一项对肾移植受者的前瞻性研究发现，术后即刻抑郁症发生率为 22%，抑郁症与术后 5 年的死亡率显著相关[49]。然而，抑郁症与较差的手术结果之间的关联还远不清楚。在一项关于肝肾脏衰竭患者的研究中，"轻度"或更高范围的贝克抑郁自评量表评分与移植后 18 个月移植失败和死亡风险降低 1/3 相关[50]。

● 面部移植

关于面部移植的心理和伦理并发症的研究虽然少但不断在增长[51]。世界范围内至少已经进行了 20 多例面部移植手术，其中 7 例移植手术在布莱根妇女医院进行，主要用于修复创伤性损伤。有关共病精神问题（psychiatric outcome）的资料很少。面部毁容显然与主要心理疾病的发生有关，包括抑郁症和自杀念头[52]。移植有可能改善这种困扰及社会功能。一例报告显示移植成功 3 个月后的患者抑郁症状减轻[53]。

除了面部毁容的独特且不容忽视的社会影响外，手术住院和复原的时间往往比大多数实体器官移植更长。失明和言语困难会干扰交流。因此，对抑郁症状的全面评估可能需要相当长的时间和重复访视。

烧伤 / 创伤手术

先进的外科创伤手术和护理使严重烧伤幸存者的数量急剧增加。这些患者面临独特的心理调整和功能丧失、毁容的困境。精神咨询服务可用于任何公认的烧伤护理的三个阶段：紧急阶段、急性（重构）阶段和长期恢复调整阶段[54]。

● 紧急阶段

广义的烧伤的紧急阶段为从受伤开始至治疗的最初

72小时内。在此期间护理着重于稳定患者情绪。现有的药物依赖问题（20%～80%）是在烧伤患者中需充分关注的。因此，酒精戒断和多因素谵妄可使烧伤恢复的紧急阶段变得复杂。与烧伤相关的谵妄一般发生在烧伤后的前3天内[54]，并可能伴随情绪不稳定、流泪、退缩、冷漠和其他类似抑郁症的症状。诊断抑郁症、焦虑症、急性应激障碍或创伤后应激障碍通常发生在后期阶段和谵妄消退后[54]。

● 急性阶段

急性（也称为重构）阶段为从急性外科手术干预结束到出院这一段时间，或者从紧急阶段到烧伤区域完全被皮肤移植物覆盖或伤口愈合时为止。在这个阶段，促进睡眠以及迅速识别和治疗任何急性短暂性精神障碍或情绪障碍，可以使患者更快地恢复并最大限度地缩短住院时间[54]。已患抑郁症的烧伤患者住院时间较长，伤口愈合情况较差[55]。这似乎也适用于在烧伤后出现抑郁症状的患者。针对烧伤相关抑郁症状的早期药物干预和最佳的疼痛控制可能会降低烧伤后抑郁的可能性，并改善功能结果和生活质量[56]。

随着急性压力障碍的发展，应变稳态负荷可能是对急性阶段疼痛与较差伤口愈合的关联的潜在解释。应变稳态是一个在压力时期达到内稳态的过程，由下丘脑-垂体-肾上腺轴调节。去甲肾上腺素、肾上腺素、糖皮质激素和促炎细胞因子水平的改变是针对物理应激物（如烧伤创伤）及心理应激物而发生的。具体而言，糖皮质激素和促炎细胞因子参与了应激和伤口愈合的生理机制[57]。在急性应激期间，这种神经内分泌反应是有利的，如可以通过触发这些反应而逃离危险或愈合伤口。但是如果这种反应长期存在，反而会产生负面影响。糖皮质激素和促炎细胞因子的慢性升高与抑郁症有关，抑郁症患者甚至在急性烧伤阶段的伤口愈合较差。无论抑郁症是先于烧伤发生还是在烧伤后发展出的，在急性阶段后很长时间，抑郁症仍会产生影响。烧伤患者长期生活质量的一个更有力的预测指标是抑郁症，而不是全身表面烧伤范围。

● 长期恢复调整阶段

多达2/3的烧伤患者有精神疾病，其中最常见的是抑郁症[58]。在烧伤后，30%～40%的患者会出现新的精神病诊断[59, 60]，其中最常见的是重性抑郁症（10%），其次是广泛性焦虑症和创伤后应激障碍。57%的患者在最初的12个月内会出现新的精神症状，另外21%的患者在2年内会出现新的精神症状[60]。抑郁症会降低烧伤患者的生活质量，并影响长期恢复。这可能与残疾风险增加和重新工作的可能性降低有关，这两方面都是影响生活质量的主要因素。尚未发现患者的生活质量与全身表面烧伤

面积相关，但与伤前教育水平、重返工作的可能性、伤后应激障碍[61]、伤前精神健康和社会支持有关[62]。早期识别和治疗急性阶段抑郁症可能会产生较好的治疗结果。

身体形象在烧伤患者的长期恢复中也扮演着重要角色。对烧伤前身体形象不满意的患者即使没有明显的身体缺陷或功能丧失，也会报告抑郁症状增加且感知生活质量降低。在2个月的随访中，还发现对烧伤前身体形象不满意会导致烧伤后社会心理健康水平和身体功能下降[63]。

● 肢体截肢

在创伤性截肢后的1～2年内，抑郁症和焦虑症的发生率高达30%[64-66]。在上肢截肢患者中也有类似的报道[67]。截肢后出现抑郁症的风险似乎随着康复状况而波动。一项关于下肢截肢患者的研究发现：抑郁程度在术后立即上升，在住院治疗期间恢复正常，出院后再次上升。研究表明：在康复过程中，随着功能恢复的进展，患者开始面对手术结果，接受功能缺陷，下肢丧失后的抑郁和焦虑水平可能会有所缓解，随后患者从康复中心出院后，焦虑和抑郁程度会增加[68]。

截肢后，抑郁症和生活质量密切相关。下肢截肢患者的生活质量与七个因素相关：抑郁、运动能力、社会支持、共病疾病数量、义肢、年龄和社交活动。抑郁症是其中最显著的，约占生活质量差异的30%。具有全部七个因素的完整模型占生活质量差异的42%[69]。

情绪障碍对下肢截肢术后义肢使用的影响也已被证实。预先存在的情绪障碍似乎并不影响患者学习使用义肢的能力[70]，但抑郁症病史影响了义肢装配的适应性、义肢的使用时间和功能[71]。

一些研究还调查了应对策略在肢体截肢术后的生活质量和恢复中的作用。逃避（认知脱离）与心理困扰和不适应性密切相关，而解决问题和寻求社会支持与抑郁呈负相关，并与更好的调整呈正相关[67, 72]。关于一个人的外表和在公众眼中的自我意识的消极信念也增加了痛苦和使社会心理承受力变差[66]。这些结果表明认知行为疗法在改善与身体形象相关的认知扭曲方面有作用，且随后改善了社会心理功能。

心胸外科

● 冠状动脉旁路移植术

冠状动脉旁路移植术是美国最常见的心脏手术类型。冠状动脉旁路移植术可缓解心绞痛症状，改善生活质量并提高生存率。抑郁症在接受冠状动脉旁路移植术的患者中很常见，而冠状动脉旁路移植术后患者的抑郁症发病率和死亡率都有上升的风险。据报道：接受冠状动脉旁路移植术治疗的患者抑郁症发病率为20%～25%[73, 74]，

如果统计包括有轻度抑郁症状的患者，其发生率会增加至38%[74]。冠状动脉旁路移植术患者抑郁的危险因素包括生物、社会和行为因素（表22-2）。

表 22-2　冠状动脉旁路移植术患者抑郁的
危险因素[76-78]

| 既往抑郁症治疗 |
| 共病疾病情况 |
| 女性 |
| 年轻 |
| 有限的社会支持 |
| 未婚 |
| 烟草滥用 |
| 低质量的健康生活 |
| 身体状况不佳 |

　　许多病理生理机制可以解释抑郁性冠状动脉旁路移植术患者发病率和死亡率增加的原因，包括交感神经系统活性增加、下丘脑-垂体-肾上腺轴激活、易发生心律失常、全身炎症和血小板聚集性增加。这些状态可以单独或协同促进动脉粥样硬化的发展，导致血栓形成或冠状动脉旁路移植术后出现的危险的心律失常。抑郁症与身体不活动、肥胖和心脏康复计划不当有关，这些都导致身体健康状况恶化。已知抑郁症患者有较高的药物不依从性，且更频繁地使用烟草和酒精，这些是他们患心血管疾病的危险因素。抑郁症也可能通过增加谵妄的风险影响冠状动脉旁路移植术的进程。在最近对谵妄危险因素的荟萃分析中，发现抑郁症使患有谵妄的风险增加了3倍[75]。当发生谵妄时，可能会延长住院时间，妨碍身体恢复并增加死亡率，从而使术后病程复杂化。

　　通过放大症状的主观经验，抑郁症可能会增加冠状动脉旁路移植术手术转诊的可能性。在进行冠状动脉旁路移植术之前，抑郁症患者比没有抑郁症的患者表现出更多的心绞痛症状。他们中的许多人也感觉在生理功能上受限于他们的症状。因此，鉴于其客观心血管测试的结果，患者的抑郁症更常归因于冠状动脉旁路移植术[76]。

　　抑郁症可以预测接受冠状动脉旁路移植术术后6个月内再次入院的可能性更高[79]，12个月内患者心肌梗死、心脏骤停或重复冠状动脉旁路移植术的发生率也更高[73]。抑郁症还预示了移植静脉内动脉粥样硬化的更快进展[77]。从长期来看，抑郁是冠状动脉旁路移植术术后5年内心绞痛复发的危险因素[80]。鉴于心绞痛的缓解是适合接受

冠状动脉旁路移植术手术的主要指标之一，抑郁症患者的冠状动脉旁路移植术手术治疗结果可能不尽如人意。

　　尚不清楚抑郁症冠状动脉旁路移植术患者死亡风险增加是否与心脏或非心脏原因（如感染、慢性阻塞性肺疾病或肾衰竭）相关。布卢门撒尔（Blumenthal）等进行了一项大规模试验，发现在冠状动脉旁路移植术之前患有中度至重性抑郁症的患者在随后的5.2年中，即使在控制了年龄、性别和疾病的严重程度后仍有超过2倍风险的全因死亡率[74]。在迄今为止时间跨度最长的研究中，康纳尼（Connerney）等发现重症抑郁障碍患者在冠状动脉旁路移植术术后10年心脏死亡率几乎翻倍。这表明初期的抑郁症可能会继续影响未来的生存率[81]。

　　抑郁发作的时间可能会影响死亡率风险。手术前或手术后诱发的抑郁症的死亡率高于有抑郁史的患者。在冠状动脉旁路移植术手术间诊断为抑郁症时，大多数患者持续存在抑郁症状，58%的个体在6个月随访中持续符合抑郁症标准[74]。

　　抑郁症在术前期可能难以诊断。接受冠状动脉旁路移植术的患者可能会经历各种各样的情绪——对接受大手术的焦虑，对他们病情严重程度的担忧，对他们所经历的功能限制的沮丧及对死亡率的担忧。对手术应激反应的症状可能表明短暂的调节过程，或可能预示持续性抑郁症的发作。抑郁症患者普遍存在快感缺失或自杀意念，但在其他情况下（如适应障碍）很少出现。考虑谵妄的可能性也很重要。心脏手术后谵妄极为常见，患病率高达53.3%。在其阴性形式中，平淡效应、注意力不集中、精力匮乏、食欲不振和失眠可能是抑郁症的症状。

　　2008年，美国心脏协会发布了一项科学咨询建议，即对所有冠心病患者进行抑郁症筛查。随后，出现了关于现有筛查工具的有效性及早期识别和治疗是否从实际上减少抑郁症或改变心血管疾病进程的探讨。心血管疾病和抑郁症之间躯体症状的重叠使诊断冠心病患者的抑郁症存在一些困难，特别是疲劳、睡眠不好、食欲下降、体重增加或体重减轻及注意力不集中。然而，有证据表明在评估冠状动脉旁路移植术的手术效果上，抑郁症的认知症状比躯体症状更重要。因此，在康纳尼等的研究中发现，只有抑郁症的认知症状（悲伤、内疚、无价值和烦躁）与冠状动脉旁路移植术后死亡风险增加有关[81]。

　　对心血管病患者的抗抑郁药物治疗试验证明这类患者的抑郁症有一定改善。然而，他们没有显示出对降低心血管病发病率或死亡率的实质性益处。在冠状动脉旁路移植术患者中，关于选择性5-羟色胺再摄取抑制剂的出血风险引起了特别关注。鉴于5-羟色胺在血小板聚集中的作用，选择性5-羟色胺再摄取抑制剂可能增加出血

风险。但最近对冠状动脉旁路移植术患者的研究并不支持这种可能性。对手术前接受选择性5-羟色胺再摄取抑制剂或5-羟色胺和去甲肾上腺素再摄取抑制剂的患者进行的一项大型研究未发现冠状动脉旁路移植术后出血或院内死亡风险增加。抗抑郁药联合抗血小板药物和抗凝药物治疗急性冠状动脉综合征也是正确的[5]。合作医疗模式曾被用于控制冠状动脉旁路移植术后患者的抑郁症，并能有效减轻抑郁症状[78]。

● **心室辅助装置**

2012年，在美国进行了2378例心脏移植手术，但仍有许多患者正在等待心脏移植手术。鉴于供体心脏短缺及心力衰竭患者越来越多，机械循环支持（如左心室辅助装置）的使用频率增加。左心室辅助装置是植入胸腔内的机械泵，用于支持心脏功能和血液循环。左心室辅助装置可以作为永久性治疗，即"目的疗法"，或可以当作临时"移植桥"。一项试验证明，相较于最佳医疗管理，左心室辅助装置在提高了心力衰竭患者的生存率和生活质量后，其使用率大大提高[82]。

植入左心室辅助装置的患者必须接受频繁的医疗随访，执行无菌敷料更换并频繁更换电池、响应设备的警报，并且必须应对手术的压力和长期恢复。对左心室辅助装置植入的患者进行精神病筛查有助于筛查因心理问题而出现并发症高风险的患者。因为对与左心室辅助装置植入预后不佳相关的精神危险因素了解有限，所以大多数筛查方法都是基于心脏移植患者的经验。这些文献表明依从性不佳、抑郁症、酒精或药物解毒史及过去的自杀企图与生存率低有关[83]。曾有过自杀企图的使用左心室辅助装置患者的风险更大。左心室辅助装置内部泵通过传动线连接到外部电源和控制器，如果患者将传动线路与左心室辅助装置断开，设备将停止运行。在植入左心室辅助装置后患抑郁症和产生自杀意念的患者中，鉴于他们伤害自己很容易，因此快速评估和开始治疗至关重要。

并非所有断开左心室辅助装置连接的患者都被认为是自杀。一些使用左心室辅助装置患者不满意依赖于循环支持的机械装置所决定的生活质量，并决定关闭装置。只有在确定个人有决断的能力，确定可治疗的痛苦来源，确定存在积极的精神疾病，并理解可能在做决定中起作用的家族、宗教或文化信仰因素后，才能做出这一决定。

受小样本量和短期随访期的限制，很少有研究检测使用左心室辅助装置患者抑郁症的患病率。据报道，植入装置后抑郁症的患病率为20%～25%，与其他类型心血管疾病的抑郁症发生率相似[84, 85]。使用左心室辅助装置的患者的健康状况改善高峰约在左心室辅助装置植入后3个月[86]。长期处于低血流量状态的心力衰竭患者的血流量增加可能会改善患者的精力、睡眠和注意力。然而，使用左心室辅助装置的患者可能有明显的疼痛，难以入睡，并面临可能感染的风险，并担心其发生故障[87]。左心室辅助装置植入后患者的生活质量低于接受心脏移植的患者的生活质量。

在大多数充血性心力衰竭的情况下，植入左心室辅助装置和抑郁症之间的关系可以通过潜在的心脏状况来调节。根据纽约心脏协会功能分类：充血性心力衰竭与抑郁症发病率升高有关，其患抑郁症风险增加。此外，接受左心室辅助装置植入术的患者术后谵妄和脑卒中的风险很高，这种情况也与抑郁症有关。一些报道表明，有相当高比例的患有抑郁症并使用左心室辅助装置的患者伴有卒中术后并发症[85]。最后，依靠植入泵生存的患者需要进行重大的心理调整，因为他们知道自己处于可能患有并发症或设备故障的慢性风险中。

妇科手术

● **子宫切除术**

2003年，美国进行了超过60万例子宫切除术[88]。虽然近几十年来这一比例有所下降，但子宫切除术仍是最常用的妇科手术。子宫切除术通常用于良性妇科疾病，能够缓解患者的疼痛不适并提高其生活质量。在绝经前妇女中实施的子宫切除术针对的是功能失调性子宫出血、子宫内膜异位和纤维瘤。在绝经后妇女中，子宫切除术通常针对子宫脱垂。子宫切除术最常见的年龄是40～49岁，通常在更年期之前。在53.8%的病例中，子宫切除术伴有双侧卵巢切除术。虽然这一比例随着年龄增加而增加，但接受双侧卵巢切除术的妇女中有37%的人年龄介于15～44岁[89]。

从历史上看，子宫切除术和抑郁症状之间存在很强的关联。1974年，理查兹（Richards）发现，70%的患者在子宫切除术后出现以抑郁、潮热、疲劳和泌尿系统症状为特征的综合征[90]。较早的研究受限于回顾性设计，样本量较小，预后指标不足，而最近的前瞻性研究表明子宫切除确实可以缓解大多数患者的症状，患者满意度很高[91]。除了改善身体症状外，多项研究显示术后抑郁发生率有所下降。在缅因州的女性健康研究中，抑郁症发生率从术前的21%下降到术后的6%[92]。马里兰州女性健康研究进行了一项大规模的试验，发现73%的术前抑郁症女性术后有抑郁症状缓解和生活质量改善的迹象[93]。尽管有这些有利的结果，但似乎有一部分患者没有经历症状改善或在子宫切除术后患有新发性抑郁症。术前和术后抑郁的危险因素包括年龄、精神病史和疼痛症状的严重程度（表22-3）。

表 22-3　子宫切除术患者抑郁的危险因素

术前抑郁的危险因素[94]	术后抑郁的危险因素[93-95]
年龄（<50 岁）	术前抑郁
焦虑	心理治疗的历史
疼痛	焦虑
	疼痛
	自卑

　　有很多潜在的机制将子宫切除术和卵巢切除术与抑郁症联系起来。双侧卵巢切除术导致雌激素和孕酮循环水平急剧下降。在自然更年期中，卵巢继续分泌少量睾酮，其在体内脂肪中转化为雌二醇，然而，这在手术绝经后不会发生。即使保留卵巢，子宫切除本身也与更年期提前有关，特别是单侧卵巢切除术[96]。这可能与手术期间卵巢血液供应中断有关。关于激素对缓解症状和抑郁风险的影响有不一致的结论。部分研究支持激素机制的作用，研究显示在 2 年的随访期间，双侧卵巢切除术预示症状改善不足[93]，确诊抑郁症的风险增加[97]，雌激素替代疗法可减少抑郁症状[98, 99]。相反，其他研究仅限于子宫切除术和双侧卵巢切除术患者，未发现双侧卵巢切除术与抑郁症风险[100]、雄激素水平和心理健康[101]或用雌激素替代疗法改变抑郁症风险之间的关联[97]。

　　理论上认为，在子宫切除术后的抑郁症发展中，丧失生育能力和女性特质是重要的影响因素。尽管对这个问题进行研究的文献有限，但在对埃及妇女进行的一项研究中发现，低产和零产是子宫切除术后抑郁症的危险因素[95]。在另一项研究中发现，那些术前表示希望拥有更多孩子的女性抑郁评分更高，并且更可能接受心理治疗。术后与那些不想要额外孩子的妇女相比，这些妇女的抑郁症水平持续升高[102]。

　　子宫切除术的好处似乎并不随着子宫切除术的类型变化而变化。在大多数研究中，无论患者是进行了双侧卵巢切除术还是保留卵巢，都出现了抑郁症状的改善和生活质量的提高[94]。不论是进行腹腔镜还是腹腔子宫切除术[103]，或者子宫切除术是切除全部还是部分子宫，都会产生抑郁[104]。一项研究注意到，与社区年龄匹配的女性相比，子宫切除术患者的生活质量仍然较低[104]，尽管他们的抑郁症状、躯体症状和生活质量在术前到术后均有所改善。

　　大多数研究的随访时间相当短，并没有比较子宫切除术患者和社区妇女情况的差异。一项为期 10 年的前瞻性研究发现，无论她们是否绝经，是否完成了子宫切除术，还是采用子宫切除术和卵巢切除术，所有女性的抑郁症状均有所下降。

　　大多数治疗研究是基于围绝经期或绝经后患抑郁症

的女性。在这些患者中，雌激素替代疗法改善了潮热症状和睡眠质量，但并不能持续有效缓解抑郁症状。雌激素替代疗法可以增加选择性 5-羟色胺再摄取抑制剂的功效[105, 106]。由于长期雌激素替代治疗与增加脑卒中、静脉血栓栓塞、乳腺癌和胆囊疾病风险有关，因此应该与患者的妇科医生或初级保健医师共同商定是否继续进行激素替代治疗，同时仔细评估风险和收益并进行适当的监测。

内分泌手术

　　神经心理症状在内分泌疾病中很常见，包括库欣病、原发性甲状旁腺功能亢进症和甲状腺疾病（另见第 14 章）。库欣病的特征是促肾上腺皮质激素分泌过量，最常见的原因是垂体微腺瘤导致皮质醇分泌过多。已报道有 54% ~ 86% 的库欣病患者存在神经精神症状[107, 108]。其中抑郁症最为常见，然而也存在焦虑、烦躁不安和躁狂症等精神症状[107-109]。手术切除微腺瘤是库欣病的一种治疗选择。即使矫正皮质醇增多症，精神病理学也可能持续存在。在一项针对库欣病患者进行治疗的前瞻性研究中，3 个月随访时精神疾病的初始发生率分别为 54.6% 和 53.6%，6 个月随访时为 36%，12 个月随访时为 24.1%[110]。神经精神症状的持续存在可能与皮质醇对大脑的结构和功能的长期诱导作用有关[111]。

　　原发性甲状旁腺功能亢进伴甲状旁腺激素升高和血清钙水平升高是由腺体腺瘤引起的（另见第 14 章）。甲状旁腺功能亢进症通常与精神疾病有关，其中抑郁症状占大约 23.4%，焦虑症状占 15.6%[112]。甲状旁腺切除术 12 个月后，抑郁症和焦虑症的症状比例分别降至 15.7% 和 7.8%。[112]

　　甲状腺疾病可能导致精神症状，包括抑郁、焦虑和认知功能障碍[113]。甲状腺切除术可用于治疗甲状腺癌、甲状腺肿和某些情况下的甲状腺功能亢进。根据有多少甲状腺被移除，患者可能会在术后出现甲状腺功能减退。在一项对甲状腺癌进行甲状腺切除术的患者的研究中发现，与正常对照相比，进行甲状腺切除手术的患者中抑郁和焦虑的发生率升高，并且与接受甲状腺激素替代治疗的患者相比，进行甲状腺切除术的患者其焦虑和抑郁情况更严重[113]。

癌症手术

　　尽管存在潜在的并发症，但患者经常热切期待癌症手术。他们专注于这样一个事实：完全切除（"将患处全部切除"）会增加治愈的可能性。临床研究表明：与手术后接受新辅助化疗或放疗的患者相比，手术前接受新辅助化疗或放疗的患者会产生更多焦虑和抑郁的症状。这种抑制性效应在新辅助化疗反应不佳的情况下特别强烈[114]。有时候，患者会有这样的印象：化疗或放疗可能使他们的肿瘤缩小到足以允许进行手术，从而治愈疾病。这个希望能够帮助他们应对最初治疗的严峻挑战。如果他们对放化疗的反应不足，击垮他们治愈的希望，那么抑郁症就会随之而来。几种常见的情况包括乳腺癌切除术之前用于治疗炎症性乳腺癌的新辅助化疗，或用于胰腺癌的新辅助化疗，这些可以帮助患者为惠普尔手术（Whipple procedure）做准备。

会导致永久性后遗症的癌症手术更可能导致抑郁症，如不孕或丧失身体部位（如乳房切除术、截肢术、妇科或泌尿外科手术）。进行探查性手术并发现患有不可切除的疾病的患者也处于悲伤反应和抑郁症的高风险中。在这些情况下，术后时期不仅涉及与恢复有关的一般身体压力源，而且还涉及与可能的死亡相关的损失和对抗。这些患者可能会出现自杀意念，在出院前应仔细评估其自杀风险。

● 乳房手术

许多妇女在治疗早期乳腺癌时，面临乳房切除术或乳房肿瘤切除术的选择。难以做出选择往往导致高度焦虑，但通常不会导致抑郁。开展保乳手术的主要动机是减少乳房根治术可能产生的情绪影响。但是，一般来说，研究没有发现乳房肿瘤切除术是一种心理社会的万能药，女性在手术后数月内表现出相似的抑郁和性功能水平，不管具体手术过程如何，进行乳房肿瘤切除术的女性确实具有较少的身体形象忧虑[115]。对于那些接受乳房切除术的患者，无论是否重建或重建时机是否延迟，心理困扰（包括抑郁和焦虑）在手术后立即出现，且约在术后1年内均可见[116]。由于 *BRCA* 基因突变携带者患乳腺癌的风险高，因此有时会接受预防性乳房切除手术。在这种情况下，乳房切除术似乎不会增加患抑郁症的风险[117]。尽管如此，对预防性乳房切除术后的患者进行情绪困扰危险因素的社会心理评估，有助于患者和医务人员决定如何推进治疗（框22-2）。乳房切除术后的乳房幻觉综合征可能影响10%～20%的患者，可能与年龄较小、乳腺导管原位癌和抑郁症发病率增加有关[118]。

抑郁症和其他精神障碍可能与乳房切除患者的术后并发症有关。具体而言，最近的一项研究表明，任何精神科诊断都与并发症发生率增加、住院时间延长及平均护理费用增加有关[119]。在这项研究中，4.5%的患者有精神健康状况，然而，86.7%的精神障碍是焦虑症，6%是严重抑郁[119]。

乳房切除术后抑郁症的生物决定因素尚未被广泛研究。然而，一项研究表明 *BDNF Met / Met* 基因型可能在乳房切除术后1周和1年时与抑郁症相关，而与 *5-HTT* 和 *5-HTR2A* 基因无关[120]。

框 22-2
从社会心理学的组成部分评估
预防性乳房切除术或预防性卵巢切除术

家族癌症史
个人癌症史
精神病史（强调焦虑、抑郁、躯体障碍和人格障碍）
性虐待或虐待史
性别、孕史和哺乳史
癌症风险和相关的焦虑
对实际风险的理解
对以前做过的整形手术的满意程度（如果曾做过整形手术）
生育的渴望
同伴的立场和照顾

● 头颈部癌症手术

头颈部肿瘤的手术通常可能损害咀嚼、吞咽和说话功能及味觉、嗅觉等感官功能。其中一些手术也损坏身体。例如，全喉切除产生永久性造口和导致语音功能丧失。一些通信替代品，如向单向空气阀和电磁线，是不完全有效的。喉部造口伴有严重的口臭和其他功能限制，如无法游泳和擤鼻涕，难以控制分泌物及难以淋浴。许多患者，即使是那些不需要全喉切除术的患者，也会接受气管切开术，这种手术可能是暂时性的，也可能是永久性的。这些手术通常会中断沟通能力。其他患者需要一定的肠内营养和呼吸供给，这会导致肺炎的频繁发作。

头颈部手术之前的焦虑在有美容期望和功能改变的情况下非常高。抑郁症状在术后即刻达到高峰，但随着患者适应其功能状态而改善[121]。尽管如此，术后6个月的随访表明，一部分患者（可能约10%）符合严重抑郁症的标准[122]。由于头颈部癌症与烟酒使用高度相关，患者在术后期间处于戒断状态的高风险，对不良的健康行为的内疚可能进一步加剧抑郁症状。

● 泌尿生殖系统和其他癌症手术

前列腺切除术比前列腺癌的放射疗法更容易引起棘手的副作用，如性功能障碍和尿失禁。然而，令人惊讶的是：一项大型的纵向研究显示，在6个月的随访中，与只接受放射疗法的高焦虑患者相比，接受前列腺切除术的高焦虑男性报告的焦虑和抑郁更少[123]。实际上，在所有术后时间点，接受前列腺切除术的男性报告的抑郁症水平低于普通人群（9%～18%的患者 vs. 20%的普通人群）。对这些发现有若干种解释。高焦虑男性可能非常害怕手术，他们选择了放疗，从而使前列腺切除术组中增加了焦虑和抑郁风险较低的患者。另外，手术可能提供了更多的健康保障，因为前列腺被移除了。该研究表明，患有局限性前列腺癌的男性具有惊人的心理弹性，特别是接受手术治疗的患者。

进行局部肾细胞癌手术的患者（根治性肾切除术或保留肾单位手术）往往具有相对正常的身体和心理健康结果。对于膀胱癌患者，选择的治疗方法是根治性膀胱切除术和尿路重建。回肠导管手术包括建立输尿管结肠吻合术，最终导致一个永久性腹壁造口。最近，外科医生开发了替代性分流程序，其中一些可能由于腹泻、维生素B$_{12}$吸收不良和失禁而使得程序变得更加复杂。在建立管道和可控部分分流之后，生活质量似乎相似[124]。对这些手术后抑郁症的真实发病率知之甚少，除了一项小型研究表明，回肠导管患者的抑郁程度高于因良性疾病而接受前列腺切除术的对照组患者[125]。

造口术、子宫切除术和卵巢切除术在本节的其他部分已被讨论过，并且在影响患者的心理社会因素方面往往相似。值得一提的是，最后的一项癌症特异性程序——盆腔脏器切除术，即将所有盆腔器官（结肠、直肠、肛门、膀胱、前列腺、子宫、卵巢、阴道）移除，以管理晚期局部浸润性肿瘤。这将导致永久性造口和性功能的严重损伤。尽管部分文章提出了术后阶段患者的心理社会功能良好，但关于盆腔脏器功能衰竭患者的抑郁症发病率还是知之甚少[126]。

结论

抑郁症在术前和术后患者中都很普遍，但经常被忽视。精神病筛查使我们有机会识别最新诊断的抑郁症并在准备手术期充分管理精神科药物或治疗，如认知行为疗法。每名外科手术患者都面临患有抑郁症的特定风险。术前，在接受减肥手术和冠状动脉搭桥术的患者中，抑郁症发生率升高。术后，实体器官移植、烧伤、肢体截肢患者以及因癌症手术而丧失部分躯体结构的患者出现抑郁症更加普遍。抑郁症可能会影响术后护理，因为它会增加由于手术不理想而产生疼痛的风险，并可能影响患者对术后治疗建议的依从性。手术结果也可能受到影响，抑郁的减肥手术患者术后体重下降，抑郁的冠状动脉旁路移植术患者发病率和死亡率增加。但是，在某些情况下，手术可能确实会降低抑郁症的发生率，如子宫切除术和某些类型的癌症手术。目前对外科手术和抑郁症之间关系的理解仍然有限，因为研究一直限于较小样本的特定患者群体，使得研究结果的普遍性不明确。研究者需要进一步研究，以更好地理解手术和抑郁症之间的复杂关系、抑郁对手术结果的影响以及了解抑郁症的治疗是否可以改善手术结果。

参考文献

1. Vaerøy H, Juell M, Høivik B. Prevalence of depression among general hospital surgical inpatients. *Nord J Psychiatry*. 2003; 57(1): 13–16.

2. Ni Mhaolain AM, Butler JS, Magill PF, Wood AE, Sheehan J. The increased need for liaison psychiatry in surgical patients due to the high prevalence of undiagnosed anxiety and depression. *Ir J Med Sci*. 2008; 177(3): 211–215.

3. Conrad EJ, Hansel TC, Pejic NG, Constans J. Assessment of psychiatric symptoms at a level I trauma center surgery follow-up clinic: a preliminary report. *Am Surg*. 2013; 79(5): 492–494.

4. Scher CS, Anwar M. The self-reporting of psychiatric medications in patients scheduled for elective surgery. *J Clin Anesth*. 1999; 11(8): 619–621.

5. Kim DH, Daskalakis C, Whellan DJ, et al. Safety of selective serotonin reuptake inhibitor in adults undergoing coronary artery bypass grafting. *Am J Cardiol*. 2009; 103(10): 1391–1395.

6. Kudoh A, Katagai H, Takazawa T. Antidepressant treatment for chronic depressed patients should not be discontinued prior to anesthesia. *Can J Anaesth*. 2002; 49(2): 132–136.

7. van Haelst IM, van Klei WA, Doodeman HJ, Kalkman CJ, Egberts TC, Group MS. Antidepressive treatment with monoamine oxidase inhibitors and the occurrence of intraoperative hemodynamic events: a retrospective observational cohort study. *J Clin Psychiatry*. 2012; 73(8): 1103–1109.

8. Inouye SK. The dilemma of delirium: clinical and research controversies regarding diagnosis and evaluation of delirium in hospitalized elderly medical patients. *Am J Med*. 1994; 97(3): 278–288.

9. McCusker J, Cole M, Abrahamowicz M, Primeau F, Belzile E. Delirium predicts 12-month mortality. *Arch Intern Med*. 2002; 162(4): 457–463.

10. Kiely DK, Marcantonio ER, Inouye SK, et al. Persistent delirium predicts greater mortality. *J Am Geriatr Soc*. 2009; 57(1): 55–61.

11. Davis DHJ, Barnes LE, Blossom SCM, et al. The descriptive epidemiology of delirium symptoms in a large population-based cohort study: results from the Medical Research Council Cognitive Function and Ageing Study (MRC CFAS). *BMC Geriatrics*. 2014; 14(87): 1–8.

12. Guenther U, Radtke FM. Delirium in the postanaesthesia period. *Curr Opin Anaesthesiol*. 2011; 24(6): 670–675.

13. Bruce AJ, Ritchie CW, Blizard R, Lai R, Raven P. The incidence of delirium associated with orthopedic surgery: a meta-analytic review. *Int Psychogeriatr*. 2007; 19(2): 197–214.

14. Koster S, Oosterveld FG, Hensens AG, Wijma A, van der Palen J. Delirium after cardiac surgery and predictive validity of a risk checklist. *Ann Thorac Surg*. 2008; 86(6): 1883–1887.

15. Meagher DJ, Leonard M, Donnelly S, Conroy M, Adamis D, Trzepacz PT. A longitudinal study of motor subtypes in delirium: frequency and stability during episodes. *J Psychosom Res*. 2012; 72(3): 236–241.

16. Stransky M, Schmidt C, Ganslmeier P, et al. Hypoactive delirium after cardiac surgery as an independent risk factor for prolonged

mechanical ventilation. *J Cardiothorac Vasc Anesth*. 2011; 25(6): 968–974.

17. Inouye SK, van Dyck CH, Alessi CA, et al. Clarifying confusion: the confusion assessment method. A new method for detection of delirium. *Ann Intern Med*. 1990; 113(12): 941–948.

18. Ely EW, Margolin R, Francis J, et al. Evaluation of delirium in critially ill patients: validation of the Confusion Assessment Method for the Intensive Care Unit (CAM-ICU). *Crit Care Med*. 2001; 29(7): 1370–1379.

19. National Institute for Health and Care Excellence. Delirium: diagnosis, prevention and management (clinical guideline 103). Published July 2010. Available at www.nice.org.uk/nicemedia/live/13060/49909/49909.pdf. Accessed on January 4, 2016.

20. Guelfi JD, Strub N, Loft H. Efficacy of intravenous citalopram compared with oral citalopram for severe depression. Safety and efficacy data from a double-blind, double-dummy trial. *J Affect Disord*. 2000; 58(3): 201–209.

21. Robinson DS, Amsterdam JD. The selegiline transdermal system in major depressive disorder: a systematic review of safety and tolerability. *J Affect Disord*. 2008; 105(1–3): 15–23.

22. Livingston RL, Zucker DK, Isenberg K, Wetzel RD. Tricyclic antidepressants and delirium. *J Clin Psychiatry*. 1983; 44(5): 173–176.

23. Mack DR, Barbarello-Andrews L, Liu MT. Agitated delirium associated with therapeutic doses of sustained-release bupropion. *Int J Clin Pharm*. 2012; 34(1): 9–12.

24. Ramsey TD, Lau TT, Ensom MH. Serotonergic and adrenergic drug interactions associated with linezolid: a critical review and practical management approach. *Ann Pharmacother*. 2013; 47(4): 543–560.

25. Nelson EM, Philbrick AM. Avoiding serotonin syndrome: the nature of the interaction between tramadol and selective serotonin reuptake inhibitors. *Ann Pharmacother*. 2012; 46(12): 1712–1716.

26. Nadkarni A, Oldham MA, Howard M, Berenbaum I. Drug-drug interactions between warfarin and psychotropics: updated review of the literature. *Pharmacotherapy*. 2012; 32(10): 932–942.

27. Schatzberg AF, Haddad P, Kaplan EM, et al. Serotonin reuptake inhibitor discontinuation syndrome: a hypothetical definition. Discontinuation Consensus panel. *J Clin Psychiatry*. 1997; 58(Suppl 7): 5–10.

28. Goebel S, Steinert A, Vierheilig C, Faller H. Correlation between depressive symptoms and perioperative pain: a prospective cohort study of patients undergoing orthopedic surgeries. *Clin J Pain*. 2013; 29(5): 392–399.

29. Brander V, Gondek S, Martin E, Stulberg SD. Pain and depression influence outcome 5 years after knee replacement surgery. *Clin Orthop Relat Res*. 2007; 464: 21–26.

30. Cho CH, Seo HJ, Bae KC, Lee KJ, Hwang I, Warner JJ. The impact of depression and anxiety on self-assessed pain, disability, and quality of life in patients scheduled for rotator cuff repair. *J Shoulder Elbow Surg*. 2013; 22(9): 1160–1166.

31. Gupta R, Lahan V. Insomnia associated with depressive disorder: primary, secondary, or mixed? *Indian J Psychol Med*. 2011; 33(2): 123–128.

32. Luppino FS, de Wit LM, Bouvy PF, et al. Overweight, obesity, and depression: a systematic review and meta-analysis of longitudinal studies. *Arch Gen Psychiatry*. 2010; 67(3): 220–229.

33. Faith MS, Butryn M, Wadden TA, Fabricatore A, Nguyen AM, Heymsfield SB. Evidence for prospective associations among depression and obesity in population-based studies. *Obes Rev*. 2011; 12(5): e438–e453.

34. Black DW, Goldstein RB, Mason EE. Prevalence of mental disorder in 88 morbidly obese bariatric clinic patients. *Am J Psychiatry*. 1992; 149(2): 227–234.

35. Chen EY, Fettich KC, McCloskey MS. Correlates of suicidal ideation and/or behavior in bariatric-surgery-seeking individuals with severe obesity. *Crisis*. 2012; 33(3): 137–143.

36. Brunault P, Jacobi D, Miknius V, et al. High preoperative depression, phobic anxiety, and binge eating scores and low medium-term weight loss in sleeve gastrectomy obese patients: a preliminary cohort study. *Psychosomatics*. 2012; 53(4): 363–370.

37. Sysko R, Devlin MJ, Hildebrandt TB, Brewer SK, Zitsman JL, Walsh BT. Psychological outcomes and predictors of initial weight loss outcomes among severely obese adolescents receiving laparoscopic adjustable gastric banding. *J Clin Psychiatry*. 2012; 73(10): 1351–1357.

38. Cunningham JL, Merrell CC, Sarr M, et al. Investigation of antidepressant medication usage after bariatric surgery. *Obes Surg*. 2012; 22(4): 530–535.

39. Roerig JL, Steffen K, Zimmerman C, Mitchell JE, Crosby RD, Cao L. Preliminary comparison of sertraline levels in postbariatric surgery patients versus matched nonsurgical cohort. *Surg Obes Relat Dis*. 2012; 8(1): 62–66.

40. White CA, Hunt JC. Psychological factors in postoperative adjustment to stoma surgery. *Ann R Coll Surg Engl*. 1997; 79(1): 3–7.

41. Simmons KL, Smith JA, Bobb KA, Liles LL. Adjustment to colostomy: stoma acceptance, stoma care self-efficacy and interpersonal relationships. *J Adv Nurs*. 2007; 60(6): 627–635.

42. Mihalopoulos NG, Trunnell EP, Ball K, Moncur C. The psychologic impact of ostomy surgery on persons 50 years of age and older. *J Wound Ostomy Continence Nurs*. 1994; 21(4): 149–155.

43. Spencer BW, Chilcot J, Farrington K. Still sad after successful renal transplantation: are we failing to recognise depression? An audit of depression screening in renal graft recipients. *Nephron Clin Pract*. 2011; 117(2): c106–c112.

44. Lanzafame M, Ferrari S, Lattuada E, et al. Mirtazapine in an HIV-1 infected patient with progressive multifocal leukoencephalopathy. *Infez Med*. 2009; 17(1): 35–37.

45. Cettomai D, McArthur JC. Mirtazapine use in human immunodeficiency virus-infected patients with progressive multifocal leukoencephalopathy. *Arch Neurol*. 2009; 66(2): 255–258.

46. Brown ES, Chamberlain W, Dhanani N, Paranjpe P, Carmody TJ, Sargeant M. An open-label trial of olanzapine for corticosteroid-induced mood symptoms. *J Affect Disord*. 2004; 83(2–3): 277–281.

47. Baranyi A, Krauseneck T, Rothenhäusler HB. Overall mental distress and health-related quality of life after solid-organ transplantation: results from a retrospective follow-up study. *Health Qual Life Outcomes.* 2013; 11: 15.

48. Dew MA, DiMartini AF, DeVito Dabbs AJ, et al. Onset and risk factors for anxiety and depression during the first 2 years after lung transplantation. *Gen Hosp Psychiatry.* 2012; 34(2): 127–138.

49. Novak M, Molnar MZ, Szeifert L, et al. Depressive symptoms and mortality in patients after kidney transplantation: a prospective prevalent cohort study. *Psychosom Med.* 2010; 72(6): 527–534.

50. Corruble E, Barry C, Varescon I, et al. Report of depressive symptoms on waiting list and mortality after liver and kidney transplantation: a prospective cohort study. *BMC Psychiatry.* 2011; 11: 182.

51. Dubernard JM, Lengelé B, Morelon E, et al. Outcomes 18 months after the first human partial face transplantation. *N Engl J Med.* 2007; 357(24): 2451–2460.

52. Soni CV, Barker JH, Pushpakumar SB, et al. Psychosocial considerations in facial transplantation. *Burns.* 2010; 36(7): 959–964.

53. Coffman KL, Siemionow MZ. Face transplantation: psychological outcomes at three-year follow-up. *Psychosomatics.* 2013; 54: 372–378.

54. Ilechukwu ST. Psychiatry of the medically ill in the burn unit. *Psychiatr Clin North Am.* 2002; 25(1): 129–147.

55. Wisely JA, Wilson E, Duncan RT, Tarrier N. Pre-existing psychiatric disorders, psychological reactions to stress and the recovery of burn survivors. *Burns.* 2010; 36(2): 183–191.

56. Dalal PK, Saha R, Agarwal M. Psychiatric aspects of burn. *Indian J Plast Surg.* 2010; 43(Suppl): S136–S142.

57. Christian LM, Graham JE, Padgett DA, Glaser R, Kiecolt-Glaser JK. Stress and wound healing. *Neuroimmunomodulation.* 2006; 13(5–6): 337–346.

58. Dyster-Aas J, Willebrand M, Wikehult B, Gerdin B, Ekselius L. Major depression and posttraumatic stress disorder symptoms following severe burn injury in relation to lifetime psychiatric morbidity. *J Trauma.* 2008; 64(5): 1349–1356.

59. Yabanoğlu H, Yağmurdur MC, Taşkıntuna N, Karakayalı H. Early period psychiatric disorders following burn trauma and the importance of surgical factors in the etiology. *Ulus Travma Acil Cerrahi Derg.* 2012; 18(5): 436–440.

60. Ter Smitten MH, de Graaf R, Van Loey NE. Prevalence and co-morbidity of psychiatric disorders 1–4 years after burn. *Burns.* 2011; 37(5): 753–761.

61. Munster AM, Fauerbach JA, Lawrence J. Development and utilization of a psychometric instrument for measuring quality of life in burn patients, 1976 to 1996. *Acta Chir Plast.* 1996; 38(4): 128–131.

62. Patterson DR, Ptacek JT, Crones F, Fauerbach JA, Engray L. Describing and predicting distress and satisfaction with life for burn survivors. *J Burn Care Rehabil.* 2000; 21(6): 490–498.

63. Fauerbach JA, Heinberg LJ, Lawrence JW, et al. Effect of early body image dissatisfaction on subsequent psychological and physical adjustment after disfiguring injury. *Psychosom Med.* 2000; 62(4): 576–582.

64. Senra H. How depressive levels are related to the adults' experiences of lower-limb amputation: a mixed methods pilot study. *Int J Rehabil Res.* 2013; 36(1): 13–20.

65. Doukas WC, Hayda RA, Frisch HM, et al. The Military Extremity Trauma Amputation/Limb Salvage (METALS) study: outcomes of amputation versus limb salvage following major lower-extremity trauma. *J Bone Joint Surg Am.* 2013; 95(2): 138–145.

66. Atherton R, Robertson N. Psychological adjustment to lower limb amputation amongst prosthesis users. *Disabil Rehabil.* 2006; 28(19): 1201–1209.

67. Desmond DM, MacLachlan M. Coping strategies as predictors of psychosocial adaptation in a sample of elderly veterans with acquired lower limb amputations. *Soc Sci Med.* 2006; 62(1): 208–216.

68. Singh R, Ripley D, Pentland B, et al. Depression and anxiety symptoms after lower limb amputation: the rise and fall. *Clin Rehabil.* 2009; 23(3): 281–286.

69. Asano M, Rushton P, Miller WC, Deathe BA. Predictors of quality of life among individuals who have a lower limb amputation. *Prosthet Orthot Int.* 2008; 32(2): 231–243.

70. Larner S, van Ross E, Hale C. Do psychological measures predict the ability of lower limb amputees to learn to use a prosthesis? *Clin Rehabil.* 2003; 17(5): 493–498.

71. Webster JB, Hakimi KN, Williams RM, Turner AP, Norvell DC, Czerniecki JM. Prosthetic fitting, use, and satisfaction following lower-limb amputation: a prospective study. *J Rehabil Res Dev.* 2012; 49(10): 1493–1504.

72. Livneh H, Antonak RF, Gerhardt J. Psychosocial adaptation to amputation: the role of sociodemographic variables, disability-related factors and coping strategies. *Int J Rehabil Res.* 1999; 22(1): 21–31.

73. Connerney I, Shapiro PA, McLaughlin JS, Bagiella E, Sloan RP. Relation between depression after coronary artery bypass surgery and 12-month outcome: a prospective study. *Lancet.* 2001; 358(9295): 1766–1771.

74. Blumenthal JA, Lett HS, Babyak MA, et al. Depression as a risk factor for mortality after coronary artery bypass surgery. *Lancet.* 2003; 362(9384): 604–609.

75. Lin Y, Chen J, Wang Z. Meta-analysis of factors which influence delirium following cardiac surgery. *J Card Surg.* 2012; 27(4): 481–492.

76. Mallik S, Krumholz HM, Lin ZQ, et al. Patients with depressive symptoms have lower health status benefits after coronary artery bypass surgery. *Circulation.* 2005; 111(3): 271–277.

77. Saur CD, Granger BB, Muhlbaier LH, et al. Depressive symptoms and outcome of coronary artery bypass grafting. *Am J Crit Care.* 2001; 10(1): 4–10.

78. Wellenius GA, Mukamal KJ, Kulshreshtha A, Asonganyi S, Mittleman MA. Depressive symptoms and the risk of atherosclerotic progression among patients with coronary artery bypass grafts. *Circulation.* 2008; 117(18): 2313–2319.

79. Borowicz L, Royall R, Grega M, Selnes O, Lyketsos C, McKhann G. Depression and cardiac morbidity 5 years after coronary artery

bypass surgery. *Psychosomatics*. 2002; 43(6): 464–471.

80. Connerney I, Sloan RP, Shapiro PA, Bagiella E, Seckman C. Depression is associated with increased mortality 10 years after coronary artery bypass surgery. *Psychosom Med*. 2010; 72(9): 874–881.

81. Rollman BL, Belnap BH, LeMenager MS, et al. Telephone-delivered collaborative care for treating post-CABG depression: a randomized controlled trial. *JAMA*. 2009; 302(19): 2095–2103.

82. Rose EA, Gelijns AC, Moskowitz AJ, et al. Long-term use of a left ventricular assist device for end-stage heart failure. *N Engl J Med*. 2001; 345(20): 1435–1443.

83. Owen JE, Bonds CL, Wellisch DK. Psychiatric evaluations of heart transplant candidates: predicting post-transplant hospitalizations, rejection episodes, and survival. *Psychosomatics*. 2006; 47(3): 213–222.

84. Wray J, Hallas CN, Banner NR. Quality of life and psychological well-being during and after left ventricular assist device support. *Clin Transplant*. 2007; 21(5): 622–627.

85. Shapiro PA, Levin HR, Oz MC. Left ventricular assist devices. Psychosocial burden and implications for heart transplant programs. *Gen Hosp Psychiatry*. 1996; 18(6 Suppl): 30S–35S.

86. Brouwers C, Denollet J, de Jonge N, Caliskan K, Kealy J, Pedersen SS. Patient-reported outcomes in left ventricular assist device therapy: a systematic review and recommendations for clinical research and practice. *Circ Heart Fail*. 2011; 4(6): 714–723.

87. Dew MA, Kormos RL, Winowich S, et al. Human factors issues in ventricular assist device recipients and their family caregivers. *ASAIO J*. 2000; 46(3): 367–373.

88. Wu JM, Wechter ME, Geller EJ, Nguyen TV, Visco AG. Hysterectomy rates in the United States, 2003. *Obstet Gynecol*. 2007; 110(5): 1091–1095.

89. Whiteman MK, Hillis SD, Jamieson DJ, et al. Inpatient hysterectomy surveillance in the United States, 2000–2004. *Am J Obstet Gynecol*. 2008; 198(1): 34.e31–37.

90. Richards DH. A post-hysterectomy syndrome. *Lancet*. 1974; 2(7887): 983–985.

91. Kjerulff KH, Rhodes JC, Langenberg PW, Harvey LA. Patient satisfaction with results of hysterectomy. *Am J Obstet Gynecol*. 2000; 183(6): 1440–1447.

92. Carlson KJ, Miller BA, Fowler FJ. The Maine Women's Health Study: I. Outcomes of hysterectomy. *Obstet Gynecol*. 1994; 83(4): 556–565.

93. Kjerulff KH, Langenberg PW, Rhodes JC, Harvey LA, Guzinski GM, Stolley PD. Effectiveness of hysterectomy. *Obstet Gynecol*. 2000; 95(3): 319–326.

94. Vandyk AD, Brenner I, Tranmer J, Van Den Kerkhof E. Depressive symptoms before and after elective hysterectomy. *J Obstet Gynecol Neonatal Nurs*. 2011; 40(5): 566–576.

95. Helmy YA, Hassanin IM, Elraheem TA, Bedaiwy AA, Peterson RS, Bedaiwy MA. Psychiatric morbidity following hysterectomy in Egypt. *Int J Gynaecol Obstet*. 2008; 102(1): 60–64.

96. Farquhar CM, Sadler L, Harvey SA, Stewart AW. The association of hysterectomy and menopause: a prospective cohort study. *BJOG*. 2005; 112(7): 956–962.

97. Rocca WA, Grossardt BR, Geda YE, et al. Long-term risk of depressive and anxiety symptoms after early bilateral oophorectomy. *Menopause*. 2008; 15(6): 1050–1059.

98. Schiff R, Bulpitt CJ, Wesnes KA, Rajkumar C. Short-term transdermal estradiol therapy, cognition and depressive symptoms in healthy older women. A randomised placebo controlled pilot cross-over study. *Psychoneuroendocrinology*. 2005; 30(4): 309–315.

99. Nathorst-Böös J, von Schoultz B, Carlström K. Elective ovarian removal and estrogen replacement therapy–effects on sexual life, psychological well-being and androgen status. *J Psychosom Obstet Gynaecol*. 1993; 14(4): 283–293.

100. Gibson CJ, Joffe H, Bromberger JT, et al. Mood symptoms after natural menopause and hysterectomy with and without bilateral oophorectomy among women in midlife. *Obstet Gynecol*. 2012; 119(5): 935–941.

101. Aziz A, Brännström M, Bergquist C, Silfverstolpe G. Perimenopausal androgen decline after oophorectomy does not influence sexuality or psychological well-being. *Fertil Steril*. 2005; 83(4): 1021–1028.

102. Leppert PC, Legro RS, Kjerulff KH. Hysterectomy and loss of fertility: implications for women's mental health. *J Psychosom Res*. 2007; 63(3): 269–274.

103. Persson P, Wijma K, Hammar M, Kjølhede P. Psychological wellbeing after laparoscopic and abdominal hysterectomy–a randomised controlled multicentre study. *BJOG*. 2006; 113(9): 1023–1030.

104. Thakar R, Ayers S, Georgakapolou A, Clarkson P, Stanton S, Manyonda I. Hysterectomy improves quality of life and decreases psychiatric symptoms: a prospective and randomised comparison of total versus subtotal hysterectomy. *BJOG*. 2004; 111(10): 1115–1120.

105. Westlund Tam L, Parry BL. Does estrogen enhance the antidepressant effects of fluoxetine? *J Affect Disord*. 2003; 77(1): 87–92.

106. Schneider LS, Small GW, Hamilton SH, Bystritsky A, Nemeroff CB, Meyers BS. Estrogen replacement and response to fluoxetine in a multicenter geriatric depression trial. Fluoxetine Collaborative Study Group. *Am J Geriatr Psychiatry*. 1997; 5(2): 97–106.

107. Cohen SI. Cushing's syndrome: a psychiatric study of 29 patients. *Br J Psychiatry*. 1980; 135: 120–124.

108. Sonino N, Fava GA, Raffi AR, et al. Clinical correlates of major depression in Cushing's disease. *Psychopathology*. 1998; 31(6): 302–306.

109. Kelly WF, Kelly MJ, Faragher B. A prospective study of psychiatric and psychological aspects of Cushing's syndrome. *Clin Endocrinol*. 1996; 45(6): 715–720.

110. Dorn LD, Burgess ES, Friedman TC, et al. The longitudinal course of psychopathology in Cushing's syndrome after correction of hypercortisolism. *J Clin Endocrinol Metab*. 1997; 82(3): 912–919.

111. Starkman MN, Gebarski SS, Berent S, et al. Hippocampal formation volume, memory dysfunction, and cortisol levels in patients with Cushing's syndrome. *Biol Psychiatry*. 1992; 32(9): 756–765.

112. Weber T, Keller M, Hense I, et al. Effect of parathyroidectomy on quality of life and neuropsychological symptoms in primary hyperparathyroidism. *World J Surg*. 2007; 31(6): 1202–1209.

113. Constant EL, Adam S, Seron X, et al. Anxiety and depression, attention, and executive functions in hypothyroidism. *J Int Neuropsychol Soc*. 2005; 11(5): 535–544.

114. Chintamani Gogne A, Khandelwal R, et al. The correlation of anxiety and depression levels with response to neoadjuvant chemotherapy in patients with breast cancer. *JRSM Short Rep*. 2011; 2(3): 15.

115. Rosenberg SM, Tamimi RM, Gelber S, et al. Body image in recently diagnosed young women with early breast cancer. *Psychooncology*. 2013; 22(8): 1849–1855.

116. Metcalfe KA, Semple J, Quan ML, et al. Changes in psychosocial functioning 1 year after mastectomy alone, delayed breast reconstruction, or immediate breast reconstruction. *Ann Surg Oncol*. 2012; 19(1): 233–241.

117. Brandberg Y, Sandelin K, Erikson S, et al. Psychological reactions, quality of life, and body image after bilateral prophylactic mastectomy in women at high risk for breast cancer: a prospective 1-year follow-up study. *J Clin Oncol*. 2008; 26(24): 3943–3949.

118. Spyropoulou AC, Papageorgiou C, Markopoulos C, Christodoulou GN, Soldatos KR. Depressive symptomatology correlates with phantom breast syndrome in mastectomized women. *Eur Arch Psychiatry Clin Neurosci*. 2008; 258(3): 165–170.

119. Fox JP, Philip EJ, Gross CP, Desai RA, Killelea B, Desai MM. Associations between mental health and surgical outcomes among women undergoing mastectomy for cancer. *Breast J*. 2013; 19(3): 276–284.

120. Kim JM, Kim SW, Stewart R, et al. Serotonergic and BDNF genes associated with depression 1 week and 1 year after mastectomy for breast cancer. *Psychosom Med*. 2012; 74(1): 8–15.

121. Mochizuki Y, Matsushima E, Omura K. Perioperative assessment of psychological state and quality of life of head and neck cancer patients undergoing surgery. *Int J Oral Maxillofac Surg*. 2009; 38(2): 151–159.

122. Bronheim H, Strain JJ, Biller HF. Psychiatric aspects of head and neck surgery. Part I: New surgical techniques and psychiatric consequences. *Gen Hosp Psychiatry*. 1991; 13(3): 165–176.

123. Korfage IJ, Essink-Bot ML, Janssens AC, Schröder FH, de Koning HJ. Anxiety and depression after prostate cancer diagnosis and treatment: 5-year follow-up. *Br J Cancer*. 2006; 94(8): 1093–1098.

124. Porter MP, Penson DF. Health related quality of life after radical cystectomy and urinary diversion for bladder cancer: a systematic review and critical analysis of the literature. *J Urol*. 2005; 173(4): 1318–1322.

125. Ficarra V, Righetti R, D'Amico A, et al. General state of health and psychological well-being in patients after surgery for urological malignant neoplasms. *Urol Int*. 2000; 65(3): 130–134.

126. Dempsey GM, Buchsbaum HJ, Morrison J. Psychosocial adjustment to pelvic exenteration. *Gynecol Oncol*. 1975; 3(4): 325–334.

第 23 章

抑郁症护理的实现：
服务和设置

简·厄尔布
Jane Erb

埃米莉·贝内德托
Emily Benedetto

詹姆斯·卡特里纳
James Cartreine

戴维·克罗尔
David Kroll

伊丽莎·帕克
Eliza Park

塞哈尔·沙赫
Sejal Shah

斯图尔特·波利亚克
Stuart Pollack

韩洋 译

引言

筛查、全面评估和有效治疗对患有抑郁症的个体而言是必要的，但不足以充分治愈抑郁症患者。为了实现治疗目标，他们必须接受有效且高效的治疗方案。实施策略旨在识别、评估和治疗患者，同时与医疗团队的其他成员无缝协调他们的护理工作也是一项挑战。能够相互交流并协调治疗的专家团队至关重要。此外，为了设计可扩展和可负担系统，基于人群的定位是必要的。纳入疾病登记可以进行有效监测，从而最大限度地提高患者治疗依从性并优化治疗效果[1]。这需要利用计算机技术随时跟踪和监测症状、生理功能及满意度。计算机化治疗还可以通过消除护理的物理障碍来提供更多的机会，从而提高患者对护理的参与度。

在本章中，我们将讨论如何为患有抑郁症的患者提供护理，在医疗门诊设置抑郁症护理模式，以及成功、高效且具有成本效益的传递模式。我们叙述了计算机化在实现为大量人群提供护理方面的重要作用。

医疗门诊设置

在20世纪70年代后期，美国的第一个多层面精神卫生流行病学研究将初级卫生保健系统定义为"事实上的精神卫生系统（de facto mental health system）"。适用于患有更普遍但不太严重的精神疾病（包括抑郁症）的美国人[2]，这种趋势一直持续到今天[3]。

研究强调了在初级护理机构中鉴别和治疗抑郁症的优越性，并开发了许多具有前景的护理模式。尽管如此，在许多初级护理机构中，精神卫生护理仍然不受重视。一项医学研究报告《提高精神卫生护理质量，改善物质使用状况》[4]，记录了在提供精神卫生护理方面存在的大量不足之处，包括不良的检测、治疗和随访护理。这些发现证明了对治疗策略指南更广泛地传播的必要性。

最近的一项综述研究表明，在符合重性抑郁症诊断标准的6%~10%的初级护理患者中，只有50%的患者被初级护理提供者准确诊断[5]。接受抗抑郁药治疗的初级护理患者通常很少学习抑郁症的相关知识，并且随访很少，这导致患者治疗依从性较差。在所有类型的抗抑郁药处方药中，常有不良的治疗依从性，只有25%~50%的接受过初级护理的患者遵循医嘱，在医生建议的时间段内继续使用抗抑郁药物进行治疗，而有15%的患者从未服用药物[5]。

已经发现了一些影响治疗依从性的障碍，包括监测不足、患者对抑郁症及其治疗的受教育程度不足、临床医生的理论和技能不足[6]、对抑郁症的污名化及在法律和财务方面遇到困难。

已经实施的整合性护理模式和治疗策略，如协作式护理，能够弥补这些差距，并且它是价格适宜的改善护理的工具[7]。表23-1中列出的内容被认为是关键的模型组件。

表 23-1　整合性抑郁症护理：关键组件

筛查
患者参与策略，如动机访谈，患者自我管理
基于人群的护理，如患者登记
基于测量的护理
逐步护理
抑郁症护理管理员
系统性地使用算法治疗

筛查对于有效识别存在风险的患者至关重要。筛查的理想工具具有灵敏、具体，便于自我管理并且容易整合到流程的特点。患者健康问卷-9[8]虽然还没有被普遍接受，但是已被广泛地用作首选筛查工具（有关筛查工具的更完整讨论，请参见第3章）。筛查很重要，但阳性筛查不足以在临床上诊断抑郁症。筛查后必须始终对筛查呈阳性的患者进行全面的医学和精神病学评估。

算法治疗指南已被证明可以改善包括抑郁症在内的各种疾病的结果并降低成本[9]。由于接受抑郁症治疗的患者有很大比例在一定时间内未达到足够的抗抑郁药剂量[10]，指南对于促进循证护理非常宝贵。这些指导方针必须被纳入初级护理提供者的工作流程，以便临床医生可以实时看到并采取行动。指南还可用于提示临床医生考虑重要的并发症，决定何时住院或转诊至专科医生，选择治疗方法和给药剂量及衡量发展状况。

患者登记成为追踪患者人群的一项日益重要的手段。它们使临床医生可以定期检查患者的病情，监测患者人群的趋势，并识别那些治疗后病情没有得到改善的患者。在理想情况下，注册中心会集成到电子医疗记录中，以消除冗余数据输入。这些注册中心使临床医生和管理员可以评估护理对个人和群体的结果的影响，然后反复修改编程以提高护理的质量和效率。如果与索赔数据库相连接，注册中心还可以确定护理对卫生保健费用的影响。

心理健康咨询是综合护理中最常见且持续时间最长的方式。咨询人员通常是精神科医生，也可能是护士、心理学家或具有心理健康专业知识的社会工作者。咨询人员通过电话、电子邮件或临床信息与初级护理提供者进行沟通，具体的沟通方式取决于病情复杂程度、患者喜好程度及咨询者的经验，这些问题可以通过非正式的、自由轻松的聊天获得答案。在其他情况下，需要对患者进行正式访谈。药物治疗通常由初级护理提供者提供，并根据需要进行额外咨询。如果患者的状况或药物治疗过于复杂，患者可能会接受咨询人员的治疗或以其他方式转诊至精神科门诊。这种方法可以使更多患者在初级保健机构中接受最佳护理。这减少了将患者转诊到精神科门诊的需要，在这种情况下，至少有一半的患者从未进行转诊，而接受转诊的患者脱落率很高[11]。患者因素（如忘记预约、受精神病症状干扰），使心理社会问题（如无家可归、观察力的缺乏或对精神病的负面观点）复杂化，以及临床医生因素（如沟通不畅、等待预约时间过长及转诊临床医生对精神病学存有偏见）共同造成了人员流失和护理不足的问题[12]。

尽管高效的抑郁症护理管理员可能会是受过训练的专业人士，但通常都是具有心理健康专业知识的护士或社会工作者。抑郁症护理管理员是协作护理模式的关键，因为他们协助初级护理提供者对患者进行抑郁症及其治疗的教育，加强基本且重要的日常活动，如健康饮食、锻炼及跟踪和监测患者的治疗进展。抑郁症护理管理员通常接受过动机访谈技术培训，并为患者提供行为激活或解决问题的治疗方案。最后，在患者需要进行心理治疗时，抑郁症护理管理员会协助患者转介治疗师。

精神卫生临床医生在初级护理环境中的共同位置是综合护理的另一个要素。因为患者在熟悉的初级护理环境中接受他们的专业护理，这为实时咨询提供了更多的机会，增加了初级护理提供者接受培训的机会，并提高了成功心理健康转介的可能性。嵌入式精神科医生（embedded psychiatrist）不仅位于同一位置，而且通常还以一种标准化的协议驱动的方式整合到初级护理团队的工作流程中。

在逐步护理方法中，患者抑郁的严重程度和复杂性决定了护理的水平。例如，一个被诊断患有轻度抑郁症的人，可能会被提供一系列自救方案，这些方案可以在书籍或是互联网上获得。一个患有更严重、急性或复杂抑郁症的人（如一个与其他主要精神疾病共病的患者）可能会被分配给精神科医生进行管理。介于两者之间的患者，可能由初级护理提供者和抑郁症护理管理员共同管理。根据进展情况，可以在这种护理范围内重新分配患者。该模型允许以最有效的方式分配或划分有限的资源。

协作医疗是上述所有要素的集合，并且真正地包含了在初级医疗环境中提供行为医疗的团队概念。该团队由具有行为健康专业知识的临床医生组成，必要时由初级护理提供者召集。精神科医生通常是行为健康团队的顾问，该团队评估病情、教育患者、建议额外资源，并经常提供以技能为基础的治疗和持续监测方案。如果患者被推荐使用药物，这些处方是由初级护理提供者预先编写的。

美国一些诊所和医疗保健系统已开发或正在开发将精神卫生保健纳入初级保健设置的模型。结合了上述的一些组合，在这里提出两个成功且完善的模型。此外还描述了两个模型的混合体——布莱根妇女医院的优化模型。

改善情绪促进协作治疗计划

改善情绪促进协作治疗计划是第一个经过严格研究和广泛传播的主要合作护理模式。它既在临床上优于标准治疗方法[13, 14]，又具有成本效益[15]。该模型基于一种临床算法，该算法是在抑郁症护理管理员（通常是护士、社会工作者或心理医生）的指导下与初级保健医生、咨询精神科医生和患者合作进行。

在改善情绪促进协作治疗计划中，向从初级护理提供者转诊，或筛选问卷鉴定为抑郁或心境恶劣的老年患者提供有关抑郁症和转诊至抑郁症护理管理员的教育材料。抑郁症护理管理员评估患者的状况，教授知识，并担任指导让患者参与行为激活。抑郁症护理管理员帮助患者应对基于患者的需求和偏好评估所得的临床算法。对于大多数患者，最初的治疗选择是使用抗抑郁药物或由抑郁症护理管理员提供的短期问题解决疗法。然后根据算法和患者的病情需要调整治疗，这一过程由抑郁症护理管理员监测。对于康复的患者，治疗的重点侧重于预防复发。咨询精神病学家审查对治疗没有反应的病例，并对那些有诊断难度或复杂病程的患者进行询问[13]。

这种模型适合应用于一系列的临床环境[13]。在改善情绪促进协作治疗计划网站上有关于项目实施的全面指导和工具[16]。到目前为止，改善情绪促进协作治疗计划的益处主要表现在老年抑郁症患者身上，在其他人群中的研究工作还处于早期阶段[17, 18]。

心理健康整合

山间医疗保健（Intermountain Health Care）是由医院和诊所组成的网络，具有医疗团队之间协作的传统，并已经开发出了另一种在初级保健中治疗抑郁症的模式，称为心理健康整合（mental health integration，MHI）。心理健康整合不涉及临床算法，而是基于初始评估和筛选（使用患者健康问卷-9）对患者进行分层。将抑郁症患者分为轻度、中度、重度和复杂，然后再按相应的护理等级进行分类。这可能包括支持人员、心理健康专家咨询的护理管理，或者直接推荐给心理健康专家[19]。

心理健康整合与其他模式的不同之处在于它强调招募家庭支持和社区支持。到目前为止，心理健康整合已被证明可以在不增加患者整体医疗成本的情况下改善抑郁症的检测，而且它与患者和提供者的较高满意度相关[20, 21]。

布莱根妇女医院
以患者为中心的医疗之家

布莱根妇女医院开始在创建更广阔的以患者为中心的医疗之家（patient-Centered Medical home，PCMH）的背景下，开发一种合作实践护理模式。在描述布莱根妇女医院模型之前，有必要了解以患者为中心的医疗之家及其起源。以患者为中心的医疗之家旨在以患者为中心，以技术为导向的方式协调医疗保健。框23-1列出了以患者为中心的医疗之家的七个关键原则[22]。

框 23-1
以患者为中心的医疗之家的联合原则

- 每个患者都有一个初级保健医生提供全面、持续的护理
- 医生集体领导一个小组，负责患者的护理
- 私人医生和团队有一种社会取向——关注生命的所有阶段和预防
- 在整个医疗保健系统和患者社区中协调并整合护理，并通过技术加以促进
- 重点关注质量和安全
- 通过开放式安排和工作时间的延长，提升护理的可获得性
- 支付结构为综合预防活动提供补偿，包括协调护理和使用卫生信息技术

美国质量保证委员会（the National Committee for Quality assurance，NCQA）将这些一般原则发展为以患者为中心的医疗之家指定的具体可测量标准[23]。他们的标准和准则分为以下六个主要领域。

- 访问及连续性——包括非工作时间内和线上访问，以及提供本土化的文化和语言服务
- 识别和管理患者群体——包括使用注册管理系统主动提醒患者护理逾期
- 计划和管理护理——包括使用护理点提醒实施基于证据的指南，识别高风险患者和管理药物
- 提供自助支持——包括提供教育资源，参考社区资源提供自我管理工具，以及与患者及其家属制订自我管理计划
- 跟踪和协调护理——包括测试和转介跟踪及管理护理阶段的过渡
- 衡量和改善绩效——包括患者对护理的体验

以患者为中心的医疗之家模型最初的支付模式为混合支付，其中按劳付费的费用（每个患者每月）用于支付当前费用未涵盖的其他服务计划，如护理管理、预防性干预和访问通信费用。它也被认为是成功的责任医疗组织（Accountable Care Organization，ACO）的基础[24]。

一旦一个机构（责任医疗组织）采用了一种捆绑式的护理模式，并在财务上对整个护理费用负责，那么它将能成功地管理抑郁症。例如，许多研究表明，与不抑郁的糖尿病患者相比，对伴有抑郁症状的患者来说，控制糖尿病的效果更差，治疗费用也更高[25]。采用心理健康治疗整合模式，每位患者每年可节省667美元的医疗费用，这其中急诊部门的使用减少54%[20]。

虽然联合原则中没有明确提及行为健康，但这种整合与其全面护理协调原则是一致的。2011年美国质量保证委员会标准和指南要求对有三种重要症状的患者实施循证指南，包括与不健康行为、心理健康或药物滥用有关的情况。

南亨廷顿模型

布莱根妇女医院以患者为中心的医疗之家模型明确表明必须包括行为健康服务。由于服务的目标人群具有与创伤相关的疾病、双相情感障碍和精神障碍的比率很高，因此在此过程的早期就纳入全面的精神病学评估。我们希望确保那些偶尔接受抗抑郁药治疗的人患双相情感障碍的风险降低，治疗时考虑并发症（如焦虑症和药物滥用），并且在开始阶段就确定患有复杂精神病史的患者。最终我们创建了一个被称为改善情绪促进协作治疗计划和山谷治疗混合的模型（图23-1）。

行为健康问卷是项目的重要组成部分。它能够收集重要的诊断信息和筛选其他常见的共病情况。调查表的组成部分见框23-2。

框23-2

布莱根行为健康问卷

主要组成部分

酒精使用障碍筛查量表（AUDIT-c）和单一问题药物筛选
广泛性焦虑障碍量表-7（GA7-7）
心境障碍问卷
筛查强迫症、进食障碍、精神病、创伤、自杀企图、自残行为、暴力和其他安全问题（待定；在转换成C-SSRS的过程中）
过去的精神治疗包括药物、剂量、持续时间、效果
家族精神病史
基本支持

收集这些信息的过程有助于患者积极参与护理，并提高行为健康团队会议的效率。在会议上我们决定是否应该在初级保健机构中对患者进行治疗管理，如果理应如此，则需制订治疗计划。问卷也是临床医生的训练工具，这使其能够更好地实施治疗建议，还减少了与精神科医生面谈的需要，从而使医生能够专注于最具挑战性的病例（图23-1）。

对于某些初级护理提供者而言，从传统的二元方法转向以团队为基础的护理有较大挑战。实现这种转变的基础是明确的角色划分、紧密的沟通和对其他团队成员的信任。初级护理提供者们的工作进程变得缓慢，在第一次诊断抑郁症的时候，他们不再觉得必须要为患者开出抗抑郁处方，这与在单次高血压读数后未按常规流程开降压药一样。虽然开展团队护理并不是所有的患者都能接受的，但是大多数患者报告了非常积极的经历。患者对行为健康问卷的反馈很大程度上是积极的。他们对团队希望彻底了解他们的心理健康并且对其中的细微差别实际上感兴趣表示宽慰。

● 急诊科

急诊科抑郁症的高患病率

在美国，每年有超过600万的精神疾病患者出现在急诊科（emergency department，ED）[26]。从1992年到2000年[27]，在急诊科有15%的人被诊断患有精神疾病，而且这些没有基础护理来源的精神疾病患者越来越多地出现在急诊科[26]。在急诊科，抑郁症患者的患病率很高。在调整了年龄、种族、性别和共同的医疗条件后，抑郁症患者使用急诊服务的可能性几乎是没有抑郁症的患者的3倍[28]。在一项前瞻性观察研究中，符合《精神障碍诊断与统计手册》（第五版）标准的抑郁症患病率为22%[29,30]。在另一项多中心研究中，急诊科抑郁症的患病率为30%，这与女性性别和较低的社会经济地位有关[31]。

抑郁症患者的自杀率至少比一般人群高8倍[32]。有心理健康问题的患者更倾向于向精神卫生系统之外的临床医生寻求帮助，并非精神卫生专业人员。75%的自杀者在死亡当年与医疗服务提供者有过接触，接触地点通常在急诊室[33]。因此，急诊室负责记录电子病历的工作人员必须对患者的自杀倾向保持警惕。

正如本书其他部分所详细描述的，抑郁症与躯体疾病密切相关。这种关系在紧急情况下尤其突出。例如，一项关于市中心糖尿病急诊患者的调查研究显示，60%的患者有抑郁症状，20%的患者临床抑郁症筛查呈阳性[34]。许多研究表明，有抑郁症状或被诊断为抑郁症的患者会出现更多的健康问题、疼痛和残疾[35-37]。这些急诊患者会出现与他们共病有关的躯体症状，但实际上这些症状往往是因为抑郁症而产生的[38]。人们普遍认为，躯

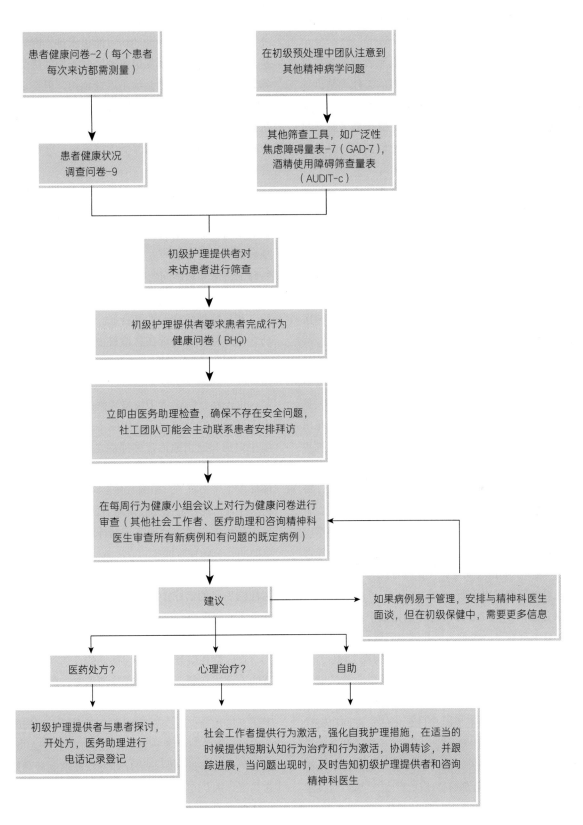

图 23-1　改善情绪促进协作治疗计划和山谷治疗混合模型

体化或通过生理症状表达心理困扰是精神疾病在医疗环境中未被发现的最常见的原因[39]。一些研究表明，由于精神疾病带来的耻辱感，情绪低落的躯体疾病患者等待时间更长[40]，并且他们在急诊科中的优先级较低[41]。

急诊科的抑郁症筛查与评估

急诊科是识别和转诊精神病患者及患者就诊率较高的重要场所，在这种情况下需要做更多的工作评估抑郁症的筛查[42]。虽然对初级保健中的抑郁症筛查有明确建议[43]，但急诊科的筛查建议还不清晰。由于许多急诊科患者没有其他卫生保健来源，因此对他们而言，急诊科可能是识别抑郁症的唯一机会。

一项对急诊室女性就诊录音的定性研究表明，抑郁症很少得到治疗。基于这些定性分析，即使对心理社会因素的重视程度很低，也可以提高护理质量和患者满意度[44]。精神状态检查在急诊科中的应用频率很低。一项研究表明，大约一半的抑郁症患者就诊时，做了精神状态检查，44%的患者按医嘱服用抗抑郁药物，71%的患者有自残行为[45]。显然，需要做更多的工作来教育急诊科医生，使其知晓评估高危精神病患者的重要性。

许多关于检测临床医生使用的抑郁症筛查工具有效性的研究均显示出令人欣喜的结果。在一项针对急诊科老年患者的研究中，简短的2个问题的抑郁症筛查工具（询问情绪低落和快感缺失）在检测抑郁症方面表现出良好的灵敏度（84%）和特异性（64%）[46]。在关于老年患者的另一项研究中，一种3项筛查工具（询问情绪低落、无助感和忧郁感）检测抑郁症的灵敏度为79%，特异性为66%[47]。这些自评抑郁筛查量表可能是临床医生管理问题的有效替代方案[48-50]，特别是因为急诊科医生难以识别抑郁症，他们检测抑郁症的灵敏度为27%，特异性为75%[51]。然而，如前文所述，仅是抑郁筛查量表显示阳性并不能对抑郁症做出诊断。

自杀意念的识别是急诊科精神病评估中最重要的一个方面。自杀现在是一个重大公共健康问题[52]，在美国大约有50万人在自杀未遂后到急诊科接受治疗，也因为许多急诊科患者无法获得其他医疗保健，所以急诊科成为进行自杀筛查的关键场所。但是在一个大型的多地区研究中，急诊科医生报告了他们在自杀评估、咨询和转诊方面的技能及实践方面的差距[53]。一篇关于自杀和急诊科的文献综述指出了几个关键的评估领域，包括自杀未遂史、当前的自杀计划、近期的心理社会压力、人口统计学特征（如年龄、种族）和精神病学诊断[54]（参见第3章）。

急诊科的抑郁症治疗

在急诊科中开展抑郁症治疗是有争议的，关于在这种情况下开具抗抑郁药处方的文献很少[55]。最令人担忧的是抗抑郁药（特别是三环类抗抑郁药）过量服用的潜

在毒性和致命性。同样值得关注的是，在单一临床访谈中诊断出精神疾病的准确性。其他问题包括大多数抗抑郁药的滞后治疗效果和持续治疗的责任[56]。其他考虑因素包括治疗的合适度、治疗的依从性、诊断的准确性及充分的随访。急诊科的随访可能很困难，因为很多急诊科患者没有其他卫生保健资源。对于那些接受精神科药物治疗的患者，通常会给予后续预约，但是不太可能对他们进行后续护理[56]。最近的工作集中在研究有更快速抗抑郁作用的药剂上，其中一种药物，氯胺酮，一种N-甲基-D-天冬氨酸谷氨酸受体拮抗剂，已在小型开放标签研究中显示出前景[57]。

对过量服用药物后到急诊室就诊的患者进行治疗时也应仔细考虑。药物过量服用通常代表着有意图的自杀，而且这些药物中有许多是用于治疗抑郁症的药物。在一项研究中，抗抑郁药占样本中与药物相关的疾病的6%[58]。特殊的医学和毒性问题是由过量服用精神病药物引起的，包括5-羟色胺综合征、心脏传导的变化（如QTc间期延长）和抗精神病药恶性综合征。随着越来越多接受精神药物治疗的患者出现在急诊科中，临床医生必须了解其毒性作用[59]。

医疗住院环境

由于在住院患者中情绪障碍的高发率，以及该人群中未经治疗的抑郁症所产生的不幸后果，在医疗住院环境中识别和适当地治疗抑郁症也是必要的[60]。与社区样本[62]或初级保健门诊患者相比，医疗住院患者的重性抑郁症发生率更高[61]，影响10%～14%的住院患者[63]。精神科会诊最常见的原因是住院患者的情绪障碍[64-66]，在医疗住院环境中积极主动地咨询精神病有助于减少患者的住院时间，节约住院成本[67]。

尽管治疗抑郁症在医学上很重要，但情绪障碍往往在住院患者的治疗中被低估和误诊。在一项对346名住院患者的研究中，请求团队（requesting team）对抑郁症的初步诊断准确率仅为53.6%[68]。

在医疗住院环境中，抑郁症的评估和管理有几个独特的方面。在第一次收到评估请求时，因为患者可能存在认知障碍、药物使用障碍或人格障碍，咨询人员应与团队直接沟通。在与医疗团队交谈之后，咨询师可以联系在医疗单位与患者一起工作的非医师工作人员。护士、患者护理观察员和职业治疗师可以提供宝贵意见，因为这些工作人员与患者的接触更多。事实上，在住院环境中，医生（requesting physician）可能不太了解患者，这与在初级护理环境下提供给患者的咨询有很大区别。另外，需要检查用药记录，与门诊不同的是，住院医生可以清楚地知道患者是否坚持服药。从医疗记录中也可以获得有价值的信息。

在获得相关信息后，医生可以对患者进行评估。了解患者症状的背景和病程是诊断抑郁症的关键所在。精神科医生必须确认患者是仅仅有抑郁情绪还是患有抑郁症。评估情绪恶化的潜在可逆原因是非常必要的。药物（如皮质类固醇）、医疗异常（如甲状腺功能减退）、电解质、血液异常或维生素缺乏（如维生素 B_{12}）很有可能使患者产生抑郁症状。

在住院患者中，抑郁症的表现有很大差异。有些患者表现出明显的悲伤、流泪或自杀倾向，在这些情况下，转介小组可能会在患者生病或住院期间及早意识到患者需要进行精神科咨询。然而，对许多患者来说，潜在的情绪障碍表现在他们的行为中。抑郁症精神病评估的常见原因有冷漠、社会退缩或难以融入治疗团队。阻碍康复的行为，如不坚持或拒绝就医，可能暗示出潜在的抑郁症。其他患者可能放大了对治疗没有反应的躯体症状。许多抑郁症的行为表现可能会令医护人员和患者紧张。

当患者开始出现症状时，最初的鉴别诊断比较广泛。医生的首要任务是排除可能与抑郁症共病或类似的器质性精神症状。患有低活动性谵妄、额叶综合征、痴呆或智力功能低下的患者表现出的症状可能都与抑郁症相似[69]，需要进行全面检查来帮助区分这些认知状态。正式的测量工具，如蒙特利尔认知评估量表[70]和简易精神状态检查表[71]是执行这项任务的有用工具。在住院患者的医疗环境中，正式的神经心理测试通常不是必要的，但对特别严重的病例来说可能有需要。

适应障碍值得重视，因为它们经常在患者住院时被诊断出来[72]。通常情况下，精神病顾问的任务是区分由医疗疾病引起的抑郁症与重度抑郁发作或伴有抑郁情绪的适应障碍（详见第3章），因为这些患者可能刚刚经历过急性疾病或心理社会压力。对于症状持续时间少于2周的患者，进一步的监测可能会揭示其抑郁的强度和时长。此外，患者对未来所抱有的希望和康复动机是其潜在情绪的反映。评估患者的症状和住院时间也是必要的。当患者的病情发生剧烈或灾难性变化时，抑郁症状就会加重。当这些障碍之间的区别很模糊时，对患者继续观察的方式尽管并不总是可行，但却仍具有帮助。

因为躯体疾病而住院的时间越来越短，平均持续4.6天[73]。在这种情况下，精神科医生面临的紧迫问题是对患者的症状是否需要药物治疗。在选择使用药物治疗抑郁症时，精神科医生应考虑以下问题：①以症状为导向的药物治疗是否有目标症状？例如，米氮平有促进食欲和治疗抑郁症状的双重作用[74]，而度洛西汀除了具有抗抑郁作用外，还能改善慢性疼痛[75]。②药物治疗是否有危害患者健康的副作用？例如，选择性5-羟色胺再摄取抑制剂可能增加消化性溃疡患者的胃肠道出血风险[76]。③是否安排了合理的随访以监测患者是否开始抗抑郁治疗。

对患者的临床症状、病程、诱发因素的关注有助于准确诊断和有效治疗。患者疾病对其他重要的人的影响也是一个需要解决的关键问题。鉴于躯体疾病的住院率很高，在医院的精神病会诊是管理抑郁症的一种有效和合理的措施。

● **计算机在提供抑郁症治疗技术中的作用**

计算机提供了检测、评估和管理抑郁的新方法，然而，它仍处于临床实践的早期实施阶段。虽然有许多移动健康应用程序和网站来评估、治疗抑郁症，但大多数都没有经过评估，只有一个应用程序通过了美国食品药品监督管理局的评估[77]。此外，这些程序的质量和安全性差别很大。经临床评估技术提供的评估和行为干预很少商业化[78]。只剩下已经经过评估的少数由计算机提供的抑郁症治疗工具，可供临床医生使用。尽管如此，对这类工具的研究仍在不断增加，而且在未来几年它们可能会变得司空见惯。

自1966年[79]首次通过计算机进行访谈的报告出现以来，研究发现计算机程序是一种可接受[80-82]且行之有效[83-86]的方式，可以就各种各样的医疗和心理健康问题采访患者。此外，计算机在获取敏感信息方面往往比现场访谈做得更好，尤其是当问题通过文本和音频同时呈现时，即所谓的"音频-计算机辅助自我访谈"（audio-computer assisted self-interview，ACSI）。研究发现，人们会向计算机透露更多秘密，如高风险的性行为[81, 87-89]、亲密伴侣暴力[90]、酗酒和吸毒[85, 91, 92]及自杀意念[93, 94, 95]等，即使他们知道这些信息会立即传递给临床医生。有几项研究发现，与在场的临床医生相比，计算机访谈能更好地预测自杀企图和自残行为[94, 95]。然而，计算机评估的数据必须经过解读且结合临床观察，而不是作为唯一的信息来源使用[96]。对同一种测量方式的计算机管理和纸笔管理进行比较，发现这两种方式是等效的[97, 98]。通过计算机评估患者最重要的两个优势是使用分支评估（为患者量身定制问题）和将结果直接输入电子病历的能力[99]。

在基于证据的商业化计算机评估中，有发现病例的筛选工具，如eCHAT[100, 101]，患者可以在线访问或通过等待区域的平板电脑访问；计算机版本的Mini International Neuropsychiatric Interview 6.0[102, 103]；还有一些基于网络和手机的应用程序，如What's My M3?[104, 105]。智能手机提供了特殊的前景，因为它们具有实时跟踪患者症状的潜力[106]，甚至可以不干扰地监测一些行为、生理和环境变量，将数据实时发送给临床医生[107]。

另一个很有前景的应用技术是向那些本来无法获得帮助的患者提供抑郁症的行为干预。可大规模扩展计算机引导的治疗，这可以帮助缓解临床医生短缺的困境。使用计算机进行心理治疗并不新鲜，有关计算机引导疗法的最早研究出现在1966年[108]和1977年[109]，其他治疗抑郁症的软件出现在20世纪90年代[110-112]。这些软件主要是基于认知行为疗法[113]，采用心理教育方法。最近一些项目（如MoodManager[114]和Mood Gym[115]）已经被开发出来，通过互联网使用，它们主要依靠文本和图形来进行干预。此外，它们还使用了交互式媒体，包括视频、音频、动画和文本，以提供更加沉浸式的体验并促进用户参与，如线上问题解决治疗（Electronic Problem-Solving Treatment，ePST）[77, 116-118]。这些交互媒介项目旨在给予使用者临床医生般的温暖和共情体验。到现在为止，至少已经有一种游戏用来治疗青少年的抑郁症[119, 120]。许多治疗抑郁症的手机应用程序也可以下载使用，这些应用程序看起来很有前景，比如Mobilyze![107]。然而，在临床试验中很少有人评估它们。尽管如此，移动应用程序为大规模传播行为干预方法提供了巨大潜力，其将会在具有前景的临床试验中被发表。

计算机引导的行为干预非常有效。最近75项针对抑郁症、焦虑症、药物、酒精和尼古丁依赖的计算机指导治疗方案的研究分析发现，计算机指导治疗比88%的候补比较对象和65%的安慰剂比较对象更有效，并且比48%的积极治疗比较对象更有效[121]。对利用计算机治疗抑郁症的31项研究（仅其中一项使用了意向治疗分析策略）的荟萃分析[122]发现，这种方式具有很大的效应：在临床医生监管使用该程序的研究中，d = 1.35；在参与者与行政人员（非临床医生）管理的研究中，d = 0.95；如果没有任何人支持或监管，则d = 0.78。然而，计算机引导治疗抑郁症的患者辍学率很高。平均而言，74%的患者在得不到他人帮助的情况下辍学，然而在得到行政人员帮助的情况下，只有38%的患者退学。在临床医生定期联系（通常是通过电话或电子邮件）的人中只有28%的人退学[122]。相比之下，面对面治疗的研究报告的辍学率为30%~60%[123, 124]。因此，计算机引导的治疗是非常有效的，但是仅仅把患者介绍给一个程序或网站，然后让他们自己去做是不够的。医生对使用该应用程序的人负有一定责任可以提高患者使用程序的治疗依从性。在这方面存在的一个问题是，如何在无法进行实时签到的环境中让使用者能最大限度地坚持治疗。

尽管计算机指导下的抑郁症干预已经发展了几十年，并且普遍有效，但除了调查研究之外，很少有人向公众提供这种服务。原因在于：尽管从人口管理的角度来看，提供有效的行为干预措施是极其吸引人的，但在收费服务环境中很难获得吸引力。然而，随着负责任的医疗机构和按绩效付费的医疗保健模式的兴起，像英国、荷兰和新西兰等拥有单付费医疗保健的国家中，计算机指导的抑郁症治疗很可能会被普及[78]。

关于技术指导的评估和干预措施，仍有一些重要的问题没有得到解答[125]。关于健康保险流通与责任法案的依从性存在一些问题，如谁来接收患者数据（即是否传输到供应商或其他第三方），数据是否可以整合到患者的电子健康记录中，以及如何应对不在场并报告严重的痛苦或意图伤害自己或他人的行为的患者。此外，尽管美国食品药品监督管理局已经发布了关于移动健康技术的指导方针[126]，这一方针可能会引导该领域往更严格的监管和更高的质量的方向发展，但目前对这些评估工具的质量缺乏监管。

结论

有效护理服务是成功治疗抑郁症的基础，抑郁症的成功治疗不仅仅是简单确诊并开具抗抑郁药物。识别和治疗抑郁症的机会不仅限于心理健康和初级保健机构，而是存在于所有医疗保健机构中。在初级护理中测试的协作护理模型比传统的二元医生-患者模型的治疗效果更好。包括急诊科和医疗住院服务在内的其他机构的供应商参与制定解决抑郁问题的方法，是抑郁症治疗的前沿领域。患者与供应商之间的无缝协调，以及使用计算机技术来跟踪进展，促进交流和提供治疗，将确保抑郁症患者的全面和循证护理。

参考文献

1. Gawande A. Cowboys and pit crews. *The New Yorker*. May 26, 2011.

2. Regier DA, Goldberg ID, Taube CA. The de facto U.S. mental health services system. *Arch Gen Psychiat*. 1978; 35: 685–693.

3. Katon W. Collaborative depression care models: From development to dissemination. *Am J Prev Med*. 2012; 42(5): 550–552.

4. Institute of Medicine Report. *Improving Quality of Health Care for Mental and Substance Use Conditions*. Washington, DC: National Academy Press; 2006.

5. Katon W, Guico-Pabia C. Improving quality of depression care using organized systems of care: A review of the literature. *Prim Care Companion CNS Disord*. 2011; 13(1).

6. Meyer F, Peteer J, Joseph R. Models of Care for Co-occurring Mental and Medical Disorders. *Harv Rev Psychiatry*. 2009; 17(6): 353–360.

7. Woltmann E, Grogan-Kaylor A, Perron B, Georges H, Kilbourne A, Bauer M. Comparative effectiveness of collaborative chronic care models for mental health conditions across primary, specialty, and behavioral health care settings: systematic review and meta-analysis. *Am J Psychiatry*. 2012; 169(8): 790–804.

8. Kroenke K, Spitzer RL, Williams JB, Lowe B. The patient health questionnaire somatic, anxiety and depressive symptom scales: a

systematic review. *Gen Hosp Psychiatr*. 2010; 32: 345–359.

9. Farias M, Jenkins K, Lock J, et al. Standardized clinical assessment and management plans (SCAMPs) provide a better alternative to clinical practice guidelines. *Health Affair*. 2013; 32(5): 911–920.

10. Kessler R, Berglund P, Demler O, Jin R, Koretz D, Merikangas K. The epidemiology of major depressive disorder: results from the national comorbidity survey replication (NCS-R). *JAMA*. 2003; 289(23): 3095–3105.

11. Kessler R. Mental health care treatment initiation when mental health services are incorporated into primary care practice. *J Am Board Fam Med*. 2012; 25(2): 255–259.

12. Mitchell AJ, Selmes T. Why don't patients attend their appointments? Maintaining engagement with psychiatric services. *Advanc Psychiatr Care*. 2007: 422–424.

13. Unutzer J, Katon W, Callahan CM, et al. Collaborative care management of late-life depression in the primary care setting: a randomized controlled trial. *JAMA*. 2002; 288(22): 2836–2845.

14. Hunkeler EM, Katon W, Tang L, et al. Long term outcomes from the IMPACT randomised trial for depressed elderly patients in primary care. *BMJ*. 2006; 332(7526): 259–263.

15. Katon WJ, Schoenbaum M, Fan M, et al. Cost-effectiveness of improving primary care treatment of late-life depression. *Arch Gen Psychiat*. 2005; 62: 1313–1320.

16. Impact evidence based depression care. Available at http://impact-uw.org/. Accessed May 13, 2013.

17. Richardson L, McCauley E, Katon M. Collaborative care for adolescent depression: a pilot study. *Gen Hosp Psychiat*. 2009; 31(1): 36–45.

18. Zatzick D, Rivara F, Jurkovich G, et al. Enhancing the population of collaborative care interventions: mixed method development and implementation of stepped care targeting posttraumatic stress disorder and related comorbidities after acute trauma. *Gen Hosp Psychiat*. 2011; 33(2): 123–134.

19. Riess-Brennan B, Briot P, Cannon W, James B. Mental health integration: rethinking practitioner roles in the treatment of depression: the specialist, primary care physicians, and the practice nurse. *Ethnic Disparities*. 2006; 16(suppl 3): S3-37–S3-43.

20. Reiss-Brennan B, Briot PC, Savitz LA, Cannon W, Staheli R. Cost and quality impact of intermountain's mental health integration program. *J Healthc Manag*. 2010; 55(2): 97–114.

21. Reiss-Brennan B, Briot P, Daumit G, Ford D. Evaluation of "depression in primary care" innovations. *Adm Policy Ment Health*. 2006; 33(1): 86–91.

22. American Academy of Family Physicians, American Academy of Pediatrics, American College of Physicians, American Osteopathic Association. Joint principles of the patient-centered medical home. Available at http://www.aap.org/en-us/professional-resources/practice-support/quality-improvement/Documents/Joint-Principles-Patient-Centered-Medical-Home.pdf. Published March 2007. Accessed May 16, 2013.

23. *Standards and Guidelines for the NCQA's Patient-Centered Medical Home (PCMH)*. Washington, DC: NCQA; 2011.

24. Accountable Care Organizations page. Centers for Medicare and Medicaid Services Web site. Available at http://www.cms.gov/Medicare/Medicare-Fee-for-Service-Payment/ACO/index.html?redirect=/aco/. Accessed May 7, 2013.

25. Lehnert T, Konnopka A, Riedel-Heller S, Konig HH. Diabetes mellitus and comorbid depression: economic findings from a systematic literature review [abstract]. *Psychiatr Prax*. 2011; 38(8): 369–375.

26. Larkin GL, Claassen CA, Emond JA, et al. Trends in U.S. emergency department visits for mental health conditions, 1992-2001. *Psychiatr Serv*. 2005; 56: 1–7.

27. Hazlett SB, McCarthy ML, Londner MS, Onyike CU. Epidemiology of adult psychiatric visits to U.S. emergency departments. *Acad Emerg Med*. 2004; 11: 193–195.

28. Himelhoch S, Weller WE, Wu AW, et al. Chronic medical illness, depression, and use of acute medical services among medicare beneficiaries. *Med Care*. 2004; 42: 512–521.

29. Goodwin RD, Jacobi F, Bittner A, Wittchen H. Epidemiology of mood disorders. In: Stein DJ, Kupfer DJ, Schatzberg AF, eds. *Textbook of Mood Disorders*. Washington, DC: American Psychiatric Publishing, Inc.; 2006: 43–44.

30. Hoyer D, David E. Screening for depression in emergency department patients. *J Emer Med*. 2012; 43: 786–789.

31. Kumar A, Clark S, Boudreaux ED, Camargo CA. A multicenter study of depression among emergency department patients. *Acad Emerg Med*. 2004; 11: 1284–1289.

32. Monk M. Epidemiology of suicide. *Epidemiol Rev*. 1997; 9: 51–68.

33. Luoma JB, Martin CE, Pearson JL. Contact with mental health and primary care providers before suicide: a review of the evidence. *Am J Psychiatry*. 2002; 159: 909–916.

34. Hailpern S, Calderon Y, Gosh R, Haughey M. The association between hemoglobin A1c and depression in an inner city diabetic population. *Acad Emerg Med*. 2007; 14: S314.

35. Wells KB, Stewart A, Hays RD, et al. The functioning and well-being of depressed patients. Results from the Medical Outcomes Study. *JAMA*. 1989; 262: 914–919.

36. Yingling KW, Wulsin LR, Arnold LM, Rouan GW. Estimated prevalences of panic disorder and depression among consecutive patients seen in an emergency department with acute chest pain. *J Gen Intern Med*. 1993; 8: 231–235.

37. Raccio-Robak N, McErlean MA, Fabacher DA, Milano PM, Verdile VP. Socioeconomic and health status differences between depressed and nondepressed ED elders. *Am J Emerg Med*. 2002; 20: 71–73.

38. Stephenson DT, Price JR. Medically unexplained physical symptoms in emergency medicine. *Emerg Med J*. 2006; 23: 595–600.

39. Goldberg DP, Bridges K. Somatic presentations of psychiatric illness in primary care setting. *J Psychosom Res*. 1988; 32: 137–144.

40. Edmondson D, Newman JD, Chang MJ, Wyer P, Davidson KW. Depression is associated with longer emergency department length of stay in acute coronary syndrome patients. *BMC Emerg Med*. 2012; 12: 14.

41. Atzema CL, Schull MJ, Tu JV. The effect of a charted history

of depression on emergency department triage and outcomes in patients with acute myocardial infarction. *CMAJ*. 2011; 183: 663–669.

42. Kowalenko T, Khare RK. Should we screen for depression in the emergency department? *Acad Emerg Med*. 2004; 11: 177–178.

43. U.S. Preventive Services Task Force. Screening for depression: recommendations and rationale. *Ann Int Med*. 2002; 136: 760–764.

44. Rhodes KV, Kushner HM, Bisgaier J, Prenoveau E. Characterizing emergency department discussions about depression. *Acad Emerg Med*. 2007; 14: 908–911.

45. Harman JS, Scholle SH, Edlund MJ. Emergency department visits for depression in the United States. *Psychiatr Serv*. 2004; 55: 937–939.

46. Hustey FM. The use of a brief depression screen in older emergency department patients. *Acad Emerg Med*. 2005; 12: 905–908.

47. Fabacher DA, Raccio-Robak N, McErlean MA, Milano PM, Verdile VP. Validation of a brief screening tool to detect depression in elderly ED patients. *Am J Emer Med*. 2002; 20: 99–102.

48. Meldon SW, Emerman CL, Schubert DS, Moffa DA, Etheart RG. Depression in geriatric ED patients: prevalence and recognition. *Ann Emerg Med*. 1997; 30: 141–145.

49. Meldon SW, Emerman CL, Schubert DS. Recognition of depression in geriatric ED patients by emergency physicians. *Ann Emerg Med*. 1997; 30: 442–447.

50. Meldon SW, Emerman CL, Moffa DA, Schubert DS. Utility of clinical characteristics in identifying depression in geriatric ED patients. *Am J Emerg Med*. 1999; 17: 522–525.

51. Barefoot JC, Schroll M. Symptoms of depression, acute myocardial infarction, and total mortality in a community sample. *Circulation*. 1996; 93: 1976–1980.

52. Office of the Surgeon General. *The Surgeon General's Call to Action to Prevent Suicide*. Washington, DC: Department of Health and Human Services, U.S. Public Health Service; 1999.

53. Betz ME, Sullivan AF, Manton AP, et al. Knowledge, attitudes, and practices of emergency department providers in the care of suicidal patients. *Depress Anxiety*. 2013; 30: 1-8.

54. Ronquillo L, Minassian A, Vilke GM, Wilson MP. Literature-based recommendations for suicide assessment in the emergency department: a review. *J Emerg Med*. 2012; 43: 836–842.

55. Jacobs D. Psychopharmacologic management of the psychiatric emergency patient. *Gen Hosp Psych*. 1984; 6: 203–210.

56. Ernst CL, Bird SA, Goldberg JF, Ghaemi SN. The prescription of psychotropic medications for patients discharged from a psychiatric emergency service. *J Clin Psychiatry*. 2006; 67: 720–726.

57. Larkin GL, Beautrais AL. A preliminary naturalistic study of low-dose ketamine for depression and suicide ideation in the emergency department. *Int J Neuropsychopharmacol*. 2011; 14: 1127–1131.

58. Prince BS, Goetz C, Rihn TL, Olsky M. Drug related emergency department visits and hospital admissions. *Am J Hosp Pharmacy*. 1992; 49: 1696–1700.

59. Ellison JM, Pfaelzer C. Emergency Pharmacotherapy: the evolving role of medications in the emergency department. *New Dir Ment Health Serv*. 1995Fall; (67): 87–98.

60. Frasure-Smith N, Lesperance F, Talajic M. Depression following myocardial infarction. Impact on 6-month survival. *JAMA*. 1993; 270: 1819–1825.

61. Rapp SR, Parisi SA, Walsh DA. Psychological dysfunction and physical health among elderly medical inpatients. *J Consult Clin Psychol*. 1988; 56: 851–855.

62. Myers JK, Weissman MM, Tischler GL, et al. Six-month prevalence of psychiatric disorders in three communities 1980 to 1982. *Arch Gen Psychiatry*. 1984; 41: 959–967.

63. Levenson JL. *The American Psychiatric Publishing Textbook of Psychosomatic Medicine: Psychiatric Care of the Medically Ill*: American Psychiatric Pub; 2011.

64. Arbabi M, Laghayeepoor R, Golestan B, et al. Diagnoses, requests and timing of 503 psychiatric consultations in two general hospitals. *Acta Med Iran*. 2012; 50: 53–60.

65. Ries RK, Bokan JA, Kleinman A, Schuckit MA. Psychiatric consultation-liaison service: patients, requests, and functions. *Gen Hosp Psychiatry*. 1980; 2: 204–212.

66. Bourgeois JA, Wegelin JA, Servis ME, Hales RE. Psychiatric diagnoses of 901 inpatients seen by consultation-liaison psychiatrists at an academic medical center in a managed care environment. *Psychosomatics*. 2005; 46: 47–57.

67. Desan PH, Zimbrean PC, Weinstein AJ, Bozzo JE, Sledge WH. Proactive psychiatric consultation services reduce length of stay for admissions to an inpatient medical team. *Psychosomatics*. 2011; 52: 513–520.

68. Dilts SL Jr., Mann N, Dilts JG. Accuracy of referring psychiatric diagnosis on a consultation-liaison service. *Psychosomatics*. 2003; 44: 407–411.

69. Stern TA. *Massachusetts General Hospital Handbook of General Hospital Psychiatry*: Elsevier Health Sciences; 2010.

70. Ismail Z, Rajji TK, Shulman KI. Brief cognitive screening instruments: an update. *Int J Geriatr Psychiatry*. 2010; 25: 111–120.

71. Folstein MF, Folstein SE, McHugh PR. "Mini-mental state". A practical method for grading the cognitive state of patients for the clinician. *J Psychiatr Res*. 1975; 12: 189–198.

72. Snyder S, Strain JJ, Wolf D. Differentiating major depression from adjustment disorder with depressed mood in the medical setting. *Gen Hosp Psychiatry*. 1990; 12: 159–165.

73. Hall MJ, DeFrances CJ, Williams SN, Golosinskiy A, Schwartzman A. National hospital discharge survey: 2007 summary. *Natl Health Stat Report*. 2010; 29: 1–20.

74. Fava M. Weight gain and antidepressants. *J Clin Psychiatry*. 2000; 61(Suppl 11): 37–41.

75. Pergolizzi JV Jr, Raffa RB, Taylor R Jr, Rodriguez G, Nalamachu S, Langley P. A review of duloxetine 60 mg once-daily dosing for the management of diabetic peripheral neuropathic pain, fibromyalgia, and chronic musculoskeletal pain due to chronic osteoarthritis pain and low back pain. *Pain Pract*. 2013; 13: 239–252.

76. Dall M, Schaffalitzky de Muckadell OB, Lassen AT, Hansen JM,

Hallas J. An association between selective serotonin reuptake inhibitor use and serious upper gastrointestinal bleeding. *Clin Gastroenterol Hepatol*. 2009; 7: 1314–1321.

77. Berman MI, Buckey JC Jr, Hull JG, et al. Feasibility study of an interactive multimedia electronic problem solving treatment program for depression: a preliminary uncontrolled trial. *Behav Ther*. 2014; 45(3): 358–375.

78. Cartreine JA, Ahern DK, Locke SE. A roadmap to computer-based psychotherapy in the United States. *Harvard Review of Psychiatry*. 2010; 18(2): 80–95.

79. Slack WV, Hicks GP, Reed CE, Van Cura LJ. A computer-based medical history system. *New England Journal of Medicine*. 1966; 274: 194–198.

80. Slack WV, Kowaloff HB, Davis RB, et al. Evaluation of computer-based medical histories taken by patients at home. *J Am Med Inform Assoc*. 2012; 19(4): 545–548.

81. Katz LM, Cumming PD, Wallace EL, Abrams PS. Audiovisual touch-screen computer-assisted self-interviewing for donor health histories: results from two years experience with the system. *Transfusion*. 2005; 45(2): 171–180.

82. Thornberry J, Bhaskar B, Krulewitch CJ, et al. Audio computerized self-report interview use in prenatal clinics: audio computer-assisted self interview with touch screen to detect alcohol consumption in pregnant women: application of a new technology to an old problem. *Comput Inform Nurs*. 2002; 20(2): 46–52.

83. Ancill RJ, Rogers D, Carr AC. Comparison of computerised self-rating scales for depression with conventional observer ratings. *Acta Psychiatrica Scandinavica*. 1985; 71(3): 315–317.

84. Carr AC, Ancill RJ, Ghosh A, Margo A. Direct assessment of depression by microcomputer: A feasibility study. *Acta Psychiatrica Scandinavica*. 1981; 64(5): 415–422.

85. Kobak KA, Greist JH, Jefferson JW, Katzelnick DJ. Computer-administered clinical rating scales: A review. *Psychopharmacology*. 1996; 127(4): 291–301.

86. Arunothong W, Ittasakul P. Psychiatric computer interviews: How precise, reliable and accepted are they? *ASEAN Journal of Psychiatry*. 2012; 13(1): 69–80.

87. Ghanem KG, Hutton HE, Zenilman JM, Zimba R, Erbelding EJ. Audio computer assisted self interview and face to face interview modes in assessing response bias among STD clinic patients. *Sex Transm Infect*. 2005; 81(5): 421–425.

88. Turner CF, Ku L, Rogers SM, Lindberg LD, Pleck JH, Sonenstein FL. Adolescent sexual behavior, drug use, and violence: increased reporting with computer survey technology. *Science*. 1998; 280(5365): 867–873.

89. Gates GJ, Sonenstein FL. Heterosexual genital sexual activity among adolescent males: 1988 and 1995. *Fam Plann Perspect*. 2000; 32(6): 295–297, 304.

90. Mears M, Coonrod DV, Bay RC, Mills TE, Watkins MC. Routine history as compared to audio computer-assisted self-interview for prenatal care history taking. *J Reprod Med*. 2005; 50(9): 701–706.

91. Simoes AA, Bastos FI, Moreira RI, Lynch KG, Metzger DS. A randomized trial of audio computer and in-person interview to assess HIV risk among drug and alcohol users in Rio De Janeiro,

Brazil. *J Subst Abuse Treat*. 2006; 30(3): 237–243.

92. Metzger DS, Koblin B, Turner C, et al. Randomized controlled trial of audio computer-assisted self-interviewing: utility and acceptability in longitudinal studies. HIVNET Vaccine Preparedness Study Protocol Team. *Am J Epidemiol*. 2000; 152(2): 99–106.

93. Greist JH, Gustafson DH, Stauss FF, Rowse GL, Laughren TP, Chiles JA. Computer interview for suicide-risk prediction. *Am J Psychiatry*. 1973; 130: 1327–1332.

94. Levine S, Ancill RJ, Roberts AP. Assessment of suicide risk by computer-delivered self-rating questionnaire: Preliminary findings. *Acta Psychiatrica Scandinavica*. 1989; 80(3): 216–220.

95. Erdman HP, Greist JH, Gustafson DH, Taves JE, Klein MH. Suicide risk prediction by computer interview: A prospective study. *J Clinl Psychiatry*. 1987; 48(12): 464–467.

96. Garb HN. Computer-administered interviews and rating scales. *Psychological Assessment*. 2007; 19(1): 4–13.

97. Coons SJ, Gwaltney CJ, Hays RD, et al. Recommendations on evidence needed to support measurement equivalence between electronic and paper-based patient-reported outcome (PRO) measures: ISPOR ePRO Good Research Practices Task Force report. *Value Health*. 2009; 12(4): 419–429.

98. Gwaltney CJ, Shields AL, Shiffman S. Equivalence of electronic and paper-and-pencil administration of patient-reported outcome measures: a meta-analytic review. *Value Health*. 2008; 11(2): 322–333.

99. Office of the National Coordinator for Health Information Technology. Meaningful Use: What is Meaningful Use? 2013; Available at http://www.healthit.gov/policy-researchers-implementers/meaningful-use. Accessed May 10, 2013.

100. Goodyear-Smith F, Arroll B, Coupe N. Asking for help is helpful: Validation of a brief lifestyle and mood assessment tool in primary health care. *Ann Fam Med*. 2009; 7(3): 239–244.

101. eCHAT (Behavior and Mood Screening). 2013; Available at http://www.myhealthscreenrx.com/tools/behaviour-and-mood-screening. Accessed May 10, 2013.

102. Sheehan DV, Lecrubier Y, Sheehan KH, et al. The Mini-International Neuropsychiatric Interview (M.I.N.I): The development and validation of a structured diagnostic psychiatric interview for DSM-IV and ICD-10. *J Clin Psychiatry*. 1998; 59(Suppl 20): 22–33.

103. Medical Outcome Systems. Welcome to Medical Outcome Systems. 2013; Available at https://medical-outcomes.com/. Accessed May 10, 2013.

104. Gaynes BN, DeVeaugh-Geiss J, Weir S, et al. Feasibility and diagnostic validity of the M-3 checklist: a brief, self-rated screen for depressive, bipolar, anxiety, and post-traumatic stress disorders in primary care. *Ann Fam Med*. 2010; 8(2): 160–169.

105. M3 Information. The 3 Minute Test for Depression, Anxiety, Bipolar Disorder and PTSD. 2013; Available at http://www.whatsmym3.com/. Accessed May 10, 2013.

106. Palmier-Claus JE, Myin-Germeys I, Barkus E, et al. Experience sampling research in individuals with mental illness: Reflections and guidance. *Acta Psychiatrica Scandinavica*. 2011; 123(1): 12–20.

107. Burns MN, Begale M, Duffecy J, et al. Harnessing context sensing to develop a mobile intervention for depression. *J Med Internet Res*. 2011; 13(3): 158–174.

108. Colby KM, Watt JB, Gilbert JP. A computer method of psychotherapy: Preliminary communication. *J Nerv Ment Dis*. 1966; 142(2): 148–152.

109. Slack WV, Slack CW. Talking to a computer about emotional problems: A comparative study. *Psychother Theor Res Pract*. 1977; 14(2): 156–164.

110. Baer L, Greist JH. An interactive computer-administered self-assessment and self-help program for behavior therapy. *J Clin Psychiatry*. 1997; 58(Suppl 12): 23–28.

111. Selmi PM, Klein MH, Greist JH, Sorrell SP, Erdman HP. Computer-administered cognitive-behavioral therapy for depression. *Am J Psychiatry*. 1990; 147(1): 51–56.

112. Selmi PM, Klein MH, Greist JH, Sorrell SP, Erdman HP. Computer-administered therapy for depression. *MD Computing*. 1991; 8(2): 98–102.

113. Cavanagh K, Shapiro DA, Van Den Berg S, Swain S, Barkham M, Proudfoot J. The effectiveness of computerized cognitive behavioural therapy in routine care. *Br J Clin Psychol*. 2006; 45(4): 499–514.

114. Mohr DC, Duffecy J, Jin L, et al. Multimodal e-mental health treatment for depression: a feasibility trial. *J Med Internet Res*. 2010; 12(5): e48.

115. Ellis LA, Campbell AJ, Sethi S, O'Dea BM. Comparative randomized trial of an online cognitive-behavioral therapy program and an online support group for depression and anxiety. *J CyberTher Rehab*. 2011; 4(4): 461–467.

116. Cartreine JA, Locke SE, Buckey JC, Sandoval L, Hegel MT. Electronic problem-solving treatment: Description and pilot study of an interactive media treatment for depression. *JMIR Protoc*. 2012; 1(2): e11.

117. Carter JA, Buckey JC, Greenhalgh L, Holland AW, Hegel MT. An interactive media program for managing psychosocial problems on long-duration spaceflights. *Aviat Space Environ Med*. 2005; 76(Supplement): B213–B223.

118. Cartreine JA, Chang TE, Seville JL, et al. Using self-guided treatment software (ePST) to teach clinicians how to deliver problem-solving treatment for depression. *Depress Res Treat*. 2012; 2012: 309094, 309011 pgs.

119. Fleming T, Dixon R, Frampton C, Merry S. A pragmatic randomized controlled trial of computerized CBT (SPARX) for symptoms of depression among adolescents excluded from mainstream education. *Behav Cogn Psychother*. 2012; 40(5): 529–541.

120. Merry SN, Stasiak K, Shepherd M, Frampton C, Fleming T, Lucassen MF. The effectiveness of SPARX, a computerised self help intervention for adolescents seeking help for depression: randomised controlled non-inferiority trial. *BMJ*. 2012; 344: e2598.

121. Kiluk BD, Sugarman DE, Nich C, et al. A methodological analysis of randomized clinical trials of computer-assisted therapies for psychiatric disorders: Toward improved standards for an emerging field. *Am J Psychiatry*. 2011; 168(8): 790–799.

122. Richards D, Richardson T. Computer-based psychological treatments for depression: A systematic review and meta-analysis. *Clin Psychol Rev*. 2012; 32(4): 329–342.

123. Piper WE, Ogrodniczuk JS, Joyce AS, et al. Prediction of dropping out in time-limited, interpretive individual psychotherapy. *Psychother Theor Res Pract Train*. 1999; 36(2): 114–122.

124. Reis BF, Brown LG. Reducing psychotherapy dropouts: Maximizing perspective convergence in the psychotherapy dyad. *Psychother Theor Res Pract Train*. 1999; 36(2): 123–136.

125. Freedman J. The diffusion of innovations into psychiatric practice. *Psychiatric Services*. 2002; 53(12): 1539–1540.

126. Food and Drug Administration. Draft Guidance for Industry and Food and Drug Administration Staff; Mobile Medical Applications; Availability. *Fed Reg*. 2011; 76(140): 43689–43690.

第 24 章

医疗疾病中的抑郁症发展方向

戴维·希尔伯斯威格

David Silbersweig

韩洋　译

这本书集中讨论了抑郁症和躯体疾病之间普遍且重要的相互作用。临床、个人、家庭、社会和经济因素在这种相互作用中的影响是巨大的。本书详细描述了关于这些相互作用的知识和经验，它们涵盖了医疗条件、人口和环境各个方面。科学技术的发展和细致的临床观察加深了对这一认识的理解，这些涉及的方法在本书中已经被讨论，相应的原则也已被阐释。有了这个坚实的基础，目标又是什么呢？

本质上可以将治疗的目标机械地理解为：提供诊断和治疗工具，改善治疗结果，指导临床决策。为了实现这一目标，人们必须利用不断发展的方法来找到抑郁症和躯体疾病的生物心理社会的交叉点。这就需要对抑郁症的异质性，医疗疾病的范围，以及它们之间机制的相互关系的类型进行说明。还需要阐明最终调节抑郁症状的常见大脑路径，以及在躯体疾病背景下影响这些大脑路径的病理生理学途径、病因学因素及相互作用。

抑郁症的异质性

抑郁症，甚至是重性抑郁症，不是一个单一的现象。目前对抑郁症的定义是描述性的，患者可以通过不同的症状类型对照临床标准来判定。此外，它还可能与包括焦虑症在内的其他精神症状有相当大的重叠。随着转化研究的进展，通过深层表型、多模态生物标记和信息学，将有可能在《精神障碍诊断与统计手册》分类范围内或跨《精神障碍诊断与统计手册》分类中沿维度将患者分层[1]。这将导致基于机制的抑郁/情绪障碍分类，并暗示通过药物、认知行为或脑刺激方法调节相关生物基质的治疗靶点[2]。例如，越来越多的证据表明，在活动中明显缺乏兴趣或愉悦感的快感缺失亚型与腹侧纹状体/伏隔核、多巴胺能奖赏/动机回路功能障碍相关（图24-1）[3,4]。

大脑活动/连接的分布模式也能够区分患者和健康受试者，为未来的诊断方法提供可能的基础（图24-2）[5]。

除了具有功能和结构元素的系统水平神经影像之外，其他生物标志物可以提供相关的细胞和分子信息。代谢组学、蛋白质组学、脂质组学、表观基因组学和基因组学提供了一系列强大的技术，并可提供相关数据[6]。正如逐渐普及的癌症诊疗方式，最终，特定患者可能会通过这些领域中的异常情况以个性化医疗方法治疗，并指定相关治疗药物[7]。

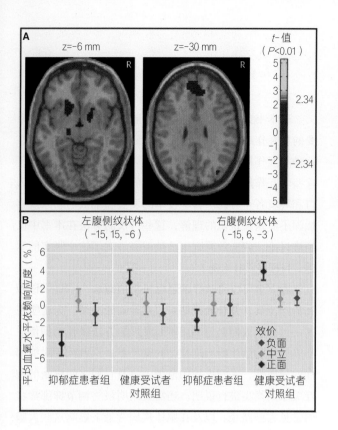

在 A 部分，轴向切片显示抑郁症患者对积极刺激的激活明显低于健康受试者。左侧图像：双侧腹侧纹状体，左对比度最大的伏隔核区域（可见下丘脑和丘脑的减少）；右侧图像：左背内侧额回（布罗德曼 9 区）。在 B 部分，通过统计组间阳性最大值条件下双侧腹侧纹状体，揭示了这些发现是由抑郁症患者对阳性刺激的激活减少及健康受试者对阳性刺激的激活增加所致。

图 24-1 抑郁症患者与健康受试者的腹侧纹状体和背侧额叶区域对积极情绪词反应的激活存在差异

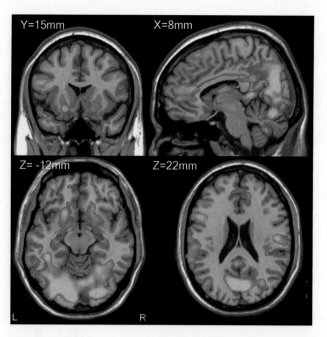

该分析结合了患有重性抑郁症的患者和处于积极情绪状态下的健康对照受试者，这与小组（诊断）成员相关。需要注意患者中腹侧纹状体和内侧纹状体、内侧前额和楔前叶的相关交叉活动减少，反映出奖赏和默认模式处理。随着进一步的发展和测试，这样的操作可通过显示异常功能环路，以区分抑郁症患者或其亚型，为将来临床上有用的神经影像学奠定基础。

图 24-2 在数据驱动的主要成分分析中识别出大脑活动的分布概况

躯体疾病的范围

多种影响不同器官系统的疾病的常见潜在生物学机制逐渐被确定。它们代表了在系统或细胞水平上调节功能的信号通路的病理生理学机制或破坏情况，可能涉及血管、内分泌、传染性、退行性、毒性、代谢和其他病因[8]。在遗传、发育和衰老因素的背景下，炎症、氧化应激和细胞凋亡等过程可发挥关键的调节作用[9, 10]。

● 精神疾病和躯体疾病的相互作用机制类型

本书的大部分内容阐述了理解精神病学表现和不同疾病之间的差异与共性的重要性，临床医学表现和不同疾病之间的差异与共性，以及它们之间的相互作用。例如，在抑郁症和糖尿病患者中，这两种疾病之间的关系可能由多种因素决定，包括生理行为和心理行为。一种疾病可以对另一种疾病（在任何方向上）起因果或促成作用，可能同时发生并相互作用，并且这可能是共同潜在因素导致的结果[11, 12]。应激、炎症、胰岛素抵抗、饮食行为和医疗依从性都可能与此有关[11]。还有一些有趣的

观察结果，例如证明选择性 5-羟色胺再摄取抑制剂可以在某些情况下改善医疗效果，即使在抑郁症没有改善的情况下也是如此[13, 14]。认识、解决和研究这些复杂的相互关系可以改善临床护理效果，并为有效的转化研究策略提供信息，这也有助于扩展共病的概念。

● 调节抑郁症状的最终共同的大脑通路

最终，这些影响通过大脑功能紊乱的最终共同通路介导。因此，与区分情绪、动机、显著性行为、执行功能和植物性功能等基础过程相关的大脑区域和环路是关键。活动过度或减少，连接异常，调节异常，前馈/反馈抑制或阈值改变都可能产生明显的精神症状[15, 16]。不像神经系统综合征的定位，大脑中存在许多结构-功能关系，从最基本的调节到最具人类特性的行为（这些行为的生物学基础正日益为人们所了解）。实际上，神经影像学是识别抑郁症及其亚型的关键——背外侧前额叶、亚前扣带回、杏仁核、海马、岛叶和腹侧纹状体基质[5, 17]，涉及这些区域和相关电路的神经损伤或过程可产生抑郁现象[18]。

● 相关的神经生理过程

局部神经回路和细胞水平的关键神经生理过程也是相关的。例如，在所有有效的抑郁症治疗中，海马的神经发生都得到了增强，这与营养因子的参与有关，如脑

源性神经营养因子[19]。突触可塑性和树突分支（神经元之间的通讯和连接）有关联[19]。中间神经元和星形胶质细胞也因其在神经调节、神经化学和胶质微环境中的重要作用而具有相关性[20, 21]。

● 相关的病理生理过程

许多过程对这种局部神经生理学具有有益或有害的影响。这些过程涉及抑郁症或其治疗，并与医疗情况相关。兴奋性毒性可能与皮质醇[23]一起导致应激介导的海马损伤[22]，谷氨酸对N-甲基-D-天冬氨酸受体产生的兴奋性神经传递是目前具有快速作用的抗抑郁药物阻断的靶点[20]。γ-氨基丁酸强化抑制的苯二氮䓬类药物可干扰海马神经发生[24]，选择性5-羟色胺再摄取抑制剂和雌激素可以促进神经发生[25, 26]。细胞因子在神经信号传导、可塑性及炎症中起作用，而促炎细胞因子（如肿瘤坏死因子-α和白细胞介素-6）与抑郁症相关（它随着治疗而减少，其治疗意义正在探索中）[27]。氧化应激也可能破坏神经发生[28]。细胞衰老（反映端粒酶活性）与重性抑郁症患者的海马体积有关[29]。异常的代谢酶和胰岛素受体活性与抑郁症的发病机制有关[30]。静息和反应性自主神经（交感神经/副交感神经）紊乱也与抑郁症有关[31]。已有研究表明，昼夜节律、月经周期和季节性生物/激素周期对上述相关的基本神经生理过程具有实质性影响[32, 33]。这样的观察结果为经前焦虑症[34]和光照疗法[35]等治疗奠定了基础。

● 躯体疾病背景下影响相关脑通路的病因和相互作用

可以想象，许多躯体疾病和治疗涉及并影响这些重要的情绪失调的生物过程。如本章节所述，血管、免疫、内分泌失调相关疾病及其治疗提供了许多需要注意的案例。伴有狼疮和甲状腺疾病的精神病、抑郁症或脑病具有关联，甚至存在新的机制，例如在这种状况下有抗谷氨酸/N-甲基-D-天冬氨酸NR-2抗体[36, 37]。常见的潜在炎症和血管功能障碍可以解释抑郁症和冠状动脉疾病及其共同发生的相关原理[38]。对于抑郁症和糖尿病的共病，机制包括炎症、胰岛素抗性、代谢和自主神经失调[39]。在这种情况下，需要考虑抗抑郁药、类固醇、心血管药物和糖尿病药物的有害和有益的交叉病症效应（除了药物-药物相互作用或副作用）[40-42]。

环境因素也可以通过基因-环境、神经发育和表观遗传机制影响这些生物过程[43]。例如，早期的逆境/创伤会影响颞下和眶内侧前额及下丘脑-垂体系统，从而导致成年后应激反应和抑郁风险增加[44]。相反，丰富的环境/社会支持及认知行为疗法可以提高心理韧性[45]。这些精神疾病的决定因素与疾病和健康行为的决定因素（如吸烟、运动和饮食习惯）之间存在大量重叠[46]。考虑到所有这些因素，人们可以在共病概念的基础上，发展对治疗抑郁症和躯体疾病之间紧密相互关系的更细致的理解。

● 多通道生物标志物

在所有这些因素、过程和交互作用下，我们面临的挑战和机遇是如何获取相关信息，并以一种能够指导临床决策和提前护理的方式进行分析。这需要一种多模式的生物标记方法[5, 47]。通过计算将临床精神病理学信息，心理社会测量，以及来自手机和可穿戴设备的实时行为数据、社会和生理数据整合起来[48]，由此产生的个体概况最终可以明确机制，提出治疗靶点并显示其作用，识别危险和弹性因素，并预测对特定干预的反应及结果（图24-3）。

一种针对神经精神症状Tx的多维生物标志物模型

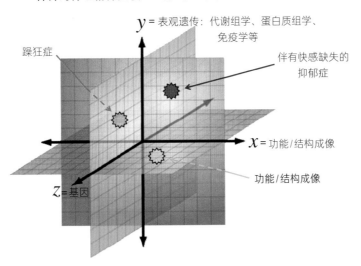

图24-3 基于多维生物标志物空间的档案的信息概况，对个体抑郁症患者和亚综合征的未来表征方式的图示

● 靶向治疗

这种干预应该超越偶然发现或效仿的传统单胺类药物，由最近快速起作用的谷氨酰胺类药物，发展到针对特定受体亚型和受影响脑区域的信号通路的药物。此外，可以开发促进神经生成、可塑性增强、神经保护和抗炎活性的药物或活动[49, 50]。最终，可能实现利用遗传和干细胞方法进行特异性神经修复[51]。对于神经回路调节，脑刺激方法应该从一套相对非特异性的刺激参数，发展到更加复杂的生理频率、振幅和振荡，通过实时神经生理测量以闭环方式引导[52]。在这一背景下，低侵入性（经颅直流电刺激、光学）和纳米技术正在被开发[53-55]。认知-行为、动机激活、行为激活和正念干预的优化和定制应用将继续进行[56, 57]。目前这种基于互联应用程序的模式正在开发中，可以以相对较低的成本进行扩展[58]。

联合治疗指联合一种以上的增效剂或方式，并针对功能失调途径的多个部分，这种治疗方式应该得到越来越多的利用。基于生物、心理、社会和基因-环境相互作用的神经发育和表观遗传知识的发展，将会出现越来越多的治疗方式、健康知识和预防策略[59, 60]。从抑郁症和躯体疾病的角度来看，这对健康行为和不稳定的危险因素具有重要贡献[61]。

● 行为健康护理的重新设计

这些方法自然导致医疗体系的重新设计。尽管资源有限，但行为医疗保健与初级卫生保健的整合绕开了护理的障碍，并利用精神卫生人员和专业知识来筛选和治疗更多的患者[62]。此外，可穿戴设备、智能手机应用程序、远程医疗、基于网络的平台和信息科学的开发，使得真实的、实时的、数据驱动的、个性化的及可扩展的护理成为可能[48]。

● 早期干预和预防

最终目的是开发个性化、精确化的医学精神病学。其特点是及早循证发现，及早干预，改变病程和开展针对治疗途径和病理生理机制的个体化治疗[63, 64]。这种生物方法聚焦于抑郁症和躯体疾病的交界点——连接精神和躯体过程、症状和治疗，特别具有影响力和前景。

参考文献

1. Scarr E, Millan MJ, Bahn S, et al. Biomarkers for Psychiatry: The Journey from Fantasy to Fact, a Report of the 2013 CINP Think Tank. *Int J Neuropsychopharmacol*. 2015; 18(10): pyv042.

2. Phillips ML, Chase HW, Sheline YI, et al. Identifying predictors, moderators, and mediators of antidepressant response in major depressive disorder: neuroimaging approaches. *Am J Psychiatry*. 2015; 172(2): 124–138.

3. Epstein J, Pan H, Kocsis JH, et al. Lack of ventral striatal response to positive stimuli in depressed versus normal subjects. *Am J Psychiatry*. 2006; 163(10): 1784–1790.

4. Vrieze E, Demyttenaere K, Bruffaerts R, et al. Dimensions in major depressive disorder and their relevance for treatment outcome. *J Affect Disord*. 2014; 155: 35–41.

5. Silbersweig D. Default mode subnetworks, connectivity, depression and its treatment: toward brain-based biomarker development. *Biol Psychiatry*. 2013; 74(1): 5–6.

6. Maes M, Nowak G, Caso JR, et al. Toward Omics-Based, Systems Biomedicine, and Path and Drug Discovery Methodologies for Depression-Inflammation Research. *Mol Neurobiol*. 2016; 53(5): 2927–2935.

7. Murck H, Laughren T, Lamers F, et al. Taking Personalized Medicine Seriously: Biomarker Approaches in Phase IIb/III Studies in Major Depression and Schizophrenia. *Innov Clin Neurosci*. 2015; 12(3–4): 26S–40S.

8. Wang RS, Maron BA, Loscalzo J. Systems medicine: evolution of systems biology from bench to bedside. *Wiley Interdiscip Rev Syst Biol Med*. 2015; 7(4): 141–161.

9. Do KQ, Cabungcal JH, Frank A, Steullet P, Cuenod M. Redox dys- regulation, neurodevelopment, and schizophrenia. *Curr Opin Neurobiol*. 2009; 19(2): 220–230.

10. Nho K, Ramanan VK, Horgusluoglu E, et al. Comprehensive gene- and pathway-based analysis of depressive symptoms in older adults. *J Alzheimers Dis*. 2015; 45(4): 1197–1206.

11. Holt RI, de Groot M, Golden SH. Diabetes and depression. *Curr Diab Rep*. 2014; 14(6): 491.

12. Moulton CD, Pickup JC, Ismail K. The link between depres- sion and diabetes: the search for shared mechanisms. *Lancet Diabetes Endocrinol*. 2015; 3(6): 461–471.

13. Deuschle M. Effects of antidepressants on glucose metabolism and diabetes mellitus type 2 in adults. *Curr Opin Psychiatry*. 2013; 26(1): 60–65.

14. Goodnick PJ. Use of antidepressants in treatment of comorbid diabetes mellitus and depression as well as in diabetic neuropa- thy. *Ann Clin Psychiatry* 2001; 13(1): 31–41.

15. Epstein J, Silbersweig D. The neuropsychiatric spectrum of moti- vational disorders. *J Neuropsychiatry Clin Neurosci* 2015; 27(1): 7–18.

16. Perez DL, Pan H, Weisholtz DS, et al. Altered threat and safety neural processing linked to persecutory delusions in schizophrenia: a two-task fMRI study. *Psychiatry Res*. 2015; 233(3): 352–366.

17. Mayberg HS. Modulating dysfunctional limbic-cortical circuits in depression: towards development of brain-based algorithms for diagnosis and optimised treatment. *Br Med Bull*. 2003; 65: 193–207.

18. Benedetti F, Bernasconi A, Pontiggia A. Depression and neuro- logical disorders. *Curr Opin Psychiatry*. 2006; 19(1): 14–18.

19. Pilar-Cuellar F, Vidal R, Diaz A, et al. Signaling pathways involved in antidepressant-induced cell proliferation and synaptic plas- ticity. *Curr Pharm Des*. 2014; 20(23): 3776–3794.

20. Miller OH, Moran JT, Hall BJ. Two Cellular Hypotheses Explaining Ketamine's Antidepressant Actions: Direct Inhibition and Disinhibition. *Neuropharmacology*. 2016; 100: 17–26.

21. Verkhratsky A, Parpura V. Astrogliopathology in neurological, neurodevelopmental and psychiatric disorders. *Neurobiol Dis*. 2016; 85: 254–261.

22. Kiss JP, Szasz BK, Fodor L, et al. GluN2B-containing NMDA recep- tors as possible targets for the neuroprotective and antidepres- sant effects of fluoxetine. *Neurochem Int*. 2012; 60(2): 170–176.

23. Moylan S, Maes M, Wray NR, Berk M. The neuroprogressive nature of major depressive disorder: pathways to disease evolution and resistance, and therapeutic implications. *Mol Psychiatry*. 2013; 18(5), 595–606.

24. Luscher B, Fuchs T. GABAergic control of depression-related brain states. *Adv Pharmacol*. 2015; 73: 97–144.

25. McAvoy K, Russo C, Kim S, Rankin G, Sahay A. Fluoxetine induces input-specific hippocampal dendritic spine remodel- ing along the septotemporal axis in adulthood and middle age. *Hippocampus*. 2015; 25(11): 1429–1446.

26. McEwen BS, Nasca C, Gray JD. Stress Effects on Neuronal Structure: Hippocampus, Amygdala and Prefrontal Cortex. *Neuropsychopharmacology*. 2015; 41(1): 3–23.

27. Gadek-Michalska A, Tadeusz J, Rachwalska P, Bugajski J. Cytokines, prostaglandins and nitric oxide in the regulation of stress-response systems. *Pharmacol Rep*. 2013; 65(6): 1655–1662.

28. Luca M, Luca A, Calandra C. Accelerated aging in major depres- sion: the role of nitro-oxidative stress. *Oxid Med Cell Longev*. 2013; 2013: 230797.

29. Wolkowitz OM, Mellon SH, Lindqvist D, et al. PBMC telom- erase activity, but not leukocyte telomere length, correlates with hippocampal volume in major depression. *Psychiatry Res*. 2015; 232(1): 58–64.

30. Detka J, Kurek A, Basta-Kaim A, Kubera M, Lason W, Budziszewska B. Neuroendocrine link between stress, depression and diabe- tes. *Pharmacol Rep*. 2013; 65(6): 1591–1600.

31. Shinba T. Altered autonomic activity and reactivity in depression revealed by heart-rate variability measurement during rest and task conditions. *Psychiatry Clin Neurosci*. 2014; 68(3): 225–233.

32. Bunney BG, Li JZ, Walsh DM, et al. Circadian dysregulation of clock genes: clues to rapid treatments in major depressive dis- order. *Mol Psychiatry*. 2015; 20(1): 48–55.

33. Studd J, Nappi RE. Reproductive depression. *Gynecol Endocrinol*. 2012; 28(Suppl 1): 42–45.

34. Protopopescu X, Tuescher O, Pan H, et al. Toward a functional neuroanatomy of premenstrual dysphoric disorder. *J Affect Disord*. 2008; 108(1–2): 87–94.

35. Oldham MA, Ciraulo DA. Bright light therapy for depression: a review of its effects on chronobiology and the autonomic ner- vous system. *Chronobiol Int*. 2014; 31(3): 305–319.

36. Chiba Y, Katsuse O, Takahashi Y, et al. Anti-glutamate receptor varepsilon2 antibodies in psychiatric patients with anti-thyroid autoantibodies–a prevalence study in Japan. *Neurosci Lett*. 2013; 534: 217–222.

37. Lauvsnes MB, Omdal R. Systemic lupus erythematosus, the brain, and anti-NR2 antibodies. *J Neurol*. 2012; 259(4): 622–629.

38. Mavrides N, Nemeroff CB. Treatment of affective disorders in cardiac disease. *Dialogues Clin Neurosci*. 2015; 17(2): 127–140.

39. Semenkovich K, Brown ME, Svrakic DM, Lustman PJ. Depression in type 2 diabetes mellitus: prevalence, impact, and treatment. *Drugs*. 2015; 75(6): 577–587.

40. Hennings JM, Schaaf L, Fulda S. Glucose metabolism and antide- pressant medication. *Curr Pharm Des*. 2012; 18(36): 5900–5919.

41. Ma L, Zhao X, Fu W, et al. Antidepressant medication can improve hypertension in elderly patients with depression. *J Clin Neurosci*. 2015; 22(12): 1911–1915.

42. Starkman MN. Neuropsychiatric findings in Cushing syndrome and exogenous glucocorticoid administration. *Endocrinol Metab Clin North Am*. 2013; 42(3): 477–488.

43. Bagot RC, Labonte B, Pena CJ, Nestler EJ. Epigenetic signaling in psychiatric disorders: stress and depression. *Dialogues Clin Neurosci*. 2014; 16(3): 281–295.

44. Hunter RG, McEwen BS. Stress and anxiety across the lifespan: structural plasticity and epigenetic regulation. *Epigenomics*. 2013; 5(2), 177–194.

45. Russo SJ, Murrough JW, Han MH, Charney DS, Nestler EJ. Neurobiology of resilience. *Nat Neurosci*. 2012; 15(11): 1475–1484.

46. Ward MC, White DT, Druss BG. A meta-review of lifestyle inter- ventions for cardiovascular risk factors in the general medical population: lessons for individuals with serious mental illness. *J Clin Psychiatry*. 2015; 76(4), e477–486.

47. Bot M, Chan MK, Jansen R, et al. Serum proteomic profiling of major depressive disorder. *Transl Psychiatry*. 2015; 5: e599.

48. Torous J, Staples P, Onnela JP. Realizing the Potential of Mobile Mental Health: New Methods for New Data in Psychiatry. *Curr Psychiatry Rep*. 2015; 17(8): 602.

49. Bewernick BH, Schlaepfer TE. Chronic depression as a model disease for cerebral aging. *Dialogues Clin Neurosci*. 2013; 15(1): 77–85.

50. Hannan AJ. Environmental enrichment and brain repair: har- nessing the therapeutic effects of cognitive stimulation and physical activity to enhance experience-dependent plasticity. *Neuropathol Appl Neurobiol*. 2014; 40(1): 13–25.

51. Liu G, Rustom N, Litteljohn D, et al. Use of induced pluripotent stem cell derived neurons engineered to express BDNF for modulation of stressor related pathology. *Front Cell Neurosci*. 2014; 8: 316.

52. Ward MP, Irazoqui PP. Evolving refractory major depressive dis- order diagnostic and treatment paradigms: toward closed-loop therapeutics. *Front Neuroeng*. 2010; 3: 7.

53. Chaieb L, Antal A, Masurat F, Paulus W. Neuroplastic effects of transcranial near-infrared stimulation (tNIRS) on the motor cor- tex. *Front Behav Neurosci*. 2015; 9: 147.

54. Meron D, Hedger N, Garner M, Baldwin DS. Transcranial direct current stimulation (tDCS) in the treatment of depression: sys- tematic review and meta-analysis of efficacy and tolerability. *Neurosci Biobehav Rev*. 2015; 57: 46–62.

55. Dominguez A, Suarez-Merino B, Goni-de-Cerio F. Nanoparticles and blood-brain barrier: the key to central nervous system dis- eases. *J Nanosci Nanotechnol*. 2014; 14(1): 766–779.

56. Bockting CL, Hollon SD, Jarrett RB, Kuyken W, Dobson K. A life- time approach to major depressive disorder: The

contributions of psychological interventions in preventing relapse and recur-rence. *Clin Psychol Rev*. 2015; 41: 16–26.

57. Strauss C, Cavanagh K, Oliver A, Pettman D. Mindfulness-based interventions for people diagnosed with a current episode of an anxiety or depressive disorder: a meta-analysis of randomised controlled trials. *PLoS One*. 2014; 9(4): e96110.

58. Arnberg FK, Linton SJ, Hultcrantz M, Heintz E, Jonsson U. Internet-delivered psychological treatments for mood and anxiety disorders: a systematic review of their efficacy, safety, and cost-effectiveness. *PLoS One*. 2014; 9(5): e98118.

59. Chang HS, Won E, Lee HY, Ham BJ, Lee MS. Association analysis for corticotropin releasing hormone polymorphisms with the risk of major depressive disorder and the response to antide-pressants. *Behav Brain Res*. 2015; 292: 116–124.

60. LopizzoN, Bocchio ChiavettoL,Cattane N, et al.Gene-environment interaction in major depression: focus on experience-dependent biological systems. *Front Psychiatry*. 2015; 6: 68.

61. Okereke OI, Lyness JM, Lotrich FE, Reynolds CF 3rd. Depression in Late-Life: a Focus on Prevention. *Focus (Am Psychiatr Publ)*. 2013; 11(1): 22–31.

62. Hunkeler EM, Katon W, Tang L, et al. Long term outcomes from the IMPACT randomised trial for depressed elderly patients in primary care. *BMJ*. 2006; 332(7536): 259–263.

63. Fan HM, Sun XY, Guo W, et al. Differential expression of microRNA in peripheral blood mononuclear cells as specific biomarker for major depressive disorder patients. *J Psychiatr Res*. 2014; 59: 45–52.

64. Kaufman J, Gelernter J, Hudziak JJ, Tyrka AR, Coplan JD. The Research Domain Criteria (RDoC) Project and Studies of Risk and Resilience in Maltreated Children. *J Am Acad Child Adolesc Psychiatry*. 2015; 54(8): 617–625.

出版后记

如今，"抑郁症"越来越频繁地出现在大众视野，然而大部分人对它的认识依然停留在心理疾病的层面。其实，频繁、持续的情绪低落，并非仅由精神与情感方面的挫败造成：当患者饱受躯体疾病的痛苦时，罹患抑郁症的风险也会增加。抑郁症还有可能使患者的疾病加重或者使其发展为慢性疾病。共病抑郁症的患者，无论是在治疗过程、治疗依从性还是预后方面，都面临着重大的考验——抑郁症为临床疾病的治疗增加了困难。

本书中，为区别于精神疾病，将急慢性临床疾病都译为"躯体疾病"。本书集中讨论抑郁症与临床疾病之间普遍存在的重要相互作用，临床、家庭、社会、经济等因素同样对这种相互作用有不可忽视的影响。除了介绍抑郁症与临床疾病共病的核心概念与背景，本书还从流行病学研究、病理学研究、自然病程、治疗方案等方面，对患有神经系统疾病、癌症、心血管疾病、妇科疾病、风湿免疫疾病、传染性疾病、皮肤病、胃肠道疾病、内分泌疾病、慢性肾脏疾病、肺病、慢性疼痛、睡眠障碍、物质使用障碍等临床疾病的患者与围产期女性、营养不良人群如何治疗抑郁症展开具体讨论。在本书最后几章，单独讨论了如何对特殊情况下的共病抑郁症患者进行护理，体现了医疗人文关怀。从专业度与实践性两个角度考量，本书在抑郁症等精神疾病与临床疾病的专业领域，都具有参考价值。

作为本书出版方，我们希望这本书能够对相关临床疾病与精神科医生有所启发，在临床疾病的诊疗过程中，及早确认患者的抑郁症状，也为这些专业领域的专家、医生、学者提供交流的机会。将抑郁症与临床疾病联合治疗，有望减轻患者的心理和躯体痛苦，并显著改善预后。我们相信在抑郁症患者的理解和护理方面，人类迈入了一个充满希望的时代。

本书依然存在有待求证的部分理论与诊疗方案，但我们相信在现代医学背景下，人类在医学领域的探索不断拓展，临床经验不断积累，理论和方案终有被验证的时刻。同时，鉴于医学领域新知的快速更迭，本书也可能存在错误、遗漏的知识，欢迎各位读者讨论、指正。

最后，感谢本书的作者阿瑟·J.巴尔斯基与戴维·A.希尔伯斯威格与编委会成员——来自美国哈佛医学院附属布莱根妇女医院的医生团队。同时也感谢由南京脑科医院张宁院长担任审校，南京大学医学院附属鼓楼医院医学心理科主任医师杨海龙、南京大学医学院附属鼓楼医院医学心理科住院医师须怀沙、南京大学医学院附属鼓楼医院医学心理科住院医师滕昌军担任主译的译者团队每一位老师所付出的努力。

后浪出版公司